M. Jahn, F. Löwe, M. Praetz (Hrsg.)

EKG für Rettungsdienst und Notfallmedizin

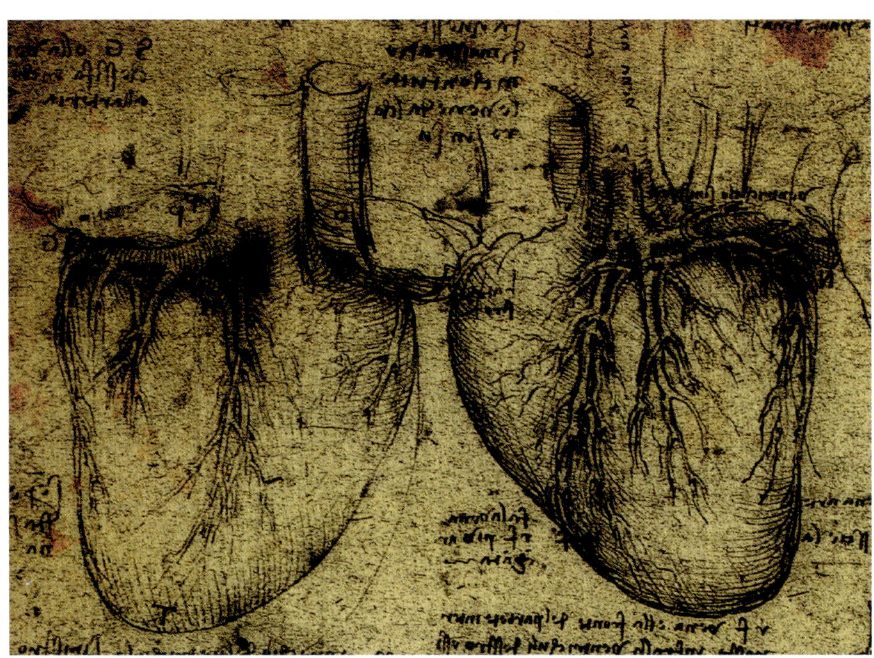

"Tears come from the heart not from the brain."

Leornado da Vinci (1452–1519)

Matthias Jahn, Frank Löwe, Michael Praetz (Hrsg.)

EKG für Rettungsdienst und Notfallmedizin

2. Auflage

Mit Beiträgen von: Frank Flake, Sven Heiligers, Michael Helms, Matthias Jahn, Frank Löwe, Michael Praetz, Mareike Soltau

Unter Mitarbeit von: Prof. Dr. med. Boris Hoffmann, Mainz

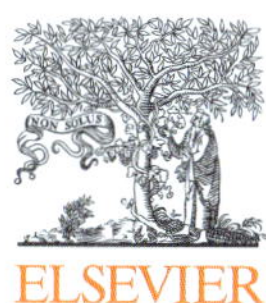

Elsevier GmbH, Bernhard-Wicki-Str. 5, 80636 München, Deutschland
Wir freuen uns über Ihr Feedback und Ihre Anregungen an kundendienst@elsevier.com

ISBN 978-3-437-48223-6
eISBN 978-3-437-05609-3

Elsevier nimmt eine neutrale Position in Bezug auf territoriale Meinungsverschiedenheiten oder Zuständigkeitsansprüche in seinen veröffentlichten Inhalten ein, einschließlich Landkarten und institutionellen Zugehörigkeiten.

2. Auflage 2024

Wichtiger Hinweis
Die medizinischen Wissenschaften unterliegen einem sehr schnellen Wissenszuwachs. Der stetige Wandel von Methoden, Wirkstoffen und Erkenntnissen ist allen an diesem Werk Beteiligten bewusst. Sowohl der Verlag als auch die Autorinnen und Autoren und alle, die an der Entstehung dieses Werkes beteiligt waren, haben große Sorgfalt darauf verwandt, dass die Angaben zu Methoden, Anweisungen, Produkten, Anwendungen oder Konzepten dem aktuellen Wissensstand zum Zeitpunkt der Fertigstellung des Werkes entsprechen.
Der Verlag kann jedoch keine Gewähr für Angaben zu Dosierung und Applikationsformen übernehmen. Es sollte stets eine unabhängige und sorgfältige Überprüfung von Diagnosen und Arzneimitteldosierungen sowie möglicher Kontraindikationen erfolgen. Jede Dosierung oder Applikation liegt in der Verantwortung der Anwenderin oder des Anwenders. Die Elsevier GmbH, die Autorinnen und Autoren und alle, die an der Entstehung des Werkes mitgewirkt haben, können keinerlei Haftung in Bezug auf jegliche Verletzung und/oder Schäden an Personen oder Eigentum, im Rahmen von Produkthaftung, Fahrlässigkeit oder anderweitig übernehmen.

Für die Vollständigkeit und Auswahl der aufgeführten Medikamente übernimmt der Verlag keine Gewähr.
Geschützte Warennamen (Warenzeichen) werden in der Regel besonders kenntlich gemacht (®). Aus dem Fehlen eines solchen Hinweises kann jedoch nicht automatisch geschlossen werden, dass es sich um einen freien Warennamen handelt.

Bibliografische Information der Deutschen Nationalbibliothek
Die Deutsche Nationalbibliothek verzeichnet diese Publikation in der Deutschen Nationalbibliografie; detaillierte bibliografische Daten sind im Internet über http://www.dnb.de/ abrufbar.

24 25 26 27 28 5 4 3 2 1

In ihren Veröffentlichungen verfolgt die Elsevier GmbH das Ziel, genderneutrale Formulierungen für Personengruppen zu verwenden. Um jedoch den Textfluss nicht zu stören sowie die gestalterische Freiheit nicht einzuschränken, wurden bisweilen Kompromisse eingegangen. Selbstverständlich sind **immer alle Geschlechter** gemeint.

Planung: Katharina Frank, München
Projektmanagement: Julia Stängle, München; Andreas Rumpf, München
Redaktion, Abbildungsmanagement: Michaela Mohr/Michael Kraft, mimo-booxx|textwerk. – Büro für Verlagsdienstleistungen, Augsburg
Bildredaktion und Rechteklärung: Lisa Neulinger, Ottobrunn
Herstellung: Steffen Zimmermann, München
Satz: Thomson Digital, Noida/Indien
Druck und Bindung: Drukarnia Dimograf Sp. z o. o., Bielsko-Biała/Polen
Umschlaggestaltung: SpieszDesign, Neu-Ulm
Titelfotografie: Adisorn Chiamchitr, Alfred Hofer/Colourbox.com; corpuls GmbH, Kaufering

Aktuelle Informationen finden Sie im Internet unter **www.elsevier.de**

Vorwort

2019 erschien die 1. Auflage unseres Buches „EKG für Rettungsdienst und Notfallmedizin". Seither stand die Zeit nicht still und es gibt neue wissenschaftliche Erkenntnisse und Entwicklungen im Bereich der Medizin, so auch innerhalb der Kardiologie zu verzeichnen.

Wir freuen uns sehr, Ihnen hiermit eine neue und komplett überarbeitete Auflage unseres Lehrbuches rund um die EKG-Diagnostik präsentieren zu dürfen.

Kurz ein paar Hinweise zu den wichtigsten Änderungen:

Da bekanntlich niemand perfekt ist, haben sich in der 1. Auflage an vereinzelten Stellen Fehler eingeschlichen. Diese konnten wir dank Ihrer konstruktiven Rückmeldungen nach aufmerksamem Lesen korrigieren. An dieser Stelle ein herzliches Dankeschön für Ihre Mitarbeit – führen Sie dies gerne so fort.

Seit Veröffentlichung der Erstausgabe erforderten publizierte Studien ein Update unterschiedlicher Leitlinien. Unter anderem fanden die wichtigsten Innovationen der aktuellen ESC-Guidelines 2023 sowie die derzeit gültigen Leitlinien des European Resuscitation Council 2021 in der vorliegenden Ausgabe Berücksichtigung und wurden aktualisiert.

Des Weiteren finden Sie in den Kapiteln neue bzw. überarbeitete Fachtexte zu erweiterten Varianten der EKG-Ableitung, hilfreiche Tipps zur Unterscheidung von Schenkelblockierungen, Hinweise zu STEMI-Äquivalenten bzw. seltenen Hochrisiko-EKGs, Vorgehen bei Patienten mit Schrittmacher-Devices (u.a. LifeVest®) usw.

Der bewährte Übungsteil des Buches wurde zudem um 15 neue EKG aus dem Praxisalltag erweitert. Somit können Sie Ihr Training der EKG-Interpretation noch weiter intensivieren.

Wir würden uns sehr freuen, wenn die vorliegende Ausgabe unseres Lehrbuchs den gleichen Stellenwert in Ihrem Interesse rund um die Elektrokardiografie einnimmt, wie es sein beliebter Vorgänger tat und Ihnen weiterhin eine gute Hilfestellung in Ihrem Berufsalltag bietet.

Wir möchten uns herzlich bei den Mitgliedern des Elsevier-Verlages Julia Stängle, Katharina Frank und Andreas Rumpf für die äußerst engagierte Unterstützung bei der Erstellung der 2. Ausgabe bedanken. Insbesondere gilt unser Dank folgenden weiteren Personen: Michaela Mohr für das Lektorat und die stetige gute Zusammenarbeit, Michael Kraft für das Abbildungsmanagement sowie dem neuen Co-Autor Sven Heiligers und dem mitwirkenden Darsteller Kevin Kramer.

Delmenhorst, im Januar 2024

Matthias Jahn, Frank Löwe und Michael Praetz

Vorwort zur ersten Auflage

Die schnelle und sichere Interpretation eines Notfall-Elektrokardiogramms gehört unweigerlich zu den größten Herausforderungen in der Notfallmedizin.

In der Ausbildung des Rettungsfachpersonals wird das Thema „EKG" häufig nur marginal oder lediglich in seinen Grundzügen und somit nicht ausreichend behandelt, obgleich immer wieder attestiert werden kann, dass das Interesse des medizinischen Fachpersonals an dieser doch komplexen Thematik recht groß ist. Die großen Anforderungen um die möglichst lückenlose Kenntnis der umfänglichen Pathophysiologie von Erkrankungen sowie deren Therapie und Umsetzung ihrer regelmäßig aktualisierten Leitlinien führen dazu, dass ein umfängliches Studium der Elektrokardiografie bei vielen Mitarbeitern dabei nicht selten auf der Strecke bleibt. Dieser Umstand bringt zum Teil mit sich, dass eine vitale Bedrohung des Patienten anhand des abgeleiteten Notfall-EKGs häufig unerkannt bleibt und derartige Patienten nicht zielführend behandelt oder zu guter Letzt in eine nicht geeignete Fachabteilung verbracht werden, was für den Einzelnen unter Umständen mit nachhaltigen Folgen einhergehen kann.

Mit diesem Buch möchten wir allen Interessierten und Motivierten helfen, bestehendes Basiswissen zu festigen und außerdem den Durst nach einer tiefergreifenden Einführung in die Welt der Kardiografie zu stillen.

Hierzu soll der Aufbau des Buches beitragen. Bevor wir auf die fachlichen Inhalte eingehen, dazu folgende Anmerkung: Uns ist bewusst, dass die Vorkenntnisse und individuellen Ansprüche unserer Leserschaft durchaus unterschiedlicher Natur sind. Durch die Unterscheidung der zu Beginn jedes Kapitels festgelegten **Lernziele** in **Basic- und Advanced-Wissen** wird hiermit Rechnung getragen. Der Leser kann so bereits im Vorfeld den Fokus für die Durcharbeitung der Kapitel auf die benannten Schwerpunkte setzen. Die besonders wichtigen und wissenswerten Aspekte eines Kapitels werden am Schluss im Rahmen einer **Zusammenfassung** wiederholt. Zur Selbstkontrolle des Erlernten finden Sie ebenso am Schluss eines jeden Kapitels **Wiederholungsfragen**, auch hier **Basic und Advanced**, die es zu beantworten gilt. Innerhalb der Kapitel finden Sie **Kästen,** die wichtige Informationen hervorheben **(Merke)**, auf potenzielle Gefahrensituationen bzw. Fallstricke hinweisen **(Achtung)** und hilfreiche Tipps für den Praxisalltag liefern **(Praxistipp)**.

Bei der Konzeption dieses Buches lag uns die **umfängliche Wissensvermittlung** für unsere Leser besonders am Herzen. Wir möchten Ihnen die Möglichkeit bieten, ein weitgefächertes Interesse mit nur einem Buch abdecken zu können. So finden sich neben den obligaten Themen wie allgemeine Anatomie, Grundlagen der Elektrophysiologie, Rhythmusstörungen, Akutes Koronarsyndrom und Schrittmachersysteme zudem **ausführliche Kapitel** zu relevanten (auch nichtkardialen) Erkrankungen mit EKG-Veränderungen, Auswirkungen von Elektrolyten und Drogen auf das EKG, Elektrokardiografie bei Kindern sowie ein Kapitel Medikamente mit Einbezug von Dauermedikamenten. Am Ende des Buches können Sie Ihren Lernerfolg unter Beweis stellen. Hier befinden sich Übungsfälle zur EKG-Interpretation. Verwenden Sie hierzu gerne die beiliegende **EKG-Karte**, um sich im Rahmen der Übungen mit dessen Umgang vertraut zu machen und im Berufsalltag eine sichere Handhabung zu garantieren.

Liebe Leser, wir hoffen, dass Sie mit diesem Buch viel Freude haben werden und dass es Ihnen ein guter Begleiter für den Themenbereich der Elektrokardiografie sein wird. Ein Fachbuch lebt bekanntlich von Entwicklungen. Helfen Sie uns gerne dabei, eingeschlichene Fehler aufzudecken und Hinweise für mögliche Verbesserungen zu erhalten. Wir freuen uns sehr über Ihre Rückmeldungen.

Delmenhorst im Februar 2019,
Matthias Jahn und Frank Löwe

Danksagung

Wir möchten folgenden Personen unseren besonderen Dank aussprechen, die bei der Erstellung dieses Buches maßgeblich beteiligt waren:

- Frank Flake für das stetige Vertrauen in uns und unsere Arbeit
- Anna-Marie Seitz und Julia Stängle vom Elsevier-Verlag für die sehr gute Zusammenarbeit und gegenseitige Unterstützung bei der Realisierung dieses Buches
- Dr. Nikola Schmidt für das konstruktive und kompetente Lektorat. Danke auch für den sehr netten und angenehmen Austausch.
- Michael Heller, Markus Feist, Christian Stengelmayr und Dr. Christian Klimmer; Firma GS elektromedizinische Geräte, GS Stemple GmbH für die Unterstützung und Produktion der EKG-Karte
- Hans-Martin Grusnick für den Beitrag vieler Beispiel-EKGs
- Volker Berding, Maximilian Schaar und Thomas Schirowski für die Foto-Aufnahmen und das Modeln
- Unseren Co-Autoren Michael Praetz, Mareike Soltau, Michael Helms und Frank Flake für ihr unglaubliches Engagement, die Disziplin und den Ideenreichtum bei der Erstellung ihrer Kapitel. Es hat viel Spaß mit Euch gemacht!
- Unseren Familien, insbesondere Nina und Ella sowie Karolina und Prisca für die Schaffung des erforderlichen (großen) Freiraumes.

Und nun viel Spaß beim Lesen der Lektüre!

Delmenhorst im Februar 2019,
Matthias Jahn und Frank Löwe

EKG-Karte

Hinweise zur Anwendung

Anwendungsgebiet:
Die EKG-Karte dient der systematischen und zuverlässigen Vermessung und Auswertung eines EKG-Ausdrucks. Die bereits aufgedruckten Interpretationshilfen ermöglichen besonders dem weniger Erfahrenen durch die Konzentration auf das Wesentliche eine schnelle und zielgerichtete Befundung des vorliegenden EKG-Streifens der Notfallmedizin.

Material:
Die EKG-Karte ist aus einem leichten sowie stabilen Kunststoff gefertigt. Die bedruckte Oberfläche ist langlebig und abriebfest.

Reinigung:
Die Karte ist abwaschbar und kann bei Bedarf mit herkömmlichen Desinfektionsmitteln gereinigt werden.

Maße:
Die Karte wurde mit den Maßen 10,5 × 7,5 cm gefertigt. Ihr kompaktes Format ermöglicht somit ein ständiges Mitführen in Kitteltaschen, OP-Kleidung, Einsatzjacken- und Hosen.

Aufgabenbereich:
Mithilfe der EKG-Karte können folgende Informationen erhoben werden:

- Ermittlung der Zeit unterschiedlicher Intervalle, Wellen und Zacken
- Vermessung der Amplitude
- Ermittlung von Herzfrequenzen (25 mm/Sek. und 50 mm/Sek.)
- Schnellinterpretation von Elektrokardiogrammen
- Lagetyp-Bestimmung
- Infarkt-Lokalisation

Zudem liefert die EKG-Karte weitere Informationen über:

- Physiologische Zeiten unterschiedlicher Intervalle, Wellen und Zacken
- Infarktgebiete mit direkten und indirekten Beobachtern

Bestimmung des Lagetyps
Mithilfe der Extremitätenableitungen I, II und III können Sie die Lage des Hauptvektors der intraventrikulären Erregungsausbreitung, den sog. Lagetyp, ermitteln. Der wahre Hauptvektor liegt stets in der Region des höchsten R-Ausschlags. Ermitteln Sie die überwiegende Richtung des R-Ausschlags der Ableitungen I, II und III und lesen Sie den entsprechenden Lagetyp in der vorliegenden Tabelle ab.

Vermessung der Amplitude
Jeweils auf Vorder- und Rückseite der EKG-Karte befinden sich neben dem Sichtfenster Skalen zur Vermessung der Amplitude. Hier entspricht 1 mm einer Spannung von 0,1 mV. Legen Sie die rote Linie im Sichtfenster der Karte deckungsgleich auf die isoelektrisch Linie des zu vermessenden EKGs so, wie in der darüber befindlichen Beispielabbildung vorgegeben. Vermessen Sie nun mithilfe der Skala etwaige positive oder negative Abweichungen der ST-Strecke in Millimetern und rechnen Sie diese ggf. mit dem o.g. Umrechnungsfaktor in Millivolt um. Vergleichen Sie die ermittelten Werte mit den Empfehlungen der Fachgesellschaften zur Definition eines STEMI bzw. NSTEMI und verfahren Sie entsprechend.

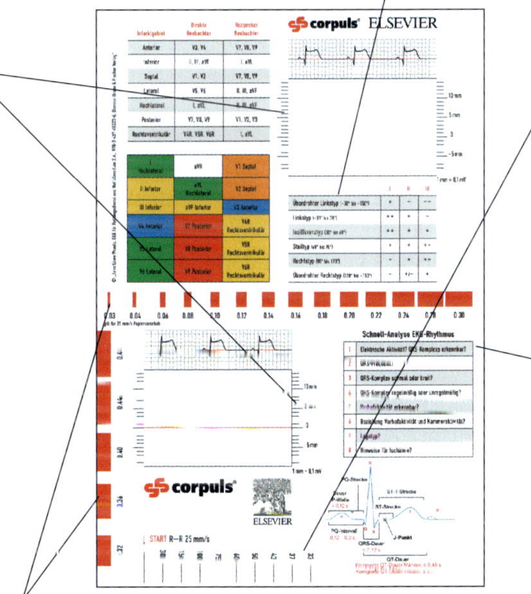

Ermittlung der Herzfrequenz
Am unteren Rand der Vorderseite befindet sich eine Skala zur Bestimmung der Herzfrequenz. Legen Sie den roten Start-Pfeil der Skala an eine R-Zacke an und prüfen Sie, welche senkrechte schwarze Linie mit der nächsten R-Zacke übereinstimmt. Bei einer Schreibgeschwindigkeit von 25 mm/Sek. entspricht der zugehörige Wert der Linie der Herzfrequenz des EKGs.

Schnellinterpretation eines EKGs
Die Beantwortung der 8 Fragen zur Schnellinterpretation eines Elektrokardiogramms erlauben eine Bestimmung des vorliegenden EKG-Grundrhythmus und ermöglichen hierdurch Entscheidungsfindungen für etwaige Therapieoptionen.

Ermittlung der Dauer von Zeitintervallen
Auf der Frontseite der Karte befinden sich unterschiedliche Zeitintervalle in Form roter Kästen. Um bei einem EKG die Dauer eines bestimmten Zeitintervalls (z.B. PQ-Strecke, Kammerkomplex etc.) zu bestimmen, legen Sie zunächst die linke äußere Kante eines roten Kastens Ihrer Wahl an den Beginn des zu messenden Abschnitts. Schließt auch die rechte äußere Kante des Kastens mit dem Schlusspunkt des zu messenden Abschnitts bündig ab, repräsentiert dieser die Dauer des zu bestimmenden Intervalls in Sekunden. Achten Sie bei der Ermittlung von Zeiten stets auf die zugrunde liegende Vorschubgeschwindigkeit des vorliegenden EKG-Ausdrucks und beziehen Sie diese in Ihre Berechnungen mit ein.

Die Herausgeber

Matthias Jahn, Jahrgang 1978, ist Gesundheits- und Krankenpfleger, Advanced Care Paramedic (CAN) und (Gemeinde-)Notfallsanitäter. Seit mehr als 25 Jahren arbeitet er in der Notfallrettung und war nebenberuflich zehn Jahre lang in einem Herzkatheterlabor einer Schwerpunktklinik tätig. Als Instruktor ist er langjährig u.a. für die Kurssysteme AHA ACLS/PALS®, ITLS®, AMLS®, EPC® und 12-Leads-The Art of Interpretation® tätig gewesen. Seit 2015 ist er als (Gemeinde-)Notfallsanitäter bei der Malteser Hilfsdienst gGmbH des Bezirks Oldenburg beschäftigt.

Frank Löwe, Jahrgang 1974, ist Notfallsanitäter und seit 2014 Berufspädagoge. Nach langjähriger Tätigkeit im Rettungsdienst absolviert er aktuell ein Studium zum Physician Assistant B. Sc. an der Carl Remigius Medical School, Hamburg. In seiner Freizeit ist er als Instruktor für den ERC® und weitere internationale Kurssysteme wie EPC® und AMLS® tätig.

Michael Praetz, Jahrgang 1965, ist Gesundheits- und Krankenpfleger mit Fachweiterbildung für Anästhesie und Intensivmedizin, Master Professional of Vocational Training (CCI) und Physician Assistant B. Sc. Nach 17 Jahren Tätigkeit auf einer interdisziplinären Intensivstation wechselte er 2006 in den Rettungsdienst. Dort arbeitet er mittlerweile als Notfallsanitäter und als Lehrkraft in der Notfallsanitäterausbildung.

Die Autorinnen und Autoren

Frank Flake, geboren 1966, ist Notfallsanitäter, 2. Vorsitzender des Deutschen Berufsverbandes Rettungsdienst und Leiter Rettungsdienst beim Landkreis Oldenburg. Er ist als Instruktor und Kursdirektor verschiedener internationaler Kurssysteme tätig. Neben seinem Engagement als Mitarbeiter verschiedener Fachzeitschriften ist er seit Jahren Autor und Herausgeber zahlreicher einschlägiger Buchveröffentlichungen.

Michael Helms, geboren1978, ist Physiotherapeut, Notfallsanitäter und seit vielen Jahren in verschiedenen Funktionen im Rettungsdienst tätig. Seit 2016 arbeitet er als stellvertretender Schulleiter am notfallmedizinischen Ausbildungszentrum der Kreiswirtschaftsbetriebe in Goslar. Er hat in seiner Freizeit an zahlreichen Fachbüchern der präklinischen Notfallversorgung mitgearbeitet und ist fachlicher und pädagogischer Begleiter und Berater innovativer Pilotprojekte im Rettungsdienst.

Dr. med. Mareike Soltau, geboren 1987, ist Fachärztin für Anästhesiologie und arbeitet als Oberärztin in der Klinik für Anästhesie, Rettungs-, Intensiv- und Schmerzmedizin am BG Klinikum Hamburg. Nach dem Studium der Mathematik an der Fernuniversität Hagen und der Humanmedizin an der Universität Hamburg arbeitete sie in der Klinik für Anästhesiologie des städtischen Klinikums Lüneburg, des BG Klinikums Hamburg und des Universitätsklinikums Hamburg-Eppendorf. Seit 2016 besitzt sie die Zusatzweiterbildung Notfallmedizin, seit 2021 die Zusatzweiterbildung Intensivmedizin. Sie ist seit mehreren Jahren in der präklinischen Notfallmedizin und im Intensivtransport am Boden und in der Luft tätig.

Sven Heiligers, Jahrgang 1989, ist Notfallsanitäter. Seit über 15 Jahren ist er aktiv im Rettungsdienst tätig und arbeitet des Weiteren als Lehrkraft in der Notfallsanitäterausbildung. Darüber hinaus ist er nationaler Koordinator von GEMS Deutschland sowie stellvertretender nationaler Koordinator von EPC Deutschland. Als Instruktor engagiert er sich für die weiteren internationalen Kurssysteme AMLS®, PHTLS® und ACLS/PALS®.

Fehler gefunden?

An unsere Inhalte haben wir sehr hohe Ansprüche. Trotz aller Sorgfalt kann es jedoch passieren, dass sich ein Fehler einschleicht oder fachlich-inhaltliche Aktualisierungen notwendig geworden sind.
Sobald ein relevanter Fehler entdeckt wird, stellen wir eine Korrektur zur Verfügung. Mit diesem QR-Code gelingt der schnelle Zugriff.

https://else4.de/978-3-437-48223-6

Wir sind dankbar für jeden Hinweis, der uns hilft, dieses Werk zu verbessern. Bitte richten Sie Ihre Anregungen, Lob und Kritik an folgende E-Mail-Adresse: kundendienst@elsevier.com

Abkürzungen

A

A	Atrium
A.	Arteria
AA	absolute Arrhythmie
AAI	Vorhofdemand-Schrittmacher
ACC	Amerikanische Gesellschaft für Kardiologie
ACE	Angiotensin Converting Enzyme
ACS	akutes Koronarsyndrom
ADHS	Aufmerksamkeitsdefizit-Hyperaktivitätsstörung
AF	Auswurffraktion
AHA	American Heart Association
AMI	akuter Myokardinfarkt
AP	Angina pectoris
ARVCM	arrhythmogene rechtsventrikuläre Kardiomyopathie
ASD	atrialer Septumdefekt (Vorhofseptumdefekt)
ASS	Acetylsalicylsäure
ATP	antitachykardes Pacing
AV	atrioventrikulär
AV-Knoten	Atrioventrikularknoten
AVNRT	Atrioventricular Nodal Reentrant Tachycardia (atrioventrikuläre Knoten-Reentry-Tachykardie)
AVRT	Atrioventricular Reentrant Tachycardia (atrioventrikuläre Reentry-Tachykardie)

B

BPEG	British Pacing and Electrophysiology Group
BVP	biventrikuläre Schrittmachersysteme
BZ	Blutzucker

C

CAST-Studie	Cardiac Arrhythmia Supression Trial
CB	Cannabinoid-Rezeptor (CB1- und CB2-Rezeptor)
CCS	Canadian Cardiovascular Society
CEB®	Cardiac Electrical Biomarker
CO	Cardiac Output
CO_2	Kohlenstoffdioxid
COPD	Chronic Obstructive Pulmonary Disease (chronisch obstruktive Lungenerkrankung)
CPR	kardiopulmonale Reanimation
CPVT	katecholaminerge polymorphe ventrikuläre Tachykardie
CRT	kardiale Resynchronisationstherapie
CRT-D	kardiale Resynchronisationstherapie mit Defibrillator
CRT-P	kardiale Resynchronisationstherapie mit Pacer
CSE	Cholesterinsyntheseenzymhemmer
CSS	Canadian Cardiovascular Society
CX	Circumflexus-Arterie

D

D	Double
DBRD	Deutscher Berufsverband Rettungsdienst
DCM	dilatative Kardiomyopathie
DDD	atrioventrikuläre Stimulation
DGK	Deutsche Gesellschaft für Kardiologie
DM	Dauermedikation

E

EDV	enddiastolisches Volumen (Enddiastolic Volume)
EF	Ejektionsfraktion
EKG	Elektrokardiogramm
ERBS	Erregungsrückbildungsstörungen
ERC	European Resuscitation Council
ERD	erosive Refluxkrankheit
ERP	frühe Repolarisation (Early Repolarization)
ESC	European Society of Cardiology
ESV	endsystolisches Volumen
$etCO_2$	endtidales Kohlenstoffdioxid

F

FMC	First-Medical-Contact-Studie

G

GABA	Gammahydroxybuttersäure
GCS	Glasgow Coma Scale
GERD	gastroösophagealer Reflux
GIT	Gastrointestinaltrakt
GKV	gesetzliche Krankenversicherung

H

H	Wasserstoff
HCM	hypertrophe Kardiomyopathie
HCT	Hydrochlorothiazid
HF	Herzfrequenz
HFmrEF	Heart Failure with mildly reduced Ejection Fraction
HFpEF	Heart Failure with preserved Ejection Fraction
HFrEF	Heart Failure with reduced Ejection Fraction
HIV	Humanes Immundefizienz-Virus
HMV	Herzminutenvolumen
HNCM	hypertrophe nichtobstruktive Kardiomyopathie
HOCM	hypertrophe obstruktive Kardiomyopathie
HRST	Herzrhythmusstörung
HRV	Herzfrequenzvariabilität
HZV	Herzzeitvolumen

I

IAP	instabile Angina pectoris
ICB	intrazerebrale Blutung
ICD	implantierbarer Kardioverter/Defibrillator
ICR	Interkostalraum

J

JET	junktionale ektope Tachykardie

K

KHK	koronare Herzkrankheit
KI	Kontraindikation(en)

L

LAE	Lungenarterienembolie
LAFB	linksanteriorer Faszikelblock
LAH	linksanteriorer Hemiblock
LCA	Left Coronary artery
LMCA	Left Main Coronary Artery
LMWH	Low Molecular Weight Heparin (niedermolekulares Heparin)
LPFB	linksposteriorer Faszikelblock
LSB	Linksschenkelblock
LSD	Lysergsäurediethylamid
LV	linker Ventrikel
LVEDP	linksventrikulärer enddiastolischer Druck
LVEF	linksventrikuläre Ejektionsfraktion

LVH	linksventrikuläre Hypertrophie
LZ	Langzeit

M

mA	Milliampere
MACE	Major Adverse Cardiac Events
MDMA	3,4-Methylendioxy-N-Methylamphetamin (Ecstasy)
MDT	Magen-Darm-Trakt
MRT	Magnetresonanztomografie
mV	Millivolt

N

N.	Nervus
NASPE	North American Society of Pacing and Electrophysiology
NASPE/BPEG	(NASPE = North American Society of Pacing and Electrophysiology, BPAG= British Pacing and Electrophysiology Group)
NBG-Code	Generic Pacemaker Code
NERD	nichterosive Refluxkrankheit
NMDA	N-Methyl-D-Aspartat
NO	Stickstoffmonoxid
NOMI	nichtokklusiver Myokardinfarkt
NRI	Noradrenalin-Wiederaufnahmehemmer
NSAR	nichtsteroidale Antirheumatika
NSTEMI	Non ST-Elevation Myocardial Infarction (Nicht-ST-Hebungsinfarkt)
NSVT	Non-Sustained Ventricular Tachycardia (nichtanhaltende ventrikuläre Tachykardie)
NYHA	New York Heart Association

O

OMI	okklusiver Myokardinfarkt
OP	Operation
OUP	oberer Umschlagunkt

P

pAVK	peripherer arterieller Verschluss
PCI	perkutane Koronarintervention
PDA	persistierender Ductus arteriosus
PDE	Phosphodiesterase-Hemmer
PHT	plötzlicher Herztod
PJRT	permanente junktionale Reentry-Tachykardie
POCT	Point-of-Care-Testing
PPCI	primäre perkutane Koronarintervention
PTCA	perkutane transluminale Koronarangioplastie
PVF	primäres Kammerflimmern
pVT	pulslose ventrikuläre Tachykardie

Q

QTc-Zeit	korrigierte (corrected) QT-Zeit

R

RAD	Ramus anterior descendens
RCA	Right Coronary Artery
RCX	Ramus circumflexus
RGT	Reaktionsgeschwindigkeits-Temperatur-Regel
RIVA	Ramus interventricularis anterior
RIVP	Ramus interventricularis posterior
RR	Blutdruck
RSB	Rechtsschenkelblock
RVH	rechtsventrikuläre Hypertrophie

S

S	Single
SA	sinuatrial
SAB	Subarachnoidalblutung
SARS-CoV-2	Severe Acute Respiratory Syndrome Coronavirus Type 2
S-ICD	subkutan implantierter Kardioverter-Defibrillator
SIDS	Sudden Infant Death Syndrome (plötzlicher Kindstod)
SNDRI	selektive Noradrenalin-Dopamin-Wiederaufnahmehemmer
SM	Schrittmacher
SSRI	selektive Serotonin-Wiederaufnahmehemmer
SSS	Sick-Sinus-Syndrom
STEMI	ST-Elevation Myocardial Infarction (ST-Hebungsinfarkt)
SV	Schlagvolumen
SVT	supraventrikuläre Tachykardie
SWORD-Studie	Survival With Oral d-Sotalol

T

TAA	Tachyarrhythmia absoluta
TdP	Torsade de pointes
TEE	transthorakale Echokardiografie
THC	Tetrahydrocannbinol
TW	QRS-ST-T-Wellenform

U

UFH	unfraktioniertes Heparin

V

V	Ventrikel
V	Volt
V.	Vena
VAT	ventilatorassoziierte Tracheobronchitis
VHF	Vorhofflimmern
VF	ventrikuläres Flimmern, Kammerflimmern
VSD	Ventrikelseptumdefekt
VT	ventrikuläre Tachykardie
Vv.	Venae
VVI	Ventrikel-Demand-Schrittmacher

W

WCD	Defibrillatorweste (Wearable Cardioverter Defibrillator)
WPW	Wolff-Parkinson-White

Z

Z. n.	Zustand nach
ZNS	zentrales Nervensystem

Abbildungsverzeichnis

Der Verweis auf die jeweilige Abbildungsquelle befindet sich bei allen Abbildungen im Werk am Ende des Legendentextes in eckigen Klammern.

F358-001 Backus, B.E./et al.: A prospective validation of the HEART score for chest pain patients at the emergency department. In: International Journal of Cardiology. Volume 168, Issue 3, Pages 2153-2158. Elsevier. October 2013.

F781-015 Gotthardt, P., Fessele, K. & Pauschinger, M. STEMI-Äquivalente und High-risk-NSTEMIs. Notfall Rettungsmed 21, 143–145 (2018). https://doi.org/10.1007/s10049-017-0356-9

F781-035 Soar J, Böttiger BW, Carli P, et al. Erweiterte lebensrettende Maßnahmen für Erwachsene: Leitlinien des European Resuscitation Council 2021 [Adult advanced life support]. Notf Rett Med. 2021;24(4):406-446. doi:10.1007/s10049-021-00893-x

F795-002 Glaser F., Rohla M. EKG-Differetialdiagnostik der Breit-QRS-Komplex-Tachykardien, J Kardiol 2008, 15 (7-8); 218-35. Krause & Pachernegg

F849-024 Nazerian P, Giachino F, Vanni S, et al. Diagnostic performance of the aortic dissection detection risk score in patients with suspected acute aortic dissection. Eur Heart J Acute Cardiovasc Care. 2014;3(4):373-381. doi:10.1177/2048872614527010

F1016-001 AlGhatrif, Majd; Lindsay, Joseph (2012): A brief review: history to understand fundamentals of electrocardiography. In: Journal of community hospital internal medicine perspectives 2 (1). DOI: 10.3402/jchimp.v2i1.14383.

F1158-004 O'Connor M, McDaniel N, Brady WJ. The pediatric electrocardiogram. Part I: Age-related interpretation. Am J Emerg Med. 2008;26(2):221-228. doi:10.1016/j.ajem.2007.08.003

G290-001 Banasik, J.L.; Copstead: Pathophysiology, 5th ed. 2014, Elsevier Saunders

G779 Phalen, Tim; Aehlert, Barbara (2012): The 12-lead ECG in acute coronary syndromes. Third edition. Maryland Heights, Mo.: Elsevier/Mosby

G781 Mary Lou Sole, Deborah Klein, Marthe Moseley: Introduction to Critical Care Nursing, 5th ed. 2008, Saunders, ISBN 9781455736010

G1269 Keith, Wesley: Huszar's ECG and 12-Lead Interpretation, 6th Edition, Elsevier, 2021

G1270 Park, Myung K.: How to Read Pediatric ECGs, 4.A. Elsevier, 2006

H225-003 Di Marco A, Rodriguez M, Cinca J, et al. New Electrocardiographic Algorithm for the Diagnosis of Acute Myocardial Infarction in Patients With Left Bundle Branch Block [published correction appears in J Am Heart Assoc. 2020 Nov 17;9(22):e014618]. J Am Heart Assoc. 2020;9(14):e015573. doi:10.1161/JAHA.119.015573

L106 Henriette Rintelen, Velbert

L115 Rainer Dunkel, Berlin

L143 Heike Hübner, Berlin

L190 Gerda Raichle †

L231 Stefan Dangl, München

L238 Sonja Klebe, Löhne

M1001 Matthias Jahn

O1090 Hans-Martin Grusnick, Lübeck

O1097 Volker Berding, Wildeshausen

P100 Stefan Dreesen, Essen

P106 Prof. Dr. med. Boris Hoffmann, Mainz

P426 Sven Heiligers

R405-002 Feischmann T, Hohenstein C (Hrsg.). Klinische Notfallmedizin Band 2 Skills. 2.A. Elsevier, 2021.

[S700] Sobotta-Archiv aus Paulsen/Waschke. Sobotta Atlas der Anatomie. 25. A. 2022 © Elsevier GmbH

[S700-L126]/[B500~M282/L132]/[E1120] K. Dalkowski aus Paulsen/Waschke. Sobotta Atlas der Anatomie. 25. A. 2022 mod. von D. Drenckhahn/M. Christof aus Benninghoff/Drenckhahn. Anatomie. 16. A. 2004 © Elsevier GmbH nach Vorlage von Bargmann 1963

[S700-L238] S. Klebe aus Paulsen/Waschke. Sobotta Atlas der Anatomie. 25. A. 2022 © Elsevier GmbH

V672 ZOLL Medical Corporation, ZOLL Medical Deutschland GmbH, Köln

W320 Canadian Cardiovascular Society

W854-034 Deutsche Gesellschaft für Kardiologie – Herz-und Kreislaufforschung e.V. (2022) ESC Pocket Guidelines. Schrittmacher- und kardiale Resynchronisationstherapie, Version 2021. Börm Bruckmeier Verlag GmbH, Grünwald. Kurzfassung der „2021 ESC Guidelines on cardiac pacing and cardiac resynchronization therapy" (European Heart Journal; 2021 - doi/10.1093/eurheartj/ehab364)

W1069 DBRD (Deutscher Berufsverband Rettungsdienst)

Inhaltsverzeichnis

KAPITEL

1

Frank Löwe, Michael Praetz, Matthias Jahn

Anatomie und Physiologie

LERNZIELE – BASIC

- Die anatomische Lage des Herzens im Brustkorb beschreiben können
- Den Wandaufbau des Herzens beschreiben können
- Den Begriff „Ventilebene" erklären können
- Die drei Hauptkoronargefäße benennen können
- Die anatomischen Strukturen des Erregungsbildungs- und Reizleitungssystems kennen und wiedergeben können
- Die Eigenfrequenzen der Schrittmacherzellen des Erregungsbildungssystems erläutern können
- Die Anteile des autonomen Nervensystems, die Einfluss auf die Herzleistung ausüben, benennen können
- Die Bedeutung der Windkesselfunktion kennen und erläutern können
- Die Bedeutung der Begrifflichkeiten „Vorlast, Nachlast, Schlagvolumen und Herzminutenvolumen" kennen und erklären können.

LERNZIELE – ADVANCED

- Beschreiben können, welche anatomischen Strukturen die „Hinterwand" bilden
- Einflussfaktoren auf die Ejektionsfraktion (EF) beschreiben können
- Versorgungsgebiete der linken Koronararterie benennen können
- Versorgungsgebiete der rechten Koronararterie benennen können
- Die Begriffe „Linksversorgertyp" und „Rechtsversorgertyp" erklären können
- Die anatomische Lage sowie den Verlauf der einzelnen Anteile des Erregungsbildungs- und Reizleitungssystems erläutern können
- Die unterschiedlichen Leitungsgeschwindigkeiten des Reizleitungssystems kennen und wiedergeben können
- Faktoren kennen, die Einfluss auf die Reizleitung ausüben können
- Das Zusammenspiel zwischen elektrischer Erregung und mechanischer Herz-Kreislauf-Funktion verstehen und erklären können.

1.1 Allgemeine Anatomie des Herzens

Frank Löwe, Matthias Jahn

Das **Herz** (Cor) ist eines der wichtigsten Organe des Menschen. Der Hohlmuskel ist Antriebsmotor für den Blutkreislauf und gewährleistet damit die Durchblutung der Organe. Zu den wichtigsten Aufgaben des Herzens gehören neben der Sauerstoff- und Nährstoffversorgung (O_2) des Organismus, der Abtransport der Stoffwechselendprodukte (u. a. CO_2), der Transport von Hormonen **(hormonelle Steuerung)**, Blutplättchen und Gerinnungsfaktoren **(Blutstillung)** sowie Abwehrzellen und Antikörpern **(Abwehrfunktion).** Zudem produziert das Herzgewebe Hormone, die an der Regulation der Kreislauffunktion und des Flüssigkeitshaushalts beteiligt sind.

Das Herz liegt abgetrennt in einer eigenen Höhle, im **Mediastinum** (Mittelfellraum), zwischen den beiden Lungenflügeln (➤ Abb. 1.1). Es liegt unmittelbar hinter dem **Brustbein** (Sternum) und direkt über dem **Atemmuskel** (Diaphragma). Hinten grenzt das Herz an Speiseröhre und Aorta.

MERKE

Das Herz nimmt beinahe den gesamten Platz zwischen Brustbein (vordere Begrenzung) und Wirbelsäule (hintere Begrenzung) ein. Die Topografie des Herzens wird im Rahmen der **kardiopulmonalen Reanimation (CPR)** zur Durchführung der **Thoraxkompressionen** genutzt. Der von vorn ausgeübte Druck auf den Brustkorb führt zum Auspressen des Herzens und einer folglichen Blutaustreibung in den Körperkreislauf. Die anschließende **Entlastung** resultiert in einem Ansaugen venösen Blutes in die Vorhöfe. Der zielgerichtete Blutstrom in eine Richtung ist in diesem Fall auch ohne aktive Mitwirkung des Myokards gewährleistet, da das Öffnen und Schließen der Herzklappen rein passive Vorgänge sind.

Ungefähr zwei Drittel des Herzens liegen linkseitig einer gedachten Mittellinie des Sternums, was sich in einer verminderten Größe des linken Lungenflügels widerspiegelt. Das restliche Drittel findet sich rechtsseitig des Sternums. Die äußere Form des Herzens ist vergleichbar mit der eines Kegels. Dabei liegt der Kegel so im menschlichen Brustkorb, dass seine Spitze nach links unten vorne und die Basis nach rechts oben hinten zeigt. Somit bildet die **Längsachse des Herzens** mit allen drei Raumebenen einen Winkel von ca. 45°.

Das Herz eines Erwachsenen ist ungefähr 12 cm lang, 9 cm breit und ca. 6 cm dick (➤ Abb. 1.4). Einer alten „Faustregel" nach, sei das Herz so groß wie die geballte Faust des tragenden Menschen. Üblicherweise hat es ein Gewicht zwischen 250 und 350 g und entspricht damit ungefähr 0,45 % des männlichen bzw. 0,40 % des weiblichen Körpergewichts. Herzgröße und Gewicht des Herzens werden von Alter, Körpergewicht, Körperbau, Umfang körperlicher Betätigung sowie eventuell vorbestehenden Herzerkrankungen beeinflusst.

1.1.1 Funktionelle Anatomie des Herzens

Das Herz als muskulöser Hohlkörper selbst ist vom bindegewebigen Perikard (Herzbeutel) umgeben, welches das Herz umschließt und an benachbarte Strukturen anhaftet. Aufgrund der glatten und mühelos übereinander verschiebbaren Gewebeschichten des serösen Perikards kann sich das Herz während der Kontraktion im Thorax bewegen.

Das bindegewebige Herzskelett mit einem Gerüst aus dichten Kollagenfasern umgibt die Atrioventrikularverbindung und den arteriellen Abfluss. Es stützt die Herzstruktur durch Stabilisierung der Herz-

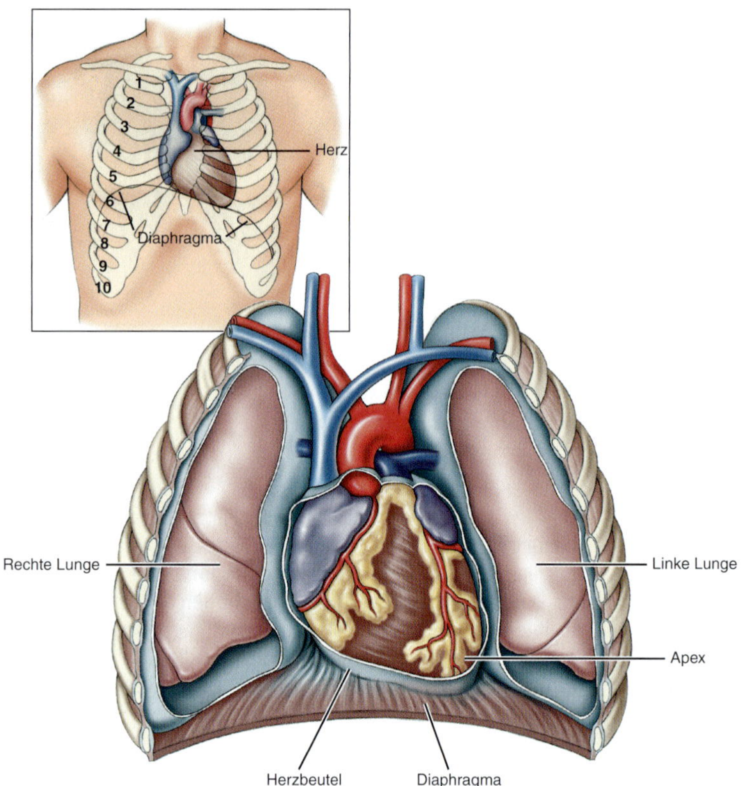

Abb. 1.1 Lage des Herzens im Mediastinum. Das Herz liegt direkt hinter dem Brustbein (Sternum) und oberhalb des Zwerchfells (Diaphragma). [G779]

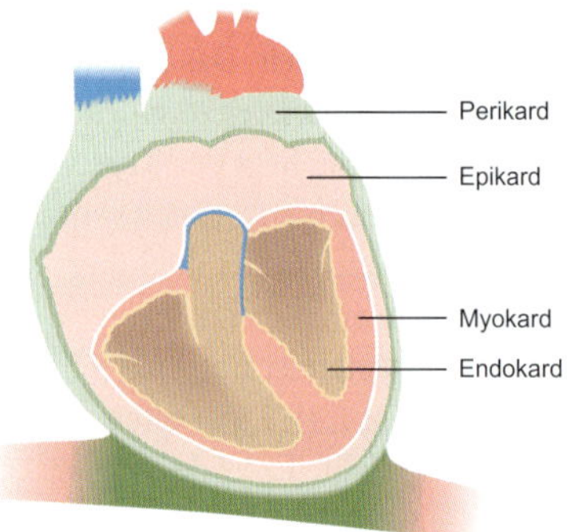

Abb. 1.2 Wandaufbau des Herzens [G1269]

klappen und schützt das Herz vor Überdehnung. Zusätzlich dient das Herzskelett als elektrische Isolation und bildet eine Barriere zwischen den beiden Vorhöfen (Atrium) und Herzkammern (Ventrikel).

Wandaufbau des Herzens

Die Herzwand besteht aus drei Schichten (➤ Abb. 1.2):

1. **Endokard.** Das Endokard besteht aus dünnen Endothelzellen und Bindegewebe. Durch die glatte Oberfläche verhindert es ein Festkleben des Blutes und Bildung eines Gerinnsels an der inneren Wand der Vorhöfe und Ventrikel und macht den Blutfluss gleichmäßiger.
2. **Myokard.** Die Herzmuskulatur bildet den größten Teil der Wand des Herzens und ist stark vaskularisiert und vielfältig innerviert. Herzmuskelfasern, zusammengesetzt aus einzelnen Kardiomyozyten (spezialisierte quergestreifte Muskelzellen), verlaufen schraubig um das Herz. Die Wand der Vorhöfe und des rechten Ventrikels besteht aus zwei Schichten, die Wand des linken Ventrikels aus drei Schichten. Das Myokard und die gesamte Herzwand des linken Ventrikels sind damit aufgrund der zu leistenden Pumpfunktion viel dicker.
3. **Epikard.** Das Epikard bedeckt die Herzoberfläche und hauchdünnen Herzkranzgefäße. Durch Abgabe einer serösen Flüssigkeit wird das Gleiten des Herzens während des Pumpens im Herzbeutel gewährleistet.

Blutzirkulation

Vom rechten Atrium mit seiner sehr dünnen Wand (ca. 2 mm) fließt das Blut durch die Trikuspidalklappe in den rechten Ventrikel. Der rechte Ventrikel hat etwas mehr Muskulatur (etwa 4–5 mm). Die Trikuspidalklappe ist durch die Chordae tendineae (Sehnenfäden) an den Papillarmuskeln der rechten Ventrikelwand befestigt und verhindern einen Blutrückfluss in den rechten Vorhof. Das desoxygenierte Blut fließt dann vom rechten Ventrikel durch die Pulmonalklappe und den Pulmonalarterienhauptstamm (Truncus pulmonalis) in die rechte und linke Lungenarterie (A. pulmonalis dextra bzw. sinistra). Über die Lungenvenen (Vv. Pulmonales) fließt das nun oxygenierte Blut in den linken Vorhof und in die linke Kammer. Der linke Vorhof und die

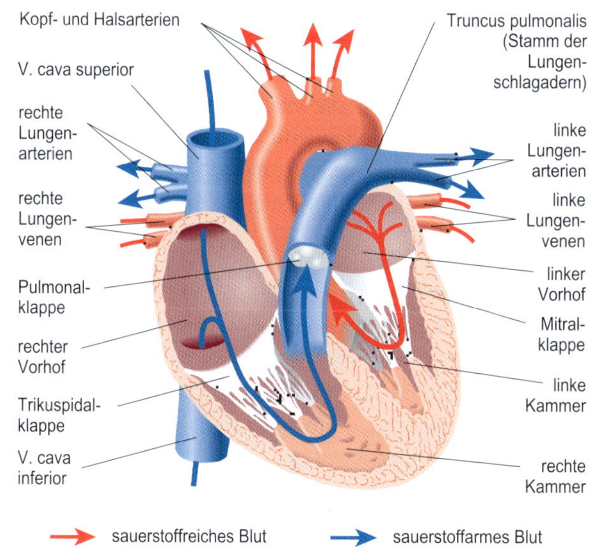

Abb. 1.3 Herz im Längsschnitt [L190]

linke Kammer sind durch die Mitralklappe getrennt. Von der linken Kammer aus – mit der dicksten und am stärksten ausgeprägten Muskulatur – wird das Blut in die Aorta gepumpt. Die linke Kammer und Aorta werden hierbei durch die Aortenklappe getrennt (➤ Abb. 1.3).

Schlagvolumen

Das Schlagvolumen der linken Herzkammer beträgt ungefähr 70–90 ml pro Herzschlag (➤ Abb. 1.4). Dies entspricht einer **Auswurffraktion (AF)** von ungefähr 60–75 % des Gesamtvolumens. Circa 25–40 % des Gesamtvolumens verbleiben somit am Ende der Systole in der Kammer. Die Auswurffraktion oder auch **Ejektionsfraktion (EF)** stellt damit die Blutmenge dar, die im Verhältnis zur gesamten Blutmenge des linken Ventrikels in den Körperkreislauf ausgestoßen wird. Eine normale EF liegt in der Regel bei 70 % und kann bei Patienten mit einer bestehenden Herzinsuffizienz unter 35 % liegen. Eine Herzinsuffizienz mit typischen Symptomen wie z. B. Kurzatmigkeit aufgrund einer verringerten EF wird auch als **HFrEF (Heart Failure with reduced Ejection Fraction; EF < 40 %)** bezeichnet. Es gibt aber auch Formen der Herzinsuffizienz die mit einer nur geringgradigen (HFmrEF = Heart Failure with mildly reduced Ejection Fraction; EF 40–49 %) oder erhaltener Ejektionsfraktion (HFpEF = Heart Failure with preserved Ejection Fraction; EF ≥ 50 %) einhergehen.

Gemäß der Formel für das **Herzzeitvolumen** (HZV: Schlagvolumen × Herzfrequenz), ergibt sich für den gesunden Erwachsenen in Ruhe ein Herzminutenvolumen von ca. 5 l/Min. Unter Belastung kann das Herzzeitvolumen bis auf das 6-Fache gesteigert werden und dann bis zu 30 l/Min. betragen. Anhand der Formel für das HZV kann man also erkennen, dass hierbei das Schlagvolumen einen großen Einfluss auf die Regulierung des Herzminutenvolumens hat. Gesteigert werden kann das Schlagvolumen durch Erhöhung **des enddiastolischen Volumens** oder durch Verringerung **des endsystolischen Volumens** (bzw. durch beides).

MERKE

Im Rahmen einer **Kardiomegalie** kommt es zur Vergrößerung des Herzens bzw. seiner vereinzelten Abschnitte. Zwei Vorgänge sind dabei zu unterscheiden:

- Erweiterung der Herzhöhlen **(Dilatation)**
- Massenzunahme der Muskelwand **(Hypertrophie)** (➤ Kap. 6.3)

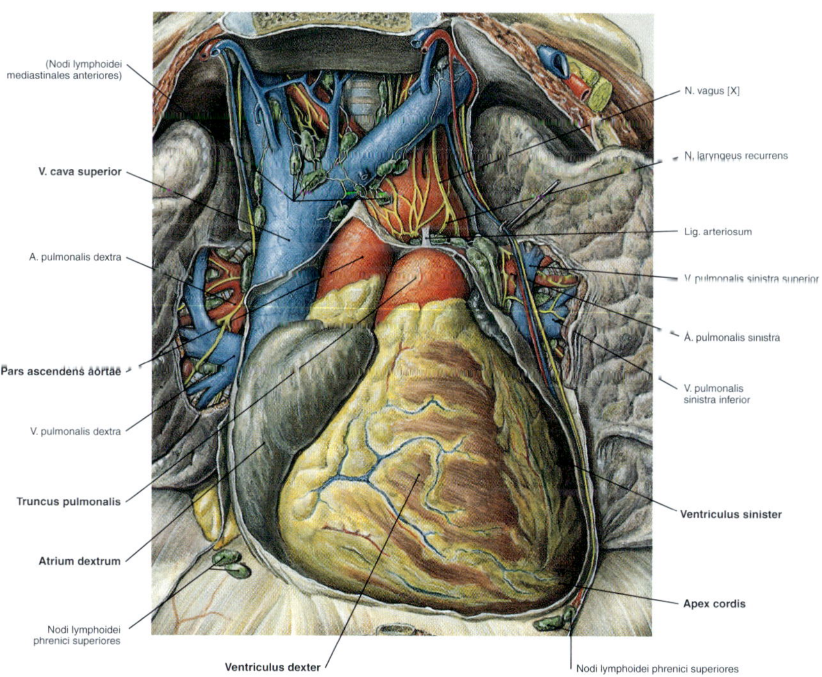

Abb. 1.4 Herz, Cor, Ansicht von ventral [S700]

1

Die Dilatation der Herzhöhlen ist die initiale Folge einer Adaptation auf eine chronische Mehrbelastung des Herzmuskels der linken Herzkammer durch pathologische Prozesse wie erhöhter Gefäßwiderstand im großen Körperkreislauf, meist im Rahmen eines Bluthochdrucks **(arterielle Hypertonie)** oder seltener durch **Herzklappendefekte** etc. Durch die gesteigerte Belastung nimmt sekundär die Muskelmasse des Herzens aufgrund der erhöhten Beanspruchung zu. Damit gestaltet sich der Übergang der beiden Prozesse fließend. Kann das Herz die erhöhte Belastung nicht bewältigen, folgt unweigerlich eine Insuffizienz. Untersuchungen ergeben immer wieder, dass das Herz oftmals pathologisch vergrößert sein kann. Die Inzidenz von Erkrankungen, die mit einer Hypertrophie oder Dilatation des Herzens einhergehen, ist folglich hoch.
Ein pathologisch enorm vergrößertes Herz wird in der klinischen Fachsprache als **Cor bovinum (Ochsenherz)** bezeichnet und ist aufgrund seiner Ätiologie somit kein Anzeichen einer gesteigerten Leistungsfähigkeit des Herzens. Überschreitet das Herzgewicht 500 g, stellt dies einen kritischen Zustand dar, da hiermit eine Verjüngung des Gefäßdurchschnitts der Koronararterien einhergeht, die zu einer starken Beeinträchtigung der Sauerstoffversorgung am Myokard führen kann. Eine Zunahme der Herzmuskelmasse beim Leistungssport ist zumeist erwünscht.

1.1.2 Die Oberflächen des Herzens

Die **Herzbasis (Basis cordis)** bzw. die Rückseite des Herzens liegt der Herzspitze gegenüber und wird v. a. durch den linken **Vorhof** (Atrium sinistrum), einen kleinen Anteil des rechten Vorhofs (Atrium dextrum), die proximalen Anteile der Vv. cavae superior und inferior sowie die Lungenvenen gebildet. Die Basis liegt auf Höhe des 6.–9. Brustwirbelkörpers. Sie entspricht der **„Ventilebene"**, in der alle Herzklappen **(Klappenebene)** liegen. Die vordere Fläche des Herzens liegt unmittelbar hinter dem Brustbein und den Rippenknorpeln. Sie wird hauptsächlich durch Anteile des rechten Vorhofs sowie die rechte und linke **Herzkammer (Ventriculi dexter und sinister)** gebildet. Da das Herz im menschlichen Brustkorb leicht nach vorne links geneigt vorliegt, ist die rechte Herzkammer der Anteil des Herzens, der die größte Fläche direkt hinter dem Brustbein einnimmt. Die **Herzspitze (Apex cordis),** im Vergleich zur Herzbasis der kleinere Anteil des Herzens, wird hauptsächlich durch die Spitze der linken Kammer gebildet und liegt hinter dem 5. Interkostalraum. Sie stellt einen wichtigen klinischen Orientierungspunkt zur Beurteilung der Herzgröße dar. Zusammen mit einem Teil des linken Vorhofs bildet diese den größten Teil des linken Herzens (linke äußere Seite) und liegt direkt dem linken Lungenflügel an.

Praxistipp

Die **Herzspitze** (Apex cordis) liegt der Brustwand unmittelbar an und kann im Kreuzungsbereich einer von der linken **Schlüsselbeinmitte (Medioklavikularlinie)** gezogenen Linie mit dem fünften Zwischenrippenraum als **Herzspitzenstoß** getastet werden. Dies ist v. a. bei Menschen mit schlankem Körperbau möglich.

Die rechte äußere Seite liegt dem rechten Lungenflügel an und besteht aus dem rechten Vorhof. Herzbasis und -spitze werden durch die **anatomische Herzachse** verbunden, die im Normalfall in einem Winkel von ca. 45° zu allen Raumebenen verläuft, was kürzere Wege sowie eine geringere gegenseitige Behinderung der zuführenden Blutstrombahnen zur Folge hat. Die Klappenebene steht senkrecht auf der Herzachse. Der **Herzboden** wird hauptsächlich durch die linke Herzkammer sowie kleine Anteile des rechten Ventrikels und rechtem Vorhof gebildet. Der Herzboden entspricht dadurch klinisch der **„Hinterwand"** in der EKG-Diagnostik, wenn beispielsweise ein **„Hinterwandinfarkt"** diagnostiziert wird. Hinterwandinfarkt bedeutet in diesem Fall nicht, dass der Infarkt in der hinteren (posterioren) Wand des Herzens liegt, sondern vielmehr in der diaphragmalen Wand, d. h. in der unteren (inferioren) Wand des Herzens sitzt. Der Einfachheit halber spricht man vom Hinterwandinfarkt und verwendet diesen Begriff synonym mit dem **„diaphragmalen (inferioren)" Infarkt,** obwohl diese Bezeichnung streng genommen nicht exakt ist. Rechter und linker Ventrikel sind durch eine Furche **(Kranzfurche)** voneinander getrennt, in der die hinteren interventrikularen **Kranzgefäße (Koronargefäße)** verlaufen.

Anhand der Lagebeziehung zu angrenzenden Strukturen werden am Herzen vier Flächen unterschieden:

- Die Vorderseite des Herzens, **Facies sternocostalis,** wird größtenteils vom rechten Ventrikel gebildet.
- Die dorsokaudal verlaufende **Facies diaphragmatica**, die dem Zwerchfell aufliegt, setzt sich aus Anteilen des rechten und linken Ventrikels zusammen. Sie stellt klinisch die „Hinterwand" dar (➤ Abb. 1.5).
- Die linke **Facies pulmonalis** wird vom linken Vorhof und Ventrikel, die rechte vom rechten Vorhof eingenommen.
- Der eigentlichen **Rückseite des Herzens,** die vom linken Vorhof gebildet wird, ist bisher kein anatomischer Name zugeordnet.

Die Herzoberfläche ist durch folgende charakteristische Strukturen gekennzeichnet:

- Die Grenze zwischen rechter und linker Herzkammer wird im Bereich der Facies sternocostalis durch eine Furche, den **Sulcus interventricularis anterior** (Interventrikulargrube, vordere Zwischenkammerfurche), markiert. Sie lässt ebenso die Lage der Herzscheidewand **(Septum interventriculare)** erkennen. In ihr verläuft ein Ast der linken Koronararterie, der **Ramus interventricularis anterior,** sowie seine gleichnamige Vene **(V. interventricularis anterior).**
- Vorhöfe und Kammern werden durch den **Sulcus coronarius** (Atrioventrikulargrube) voneinander abgegrenzt. Er wirkt wie ein Gürtel des Herzmuskels und deckt sich mit der Ventilebene, in der die Herzklappen liegen. In ihr verlaufen u. a. die Hauptstämme der Koronargefäße (Aa. coronariae und Vv. cardiacae) und der **Sinus coronarius.**

Der Sulcus interventricularis anterior setzt sich auf der Unterseite des Herzens (Facies diaphragmatica) als **Sulcus interventricularis posterior** (hintere Zwischenkammerfurche) fort. Hierin verläuft zumeist der hintere Ast der rechten Koronararterie. Jeder der beiden Vorhöfe besitzt zipfelförmige Ausbeulungen, die als **Herzohren** (Auriculae dextra und sinistra) bezeichnet werden und die großen Gefäßstämme umgreifen.

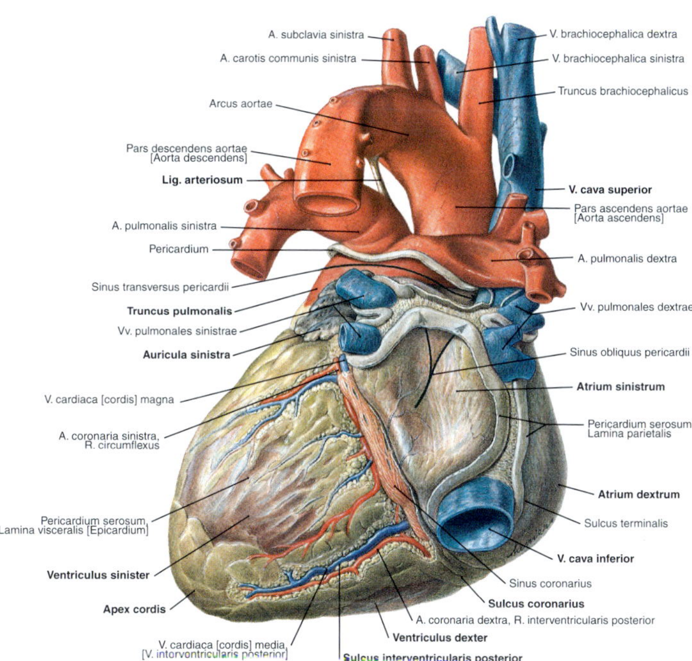

Abb. 1.5 Herz, Ansicht von dorsal: Der Herzboden (Facies diaphragmatica) wird hauptsächlich durch die linke Herzkammer sowie kleine Anteile des rechten Ventrikels und rechtem Vorhof gebildet. [S700]

MERKE

Die **Facies diaphragmatica** repräsentiert die **„Herzhinterwand"**, von der beispielsweise bei der Verdachtsdiagnose eines „Hinterwandinfarkts" (genauer „inferiorer" oder „diaphragmaler" Infarkt) die Rede ist. Dieser Fläche kommt eine große Bedeutung zu, da sie von beiden Ventrikeln gebildet wird und den entscheidenden Anteil der Pumpfunktion des Herzens und damit der eigentlichen Kreislauffunktion liefert. Die tatsächliche, der Wirbelsäule zugewandte Rückwand (posterior) wird indes nur vom linken Vorhof gebildet und spielt klinisch in diesem Zusammenhang eine eher untergeordnete Rolle.

1.1.3 Koronargefäße

Das Herz benötigt eine adäquate Blutversorgung, um den Sauerstoffbedarf zu decken. Diese erfolgt über eigene Blutgefäße **(Vasa privata),** die nach Lage ihrer Hauptstämme in der Kranzfurche **(Sulcus coronarius)** als **Kranzgefäße (Aa. coronariae)** bzw. **Koronargefäße** bezeichnet werden (➤ Abb. 1.6). Zur Deckung seines Eigenbedarfs benötigt das Herz unter Ruhebedingungen ungefähr 5–10 % des gesamten Schlagvolumens. Dies entspricht ca. 250–300 ml/Min. Die Herzkranzgefäße entspringen in Höhe der Aortenklappe aus der Aorta. In diesem Bereich weitet sich die Aorta zum **Sinus aortae** auf. Hier entspringen die zwei **Koronararterien** (Aa. coronariae) und umschließen kranzartig das Herz. Die großen Gefäße verlaufen oberflächlich in den natürlichen Furchen zwischen Vorhof und Kammer, von denen zahlreiche Äste die Muskelmasse des Herzens durchdringen und das tiefliegende **Subendocardium** mit Blut versorgen. Der Blutkreislauf über die Herzkranzgefäße stellt dabei den kürzesten Kreislauf des gesamten menschlichen Organismus dar.

Der histologische Aufbau der Koronargefäße weist im Vergleich zu anderen Arterien gleichen Kalibers eine Besonderheit auf: Die Gefäßwände besitzen mehr längs verlaufende Muskelfasern und ihre innere Wand (Intima) ist besonders dick gestaltet. Bei normaler Aktivität entfallen über die Koronararterien ca. 65–75 % des frisch oxygenierten Blutes auf die Durchblutung des Herzmuskels. Dies stellt die höchste Abgaberate aller menschlichen Gewebe während normaler Aktivität dar und sie kann nicht mehr gesteigert werden. Das Herz kann seine Sauerstoffaufnahme also ausschließlich durch Erhöhung des koronaren Blutflusses verbessern. Durch gesteigerte Pumpleistung kann ein adäquates Sauerstoffangebot für das Myokard gewährleistet werden. Eine Beeinträchtigung der Koronardurchblutung durch pathologische Mechanismen führt daher zu einer Einschränkung der Herzleistung.

Zu den zwei **Hauptkoronararterien,** die sich im Verlauf verzweigen, zählen:

- Linke Koronararterie (A. coronaria sinistra, LCA = Left Coronary Artery, LMCA = Left Main Coronary Artery)
- Rechte Koronararterie (A. coronaria dextra, RCA = Right Coronary Artery)

Die **linke Koronararterie** (A. coronaria sinistra) entspringt aus dem linken Sinus aortae zwischen dem linken Herzohr und dem Truncus pulmonalis und teilt sich ungefähr 1–4 cm nach ihrem Abgang in ihre Endäste den **Ramus interventricularis anterior (RIVA)** sowie den **Ramus circumflexus (RCX, CX** = Circumflexus-Arterie) auf:

- Der **Ramus interventricularis anterior** wird auch **Ramus anterior descendens (RAD)** oder **left anterior descendens (LAD)** genannt. Er steigt im gleichnamigen Sulcus ab bis zum Apex cordis. Bei mehr als 75 % der Patienten zieht der RIVA um die Spitze des linken Ventrikels herum und endet im Verlauf des Kammerbodens des linken Herzens. Bei den übrigen Patienten endet er bereits vor der Herzspitze. Über diesen Ast erfolgt die Versorgung folgender Gebiete:

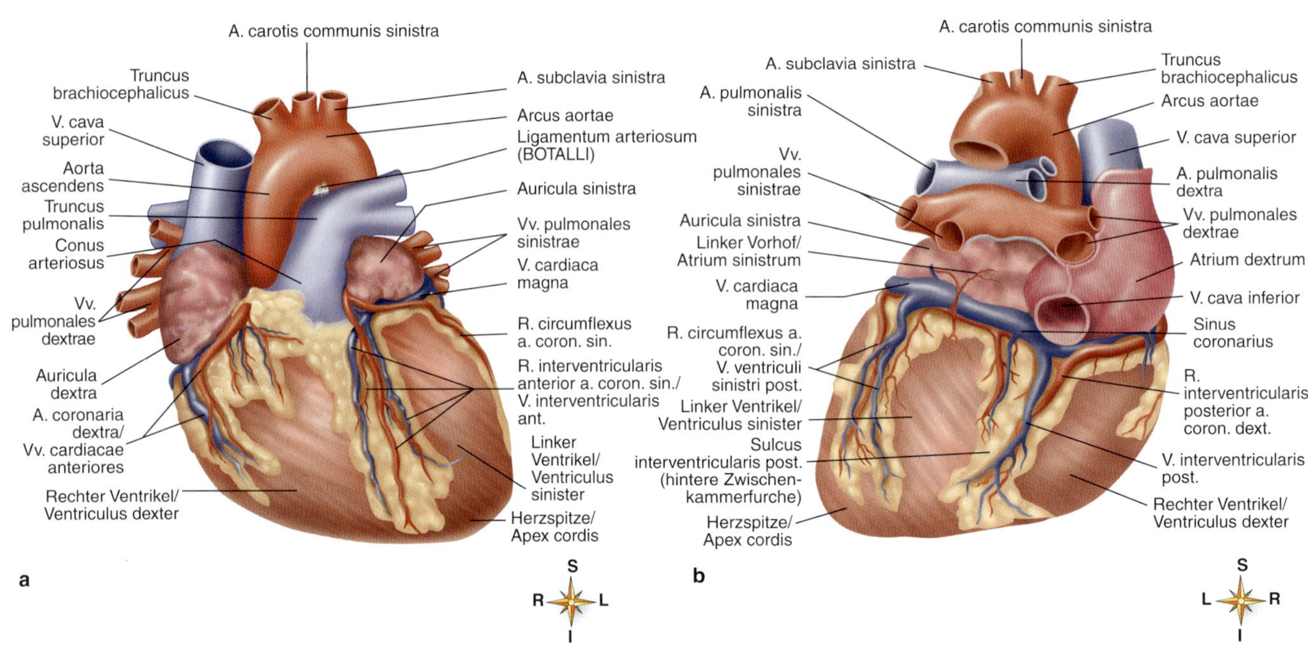

Abb. 1.6 Das Herz und seine Koronararterien: **a** Aa. coronariae und Vv. cordis, Ansicht von ventral. **b** Aa. coronariae und Vv. cordis, Ansicht von dorsal. [G290-001]

  - Vorderwand des linken Ventrikels
  - Teile der Seitenwand des linken Ventrikels
  - Vordere zwei Drittel des Septum interventriculare
- Der **Ramus circumflexus** zieht über den Sulcus coronarius um den Truncus pulmonalis bis zur Facies diaphragmatica zur Rückseite des linken Herzens. Über seine insgesamt sechs Hauptäste werden folgende Gebiete versorgt:
  - Linker Vorhof
  - Teile der Seitenwand des linken Ventrikels
  - Kammerboden des linken Ventrikels (bei ungefähr 15 % der Bevölkerung)
  - Hinterwand des linken Ventrikels (bei 15 % der Bevölkerung)
  - Sinusknoten (bei ungefähr 40 % der Bevölkerung)
  - Atrioventrikularknoten (AV-Knoten, bei ungefähr 10–15 % der Bevölkerung)

Die **rechte Koronararterie** (A. coronaria dextra) entspringt im rechten Klappensinus und verläuft im Sulcus coronarius dexter bis zur hinteren Grenze zwischen rechtem und linkem Herzen. Ihr Endast, der **Ramus interventricularis posterior** (RIVP, PDA = posterior descendent artery), steigt im gleichnamigen Sulcus ab. Bei ungefähr 90 % der Bevölkerung bildet die rechte Koronararterie den RIVP aus und versorgt hierüber den Boden der linken Herzkammer. In diesem Fall wird die anatomische Organisation als **„Rechtsversorgungstyp"** bezeichnet (➤ Abb. 1.7, ➤ Abb. 1.9). Bei den übrigen 10 % wird der RIVP vom Ramus circumflexus der linken Koronararterie gebildet und gilt dementsprechend als **„Linksversorgungstyp"** (➤ Abb. 1.8, ➤ Abb. 1.9). Das Herzkranzgefäß, das den RIVP ausbildet, wird als **„dominante" Koronararterie** bezeichnet. Aus diesem Grund ist zumeist die rechte Koronararterie „dominant". Die rechte Koronararterie und ihre Äste versorgen folgende Gebiete des Herzens:

- Rechter Vorhof
- Rechter Ventrikel
- Kammerboden des linken Ventrikels (bei ungefähr 85 % der Bevölkerung)
- Hinterwand des linken Ventrikels (bei 85 % der Bevölkerung)
- Sinusknoten (bei ungefähr 60 % der Bevölkerung)
- Atrioventrikularknoten (AV-Knoten, bei 85–90 % der Bevölkerung)

Eine Zusammenfassung der Versorgungsgebiete der drei Hauptkoronararterien zeigt ➤ Tab. 1.1.

MERKE

Die Diagnose **Koronare Herzkrankheit (KHK)** wird gestellt, wenn in einem oder mehreren dieser Gefäße eine Einengung des Gefäßlumens **(Stenose)** um mehr als 50 % vorliegt.

1.2 Erregungsbildungs- und Reizleitungssystem

Michael Praetz

Wie jeder Muskel benötigt auch die Herzmuskulatur einen elektrischen Impuls, um eine Kontraktion der Muskelzellen auslösen zu können. Anders als bei der Skelettmuskulatur, ist dafür beim Herzen nicht das zentrale Nervensystem zuständig, sondern spezialisierte Zellen des Herzens, eine Art **„herzeigenes Nervensystem"**.

Die organisierte Weiterleitung der elektrischen Impulse ist für die effektive Pumpfunktion des Herzens von Bedeutung. Nur wenn sich Vorhöfe und Kammern in abgestimmter Form kontrahieren und wieder erschlaffen, kann auch bei Höchstleistungen des Körpers ein ausreichendes Herzminutenvolumen zur Verfügung gestellt werden. Die Erregungsbildung und die -ausbreitung werden mithilfe der EKG-Kurve beurteilbar. Von daher ist die Kenntnis der anatomischen Strukturen der erste wichtige Schritt, um Rückschlüsse aus Veränderungen im EKG ziehen zu können.

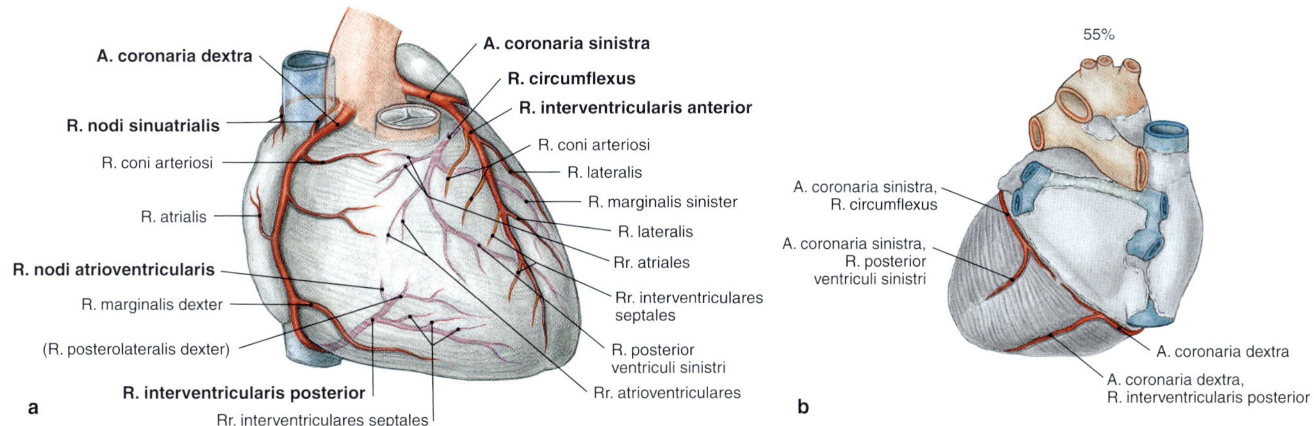

Abb. 1.7 Ausgeglichener Versorgungstyp der Herzkranzarterien Aa. coronariae: Ansicht von ventral (a) und dorsal (b) [S700-L238]

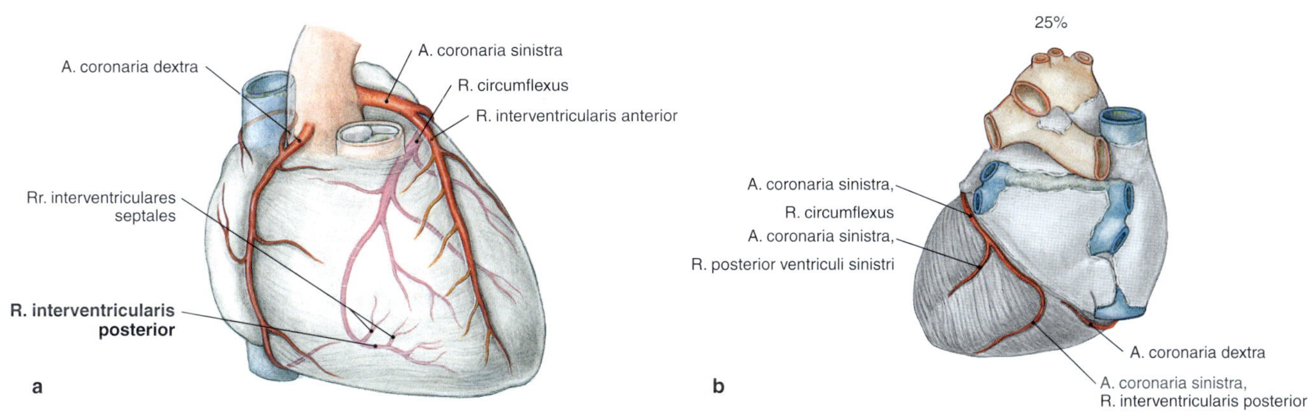

Abb. 1.8 Linksversorgungstyp der Herzkranzarterien, Aa. coronariae: Ansicht von ventral (a) und von dorsal (b) [S700-L238]

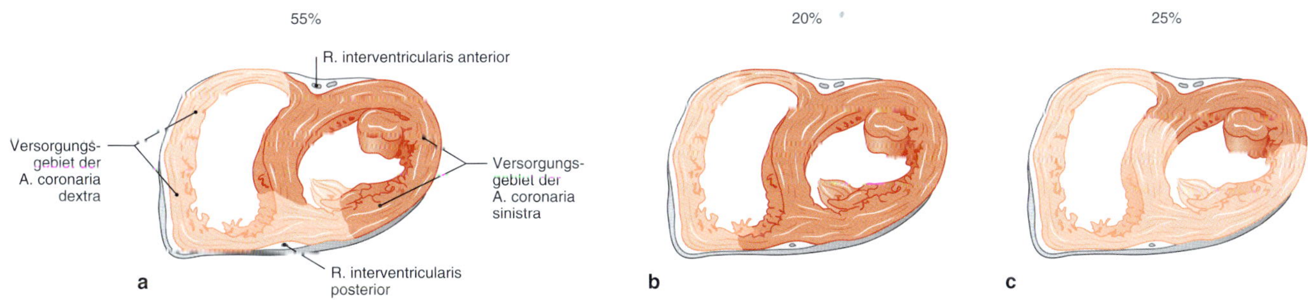

Abb. 1.9 Versorgungsgebiete der A. coronaria dextra und sinistra im Querschnitt: Ansicht von kaudal [S700-L126]
a Ausgeglichener Versorgungstyp: Liegt bei etwa 55 % der Bevölkerung vor. Rechte und linke Koronararterie haben in etwa das gleiche Kaliber. Die A. coronaria dextra gibt den RIVP ab und versorgt die Hinterwand des rechten Ventrikels, Teile der Außenwand des linken Ventrikels sowie den hinteren Teil des Septum interventriculare. **b** Linksversorgungstyp: in etwa 20 % der Fälle. Die A. coronaria sinistra liefert den RIVP und versorgt das ganze Septum interventriculare. In diesem Fall endet die A. coronaria dextra vor dem Sulcus interventricularis posterior und gibt keinen RIVP ab. **c** Rechtsversorgungstyp: in etwa 25 % der Fälle. Die A. coronaria dextra bildet einen kräftigen RIVP aus, ist damit stärker ausgebildet als die A. coronaria sinistra und versorgt über zwei Drittel des Septum interventriculare.

1.2.1 Anatomie des Erregungsbildungs- und Reizleitungssystems

Das Erregungsbildungs- und Reizleitungssystem setzt sich aus **spezialisierten Herzmuskelzellen** zusammen. Einige dieser Zellen sind darauf spezialisiert, elektrische Impulse zu generieren, andere darauf, die generierten Impulse innerhalb des Herzmuskels gezielt weiterzuleiten.

➤ Abb. 1.10 gibt einen Überblick über das spezialisierte Erregungsbildungs- und Reizleitungssystem, das die organisierte Herz-

1

Tab. 1.1 Koronararterien und ihre Versorgungsgebiete

Koronararterie und Äste	Myokardgebiet	Erregungsbildungs- und Leitungssystem
RCA	• Rechter Vorhof	• Sinusknoten (ca. 60 %)*
	• Rechter Ventrikel	• AV-Knoten (ca. 85–90 %)*
	• Kammerboden linker Ventrikel (ca. 85 %)*	• Proximaler Teil His-Bündel
	• Hinterwand (posterior) linker Ventrikel (85 %)*	• Teile des vorderen und hinteren Faszikels des linken Tawara-Schenkels
LCA mit RIVA und RCX		
RIVA (LAD)	• Vorderwand linker Ventrikel • Teil Seitenwand linker Ventrikel • Großteil des Septum interventriculare	• Großteil rechter Tawara-Schenkel • Vorderer Faszikel linker Tawara-Schenkel • Teile des vorderen und hinteren Faszikels des linken Tawara-Schenkels
RCX	• Linker Vorhof	• Sinusknoten (ca. 40 %)*
	• Teil Seitenwand linker Ventrikel	• AV-Knoten (10–15 %)*
	• Kammerboden linker Ventrikel (ca. 15 %)*	
	• Hinterwand (posterior) linker Ventrikel (15 %)*	

* Prozent der Bevölkerung

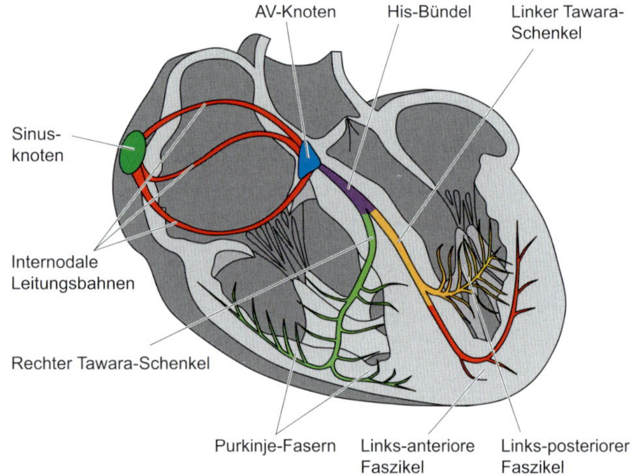

Abb. 1.10 Das Erregungsbildungs- und Reizleitungssystem des Herzens [L143]

arbeit sicherstellt. Die Erregung beginnt im Sinusknoten, folgt den internodalen Leitungsbahnen zum AV-Knoten, von wo aus sie über das His-Bündel in die beiden Tawara-Schenkel und die sich anschließenden Purkinje-Fasern weitergeleitet wird.

Rein anatomisch betrachtet, kann man beim Erregungsbildungs- und Reizleitungssystem zwei knotenförmige Strukturen von unterschiedlichen bündel- oder faserartigen Strukturen unterscheiden.

Sinusknoten

Die erste knotenförmige Struktur (Sinusknoten) ist der Ursprung der elektrischen Erregung. Er ist ca. 10–20 mm lang und 2–3 mm breit. Der Sinusknoten findet sich im Dach des rechten Vorhofs im Übergang zur Einmündung der oberen Hohlvene, 1 mm unterhalb des Epikards.

Die Blutversorgung des Sinusknotens erfolgt bei ca. 60 % der Menschen durch die rechte Herzkranzarterie bei den übrigen 40 % durch einen Ast der linken Herzkranzarterie.

AV-Knoten

Die zweite knotenförmige Struktur (AV-Knoten) liegt am Boden des rechten Vorhofs im **Koch-Dreieck,** zwischen dem medialen Segel der Trikuspidalklappe, der Einflussöffnung der Sammelvene der Herzkranzgefäße und der unteren Hohlvene. Er ist anatomisch nicht so sicher von den umliegenden Zellen abgrenzbar wie der Sinusknoten. Sogenannte Übergangszellen stellen eine Verbindung zwischen den Herzmuskelzellen des Vorhofs und dem kompakteren Teil des AV-Knotens her. Diese Strukturen liegen direkt unter dem Endokard.

Die Blutversorgung des AV-Knotens erfolgt bei 90 % der Menschen ebenfalls durch die rechte Herzkranzarterie, bei 10 % durch die linke Herzkranzarterie.

ACHTUNG

Bei Herzinfarkten, die mit Verschlüssen der rechten Herzkranzarterien einhergehen, können daher häufiger höhergradige AV-Blockierungen auftreten.

His-Bündel

An den kompakten Teil des AV-Knotens schließt sich sein penetrierender Teil, auch His-Bündel genannt, an. Die Fasern durchdringen das elektrisch nicht leitfähige, bindegewebige Skelett des Herzens und stellen somit die einzige elektrische Verbindung zwischen Vorhöfen und Kammern her. Die einzelnen Faserstränge vereinen sich wieder zu einem kompakten Bündel.

Das ca. 15 mm lange His-Bündel läuft entlang des oberen Anteils der Kammerscheidewand (Septum) und verzweigt sich dann in den linken und rechten Kammerschenkel **(Tawara-Schenkel).**

Die Blutversorgung in diesem Bereich wird durch Äste der vorderen und hinteren absteigenden Koronararterie sichergestellt.

MERKE

Dieser Bereich des Reizleitungssystems ist aufgrund der aufgeteilten Blutversorgung aus verschiedenen Ästen der Herzkranzgefäße seltener von Ischämien betroffen.

Tawara-Schenkel

Die Tawara-Schenkel ziehen dicht unter dem Endokard Richtung Herzspitze und verzweigen sich dabei in immer feinere Fasern. Diese **Purkinje-Fasern** durchdringen die Herzmuskulatur von der Innenschicht (Endokard) in Richtung der äußeren Schicht der Herzwand (Epikard). Nach ca. einem Drittel der Strecke gehen sie in feinen Verzweigungen in die Herzmuskulatur über.

Von der anatomischen Struktur her unterscheiden sich der linke und rechte Tawara-Schenkel. Der **rechte Tawara-Schenkel** ist wesentlich zarter und feiner aufgebaut. Er verläuft entlang der rechten Seite der Kammerscheidewand, dicht unter dem Endokard Richtung Herzspitze, ohne sich stark zu verzweigen. Die Purkinje-Fasern strahlen vom rechten Schenkel erst spät in die Muskulatur ein. Diese strukturellen Besonderheiten machen den rechten Tawara-Schenkel anfällig und leicht verletzlich und erklären damit das relativ häufigere Auftreten von Rechtsschenkelblockierungen.

Die mikroskopischen Strukturen des **linken Tawara-Schenkels** sind wesentlich kräftiger ausgeprägt. Der linke Tawara-Schenkel gibt schon kurz nach Übergang aus dem His-Bündel feine Äste in die Muskulatur der Kammerscheidewand ab. Im weiteren Verlauf verzweigt er sich in einen vorderen und einen hinteren Ast. Diese Äste werden als links-anteriorer und links-posteriorer Faszikel bezeichnet. Ihre Aufgabe ist es, die Erregung schnell über die Wand der wesentlich stärkeren linken Herzkammer zu verteilen.

Der **links-anteriore Faszikel** innerviert dabei den vorderen und oberen Anteil der linken Herzkammer. Er besteht meist aus einem einzelnen, wenig verzweigten Bündel und ist daher anfälliger für Störungen. Der **links-posteriore Faszikel** innerviert den hinteren und unteren Anteil der linken Herzkammer. Dieser Faszikel wird durch Störungen nur selten blockiert, da er sich frühzeitig weit verzweigt. Liegen Störungen im Bereich des linken Tawara-Schenkels vor, ist das ein Hinweis darauf, dass ausgeprägtere, strukturelle Veränderungen oder Schäden in dem Bereich vorliegen.

Praxistipp

Die frühe Abgabe von Fasern des linken Tawara-Schenkels in die Kammerscheidewand erklärt den Beginn der Depolarisation im Bereich des linken Septums. Die Aufteilung in einen vorderen und einen hinteren linken Faszikel ist die Erklärung dafür, dass es neben dem kompletten Linksschenkelblock auch links-anteriore und links-posteriore Hemiblöcke im EKG zu sehen gibt, wobei ein links-anteriorer Hemiblock häufiger zu finden ist als ein links-posteriorer Hemiblock.

1.2.2 Physiologie des Erregungsbildungs- und Reizleitungssystems

Im Gegensatz zu anderen Muskelzellen haben die spezialisierten Herzmuskelzellen des Erregungsbildungs- und Reizleitungssystems die Fähigkeit, eigenständig elektrische Erregungen zu erzeugen. Diese speziellen **Schrittmacherzellen** depolarisieren selbstständig in regelmäßigen, rhythmischen Abständen. Diese regelmäßigen Aktivitäten werden durch die nicht stabilen Ruhemembranpotenziale der Schrittmacherzellen erklärt.

Neben der Erzeugung von rhythmischen Eigenkontraktionen kommt der organisierten Weiterleitung der Impulse durch die Herzmuskulatur eine wesentliche Bedeutung zu. Nur durch das organisierte Zusammenspiel kann gewährleistet werden, dass sich die Herzvorhöfe ungefähr 0,2 Sek. vor den Kammern kontrahieren und so die Füllung der Herzkammern mit Blut unterstützt werden kann.

Da das Herz aus Muskulatur besteht und kaum feste, nicht komprimierbare Strukturen besitzt, kommt auch der synchronen Kontraktion der beiden Herzkammern eine wesentliche Bedeutung für die Menge des pro Herzschlag ausgeworfenen Blutes zu. Verzögert sich die Kontraktion einer der beiden Herzkammern, so kommt es durch Kontraktion der früheren Herzmuskulatur und den dadurch bedingten Druckanstieg zu einer Verschiebung der Strukturen in Richtung der verzögert erregten Herzmuskelzellen. Dies kann die Herzleistung unter ungünstigen Bedingungen um 20–30 % reduzieren.

Schrittmacherfunktion

Am gesunden Herzen ist unter normalen Bedingungen der Sinusknoten der taktgebende Schrittmacher, dem die Erregung des gesamten Herzens folgt. Dies liegt daran, dass die Schrittmacherzellen des Sinusknotens die **höchste Eigenfrequenz** haben. Sie liegt zwischen 60–100 Erregungen/Min. Die Eigenfrequenzen der anderen Strukturen, die eine Schrittmacherfunktion übernehmen können, sind ➤ Tab. 1.2 zu entnehmen.

Innervation des Herzens

Herzfrequenz und Herzkraft können vom autonomen Nervensystem beeinflusst werden. Dies dient der Anpassung der Herzleistung an den aktuell notwendigen Bedarf des Körpers. Hierzu ziehen sowohl Fasern des **Sympathikus** als auch des **Parasympathikus** zu verschiedenen Bereichen des Herzens (➤ Abb. 1.11). Während die Fasern des Parasympathikus die Vorhöfe und hier v. a. den Sinusknoten und den AV-Knoten innervieren, hat der Sympathikus Einfluss auf das gesamte Herz, vom Sinusknoten bis hin zu den Herzmuskelzellen.

Tab. 1.2 Selbstentladungsfrequenzen unterschiedlicher Schrittmacherzellen in den verschiedenen Bereichen des Erregungsbildungs- und Reizleitungssystems. Zu beachten ist, dass die angegebenen Frequenzen großen Schwankungen unterliegen und nur Anhaltswerte darstellen.

Struktur	Eigenfrequenz
Sinusknoten	60–100/Min.
Zellen der Vorhöfe	55–60/Min.
AV-Knoten	45–50/Min.
His-Bündel	40–45/Min.
Tawara-Schenkel	40–45/Min.
Purkinje-Fasern	20–40/Min.

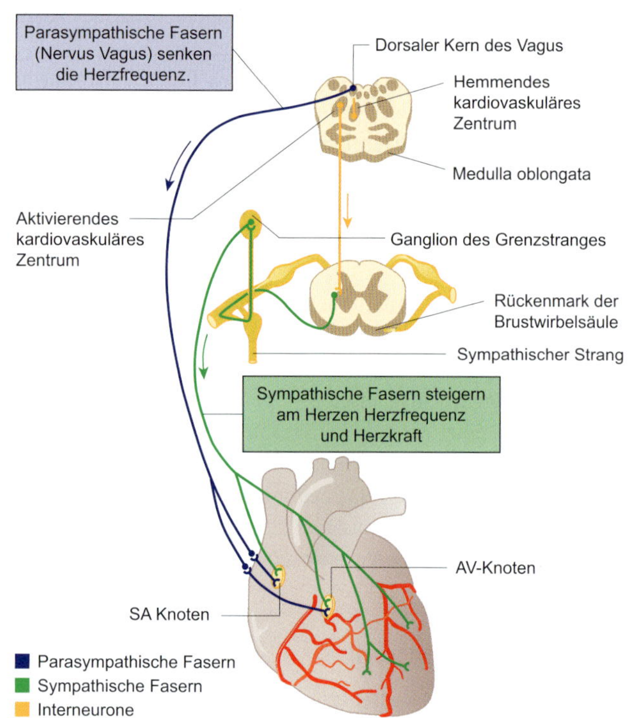

Abb. 1.11 Sympathische und parasympathische Fasern, die zum Herzen ziehen [L143]

In Ruhe hat der Parasympathikus einen ausgeprägteren Einfluss auf die Herzfrequenz und die Leitungsgeschwindigkeit des Herzens. Dies ist daran erkennbar, dass die Herzfrequenz in Ruhe meist unterhalb der Eigenfrequenz der Schrittmacherzellen des Sinusknotens liegt. Die Steigerung der parasympathischen Aktivität führt über die Freisetzung von Acetylcholin und dessen Interaktion mit M_2-Rezeptoren zu einer Senkung der Herzfrequenz, zu einer verzögerten Überleitung im AV-Knoten und zu einer Verringerung der Leitungsgeschwindigkeit. Eine starke parasympathische Erregung kann den Herzschlag für einige Sekunden vollständig stoppen. Ist dies der Fall, reagiert das Herz mit einem **Ersatzrhythmus** mit einer Frequenz von 20–40 Schlägen/Min. In der Fachsprache wird die Wirkung des Parasympathikus als **negativ chronotrop** (Senkung der Herzfrequenz) und **negativ dromotrop** (Senkung der Leitungsgeschwindigkeit) bezeichnet. Eine Wirkung auf die Muskelzellen der Herzkammer hat der Parasympathikus kaum. Die Kraft der Muskelkontraktion kann durch starke parasympathische Aktivierung um 20–30 % gesenkt werden.

Praxistipp

Die Gabe von **Atropin** blockiert die hemmende Wirkung des Parasympathikus, wodurch die Herzfrequenz steigt.

Anders ist die Wirkung des Sympathikus auf die Herzleistung. Die Steigerung der Aktivität des Sympathikus führt über die Freisetzung der Hormone Adrenalin und Noradrenalin und deren Wirkung auf die β_1- und β_2-Adrenozeptoren zu einer Steigerung der Herzleistung. Bei starker sympathischer Aktivität kann die Herzfrequenz auf 180–200 Schläge/Min. ansteigen. Zudem kann sich die Herzkraft durch die sympathische Wirkung verdoppeln. Diese Steigerung der Herzleistung wird durch vier wesentliche Effekte an den Zellen des Herzens hervorgerufen:

- Positiv **inotrope** Wirkung = Steigerung der Kontraktionskraft
- Positiv **chronotrope** Wirkung = Erhöhung der Herzfrequenz
- Positiv **dromotrope** Wirkung = Beschleunigung der Überleitung am Reizleitungssystem
- Positiv **lusitrope** Wirkung = Beschleunigung der Entspannung des Herzmuskels

Zudem wird dem Adrenalin auch eine **positive bathmotrope Wirkung** zugeschrieben. Hierunter versteht man die gesteigerte Erregbarkeit der Zellen des Erregungsbildungs- und Reizleitungssystems, aber auch der Herzmuskelzellen. Diese Wirkung kann einen negativen Einfluss auf die Herzleistung haben, da durch diese Eigenschaft das Risiko von Herzrhythmusstörungen steigt.

MERKE

Die Gabe von Adrenalin kann die Entstehung von Herzrhythmusstörungen begünstigen.

Leitungsgeschwindigkeiten

Der im Sinusknoten entstandene elektrische Impuls wird über die spezialisierten Herzmuskelzellen des Reizleitungssystems über die Vorhöfe, den AV-Knoten in die Kammern geleitet. Die einzelnen Bereiche des Reizleitungssystems unterscheiden sich v. a. durch ihre Leitungsgeschwindigkeit.

Praxistipp

Die unterschiedlichen Leitungsgeschwindigkeiten kann man im EKG an der unterschiedlichen Breite der Kurven und Zacken erkennen. So ist die P-Welle normalerweise breiter als der QRS-Komplex. Dies hängt damit zusammen, dass die Leitungsgeschwindigkeit in den Vorhöfen bei ca. 0,5 m/Sek. liegt, in den Kammern bei ca. 2 m/Sek.

Der im **Sinusknoten** erzeugte elektrische Impuls wird über die Vorhöfe in Richtung AV-Knoten geleitet. Die Leitungsgeschwindigkeit des elektrischen Impulses in den Vorhöfen liegt bei 0,3–1 m/Sek.

Aufgrund der isolierenden Eigenschaften der Ventilebene des Herzens kann der elektrische Impuls nicht ohne weiteres von den Vorhöfen auf die Kammern übertragen werden. Nur über den AV-Knoten und das His-Bündel ist eine elektrische Übertragung auf die Kammern möglich.

Funktionell können im **AV-Knoten** zwei verschiedene Leitungsbahnen unterschieden werden. Diese unterscheiden sich in ihrer Leitungsgeschwindigkeit und der Zeit, in der ihre Zellen nicht erregt werden können **(Refraktärzeit)** und werden daher als Slow- und Fast-Pathway bezeichnet (➤ Kap. 3.2.1, **AV-Knoten-Reentry-Tachykardie**).

MERKE
Aufgrund dieser Eigenschaften der Leitungsbahnen im AV-Knoten kann es zu kreisenden Erregungen zwischen Vorhof und Kammern (AV-Knoten-Reentry-Tachykardien) kommen.

Der elektrische Impuls aus dem Sinusknoten kann den AV-Knoten unter normalen Bedingungen mit einer Geschwindigkeit von ca. 0,05 m/Sek. passieren. Dieser **Bremseffekt des AV-Knotens** ist physiologisch von großer Bedeutung. Zum einen ermöglicht diese Verzögerung die komplette Depolarisation aller Herzmuskelzellen der Vorhöfe, die anschließende Kontraktion der Herzmuskelzellen und somit die Entleerung des Blutes der Vorhöfe in die Herzkammern. Zum anderen führt die geringere Erregungsgeschwindigkeit dazu, dass die Anzahl der Impulse, die über den AV-Knoten weitergeleitet werden können, reduziert wird. Diese Eigenschaft des AV-Knoten trägt dazu bei, Arrhythmien zu vermeiden.

Nach dem AV-Knoten tritt die elektrische Erregung in das **His-Bündel** und die beiden **Tawara-Schenkel** über. In diesen Fasern wird der elektrische Impuls mit einer Geschwindigkeit von 2 m/Sek. weitergeleitet. Diese hohe Leitungsgeschwindigkeit trägt dazu bei, dass der elektrische Impuls schnell auf die große Anzahl von Herzmuskelzellen der Herzkammern übertragen werden kann. Zudem führt die Erregungsausbreitung vom Septum über die Herzspitze hin zur Ventilebene des Herzens dazu, dass das Blut aus dem unteren Bereich der Herzkammern Richtung Herzklappen „ausgewrungen" wird. Dieses „Auswringen" der Herzkammern ermöglicht eine effiziente Pumpfunktion und wird durch die in einer doppelten Spirale angeordneten Muskelschichten des Herzens unterstützt.

Die **Purkinje-Fasern,** die für die Weiterleitung des elektrischen Impulses von der Innenseite des Herzens (Endokard) in die Muskelschichten der Herzwand verantwortlich sind, leiten mit einer Geschwindigkeit von 4 m/Sek.

Die Weiterleitung der elektrischen Erregung auf Ebene der Herzmuskelzellen der Kammern erfolgt mit einer Leitungsgeschwindigkeit von ca. 0,3–0,5 m/Sek. Die einzelnen Leitungsgeschwindigkeiten der unterschiedlichen Strukturen sind in ➤ Tab. 1.3 dargestellt.

Beeinflussung der Leitungsgeschwindigkeit

Verschiedene Faktoren können die Geschwindigkeit, mit der sich elektrische Impulse entlang des Reizleitungssystems ausbreiten, beeinflussen. Hierzu zählen das autonome Nervensystem, im Blut zirkulierende Hormone **(Katecholamine)** und eine Reihe von Medikamenten.

Tab. 1.3 Leitungsgeschwindigkeiten der unterschiedlichen Strukturen des Erregungs- und Reizleitungssystems

Struktur	Geschwindigkeit
AV-Knoten	0,05 m/Sek.
His-Bündel	2 m/Sek.
Tawara-Schenkel	2 m/Sek.
Purkinje-Fasern	4 m/Sek.
Herzmuskulatur	0,5 m/Sek.

Das autonome Nervensystem hat einen wesentlichen Einfluss auf die Leitungsgeschwindigkeit der elektrischen Impulse im Reizleitungssystem des Herzens. Eine Steigerung der Aktivität von sympathischen Nervenfasern steigert die Leitungsgeschwindigkeit über die Bindung von Noradrenalin an **β_1-Adrenozeptoren.** Eine Steigerung der parasympathischen Aktivität (Vagus) senkt die Leitungsgeschwindigkeit über die Wirkung von Acetylcholin an **M2-Rezeptoren.** Einen Überblick über beschleunigende oder verlangsamende Faktoren finden sich in ➤ Tab. 1.4.

Dauer der elektrischen Herzerregung

Eine Vorstellung des zeitlichen Ablaufs der elektrischen Herzerregung ist notwendig, um Veränderungen im EKG zu erkennen und ihre Ursachen zu verstehen (➤ Abb. 1.12).

Schaut man sich den zeitlichen Verlauf der Herzerregung an, so erreicht der im Sinusknoten erzeugte Impuls, nach ca. 0,03–0,09 Sek. den AV-Knoten. Im AV-Knoten verringert sich die Leitungsgeschwindigkeit und es kommt so zu einer Verzögerung von ca. 0,13 Sek. Das bedeutet, dass die Erregung der Herzkammern ca. 0,16 Sek. nach Aussenden des Impulses im Sinusknoten beginnt. Die komplette Erregung der Muskulatur der Herzkammern benötigt ca. 0,06 Sek. So erklärt sich die Breite des QRS-Komplexes im EKG, die normalerweise zwischen 0,06 und 0,1 Sek. liegt. Die Erregung des gesamten Herzens sollte beim gesunden Menschen nach 0,22 Sek. abgeschlossen sein.

1.3 Herz-Kreislauf-Funktion

Michael Praetz

Das EKG wird in der Einsatzpraxis angefertigt, um Rückschlüsse auf die Herzfunktion und eventuelle Schädigungen des Herzens ziehen zu können. Dabei ist wichtig zu beachten, dass mit dem EKG die

Tab. 1.4 Faktoren, die die Leitungsgeschwindigkeit beeinflussen

Beschleunigung der Leitungsgeschwindigkeit	Verlangsamung der Leitungsgeschwindigkeit
• Aktivierung des Sympathikus • M-Rezeptoren hemmende (Antagonisten) Substanzen (z. B. Atropin) • β-Rezeptoren-Agonisten (z. B. Adrenalin) • Katecholamine • Schilddrüsenüberfunktion	• Aktivierung des Parasympathikus • M-Rezeptoren stimulierende (Agonisten) Substanzen (z. B. Pilocarpin-Augentropfen) • β-Rezeptoren-Blocker (z. B. Metoprolol) • Ischämie/Hypoxie • Natrium- oder Kalziumkanalblocker (z. B. Lidocain oder Verapamil)

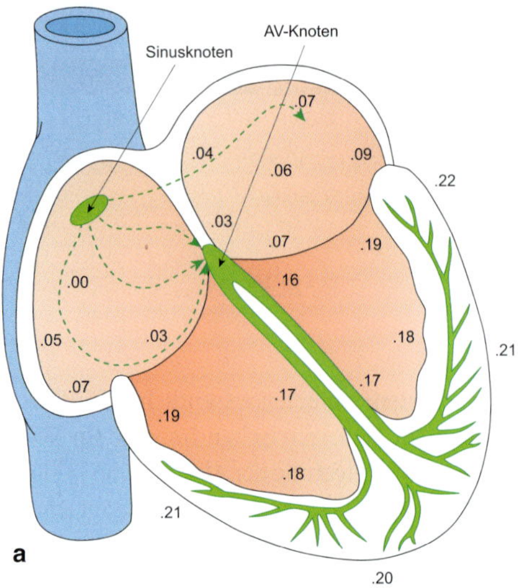

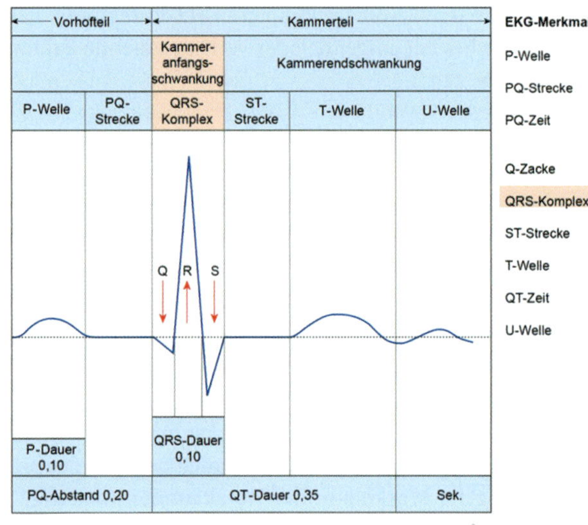

EKG-Merkmal	Physiologischer Vorgang
P-Welle	Vorhoferregung
PQ-Strecke	Vollständige Erregung der Vorhöfe
PQ-Zeit	Zeit zwischen dem Erregungsbeginn der Vorhöfe und der Kammern
Q-Zacke	Erregung des Kammerseptums
QRS-Komplex	Erregungsausbreitung in den Kammern
ST-Strecke	Vollständige Erregung der Kammern
T-Welle	Erregungsrückbildung der Kammern
QT-Zeit	Gesamte elektrische Kammeraktion
U-Welle	Erregungsrückbildung in den Kammermuskeln durch Kalium-Aufnahme; bei Hypokaliämie ausgeprägt

Abb. 1.12 Darstellung des zeitlichen Verlaufs der Herzerregung **(a)** und deren Darstellung in der EKG-Kurve **(b)** [L143]

elektrische Aktivität des Herzens untersucht wird, über die indirekt Rückschlüsse auf die mechanische Leistungsfähigkeit der Herzfunktion gezogen werden können. Besser lässt sich die mechanische Leistungsfähigkeit durch **Tasten des Pulses, Messen des Blutdrucks** oder **Bestimmung der Rekapillarisierungszeit** beurteilen.

Wie im vorherigen Kapitel gelernt, hängen elektrische Erregung und mechanische Auswurfleistung des Herzens eng zusammen. Deshalb soll hier noch einmal gezielt auf die mechanische Herz-Kreislauf-Funktion, die **Hämodynamik des Herzens** eingegangen und die Beziehungen zum EKG herausgestellt werden.

Um alle Zellen des menschlichen Körpers mit ausreichend Sauerstoff und Nährstoffen zu versorgen und die beim Stoffwechsel entstehenden Endprodukte abzutransportieren, ist eine ausreichende Kreislauffunktion erforderlich. Um diese Funktion zu erfüllen, stehen die drei unterschiedlichen Komponenten **Herz, Gefäßsystem und Blutvolumen** in enger, wechselseitiger Beziehung. Aufgabe des Herzens ist es, das Blut in genügender Menge und mit ausreichendem Druck in den Kreislauf zu pumpen. Dazu schlägt das Herz beim ruhenden Menschen ca. 70-mal/Min. und treibt mit jedem Herzschlag (Kontraktion) ca. 70 ml Blut in den Lungen- und den Körperkreislauf. Jeder Herzschlag lässt sich dabei in zwei Phasen unterteilen, die zusammen als **Herzzyklus** bezeichnet werden.

1.3.1 Herzzyklus

Im Folgenden werden die einzelnen Schritte des Herzzyklus genauer besprochen. In ➤ Abb. 1.13 wird deutlich, dass Druck und Volumenänderungen immer mit einer gewissen Verzögerung zur EKG-Kurve stattfinden.

Vorhofsystole

Die **P-Welle** im EKG repräsentiert die Depolarisation der Vorhöfe. Wenn sich die Muskulatur der Vorhöfe zusammenzieht, steigt der

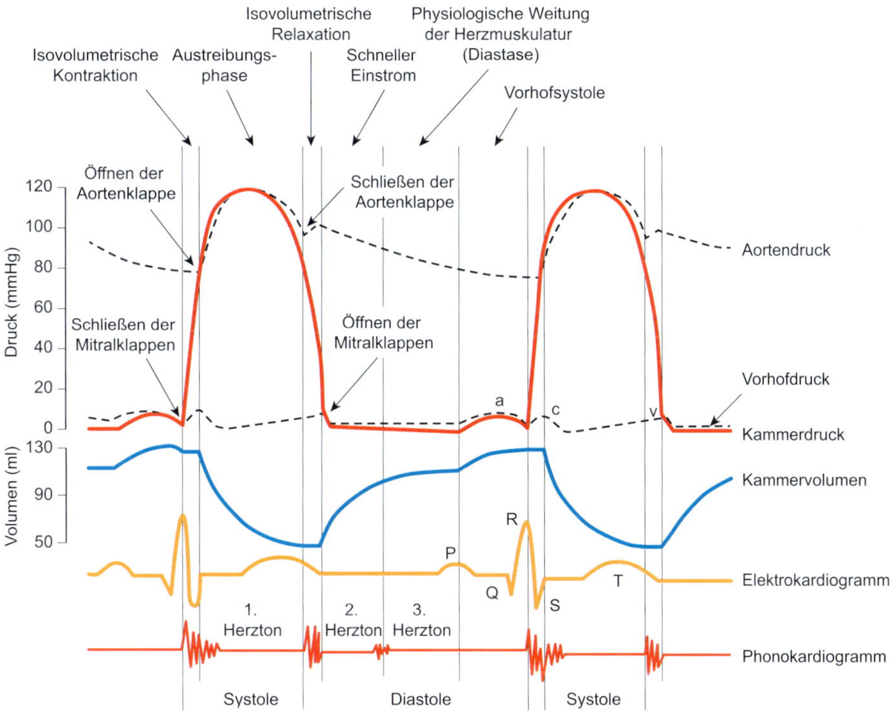

Abb. 1.13 Herzzyklus [L143]

Druck in den Vorhöfen und das Blut wird durch die geöffneten Segelklappen in die Herzkammern gepumpt.

Die Kontraktion der Vorhöfe steigert die Füllung der Herzkammern beim ruhenden Menschen um ungefähr 10 %. Bei hohen Herzfrequenzen verkürzt sich die Zeit, die zur diastolischen Füllung der Herzkammern zur Verfügung steht. In dieser Situation ist die unterstützende Funktion der Vorhöfe zur Kammerfüllung wesentlich wichtiger. Hier kann das Volumen, das zusätzlich in die Kammern gepresst wird, bis zu 40 % des gesamten Kammervolumens betragen.

Während Phasen von **Vorhofflimmern** funktioniert die abgestimmte Zusammenarbeit zwischen Vorhöfen und Kammern nicht, sodass es unter Belastung zu einer nicht ausreichenden Füllung der Herzkammern und damit zu einer Schwächung der Kreislauffunktion kommen kann.

MERKE

Die Leistungsfähigkeit von Patienten mit Vorhofflimmern ist eingeschränkt. Schlägt das Herz schneller, wie es bei der **Tachyarrhythmia absoluta** der Fall ist, verkürzt sich die Zeit zur passiven Füllung der Herzkammern. Kommt es durch das Vorhofflimmern jetzt noch zum Ausfall der Vorhöfe, kann die geringere Füllung nicht kompensiert werden und der Körper hat nicht mehr genügend Leistungsreserven für Belastungen.

Vorhofdiastole

Nachdem die Kontraktion der Vorhofmuskulatur abgeschlossen ist, beginnt der Druck in den Vorhöfen zu fallen. Dieser Zeitpunkt repräsentiert auch das Ende der Diastole. Die Herzkammer ist jetzt mit Blut gefüllt. Die Menge des zu diesem Zeitpunkt in den Herzkammern befindlichen Blutes wird als **enddiastolisches Volumen** (EDV, End-diastolic Volume) bezeichnet. Beim ruhenden Erwachsenen beträgt es um die 120 ml.

Kammersystole

Die nächste Phase des Herzzyklus ist die **isovolumetrische Kontraktion** der Herzkammern. Im EKG ist diese Phase durch den **QRS-Komplex** abgebildet. Die Erregung breitet sich über die Herzkammern aus, was nachfolgend zur Kontraktion der Kammermuskulatur führt. Die Kontraktion der Herzmuskulatur findet dabei zunächst bei konstantem Binnenvolumen **(isovolumetrisch)** der Herzkammern statt. Das Schließen der Herzklappen ist bei der Auskultation mit dem Stethoskop hörbar. Der entstehende Ton wird als **1. Herzton** bezeichnet. Er ist etwas länger als der 2. Herzton und auch etwas dumpfer.

Praxistipp

Der erste Herzton fällt bei der Auskultation mit dem QRS-Komplex zusammen. Er wird durch die Schwingungen, die durch den Verschluss der Segelklappen zustande kommen, verursacht. Da die Druckunterschiede zwischen Vorhof und Kammer nicht so groß sind, schließen die Segelklappen etwas langsamer, sodass der erste Herzton etwas länger und dumpfer klingt als der zweite Herzton.

Wenn der Druck in den Herzkammern den Druck in den Lungenarterien und der Aorta übersteigt, öffnen sich schlagartig die Taschenklappen zur Lungenarterie und zur Aorta.

Es folgt die Phase des schnellen Auswurfs. Hierbei sind die Aortenklappe und die Pulmonalklappe geöffnet. Das Blut strömt mit hoher Geschwindigkeit in den Lungen- und Körperkreislauf.

Kammerdiastole

Etwa 150–200 ms nach dem QRS-Komplex erfolgt die **ventrikuläre Repolarisation.** Sie ist im EKG anhand der **T-Welle** zu erkennen. Die Muskulatur der Herzkammer erschlafft zu diesem Zeitpunkt. Der Druck in den Herzkammern fällt, während der Druck in den Vorhöfen langsam wieder ansteigt.

Wenn der Druck in den Herzkammern unter den Druck, der in der Aorta und der Lungenarterie herrscht, abfällt, schließen sich abrupt die Aorten- und die Pulmonalarterienklappe. Das Schließen der Klappen verursacht den zweiten Herzton. Dieser ist im Gegensatz zum ersten Herzton etwas kürzer und von der Frequenz her höher.

MERKE

Der zweite Herzton entsteht durch das Schließen der Taschenklappen zwischen Herzkammern, Aorta und Pulmonalarterie. Er fällt im EKG mit dem Ende der T-Welle zusammen. Da große Druckunterschiede herrschen, schließen die Klappen schnell, was zu einem kurzen und scharf klingenden zweiten Herzton führt.

Durch ihre Elastizität kann die Aorta ca. 50 % des ausgeworfenen Schlagvolumens der linken Herzkammer während der Systole speichern. In der Diastole wird dieses Volumen durch die Rückstellkräfte der Aorta in den Körperkreislauf gepumpt **(Windkesselfunktion).** Dies führt dazu, dass es einen kontinuierlichen Blutstrom innerhalb der Gefäße des Körpers gibt. Zudem unterstützt die Windkesselfunktion auch die koronare Durchblutung während der Diastole.

Nimmt im Alter die Elastizität der Aorta ab, so führt dies zu einem erhöhten systolischen Blutdruck. Damit einhergehend kommt es zu einer erhöhten Herzarbeit. Der diastolische Blutdruck sinkt durch die mangelnde Elastizität der Aorta etwas ab, was eine Verschlechterung der koronaren Durchblutung nach sich zieht. Diese Veränderungen der Aorta haben auch Auswirkungen auf die Reaktion der Gefäße auf Medikamentengaben. So kann die Verabreichung von Glyceroltrinitrat oder Urapidil bei älteren Patienten zu einem stärkeren Blutdruckabfall führen.

Die Herzkammern werden während der Systole nicht vollständig entleert, es bleibt immer ein Restvolumen im Herzen. Dies wird als **endsystolisches Volumen (ESV, 50–60 ml)** bezeichnet. Die Differenz zwischen enddiastolischem Volumen (≈ 120 ml) und endsystolischem Volumen (≈ 50 ml) bildet das **Schlagvolumen der Herzkammer.** Es beträgt ca. 70 ml. Teilt man das Schlagvolumen durch das enddiastolische Volumen, so erhält man die **Ejektionsfraktion (EF)** des Herzens:

Ejektionsfraktion (EF) = Schlagvolumen / enddiastolische Volumen

Diese ist normalerweise größer 0,55 (oder 55 %). Bei einem gesunden Herzen werden mehr als 60 % des enddiastolischen Volumens ausgeworfen (s. auch ➤ Kap. 1.1.1).

Praxistipp

Werte zur Ejektionsfraktion findet man häufig in Arztbriefen oder in Befunden der Echokardiografie der Patienten. Sie geben einen Anhalt über die Leistungsfähigkeit des Herzens. Je niedriger die Ejektionsfraktion, desto geringer die Leistungsfähigkeit des Herzens, gerade unter Belastung.

Im nächsten Schritt beginnt die Phase der **isovolumetrischen Relaxation.** Das bedeutet, dass die Herzkammern bei zunächst gleichbleibenden Volumen wieder erschlaffen. Zu diesem Zeitpunkt sind alle Herzklappen geschlossen. Die Systole ist abgeschlossen.

1.3.2 Herzminutenvolumen

Aus der Frequenz, mit der das Herz pro Minute schlägt, multipliziert mit dem Volumen, das pro Herzschlag in den Kreislauf gepumpt wird **(Schlagvolumen)**, kann das **Herzminutenvolumen** (HMV; Cardiac Ooutput, CO) als eine wichtige Größe der Herz-Kreislauf-Funktion berechnet werden (➤ Abb. 1.14). In Ruhe beträgt das Herzminutenvolumen des Erwachsenen 5–6 l/Min. Unter Belastung kann es auf das 5- bis 7-Fache des Werts gesteigert werden.

Wie aus der Formel für das Herzminutenvolumen abzuleiten ist, kann die Steigerung des Herzminutenvolumens über eine Veränderung der Herzfrequenz und/oder durch eine Veränderung des Schlagvolumens erfolgen. Die Veränderung der Herzfrequenz hat dabei einen größeren Einfluss auf das Herzminutenvolumen als die Veränderung des Schlagvolumens, da sie in größerem Umfang gesteigert werden kann als das Schlagvolumen. So kann die Herzfrequenz um 200 % (das 3-Fache des Ruhewerts) gesteigert werden, während das Schlagvolumen lediglich um 40–60 % des Ausgangswerts gesteigert werden kann (➤ Abb. 1.15). Bei sportlich trainierten Menschen kann das Schlagvolumen in größerem Umfang gesteigert werden als bei Untrainierten.

Die Anpassung der Herzfrequenz und des Schlagvolumens erfolgt durch:

- Interne Regulationsmechanismen des Herzens auf Volumenveränderung
- Anpassung von Herzfrequenz und Herzkraft aufgrund von Einflüssen des autonomen Nervensystems

MERKE

Die hier beschriebenen physiologischen Anpassungsvorgänge der Herzleistung gelten für den gesunden Menschen. Krankhafte Veränderungen des Herzens können diese Anpassungsvorgänge entscheidend verändern.

Vorlast und Nachlast

Sowohl Vorlast als auch Nachlast haben einen wesentlichen Einfluss auf die Herzarbeit.

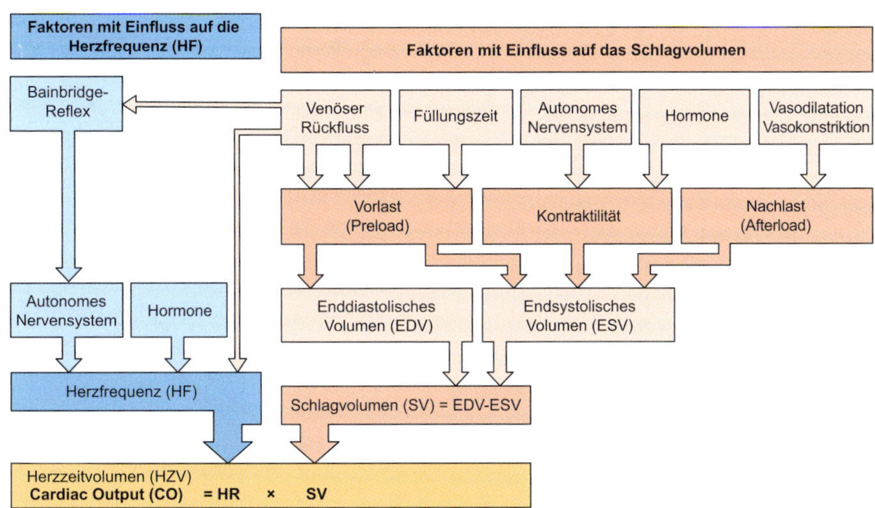

Abb. 1.14 Die Größe des Herzminutenvolumens berechnet sich aus Herzfrequenz mal Schlagvolumen. Dabei können sowohl die Herzfrequenz als auch das Schlagvolumen durch verschiedene Faktoren beeinflusst werden. [L143]

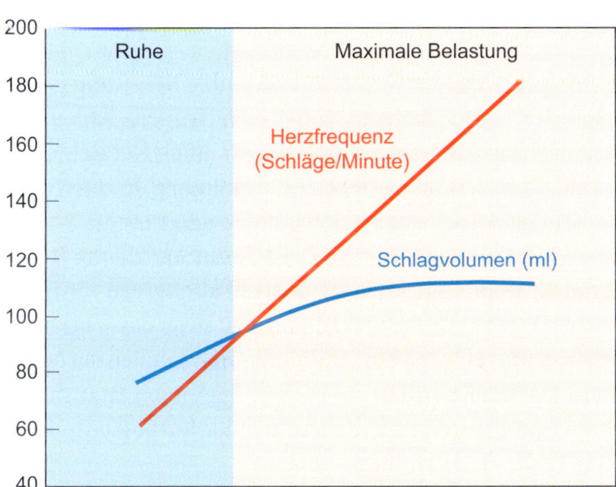

Abb. 1.15 Spielraum der Anpassung von Herzfrequenz und Schlagvolumen unter Belastungen [L143]

Unter **Vorlast** versteht man das enddiastolische Volumen des Herzens, also die Menge an Blut, die sich am Ende der Diastole in den Herzkammern befindet. Strömt viel Blut aus dem Körper zum Herzen, so steigt automatisch das enddiastolische Volumen und somit die Vorlast am Herzen. Durch das größere Volumen in den Herzkammern steigt auch der enddiastolische Druck. Dieser ist dabei nicht nur abhängig von der Menge des Blutvolumens, sondern auch von der Elastizität **(Compliance)** der Herzmuskulatur. Beim gesunden Menschen führt eine Steigerung der Vorlast, in physiologischen Grenzen, zu einer Steigerung des Herzminutenvolumens. Dies geschieht mithilfe eines gesteigerten Schlagvolumens über den **Frank-Starling-Mechanismus** und eine Steigerung der Herzfrequenz durch den **Bainbridge-Reflex.**

Unter **Nachlast** versteht man den Druck, gegen den das Herz das Blut aus den Herzkammern in die Gefäße austreiben muss. Dieser Druck wird durch den peripheren Gesamtwiderstand des Gefäßsystems beeinflusst. Steigt der Druck im Gefäßsystem, so muss das Herz mehr Arbeit aufwenden, um das Blut in die Gefäße pressen zu können. Eine Steigerung der Nachlast kann so zu einer Abnahme des Schlagvolumens des Herzens führen.

Bainbridge-Reflex

Kommt es zu einem gesteigerten venösen Rückstrom und somit zu einer Dehnung des rechten Vorhofs, so führt dies über den Bainbridge-Reflex zu einer Steigerung der Herzfrequenz um 10–15 %. Der genaue Mechanismus, der in einer gesteigerten Spontanentladung des Sinusknotens resultiert, ist dabei noch nicht vollständig erforscht und verstanden. Mithilfe dieses Reflexes soll ein Rückstau des venösen Blutes in den Körperkreislauf verhindert werden.

Frank-Starling-Mechanismus

Für die Steigerung des Herzminutenvolumens bei erhöhter Vorlast ist der Frank-Starling-Mechanismus verantwortlich (➤ Abb. 1.16). Er soll das Herz dazu befähigen, das aus der Körperperipherie einströmende Blut ohne Rückstau weiter zu transportieren.

Dieser Ansatz ist sinnvoll, da die Stoffwechselvorgänge in den Organen und der Muskulatur des Körpers, den Bedarf an Sauerstoff und Nährstoffen bestimmen.

Werden die Muskelfasern der Herzkammern durch eine höhere Vorlast, also einen gesteigerten venösen Rückstrom, mehr vorgedehnt, so kontrahieren sich die Muskelfasern der Herzkammern stärker. Die stärkere Kontraktion führt zu einem gesteigerten Schlagvolumen, sodass das Herzminutenvolumen steigt und damit der erhöhte venöse Rückfluss ohne Rückstau weiter transportiert werden kann.

MERKE

Der Frank-Starling-Mechanismus besagt, dass ein gesteigerter venöser Rückfluss (gesteigerte Vorlast) zu einer Steigerung des Schlagvolumens führt.

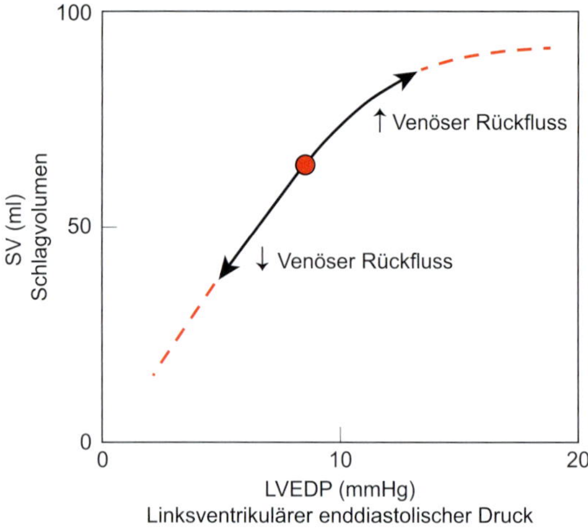

Abb. 1.16 Frank-Starling-Mechanismus. Strömt mehr Blut aus dem Körper zum Herzen so steigt das enddiastolische Volumen der linken Herzkammer und damit auch der linksventrikuläre enddiastolische Druck (LVEDP). Dies führt zu einem gesteigerten Schlagvolumen. Fällt der linksventrikuläre enddiastolische Druck, so fällt auch das Schlagvolumen. [L143]

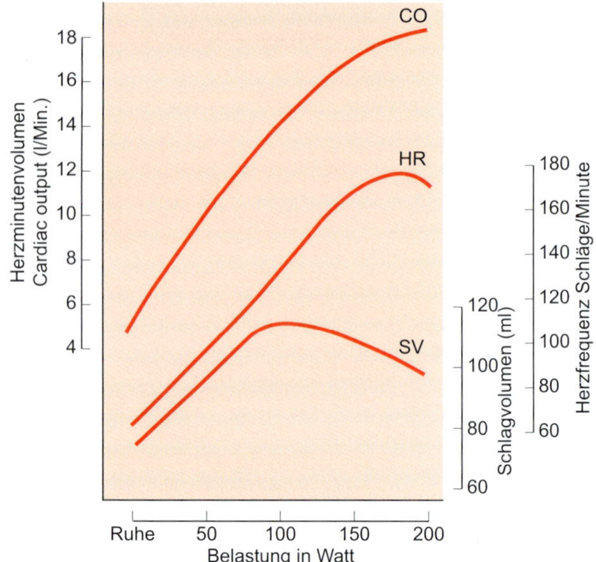

Abb. 1.17 Zusammenhang von Herzfrequenz, Schlagvolumen und Herzminutenvolumen unter Belastung [L143]

Herzkraft

Auch ohne eine gesteigerte Füllung der Herzkammern kann die Herzkraft gesteigert werden. Denn die Kraft und die Geschwindigkeit, mit der sich die Herzmuskelzellen kontrahieren, sind auch von der Menge an Kalziumionen innerhalb der Herzmuskelzelle abhängig. Durch Katecholamine wie Noradrenalin, die an die β_1-Rezeptoren der Herzmuskelzellen andocken, kann der Anteil des freien Kalziums in den Herzmuskelzellen erhöht und somit die Herzkraft gesteigert werden. Die Steigerung der Herzkraft wird als **positiv inotrope Wirkung** bezeichnet.

Herzfrequenz

Die Herzfrequenz eines Menschen ist sehr variabel. Sie ist nicht nur abhängig vom Alter und vom Trainingszustand des jeweiligen Menschen, sondern auch von der aktuellen Belastung.

Die physiologisch maximale Herzfrequenz des menschlichen Herzens liegt bei ca. 220 Schlägen/Min., wobei diese auch altersabhängig ist. Eine gebräuchliche Formel, um die altersabhängige, maximale Herzfrequenz zu berechnen lautet:

$$\text{Maximale Herzfrequenz} = 220 - \text{Lebensalter in Jahren}$$

Eine Herzfrequenz unter 60 Schlägen/Min. wird als **Bradykardie** bezeichnet. Eine Herzfrequenz über 100 Schläge/Min. als **Tachykardie.**

MERKE

Bradykardie = Herzfrequenz unter 60/Min.
Tachykardie = Herzfrequenz über 100/Min.

Physiologisch wird die Herzfrequenz unter Belastung gesteigert (➤ Abb. 1.17). Eine Steigerung der Herzfrequenz bedeutet automatisch eine Verkürzung der Zeit, die für einen Herzschlag (einen Herzzyklus) zur Verfügung steht. Die Verkürzung der zur Verfügung stehenden Zeit betrifft dabei die Diastole stärker als die Systole. Die stärkere Verkürzung der für die Diastole zur Verfügung stehenden Zeit bewirkt somit eine kürzere passive Füllungszeit für die Herzkammern. Trotz der verkürzten Füllungszeit steigt das Schlagvolumen zunächst an und fällt erst bei sehr hohen Herzfrequenzen oder langanhaltenden Tachykardien ab. Dieses Phänomen lässt sich durch Reserven und die steigende Bedeutung der Vorhofkontraktion für die Füllung der Herzkammern erklären.

1.4 Zusammenfassung

- Das Herz ist ein Hohlorgan, das im Mediastinum zwischen beiden Lungenflügeln liegt.
- Ungefähr zwei Drittel des Herzens liegen linksseitig im Brustkorb.
- Das Herz wird durch eine Scheidewand (Septum cordis) in zwei Hälften geteilt und besteht aus insgesamt vier Hohlräumen.
- Der Herzspitzenstoß kann im Kreuzungsbereich linke Medioklavikularlinie und 5. Interkostalraum getastet werden.
- Die Herzbasis bilden v. a. der linke Vorhof, Anteile des rechten Vorhofs sowie die Vv. cava superior und inferior und die Lungenvenen.
- Die vordere Fläche wird durch Anteile des rechten Vorhofs und die linke Herzkammer gebildet.
- Rechter und linker Ventrikel sind durch die Kranzfurche voneinander getrennt. In ihr verlaufen die hinteren Herzkranzgefäße.
- Die normale EF des Herzens liegt bei 70 %.

- Die Eigenversorgung des Herzmuskels verläuft über die rechte und linke Herzkranzarterie.
- Das Erregungsbildungs- und Reizleitungssystem setzt sich aus spezialisierten Herzmuskelzellen zusammen, welche die organisierte Herzarbeit sicherstellen.
- Die Erregung der Herzmuskelzellen folgt einer bestimmten Hierarchie.
- Die Anteile des Erregungsbildungs- und Reizleitungssystems bilden Sinus- und AV-Knoten, His-Bündel, Tawara-Schenkel sowie die Purkinje-Fasern.
- Die spezialisierten Herzmuskelzellen des Erregungsbildungs- und Reizleitungssystems besitzen die Fähigkeit, eigenständig elektrische Erregungen zu erzeugen.
- Unter normalen Bedingungen ist der Sinusknoten der taktgebende Schrittmacher am Herzen. Fällt dieser aus, sind nachfolgende Schrittmacherzentren in der Lage, mit entsprechender Eigenfrequenz die Schrittmacherfunktion zu übernehmen.
- Das autonome Nervensystem reguliert über sympathische und parasympathische Fasern die Herzkraft sowie Herzfrequenz und nimmt somit Einfluss auf die Leistung des Herzens.
- Die einzelnen Bereiche des Reizleitungssystems unterscheiden sich v. a. durch ihre Leitungsgeschwindigkeit.
- Neben dem autonomen Nervensystem können im Blut zirkulierende Hormone oder Medikamente die Geschwindigkeit der Reizleitung beeinflussen.
- Vorlast und Nachlast haben einen wesentlichen Einfluss auf die Herzarbeit.
- Frank-Starling-Mechanismus und Bainbridge-Reflex stellen unterschiedliche Kompensationsmechanismen dar, um die Herzleistung bei Bedarf zu steigern.

WIEDERHOLUNGSFRAGEN – BASIC

1. Nennen Sie die wichtigsten Aufgaben des Herzens.
2. Benennen Sie die drei Schichten der Herzwand.
3. Erklären Sie die Begriffe „Systole" und „Diastole".
4. In welchen Fällen wird bei Patienten die Diagnose „KHK" gestellt?
5. Benennen Sie die Hauptkoronararterien des Herzens.
6. Welchen wesentlichen Effekt hat der Sympathikus auf die Herzleistung?
7. Welcher Anteil des Reizleitungssystems besitzt die schnellste Leitungsgeschwindigkeit?
8. Über welchen Überträgerstoff nimmt der Parasympathikus Einfluss auf die Herzleistung?
9. Was versteht man unter dem Begriff „Frank-Starling-Mechanismus"?
10. Wie berechnet sich das Herzminutenvolumen?

WIEDERHOLUNGSFRAGEN – ADVANCED

1. An welchem anatomischen Punkt liegt die Herzspitze?
2. Welche Anteile bilden die klassische Hinterwand des Herzens?
3. Welche Faktoren beeinflussen die Ejektionsfraktion?
4. Erläutern Sie den Begriff „Koch-Dreieck".
5. Benennen Sie die großen Abgänge der linken Koronararterie.
6. Welche Gefahren gehen von einem Verschluss der rechten Koronararterie (RCA) aus?
7. Erläutern Sie den anatomischen Aufbau des Tawara-Schenkels.
8. In welche Leitungsbündel wird der AV-Knoten unterteilt? Inwiefern unterscheiden sie sich?
9. Welche Vorgänge am Herzen ergeben den 1. und 2. Herzton?
10. Erläutern Sie den Begriff „Bainbridge-Reflex".

LITERATUR

Aehlert B. ECG's made easy. 6th ed. Elsevier, 2018.

Dönitz S, Flake F (Hrsg.). Mensch, Körper, Krankheit für den Rettungsdienst. 4. A. München: Elsevier, 2022.

Drenckhahn D, Waschke J, Benninghoff Taschenbuch Anatomie. 2. A. München: Elsevier, 2014.

Garcia TB. 12-lead ECG: The art of interpretation. 2nd ed. Burlington, MA: Jones & Bartlett Learning, 2015.

Hall JE, Hall ME. Guyton and Hall. Textbook of medical physiology. 14th ed. Philadelphia, PA: Elsevier, 2021.

Huch R, Jürgens KD. Mensch Körper Krankheit. 9. A. München: Elsevier, 2022.

Kiening M, Ohly A. EKG endlich verständlich. Kurzlehrbuch. 4. A. München: Elsevier, 2022.

Klabunde RE. Cardiovascular physiology concepts. 2nd ed. Philadelphia, PA: Lippincott Williams & Wilkins/Wolters Kluwer, 2012.

Lippert H. Lehrbuch Anatomie. 8. A. München: Elsevier, 2017.

Luxem J, Runggaldier K, Karutz H, Flake F (Hrsg.). Notfallsanitäter heute. 7. A. München: Elsevier, 2020.

Menche N. Biologie Anatomie Physiologie. 8. A. München: Elsevier, 2016.

Michels H, Neumann CL. Kurzlehrbuch Anatomie. München: Elsevier, 2007.

Netter FH. Atlas der Anatomie. 7. A. München: Elsevier, 2020.

Noble A, Johnson R, Thomas A, Bass P. Organsysteme verstehen – Herz-Kreislauf-System. Integrative Grundlagen und Fälle. München: Elsevier, 2017.

Waschke J, Paulsen F. Sobotta Atlas der Anatomie Band 2. 25. A. München: Elsevier, 2022.

Phalen T, Aehlert B. The 12-lead ECG in Acute Coronary Syndromes. 4th ed. Elsevier, 2018.

Rengier F, Jaschinski C, Holtmann H. Last Minute Anatomie. München: Elsevier, 2012.

Schmidt RF, Lang F et al. (Hrsg.). Physiologie des Menschen. Mit Pathophysiologie. 31. A. Heidelberg: Springer, 2017.

Schoppmeyer M. Anatomie und Physiologie. Kurzlehrbuch für Pflegeberufe. 5. A. München: Elsevier, 2017.

Waschke J, Koch M, Kürten S. Kurzlehrbuch Anatomie. München: Elsevier, 2017.

Wesley K. Huszar's ECG and 12-Lead-Interpretation. 6th ed. Elsevier, 2021.

Zipes DP, Libby P, Bonow RO et al. (eds.). Braunwald's Heart Disease: A Textbook of Cardiovascular Medicine. 11th ed. Philadelphia, PA: Elsevier, 2018.

KAPITEL

2 Das Elektrokardiogramm

Frank Löwe, Michael Praetz

LERNZIELE – BASIC

- Den Aufbau der Zellmembran verstehen
- Die wichtigsten Elektrolyte kennen und benennen können
- Die Aufgabe der Natrium-Kalium-Pumpe erläutern können
- Das Prinzip der Diffusion erläutern können
- Das Grundprinzip der Elektrokardiografie verstehen und erklären können
- Die Nomenklatur der Elektrokardiografie verstehen und wiedergeben können
- Verschiedene Ableitungsverfahren der Elektrokardiografie kennen und erläutern können
- Die Klebetechniken unterschiedlicher EKG-Ableitungen anwenden können
- Störfaktoren kennen, die sich negativ auf die Auswertung eines EKGs auswirken können
- Strukturierte Vorgehensweisen der Patientenversorgung kennen und erklären können

LERNZIELE – ADVANCED

- Die intra- und extrazellulären Konzentrationsverhältnisse wichtiger Elektrolyte benennen können
- Die Begrifflichkeit „Ruhemembranpotenzial" erklären können
- Die genaue Bedeutung einzelner Wellen und Zacken des EKGs erläutern können
- Die physiologische Morphologie von Wellen und Zacken des EKGs kennen und erklären können
- Pathophysiologische Veränderungen der Morphologie einzelner Wellen und Zacken erkennen und bestimmten Krankheitsbildern zuordnen können
- Physiologische zeitliche Verläufe von Wellen und Zacken des EKGs kennen und wiedergeben können
- Pathophysiologische Veränderungen zeitlicher Verläufe von Wellen und Zacken des EKGs erkennen und bestimmten Krankheitsbildern zuordnen können
- Die Messprinzipien unterschiedlicher EKG-Ableitungen verstehen und erlautern können
- Lagetypenbestimmungen der Herzachse vornehmen können
- Strukturierte Vorgehensweisen der EKG-Interpretation kennen und anwenden können

Das EKG befindet sich mittlerweile flächendeckend im Rettungsdienst im Einsatz. Dies liegt sicherlich auch daran, dass es sich in den letzten 100 Jahren zu einem einfachen, kostengünstigen und universell einsetzbaren diagnostischen Hilfsmittel entwickelt hat und die Geräte immer kleiner und handlicher werden.

Im Rettungsdienst wird das EKG genutzt, um Arrhythmien zu erkennen, Störungen der Reizleitung zu beurteilen oder Ischämien und strukturelle Schädigungen des Herzens zu diagnostizieren. Eine ganz besondere Bedeutung kommt dem EKG aber bei der Versorgung von Patienten mit **akutem Koronarsyndrom** zu. Bei ihnen kann die sorgfältige Anfertigung und Interpretation des EKGs dabei helfen, die richtige Zielklinik auszuwählen und eine Risikoabschätzung durchzuführen. Deshalb fordern internationale Fachgesellschaften bei diesen Patienten auch die Anfertigung eines 12-Kanal-EKGs innerhalb der ersten 10 Min. nach Patientenkontakt. Diese Forderung gilt nicht nur für Kliniken, sondern auch für den Rettungsdienst.

Die Veränderungen der EKG-Kurve sind vielfältig. Sie können nicht nur den Rhythmus betreffen, sondern auch das Aussehen **(Morphologie)** der einzelnen Kurven und Zacken. Diese Vielfältigkeit lässt die Beurteilung des EKGs meist zu einer großen Herausforderung werden. Das Verständnis der elektrophysiologischen Vorgänge, ein strukturiertes Vorgehen und das daran geknüpfte Sammeln von Erfahrung können bei der Interpretation des EKGs helfen.

2.1 Elektrophysiologie

Michael Praetz

Die Auseinandersetzung mit der Elektrophysiologie ist meist nicht sehr beliebt, da das Thema kompliziert und unattraktiv erscheint. Dabei stellt das Verständnis der elektrophysiologischen Vorgänge am Herzen die Grundlage für deren Diagnostik und Therapie dar. EKG-Veränderungen entstehen aufgrund von elektrophysiologischen Veränderungen am Herzen. Antiarrhythmika wirken durch Beeinflussung des Ruhemembranpotenzials und der Aktionspotenziale am Herzen. Je besser diese Vorgänge verstanden werden, desto leichter lassen sich in der klinischen Praxis Rückschlüsse ziehen.

Das Herz besteht aus spezialisierten Zellen. Einige der Zellen sind für die Erregungsbildung und Reizleitung verantwortlich, andere für die Kontraktion des Herzens. Die Zellen des Erregungsbildungs- und Reizleitungssystems sind über feine Kanäle **(Gap Junctions)** mit den für die Kontraktion verantwortlichen Herzmuskelzellen verbunden. Durch die Gap Junctions können Erregungen von einer Zelle zur anderen übertragen werden.

2.1.1 Ruhemembran- und Aktionspotenzial

Es werden zwei unterschiedliche Zellzustände unterschieden, zum einen der Ruhezustand (aus), zum anderen der Erregungszustand (an). Im Ruhezustand kann an der Zellmembran das Ruhemembranpotenzial gemessen werden, im Erregungszustand kann ein Aktionspotenzial gemessen werden. Die Erregung dient dazu, Informationen auszutauschen oder bestimmte Stoffwechselprozesse oder Vorgänge anzustoßen.

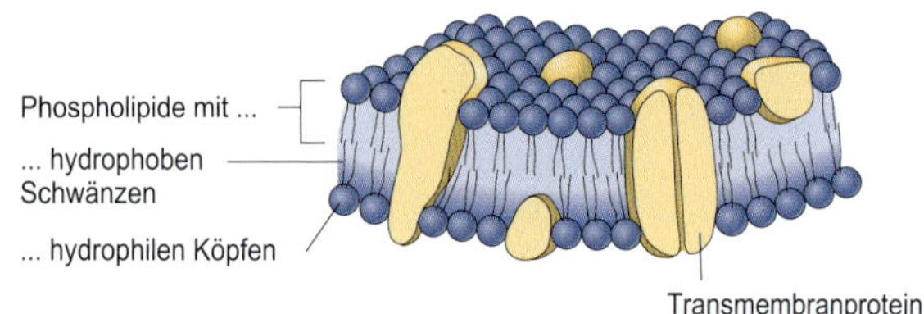

Abb. 2.1 Aufbau der Zellmembran mit eingelagerten Eiweißen [L190]

2

Zellmembran

Die Zellmembran trennt den Intrazellulärraum vom Extrazellulärraum und grenzt damit die Zelle zu ihrer Umgebung ab. Die Zellmembran besteht aus einer doppelten Lage von fettähnlichen Molekülen. Jedes einzelne Molekül besitzt dabei einen langen, **hydrophoben** (wasserabstoßenden) Schwanz sowie einen kleinen **hydrophilen** (wasseranziehenden) Kopf. In der Zellmembran stehen sich zwei dieser Moleküle so gegenüber, dass die hydrophoben Anteile in die Mitte zeigen und die hydrophilen Köpfe nach außen. Die Zellmembran ist kein starres Konstrukt wie eine Hausmauer, sondern ist eine **fluide** (fließende, bewegliche) und veränderbare Struktur, ähnlich einem Fettfilm auf einer Flüssigkeit. Ionenkanäle, Transporter oder Rezeptoren können in die Zellmembran eingebaut werden und bei Bedarf in ihrer Anzahl vermehrt oder vermindert werden. Die Zellmembran besitzt eine gute elektrische Isolationsfähigkeit. In ➤ Abb. 2.1 ist der Aufbau der Zellmembran dargestellt.

Eine Eigenschaft der Zellmembran ist ihre Halbdurchlässigkeit **(Semipermeabilität).** Diese Eigenschaft führt dazu, dass die Zellmembran für kleine Teilchen wie z. B. Wasser durchlässig ist, für große Teilchen, wie z. B. Eiweiße nicht.

Elektrolyte

Da alle Zellen des Körpers von der Zwischenzellflüssigkeit **(interzelluläre Flüssigkeit)** umspült werden, können über die Zellmembran die verschiedensten Austauschvorgänge erfolgen. Sowohl in der interzellulären Flüssigkeit als auch in der Zellflüssigkeit **(intrazelluläre Flüssigkeit)** selbst, sind kleine elektrisch geladene Teilchen gelöst.

Als Obergriff für die elektrisch geladenen Teilchen wird die Bezeichnung **Elektrolyte** verwendet. Unter Elektrolyten versteht man gelöste Teilchen, die sich in einem elektrischen Feld trennen. Je nachdem, ob sie ein auf ihrer Atomhülle sitzendes Elektron abgeben oder aufnehmen können, werden sie als **positiv** oder **negativ geladenes Ion** bezeichnet.

MERKE

Ionen sind elektrisch geladene Teilchen.
Ein Natriumion (Na^+) ist ein positiv geladenes Teilchen (Kation), da es ein Elektron seiner Hülle abgeben kann (Elektronenspender, Elektronendonator).
Ein Chloridion (Cl^-) ist ein negativ geladenes Teilchen (Anion), da es ein Elektron auf seiner Hülle aufnehmen kann (Elektronenempfänger, Elektronenakzeptor).

Zu den wichtigsten Elektrolyten im Körper zählen:

- Positiv geladene Kationen:
  - Na^+ (Natrium)
  - K^+ (Kalium)
  - Ca^{2+} (Kalzium)
  - Mg^{2+} (Magnesium)
- Negativ geladene Anionen:
  - Cl^- (Chlorid)
  - HCO_3^- (Bikarbonat)
  - PO_4^{3-} (Phosphat)

Löst man Elektrolyte in einem Behälter mit Wasser, so verteilen sie sich gleichmäßig über den gesamten Raum. Dieser Vorgang wird als **Diffusion** bezeichnet. Grund für die Diffusion ist die **Brown-Molekularbewegung.**

Innerhalb des Körpers kann kein Gleichgewicht für die Elektrolyte hergestellt werden, da die Räume außerhalb der Zelle **(extrazellulär Raum)** und innerhalb der Zelle **(intrazellulärer Raum)** durch die Zellmembran getrennt sind. Die Zellmembran schränkt den Austausch von Elektrolyten ein, da sie nicht für alle Elektrolyte gleichmäßig durchgängig ist. Weiteren Einfluss auf die unterschiedliche intra- und extrazelluläre Verteilung haben aktive Transportvorgänge an der Zellmembran.

Wie in ➤ Tab. 2.1 zu erkennen, verteilen sich die elektrisch geladenen Teilchen aufgrund der Trennung durch die semipermeable Zellmembran in unterschiedlichen Konzentrationen innerhalb und außerhalb der Zelle.

Ruhemembranpotenzial

An der nicht erregten Zelle des Herzens bestehen unterschiedliche Konzentrationen von elektrisch geladenen Teilchen an der Innenseite der Zellmembran und ihrer Außenseite. Dabei ist die Innenseite der Membran elektrisch negativ, die Außenseite elektrisch positiv. Diesen Spannungsunterschied zwischen der Innen- und der Außenseite der Zellmembran nennt man **Ruhemembranpotenzial.** Die an der Zellmembran anliegende Spannung kann mithilfe kleinster Elektroden gemessen werden.

Wie in ➤ Tab. 2.1 dargestellt, findet sich außerhalb der Zelle eine hohe Konzentration an Na^+ (Natrium)-, Cl^- (Chlorid)- und Ca^{2+} (Kalzium)-Ionen. Innerhalb der Zelle findet sich eine höhere Konzentration an K^+ (Kalium)-Ionen und negativ geladenen Anionen, zu denen die Eiweiße oder Phosphate (PO_4^{3-}) zählen. Die Zellmembran ist im Normalzustand für die negativ geladenen Chloridionen außer-

Tab. 2.1 Intra- und extrazelluläre Ionenkonzentration beim Menschen

Ion	Intrazellulär [mmol/l]	Extrazellulär [mmol/l]
Na^+	10	142
K^+	150	5
Ca^{2+}	0,0001	5
Cl^-	4	103
Mg^{2+}	15	1
HCO_3^-	8	27

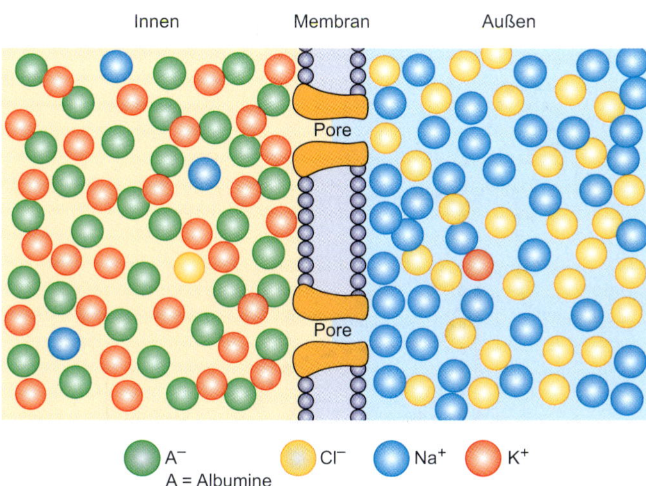

Abb. 2.2 Verteilung der unterschiedlichen Elektrolyte in und außerhalb der Zelle [L143]

halb der Zelle und die Anionen innerhalb der Zelle undurchlässig. Insgesamt sind innerhalb und außerhalb der Zelle aber ungefähr gleich viel negativ geladene Teilchen. Diese Verhältnisse sind in ➤ Abb. 2.2 dargestellt.

Erster wichtiger Baustein für die Entstehung und Aufrechterhaltung des Ruhemembranpotenzials ist die **Natrium-Kalium-Pumpe.** Sie transportiert unter Verbrauch von Energie in jedem Arbeitsschritt 3 Na^+-Ionen aus der Zelle hinaus und im Gegenzug dazu 2 K^+-Ionen in die Zelle hinein. Dieser Vorgang führt dazu, dass die Konzentration von Natrium außerhalb der Zelle steigt und innerhalb der Zelle sinkt. Im Ergebnis sinkt die Anzahl an positiven Teilchen innerhalb der Zelle.

MERKE

Durch die aktiven Transportvorgänge an der Zellmembran verlassen mehr positiv geladene Teilchen die Zelle als hinein transportiert werden.

Durch die Arbeit der Natrium-Kalium-Pumpe steigt die Konzentration für Kalium innerhalb der Zelle an, außerhalb der Zelle fällt sie ab. Schaut man sich die Konzentration für Kalium an, so liegt sie innerhalb der Zelle bei 150 mmol/l und außerhalb der Zelle bei 5 mmol/l. Für alle Ionen stellt der Konzentrationsunterschied ein chemisches Potenzial dar, da die K^+-Ionen das Bestreben haben, den vorhandenen Konzentrationsunterschied auszugleichen.

Zweiter wichtiger Baustein zur Aufrechterhaltung des Ruhemembranpotenzials und bei der Entstehung des Aktionspotenzials ist eine Reihe von speziellen Kanälen in der Zellmembran. Hier sind v. a. Kalium-, Natrium- und Kalziumkanäle von Bedeutung. Die Kanäle können aufgrund einer Spannungsveränderung der Zellmembran oder durch Hormone oder Medikamente geöffnet oder geschlossen werden. Sie unterscheiden sich zudem durch die Dauer ihrer Öffnung.

Bei den spannungsabhängigen Kanälen gibt es einige, die kontinuierlich geöffnet sind, sodass es zu einem ständigen „Leckstrom" von Teilchen kommen kann.

Ein solcher Kanal findet sich in den Zellmembranen des Erregungsbildungs- und Reizleitungssystems für K^+-Ionen. Aufgrund ihres chemischen Potenzials kommt es zu einem kontinuierlichen auswärts gerichteten Verlust von K^+-Ionen mit dem Ziel, den Konzentrationsunterschied auszugleichen. Dieser Verlust an positiv geladenen K^+-Ionen führt zu einem Anstieg der negativ geladenen Anionen innerhalb der Zelle, da diese die Zellmembran nicht passieren können. So entsteht an der Zellmembran nicht nur ein chemisches, sondern auch ein elektrisches Ungleichgewicht, das elektrische Potenzial.

MERKE

Das chemische Potenzial an einer Zellmembran entsteht aufgrund eines Konzentrationsunterschiedes gleicher Moleküle innerhalb und außerhalb der Zelle.
Das elektrische Potenzial an einer Zellmembran entsteht aufgrund eines Konzentrationsunterschiedes an elektrischen Ladungen innerhalb und außerhalb der Zelle.

Da sich die Kräfte des chemischen und des elektrischen Potenzials mit der Zeit angleichen, kommt es zu keinem weiteren K^+-Ausstrom. Dieser Zustand wird als **Gleichgewichtspotenzial** oder nach seinem Entdecker auch als **Nernst-Potenzial** bezeichnet.

Mithilfe der **Nernst-Gleichung** kann das Gleichgewichtspotenzial für jedes Ion berechnet werden. Für K^+ beträgt es –92 mV. Die Höhe des Potenzials ist dabei abhängig vom Konzentrationsunterschied und der Durchlässigkeit der Zellmembran für das Ion.

Berechnet man für die einzelnen Ionen und dem Anteil ihrer jeweiligen Bewegung in die Zelle hinein oder heraus ihren jeweiligen Anteil am Spannungsunterschied und addiert man die Werte, entspricht das Ergebnis dem Ruhemembranpotenzial:

- $K^+ \approx -92$ mV × 0,9 ≈ –83 mV
- $Na^+ \approx 67$ mV × 0,01 ≈ 0,67 mV
- $Ca^{2+} \approx 123$ mV × 0,01 ≈ 1,23 mV
- $Cl^- \approx -86$ mV × 0,08 ≈ –6,86 mV

–83 mV + 0,67 mV + 1,23 mV + -6,86 mV = – 87,96 mV

Anhand dieser Rechnung ist zu erkennen, dass das Ruhemembranpotenzial dem Gleichgewichtspotenzial von Kalium am nächsten kommt. Daraus lässt sich schließen, dass die Bedeutung von Kalium für das Ruhemembranpotenzial am größten ist.

Aktionspotenzial

Die Zellen des Erregungsbildungs- und Reizleitungssystems unterscheiden sich von den Herzmuskelzellen nicht nur durch ihre Aufgabe, sondern auch in der Form und Entstehung ihrer Aktionspotenziale. Diese Unterschiede werden in ➤ Abb. 2.3 dargestellt.

Grundsätzlich unterscheidet man beim Aktionspotenzial **fünf unterschiedliche Phasen,** die in unterschiedlicher Ausprägung an den verschiedenen Herzmuskelzellen zu beobachten sind:

- Phase 0 = schnelle Depolarisation
- Phase 1 = frühe Repolarisation
- Phase 2 = Plateauphase
- Phase 3 = Repolarisation
- Phase 4 = Ruhemembranpotenzial

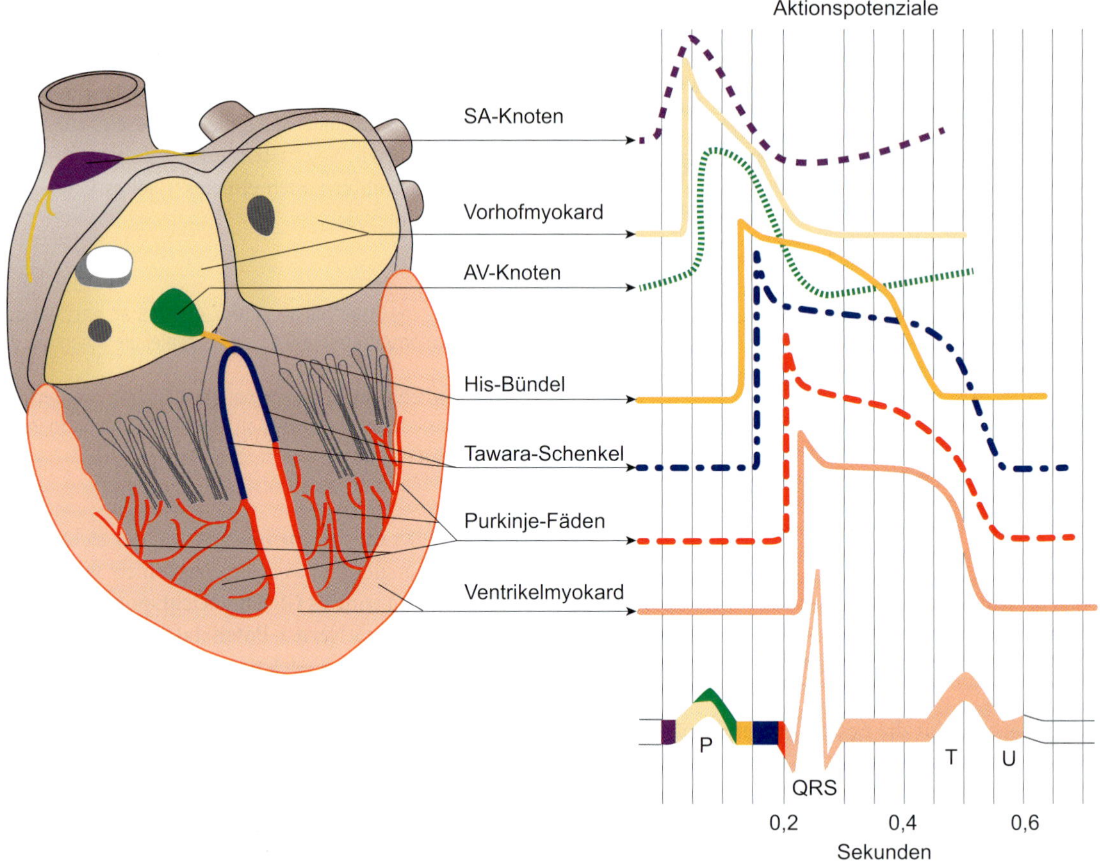

Abb. 2.3 Die unterschiedlichen Zellen des Herzens generieren unterschiedliche Formen von Aktionspotenzialen. Diese sind hier im Zusammenhang mit der EKG-Kurve dargestellt. [L143]

Schwellenpotenzial

Unter dem Schwellenpotenzial versteht man den Spannungsunterschied an der Zellmembran, der erreicht werden muss, damit überhaupt ein Aktionspotenzial ausgelöst werden kann. Wird das Schwellenpotenzial erreicht, erfolgt die Auslösung des Aktionspotenzials nach dem Alles-oder-Nichts-Gesetz und ist nicht mehr zu stoppen. Die Höhe des Schwellenpotenzials ist dabei zellspezifisch. Sie liegt bei den Schrittmacherzellen des Herzens bei ca. –40 mV, bei den Zellen des Arbeitsmyokards bei ca. –70 mV. Wird das Schwellenpotenzial nicht erreicht, wird kein Aktionspotenzial generiert.

Aktionspotenzial der Schrittmacherzellen

Eine Besonderheit der Schrittmacherzellen des Herzens ist das Vorhandensein eines kontinuierlichen Leckstroms. Er wird auch durch eine besondere Art von Ionenkanälen verursacht, die nur an den Schrittmacherzellen zu finden sind. Diese werden im englischen als **Funny-Kanäle** (I_f) bezeichnet. Über diese Kanäle kommt es in der Phase 4 (Ruhemembranpotenzial) zu einem langsamen, aber ständigen Einstrom von Na^+- und Ca^{2+}-Ionen in die Schrittmacherzelle. Die einströmenden Ionen tragen durch ihre positive Ladung zu einem Anstieg des Ruhemembranpotenzials bei. Wird das Schwellenpotenzial erreicht, entsteht ein Aktionspotenzial (➤ Abb. 2.4). Dies geschieht bei den Schrittmacherzellen durch den Einstrom von Ca^{2+}-Ionen in die Zelle. Dadurch wird die Außenseite der Zelle elektronegativ und die Innenseite elektropositiv.

Die Frequenz, mit der die Schrittmacherzellen depolarisieren, ist von verschiedenen zellspezifischen Faktoren abhängig. Die Schrittmacherzellen unterscheiden sich durch Anzahl und Umfang der vorhandenen Ionenkanäle und daraus folgend auch ihres Ruhemembranpotenzials. Diese Unterschiede führen dazu, dass der Sinusknoten die höchste Selbstentladungsfrequenz besitzt und somit taktgebend für den Herzschlag ist (➤ Kap. 1, ➤ Tab. 1.2).

Aktionspotenzial des Arbeitsmyokards

Die Zellen des Arbeitsmyokards sind nicht in der Lage, selbstständig ihr Schwellenpotenzial zu erreichen und können dadurch auch nicht eigenständig Aktionspotenziale generieren. Es ist immer der Anstoß durch eine Schrittmacherzelle erforderlich. Dieser Anstoß wird durch den Austausch von Ionen über die Gap Junctions, den Verbindungskanälen zwischen zwei Zellen, ermöglicht.

Wird das Schwellenpotenzial der Herzmuskelzelle erreicht, öffnen sich schlagartig spannungsabhängige Natriumkanäle und die **Phase 0** beginnt (➤ Abb. 2.5).

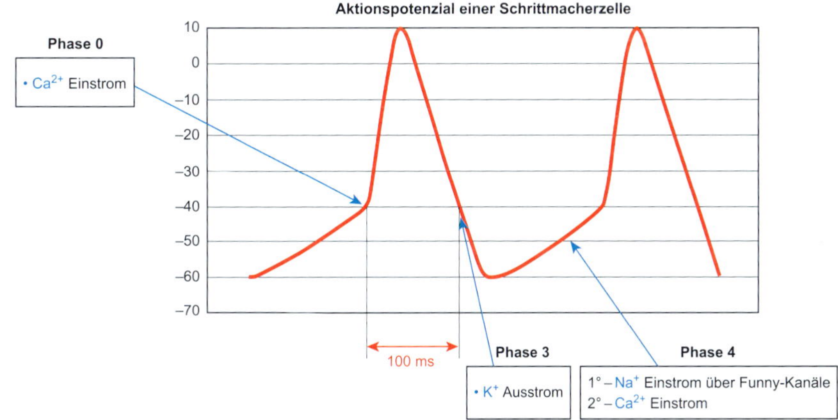

Abb. 2.4 Aktionspotenzial einer Schrittmacherzelle des Herzens [L143]

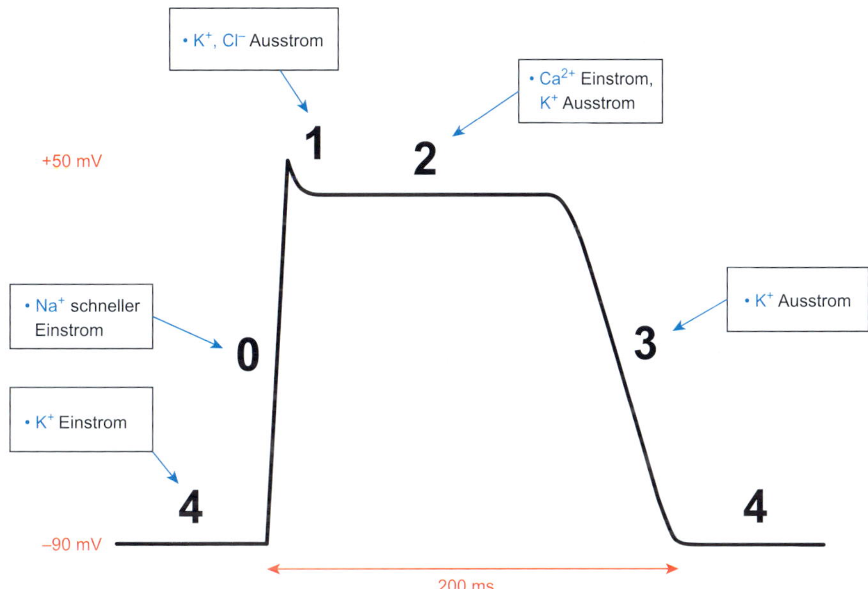

Abb. 2.5 Aktionspotenzial einer Herzmuskelzelle [L143]

Die **Phase 1 (frühe Repolarisation)** ist beim Aktionspotenzial der Zellen der Herzmuskulatur ausgeprägt und gut zu erkennen. In dieser Phase öffnen sich spannungsabhängige Kalium- und Chloridkanäle, sodass es zu einem Ausstrom dieser Ionen kommen kann. Im weiteren Verlauf öffnen sich auch Kalziumkanäle. Auch diese Kanäle öffnen sich spannungsabhängig und bleiben für einen längeren Zeitraum geöffnet. Die Öffnung der Kalziumkanäle führt zu einem langsamen und langanhaltenden Einstrom von Ca^{2+}-Ionen. Dieser Einstrom ist für die Entstehung der langen **Plateauphase (Phase 2)** verantwortlich (➤ Tab. 2.2). Zudem ist der Einstrom der Ca^{2+}-Ionen Anstoß für die **elektromechanische Kopplung.** Hierunter versteht man die Übertragung der elektrischen Erregung in die mechanische Kontraktion der Muskelzellen, die für das Pumpen des Blutes die entscheidende Rolle spielt.

Die Repolarisation beginnt durch Öffnung spezieller Kaliumkanäle, die in der **Phase 3** den Ausstrom von Kalium aus der Zelle ermöglichen und so zur Wiederherstellung des Ruhemembranpotenzial **(Phase 4)** führen.

Tab. 2.2 Bewegung unterschiedlicher Ionen durch die Zellmembran, während eines Aktionspotenzials

Phase		Schrittmacherzelle	Herzmuskelzelle
4	Ruhemembranpotenzial	Langsamer Natrium- und Kalziumeinstrom	–
0	Depolarisation	Kalziumeinstrom	Schneller Natriumeinstrom
1	Frühe Repolarisation	–	Langsamer Kalium- und Chloridausstrom
2	Plateauphase	–	Langsamer Kalziumeinstrom
3	Repolarisation	Kaliumausstrom	Kaliumausstrom

2

Refraktärzeit

Vergleicht man die Aktionspotenziale des Herzens mit den Aktionspotenzialen anderer Zellen, so fällt auf, dass sie wesentlich länger dauern. Das Aktionspotenzial eines Neurons dauert nur ca. 1 ms, das einer Muskelzelle ca. 10 ms und das Aktionspotenzial der Herzmuskelzellen ungefähr 200 ms.

Dieser Tatsache kommt für die Regelmäßigkeit des Herzschlags eine wesentliche Bedeutung zu, denn nach einer Depolarisation kann die Zelle für einen bestimmten Zeitraum nicht wieder erregt werden. Diese Zeit wird **Refraktärzeit** genannt und noch einmal unterteilt in:

- **Absolute Refraktärzeit:** Eine erneute Erregung ist nicht möglich.
- **Relative Refraktärzeit:** Die Entstehung eines Aktionspotenzials ist möglich, erfordert aber einen wesentlich stärkeren Reiz.

Die Refraktärzeit führt dazu, dass sich die Erregung am Herzen nur wellenartig in eine Richtung ausbreiten kann und verhindert somit Herzrhythmusstörungen. Normalerweise trifft die Welle der Depolarisation nur auf Zellen, die sich in ihrer absoluten Refraktärzeit befinden. Trifft die Welle der Depolarisation auf Zellen, die sich in ihrer relativen Refraktärzeit befinden, so können diese erneut erregt werden. Auf diese Weise können **kreisende Erregungen** entstehen. Solche kreisenden Erregungen sind verantwortlich für Vorhofflimmern, AV-Knoten-Reentry-Tachykardien, AV-Reentry-Tachykardien oder auch ventrikuläre Tachykardien.

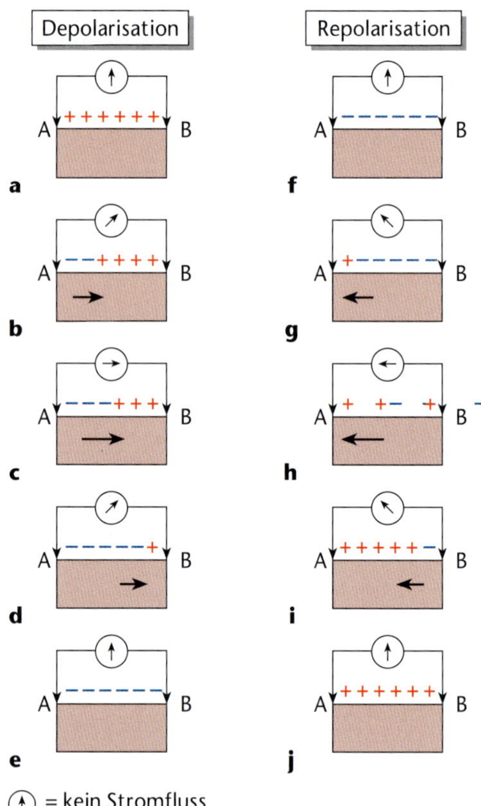

Abb. 2.6 Messung der Potenzialdifferenz während der Depolarisation und Repolarisation [L106]

2.1.2 Ausbreitung der Erregungswelle über das Herz

Wird die Ausbreitung der Depolarisationswelle über mehrere Zellen hinweg betrachtet, sollte man sich mit dem Wechsel der Spannungszustände an der Außenseite der Zellmembran befassen.

Aktionsstrom

Im Ruhezustand sind die Zellmembranen an der Außenseite elektropositiv. Findet eine Depolarisation statt, so ändert sich dieser Zustand und die Außenseite der Zellmembran wird für kurze Zeit elektronegativ. In einem Zellverbund wie dem Herzen führt dies zu einem Nebeneinander an nicht erregten, also elektropositiven Zelloberflächen und erregten Zelloberflächen, die elektronegativ sind. An der Grenze zwischen elektropositiven und den elektronegativen Zelloberflächen entsteht eine Potenzialdifferenz. Eine solche **Potenzialdifferenz** bewirkt einen Elektronenfluss. Wenn Elektronen fließen, nennt man dies Stromfluss. Da die Elektronen und damit der Strom nur fließt, wenn die Zellen in Aktion sind, spricht man am Herzen auch vom **Aktionsstrom.**

MERKE
Der Aktionsstrom am Herzen fließt von erregten (elektronegativen) Bereichen in Richtung nicht erregter (elektropositiv) Bereiche.

Eigenschaften des Aktionsstroms

Untersucht man den Aktionsstrom, so kann man nicht nur die Richtung, in die der Strom fließt, sondern auch die Größe oder die Stärke des Stromflusses mithilfe eines Messgeräts messen. Zur grafischen Darstellung wird eine Pfeilform verwendet. Ein solcher Pfeil wird auch als **Vektor** bezeichnet. Der Pfeil zeigt immer von elektronegativen zu elektropositiven Bereichen.

Die Größe oder Stärke des Aktionsstroms ist abhängig von der Potenzialdifferenz. Die Potenzialdifferenz ergibt sich aus dem Verhältnis von erregten Zellbereichen zu nicht erregten Zellbereichen. Da sich während der Erregung des Herzens das Verhältnis von erregten zu nicht erregten Bereichen verändert, ändert sich auch die Größe des Aktionsstroms während der Herzerregung.

Wie in ➤ Abb. 2.6 zu erkennen, ist die Potenzialdifferenz null, wenn es zwischen den beiden Messpunkten lediglich nicht erregte Zellbereiche gibt. Beginnt sich eine Erregung über die Zelle auszubreiten, so ist zunächst nur ein kleiner Anteil der Zelloberfläche erregt und ein größerer Anteil noch nicht erregt. Die Potenzialdifferenz beginnt zu steigen. Die Potenzialdifferenz ist am größten, wenn genau gleich viele Bereiche der Zelloberfläche erregt und nicht erregt sind. Sie nimmt wieder ab, wenn der Anteil an erregter Zelloberfläche weiter zu nimmt und der Anteil an nicht erregter Zelloberfläche dadurch abnimmt. Die Potenzialdifferenz ist wieder null, wenn die gesamte Zelloberfläche erregt ist.

MERKE
Die Größe des Aktionsstroms spiegelt sich in der Höhe der EKG-Kurven und Zacken wider. Ein kleiner Aktionsstrom führt zu kleinen Abweichungen von der Nulllinie. Ein großer Aktionsstrom führt zu großen Abweichungen von der Nulllinie.

Praxistipp

Bei einer Hypertrophie nimmt die Größe der Herzmuskelzellen zu, wodurch sich auch die Zelloberfläche vergrößert. Auf einer solchen vergrößerten Zelloberfläche kann die Fläche von erregten und nicht erregten Bereichen größer sein als auf einer normalen Zelle. Diese Flächenvergrößerung führt zu einer Vergrößerung des Aktionsstroms und somit zu den für eine Hypertrophie klassischen, größeren Ausschlägen im EKG.

Ausbreitung des Aktionsstroms

Die elektrische Erregung des Herzens breitet sich entlang des Erregungsbildungs- und Reizleitungssystems aus. Da das Herz ein dreidimensionales Organ ist, breitet sich die Erregungswelle nicht nur von oben nach unten, sondern auch von links nach rechts und von hinten nach vorn aus.

Vektoren

Mithilfe eines Vektors lässt sich die Ausbreitung des Aktionsstroms über das Herz darstellen (➤ Abb. 2.7). Der Vektor kann dabei nicht nur die Größe der Potenzialdifferenz, sondern auch ihre Richtung und ihre Orientierung darstellen.

Um den Vektor und somit die grobe Richtung der Erregungsausbreitung zu bestimmen, müssen die Vektoren aller einzelnen Herzmuskelzellen, die an einer Erregungsphase beteiligt sind, addiert bzw. subtrahiert werden. Als Ergebnis erhält man den **elektrischen Summenvektor** der jeweiligen Erregungsphase (➤ Abb. 2.8). Zeigen die Vektoren in die gleiche Richtung, so addieren sie sich. Zeigen sie in entgegengesetzte Richtung, so können sie sich gegenseitig aufheben oder werden voneinander abgezogen.

MERKE

Das EKG ist die grafische Darstellung der elektrischen Bewegung des Summenvektors der Erregungsausbreitung zwischen den Elektroden.

Die Summenvektoren zeigen im Verlauf der verschiedenen Phasen der Herzerregung durchaus in verschiedene Richtungen. Das Verständnis dieser Ausbreitungsrichtungen ist für die Interpretation des EKGs von entscheidender Bedeutung. Nur so können krankhafte Veränderungen beurteilt und die Entstehung der unterschiedlichen positiven und negativen Ausschläge der EKG-Kurve erklärt werden.

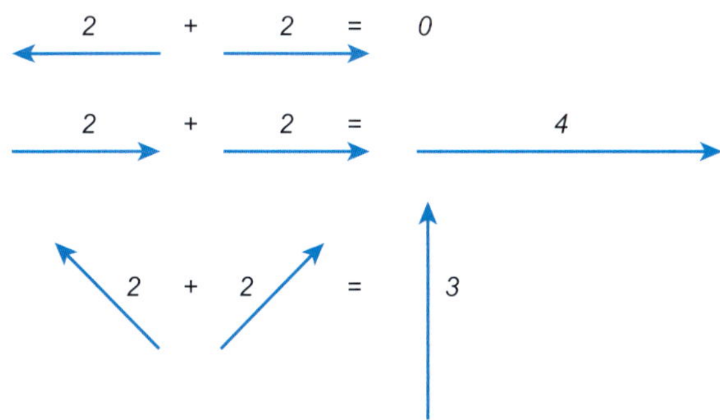

Abb. 2.8 Beispiel für das Rechnen mit Vektoren [L143]

Aktionsstrom während der Depolarisation des Herzens

Die Erregung des Herzens nimmt ihren Ursprung im Sinusknoten. Die Front der Elektronegativität breitet sich wie eine Welle über die Vorhöfe in Richtung AV-Knoten aus. Dabei wird zunächst der rechte und etwas nachfolgend der linke Vorhof erregt. Die Erregung der Vorhöfe sollte beim Gesunden nicht länger als 120 ms dauern. Nach ungefähr 40 ms ist die Hälfte des Vorhofes erregt und die andere Hälfte nicht. Dies wäre der Zeitpunkt der größten Potenzialdifferenz und damit des größten Aktionsstroms. Zeichnet man zu diesem Zeitpunkt den Summenvektor ein, so würde dieser von hinten, oben, rechts nach vorne, unten, links weisen (➤ Abb. 2.9).

Aufgrund der Größe der Herzkammern ist es sinnvoll, die Ausbreitung der elektrischen Erregung in verschiedene **Zeitabschnitte** zu unterteilen, um sie differenziert betrachten zu können. Die Einteilung in die unterschiedlichen Phasen, ist für das Verständnis von

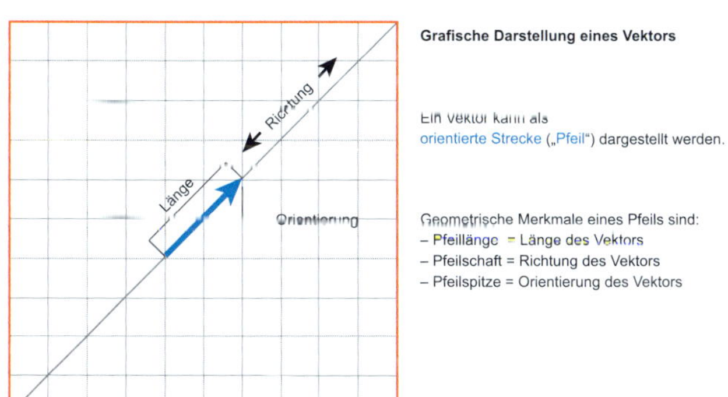

Abb. 2.7 Die Darstellung der Potenzialdifferenz mithilfe eines Vektors enthält vielfältige Informationen: Länge des Pfeils = Größe der Potenzialdifferenz; Lage des Pfeils = stellt die Längsachse zwischen negativ und positiv geladenen Bereichen dar. Orientierung des Pfeils = Flussrichtung der Elektronen. Die Pfeilspitze zeigt vom negativen Bereich zum positiven Bereich. [L143]

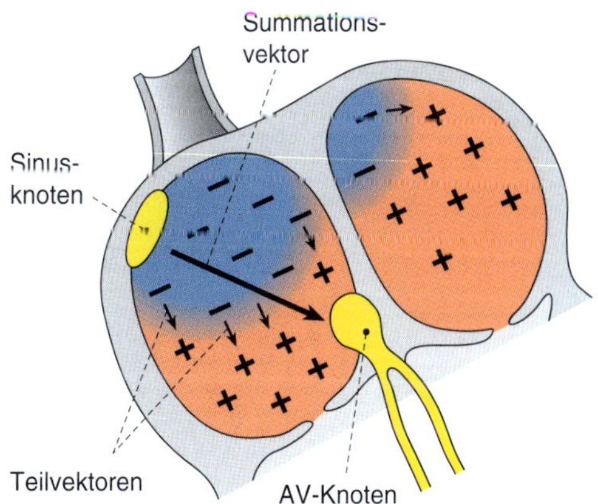

Abb. 2.9 Summenvektor der Vorhoferregung zum Zeitpunkt der größten Potenzialdifferenz. Er zeigt von hinten, oben, rechts nach vorne, unten, links. [L106]

EKG-Veränderungen von immenser Bedeutung. Die Phasen können wie folgt unterteilt werden:

- Erregung des Septums
- Ausbreitung der Erregung entlang der Tawara-Schenkel
- Zeitpunkt des größten Aktionsstroms
- Endphase der Depolarisation der Ventrikel

Erregung des Septums

Nach Passage des AV-Knotens startet die Erregung der Herzkammern. Sie beginnt zunächst mit der Erregung der Zellen im Bereich des His-Bündels. Von dort breitet sie sich auf das Ventrikelseptum aus. Aufgrund der anatomischen Struktur des His-Bündels und der Tawara-Schenkel beginnt die Erregung auf der linken Seite des Septums und breitet sich von dort zunächst in Richtung rechter Herzkammer aus. Weil hier anfangs nur wenige Zellen depolarisieren, fließt lediglich ein kleiner Aktionsstrom, der von links oben nach rechts unten gerichtet ist (➤ Abb. 2.10).

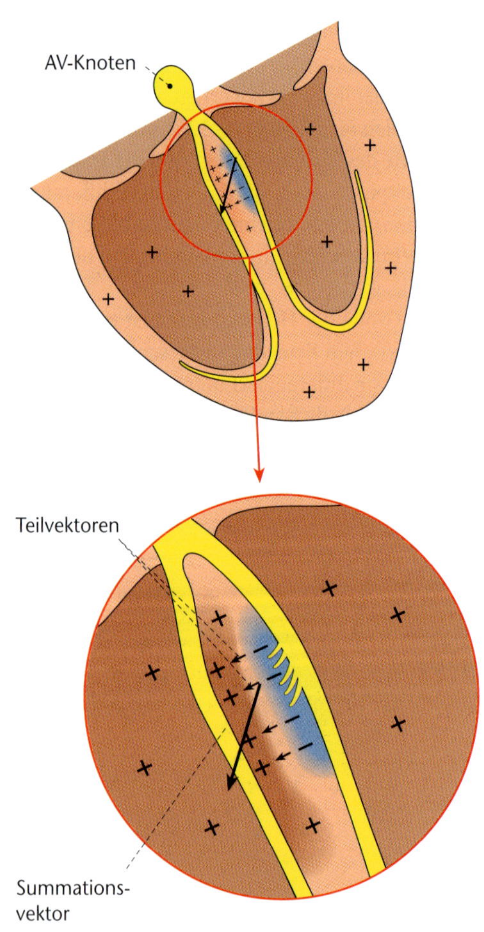

Abb. 2.10 Beginn der Erregungsausbreitung im Bereich des Kammerseptums [L106]

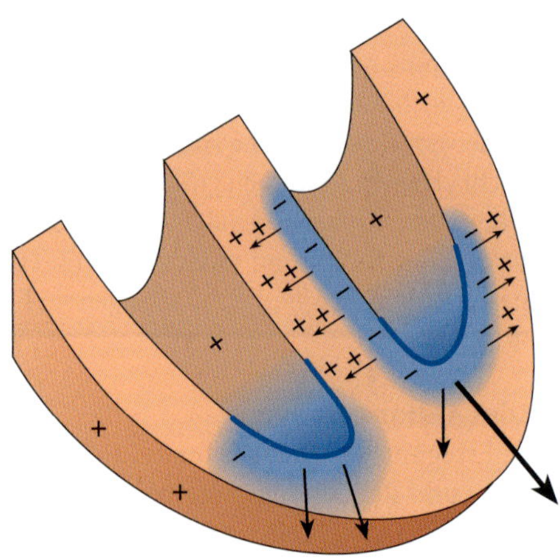

Abb. 2.11 Summenvektor zu Beginn der Kammererregung [L106]

Praxistipp

Dieser kleine Aktionsstrom, der von der linken Seite des Septums zur rechten Seite fließt, ist die Erklärung für die kleinen R-Zacken in den Ableitungen III und V_1 sowie für die eventuell in den Ableitungen aVL und I auftretenden kleinen Q-Zacken.

Ausbreitung der Erregung entlang der Tawara-Schenkel

Im weiteren Verlauf breitet sich die Erregungswelle den Tawara-Schenkeln folgend schnell Richtung Herzspitze aus. Dadurch wird auch die umliegende Herzmuskulatur depolarisiert und der Aktionsstrom nimmt zu. Aufgrund der unterschiedlichen Muskelmassen des rechten und linken Ventrikels zeigt der Summenvektor in dieser Phase von links oben nach rechts unten (➤ Abb. 2.11).

Zeitpunkt des größten Aktionsstroms

Die unterschiedlich stark ausgeprägten Muskelmassen zwischen rechtem und linkem Ventrikel sind auch der Grund dafür, dass der Summenvektor zum Zeitpunkt des größten Aktionsstroms weiter nach links dreht und damit in Richtung der anatomischen Herzspitze weist. Wie in ➤ Abb. 2.12 dargestellt, ist die geringere Muskelmasse des rechten Ventrikels zu diesem Zeitpunkt fast vollständig erregt, die größere Muskelmasse des linken Ventrikels noch nicht.

Praxistipp

Der Summenvektor des größten Aktionsstroms während der Kammererregung wird im Rahmen der EKG-Interpretation zur Bestimmung des Lagetyps verwendet.

Endphase der Depolarisation der Ventrikel

Während sich die Erregungswelle weiter über die Kammern ausdehnt, verändert sich das Verhältnis von erregten zu nicht erregten Bereichen. Die Größe des Aktionsstroms sinkt daher zum Ende der

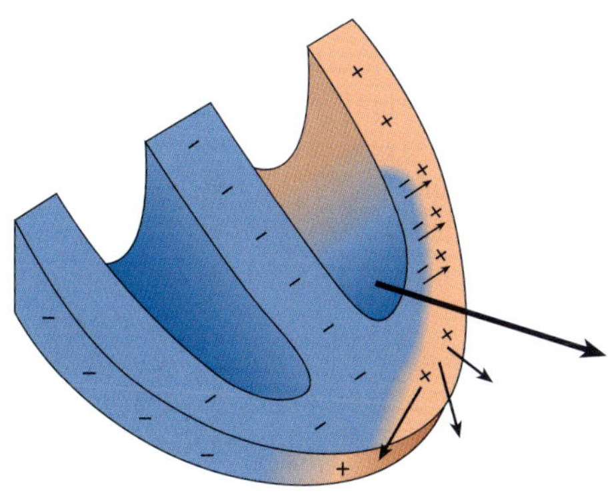

Abb. 2.12 Summenvektor zum Zeitpunkt des größten Aktionsstroms der Kammererregung [L106]

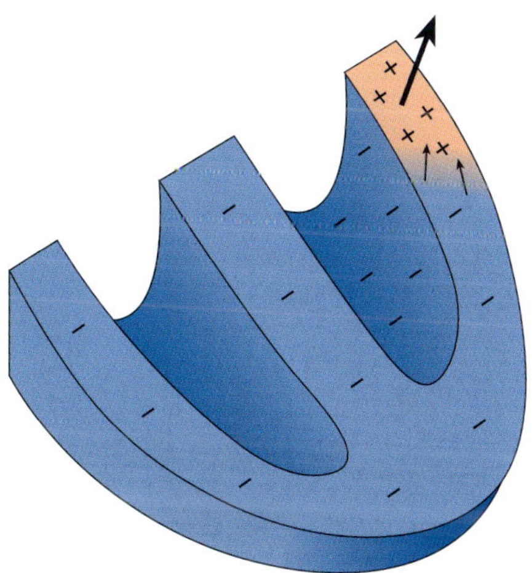

Abb. 2.13 Summenvektor zum Ende der Kammererregung [L106]

Kammererregung, der Summenvektor wird kleiner. Zudem verändert er weiter seine Richtung und weist jetzt von links unten nach rechts oben (➤ Abb. 2.13).

Am Ende der Depolarisation ist die gesamte Kammermuskulatur elektronegativ. Es besteht keine Potenzialdifferenz, damit fließt zu diesem Zeitpunkt auch kein Aktionsstrom mehr. Im EKG ist dies an einer kurzen isoelektrischen Linie nach dem QRS-Komplex zu erkennen.

Aktionsstrom während der Repolarisation des Herzens

Auch bei der Repolarisation des Herzens kommt es zur Ausbildung eines Aktionsstroms. Genau wie bei der Erregung fließt dieser Aktionsstrom von elektrisch negativen Bereichen zu elektrisch positiven Bereichen.

Depolarisiert eine Zelle, so entsteht ein elektrisches Feld. Dies führt dazu, dass die Depolarisation der Nachbarzelle ebenfalls eingeleitet wird. So kommt es zu einer **wellenartigen Ausbreitung** der Depolarisation. Anders als bei der Depolarisation, findet die Repolarisation nicht durch eine Übertragung von Zelle zu Zelle statt. Der Beginn der Repolarisation der Herzmuskelzellen ist rein abhängig von den zeitgesteuerten Kaliumkanälen.

MERKE
Der Beginn der Repolarisation einer Zelle ist rein zeitabhängig.

Das bedeutet, dass die Repolarisation in einem bestimmten Zeitraum nach der Depolarisation beginnt. Diese Tatsache führt dazu, dass die Repolarisation nicht entlang des Erregungsbildungs- und Reizleitungssystems wandert, sondern zum Teil gegensätzlich abläuft. Zudem dauert die Repolarisation länger als die Depolarisation. Dies ist auch an den Abbildungen der Aktionspotenziale zu erkennen. Zudem ist die Repolarisation kein rein passiver Prozess, sondern erfordert, durch die Beteiligung aktiver Transportprozesse, auch Energie.

Die **Depolarisation** der Herzmuskulatur beginnt am **Endokard** (Innenseite der Herzkammer) und breitet sich von dort durch die Muskulatur zum **Epikard** (Außenseite der Herzkammer) aus. Das bedeutet, die inneren Herzmuskelzellen sind zuerst elektronegativ, während die äußeren Herzmuskelzellen noch elektropositiv sind. Der Summenvektor für den Aktionsstrom zeigt demnach von der Innenseite zur Außenseite der Herzkammer.

Die **Repolarisation** der Kammermuskulatur verläuft vom Epikard zum Endokard, also genau gegensätzlich zur Depolarisation. Der Summenvektor für den Aktionsstrom der Repolarisation muss daher auch von der Innenseite (elektronegativ) zur Außenseite (elektropositiv) der Herzkammerwand zeigen. Das führt dazu, dass die T-Welle im EKG positiv registriert wird, wenn der vorangegangene QRS-Komplex ebenfalls positiv registriert wurde.

2.1.3 Aufzeichnung der Erregungsausbreitung mit dem EKG

Das EKG stellt eine grafische Darstellung der Aktionsströme am Herzen dar. Willem Einthoven baute 1901 das erste Saitengalvanometer zum Ableiten von drei unterschiedlichen EKG-Kurven. Er ging bei seiner Entwicklung von einigen Grundannahmen aus, die noch heute ihre Gültigkeit haben.

Er nahm an, dass die am Herzen ablaufenden Potenzialänderungen auf eine elektrisch leitende Umgebung übertragen werden müssten. Demnach müssten die Aktionsströme des Herzens, nach entsprechender Verstärkung, auch an der Körperoberfläche zu messen sein. Er experimentierte hierzu mit drei Elektroden, die er an den rechten Arm, den linken Arm und das linke Bein anschloss. Die drei Elektroden bestanden damals aus großen Behältern, die mit Elektrolytlösung gefüllt waren und in die die Extremitäten des Probanden eingetaucht wurden (➤ Abb. 2.14). Jeweils zwei Elektroden wurden über ein Saitengalvanometer verbunden, das in der Lage war, die elektrischen Spannungsunterschiede in mechanische Drehbewegungen umzuwandeln und so eine grafische Aufzeichnung zu erzeugen.

Die positiven Elektroden legte er dabei bewusst an den linken Arm und das linke Bein. Einthoven ging nämlich davon aus, dass

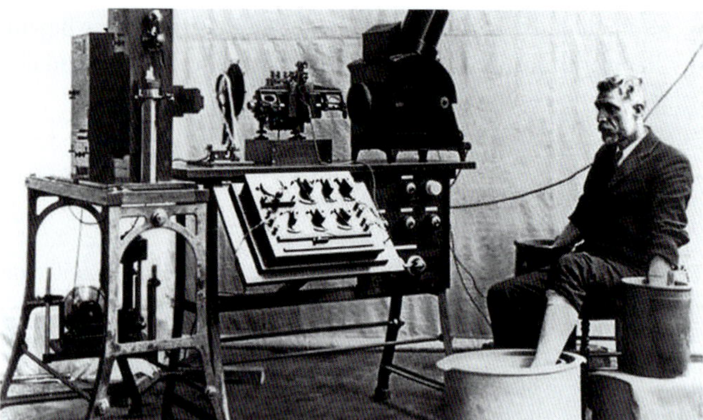

Abb. 2.14 Das Saitengalvanometer von Willem Einthoven aus dem Jahre 1901 [F1016-001]

die elektrische Erregung des Herzens vom rechten oberen Quadranten des Körpers in Richtung des linken unteren Quadranten verlaufen musste und er somit positive elektrische Ausschläge in seinen Aufzeichnungen erzeugen konnte. Weiterhin stellte er fest, dass die drei Ableitungen in der Frontalebene des Menschen ein gleichschenkliges Dreieck bilden und der Aktionsstrom der Herzerregung als **Projektion** auf der jeweiligen **Ableitungsstrecke** dargestellt wird.

Die Projektion kann man sich wie einen Schattenwurf des Summenvektors auf die Verbindungslinie zwischen der negativen und der positiven Elektrode einer Ableitung vorstellen. Zeigt die Pfeilspitze des Summenvektors zur positiven Elektrode, so wird ein positiver Ausschlag registriert.

Die Annahmen kann man sich anhand von ➤ Abb. 2.15 verdeutlichen. Der Summenvektor ist als roter Pfeil eingezeichnet. Die drei Seiten des gleichschenkligen Dreiecks stellen jeweils eine Ableitung

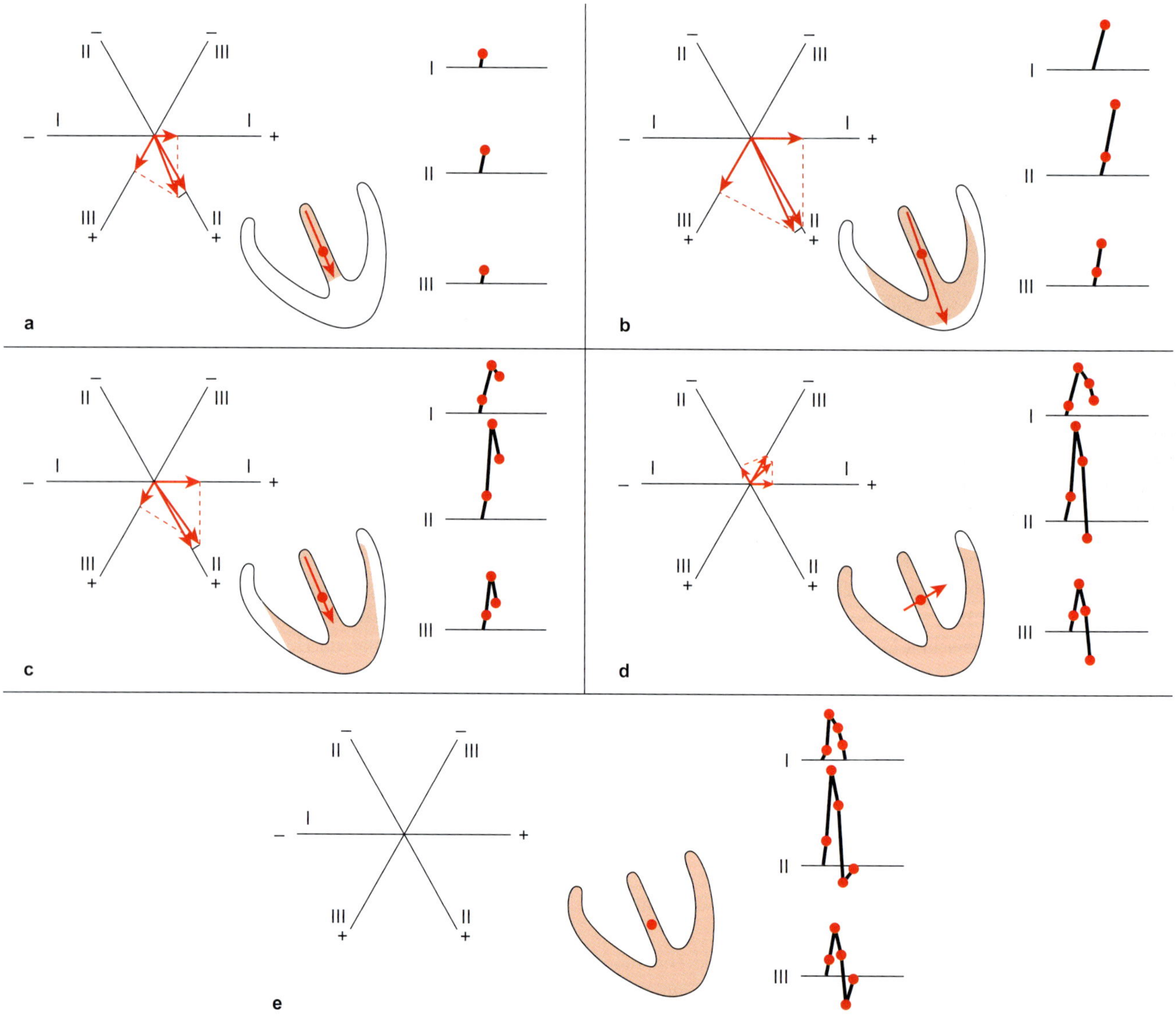

Abb. 2.15 Projektion des Summenvektors im Einthoven-Dreieck [L143]

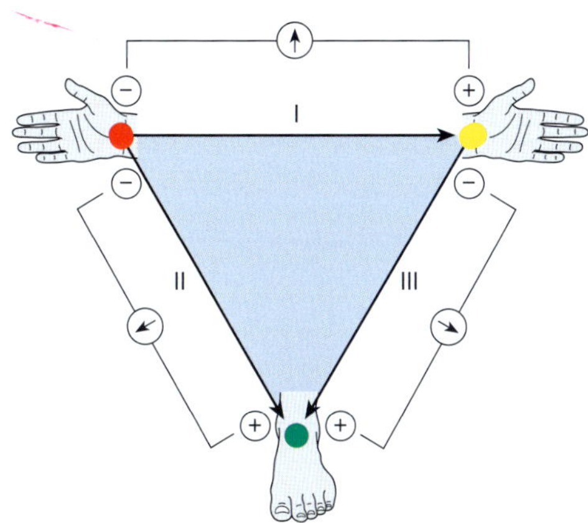

Abb. 2.16 Das Einthoven-Dreieck mit seinen drei Ableitungen I, II und III [L106]

dar. Hält man eine Taschenlampe senkrecht unter die Verbindungslinie der Ableitung I (Punkt A), so wird ein entsprechender Schatten projiziert. Da der Summenvektor nicht genau parallel zur Verbindungslinie verläuft, wird der Schatten ein klein wenig kürzer dargestellt. Genauso kann man bei den Ableitungen II und III vorgehen. Dabei wird die Taschenlampe jeweils senkrecht zur Ableitungslinie gehalten. In der Ableitung III kann man am deutlichsten erkennen, wie sich die Projektion im Gegensatz zum originalen Summenvektor verändert. Der Umstand der Projektion führt zu dem Phänomen, dass ein direkt senkrecht zur Ableitungsebene verlaufender Summenvektor in seiner Projektion nicht darstellbar ist, also auf dem EKG auch nicht aufgezeichnet wird. Er verschwindet sozusagen in der Nulllinie der EKG-Aufzeichnung.

MERKE

Wenn ein Ereignis der Vorhof- oder Kammererregung in einer Ableitung des EKGs nicht dargestellt wird, bedeutet es nicht, dass es nicht da ist. Aus der fehlenden Darstellung sollte zunächst nur geschlossen werden, dass das Ereignis in der betrachteten Ableitung nicht projiziert werden kann. Im nächsten Schritt sollten die anderen Ableitungen des EKGs betrachtet werden, um zu schauen, ob das Phänomen dort projiziert wurde.

Dies ist auch der Grund, warum es sinnvoll ist, über mehrere, unterschiedliche Ableitungen die Herzerregungen aufzuzeichnen (➤ Abb. 2.16).

2.2 Das normale EKG

Michael Praetz

Zeichnet man mithilfe des EKGs über die Ableitung II die ungestörte Erregungsleitung im EKG auf, so erhält man die klassische EKG-Kurve, die auf Millimeterpapier dargestellt wird. Die Kurve stellt die Spannungsveränderungen der elektrischen Herzerregung im zeitlichen Verlauf dar.

Um sich mit der EKG-Kurve näher zu beschäftigen, eventuelle Veränderungen dokumentieren und sich mit Kollegen darüber unterhalten zu können, braucht es einige „Vokabeln", mit deren Hilfe sich die Aufzeichnungen des EKGs beschreiben lassen.

2.2.1 Nomenklatur der EKG-Aufzeichnung

Als erstes gibt es die **isoelektrische Linie.** Sie entspricht der Nulllinie in der EKG-Aufzeichnung ohne jegliche Aktivitäten. Von dieser isoelektrischen Linie kann es Abweichungen nach oben oder nach unten geben. Bei Abweichungen nach oben spricht man von **positiven Ausschlägen,** bei Abweichungen nach unten von **negativen.** Wenn die Abweichung nur nach unten oder oben erfolgt, spricht man von einem **monophasischen Verlauf.** Wenn eine Welle oder Zacke positive und negative Anteile hat, spricht man von einem **biphasischen Verlauf.** Je nachdem, ob der positive Ausschlag an Größe überwiegt oder der negative Ausschlag, nennt man ihn einen biphasischen positiven Ausschlag oder einen biphasischen negativen Ausschlag.

Praxistipp

Manchmal ist es nicht ganz einfach, die isoelektrische Linie zu identifizieren. Hier hilft es, über mehrere Herzschläge hinweg die PQ-Strecken mit einem Lineal zu verbinden und einen Strich einzuzeichnen.

Die Abweichung der EKG-Aufzeichnung können einen rundlichen Charakter haben, diese Veränderungen heißen **„Wellen"** (➤ Abb. 2.17). Die Veränderungen können aber auch einen eher spitzen, eckigen Charakter haben, die **„Zacken"** genannt werden.

Die unterschiedlichen Wellen oder Zacken haben entsprechende Namen. Die ursprüngliche von Willem Einthoven aufgezeichnete EKG-Kurve wurde mit den ersten Buchstaben aus dem Alphabet versehen. Da die aufgezeichneten Kurven aber noch mathematisch korrigiert wurden, bediente er sich für die dargestellte EKG-Kurve anderer Buchstaben, die weiter hinten im Alphabet lagen. Willkürlich begann er dabei mit dem Buchstaben P. Die erste Welle, die im EKG zu sehen ist, wird seitdem mit dem Buchstaben P gekennzeichnet. Die **P-Welle** stellt die Erregung des rechten und des linken Vorhofs dar. Nach der P-Welle folgt ein kurzes Stück isoelektrische Linie. Diese Linie wird durch die Verzögerung der Überleitung im AV-Knoten erzeugt. In dieser Zeit gibt es keinen Summenvektor, der auf die Ableitung projiziert werden kann und von daher auch keinen Ausschlag im EKG.

Der **Kammerkomplex** spiegelt die Erregung der beiden Herzkammern im EKG wider. Er setzt sich meist aus mehreren Zacken zusammen und wird deshalb als Komplex bezeichnet. Jede Zacke erhält dabei einen der vorgesehenen Buchstaben Q, R oder S. Die Vergabe der Buchstaben geschieht aber nicht einfach der Reihe nach, sondern ist auch abhängig davon, ob es sich um einen positiven oder einen negativen Ausschlag handelt. Man hat sich darauf geeinigt, dass der erste negative Ausschlag nach einer P-Welle, oder falls diese nicht vorhanden ist, vor einer R-Zacke, als **Q-Zacke** bezeichnet wird. Definitionsgemäß muss die Q-Zacke also immer negativ sein. Ein positiver Ausschlag innerhalb des Kammerkomplexes wird immer als **R-Zacke** bezeichnet. Folgt auf die positive R-Zacke eine weitere, negative Zacke, so wird sie mit dem Buchstaben S gekennzeichnet. Definitionsgemäß sind **S-Zacken** also ebenfalls grundsätzlich negativ und folgen einem positiven Ausschlag.

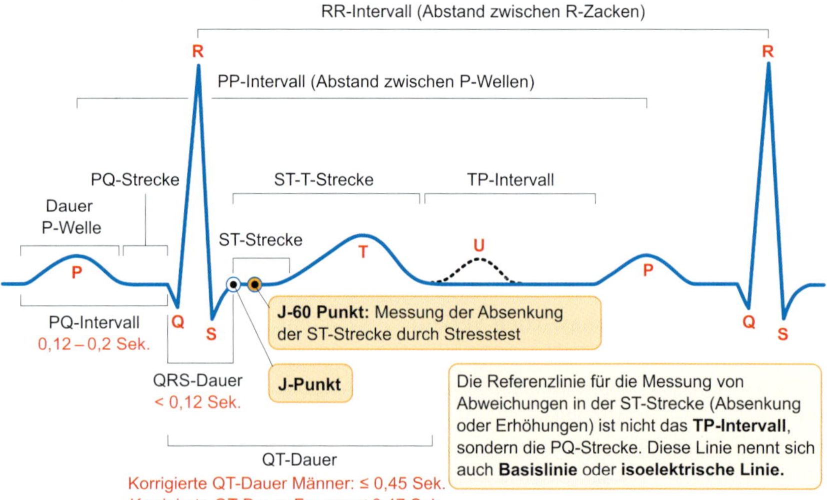

Abb. 2.17 Morphologie des normalen EKGs [L143]

MERKE

Q-Zacke = erster negativer Ausschlag innerhalb eines Kammerkomplexes
R-Zacke = positiver Ausschlag innerhalb eines Kammerkomplexes
S-Zacke = negativer Ausschlag, vor dem immer eine R-Zacke stehen muss

Je nach Ableitung sind nicht immer alle Zacken des Kammerkomplexes zu erkennen. Ist dies der Fall, werden nur die Buchstaben vergeben, die auch als Ausschlag zu erkennen sind. So findet man RS-Komplexe, QR-Komplexe oder auch nur einfach R-Zacken für die Kammererregung. Einige Beispiele finden Sie in ➤ Abb. 2.18. Diese Tatsache macht deutlich, dass die Bezeichnung **QRS-Komplex,** die im Alltag gerne und unbedacht verwendet wird, gar nicht immer richtig ist, da jede der drei Zacken fehlen kann. Da sich im Kopf des Zuhörers anhand der Buchstaben ein Bild entwickelt, wäre es besser schlicht von einem **Kammerkomplex** zu sprechen oder die genaue Buchstabenkombination zu verwenden, z. B. RS-Komplex.

In manchen EKG-Ableitungen ist nicht nur eine R-Zacke zu erkennen, sondern manchmal auch zwei. Um diese Tatsache bei einer schriftlichen Befundung dokumentieren zu können, erhalten die nachfolgenden Zacken nicht nur den entsprechenden Buchstaben, sondern werden auch mit einem **hochgestellten Strich** versehen. So würde die zweite R-Zacke in der schriftlichen Befundung als R'-Zacke bezeichnet.

Des Weiteren hat sich in der schriftlichen Dokumentation auch eingebürgert, die **Größe der Zacken** mithilfe der Groß- oder Kleinschreibung zu dokumentieren. So werden nicht so hohe R-Zacken als r-Zacken beschrieben, dabei gibt es keine absoluten Maße, sondern das Verhältnis der Zacken zueinander entscheidet über die Vergabe von Groß- oder Kleinbuchstaben. Das gleiche Prinzip findet sich auch bei den S-Zacken. Weisen sie nur eine geringe Negativität auf, so werden sie als s-Zacken gekennzeichnet. Ist der Ausschlag deutlich negativ, nennt man sie S-Zacke.

Zusammengesetzt für den Kammerkomplex können sich so verschiedene **Buchstabenkombinationen** wie qRs-Komplex, qRS-Komplex oder auch QrS-Komplex finden. Die Unterscheidung mit Groß- und Kleinbuchstaben findet dabei nur beim Kammerkomplex Anwendung. Für die P- und die T-Welle werden nur Großbuchstaben verwendet.

Praxistipp

Die Darstellung der Depolarisation der Herzkammern im EKG sollte besser als Kammerkomplex bezeichnet werden, da nicht in jeder Ableitung eine Q-, R- oder S-Zacke dargestellt wird.

Die Repolarisation der Vorhöfe kann im normalen EKG in aller Regel nicht dargestellt werden. Da die Repolarisation der Vorhöfe im Herzzyklus in die Phase der Depolarisation der Kammern fällt, wird sie normalerweise vom Kammerkomplex überlagert. Lediglich bei höhergradigen AV-Blockierungen oder ausgeprägten Bradykardien ist sie manchmal im EKG als kleine, negative Welle zu erkennen.

Anders verhält es sich mit der **Repolarisation der Kammern,** sie ist im EKG gut zu sehen. Wie weiter oben besprochen, benötigt die Repolarisation wesentlich mehr Zeit als die Depolarisation und folgt auch nicht dem Weg des Reizleitungssystems. Dieser Umstand führt dazu, dass die Repolarisation als größere, positive Welle im Anschluss an die Kammererregung aufgezeichnet wird. Sie wird als **T-Welle** bezeichnet.

Im Anschluss an die T-Welle findet sich manchmal noch eine etwas kleinere Welle. Sie wird als **U-Welle** bezeichnet.

2.2.2 Das normale EKG

Die **Morphologie** des EKGs beschreibt Form und Aussehen der einzelnen Wellen und Zacken. Der Begriff „Morphologie" stammt aus dem Griechischen und bedeutet „Gestalt" oder „Form".

MERKE

Morphologie = Gestalt, Form
Der Begriff „polymorphe (poly = viel, morph = Form) Extrasystolen" würde somit „vielförmige" und damit "unterschiedlich aussehende Extrasystolen" bedeuten.

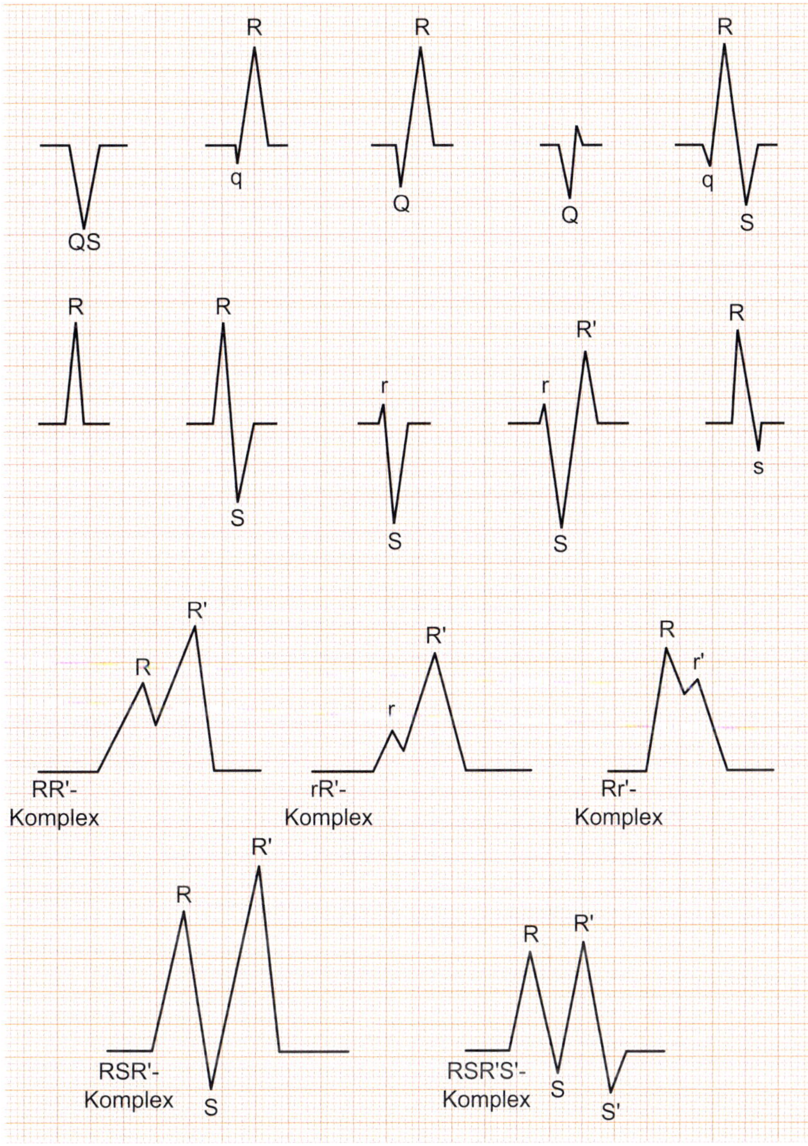

Abb. 2.18 Unterschiedliche Morphologie von Kammerkomplexen und deren Bezeichnungen [L143]

P-Welle

Die Erregung des Vorhofs nimmt seinen Ursprung im Sinusknoten und breitet sich etwas zeitversetzt zunächst über den rechten Vorhof und dann über den linken Vorhof aus. Diese beiden Erregungswellen setzen sich zur P-Welle zusammen. Sie spiegelt damit die Vorhoferregung wider und ist die erste Welle vor dem Kammerkomplex. Das erste Drittel zeigt die Erregung des rechten Vorhofs, das letzte Drittel die Erregung des linken Vorhofs. Das mittlere Drittel repräsentiert die Erregung beider Vorhöfe.

- Die P-Welle sollte eine weiche Rundung aufweisen.
- In den Ableitungen II und aVF sollte die P-Welle positiv und monophasisch sein.
- In der Ableitung V_1, sollte die P-Welle biphasisch sein, im ersten Drittel positiv und im letzten Drittel negativ.
- Sie sollte nicht länger als 120 ms dauern.
- In den Extremitätenableitungen sollte sie < 2,5 mm sein.
- In den Brustwandableitungen sollte sie < 1,5 mm sein.

Veränderungen der P-Welle können am leichtesten in den Ableitungen II, III, aVF und V_1 beurteilt werden, da die P-Welle hier meist am besten zu erkennen ist.

Praxistipp

Manchmal ist es schwierig, die P-Wellen im EKG zu identifizieren. Dies gilt besonders bei EKG, die mit einer Geschwindigkeit von 50 mm/Sek. geschrieben worden sind. Hier kann es helfen, erneut ein EKG zu schreiben, dann mit einem Vorschub von 25 mm/Sek.

MERKE

Die Interpretation der P-Welle ist wichtig bei der Beurteilung von:

- Herzrhythmusstörungen
- Vergrößerung (Hypertrophie) der Vorhöfe

Kammerkomplex

Die Entstehung des Kammerkomplexes lässt sich nicht so einfach beschreiben wie die Entstehung der P-Welle im EKG. Dies hängt damit zusammen, dass die Entstehung des Kammerkomplexes im EKG wesentlich komplexere Abläufe in einer 3-D-Struktur mit viel größerer Muskelmasse abbildet. Die Morphologie des Kammerkomplexes ist daher stark von der aufzeichnenden Ableitung abhängig. Die normale **Dauer eines Kammerkomplexes** liegt zwischen 80 und 100 ms und wird vom Beginn der Q- oder R-Zacke bis zum J-Punkt gemessen.

Unter der **Amplitude des Kammerkomplexes** versteht man die Entfernung vom niedrigsten Punkt zum höchsten Punkt des Kammerkomplexes. Sie ist stark abhängig vom Lagetyp des Herzens und der jeweiligen Ableitung. Auch die Entfernung zur Brustwand sowie deren Dicke haben Einfluss auf die Höhe der Amplitude. Es gibt daher kaum starre Normalwerte für die Amplitude.

In den Extremitätenableitungen schwankt die Amplitude zwischen 0,6 und 1,6 mV und liegt im Durchschnitt bei 1 mV. Ist die Amplitude in den Extremitätenableitungen < 0,5 mV, spricht man von einer **Niedervoltage.** In den Brustwandableitungen sollte die Amplitude größer als 0,65 mV, aber kleiner als 3,5 mV sein.

Q-Zacke

Die Q-Zacke ist die **erste negative Zacke des Kammerkomplexes.** Sie muss nicht in jeder Ableitung des EKGs vorhanden sein. Im normalen EKG ist sie nach der P-Welle und vor der R-Zacke zu finden. Sie spiegelt den Beginn der Kammererregung wider und dauert nur wenige Millisekunden. Die Kammererregung beginnt auf der linken Seite des Kammerseptums und breitet sich in Richtung rechter Herzkammer aus. Der Summenvektor zeigt also für kurze Zeit von links nach rechts. Aufgrund des oben aufgeführten Zustandekommens der Q-Zacke, wird diese manchmal auch als **septales Q** bezeichnet. Sie sollte folgende Bedingungen erfüllen:

- Normal in den linksgerichteten Ableitungen I, aVL, V_5 und V_6
- Dauer < 30 ms
- Die Tiefe der Zacke sollte weniger als 2 mm oder ein Drittel der Höhe der folgenden R-Zacke betragen.

Neben den physiologischen Q-Zacken gibt es auch **pathologische Formen.** Diese sind v. a. bei Patienten mit Herzinfarkt oder Kardiomyopathien zu finden. Um von einem pathologischen Q zu sprechen, müssen folgende Bedingungen erfüllt sein:

- > 40 ms
- > 2 mm Tiefe
- Tiefer als ein Drittel der Höhe der folgenden R-Zacke
- Vorkommen in den Ableitungen V_1 bis V_3

Praxistipp

Die Interpretation der Q-Zacke ist wichtig bei der Beurteilung
- von Zeichen der Rechtsherzbelastung,
- von Hinweisen auf alte Infarkte,
- des Lagetyps.

R-Zacke

Die R-Zacke ist in der Regel am einfachsten zu erkennen und per Definition **immer positiv.** Sie repräsentiert die gleichzeitige Erregungsweiterleitung über die Tawara-Schenkel der rechten und linken Herzkammer. Da die Muskelmasse der linken Herzkammer wesentlich größer ist als die der rechten, dominiert die Erregung der linken Herzkammer das Aussehen der R-Zacke.

In den Brustwandableitungen sollte die Höhe der R-Zacke von V_1 bis V_4 an Höhe zunehmen, um dann von V_5 nach V_6 wieder etwas an Höhe abzunehmen. Bei Erwachsenen sollte die R-Zacke in den Extremitätenableitungen < 2,0 mV, in den Brustwandableitungen < 3,0 mV sein. Bei Kindern und schlanken Personen können diese Werte ohne krankhaften Befund überschritten werden.

Praxistipp

Die Interpretation der R-Zacke ist wichtig bei der Beurteilung
- des Lagetyps,
- von Schenkelblöcken oder anderer Verzögerungen der Erregungsausbreitung in den Herzkammern,
- von Hinweisen auf eine Vergrößerung der Herzkammern (Hypertrophie),
- von Hinweisen auf alte Infarkte.

S-Zacke

Die S-Zacke ist ein **negativer Ausschlag des Kammerkomplexes,** der n**ach einer positiven R-Zacke** folgt. Sie muss nicht in jeder Ableitung vorhanden sein. Die negative S-Zacke stellt die letzte Phase der Depolarisation der Herzkammern dar, die von der Herzspitze in Richtung Herzbasis (Klappenebene) verläuft. Der Summenvektor des Aktionsstroms weist zu diesem Zeitpunkt nach oben links und hinten. Die Dauer der S-Zacke liegt unter 60 ms. Während die Höhe der R-Zacken in den Brustwandableitungen von V_1 bis V_6 zu und dann wieder abnimmt, nimmt die Tiefe der S-Zacke von V_1 bis V_5 kontinuierlich ab und verschwindet dann in Ableitung V_6.

Praxistipp

Die Interpretation der S-Zacke ist wichtig bei der Beurteilung
- des Lagetyps,
- der Unterscheidung von Schenkelblöcken,
- von Zeichen der Rechtsherzbelastung.

J-Punkt

Der J-Punkt ist definiert als der **Übergangspunkt vom Ende des Kammerkomplexes zum Beginn der ST-Strecke.** Er muss nicht auf der isoelektrischen Linie der EKG-Aufzeichnung liegen.

Physiologisch stellt er den Übergang von der Kammerdepolarisation zur Kammerrepolarisation dar. Er ist daher ein wichtiger Punkt, um die Dauer des Kammerkomplexes zu messen oder ST-Strecken-Hebungen oder -Senkungen auszumessen. Der J-Punkt ist leicht zu erkennen, wenn es einen scharfen Winkel zwischen dem Ende des Kammerkomplexes und dem Beginn der ST-Strecke gibt. Dies ist leider nicht immer der Fall. So kann es durch Verbreiterung des Kammerkomplexes oder Hebungen und Senkungen der ST-Strecke zu bogenförmigen Übergängen kommen. Um hier den Übergang der EKG-Kurve von der vertikalen zur horizontalen Richtung zu identifizieren, kann es helfen, die absteigende R-Zacke oder die aufsteigende S-Zacke mithilfe eines Lineals zu verlängern und eine Tangente einzuzeichnen. Die Strecke zur Anlage des Lineals sollte dazu mindestens 2 mm lang sein.

Praxistipp

Die Kennzeichnung des J-Punkts ist wichtig beim Ausmessen von:
- ST-Streckenhebungen
- ST-Streckensenkungen

T-Welle

Die T-Welle stellt die **Repolarisation der Kammern** im EKG dar und kann große Variationen aufweisen. Für die Ausbreitung der Repolarisationswelle sind zwei große Richtungen vorgegeben. Zum einen beginnt die Repolarisation an den äußeren Zellen der Herzwand und pflanzt sich nach innen fort, zum anderen beginnt die Repolarisation an der Herzspitze und ist dann Richtung Herzbasis (Klappenebene) gerichtet. Dieser Verlauf der Repolarisation führt im EKG dazu, dass die T-Welle die gleiche Ausrichtung wie der vorangehende Kammerkomplex hat. Ist der QRS-Komplex überwiegend positiv, sollte auch die T-Welle positiv ausgerichtet sein. Dieses Verhalten wird in der Fachsprache auch als **Konkordanz** (lat. *concordare* = übereinstimmen) bezeichnet. Die T-Welle ist daher in den meisten Ableitungen positiv. Lediglich in der Ableitung aVR ist sie im Normalbefund negativ. In den Ableitungen III und V_1 kann sie ebenfalls im Normalbefund negativ sein.

MERKE

- Konkordant = übereinstimmend
  Kammerkomplex und T-Welle sind konkordant. Das bedeutet, sie weisen beide in die gleiche Richtung.
- Diskordant = nicht übereinstimmend
  Kammerkomplex und T-Welle sind diskordant. Das bedeutet, sie weisen in entgegengesetzte Richtungen. Dabei kann der Kammerkomplex positiv und die T-Welle negativ sein oder umgekehrt.

Eine normale T-Welle ist asymmetrisch, mit einem etwas flacheren Anstieg und einem steileren Abfall. Der höchste Punkt der T-Welle liegt damit eher in Richtung des Endes der T-Welle. Die Höhe der T-Welle ist dabei abhängig von der Höhe der vorangehenden R-Zacke.

Die T-Welle kann nicht nur **monophasisch** sein, sondern auch **biphasisch.** Ist der erste Anteil nach dem Kammerkomplex negativ und das Ende der T-Welle positiv, ist die T-Welle definitionsgemäß noch als **positive T-Welle** zu bezeichnen. Eine genauere Bezeichnung wäre die Beschreibung als biphasische T-Welle mit präterminaler T-Negativierung. Ist das Ende der T-Welle negativ, so wird sie definitionsgemäß als **negative T-Welle** bezeichnet.

Die Begriffe **terminale** (lat. *terminare* = beenden, begrenzen) oder **präterminale T-Negativierung** finden auch bei monophasisch negativen T-Wellen ihre Anwendung (➤ Abb. 2.19). Um besser entscheiden zu können, ob es sich bei monophasisch negativen T-Wellen um eine terminale oder präterminale T-Negativierung handelt, werden die beiden Schenkel der T-Welle mithilfe eins Lineals verlängert und dann die winkelhalbierende Linie eingezeichnet. Weist diese in Richtung des voranstehenden Kammerkomplexes, spricht man von einer präterminalen T-Negativierung. Steht sie senkrecht oder weist sogar vom vorangehenden Kammerkomplex weg, spricht man von einer terminalen T-Negativierung.

Praxistipp

Die Interpretation der T-Welle ist wichtig für die Erkennung von:
- Schädigung der Kammermuskulatur
- Elektrolytstörungen

MERKE

Die **normale T-Welle** sollte folgende Bedingungen erfüllen:
- Positiv in den Ableitungen I, II und (III), Höhe ein Viertel bis ein Drittel der R-Zacke
- Positiv in den Ableitungen V_2 bis V_6, Höhe mindestens ein Achtel der R-Zacke
- Asymmetrisch = langsamer anstieg, schnellerer Abfall

U-Welle

Die U-Welle ist eine **kleine monophasische Welle,** die auf die T-Welle folgt. Sie kann positiv oder negativ sein. Sie ist normalerweise asymmetrisch, wobei der Anstieg steiler, der Abfall flacher erfolgt. Am ehesten ist die U-Welle in den Ableitungen V_2 und V_3 zu finden, da sie dort meist die größte Amplitude aufweist.

Der Ursprung der U-Welle ist noch nicht vollständig erforscht und verstanden. Es werden drei Theorien diskutiert, die für die Entstehung der Welle verantwortlich sein könnten:
- Repolarisation der Purkinje-Fasern
- Verspätete Repolarisation der sog. M-Zellen des Myokards
- Nachpotenziale durch mechanische Kräfte in der Herzwand

Sie wird häufiger beobachtet bei Herzfrequenzen unter 65 Schläge/Min. und bei Hypokaliämien. Bei Herzfrequenzen über 95 Schläge/Min. ist sie kaum zu finden.

Strecken und Zeiten

Bei der EKG-Auswertung geht es nicht nur darum, die verschiedenen Wellen und Zacken zu identifizieren und ihre Veränderungen zu beschreiben, sondern auch die **zeitlichen Verläufe** genau zu beurteilen. Hierdurch soll festgestellt werden, ob es zu **Veränderungen im Zeitablauf der Herzerregung** kommt. Ausgehend vom jeweiligen Normwert der Erregungszeit, kann man sowohl verzögerte als auch beschleunigte Erregungsausbreitungen finden, die unterschiedliche Ursachen und Auswirkungen haben können.

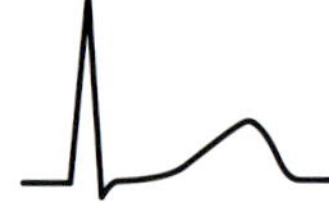

Normale T-Welle
Weicher Übergang von der ST-Strecke in die T-Welle. Die T-Welle ist leicht asymmetrisch mit einem etwas leichteren Aufstrich und einem steileren Abfall.

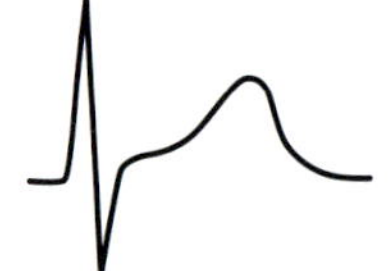

Große, asymmetrische T-Welle mit einer breiten Basis. Oft in Verbindung mit einer leichten ST-Hebung am J-Punkt.

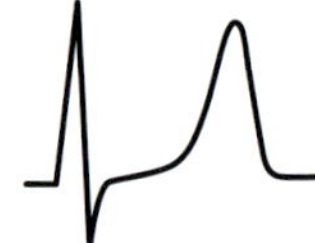

Hohe, spitze T-Welle mit schmaler Basis.

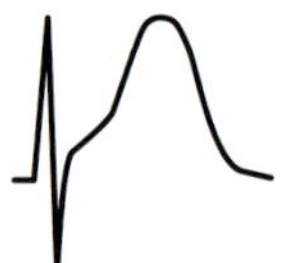

Frühes Zeichen bei transmuraler Ischämie. Hohe, rundliche, asymmetrische T-Welle mit breiter Basis. Meist in Verbindung mit ST-Strecken Hebung.

Biphasische (zweiphasige) T-Wellen

Beide T-Wellen werden als biphasisch negativ oder invertierte T-Wellen bezeichnet, da ihr terminaler Anteil negativ ist.

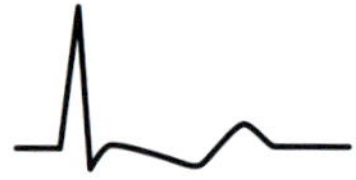

Die T-Welle wird als biphasisch positiv bezeichnet, da der terminale Anteil positiv ausschlägt.

Bei biphasischen T-Wellen, erfolgt die Beschreibung der T-Welle anhand des Endverlaufs der T-Welle.

Negative invertierte T-Wellen

Postischämisch
symmetrische T-Welle, in unterschiedlicher Ausprägung, von flach bis zur deutlichen Invertierung. Invertierte T-Wellen können nicht mit einer anhaltenden Ischämie gleichgesetzt werden, erscheinen aber nach Phasen einer Ischämie.

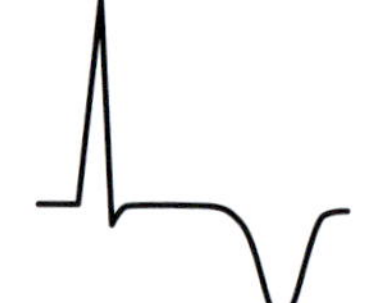

Akute (anhaltende) Ischämie
T-Negativierung in Verbindung mit ST-Strecken Senkung. Die Senkung der ST-Strecke ist dabei hinweisgebend auf das akute Stadium der T-Negativierung.

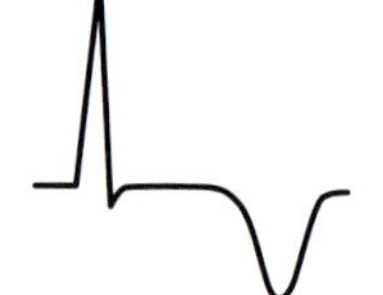

T-Negativierung bei intrakranieller Blutung
Sehr tiefe T-Negativierung, vor allem in den Brustwandableitungen. In vereinzelten Studien wurden die T-Negativierungen bei über 30% der Patienten mit intrakranieller Blutung gefunden.

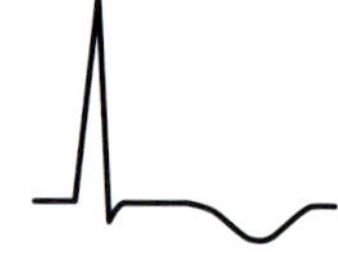

Symmetrische, meist sehr ausgeprägte T-Negativierung. Meist in den Brustwandableitungen V_1–V_3 zu beobachten. Häufig auch in Verbindung mit ausgeprägt hohen R-Zacken. Gelegentlich auch in Verbindung mit ST-Strecken Senkungen.

Perimyokarditis
T-Wellen Negativierungen treten nach Normalisierung der ST-Streckenhebungen einer Perimyokarditis auf. Die T-Wellen Negativierung ist dann in den meisten Ableitungen zu finden.

Abb. 2.19 Verschiedene Formen von T-Wellen [L143]

Zum Ausmessen der Zeiten kann entweder die EKG-Karte verwendet werden, oder es werden die Millimeterkästchen des EKG-Papiers ausgezählt und die entsprechende Zeit dann berechnet.

Die ausgemessenen Zeiten können in unterschiedlichen Ableitungen unterschiedlich lang erscheinen. Dies hängt mit der Darstellungsart des EKGs zusammen. Noch einmal zur Wiederholung: Das aufgezeichnete EKG entspricht der Projektion des Summenvektors einer bestimmten Erregungsphase aus einem bestimmten Blickwinkel. Genau wie sich die Größe eines Schattens, der auf den Boden projiziert wird, je nach Winkel ändert, gilt dies auch für das aufgezeichnete EKG. Für den Schatten gilt, dass das schattenspende Objekt eine bestimmte und damit feste Größe hat, die sich nicht ändert. Gleiches gilt für das EKG. Die Überleitung der Erregung vom Sinusknoten auf die Herzkammern benötigt eine bestimmte, immer gleichbleibende Zeit. Ihre Projektion auf verschiedene Ableitungen kann dazu führen, dass sie dort unterschiedlich lang erscheint. Deshalb gilt zur Befundung die Regel: Zeiten werden in allen Ableitungen ausgemessen. Die längste gemessene Zeit wird zur Befundung herangezogen. Wird die PQ-Zeit in der Ableitung II mit 0,2 Sek., in Ableitung aVL mit 0,18 Sek. gemessen, so wird zur Befundung die Zeit aus Ableitung II herangezogen.

MERKE

Die Zeiten von Intervallen werden in allen zur Verfügung stehenden Ableitungen ausgemessen.
Zur Befundung wird die längste gemessene Zeit eines bestimmten Intervalls verwendet.

Unter **Strecke** versteht man die **Entfernung** zwischen zwei Punkten. Ein **Intervall** bezeichnet die **Dauer** einer bestimmten Phase im EKG. Deshalb spricht man bei Intervallen auch von **Zeiten.** Bei der Beurteilung des EKGs sind die Begriffe „Strecke" und „Zeit" nicht gleichzusetzen. Die Definition für Beginn und Ende der jeweiligen Entfernung sind häufig unterschiedlich. Die **PQ-Strecke** beginnt am Ende der P-Welle und endet am Beginn der Q-Zacke. Die **PQ-Zeit** beginnt am Anfang der P-Welle und endet am Beginn der Q-Zacke. Dies bedeutet, dass die ausgemessene Entfernung für die PQ-Zeit größer ist als für die PQ-Strecke. Es ist also wichtig, sich die genauen Definitionen zu merken.

MERKE

PQ-Strecke: beginnt am Ende der P-Welle und endet am Beginn der Q-Zacke oder R-Zacke.
PQ-Zeit: beginnt am Anfang der P-Welle und endet am Beginn der Q-Zacke oder R-Zacke.

PQ-Strecke/PR-Strecke

Die erste Herausforderung bei der ersten Strecke im EKG ist ihre Bezeichnung. Wie bereits dargestellt, muss ein Kammerkomplex nicht zwangsläufig eine Q-Zacke aufweisen, sondern kann auch mit einer R-Zacke beginnen. Daher findet man im alltäglichen Sprachgebrauch sowohl die Bezeichnung „PQ-Strecke" als auch „PR-Strecke". Im deutschsprachigen Raum wird überwiegend die Bezeichnung **PQ-Strecke** verwendet, während im Englischsprachigen eher der Ausdruck „PR-Strecke" gebräuchlich ist. Egal welche Bezeichnung gewählt wird, es geht definitionsgemäß um die **Entfernung vom Ende der P-Welle bis zum Beginn des Kammerkomplexes,** egal ob er mit einer Q-Zacke oder einer R-Zacke beginnt. Die PQ-Strecke spiegelt die Überleitung der elektrischen Erregung vom AV-Knoten über das His-Bündel auf die Tawara-Schenkel wider. Sie ist deshalb für die Beurteilung von Überleitungsstörungen von den Vorhöfen auf die Kammern von großer Bedeutung.

Die PQ-Strecke liegt physiologischerweise auf der **isoelektrischen Linie.** Sie wird deshalb auch als Referenzlinie zur Festlegung der isoelektrischen Linie verwendet. Krankhafte Veränderungen können zur positiven (Hebung) oder negativen (Senkung) Abweichungen der PQ-Strecke führen, was aber sehr selten ist. Diese Abweichungen können dann durch Vergleich mit der TP-Strecke aufgedeckt werden.

Praxistipp

Durch Verbindung von zwei PQ-Strecken wird im EKG die isoelektrische Linie ermittelt, falls das EKG „verwackelt" ist.

PQ-Zeit/PR-Zeit

Genau wie bei der PQ-/PR-Strecke gibt es hier ähnliche Herausforderungen mit der genauen Bezeichnung der Zeitspanne. Beide Begrifflichkeiten finden im Alltag Verwendung und sind gegeneinander austauschbar. Im deutschen Sprachraum ist die Bezeichnung PQ-Zeit gebräuchlicher.

Die **PQ-Zeit** repräsentiert die Zeit vom Beginn der Vorhoferregung bis zum Beginn der Depolarisation der Kammern. Sie umfasst damit die Überleitung im AV-Knoten und im His-Bündel.

Die PQ-Zeit kann ausgemessen werden, indem man die Zeit vom Beginn der P-Welle bis zum Beginn des Kammerkomplexes bestimmt. Ihre normale Dauer liegt im Bereich von 0,12–0,2 Sek. (120–200 ms).

Die PQ-Zeit ist auch in geringem Maße abhängig von der Herzfrequenz. Steigert sich die Herzfrequenz um 20 Schläge/Min., verkürzt sich die PQ-Zeit um ungefähr 0,01 Sek.

Will man zur schnellen Bestimmung der PQ-Zeit nur eine Ableitung verwenden, sollte die Ableitung gewählt werden, in der die P-Welle und der Kammerkomplex am breitesten erscheinen. Ansonsten gilt auch für die PQ-Zeit die Regel, dass sie in allen Ableitungen bestimmt und die längste gemessene Zeit zur Befundung herangezogen wird.

Praxistipp

Die Bestimmung der PQ-Zeit ist wichtig bei der Beurteilung von AV-Überleitungsstörungen.

QRS-Zeit

Mit der Dauer der QRS-Zeit wird die Zeit gemessen, die die **Herzkammer zur Depolarisation** benötigt. Die genaue Bestimmung der QRS-Zeit sollte immer in den Brustwandableitungen erfolgen. Auch hier gilt der Grundsatz, die längste QRS-Zeit wird zur Befundung herangezogen.

Der Normalwert für die QRS-Zeit liegt bei 0,06–0,1 Sek. Verläuft die Erregung der Herzkammern innerhalb dieser Zeitspanne, bezeichnet man die Kammerkomplexe als **schmal.** Die Kammerkomplexe werden als **breit** bezeichnet, wenn die Dauer über 0,12 Sek. liegt. Die **verlängerte QRS-Zeit** ist Hinweis auf eine Störung der Erregungsausbreitung in den Herzkammern. Liegt die Dauer der QRS-Zeit zwischen 0,1 und 0,12 Sek. spricht man von einem grenzwertigen Befund.

QR-Zeit

Als **oberen Umschlagpunkt** bezeichnet man die Stelle der R-Zacke, von wo aus es nur noch eine absteigende Bewegung in Richtung der isoelektrischen Linie gibt. Die Zeit vom Beginn des Kammerkomplexes bis zu diesem Punkt wird auch als QR-Zeit bezeichnet.

Zur Messung wird der obere Umschlagspunkt mithilfe der EKG-Karte senkrecht auf die isoelektrische Linie übertragen. Dann wird die Dauer vom Beginn des Kammerkomplexes bis zu der Hilfslinie gemessen. In der Ableitung V_1 sollte die QR-Zeit unter 0,03 Sek. liegen, in der Ableitung V_6 unter 0,055 Sek. Sind die Zeiten länger, spricht dies für eine ungleichmäßige Erregungsausbreitung innerhalb der Kammern.

Praxistipp

Die Bestimmung der QRS-Zeit ist wichtig bei der Beurteilung von:
- Erregungsleitungsstörungen in der Herzkammer
- Unterscheidung von Schenkelblöcken

ST-Strecke

Die ST-Strecke ist die **Entfernung vom Ende des Kammerkomplexes am J-Punkt bis zum Beginn der T-Welle.** Sie sollte physiologischerweise auf der **isoelektrischen Linie** liegen.

Zu diesem Zeitpunkt sind alle Herzmuskelzellen depolarisiert und befinden sich in der Plateauphase des Aktionspotenzials, sodass es zu keinen Spannungsänderungen im EKG kommt. Sauerstoffmangel oder Entzündung einzelner Herzmuskelbereiche können dazu führen, dass diese Phase nicht von allen Zellen zum gleichen Zeitpunkt erreicht wird. Ist dies der Fall, liegen nicht depolarisierte und depolarisierte Bereiche nebeneinander, was zu unterschiedlichen Spannungszuständen und damit zum Stromfluss führt. Da dieser Zustand nicht physiologisch ist, nennt man den entstehenden Strom auch **Verletzungsstrom.** Die entstehenden Spannungsunterschiede sind sehr gering, sodass das Auftreten dieses Verletzungsstroms am ehesten während der ST-Strecke beobachtet werden kann.

Je nach Richtung des Verletzungsstroms führt dies zu einer Absenkung der ST-Strecke **(ST-Strecken-Senkung)** unter die isoelektrische Linie oder zu einer Anhebung **(ST-Strecken-Hebung)** über die isoelektrische Linie.

MERKE

Der Verletzungsstrom entsteht in der Phase, in der alle Herzmuskelzellen depolarisiert sein sollten. Ist dies nicht der Fall, kommt es zu Spannungsdifferenzen unterschiedlicher Herzmuskelbereiche und damit zur Entstehung des Verletzungsstroms.

Neben dem nur bei krankhaften Veränderungen auftretenden Verletzungsstrom, können viele andere Ursachen zu einer Veränderung der ST-Strecke führen. So verursacht auch die Störung der Erregungsausbreitung durch die Blockierung eines Tawara-Schenkels Spannungsdifferenzen der unterschiedlichen Herzmuskelbereiche und damit Veränderungen der ST-Strecke.

Praxistipp

Die Beurteilung der ST-Strecke ist wichtig bei der Erkennung von
- Herzinfarkten,
- Durchblutungsstörungen des Herzmuskels,
- Entzündungen des Herzens.

RR-Intervall

Unter RR-Intervall versteht man die Zeit, die von einer R-Zacke zur nächsten R-Zacke vergeht. Sie entspricht somit der **Dauer einer elektrischen Herzaktion.** Das RR-Intervall wird genutzt, um die Herzschlagfrequenz zu bestimmen und die Regelmäßigkeit des Rhythmus zu beurteilen. Die Dauer des RR-Intervalls ist dabei stark von der Herzschlagfrequenz abhängig. Eine Steigerung der Herzschlagfrequenz ist nur möglich, wenn sich die Dauer jeder einzelnen Herzaktion etwas verkürzt, wodurch die RR-Intervalle kürzer werden.

Mit **Herzfrequenz** wird dabei die Anzahl der Herzaktion während 1 Min. bezeichnet. Davon zu unterscheiden ist die **Pulsfrequenz,** die als Anzahl der Pulswellen pro Minute definiert ist und durch Tasten des Pulses erfasst wird.

Wie in ➤ Kap. 1.3 bereits angesprochen, unterliegt die Herzschlagfrequenz großen Schwankungen und kann nur bis zu einem gewissen Maximalwert ansteigen. Dieser kann über die Formel:

$$\text{Maximale Herzschlagfrequenz} = 220 - \text{Lebensalter}$$

abgeschätzt werden. Bei Personen oberhalb des 40. Lebensjahrs wird mit dieser Formel die maximale Herzfrequenz allerdings unterschätzt. Hier eignet sich eine modifizierte Formel von Tanaka (2001) besser:

$$Hf_{max} = 207 - 0{,}7 \times \text{Alter in Jahren}$$

Auch unter konstanter Belastung ist die Herzfrequenz einer physiologischen Schwankung unterworfen, die u. a. durch das Wechselspiel von Sympathikus und Parasympathikus zustande kommt. Diese Schwankungen können unterschiedlicher Ausprägung sein und werden als **Herzfrequenzvariabilität (HRV)** bezeichnet. Da sie Rückschlüsse auf den Trainingszustand des Patienten zulässt, wird dieser Wert in der Sport- und Arbeitsmedizin verwendet. Dazu werden über längere Zeiträume die RR-Intervalle bestimmt und gegeneinander verglichen. Menschen mit gutem Trainingszustand weisen dabei eine höhere Herzfrequenzvariabilität auf als schlecht trainierte Personen.

Bei der Messung des RR-Intervalls geht es damit weniger um die absolute Dauer als um die **Gleichheit der Zeiten zwischen unterschiedlichen R-Zacken.** Zur Bestimmung misst man den Abstand von einer R-Zacke zur folgenden R-Zacke und vergleicht diesen dann mit dem Abstand zur nächsten, nachfolgenden R-Zacke. Ist der Herzschlag regelmäßig, so sind die RR-Intervalle von gleicher Länge, respektive gleicher Dauer. Teilt man die 60 Sek. einer Minute durch die Dauer des RR-Intervalls, so erhält man die Herzschlagfrequenz pro Minute.

QT-Zeit

Die QT-Zeit repräsentiert die **Dauer vom Beginn der Kammerdepolarisation bis zum Ende der Kammerrepolarisation** und umfasst damit die gesamte Kammersystole vom Zeitpunkt der isovolumetrischen Kontraktion der Kammern bis zur isovolumetrischen Relaxation (➤ Kap. 1.3.1).

Sie wird gemessen vom Beginn des Kammerkomplexes bis zum Ende der T-Welle. In einigen Ableitungen ist es schwer, das genaue Ende der T-Welle zu bestimmen, v. a. wenn in ihnen auch noch U-Wellen zu finden sind. Auch Zustände, die zu starken Veränderungen des Aussehens der T-Welle führen, können die Bestimmung des Endpunkts der T-Welle erschweren. In solchen Fällen kann man mithilfe der „EKG-Karte" eine Hilfslinie vom maximalen Abstieg der T-Welle zur isoelektrischen Linie einzeichnen. Die QT-Zeit wird dann vom Beginn des Kammerkomplexes bis zu diesem Punkt gemessen.

Am ehesten eignen sich die Ableitungen II, V_5 oder V_6 zur Ausmessung des QT-Intervalls. Dabei sollten 5–6 Schläge ausgemessen werden und der maximale Wert zur Beurteilung genutzt werden.

Die QT-Zeit ist stark abhängig von der Herzfrequenz und gegensätzlich proportional zu dieser. Das bedeutet:

- Steigt die Herzfrequenz, so sinkt die QT-Zeit.
- Sinkt die Herzfrequenz, so steigt die QT-Zeit.

Um diese Tatsache in der Praxis zu berücksichtigen, wird mit der frequenzkorrigierten QT-Zeit (QTc) gearbeitet. Sie kann rechnerisch mithilfe unterschiedlicher Formeln ermittelt werden. Moderne EKG-Geräte führen diese Berechnungen automatisch durch.

Sowohl die Verkürzung der QTc-Zeit als auch die Verlängerung haben krankhaften Charakter. Eine Verlängerung der QTc-Zeit über 0,5 Sek. gilt als pathologisch und steigert das Risiko für das Auftreten von bestimmten tachykarden Herzrhythmusstörungen (Torsade-de-pointes-Tachykardie). Auch eine QTc-Zeit unter 0,35 Sek. wird als krankhaft angesehen. Sie erhöht ebenfalls das Risiko von anfallsweise auftretendem Vorhof- oder Kammerflimmern.

Praxistipp

Als grobe Faustformel gilt: Die QTc-Zeit sollte kleiner als die Hälfte des RR-Intervalls sein.

Die Beurteilung der QTc-Zeit ist wichtig bei der Erkennung von

- angeborenen Störungen des Reizleitungssystems,
- unerwünschten Arzneimittelwirkungen,
- Elektrolytstörungen,
- Durchblutungsstörungen des Herzmuskels.

2.3 Ableitung und Technik

Michael Praetz, Frank Löwe

Das EKG ist häufig eine der ersten diagnostischen Maßnahmen, gerade bei internistischen Patienten. Um die Interpretation zu erleichtern und eine möglichst gute Aussagekraft der Untersuchungsergebnisse zu bekommen, ist ein sorgfältiges und standardisiertes Vorgehen von entscheidender Bedeutung. Gerade im Rettungsdienst, mit denen sich immer wandelnden, manchmal ungünstigen Umgebungsbedingungen, ist die Gefahr groß, die Sorgfalt gegenüber der Schnelligkeit zu vernachlässigen. Dies führt dann häufig zu mehr oder minder stark ausgeprägten **Störungen (Artefakten) im EKG-Ausdruck.** Diese behindern die Auswertung des EKGs und können auch zu einer Fehlinterpretation führen, die dann wiederum zu einer falschen Behandlung des Patienten führen kann.

Aber nicht nur der technischen Qualität der EKG-Aufzeichnung kommt eine hohe Bedeutung zu, sondern auch der **Positionierung der EKG-Elektroden.** In einer Untersuchung von Medani waren bei 600 abgeleiteten EKGs nur bei 206 (34 %) die Elektroden richtig platziert. Um die Bedeutung der genauen Positionierung der EKG-Elektroden zu begreifen, ist es wichtig, sich noch einmal vor Augen zu führen, was die EKG-Kurve genau darstellt. Die EKG-Kurve ist die Projektion des Summenvektors der Herzerregung auf eine bestimmte Ableitung. Zur Verdeutlichung soll an dieser Stelle noch einmal der Vergleich des Schattenwurfs eines Objekts auf eine Wand herangezogen werden. Je nach Richtung und Abstand des Objekts zur Wand und zur Lichtquelle verändert sich der Schatten. Er kann größer oder kleiner werden, bestimmte Details können sichtbar werden oder nicht. Genauso verhält es sich mit dem EKG. Durch Veränderung der Elektrodenposition verändert sich zwangsläufig das Bild des EKGs. Nur wenn **definierte Punkte zu Positionierung der Elektroden** verwendet werden, lassen sich EKG-Aufzeichnungen untereinander und im Verlauf vergleichen.

2

2.3.1 Die unterschiedlichen Ableitungen des EKGs

Um die Spannungsunterschiede des Aktionsstroms messen und aufzeichnen zu können, werden **zwei Messpunkte** benötigt. Diese Messpunkte werden mithilfe von Elektroden, die auf der Körperoberfläche befestigt werden, geschaffen. Mithilfe eines Elektronenpaars, entsprechend einer Ableitung, kann die Ausbreitung des Aktionsstroms aus einem bestimmten „Blickwinkel" betrachtet werden. Der Vergleich mit der optischen Betrachtung von Gegenständen kann dabei helfen, die Bedeutung unterschiedlicher EKG-Ableitungen zu verstehen.

Grundsätzlich gilt für die Betrachtung von Objekten: Je näher ich an einem Objekt dran bin, desto größer erscheint es und desto eher kann ich Details erkennen. Im Umkehrschluss: Je weiter ich von einem Objekt entfernt bin, desto kleiner wird es und desto weniger Details kann ich erkennen. Zudem gibt es einen zweiten Grundsatz, wenn man Objekte betrachtet: Je genauer ich ein Objekt beschreiben möchte, desto mehr muss ich es mir von allen Seiten anschauen. Je mehr Blickrichtungen, desto genauer ist die Beschreibung möglich.

Die gleichen Grundlagen gelten für die Betrachtung der Erregungsausbreitung am Herzen. Je mehr Ableitungen man im EKG nutzt, desto mehr Blickwinkel stehen für die Beschreibung und Beurteilung der Geschehnisse zur Verfügung. Bei der EKG-Aufzeichnung unterscheidet man Extremitäten- und Brustwandableitungen. Wie der Name schon vermuten lässt, sind die **Extremitätenableitungen** weiter vom Herzen entfernt als die Brustwandableitungen. Dies führt dazu, dass die Ausschläge in den Extremitätenableitungen kleiner dargestellt werden als in den Brustwandableitungen. Detailveränderungen lassen sich daher in den **Brustwandableitungen** meist besser erkennen als in den Extremitätenableitungen, weil sie rein anatomisch dichter am Geschehen sind.

Damit EKG-Aufzeichnungen untereinander vergleichbar sind, müssen die verwendeten Messpunkte definiert und immer wieder reproduzierbar sein. 1903 hat Einthoven das erste Ableitungssystem beschrieben und festgelegt. 1934 folgte die Einführung der Brustwandableitungen nach Wilson. 1942 kamen dann noch die Extremitätenableitungen nach Goldberger dazu. Die jeweiligen Besonderheiten sollen im Folgenden besprochen werden.

Extremitätenableitungen nach Einthoven

Diese Ableitungen werden seit 1903 unverändert verwendet und gehören zum Standard der EKG-Aufzeichnung. Heute klebt man

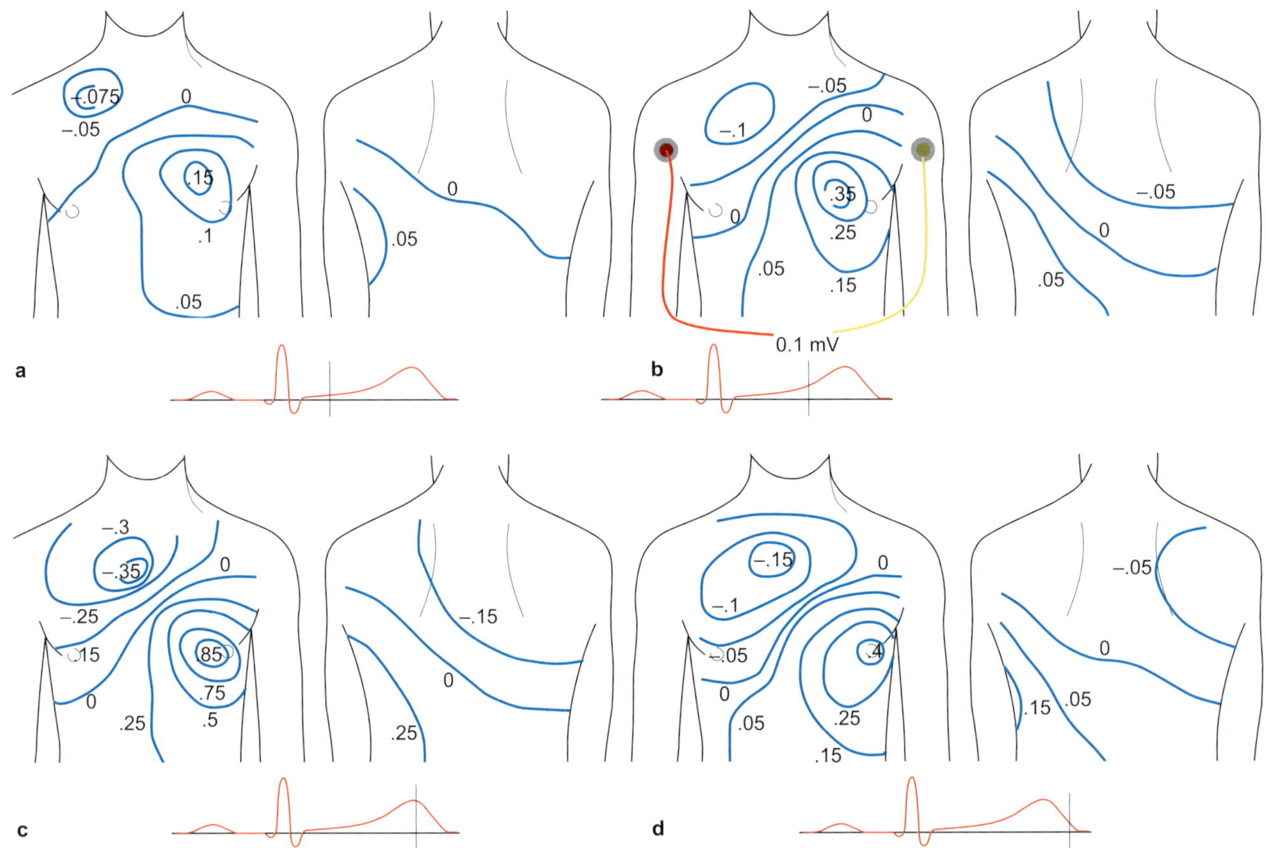

Abb. 2.20 Isopotenziallinien und bipolare EKG-Ableitung [L143]

allerdings vier EKG-Klebeelektroden auf die Extremitäten, verbindet sie mit den entsprechenden Kabeln zum EKG-Gerät und taucht die Extremitäten nicht mehr in große Bottiche.

- **Ableitung I:** negative Elektrode rechter Arm (rotes Kabel), positive Elektrode linker Arm (gelbes Kabel). Die Ableitungsstrecke verläuft zwischen rechtem und linkem Arm.
- **Ableitung II:** negative Elektrode rechter Arm (rotes Kabel), positive Elektrode linkes Bein (grünes Kabel). Die Ableitungsstrecke verläuft zwischen rechtem Arm und linkem Bein.
- **Ableitung III:** negative Elektrode linker Arm (gelbes Kabel), positive Elektrode linkes Bein (grünes Kabel). Die Ableitungsstrecke verläuft zwischen linkem Arm und linkem Bein.

Zusätzlich findet sich noch eine **vierte Elektrode** mit einem schwarzen Kabel am rechten Bein des Patienten. Dieses Kabel wird nicht für die eigentlichen Ableitungen benötigt, sondern dient der Erdung und dem Potenzialausgleich zwischen Patient und Gerät, um eine möglichst artefaktfreie Aufzeichnung der EKG-Kurve zu ermöglichen. Die Aufgabe der Elektrode macht deutlich, dass sie eigentlich frei am Körper positioniert werden kann.

Die Messung der Ableitungen nach Einthoven erfolgt **bipolar.** Das bedeutet, dass beide Elektroden „untersuchend", also aktiv an der Messung beteiligt sind. Die EKG-Kurve ist das Ergebnis der Messung beider Elektroden. Die Spannungsänderungen des Aktionsstroms übertragen sich in Form von **Isopotenziallinien** auf die Körperoberfläche des Menschen (➤ Abb. 2.20). Bei der bipolaren Messung der Ableitung I misst die negative Elektrode das Potenzial (ϕ) am rechten Arm und die positive Elektrode das Potenzial am linken Arm. Die Spannung (V) wird dann durch Subtraktion der beiden Werte berechnet. Die Formel für die Ableitung I von Einthoven lautet demnach

$$V_I = \phi_L - \phi_F$$

Überträgt man als Beispiel die Werte der Isopotenzialinien aus ➤ Abb. 2.20, so ergibt sich für den Ausschlag folgender Wert: 0,25 mV – (–0,5mV) = 0,75mV.

Auf dieser Grundlage lassen sich die Charakteristika der Extremitätenableitungen nach Einthoven wie folgt zusammenfassen:

- Die drei Ableitungsstrecken zwischen den Extremitäten bilden ein gleichschenkliges Dreieck.
- Das gleichschenklige Dreieck liegt in der Frontalebene des Körpers.
- Die Messung erfolgt herzfern.
- Die Messung erfolgt bipolar.
- Die Ableitungen zeichnen so die Projektion des Aktionsstroms in der Frontalebene auf.

Brustwandableitung nach Wilson

Frank Wilson hat 1930 die 3 Extremitätenableitungen von Willem Einthoven durch 6 Brustwandableitungen ergänzt. Ziel war es, die

Projektion des Aktionsstroms in der Frontalebene um **Aufzeichnungen in der Horizontalebene** zu ergänzen, um so die Ausbreitung im dreidimensionalen Herz besser beurteilen zu können. Eine der Herausforderung war dabei die reproduzierbare Darstellung der Ableitungsstrecken, die bei Einthoven eine gerade Linie zwischen negativer und positiver Elektrode bilden. Dies würde bei den Brustwandableitungen voraussetzen, dass die Elektroden zur Ableitung an der Brustwand genau gegenüberliegend platziert werden, was in der Praxis aufgrund fehlender anatomischer Landmarken fast unmöglich erscheint. Wilson löste das Problem, indem er die **Wilson-Sammelelektrode** bildete, auch Central Terminal genannt.

Hierzu verband er die drei Extremitätenableitungen und schaltete zwischen jede Elektrode und den Sammelpunkt noch einen hohen Widerstand. So entstand eine „virtuelle", **indifferente** (nicht aktiv „untersuchende") Elektrode, die aufgrund des hohen Widerstands nicht aktiv an der Messung beteiligt war, sondern einen Referenzpunkt mit dem Wert 0 darstellte. Da bei dieser Form der Aufzeichnung nur eine Elektrode „untersuchend" ist, spricht man auch von **unipolarer Messung.** Das Potenzial wird zwischen der konstanten, indifferenten Elektrode und der differenten Elektrode gemessen. Die „untersuchende" oder differente Elektrode wird durch die positiven Elektroden auf der Brustwandoberfläche gebildet. Die Wilson-Sammelelektrode befindet sich „virtuell" in der Mitte des Brustkorbs ungefähr in Höhe des AV-Knotens. Die Projektion des Aktionsstroms erfolgt so auf die Ableitungsstrecke zwischen AV-Knoten und der jeweiligen Brustwandelektrode.

Die 6 Brustwandableitungen werden damit durch die Extremitätenableitungen und 6 Elektroden auf der Brustwand gebildet. Aufgrund der großen Nähe zum Herzen kommt der exakten Positionierung der Elektroden eine große Bedeutung zu.

Die ersten beiden Elektroden (**V_1 und V_2**) werden in den 4. Interkostalraum, direkt links und rechts neben dem Sternum platziert (➤ Abb. 2.21). Gerade beim Erwachsenen, eventuell auch noch mit erhöhtem Body-Mass-Index ist es oft sehr schwer, den 1. Interkostalraum zu ertasten. Hier liegt die erste Fehlermöglichkeit für eine **Fehlplatzierung der Elektroden.** Die englische Society for Cardiological Science and Technology fordert daher, dass der **1. Interkostalraum** mithilfe einer Verdickung auf dem Sternum, dem Sternalwinkel oder Angulus Ludovici aufgesucht werden soll. Diese Verdickung entsteht durch das Zusammenwachsen von Handgriff (Manubrium sterni) und Körper des Brustbeins (Corpus sterni) und stellt eine querverlaufende Erhebung da. Sie ist gut zu ertasten, wenn man mit dem Finger vom Jugulum, also dem oberen Rand des Sternums, langsam in der Mitte des Brustbeins fußwärts streift. Ertastet man die Erhebung, lässt man den Finger noch etwas seitlich nach unten direkt neben das Brustbein gleiten. In der dort zu ertastenden Vertiefung befindet sich dann der 2. Interkostalraum. Rutscht man weiter mit dem Finger fußwärts, folgt zunächst die dritte Rippe, danach der 3. Interkostalraum und schließlich die vierte Rippe und darunter der 4. Interkostalraum. Dort soll direkt rechts neben dem Brustbein die Mitte der aktiven Fläche der EKG-Elektrode V_1 platziert werden. Gegenüber auf gleicher Höhe wird die Elektrode V_2 geklebt.

Als nächstes wird der **5. Interkostalraum** ertastet. Am Schnittpunkt zwischen einer senkrechten Verbindungslinie, die aus der Mitte des linken Schlüsselbeines fußwärts verläuft (Medioklavikularlinie), und dem 5. Interkostalraum wird die Elektrode **V_4** geklebt. Denkt man sich jetzt eine direkte Linie zwischen V_2 und V_4, so wird genau auf der Hälfte die Elektrode **V_3** geklebt. Bei zierlichen Personen oder Kindern dürfen die Klebeflächen dabei auch überlappen. Im nächsten Schritt denkt man sich beim liegenden Patienten eine senkrechte Linie von V_4 Richtung Rücken des Patienten. Am Schnittpunkt mit der vorderen Axillarlinie wird die Elektrode **V_5** positioniert.

Am Schnittpunkt mit der mittleren Axillarlinie wird schließlich die Elektrode **V_6** geklebt. Beide Elektroden bilden dann mit V_4 eine gerade Linie. In der Praxis ist häufig zu beobachten, dass die Elektroden V_5 und V_6, in einem kopfwärts gezogenen Bogen, dem Verlauf des 5. Interkostalraum folgend, geklebt werden. Diese Vorgehensweise findet sich auch in manchen Lehrbüchern, entspricht aber nicht den internationalen Empfehlungen.

Bei Frauen mit großen Brüsten stellt sich in der Praxis häufig die Frage, wohin mit den Elektroden – auf oder unter die Brust? Hier gibt es keine einheitlichen Aussagen, wobei in der Literatur vermehrt „auf die Brust" zu lesen ist. Werden die Elektroden unterhalb der Brust, an den Brustansatz geklebt, so verschiebt sich ihre Position meist etwas fußwärts zur eigentlichen Position. Dies bedeutet, dass entsprechend andere Bereiche des Herzens von den Elektroden „beobachtet" werden. Werden die Elektroden auf die Brust geklebt, ist es etwas schwerer, den richtigen Interkostalraum zu ertasten. Des Weiteren vergrößert sich die Entfernung zwischen Herz und Elektrode, sodass auch dies ein verändertes Bild der EKG-Kurve ergeben kann. In der Praxis bewährt es sich, die Elektroden, einfach kleben zu lassen, um sie im weiteren Verlauf zu nutzen und so einheitliche und damit vergleichbare EKGs zu erhalten.

Die Charakteristika der Brustwandableitungen nach Wilson lassen sich wie folgt zusammenfassen:

- Die Messung erfolgt herznah.
- Die Messung erfolgt unipolar.
- Die Messung registriert die Projektion des Aktionsstroms in der Horizontalebene.

Extremitätenableitungen nach Goldberger

1940 kam Emanuel Goldberger auf die Idee, die von Wilson eingeführte Sammelelektrode auch für die Extremitätenableitungen zu nutzen. Er verband dazu jeweils eine Elektrode der Extremitäten mit der indifferenten Sammelelektrode als Bezugspunkt. Da die Spannungsdifferenz von der Extremität zur Sammelelektrode sehr gering ist, konnte in den ersten Versuchen kaum ein Ausschlag aufgezeichnet werden. Dadurch, dass er nur zwei Elektroden zur Sammelelektrode zusammenschloss und die dritte als aktive Messelektrode verwendete, konnte das Signal verstärkt werden, sodass es in etwa denen der anderen Extremitätenableitungen entsprach. Diese Tatsache der Signalverstärkung wird auch in der Kennzeichnung der jeweiligen Ableitung deutlich. Die Bezeichnung **aVL** bedeutet *augmented voltage left arm*. Bei dieser Ableitung bilden die Elektroden am rechten Arm und am linken Fuß zusammen die indifferente Bezugselektrode. Die Elektrode am linken Arm ist die aktive Messelektrode. Bei der Ableitung **aVF** werden die Elektroden des rechten und des linken Arms zur indifferenten Sammelelektrode zusammengeschaltet, die Elektrode

2

2

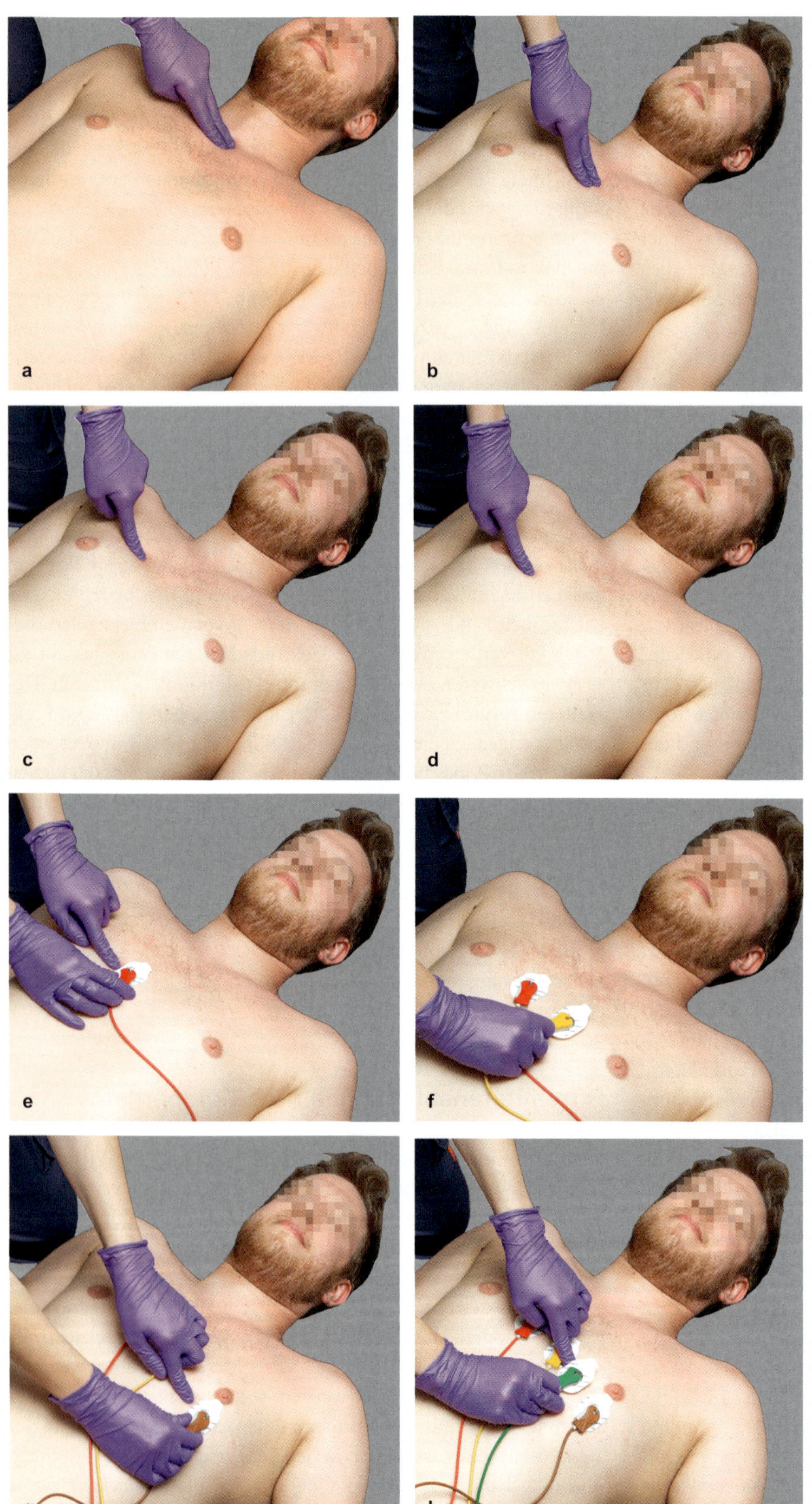

Abb. 2.21 Kleben der Brustwandelektroden [L143]
a Aufsuchen Jugulum
b Ertasten Sternalwinkel bzw. Angulus Ludovici und seitliches Aufsuchen 2. ICR
c Ertasten 3. Interkostalraum
d Ertasten 4. Interkostalraum
e Platzierung Elektrode V_1 4. ICR re. parasternal
f Platzierung Elektrode V_2 4. ICR li. parasternal
g Platzierung Elektrode V_4 5. ICR Medioklavikularlinie
h Platzierung Elektrode V_3 auf der Hälfte der Linie zwischen Elektrode V_2 und V_4
i Platzierung Elektrode V_5 im 5. ICR vordere Axillarlinie
j Platzierung Elektrode V_6 5. ICR mittlere Axillarlinie
k Korrekt geklebtes 12-Kanal-EKG

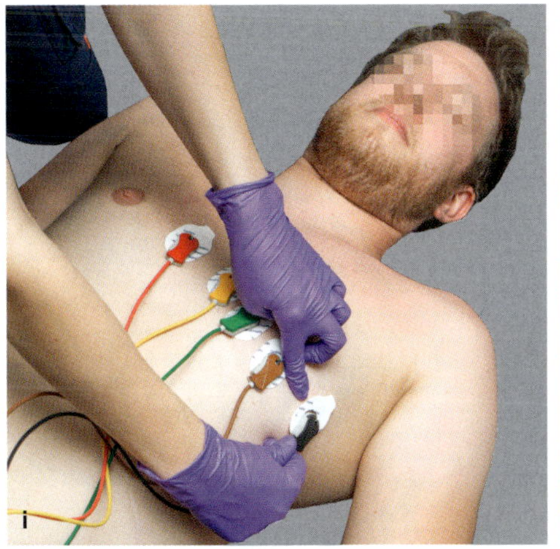

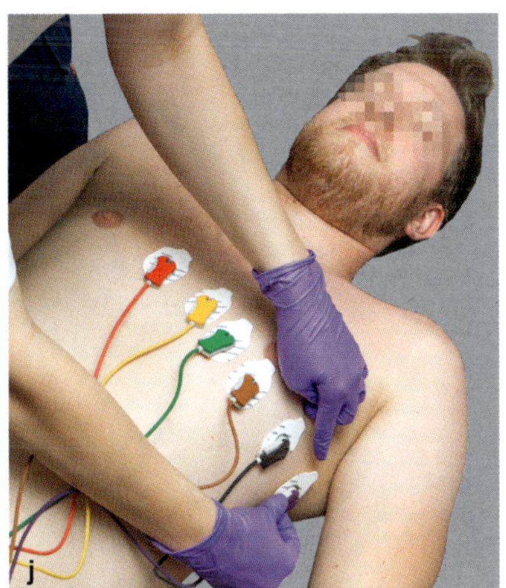

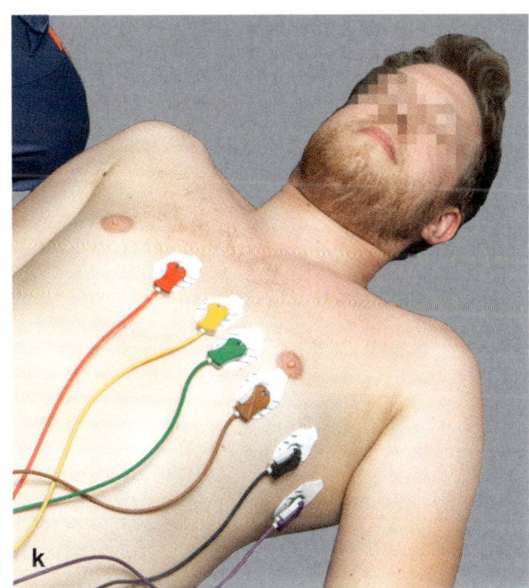

Abb. 2.21 *(Forts.)*

am linken Bein wird zur aktiven Messelektrode. Die dritte Ableitung nach Goldberger, **aVR** wird mithilfe der zusammengeschalteten Elektroden am linken Arm und am linken Fuß als Bezugspunkt und der aktiven Messelektrode am rechten Arm abgeleitet.

Durch die Verwendung der virtuellen Sammelelektrode verändert sich die Ableitungsstrecke der Extremitätenableitungen. Sie bilden jetzt kein gleichschenkliges Dreieck mehr, wie bei den Einthoven Ableitungen, sondern stellen die winkelhalbierenden Linien in dem Einthoven-Dreieck dar. Dadurch ergeben sich drei neue Blickwinkel auf die Ausbreitung des Aktionsstroms.

Die Charakteristika der **Extremitätenableitungen nach Goldberger** sind zusammengefasst:

- Die Messung erfolgt herzfern.
- Die Messung erfolgt unipolar.
- Die Messung wird verstärkt.
- Die Projektion des Aktionsstroms erfolgt in der Frontalebene.

Cabrera-Kreis

1948 schlug Enrique Cabrera Cossio eine Hilfestellung zu Beurteilung des Aktionsstromes und dessen Projektion auf die Ableitungsebenen vor. Er konstruierte dazu einen Kreis um die Schenkel des gleichseitigen Dreiecks von Einthoven. Durch Parallelverschiebung der Ableitungsstrecken in den Mittelpunkt des Kreises konstruierte er Schnittpunkte auf dem äußeren Kreis. Gleiches machte er mit den Ableitungen von Goldberger. Die Schnittpunkte definieren jeweils einen „Beobachtungspunkt" für eine bestimmte Region des Herzens. Der Cabrera-Kreis kann dabei helfen, sich die Beziehungen der sechs Extremitätenableitungen zu bestimmten topografischen Bereichen des Herzens zu verdeutlichen. Außerdem hilft er bei der Bestimmung des Lagetyps und vielen Veränderungen der Erregungsausbreitung.

Die einzelnen Schnittpunkte der Beobachter sind in der Abbildung ➢ Abb. 2.22 zu entnehmen. Der Schnittpunkt der Ableitung I markiert die Position des „Beobachters" I auf die Ausbreitung des Aktionsstroms. Seine Position wurde von Cabrera auf dem Kreis mit 0° festgelegt, wobei er den Kreis nicht in 360°, sondern in zwei Hälften teilte. Der unteren Hälfte wies er vom „Beobachter" I, im Uhrzeigersinn ausgehend die Gradzahlen 0° bis 180° zu. Der oberen Hälfte wies er vom „Beobachter" I gegen den Uhrzeigersinn ebenfalls die Gradzahlen 0° bis 180° zu, allerdings mit negativem Vorzeichen.

Von allen so festgelegten „Beobachtern" wird die Ausbreitung des Aktionsstroms in der Frontalebene beobachtet. Mithilfe der Gradzahlen können die genauen „Standpunkte" der „Beobachter" auf dem Kreis definiert werden:

- Beobachter I = 0°
- Beobachter II = +60°
- Beobachter III = +120°

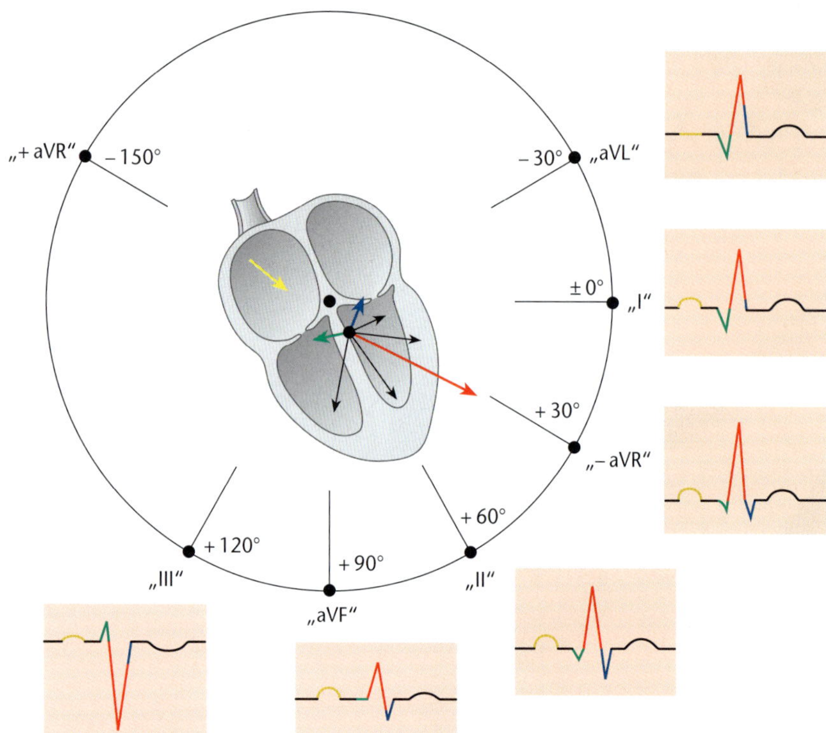

Abb. 2.22 Cabrera-Kreis und die „Beobachter" der einzelnen Extremitätenableitungen [L106]

- Beobachter aVR = – 150°
- Beobachter aVL = – 30°
- Beobachter aVF = 90°

Um mit dem System arbeiten zu können, legte er vier Regeln fest:

1. Wenn der Vektor des Aktionsstroms auf einen „Beobachter" zeigt, gibt es in der dazugehörigen Ableitung des EKGs einen positiven Ausschlag.
2. Wenn der Vektor des Aktionsstroms vom Standort des „Beobachters" wegweist, wird im EKG ein negativer Ausschlag aufgezeichnet.
3. Wenn der Vektor des Aktionsstroms direkt auf den Beobachter zu- oder wegläuft, gibt es im EKG den höchsten positiven oder tiefsten negativen Ausschlag.
   Dies kann durch die Projektion des Aktionsstroms auf die Ableitungsstrecke erklärt werden. Im Vergleich mit dem Schattenwurf bedeutet das: Steht ein Objekt zwischen Lichtquelle und Projektionsfläche genau parallel zu diesen, so muss der größte Schatten entstehen.
4. Wenn der Vektor des Aktionsstroms genau senkrecht zur Ableitungsstrecke verläuft, wird im EKG ein ± 0 Ausschlag dargestellt. Auch hier kann der Vergleich mit dem Schattenwurf wieder bei der Erklärung helfen: Steht das Objekt genau senkrecht zur Lichtquelle und Projektionslinie, so gibt es nur einen kleinen punktförmigen Schatten auf der Projektionsfläche.

Das Prinzip des Cabrera-Kreises kann auch auf die Brustwandableitungen übertragen werden. Hierzu wird der Kreis einfach in die horizontale Ebene gedreht (➤ Abb. 2.23).

Die Ableitungsstrecken der Brustwandableitung liegen dabei zwischen der virtuellen Wilson-Sammelelektrode, die sich im Mittelpunkt des Brustkorbs auf Höhe des 4. Interkostalraums befindet. Das bedeutet, dass die Ableitungsstrecken für V_1 und V_2 horizontal aus dem Körpermittelpunkt zu den Elektroden verlaufen. Da sich die Elektroden V_4 bis V_6 im 5. Interkostalraum befinden, verläuft die Ableitungsstrecke nicht genau horizontal, sondern leicht nach kaudal abgesenkt.

Darstellung der Hauptvektoren mithilfe der Cabrera-Regeln

Der **Hauptvektor der Vorhoferregung** weist vom Sinusknoten nach vorne, links und unten. In der Abbildung ist er als gelber Vektor dargestellt. Das bedeutet, die Beobachter II, aVF und III sehen den Aktionsstrom auf sich zukommen. Nach der **1. Cabrera-Regel** bedeutet dies, dass der Ausschlag im EKG positiv sein muss. Aufgrund dieser Regel muss bei ungestörter Erregungsbildung und Erregungsleitung in den Ableitungen (Beobachtern) II und aVF immer eine positive P-Welle vorhanden sein. Gleiches gilt für den Beobachter V_1 in der Horizontalebene. Der Aktionsstrom der Erregung des rechten Vorhofs läuft auf den Beobachter V_1 zu, was nach der 1. Cabrera-Regel zu einem positiven Ausschlag in der EKG-Aufzeichnung führen muss. Dem Aktionsstrom der Erregung des linken Vorhofs schaut der Beobachter in V_1 nach, da sie von ihm weggerichtet verläuft. Dies ergibt einen negativen Ausschlag in der EKG-Aufzeichnung. Dieser ist bei einer Hypertrophie der Vorhöfe besonders deutlich zu erkennen. So entsteht in der Ableitung V_1 das Bild einer biphasischen Vorhoferregung. Nach der **4. Cabrera-Regel** schaut auch die Ableitung aVR der Erregung nach, sodass hier ebenfalls ein negativer Ausschlag zu erwarten ist. Da der Hauptvektor der Vorhoferregung fast senk-

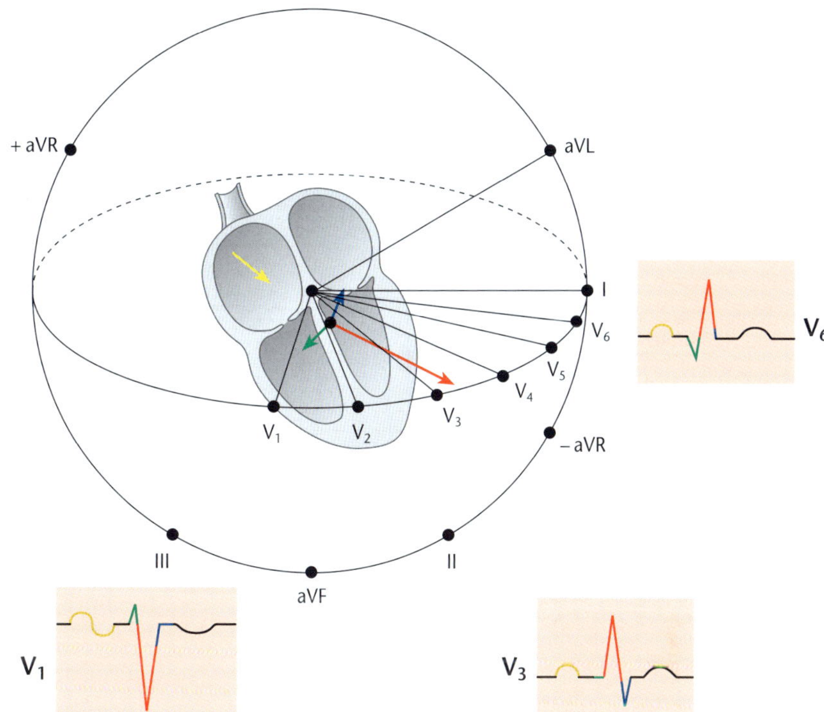

Abb. 2.23 Die Anwendung der Cabrera-Regeln in der Horizontalebene [L106]

recht zur Projektionslinie der Ableitung aVL verläuft, ist die Vorhoferregung hier häufig nicht gut sichtbar.

Beim Beginn der Kammererregung verläuft der **kleine Hauptvektor der Septumerregung** nach vorne, rechts und unten. Er weist also in Richtung des Beobachters III und vom Beobachter aVL weg. Nach der 1. Cabrera-Regel muss es in III einen kleinen positiven Ausschlag geben. Gemäß der **2. Cabrera-Regel** muss in Ableitung aVL ein negativer Ausschlag aufgezeichnet werden. Im dreidimensionalen Herzen läuft die Erregung zu diesem Zeitpunkt auch auf den Beobachter V_1 zu, was nach der 1. Cabrera-Regel ebenfalls zu einem positiven Ausschlag führen muss. Der Beobachter V_6 schaut dieser Anfangserregung der Kammer nach, sodass es nach der 2. Cabrera-Regel einen kleinen negativen Ausschlag geben muss.

Wenn sich die Erregung auf die beiden Kammern ausbreitet, ist schnell der Punkt der **maximalen Erregung** erreicht. Zu diesem Zeitpunkt weist der Hauptvektor nach vorne, links und unten. Das heißt, die Erregung läuft auf die Beobachter II, aVF und III zu. Der 1. Cabrera-Regel folgend, führt dies zu einem positiven Ausschlag in den entsprechenden Ableitungen. Da die Richtung des Summenvektors zu diesem Zeitpunkt am ehesten auf die Ableitung II gerichtet ist, ist hier der höchste Ausschlag zu finden, während die Amplitude in den Ableitungen aVF und III kleiner ist. Nach der 2. Cabrera-Regel muss der Ausschlag in der Ableitung aVR negativ sein. In der horizontalen Ebene führt der nach vorne, links und unten gerichtete Aktionsstrom bei Beobachter V_1 zum negativen Ausschlag, da der Vektor von ihm wegweist. Es wird im EKG eine S-Zacke dargestellt. Auf die Beobachter V_4, V_5 und V_6 läuft der Vektor zu, sodass es hier zu einem positiven Ausschlag, also einer R-Zacke kommt. Während der Endphase der Kammererregung ist der Vektor des Aktionsstromes nach hinten, links und oben gerichtet. Da die Erregung vom Beobachter V_1 wegläuft, ist nach der 2. Cabrera-Regel ein negativer Ausschlag zu erwarten, der im ohnehin schon negativen Ausschlag der Haupterregung aufgeht. Im Beobachter V_6, auf den der Vektor zuläuft, sollte ein positiver Ausschlag zu sehen sein, der aber ebenfalls in dem ohnehin schon positiven Ausschlag der Kammererregung aufgeht. Im Beobachter V_3/V_4 ist der wegweisende Vektor in Form einer S-Zacke zu erkennen.

Auf Grundlage der Cabrera-Regeln gibt es in den **Kammerkomplexen der Brustwandableitungen** einen klassischen Verlauf. In Ableitung V_1 findet sich keine Q-Zacke, der Kammerkomplex beginnt mit einer kleinen R-Zacke, welche in Richtung V_3 bis V_4 ständig an Höhe zunimmt. Dieser Zuwachs wird als **R-Progression** bezeichnet. Die S-Zacke ist in V_1 deutlich ausgeprägt und nimmt an Tiefe in Richtung V_3 bis V_4 noch zu, um dann im weiteren Verlauf der Brustwandableitungen wieder kleiner zu werden. In V_6 findet sich dann klassischerweise nur noch eine sehr kleine S-Zacke oder keine S-Zacke mehr im EKG. In Ableitung V_3/V_4 sind R- und S-Zacke gleich groß. Ab hier kommt es zu einer Umkehr der Größe der R- und S-Zacken. Dieser Bereich wird deshalb auch als **Übergangszone** (oder R-S-Umschlag) bezeichnet. Wenn die R-Zacke in den vorderen Brustwandableitungen nicht an Größe zunimmt, so wird dies als **gestörte R-Progression** bezeichnet. Dabei kann die Größenzunahme verspätet erfolgen oder völlig fehlen. Die fehlende Größenzunahme wird als **R-Verlust** bezeichnet. Ursachen für eine gestörte R-Progression können ein Vorderwandinfarkt, die Vergrößerung der linken Herzkammer oder eine Blockierung des linken, vorderen Faszikels des Tawara-Schenkels sein. Ein Fortbestehen der S-Zacke in den Ableitungen V_5 bis V_6, die **S-Persistenz,** wird meist durch eine Rechtsherzbelastung verursacht.

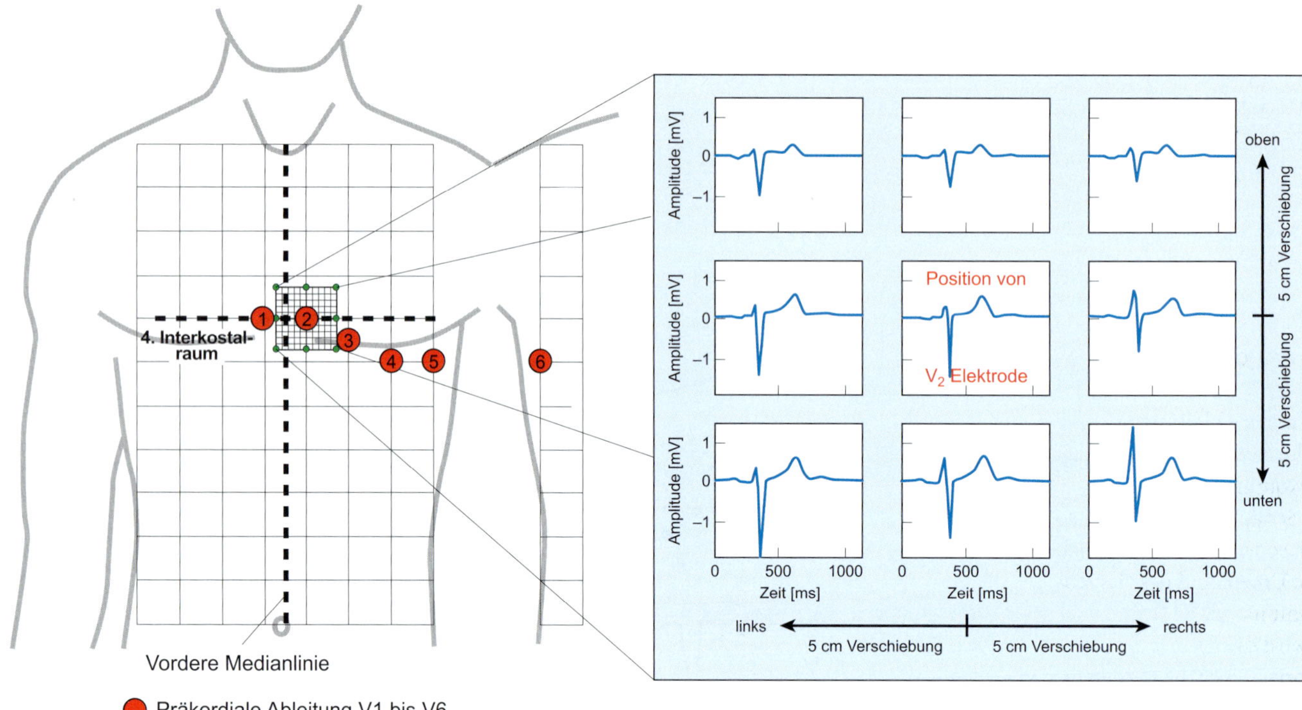

Abb. 2.24 Veränderung der Morphologie der EKG-Aufzeichnung durch Fehlplatzierung der Elektroden [L143]

Das Standard-EKG

Das Standard-EKG besteht aus zwölf unterschiedlichen Ableitungen, die mithilfe von zehn Elektroden, die auf der Körperoberfläche positioniert werden, registriert werden.

Es besteht aus den sechs Extremitätenableitungen (I, II, III, aVL, aVF, aVR), die den Aktionsstrom in der Frontalebene aufzeichnen und den sechs Brustwandableitungen (V_1 bis V_6), die den Aktionsstrom in der Horizontalebene aufzeichnen. Um sich ein möglichst objektives Bild der Ausbreitung des Aktionsstroms am Herzen zu machen, werden alle zwölf Ableitungen benötigt.

Die **Extremitätenableitungen** registrieren das EKG **herzfern.** Die relativ große Entfernung der Elektroden zum Herzen hat den Vorteil, dass das Aufzeichnungsergebnis relativ unabhängig von der Position der Elektronen ist. Solange die Elektroden auf die Extremitäten geklebt werden, verändert sich an der Darstellung des EKGs nichts. Werden die Elektroden aber auf die Schultern, den unteren Rippenbogen oder den Unterleib geklebt, verändert sich die Aufzeichnung des EKG-Bildes. Diese Veränderung kann so weit gehen, dass bestimmte EKG-Veränderungen nicht mehr erkannt werden.

Am Beispiel der grünen Elektrode soll hier kurz verdeutlicht werden, warum eine **korrekte Positionierung** so wichtig ist. Bleibt die grüne Elektrode auf dem Körperstamm, verändert sich der „Blickwinkel" der EKG-Ableitungen II, III und aVF, die alle mithilfe dieser Elektrode abgeleitet werden. Bildlich gesprochen blicken diese Ableitungen von unten auf das Herz, also die Unterwand. Wird die grüne Elektrode am unteren Rippenbogen belassen, wie es beim Monitor-EKG üblich ist, können Veränderungen im unteren Bereich der Herzwand nicht mehr richtig erkannt werden. Dies kann dazu führen, dass ein Infarkt der Unterwand, der klassisch mit ST-Hebungen der Ableitungen II, III, und aVF einhergeht, nicht erkannt wird. Laut Statistischem Bundesamt haben 14 % der Infarktpatienten eine Schädigung in diesem Bereich. In der Praxis bedeutet dies, dass bei falscher Positionierung der Extremitätenableitungen bei jedem siebten Patienten die potenzielle Gefahr besteht, den Infarkt zu übersehen.

Ein weiterer Nachteil der großen Entfernung ist die höhere Störanfälligkeit für herzfremde Muskelpotenziale und die niedrigeren Ausschläge.

Die Brustwandableitungen registrieren das EKG herznah. Dies hat den Vorteil, dass die Ausschläge der Aufzeichnung groß sind und daher Veränderungen besser erkannt und ausgemessen werden können. Zudem führt die kurze Wegstrecke zu einer geringeren Störanfälligkeit des Signals.

Großer Nachteil der herznahen EKG-Aufzeichnung ist die Positionierung der Elektroden. Um EKGs vergleichbar zu machen, müssen die Elektroden immer gleich platziert werden. Bei **Anlage der Brustwandelektroden** ist es notwendig, sehr sorgfältig zu arbeiten. Nur so kann die Vergleichbarkeit gewährleistet werden. Die Klebeflächen von Standardelektroden haben einen Durchmesser von 3–5 cm. Achtet man beim Kleben der Elektroden nicht darauf, dass das Signal nur über das Zentrum der Elektrode aufgenommen wird, so kann dies schon zu einer Fehlplatzierung von 2 cm führen (➤ Abb. 2.24).

Untersuchungen haben gezeigt, dass eine Verschiebung der Elektrodenposition um 2 cm kopf- oder fußwärts zu einer veränderten EKG-Darstellung führen kann. In diesen Untersuchungen kam es bei jedem fünften Patienten zu signifikanten Veränderungen von Q-Zacken und/oder der ST-Strecke, sodass fälschlicherweise ein Infarkt bzw. kein Infarkt diagnostiziert wurde.

Auch zur Qualität der Einhaltung der Elektrodenposition im Rettungsdienst gibt es Forschungsarbeiten. Sejersten et al. (2007) fanden in einer vergleichenden Untersuchung in Dänemark heraus, dass unter Laborbedingungen die Abweichung der durch Rettungsdienstmitarbeiter platzierten Elektroden im Mittel bei 30 mm lag. Im Einsatzgeschehen vergrößerte sich die Abweichung im Mittel auf 37 mm. Um solche Abweichungen zu vermeiden, müssen die Landmarken zur Positionierung der Elektroden gewissenhaft identifiziert und die Elektroden mit ihrem Zentrum genau platziert werden.

Erweiterte Ableitungen

Je mehr Ableitungen zur Verfügung stehen, desto genauer ist das Bild, das man von der Erregungsausbreitung und etwaiger Störungen bekommen kann.

Schaut man sich die Beobachtungsbereiche des 12-Kanal-EKGs an, so wird in der Frontalebene mit den Ableitungen II, III und aVF die Unterwand des Herzens, die überwiegend von der linken Herzkammer gebildet wird, beobachtet. Mit den Ableitungen aVL und I wird die Seitenwand der linken Herzkammer beobachtet. In der Horizontalebene werden mit den Brustwandableitungen, die Vorder- und die Seitenwand der linken Herzkammer beobachtet. Die linke Herzkammer wird also hervorragend im EKG abgebildet, andere Bereiche hingegen nicht. Für Veränderungen im Bereich der Hinterwand des Herzens oder der rechten Herzkammer ist das EKG nahezu blind.

Durch das Kleben zusätzlicher Elektroden und damit durch die zusätzlichen Ableitungen lässt sich der Blick auf weitere Areale des Herzens ausweiten. Vor dem Hintergrund des eingeschränkten Blickwinkels des Standard-EKGs auf das gesamte Herz wird deutlich, dass sich mit der Erweiterung der Ableitungen falsch negative Befunde reduzieren lassen. Anders formuliert, die Wahrscheinlichkeit eine myokardiale Ischämie zu übersehen, sinkt, wenn der Blick auf das Herz erweitert wird. Diese Zunahme der diagnostischen Sicherheit wird auch als gesteigerte **Sensitivität** bezeichnet.

Erweiterte Ableitungen: das 18-Kanal-EKG

Die sog. **rechtsventrikularen Ableitungen** V_4R bis V_6R blicken direkt auf das rechte Herz. Sie haben die gleichen Referenzpunkte wie die bekannten linksventrikulären Brustwandableitungen V_4 bis V_6, spiegelbildlich auf die rechte Thoraxseite übertragen:

- V_4R = 5. Interkostalraum, rechts in der Medioklavikularlinie (MCL)
- V_5R = zwischen V_4R und V_6R auf der vorderen Axillarlinie (VAL)
- V_6R = 5. Interkostalraum, rechts auf der mittleren Axillarlinie (MAL)

Für den Blick auf die Hinterwand des Herzens werden dann die Ableitungen V_7 bis V_9 geklebt. Deren Ableitungspunkte sind wie folgt definiert:

- V_7 = Höhe V_4, hintere Axillarlinie
- V_8 = Höhe V_4, mittlere Scapularlinie
- V_9 = Höhe V_4, paravertebral

In der Durchführung werden die Kabel V_1, V_2 und V_3 auf die zusätzlichen Ableitungspunkte nach rechts gewechselt. Die Kabel der Elektroden V_4, V_5 und V_6 werden auf die neuen Positionen V_7, V_8 und V_9 geklemmt. Es wird jetzt ein neuer Ausdruck gestartet.

Da das EKG-Gerät nicht erkennen kann, dass die Elektroden ihre Position verändert haben, muss die Beschriftung der Ableitungen manuell erfolgen. An den Extremitätenableitungen hat sich nichts geändert. Deshalb müssen nur die Brustwandableitungen eine neue Beschriftung erhalten. Da das rote Kabel der Elektrode V_1 jetzt an der Elektrode V_4R klemmt, wird diese Ableitung mit V_4R beschriftet. Das gelbe Kabel von V_2 klemmt bei den erweiterten Ableitungen an der Elektrode V_5R, also wird auf dem Ausdruck die Aufzeichnung der zweiten Brustwandableitung mit V_5R beschriftet. Zu guter Letzt wird aus V_3 V_6R. Die gleiche Vorgehensweise wird auch für die Ableitungen der Hinterwand gewählt. Aus V_4 wird V_7, aus V_5 wird V_8 und aus V_6 wird V_9. Die manuelle Kennzeichnung der erweiterten Ableitungen ist sehr wichtig, um Verwechslungen zu vermeiden und soll deshalb unmittelbar nach dem Ausdruck des EKG-Streifens erfolgen.

Eine weitere übliche Variante, nur rechtsventrikulär abzuleiten, ist es, die Elektroden V_3R, V_4R, V_5R und V_6R spiegelbildlich zu den Standardpositionen nach rechts umzukleben und die Elektroden V_1–V_2 an den Standardableitungspunkten zu belassen. Falls nur strikt posterior abgeleitet werden soll, reicht es aus, die Elektroden V_4–V_6 auf die Positionen V_7–V_9 zu platzieren. Die Elektroden V_1–V_3 können an den Standardpositionen belassen werden (➤ Abb. 2.25).

Mason-Likar-Ableitung

1966 führten Mason und Likar eine modifizierte Ableitung zur Überwachung von Patienten während des Belastungs-EKGs ein (➤ Abb. 2.26). Sie verlegten dazu die Extremitätenelektroden auf den Brustkorb der Patienten. Die rechte und linke Armelektrode wird dabei ca. 2 cm unterhalb des Schlüsselbeins in der Medioklavikularlinie geklebt. Die linke Beinelektrode wurde ursprünglich in der Mitte zwischen Rippenbogen und Beckenkamm in die vordere Axillarlinie geklebt. Häufig findet sich aber auch die Variante, dass die linke Beinelektrode auf den Beckenkamm geklebt wird. Beim **Belastungs-EKG** werden die modifizierten Extremitätenableitungen häufig mit den Standard-Brustwandableitungen kombiniert.

Im Alltag ist die Ableitung nach Mason-Likar überall zu finden. Gerade im Rettungsdienst, auf Intensivstationen und in der Anästhesie werden die **modifizierten Extremitätenableitungen** nach Mason-Likar zur Überwachung der Patienten verwendet. Der Vorteil liegt in der geringeren Bewegungseinschränkung der Patienten und der Ableitung eines stabileren, störungsfreieren Signals.

Untersuchungen haben gezeigt, dass das aufgezeichnete EKG nicht ohne weiteres mit einem Standard-EKG verglichen werden kann. So kommt es zu einer Rechtsverschiebung der elektrischen Herzachse um ca. 25°. Die Amplitude der R-Zacke wird in den Ableitungen II, III und aVF signifikant größer dargestellt. Die Amplitude der R-Zacke in den Brustwandableitungen wird ebenfalls verändert. In den Ableitungen I und aVF kann es bei jedem zehnten Patienten zu falsch positiven oder falsch negativen Q-Zacken kommen. Auch Veränderungen der ST-Strecke im Bereich der Ableitungen II, III und aVF wurden bei jedem vierten Patienten nicht richtig dargestellt.

Ist man sich der Veränderungen und Einschränkungen im EKG-Bild bewusst, können die Ableitungen selbstverständlich genutzt werden.

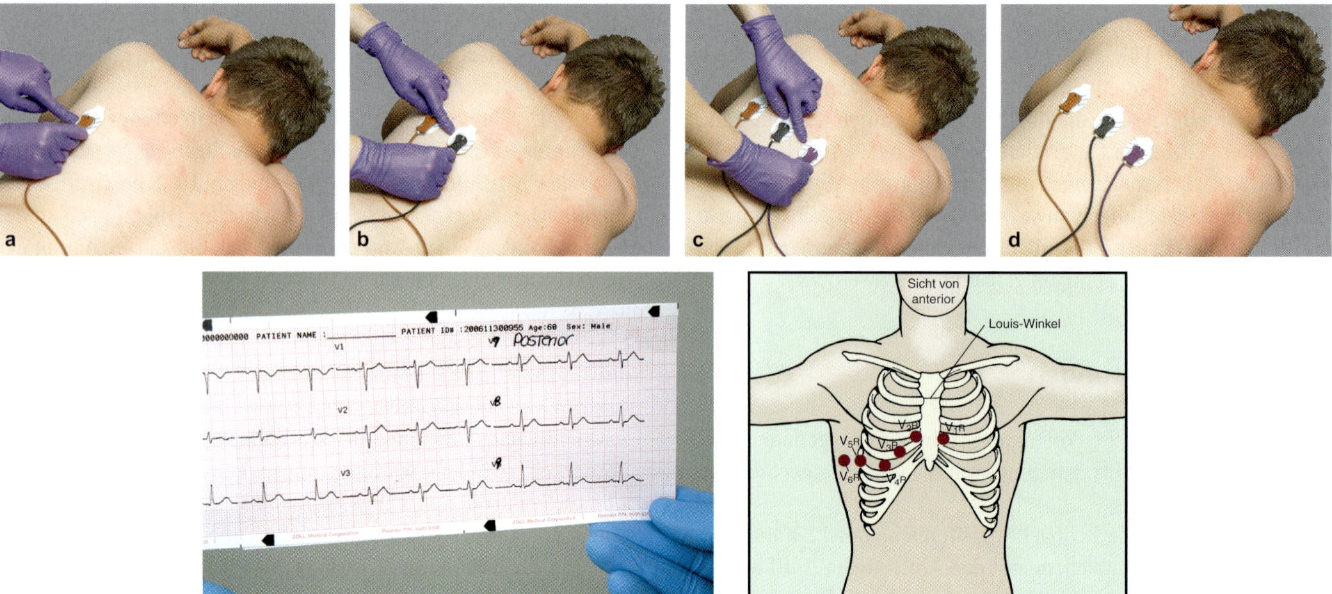

Abb. 2.25 Kleben der erweiterten Ableitungen [G779]
Posteriore Ableitung:
a Positionierung Elektrode V_7 in Höhe V_4, hintere Axillarlinie
b Positionierung Elektrode V_8 in Höhe V_4, mittlere Scapularlinie
c Positionierung Elektrode V_9 in Höhe V_4, paravertebral
d Fertig geklebte posteriore Ableitungen
e Beschriftung posteriore Ableitungen im EKG-Ausdruck
f Rechtsventrikuläre Ableitungen

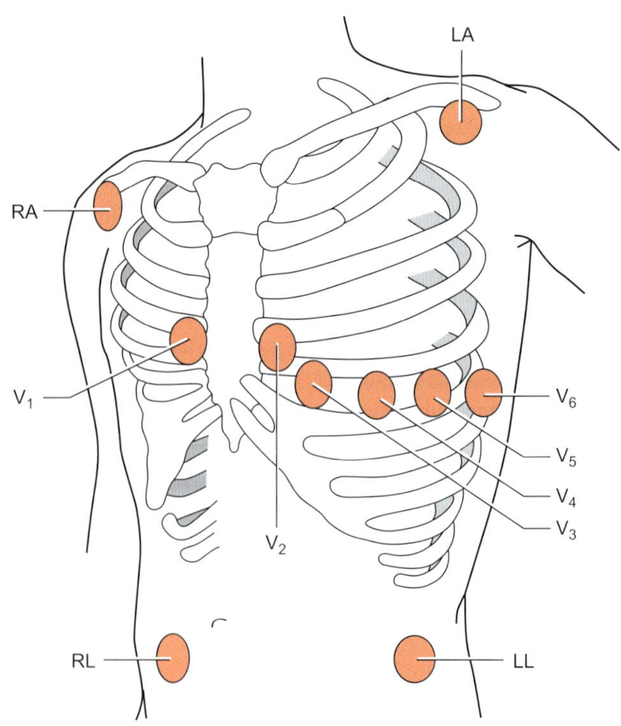

Abb. 2.26 Ableitung nach Mason-Likar [L143]

MERKE
Geht es beim Einsatz des EKGs um die Diagnostik kardiologischer Fragestellungen, muss ein Standard-12-Kanal-EKG angefertigt werden.

Lewis-Ableitung

Im Jahr 1913 beschrieb Thomas Lewis in seinem Buch „Clincal Electrocardiography" das erste Mal die Ableitung des EKGs mithilfe von modifizierten Ableitungen. Bisher hatte er, wie in diesen Zeiten üblich, lediglich die Ableitungen I, II und III mithilfe des Saitengalvanometers aufgezeichnet. Der Grund für die Anwendung einer modifizierten Ableitung war der Umstand, dass das Saitengalvanometer, im Gegensatz zu modernen EKG-Geräten, über keine Hochpass- und Tiefpassfilter verfügte. So zeigte sich auf den EKG-Aufzeichnungen ein kontinuierliches „Rauschen" auf der isoelektrischen Grundlinie. Diese Störungen behinderten die Diagnostik von Vorhofflimmern, da die feinen Flimmerwellen in dem „Rauschen untergingen". Des Weiteren bereitete auch ein eventuell vorhandener Muskeltremor Schwierigkeiten bei der Interpretation der EKG-Aufzeichnung. Um die Vorhoferregungen isoliert und ohne Störungen aufzeichnen zu können, platzierte Lewis mit einer Elektrodenpaste bestrichene Metallplättchen auf der Brust der Patienten und leitete darüber das EKG ab. In dem Originalartikel findet sich eine Grafik mit 6 Elektroden an verschiedenen Positionen und die damit aufgezeichneten 5 unterschiedlichen Ableitungen (> Abb. 2.27). Zur exakten Positionierung der Elektroden werden von Lewis keine genaueren Angaben im Text aufgeführt, er verweist lediglich auf seine Abbildung. Dort sind Elektroden auf dem Manubrium sterni, dem 3. und 5. Interkostalraum rechts parasternal, unterhalb des rechten Rippenbogens neben dem Xiphoid, sowie im 2. und 5. Interkostalraum in der linken Medioklavikularlinie dargestellt. Zudem formuliert er im Text: „Liegt ein Flimmern vor und befinden sich die Elektroden in der Nähe des rechten Vorhofs (Ableitungen 1

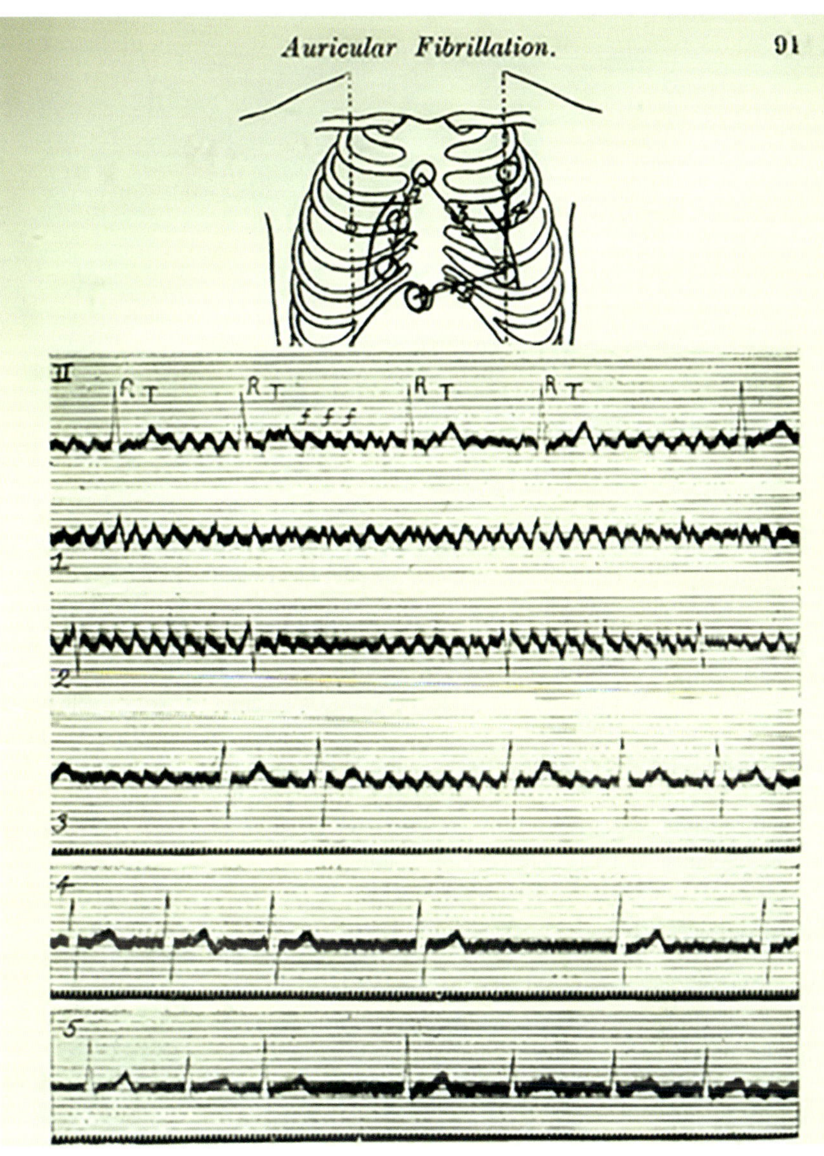

Abb. 2.27 Lewis-Ableitung [L143]

und 2 des Diagramms), so sind die Schwingungen maximal, und die ventrikulären Ausschläge sind nur andeutungsweise zu erkennen.“

In der aktuelleren Literatur finden sich unterschiedliche Darstellungen der Lewis-Ableitungen, die zum Teil auch als modifizierte Lewis-Ableitung bezeichnet werden.

Wird die rechte Armelektrode (rot) rechts parasternal im 2. Interkostalraum und die linke Armelektrode (gelb) rechts parasternal im 4. Interkostalraum positioniert und ein EKG aufgezeichnet, so entspricht die aufgezeichnete Ableitung I ungefähr der Lewis-Ableitung 2.

Zum Teil wird auch von einer modifizierten Lewis-Ableitung gesprochen, wenn die Elektrode des rechten Arms (rot) an das Manubrium sterni am Ansatz zum Corpus sterni, die linke Armelektrode (gelb) in den 5. Interkostalraum rechts parasternal und die linke Beinelektrode (grün) am rechten unteren Rippenbogenrand platziert wird (➤ Abb. 2.28).

Erfolgt nach neuer Positionierung der Elektroden erneut ein 12-Kanal-Ausdruck, so ist zu beachten, dass die anderen, mit aufgezeichneten Ableitungen nicht mehr dem Standard-EKG entsprechen und dies gekennzeichnet werden muss. Bei den Extremitätenableitungen nach Goldberger ist dies aufgrund der Umpositionierung gut nachvollziehbar. Aber auch bei den Brustwandableitungen nach Wilson kommt es zu einer Veränderung der Ableitungsstrecke. Die indifferente Elektrode wird durch Zusammenschluss der drei Extremitätenelektroden gebildet und bildet die sog. Wilson-Sammelelektrode, die normalerweise „virtuell“ in der Mitte des Brustkorbs auf Höhe des AV-Knotens liegt. Da sich die Extremitätenelektroden nicht mehr auf der definierten Position befinden, verschiebt sich auch die „virtuelle“ Position der indifferenten Elektrode, was zu einer veränderten Ableitungsstrecke führt.

MERKE

Das gesamte 12-Kanal-EKG muss als Lewis-EKG gekennzeichnet werden, da alle Ableitungen, auch V_1 bis V_6, nicht mehr dem Standard entsprechen.

Wenn der Patient hämodynamisch stabil ist, kann ein modifiziertes Lewis-12-Kanal-EKG zur Differenzierung von Breitkomplextachykardien eingesetzt werden. Ziel der Nutzung der Lewis-Ableitung ist die Identifizierung von im Standard-EKG nicht erkennbaren Vorhoferregungen. Es sollte daher eine Positionierung der Elektroden gewählt werden, bei denen dies bestmöglich gelingt. Für die Differenzierung

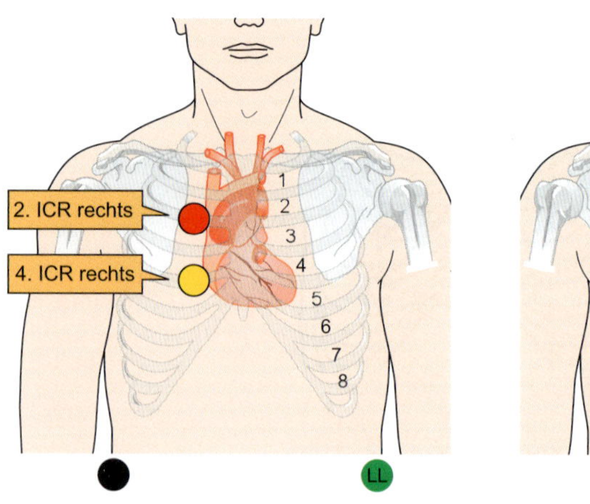

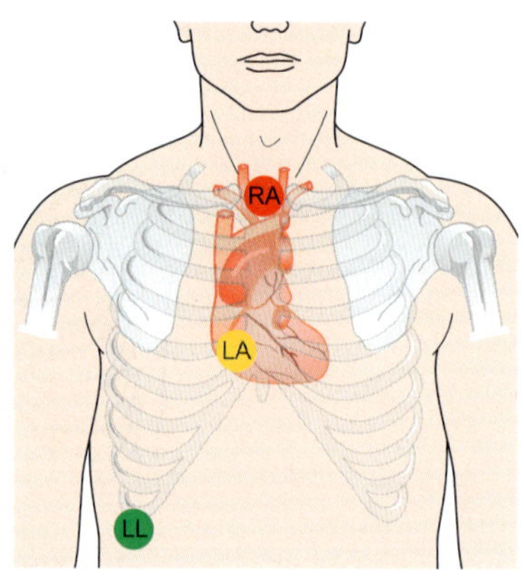

Abb. 2.28 Varianten für die Positionierung der EKG-Elektroden bei der Lewis-Ableitung [L143]

von Breitkomplextachykardien gibt es zwei Arbeiten aus dem Jahr 2016, in denen die Überlegenheit der Positionierung der Elektroden im 2. und 4. Interkostalraum rechts parasternal gegenüber dem Standard-EKG nachgewiesen werden konnte.

Zur Beurteilung hinsichtlich einer AV-Dissoziation eignen sich dann besonders die Ableitungen I und V_1 des Lewis-EKGs. In einer Untersuchung von Huemer et al. wurde die AV-Dissoziation durch die modifizierte Lewis-Ableitung in 71 % der Fälle erkannt, im Standard-EKG in 49 % der Fälle. In der Arbeit von Aksu et al. lagen die Werte für die Identifizierung von P-Wellen in den Lewis-Ableitungen bei 66,7 % gegenüber 33,3 % in den Standardableitungen.

Nehb-Ableitungen

1938 wurden die herznahen Ableitungen von Nehb eingeführt (➤ Abb. 2.29). Dies war zu einem Zeitpunkt, wo die Brustwandableitungen nach Wilson noch nicht in den Kliniken eingesetzt wurden. Die Nehb-Ableitungen stellen eine bipolare Ableitung des EKGs in der Horizontalebene dar und werden auch als **kleines Herzdreieck** bezeichnet. Die Nehb-Ableitungen wurden fast ausschließlich in Deutschland

D
A
I

- 2. ICR Rechtsparasternal
- 5. ICR Medioklavikularlinie
- 5. ICR Hintere Axillarlinie (Rücken)

Abb. 2.29 Ableitungen nach Nehb [L106]

angewendet und sind nun kaum noch zu finden. Ihr Haupteinsatzgebiet war dabei die Erkennung von Hinterwandinfarkten.

Die Ableitung wird mithilfe der Extremitätenableitungen gebildet. Dabei kommt die Elektrode des rechten Arms (rot) in den 2. Interkostalraum, direkt rechts neben dem Sternum. Die Elektrode des linken Armes (gelb) wird im 5. Interkostalraum auf der hinteren Axillarlinie platziert. Die Elektrode des linken Beines wird im 5. Interkostalraum auf Höhe der Medioklavikularlinie geklebt. Aus diesen Elektrodenpositionen entstehen dann die Ableitungsstrecken nach Nehb:

- D (für dorsal) = rote Elektrode (negativ) zu gelber Elektrode (positiv)
- A (für anterior) = rote Elektrode (negativ) zu grüner Elektrode (positiv)
- I (für inferior) = gelbe Elektrode (negativ) zu grüner Elektrode (positiv)

Praxistipp

Wird nach Umsetzen der Elektroden ein Standard-EKG-Ausdruck mit Nehb-Ableitungen angefertigt, so müssen die Beschriftungen entsprechend geändert werden:

- Aus Ableitung I wird D.
- Aus Ableitung II wird A.
- Aus Ableitung III wird I.

Die anderen Ableitungen des Ausdrucks müssen durchgestrichen werden, da sie nicht mit den ursprünglichen Ableitungen verglichen werden können.

2.3.2 Technische Aspekte der EKG-Anfertigung

Im Folgenden sollen einige grundlegende technische Aspekte, die bei der Anfertigung des EKGs und deren Auswertung von Bedeutung sind, besprochen werden.

Das EKG-Papier

Das EKG ist die Aufzeichnung der Spannungsveränderungen des Aktionsstroms aus verschiedenen Blickwinkeln, übertragen auf den

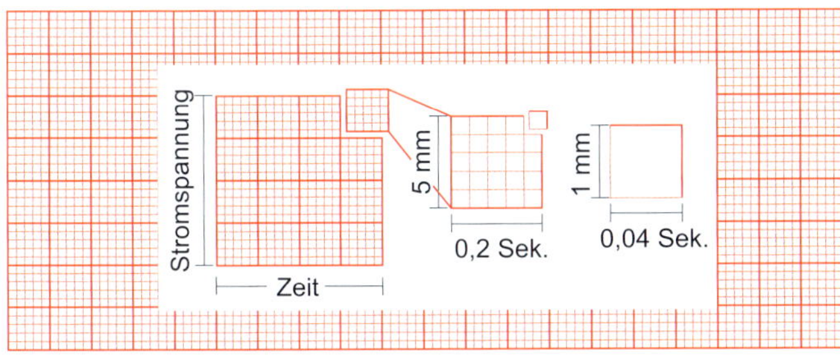

Abb. 2.30 EKG-Papier [L143]

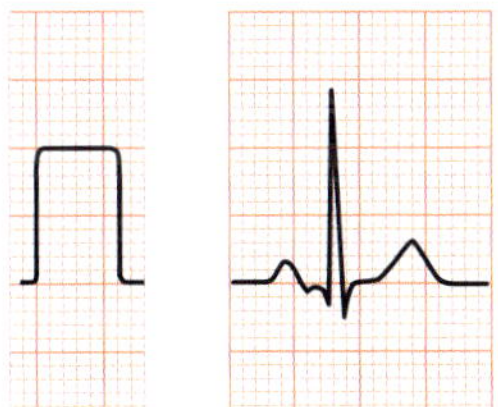

Abb. 2.31 Ordnungsgemäße Kalibrierung eines EKG-Geräts, ein elektrisches Signal von 1 mV (= 10 kleine Kästchen vertikal) produziert einen Ausschlag von exakt 10 mm Höhe (= 10 kleine Kästchen vertikal). [L143]

Zeitverlauf. Die Verwendung von Millimeterpapier für den EKG-Ausdruck bietet für die Auswertung viele Vorteile (➤ Abb. 2.30). So kann mithilfe der Millimetereinteilung auf dem EKG-Papier in zwei Richtungen gemessen werden. Auf der y-Achse, also von unten nach oben und auf der x-Achse, von links nach rechts. Auf der y-Achse können mithilfe des Millimeterpapiers die Spannungsschwankungen gemessen und in Millivolt umgerechnet werden. Auf der x-Achse können Zeitverläufe gemessen und in Sekunden oder Millisekunden umgerechnet werden. Damit das funktioniert, müssen bestimmte Konventionen für Spannung und Geschwindigkeit eingehalten werden, die im Folgenden besprochen werden sollen.

Messung der Spannung

Soll mithilfe des Millimeterpapiers die Spannung der Wellen und Zacken bestimmt werden, muss als erstes die Frage der **Eichung** geklärt sein. Bevor Befunde erhoben und Entscheidungen getroffen werden, muss klar sein, wie viel Millimeter auf dem Papier wie vielen Millivolt entsprechen. Die notwendige Information hierzu findet sich auf dem EKG-Papier. Entweder werden zu Beginn oder am Ende jeder Ableitung Eichzacken eingedruckt oder die Eichzacken finden sich zumindest zu Beginn einer einzelnen Ableitung.

Die **Eichzacke** ist an ihrer rechteckigen Form zu erkennen. Definitionsgemäß ist die Eichzacke 10 mm hoch und entspricht 1 mV. Dieses ist auch die Standardeinstellung der Eichung der EKG-Geräte. Die EKG-Aufzeichnung kann bei den meisten Geräteherstellern durch Veränderung der Eichung vergrößert oder verkleinert werden. Wie dies auf dem Ausdruck dokumentiert wird, ist durchaus unterschiedlich. Bei einer Verdoppelung der Aufzeichnungsamplitude wird bei einigen EKG-Geräten die Höhe der Eichzacke verdoppelt, sodass dann 20 mm 1 mV entsprechen. Bei anderen Herstellern bleibt die Eichzacke 10 mm hoch und erhält eine Beschriftung, die deutlich macht, dass sie jetzt nur noch 0,5 mV entspricht. Der Effekt ist der gleiche, die EKG-Aufzeichnung wird „vergrößert" auf dem Papier dargestellt. Auch eine Verkleinerung der Amplitude um den Faktor 0,5 ist möglich. Hier gibt es in der Kennzeichnung ebenfalls unterschiedliche Verfahren. Entweder wird die Eichzacke nur 5 mm hoch eingedruckt und entspricht dann 1 mV, oder die Eichzacke wird unverändert mit 10 mm eingedruckt und entspricht dann 2 mV und ist entsprechend beschriftet (➤ Abb. 2.31).

MERKE

Die Eichung der Spannung ist auf dem EKG-Papier ersichtlich. Die Standardeinstellung ist: 10 mm = 1 mV

- „Vergrößerung" der Amplitude: 10 mm = 0,5 mV
- „Verkleinerung" der Amplitude: 10 mm = 2 mV

Auf den ersten Blick erscheint diese Auswahlmöglichkeit verwirrend. Sie kann im Einsatz aber durchaus nützlich sein, da durch die Verstellung der Amplitudenhöhe eine bessere Auswertung ermöglicht werden kann. So geht es bei der Beurteilung von ST-Strecken-Veränderungen darum, die Hebungen und Senkungen genau auszumessen, um feststellen zu können, ob bestimmte Grenzwerte erreicht oder überschritten werden. Um dies mit bloßem Auge möglichst genau durchführen zu können, kann eine Vergrößerung der Darstellung durchaus sinnvoll sein.

Praxistipp

Hebungen und Senkungen der ST-Strecke können mithilfe der Amplitudenverstellung besser beurteilt werden.

Für den Rechtsherzinfarkt muss die ST-Streckenhebung 0,05 mV betragen. Im Standard EKG-Ausdruck mit einer Eichung von 10 mm = 1 mV würde dies 0,5 mm entsprechen und ist mit bloßem Auge manchmal kaum zu erkennen. Eine Vergrößerung der Amplitude um den Faktor 2 kann dies erleichtern. Um das Kriterium zu erfüllen, müsste die Strecke jetzt um 1 mm gehoben sein.

Da die EKG-Ableitung im Ausdruck meist in Blöcken zu drei oder sechs Ableitungen untereinander abgedruckt wird, kann es bei manchen Patienten zu Überlagerungen der EKG-Kurven kommen. Dieses Phänomen ist häufig bei Patienten mit Vergrößerung des Herzens oder mit einem Linksschenkelblock zu finden. Verkleinert man hier die Amplitude, so können die Kammerkomplexe besser beurteilt werden, da sie sich nicht mehr gegenseitig überdecken. Bei Beurteilung der Spannung muss dann nur bedacht werden, dass 1 mm jetzt 2 mV entspricht.

Geschwindigkeit

Während der Aufzeichnung wird das Papier mit einer bestimmten Geschwindigkeit unter dem Schreiber hindurch geschoben. Ist bekannt, wie viel Millimeter pro Sekunde unter dem Schreiber durchlaufen, kann die Millimetereinteilung des Papiers dazu genutzt werden, die Zeiten der Erregungsausbreitung zu bestimmen. **Standardisierte Geschwindigkeiten** für die EKG-Aufzeichnung sind **25 mm/Sek.** und **50 mm/Sek.**

Die Aufzeichnungsgeschwindigkeit 25 mm/Sek. wird meist verwendet, um sog. **Rhythmusstreifen** anzufertigen. Mithilfe der Rhythmusstreifen möchte man über einen längeren Zeitraum die

2

Herzfrequenz auf dem Ausdruck beurteilen, um zu sehen, ob und wenn ja, wie sich der Herzrhythmus verändert. Diese Geschwindigkeit hat den Vorteil, dass mit weniger Papier ein längerer Zeitraum des Herzschlags dokumentiert werden kann. Druckt man den Herzschlag für 1 Min. aus, so hätte der Streifen eine Länge von 1,5 m. Bei einer Aufzeichnungsgeschwindigkeit von 50 mm/Sek. wäre der Streifen 3 m und damit doppelt so lang.

Die Aufzeichnungsgeschwindigkeit 50 mm/Sek. gilt als Standard für den Ausdruck von 12-Kanal-EKG. Beim 12-Kanal-EKG geht es weniger um die Beurteilung des Herzrhythmus als vielmehr um die Beurteilung von Veränderungen in der Erregungsausbreitung und Erregungsrückbildung. Hier bietet die schnellere Schreibgeschwindigkeit den Vorteil, dass die einzelnen Wellen und Zacken im Vergleich zu einer Geschwindigkeit von 25 mm/Sek. mehr auseinandergezogen werden und so besser beurteilbar sind. Gerade wenn es um die Bestimmung von Zeiten geht, ist dies bei einer Ableitungsgeschwindigkeit von 50 mm/Sek. viel genauer möglich.

Praxistipp

Auch die Geschwindigkeitseinstellung kann man in der Praxis sinnvoll nutzen. So sind P-Wellen meist besser bei einer Geschwindigkeit von 25 mm/Sek. zu erkennen. Geht es um das Ausmessen von Zeiten, so können diese genauer bei einer Ableitungsgeschwindigkeit von 50 mm/Sek. erfasst werden.

Lagerung des Patienten

Um eine möglichst störungsfreie EKG-Aufzeichnung zu erhalten, sollten möglichst optimale Bedingungen zur Aufzeichnung des EKGs herrschen. Dieses ist im Rettungsdienst leider nicht immer ganz einfach, da es vielfältige Störeinflüsse gibt. Das beginnt beim unruhigen, eventuell schmerzgeplagten Patienten, setzt sich über die Lagerungsmöglichkeiten des Patienten fort und endet bei elektrischen Störeinflüssen durch die Umgebung.

Um eine möglichst optimale EKG-Aufzeichnung zu erhalten, werden in einem solchen Fall gerne Filtereinstellungen verwendet, die diese Störungen unterdrücken sollen. Im Abschnitt weiter unten wird dargestellt, dass die Verwendung von Filtern negative Auswirkungen auf die Auswertbarkeit des EKGs hat, da sie zu Veränderungen der EKG-Kurve führen kann. Deshalb ist es sinnvoller, zunächst zu versuchen, die Störeinflüsse während der EKG-Aufzeichnung zu minimieren.

Das Standard-Ruhe-EKG wird normalerweise am liegenden Patienten aufgezeichnet, wobei der **Oberkörper leicht erhöht** (30–45°) wird. Hier ergibt sich im Rettungsdienst schon die erste Schwierigkeit. Oft werden die Patienten in sitzender Position angetroffen. Da bei Verdacht auf ein akutes Koronarsyndrom die Zeit drängt, wird dann in dieser Position auch häufig das erste EKG angefertigt. Dieser Umstand hat genauso Einfluss auf das aufgezeichnete EKG wie eine fehlerhafte Positionierung der EKG-Elektroden. Im Sitzen oder im Stehen haben die inneren Organe eine andere Lage im Bezug zur Körperoberfläche als im Liegen. Von daher sollte auch im Rettungsdienst angestrebt werden, das **EKG immer im Liegen** anzufertigen, um eine Vergleichbarkeit zu ermöglichen.

Die Lagerung des Patienten sollte dabei möglichst in einer Umgebung erfolgen, in der wenig Störquellen vorhanden sind. Liegt der Patient in einem Pflegebett, so kann die zum Heben und Senken des Bettes und des Kopfteils eingebaute Elektronik zu feinsten Störungen im EKG führen. Gleiches kann auch durch eine elektrische Wärmedecke oder andere mit Stromquellen verbundene Geräte geschehen (➤ Abb. 2.32). Auch in der Nähe befindliche Mobiltelefone oder Digitalfunkgeräte können durch elektromagnetische Interferenzen

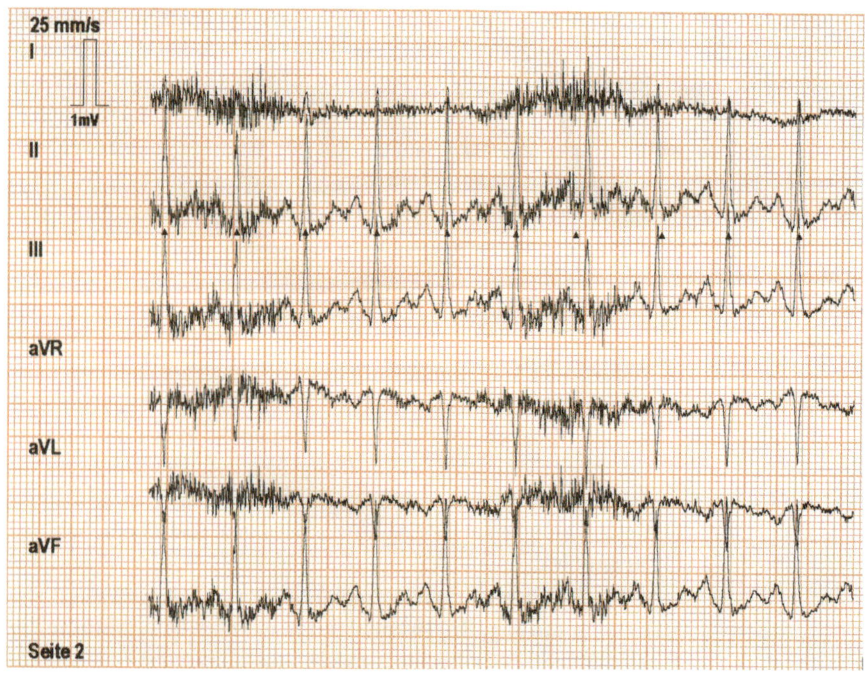

Abb. 2.32 50-Hz-Netzbrummen [L143]

Einfluss auf die Qualität der EKG-Aufzeichnung haben. In einer Untersuchung von Baranchuk et al. (2009) führten elektromagnetische Interferenzen bei jedem fünften EKG zu einer Fehlinterpretation, wobei die Ergebnisse auch von der Erfahrung des Personals abhängig waren. **Mobiltelefone oder Handfunkgeräte** sollten deshalb während der Aufzeichnung in größtmöglicher Entfernung zum EKG-Gerät gelagert werden, oder ausgeschaltet sein.

Um das **Verwackeln der EKG-Aufzeichnung** zu verhindern, sollte der Patient bequem und entspannt gelagert werden. Hierdurch kann eine unnötige Anspannung der Muskulatur verhindert und so das Muskelzittern minimiert werden. Zu einer bequemen Lagerung gehört, dass Kopf, Arme und Beine entspannt abgelegt werden können. Gerade das entspannte Ablegen der Arme ist auf den schmalen Tragen im Rettungsdienst, auch wenn sie über seitliche Bügel verfügen, nicht immer möglich. Die gleiche Situation gibt es, wenn der Patient auf einem schmalen Sofa in seiner Wohnung liegt, meist hängt dann ein Arm halb herunter und der andere wird irgendwo oben auf der Rückenlehne abgelegt. In solchen Positionen ist immer eine gewisse Muskelspannung notwendig, um die Arme in Position zu halten. Auch wenn der Patient auf der Trage zu weit nach unten gerutscht ist, stützt er sich automatisch am Fußbügel ab und spannt dadurch die Fuß- und Wadenmuskulatur an und das EKG wird verzittert aufgezeichnet. Ein weiterer Grund für ein **verzittertes EKG** ist ein mögliches **Frösteln,** weil vielleicht die Türen des RTW im Frühjahr oder Winter lange offenstanden. Dies kann zu feinem, mit dem bloßen Auge kaum sichtbarem Muskelzittern des Patienten führen und somit auch zu einem verwackelten EKG (➤ Abb. 2.33). Durch die verzitterte Grundlinie des EKGs besteht potenziell die Gefahr einer Fehlinterpretation. So können die feinen Zitterwellen für ein Vorhofflimmern gehalten werden oder die P-Wellen können durch die verwackelte Grundlinie nicht richtig erkannt werden.

Störungen können auch durch **Kleidungsstücke** verursacht werden, wenn sie über die Elektroden rutschen und so möglicherweise den Kontakt zur Haut wieder lösen.

Grundsätzlich sollte der Patient vor Aufzeichnung des EKGs aufgeklärt und um seine Unterstützung gebeten werden. Dabei sollte der Patient aufgefordert werden, den Kopf entspannt zurückzulegen, die Augen zu schließen, nicht zu sprechen, sondern ruhig und gleichmäßig zu atmen sowie Arme und Beine entspannt abzulegen.

Bewegt sich der Patient während der EKG-Aufzeichnung, so führt dies meist zu einem **wellenartigen Wandern der Grundlinie.** Solche Artefakte im EKG machen es unmöglich, die Grundlinie genau zu bestimmen, weshalb Hebungen oder Senkungen der ST-Strecke nicht sicher beurteilt und ausgemessen werden können.

Kleben der Elektroden

Um das Signal des Aktionsstroms überhaupt erfassen zu können, muss es zu einer Verbindung zwischen dem Körper des Patienten und dem EKG-Gerät kommen. Zu diesem Zweck werden die **Kabel des EKG-Geräts mit Elektroden** verbunden. Am Markt werden verschiedene Formen von EKG-Elektroden angeboten. Im Rettungsdienst werden ausnahmslos **EKG-Klebeelektroden** verwendet. Diese werden als günstige selbstklebende Einwegprodukte hergestellt. Die EKG-Klebeelektroden bestehen aus einer Klebefolie, auf deren Oberseite ein Anschluss für das Kabel des EKG-Geräts zu finden ist und auf der Unterseite ein kleines Schaumstoffkissen, das mit Elektrodengel getränkt ist. Der Anschluss und das Elektrodenkissen sind durch die Klebefolie hindurch miteinander verbunden und stellen die eigentliche Silber-Silberchlorid-Elektrode dar. Das Gelkissen kann zum einen Bewegungsartefakte dämpfen, zum anderen bietet es einen guten elektrischen Übergang zwischen der Haut und der Elektrode. Großer Nachteil dieser schnell anwendbaren Elektroden ist die Gefahr der Austrocknung des Gelkissens. Dies kann bei unsachgemäßer Lagerung innerhalb weniger Tage geschehen. Deshalb empfehlen die meisten Hersteller, die Elektroden nicht schon im Vorfeld an die Kabel des EKG-Geräts anzuschließen, sondern sie bis zum Gebrauch gut verschlossen in der Originalverpackung zu lagern. Durch die Austrocknung des Gelkissens kann sich der Übertragungswiderstand um ein Vielfaches erhöhen und somit die Qualität der EKG-Aufzeichnung negativ beeinflussen.

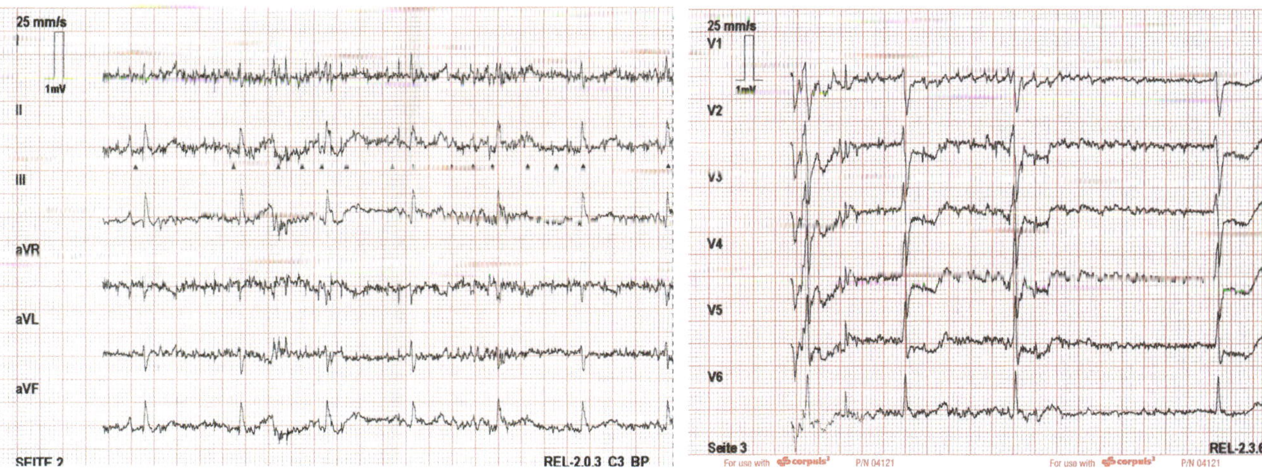

Abb. 2.33 Muskelartefakte [O1090]

MERKE

EKG-Elektroden sollen erst unmittelbar vor Gebrauch der Originalpackung entnommen und dann mit den Kabeln verbunden werden. Das EKG-Gerät soll nicht schon am Morgen bei Fahrzeugübernahme „geladen" werden, wie es vielfach üblich ist.

Bei **Aufsuchen der richtigen Ableitungspunkte** ist darauf zu achten, dass sich auch wirklich das **Zentrum der Elektrode über dem Ableitungspunkt** befindet und nicht der Rand der Klebefläche. Zur Aufzeichnung der Signale dient lediglich die kleine Fläche der eingelagerten Metallelektrode, die durch das Gelkissen etwas vergrößert wird.

Beim **Aufkleben der Elektrode** sollte nicht von oben auf das Gelkissen gedrückt werden, sondern lediglich der **Kleberand der Elektrode** angepresst werden, dies am besten mit einer streichenden Bewegung. Der Druck auf den Mittelpunkt kann zum Austreten von Flüssigkeit aus dem Gelkissen und zu Lufteinschlüssen führen, die negativen Einfluss auf die Qualität des EKGs haben.

Filter

Das Herz ist nicht die einzige Quelle für elektrische Aktionsströme, die vom EKG aufgezeichnet werden können. Bei der Aufzeichnung des EKGs gibt es viele **Störquellen im Körper** des Patienten und in der Umgebung. Störungen können z. B. Muskelzittern, Bewegungsartefakte, Interferenzen mit Wechselstrom oder andere „Hintergrundgeräusche" sein. Daher sind die Hersteller von EKG-Geräten bemüht, diese Störungen auszuschalten, um ein möglichst klares EKG-Signal aufzeichnen zu können. Alle EKG-Geräte verfügen deshalb über sog. **Filtereinstellungen.**

Bei der Aufzeichnung des EKGs handelt es sich um die Registrierung eines periodischen Vorgangs, nämlich der Herzerregung. Die Herzerregung erfolgt im Idealfall mit einer Frequenz von 60 Schlägen/Min. In der Technik oder Physik würde man diese periodische Wiederholung nicht mit 60 Wiederholungen/Min. beschreiben, sondern mit dem Begriff **1 Hertz (Hz).** Hertz ist die Einheit der Frequenz. Sie ist nach dem deutschen Physiker Heinrich Hertz benannt und beschreibt, wie oft sich ein Ereignis in 1 Sek. wiederholt. Die Ruhefrequenz des Herzens würde man technisch mit 0,83–1,5 Hz beschreiben. In der Medizin sprechen wir von 50–90 Schlägen/Min. Bei der Signalverarbeitung im EKG geht es nicht nur um die Frequenz, mit der sich ein Ereignis periodisch wiederholt, sondern auch um die differenzierte Form der einzelnen Ausschläge.

Technisch betrachtet erhält man für die Komponenten des EKGs folgende Frequenzen:

- Herzfrequenz: 0,67–3,6 Hz
- P-Welle: 0,67–3,6 Hz
- Kammerkomplex: 10–50 Hz
- T-Welle: 1–7 Hz
- Hochfrequenzpotenziale 100–500 Hz

Die **Frequenzen von häufigen Störsignalen** sind z. B.:

- Muskel: 5–50 Hz
- Atmung: 0,12–0,6 Hz
- Störung durch externe elektrische Quellen: 50–60 Hz
- Andere elektrische Störquellen: größer 10 Hz (Muskelstimulation, starke magnetische Felder, Schrittmacher mit Widerstandsmessung)

Eine weitere wichtige Störquelle bei der EKG-Aufzeichnung sind die **EKG-Elektroden** selbst, sie reagieren mit der Haut und können eine Spannung von 200–300 mV erzeugen. Im Vergleich zur aufgezeichneten Erregungsausbreitung des Herzens, die bei 0,1–2 mV liegt, bilden sie einen wesentlichen Störeinfluss.

Um das Konzept des Filters im EKG-Gerät besser zu verstehen, kann man diesen mit einem Sieb vergleichen. Aufgabe von einem Sieb ist es, Sachen voneinander zu trennen. Wenn Sie an den Strand gehen und ein sehr feines Sieb verwenden, um dort den Sand zu sieben, passiert Folgendes: Die feinen Sandkörner werden die Löcher des Siebs passieren und auf den Boden rieseln. Zurück bleiben größere Steinchen, Muschelteile und andere Sachen, die zu groß für die Löcher im Sieb sind. Verwenden Sie ein Sieb mit gröberen Maschen, so werden auch die größeren Sandkörner und eventuell auch Teile von Muscheln durch das Sieb fallen. Wenn Sie nach dem Sieben die zwei Sandhaufen vergleichen, wird es Ihnen bei dem zweiten Haufen leichter fallen, zu erkennen, dass es sich um Sand von einem Strand handelt. Sie finden hier mehr Spuren, wie z. B. Muschelteile, die auf den Ursprung hinweisen. Beim ersten, sehr fein gesiebten Haufen, wo nur feine Sandkörner zurückbleiben, könnte der Sand von einem Strand, aus dem Wald oder aus einer Sandkiste stammen. Dies ist nicht mehr zu erkennen, da der Haufen lediglich aus feinsten Sandkörnern besteht.

Genauso verhält es sich auch mit den Filtereinstellungen am EKG-Gerät. Wenn Sie eine **feine Filtereinstellung** verwenden (das Sieb hat kleine, feine Maschen), dies entspricht bei den meisten Geräten einer Einstellung von 0,5–40 Hz, werden viele der oben aufgeführten Störsignale herausgefiltert. Das EKG sieht schön und gerade aus (➤ Abb. 2.34). Rhythmus und Ausschläge sind dann meist gut zu erkennen.

Verwenden Sie eine **gröbere Einstellung** (das Sieb hat große, grobe Maschen), bei den meisten Geräten entspricht das der Einstellung

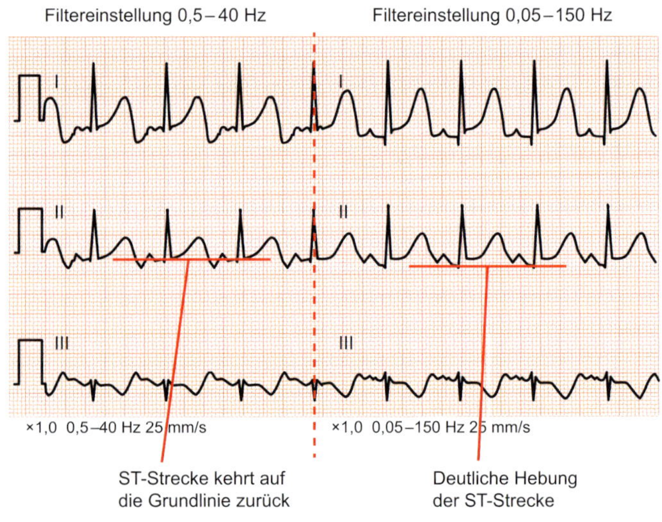

Abb. 2.34 Veränderung der EKG-Kurve durch Filtereinstellungen [L143]

0,05–150 Hz, werden wesentlich mehr elektrischen Signale durchgelassen und vom EKG aufgezeichnet. Das bedeutet, Sie finden mehr Informationen im EKG. Dies sind zum einen natürlich eventuelle Störungen, aber auch die eigentliche EKG-Kurve ist unverfälschter. Für diagnostische EKGs empfiehlt die AHA eine Filtereinstellung von 0,05–150 Hz.

Da das EKG-Gerät nicht zwischen relevanten und nicht-relevanten Signalen unterscheiden kann, haben die Filtereinstellungen z. B. Auswirkungen auf die Darstellung der ST-Strecke. Wie in ➤ Abb. 2.34 klar zu sehen, kann es bei Verwendung der Filtereinstellung 0,05–40 Hz zu deutlichen Veränderungen kommen. Das kann dazu führen, dass ein vorhandener Infarkt nicht mehr erkannt werden kann oder dass bei einem nicht vorhandenen Infarkt im EKG trotzdem der Eindruck von ST-Strecken-Veränderungen entsteht. Je geringfügiger die Veränderung des Aktions- oder Verletzungsstroms, desto größer ist die Wahrscheinlichkeit, dass die Veränderungen im EKG bei einer solchen Filtereinstellung nicht mehr richtig erkannt werden.

Deshalb sollte bei der Beurteilung des EKGs darauf geachtet werden, mit welcher **Filtereinstellung** es aufgezeichnet wurde. Zuverlässig ist eine Infarktdiagnostik nur bei der **Einstellung 0,05–150 Hz** möglich. Sie wird deshalb häufig auch als **diagnostische Filtereinstellung** bezeichnet. Bei der Filtereinstellung 0,05–40 Hz spricht man auch von **Monitormodus,** da das aufgezeichnete EKG eigentlich nur noch zur Rhythmusbeurteilung verwendet werden kann.

Einige Geräte haben zusätzlich noch eine unveränderbare Filtereinstellung für die Ableitung über die Klebeelektroden des Defibrillators, diese liegt bei 0,5–25 Hz, sodass möglichst viele Störsignale herausgefiltert werden. Geht es lediglich um die Beurteilung, ob ein Herzrhythmus vorliegt und wenn ja mit welcher Frequenz, oder ob es sich bei der Aufzeichnung um Kammerflimmern oder eine Asystolie handelt, ist die Verwendung einer solchen Filtereinstellung unproblematisch. Zur differenzierten Befundung des EKGs sollte er auf keinen Fall verwendet werden.

MERKE

Die Filtereinstellungen sind ein nützliches Hilfsmittel und können die EKG-Beurteilung unterstützen, wenn man sie bewusst und situationsgerecht einsetzt.

Zur Beurteilung von Herzrhythmusstörungen kann der Monitormodus mit einer Filtereinstellung 0,5–40 Hz sinnvoll sein. Grobe Störungen werden herausgefiltert, P-Wellen, Kammerkomplexe und T-Wellen können eventuell besser erkannt werden.

Zur Diagnose aller anderen EKG-Veränderungen sollte die Filtereinstellung im Diagnosemodus (0,05–150 Hz) verwendet werden. Nur so erhält man eine möglichst unverfälschte EKG-Kurve.

Die Haut

Zur EKG-Aufzeichnung wird die Elektrode mit dem Elektrolytgel auf der Haut platziert. Somit wird die Haut ein wichtiger Bestandteil des „Stromkreises" und kann wesentlichen Einfluss auf die Qualität der EKG-Aufzeichnung haben. Leider hat die Haut des menschlichen Körpers einen **hohen elektrischen Widerstand** und ist damit ein schlechter elektrischer Leiter.

Die äußere Hautschicht **(Epidermis)** besteht aus mehrschichtigen Plattenepithelzellen und wird nicht von Blutgefäßen durchzogen. Nur die tieferen Bereiche der Haut werden durch Blutgefäße versorgt und können sich reproduzieren. Alte abgestorbene Hautzellen werden zur Hautoberfläche hin abgeschoben. Die abgestorbenen Hautzellen bestehen lediglich aus Keratinfasern sowie Zellmembranen und enthalten keine Flüssigkeit mehr. Zudem sind sie mit Schmutz und hauteigenen Fetten durchsetzt. Diese obere Hautschicht ist die Ursache für den hohen Hautwiderstand.

Eine Untersuchung aus dem Jahre 1998 konnte zeigen, dass nur 17 % der teilnehmenden Intensivschwestern und medizinisch-technischen Assistenten die Problematik eines hohen Hautwiderstands während der EKG-Aufzeichnung bekannt war und diese dann Verfahren zur Hautreinigung einsetzten. Auf der anderen Seite gaben 52 % der Befragten an, dass sie oft Artefakte in der EKG-Aufzeichnung hatten. 34 % äußerten, dass dies gelegentlich der Fall sei.

Auch wenn die Reinigung der Haut etwas zusätzliche Zeit in Anspruch nimmt, so kann die Qualität der EKG-Aufzeichnung wesentlich verbessert werden. Im ersten Schritt sollten **Haare gekürzt oder entfernt** werden. Im nächsten Schritt sollte die obere Hautschicht vorbereitet werden. Hierzu sollten keine alkoholischen oder seifenhaltigen Reinigungsmittel eingesetzt werden, da diese die Haut weiter austrocknen können. Durch ein einfaches, aber kräftiges Abreiben der oberen Hautschichten mithilfe einer trockenen Mullkompresse kann der Hautwiderstand deutlich gesenkt werden. Einige Hersteller von EKG-Elektroden bieten spezielle Pads zur Hautreinigung an. Diese Pads haben ähnliche Eigenschaften wie ultrafeines Sandpapier. Durch **3-maliges Abreiben der Hautstelle,** auf der die Elektrode platziert werden soll, kann der Hautwiderstand um über 90 % gesenkt und Störeinflüsse können so minimiert werden.

Der Ausdruck

Bei älteren EKG-Geräten erfolgte der Ausdruck in Echtzeit. Das bedeutet, dass nach Betätigung der Druckfunktion der Ausdruck des EKGs dem entspricht, was zur gleichen Zeit am Herzen passiert. Bei modernen Geräten werden die EKG-Kurven aufgezeichnet, in ein digitales Signal umgewandelt, zwischengespeichert, analysiert und dann ausgedruckt. Bei diesen Ausdrucken werden dann zum Teil auch schon Auswertungen und Befundungen mitgeliefert.

Normalerweise wird das EKG in bestimmten, geordneten Gruppen ausgedruckt. Beim 12-Kanal-EKG ist die **Anordnung von drei oder sechs Ableitungen untereinander** üblich. Dabei sind die Gruppen nach dem Ursprung der Ableitung geordnet.

So werden häufig die Ableitungen I, II und III untereinander angeordnet und gedruckt. Im Anschluss oder darunter folgen die Ableitungen aVR, aVL und aVF in einer Gruppe. Dann folgen die Brustwandableitungen V_1 bis V_6 entweder in zwei Dreiergruppen oder alle untereinander. Einige Geräte drucken unter dem Standard-EKG noch einen Rhythmusstreifen aus, der meist aus der Ableitung II gewonnen wird. Diese Form des Ausdrucks ist v. a. im angelsächsischen Raum sehr verbreitet.

Je nach Gerätehersteller variieren beim Ausdruck auch die **Zeitabschnitte,** die ausgedruckt werden. Bei älteren Geräten entspricht der Ausdruck meist einer fortlaufenden Aufzeichnung. Das bedeutet, dass die aufgezeichneten Ereignisse von links nach rechts, nacheinander abgelaufen sind. Für die untereinander angeordneten Ableitungen gilt dann, dass die Aufzeichnungen in den 3 oder 6 dargestellten Ableitungen zur selben Zeit stattgefunden haben, also die untereinander dargestellten Herzschläge dieselben sind. Bei neueren Geräten, die mit Speicherung der Daten arbeiten, kann es aber auch sein, dass alle 12 Kanäle den gleichen Zeitraum darstellen und daher in allen Ableitungen die gleichen Herzschläge zu sehen sind. Hier muss man wissen, wie der Hersteller des verwendeten Geräts beim Erstellen der Ausdrucke verfährt, um keine falschen Schlüsse zu ziehen.

Die unterschiedlichen Vorgehensweisen können den einen oder anderen Vorteil bieten, können aber auch ungeahnte Stolpersteine enthalten. So variiert bei einigen Herstellern die **Geschwindigkeit des Abdrucks** der EKG-Kurve, obwohl der Drucker mit kontinuierlicher Geschwindigkeit läuft. Ein Beispiel wäre der 12-Kanal-Ausdruck des Corpuls[3]. Er kann so konfiguriert werden, dass die zwölf Standardableitungen mit einer Geschwindigkeit von 25 mm/Sek. ausgedruckt werden. Danach folgt der Ausdruck sog. repräsentativer Schläge. Zur Erzeugung dieser werden die aufgezeichneten EKG-Komplexe auf ihr Aussehen hin überprüft. EKG-Komplexe mit einer ähnlichen Morphologie werden mathematisch gemittelt und anschließend grafisch dargestellt. Die repräsentativen Schläge sollen die Auswertung des EKGs unterstützen.

Die repräsentativen Schläge der zwölf Standardableitungen werden rechnerisch „vergrößert" und dann ausgedruckt. Dies führt dazu, dass der Ausdruck auf dem EKG-Papier einer Vorschubgeschwindigkeit von 50 mm/Sek. entspricht, obwohl das Papier mit nur 25 mm/Sek. aus dem Drucker kommt. Zudem ändert sich bei der Darstellung der repräsentativen Schläge auch noch die Eichung. Sie werden nicht mit einer Eichung von 10 mm/1 mV, sondern mit einer von 10 mm/0,5 mV dargestellt. Wie oben beschrieben, kann dies durchaus Vorteile bieten. Bei Beurteilung von ST-Strecken-Hebungen oder Senkungen, muss man diese Unterschiede nur beachten.

Beim Corpuls[3] findet sich unter den mit 50 mm/Sek. dargestellten repräsentativen Schlägen dann noch ein Rhythmusstreifen der mit 25 mm/Sek. dargestellt ist. Hier muss bei der Ermittlung von Zeiten darauf geachtet werden, in welchem Bereich welche Geschwindigkeit verwendet wurde.

2.4 Interpretation des Notfall-EKGs: einfache und systematische Auswertung

Michael Praetz

Das EKG ist ein technisches Hilfsmittel, das zur Beurteilung des Patientenzustands und möglicher Arbeitsdiagnosen eingesetzt wird. Wie in den vorangehenden Abschnitten gelernt, können vielfältige Veränderungen im EKG auftreten. Daher ist es wichtig, die Informationen systematisch zu erfassen, um **Fixierungsfehler** zu vermeiden. Die angewendete Systematik sollte dabei der Bedrohlichkeit der Auswirkungen auf den Patientenzustand und der möglichen Einflussnahme auf die Beurteilung der EKG-Kurve folgen. So kann z. B. eine ausgeprägte Tachykardie mit 160 Schlägen/Min. eine wesentliche Bedrohung des Patientenzustands darstellen und auf der anderen Seite erschwert die hohe Herzfrequenz die Beurteilung der ST-Strecke und Hebungen oder Senkungen können nicht ausgemessen werden. In einer solchen Situation hat die **Stabilisierung des Patienten** Vorrang vor der EKG-Interpretation. Zudem ermöglicht die systematische Auswertung die Schlussfolgerung, dass ST-Strecken-Veränderungen aufgrund der hohen Herzfrequenz nicht sicher beurteilt werden können.

Bei der Auswertung des EKGs sollte man sich zudem bewusst machen, dass es einen Unterschied zwischen der Beschreibung und der Beurteilung von EKG-Veränderungen gibt. Unter **Beschreibung** versteht man das Erkennen und Benennen von objektiven Veränderungen im EKG. Hierzu zählen z. B. das Ausmessen von Zeitverläufen oder Abmessen von Abweichungen der Amplituden im EKG sowie die Beurteilung von morphologischen Veränderungen der einzelnen Komplexe und Wellen.

Im nächsten Schritt geht es darum, die objektiv festgestellten Veränderungen einer oder mehrerer möglicher EKG-Diagnosen zuzuordnen. Hierbei sollte zunächst geprüft werden, ob ein, zwei oder mehrere Kriterien für die eine oder andere Diagnose sprechen. Im nächsten Schritt sollte man dann vor sich selbst begründen, warum welche Diagnose gewählt wurde. So wird die Diagnose nicht nur sicherer, sondern man trainiert sich bei jeder EKG-Interpretation selbst.

Die Autoren empfehlen folgende sechs Fragestellungen zur Interpretation des Notfall-EKGs im Rettungsdienst:

- **1. Schritt:** Wie ist der Patientenzustand?
- **2. Schritt:** Wie ist die technische Qualität des EKGs?
- **3. Schritt:** Gibt es Herzrhythmusstörungen? Müssen diese sofort behandelt werden oder beeinflussen sie die weitere EKG-Bewertung?
- **4. Schritt:** Wie ist der Lagetyp der elektrischen Herzachse im EKG?
- **5. Schritt:** Liegt ein Schenkelblock oder Schrittmacher-EKG vor? Beeinflusst dies die weitere Beurteilung des EKGs?
- **6. Schritt:** Gibt es pathologische Veränderungen der Q-Zacken, ST-Strecken oder T-Wellen?

2.4.1 1. Schritt: Wie ist der Patientenzustand?

Auch wenn es banal klingen mag, wichtigster Grundsatz in der Notfallmedizin ist die **Behandlung des Patientenzustands** und nicht die Behandlung irgendwelcher Werte. In der Praxis ist immer wieder zu beobachten, dass die Köpfe über einem Gerät oder einem EKG-Streifen zusammengesteckt werden, um sich über die Befundung zu unterhalten und der Patient in dieser Zeit keine oder nur wenig Beachtung erfährt. Grundsätzlich sind alle erhobenen Messwerte nur zusätzliche Hilfsmittel in der Patientenversorgung.

Über die Bedrohlichkeit seines Zustands gibt der Patient selbst am besten Auskunft. Hier hilft die einfache, strukturierte Beurteilung des Patienten. Meist kann schon im Rahmen einer einfachen klinischen Beurteilung anhand des **ABCDE-Schemas** die Bedrohlichkeit des Patientenzustands innerhalb weniger Sekunden abgeschätzt werden:

Initiale Untersuchung (Primary Survey)

- **A**irway (Atemweg) – Inspektion (idealerweise mit Lichtquelle)
  - Frei?
  - Gefährdet?
  - Verlegt?
- **B**reathing (Belüftung) – Auskultation der Lungen, Inspektion des Thorax (z. B. Atemmechanik)
  - Atemfrequenz?
  - Atemtiefe, Atemzugvolumen?
  - Zeichen der Atemanstrengung, Zyanose?
- **C**irculation (Kreislaufsituation) – Tasten des peripheren, ggf. zentralen Pulses
  - Pulsfrequenz?
  - Pulsqualität?
  - Rhythmus?
  - Hautzustand?
  - Rekapillarisierungszeit?
- **D**isability (Defizite neurologischer Genese) – ggf. BE-FAST-Schema, Fragen zur Orientiertheit etc.
- **E**xposure/Environment (Entkleidung, Umweltinspektion, Wärmeerhalt) – Inspektion der Körperperipherie, z. B.
  - Einstichstellen?
  - Urtikaria?
  - Ödeme? etc.

Wird die initiale Untersuchung (Primary Survey) durch gezielte Fragen einer systematischen Anamnese sowie einer erweiterten körperlichen Untersuchung inklusive Vitalparameter **(Secondary Survey)** ergänzt, können Ursache und Auswirkungen von Störungen meist schon gut eingegrenzt werden.

MERKE

Strukturierte Untersuchung eines Notfallpatienten anhand des ABCDE-Schemas

Das ABCDE-Schema (s. o.) dient dazu, eine strukturierte und prioritätenorientierte Untersuchung am Patienten durchzuführen. Diese initiale Beurteilung hat das Ziel einer schnellstmöglichen Erfassung und Abwendung potenziell vorhandener lebensbedrohlicher Zustände.
Hierbei werden die lebenswichtigen Körperfunktionen in einer systematischen Reihenfolge überprüft. Gestörte Vitalparameter werden parallel zur Untersuchung mit entsprechenden Maßnahmen stabilisiert.
Wichtig ist, dass die Durchführung der Untersuchung gewissenhaft und effektiv, jedoch auch **zügig** durchgeführt werden soll, um eine potenziell bestehende Lebensbedrohung schnell erfassen und beheben zu können. Somit sollte die Untersuchung nach dem ABCDE-Schema eine Dauer von 60–90 Sek. nicht überschreiten.

Der ERC definiert in seinen Leitlinien (2021) die sog. **Instabilitätszeichen.** Sie sind ein Indikator dafür, dass der Zustand des Patienten instabil zu sein scheint und dass die potenzielle Gefahr einer gänzlichen oder teilweisen Verschlechterung des Patientenzustands besteht.

Instabilitätszeichen sind demnach:

- Schock – Hypotension (systolischer Blutdruck < 90 mmHg), Blässe, Schwitzen, klamme Extremitäten, Benommenheit oder beeinträchtigtes Bewusstsein
- Synkope – vorübergehender Bewusstseinsverlust aufgrund eines allgemein reduzierten Blutflusses zum Gehirn
- Herzinsuffizienz – Lungenödem und/oder gestaute Halsvenen (mit oder ohne peripheren Ödemen und Lebervergrößerung)
- Myokardischämie – typischer ischämiebedingter Brustschmerz und/oder Nachweis einer Myokardischämie im 12-Kanal-EKG
- Extreme Herzfrequenzen – zusätzlich zu den zuvor genannten bedrohlichen Symptomen kann es angebracht sein, eine extreme Herzfrequenz für sich allein als bedrohlichen Befund zu betrachten, der einer dringlicheren Beurteilung und Therapie bedarf als eine weniger ausgeprägte Tachykardie oder Bradykardie ohne bedrohliche Symptome:
  - Extreme Tachykardie: Wenn die Herzfrequenz steigt, verkürzt sich die Diastole mehr als die Systole. Bei Herzrhythmusstörungen, die zu sehr hohen Herzfrequenzen führen (z. B. > 150/Min.), verringert sich das Herzschlagvolumen dramatisch (da die Diastole sehr kurz ist und das Herz nicht mehr genügend Zeit hat, sich ausreichend zu füllen), und der koronare Blutfluss wird reduziert (da dieser überwiegend während der Diastole stattfindet), was möglicherweise eine Myokardischämie verursacht. Je höher die Herzfrequenz, desto schlechter wird dies toleriert werden.
  - Extreme Bradykardie: Grundsätzlich wird eine Bradykardie umso schlechter vertragen, je langsamer sie ist, und Herzfrequenzen unter 40/Min. werden oft schlecht vertragen. Dies ist besonders bei Personen so, die eine schwere Herzerkrankung haben und bei einer Bradykardie das Schlagvolumen nicht kompensatorisch steigern können. Manche Personen mit einer sehr schweren Herzerkrankung benötigen Herzfrequenzen, die höher als normal sind, um das Herzzeitvolumen aufrechterhalten zu können, und selbst eine „normale" Herzfrequenz kann für solche Patienten inadäquat niedrig sein.

Liegen Instabilitätszeichen vor, so ist in der Regel eine **umgehende, möglichst kausale Therapie** erforderlich. Sind Herzrhythmusstörungen die Ursache der Instabilität, besteht diese dann aus Kardioversion oder Schrittmachertherapie.

Zudem sollten Sie sich in diesem Schritt noch einmal vergewissern, dass Patient und vorliegendes EKG wirklich zusammengehören. Dies gilt besonders in der Notaufnahme der Klinik, aber auch im Rettungsdienst, wenn z. B. ein Vor-EKG zum Vergleich vorliegt.

MERKE

Instabilitätszeichen oder bedrohliche Symptome laut ERC-Leitlinie, die während der Untersuchung nach dem ABCDE-Schema festgestellt werden und eine sofortige Therapie erforderlich machen sind.

- **Schock:** Hypotension (systolischer Blutdruck < 90 mmHg), Blässe, Schwitzen, Zentralisation (kalte, klamme Extremitäten), Benommenheit, Verwirrtheit
- **Synkope:** vorübergehender Bewusstseinsverlust aufgrund einer generell verminderten zerebralen Perfusion
- **Myokardischämie:** typischer ischämiebedingter Brustschmerz und/oder Nachweis einer Myokardischämie im 12-Kanal-EKG
- **Herzinsuffizienz:** Lungenödem und/oder gestaute Halsvenen (mit oder ohne periphere Ödeme und Lebervergrößerung)

2.4.2 2. Schritt: Wie ist die technische Qualität des EKGs?

Im nächsten Schritt sollte man sich einen Überblick über die technische Qualität des EKGs verschaffen (➤ Kap. 2.3.2).

Mit einem ersten Blick über alle Ableitungen verschaffen Sie sich einen Überblick, ob **Artefakte oder Bewegungen der Grundlinie** vorliegen, die die Auswertung und Beurteilung erschweren. Ist dies der Fall, prüfen Sie, ob die Anfertigung eines neuen EKGs unter verbesserten Umgebungsbedingungen zu einer Verbesserung der EKG-Qualität führen kann. Artefakte und Bewegungen der Grundlinie können die Auswertung beträchtlich erschweren und haben das Potenzial der Fehlinterpretation des EKGs. Diese Fehleinschätzungen können durchaus schwerwiegende Folgen für den Patienten haben.

Zweiter Punkt ist die **Prüfung der Aufzeichnungseinstellungen.** Hier vergewissern Sie sich, mit welcher Geschwindigkeit das EKG aufgezeichnet wurde. Nur so können Fehlmessungen für Frequenzen und Zeitverläufe vermieden werden.

Es folgt die **Prüfung der Amplituden- und Filtereinstellung.** Schauen Sie auf die Eichzacke und bedenken Sie, dass die Einstellung der Amplitude wesentlichen Einfluss auf das Ausmessen von Spannungsveränderungen hat. Für ein 12-Kanal-EKG sollte die Filter-Einstellung im Bereich von 0,05–150 Hz liegen. Finden Sie eine Einstellung von 0,05–40 Hz vor, bedenken Sie, dass diese zu Veränderungen der EKG -Kurve führen kann. Veränderungen der ST-Strecke sind eventuell nicht mehr erkennbar.

2.4.3 3. Schritt: Gibt es Herzrhythmusstörungen?

Wie schon in ➤ Kap. 2.4.1 beschrieben, können Herzrhythmusstörungen einen großen Einfluss auf den Patientenzustand und die Beurteilbarkeit des EKGs haben. Deshalb müssen sie möglichst frühzeitig erkannt werden. Dabei gibt es Herzrhythmusstörungen, die auf den ersten Blick zu erfassen sind, wie z. B. eine Asystolie oder Kammerflimmern. Es gibt aber auch eine Reihe von Herzrhythmusstörungen, die nur anhand von Detailveränderungen der EKG-Kurve aufzuspüren sind. Es ist deshalb wichtig, systematisch und strukturiert auf die Suche nach Herzrhythmusstörungen zu gehen. Um dies sicherzustellen, empfiehlt der ERC sechs Schritte zur Beurteilung von Herzrhythmusstörungen. Der Vorteil der Anwendung dieser sechs Schritte liegt in der engen Verknüpfung mit den Behandlungsalgorithmen für Herzrhythmusstörungen der ERC-Leitlinien:

- Ist elektrische Aktivität vorhanden?
- Wie hoch ist die Kammerfrequenz?
- Ist der Kammerkomplex schmal oder breit?
- Ist der Rhythmus regelmäßig oder unregelmäßig?
- Ist Vorhofaktivität erkennbar?
- Steht die Vorhofaktivität in Beziehung zur Kammeraktivität – falls ja, wie?

MERKE

Das 6-stufige Vorgehen zur Rhythmuserkennung eines Notfall-EKGs wird bei Myokardischämie und -infarkt durch den ERC um zwei weitere Fragen vervollständigt:
- Ist die ST-Strecke isoelektrisch?
- Sind T-Wellen positiv? Wie ist das QT-/QTc-Intervall?

Ist elektrische Aktivität vorhanden?

Diese Frage erscheint im ersten Blick überflüssig, hat jedoch gerade in Stresssituationen durchaus ihre Berechtigung. Da sie sich im ersten Schritt im Rahmen der Ersteinschätzung einen Überblick über den Patientenzustand verschafft haben, wissen Sie, ob beim Patienten Lebenszeichen vorliegen oder nicht.

Liegen keine Lebenszeichen vor und findet sich im EKG keine elektrische Aktivität, so spricht dies für eine **Asystolie.** Liegen Lebenszeichen vor und findet sich keine elektrische Aktivität, so sind technische Probleme bei der EKG-Aufzeichnung vorhanden. Sie können überprüfen, ob sich die fehlende elektrische Aktivität über alle zwölf Ableitungen erstreckt oder lediglich über einen Teil der Ableitungen. Sind nur einige Ableitungen betroffen, so spricht dies für **lose EKG-Elektroden oder Kabeldefekte am Gerät.** Sind alle Ableitungen betroffen, so bleiben als mögliche Ursache lediglich **Kabeldefekte oder Störungen des EKG-Geräts.** Einige Hersteller kennzeichnen fehlende elektrische Aktivität aufgrund von technischen Ursachen durch Darstellung von technisch generierten, meist rechteckigen Zacken, die eindeutig von elektrischen Erregungen des Herzens zu unterscheiden sind.

Ist eine elektrische Aktivität vorhanden, besteht der nächste Schritt in der Abschätzung der Kammerfrequenz.

Wie hoch ist die Kammerfrequenz?

Im nächsten Schritt verschaffen Sie sich einen Überblick über die Kammerfrequenz des Herzens. In Verbindungen mit den Ergebnissen Ihrer Ersteinschätzung sind so Rückschlüsse möglich, ob eventuell extreme Abweichungen der Kammerfrequenz Auswirkungen auf den Patientenzustand haben.

Normalerweise liegt die Herzfrequenz bei 60–100 Schlägen/Min. Eine Kammerfrequenz von unter 60 Schlägen/Min. wird als **Bradykardie** bezeichnet, eine Frequenz über 100 Schlägen/Min. als **Tachykardie.** Diese beiden Werte sind wichtig, da sie den Einstieg in die entsprechenden Behandlungsalgorithmen des ERC darstellen.

MERKE

Kammerfrequenz < 60 = Bradykardie
Kammerfrequenz > 100 = Tachykardie

Verlassen Sie sich bei der Beurteilung der Kammerfrequenz nicht auf die angezeigten Werte Ihres EKG-Geräts. Dies gilt insbesondere, wenn der Patient eine ausgeprägte **Arrhythmie** hat. Auch Extrasystolen oder hohe T-Wellen können vom Gerät fehlinterpretiert und als Kammerkomplex mitgezählt werden und so falsche Herzfrequenzen ergeben.

EKG-Geräte errechnen die angezeigte Herzfrequenz aus den RR-Intervallen. Man erkennt dies daran, dass die angezeigte Herzfrequenz bei Patienten mit Arrhythmien in kurzen Abständen ausgeprägt schwankt.

Bei der **Berechnung der Kammerfrequenz** mithilfe der RR-Intervalle wird die Zeit zwischen einer R-Zacke und der nachfolgenden R-Zacke ausgemessen. Im Anschluss werden 60 Sek. durch den ermittelten Wert des RR-Intervalls dividiert und die Anzahl von Kammererregungen pro Minute ist ermittelt. Bei einem regelmäßigen Herzschlag, der durch gleichmäßige RR-Intervalle definiert ist, ist diese Methode zuverlässig. Je größer die Schwankungen der RR-Intervalle bei einer Arrhythmie sind, desto unzuverlässiger ist diese Methode. Hier müssen längere Zeiträume betrachtet werden, um einen aussagekräftigen Mittelwert zu erhalten.

Auf ähnliche Weise erfolgt die Beurteilung der Herzfrequenz mithilfe eines **EKG-Lineals**. Je nach Hersteller wird hier ein Mittelwert der Kammerfrequenz aus zwei oder drei RR-Intervallen ermittelt.

Für die Perfusion des Gehirns und der Organe spielt die Regelmäßigkeit des Herzschlags eine etwas untergeordnete Rolle, solange die Pausen zwischen mechanisch aktiven Kammererregungen nicht zu lang sind. Die Windkesselfunktion der Aorta und die elastischen Fasern der großen Arterien können auch bei einer Arrhythmie für einen kontinuierlichen Blutstrom sorgen. Sind die RR-Intervalle größer als 1,5–2 Sek., so versagt dieser Kompensationsmechanismus und die verminderte Perfusion kann zu einer **Synkope** führen, da die Perfusion des Gehirns nicht mehr ausreichend ist, um den Sauerstoff- und Nährstoffbedarf zu sichern.

Haben Sie kein EKG-Lineal zur Hand, so kann auch das **EKG-Papier** bei der Beurteilung der Herzfrequenz helfen. Das EKG wird auf Millimeterpapier aufgezeichnet. Die kleinsten Einheiten sind Quadrate mit 1 mm Kantenlänge. Zwischen zwei stärker ausgezogenen Linien befinden sich jeweils fünf kleine Quadrate, die Strecke entspricht also 5 mm. Die meisten Hersteller fügen am Rand des EKG-Papiers noch zusätzliche Markierungen zur Hilfestellung ein. Dies können kleine Striche oder Dreiecke sein. Meist finden sich diese Zusatzmarkierungen in einem Abstand von jeweils 75 mm, oder 15 größeren Kästchen zu 5 mm. Diese Markierungen können eine wertvolle Hilfe bei der Auswertung der Herzfrequenz darstellen.

Bei einer Registriergeschwindigkeit von 25 mm/Sek. entspricht ein kleines Kästchen (1 mm) 1/25-tel einer Sekunde oder als Dezimalzahl ausgedrückt 0,04 Sek. Die Zeit zwischen zwei stärker ausgezogenen Linien entspricht dann 5 × 0,04 = 0,2 Sek. Der Abstand zwischen den Markierungen am Rand (75 mm) entspricht dann 75 × 0,04 = 3 Sek.

Wird das EKG mit 50 mm/Sek. geschrieben, so verändern sich diese Werte entsprechend. Ein kleines Kästchen entspricht dann einer Zeit von 0,02 Sek, der Abstand zwischen zwei stärkeren Linien beträgt 0,1 Sek. Zwischen den Markierungen auf dem Rand beträgt der Zeitabstand dann 75 × 0,02 = 1,5 Sek.

MERKE

Aufzeichnungsgeschwindigkeit 25 mm/Sek.: 1 mm = 0,04 Sek., 5 mm = 0,2 Sek., 75 mm = 3 Sek.
Aufzeichnungsgeschwindigkeit 50 mm/Sek.: 1 mm = 0,02 Sek., 5 mm = 0,1 Sek., 75 mm = 1,5 Sek.

Auf dieser Grundlage können Sie auch ohne Hilfsmittel schnell die Kammerfrequenz mit zwei einfachen Methoden ermitteln.

300er-Regel, wenn die Kammererregung regelmäßig ist

Bei einer Schreibgeschwindigkeit von 25 mm/Sek. entspricht ein großes Kästchen (5 mm) 0,2 Sek. Eine Minute hat 60 Sek., somit entsprechen 300 große Kästchen (60 ÷ 0,2 = 300) 1 Min. Teilen Sie 300 durch die Anzahl der großen Kästchen zwischen zwei R-Zacken, so erhalten Sie die Kammerfrequenz.

Liegt zwischen der ersten und der nachfolgenden R-Zacke ein großes Kästchen, so beträgt die Kammerfrequenz 300 ÷ 1 = 300/Min. Liegen zwischen zwei R-Zacken zwei große Kästchen, so beträgt die Kammerfrequenz 300 ÷ 2 = 150/Min.

Für die ersten sechs Rechenschritte ergeben sich gerade Werte, die einfach zu merken sind (➤ Abb. 2.35).

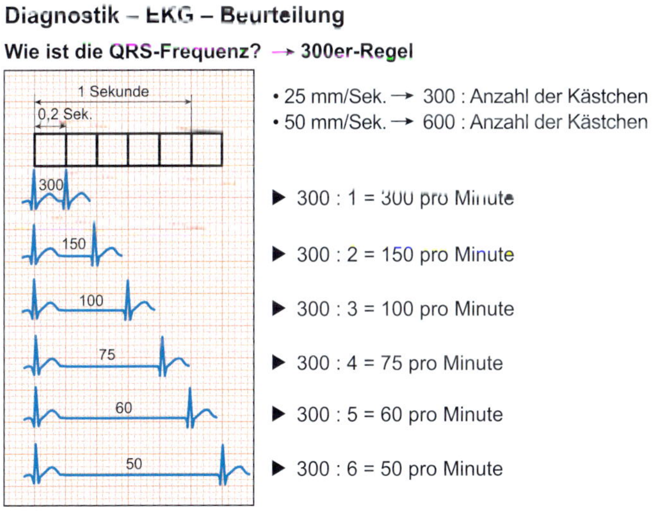

Abb. 2.35 300er-Regel: Schnellmethode zur Einschätzung der Herzfrequenz [L143]

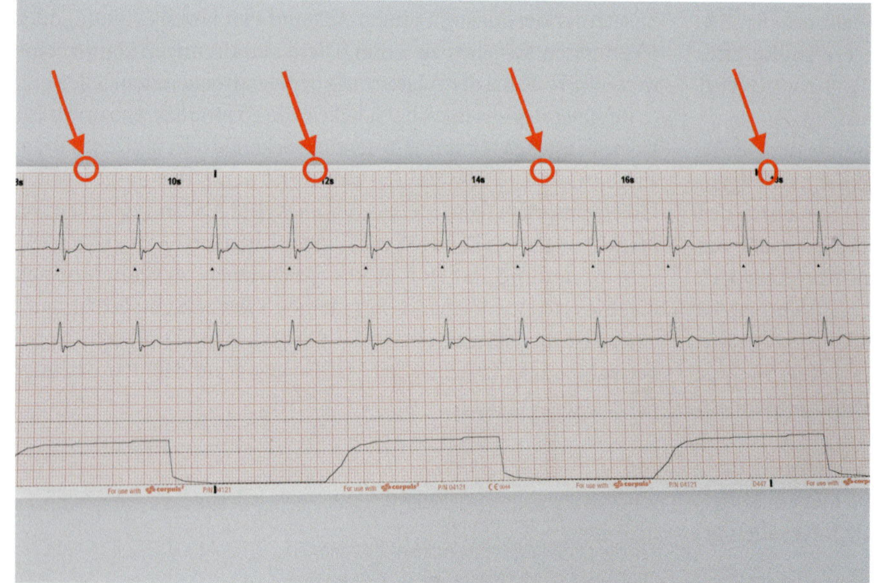

Abb. 2.36 Hilfsmarkierungen am oberen Papierrand können hilfreich bei der Ermittlung der Herzfrequenz sein (rote Pfeile). Bei einer Schreibgeschwindigkeit von 25 mm/Sek. haben die Markierungen einen Abstand von 15 großen Kästchen bzw. 3 Sek. [O1090]

In der Praxis kann dieses Verfahren schnell angewendet werden, indem Sie sich im ersten Schritt eine R-Zacke, die auf einer dick ausgezogenen Linie liegt, suchen. Im nächsten Schritt benennen Sie die nachfolgende, dick ausgezogene Linie mit dem Wert 300. Findet sich hier eine R-Zacke so entspricht die ermittelte Kammerfrequenz 300 Schlägen pro Minute. So zählen Sie von einer dick ausgezogenen Linie zur nächsten die Zahlenreihe herunter, also 300, 150, 100, 75, 60, 50. Je nachdem, bei welcher Zahl die nächste R-Zacke folgt, liegt die jeweilige Kammerfrequenz.

Das Verfahren lässt sich auch bei EKG anwenden, die mit einer Geschwindigkeit von 50 mm/Sek. aufgezeichnet worden sind. Hier liegen zwischen den herunter zu zählenden Zahlen dann immer zwei dick ausgezogene Linien.

Die Anwendung der 300er-Regel entspricht genau dem Vorgehen des EKG-Geräts. Durch Ausmessen des Zeitabstands zwischen zwei R-Zacken wird die Frequenz errechnet. Damit gelten für diese Methode die gleichen Einschränkungen wie für das EKG-Gerät. Sie ist nur bei regelmäßigen Herzrhythmen zuverlässig. Findet sich eine Arrhythmie oder gehäufte Extrasystolen, so wird das Verfahren ungenau.

6-Sekunden-Regel, wenn der Herzrhythmus unregelmäßig ist

Mithilfe der Markierungen auf dem EKG-Papier können Sie schnell eine Zeit von 6 Sek. identifizieren. Bei einer Schreibgeschwindigkeit von 25 mm/Sek. suchen Sie sich eine der Hilfsmarkierungen am oberen oder unteren Rand des EKG-Papiers (➤ Abb. 2.36). Bis zur nachfolgenden Markierung entspricht die Zeit 3 Sek., bei der übernächsten Markierung 6 Sek. Nachdem Sie das Zeitfenster von 6 Sek. auf dem Papier identifiziert haben, zählen Sie einfach die Anzahl der Kammerkomplexe in diesem Bereich und multiplizieren Sie das Ergebnis mit 10. So erhalten Sie die Kammerfrequenz in 1 Min., denn 10 × 6 Sek. entsprechen 60 Sek. also 1 Min.

Bei einer Schreibgeschwindigkeit von 50 mm/Sek. brauchen Sie die doppelte Anzahl von Hilfsmarkierungen, um einen 6-Sekunden-Abschnitt zu identifizieren. Die 6 Sek. finden Sie damit an der vierten Hilfsmarkierung. Dies entspricht einer Strecke von 30 cm. Meist sind die EKG-Ausdrucke nicht so lang, sodass Sie sich in der Praxis oft mit einem Zeitfenster von 3 Sek. zufriedengeben müssen. Die Anzahl der ausgezählten Kammerkomplexe muss dann mit 20 multipliziert werden, um die Kammerfrequenz pro Minute zu erhalten.

Die 6-Sekunden-Regel ist bei **Arrhythmien** wesentlich genauer. Da eine Arrhythmie auf den ersten Blick nicht immer sicher zu erkennen ist, sollte dies Ihre bevorzugte Methode zur Frequenzbestimmung sein.

Beispielrechnung: Nehmen wir an, Sie zählen 6 QRS-Komplexe in einem 3-Sekunden-Intervall. Da wir 1 Min. in 20 3-Sekunden-Intervalle teilen können, multiplizieren wir mit 20: 20 × 6 = 120/Min. (➤ Abb. 2.37.)

Ist der Kammerkomplex schmal oder breit?

Um diese Frage beantworten zu können, muss zunächst definiert werden, was unter schmal und breit zu verstehen ist. Bei dieser Fragestellung geht es um die Bewertung der Dauer der Kammererregung. Die Ausbreitung der Erregungswelle über die Kammermuskulatur nimmt unter physiologischen Bedingungen eine Zeit von nicht mehr als 0,1 Sek. in Anspruch (➤ Kap. 1.2.2). Braucht die Erregungswelle länger, so kann dies ein Hinweis auf **Störungen des Erregungsbildungs- und Reizleitungssystems** sein. Die Frage, ob der Kammerkomplex schmal oder breit ist, beantwortet also die Frage nach dem Ursprung und der Weiterleitung der Kammererregung.

Von einem **breiten** und somit krankhaft veränderten **Kammerkomplex** spricht man, wenn die Kammererregung ≥ 0,12 Sek. dauert. Dabei wird die Zeit von Beginn der Q- bzw. R-Zacke bis zum J-Punkt gemessen. Dies kann durch Auszählen der Kästchen des EKG-Papiers oder durch Ausmessen der Dauer mithilfe eines EKG-Lineals oder der EKG-Karte erfolgen.

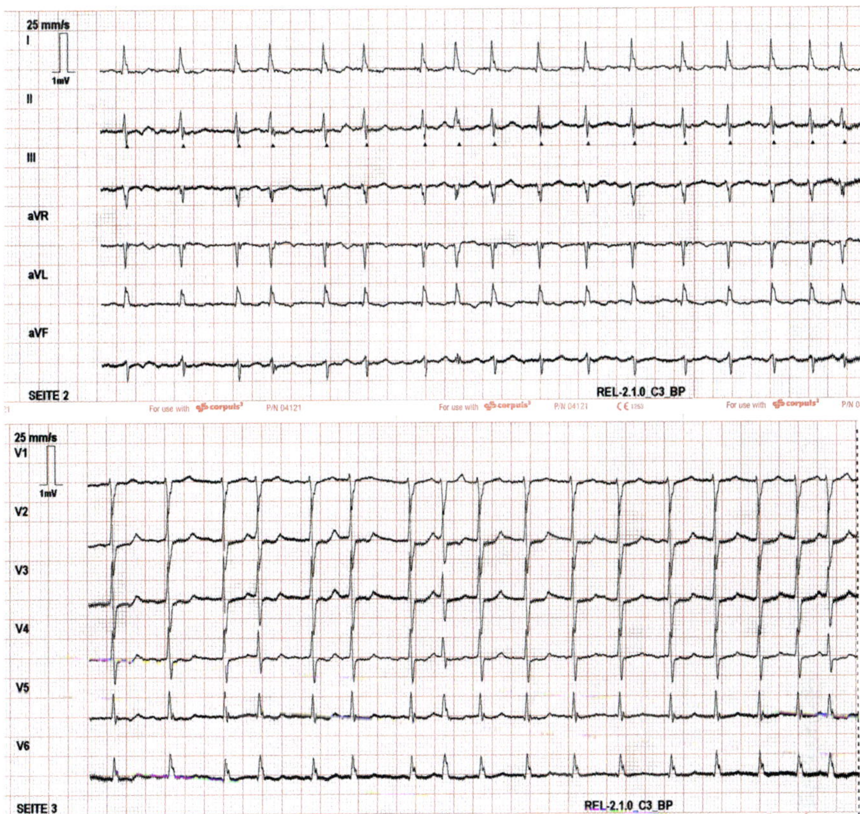

Abb. 2.37 Die Herzfrequenz beträgt ungefähr 120/Min. [O1090]

MERKE

Breiter Kammerkomplex ≥ 0,12 Sek.
Dies entspricht bei einer Schreibgeschwindigkeit von 25 mm/Sek. 3 kleinen Kästchen, bei 50 mm/Sek. 6 kleinen Kästchen.
Gemessen wird von Beginn der Q- oder R-Zacke, bis zum J-Punkt.

Ein **schmaler** und somit normaler **Kammerkomplex** liegt vor, wenn die Kammererregung nicht länger als < 0,12 Sek. dauert. Dies spricht für eine normale Erregungsausbreitung.

Ist der Rhythmus regelmäßig oder unregelmäßig?

Es ist nicht immer ganz einfach zu erkennen, ob ein Herzrhythmus regelmäßig oder unregelmäßig ist. Bei sehr schnellen oder sehr niedrigen Herzfrequenzen kann es schwer sein, die Regelmäßigkeit mit einem einfachen Blick zu erfassen. Zudem können Herzrhythmusstörungen nur phasenweise zu erkennen sein. Dies verdeutlicht, dass ein **Erkennen von Arrhythmien** auf dem Monitor manchmal nur schwer möglich ist.

Der erste Schritt, um die Frage des Rhythmus sicher beantworten zu können, ist daher die **Anfertigung eines EKG-Streifens** von ausreichender Länge. Im nächsten Schritt sollten Sie sich ausreichend Zeit nehmen und den Ausdruck in Ruhe betrachten. Während des Betrachtens gibt es drei Möglichkeiten, Ihre Wahrnehmungen zu unterstützen und zu objektivieren:

- Eine schnelle und einfache Methode ist die **Verwendung eines Stück Papiers.** Legen Sie das Papier so auf eine Ableitung der EKG-Aufzeichnung, dass die Spitzen der R-Zacken gerade noch unter dem Papier hervorragen und der Rest der Kammerkomplexe durch das Papier verdeckt wird. Markieren Sie durch einen kleinen Strich auf dem Papier die erste R-Zacke. Genauso setzen Sie eine Markierung für die nachfolgende R-Zacke auf dem Papier. Sie haben nun das erste RR-Intervall ermittelt. Verschieben Sie das Blatt Papier nach rechts, bis die erste Markierung auf der nächsten R-Zacke zu liegen kommt. Ist der Rhythmus regelmäßig, sollte die nachfolgende R-Zacke unter der zweiten Markierung liegen. Ist dies nicht der Fall, ist der Rhythmus unregelmäßig. So können Sie schnell alle RR-Intervalle auf ihre Regelmäßigkeit überprüfen.
- Das gleiche Verfahren kann durch **Verwendung eines EKG-Zirkels** angewendet werden (➤ Abb. 2.38). Setzen Sie dabei die Nadel des ersten Schenkels auf die Spitze einer R-Zacke und die Nadel des zweiten Schenkels auf die nachfolgende R-Zacke. Drehen Sie den ersten Schenkel jetzt um 180° um den zweiten Schenkel. Nach dieser Drehung sollte unter der Spitze des ehemals ersten Schenkels eine R-Zacke liegen. Ist dies der Fall, ist der Kammerrhythmus regelmäßig. Wenn nicht, ist der Kammerrhythmus unregelmäßig.
- Das dritte Verfahren stellt die aussagekräftigste Beurteilung des Kammerrhythmus dar. Hierzu messen sie mithilfe z. B. der **EKG-Karte** die Zeiten zwischen den jeweiligen RR-Intervallen aus und notieren diese auf dem EKG-Papier. Im nächsten Schritt vergleichen Sie die ausgemessenen Zeiten miteinander. Der Vorteil dieser Methode liegt v. a. darin, dass sich wiederholende Veränderungen in der Rhythmik erkennbar werden. So können

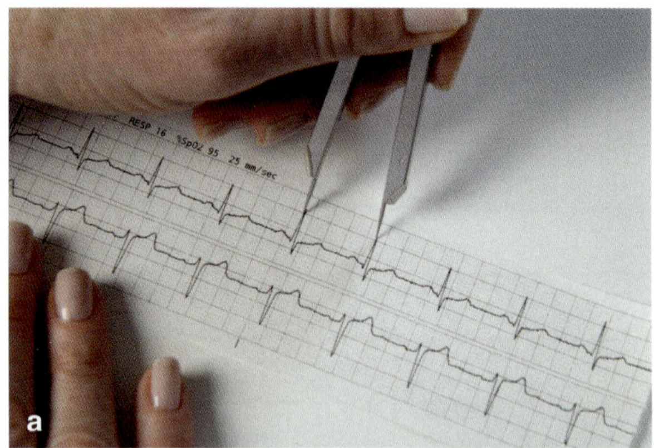

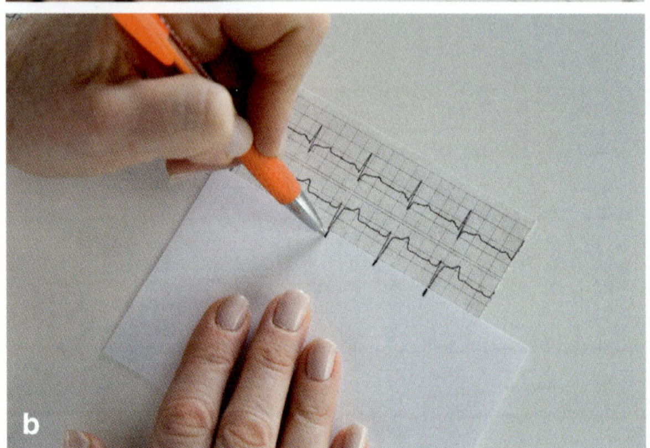

Abb. 2.38 Überprüfung des Kammerrhythmus mittels Zirkel (a) sowie Stift und Papier (b) [G781]

sich die RR-Abstände im rhythmischen Wechsel verlängern oder verkürzen. Solche Veränderungen sind mit den einfacheren Verfahren nicht so schnell zu erkennen.

Mithilfe des letzten Verfahrens können folgende Fragen beantwortet werden:

- Ist der Herzrhythmus völlig unregelmäßig ohne ein erkennbares Muster im RR-Intervall?
- Ist der Grundrhythmus regelmäßig, mit zwischenzeitlich auftretenden Unregelmäßigkeiten?
- Liegt eine zyklisch wiederkehrende Veränderung des RR-Intervalls vor?

Die Beantwortung dieser Fragen hat wesentlichen Einfluss auf die weitere Beurteilung des EKGs.

Sind die Kammerkomplexe vom Aussehen her gleich, die RR-Intervalle aber völlig unregelmäßig, so liegt mit hoher Wahrscheinlichkeit ein **Vorhofflimmern** vor.

Ist der Grundrhythmus regelmäßig mit zwischenzeitlich auftretenden Unregelmäßigkeiten, so kann dies durch **Extrasystolen** verursacht sein. Die Extrasystolen können dabei ihren Ursprung in den Vorhöfen oder in den Kammern haben. Dies ist am Aussehen der Extraschläge zu erkennen. Als Faustformel kann gelten, dass Extrasystolen der Vorhöfe das gleiche Aussehen wie die anderen Kammerkomplexe haben, sie fallen nur in unregelmäßigen Abständen in den Rhythmus ein. Extrasystolen der Kammern haben ein völlig anderes Erscheinungsbild. Sie sind in aller Regel größer und breiter als die normalen Kammerkomplexe und mit einem Blick erkennbar.

Liegen **dauerhafte oder phasenweise Schenkelblockierungen** vor, kann diese Faustformel nicht angewendet werden.

Liegen zyklische Veränderungen der RR-Intervalle vor, so müssen im weiteren Verlauf die P-Wellen sorgfältig analysiert werden, da Blockierungen des AV-Knotens zu solchen Veränderungen führen können.

Umrechnungstabelle

Zählen Sie die Anzahl der kleinen Kästchen (0,04-Sekunden-Spalten) zwischen zwei R-Zacken. Wandeln Sie die Anzahl der gezählten Kästchen mithilfe einer Umwandlungstabelle in die entsprechende Herzfrequenz um (➤ Abb. 2.39).

Beispielrechnung: Zwischen zwei R-Zacken zählen Sie 34 kleine Kästchen. In diesem Fall beträgt die Herzfrequenz 44/Min.

Ist Vorhofaktivität erkennbar?

Das Erkennen von Vorhofaktivitäten kann durchaus eine große Herausforderung darstellen. Dies kann zum einen daran liegen, dass tatsächlich keine Vorhoferregungen vorhanden sind, zum anderen daran, dass diese aufgrund von Überlagerungen durch Kammerkomplexe oder T-Wellen nicht zu erkennen sind. Auch hohe Herzfrequenzen erschweren die Erkennung von Vorhofaktivität.

Im ersten Schritt geht es darum, **P-Wellen** zu identifizieren. Am besten eignen sich die Ableitungen II, III, aVF und V_1. Bei einer Schreibgeschwindigkeit von 25 mm/Sek. sind P-Wellen meist leichter zu erkennen als bei 50 mm/Sek.

Im zweiten Schritt bestimmen Sie die Frequenz und die Regelmäßigkeit der P-Wellen. Das Vorgehen ist dabei das gleiche wie bei der Bestimmung von Kammerfrequenz und Kammerrhythmus.

Haben Sie P-Wellen identifiziert, sollten Sie sich im weiteren Verlauf mit ihrer **Morphologie** beschäftigen. In den Ableitungen II und aVF sollten P-Wellen positiv sein. Sind die P-Wellen in diesen Ableitungen negativ, spricht dies für eine rückläufige Erregung der Vorhöfe. Die Erregung kann dann ihren Ursprung im Bereich des AV-Knotens haben.

Vorhofaktivitäten mit hohen Frequenzen werden als **Vorhofflattern** oder **Vorhofflimmern** bezeichnet. Beim Vorhofflattern liegt die Frequenz oft zwischen 240 und 300 Erregungen/Min. Im EKG ist es meist an seiner typischen Form schnell zu erkennen. Die Intervalle zwischen den Kammerkomplexen sehen dabei aus wie ein Sägeblatt. Besteht der Verdacht auf ein Vorhofflattern, sollte die Frequenz der Flatterwellen bestimmt werden. Meist gibt es regelmäßige Überleitungen auf die Kammer von 3:1 oder 2:1, wobei die 2:1-Überleitung häufiger anzutreffen ist. Das heißt, dass jede dritte bzw. jede zweite Vorhoferregung auf die Kammer übergeleitet wird, sodass regelmäßige Kammerfrequenzen von 70–150 Schlägen/Min. zu finden sind.

Beim Vorhofflimmern liegt die Frequenz der Erregungen bei 350–500/Min. Diese hohen Frequenzen führen dazu, dass Vorhoferregungen im EKG schwer zu erkennen sind. Am besten gelingt dies in den Ableitungen V_1, II und aVF. Die Überleitung auf die Kammern erfolgt absolut unregelmäßig. Diese absolute Arrhythmie ist auch das zuverlässigste Merkmal im EKG.

Kleine Quadrate	Herzfrequenz/Min.	Kleine Quadrate	Herzfrequenz/Min.
5	300	27	56
6	250	28	54
7	214	29	52
8	188	30	50
9	167	31	48
10	150	32	47
11	136	33	45
12	125	34	44
13	115	35	43
14	107	36	42
15	100	37	41
16	94	38	40
17	88	39	39
18	84	40	38
19	79	41	37
20	75	42	36
21	72	43	35
22	68	44	34
23	65	45	33
24	63	47	32
25	60	48	31
26	58	50	30

Abb. 2.39 Umwandlungstabelle für 25 mm/Sek. Schreibgeschwindigkeit [L143]

Steht die Vorhofaktivität in Beziehung zur Kammeraktivität–falls ja, wie?

Zur sicheren Beurteilung benötigen Sie auch hier einen langen EKG-Streifen. Folgende Fragen müssen beantwortet werden:

- Folgt jeder P-Welle ein Kammerkomplex?
- Geht jedem Kammerkomplex eine P-Welle voran?
- Wie verhalten sich die PQ-Zeiten?

Wenn das Verhältnis P-Welle zu Kammerkomplex 1:1 ist und die PQ-Zeiten alle die gleiche Dauer aufweisen, liegt eine normale Überleitung zwischen Vorhöfen und Kammer vor.

Bei einigen pathologischen Veränderungen kann die Erregung ihren Ursprung in den Kammern haben und rückwärtsgerichtet (retrograd) über den AV-Knoten auf die Vorhöfe übergeleitet werden. In einem solchen Fall sind die P-Wellen kurz nach den Kammerkomplexen sichtbar und in den Ableitungen II, III und aVF negativ.

Am wichtigsten ist die Beantwortung dieser Fragen zur Beurteilung von AV-Blöcken. Hier kann es zu periodischen Veränderungen der Abstände oder zum Ausfall einer Beziehung zwischen Vorhof und Kammeraktivität kommen.

2.4.4 4. Schritt: Wie ist der Lagetyp der elektrischen Herzachse im EKG?

Die Frage, ob und wenn ja, wann die elektrische Herzachse im EKG bestimmt werden soll, wird in Fachkreisen unterschiedlich bewertet. Dies gilt besonders für den Bereich des Rettungsdienstes. Da es eine Reihe von krankhaften Veränderungen gibt, die mit einer Veränderung des Lagetyps einhergehen und der Lagetyp zudem Einfluss auf das Aussehen der einzelnen EKG-Ableitungen hat, sind die Autoren der Auffassung, dass sie möglichst früh erfolgen sollte.

Unter Anwendung der vier Cabrera-Regeln ist die Bestimmung des Lagetyps schnell zu bewältigen. Die Grundlagen und die vier Cabrera-Regeln sind in ➤ Kap. 2.3.1 besprochen worden.

Unter dem **Lagetyp** oder der elektrischen Herzachse versteht man die Richtung des Hauptvektors des Aktionsstroms der Kammererregung zum Zeitpunkt des größten Betrags. Er wird mithilfe der sechs Extremitätenableitungen ermittelt und stellt somit die Richtung des Aktionsstroms in der Frontalebene dar.

Für eine schnelle, grobe Übersicht im Rettungsdienst kann es ausreichen, den Lagetyp in nur vier Bereiche zu unterteilen (➤ Tab. 2.3). Hierzu wird der Kreis um das Herz in vier Bereiche oder „Torten-

Tab. 2.3 Schnelle Lagetypenbestimmung mithilfe von „zwei" EKG-Ableitungen (I und aVF)

Herzachse	Normal	Links	Rechts	Extrem rechts
Ableitung I QRS-Richtung	Positiv	Positiv	Negativ	Negativ
Ableitung aVF QRS-Richtung	Positiv	Negativ	Positiv	Negativ

2

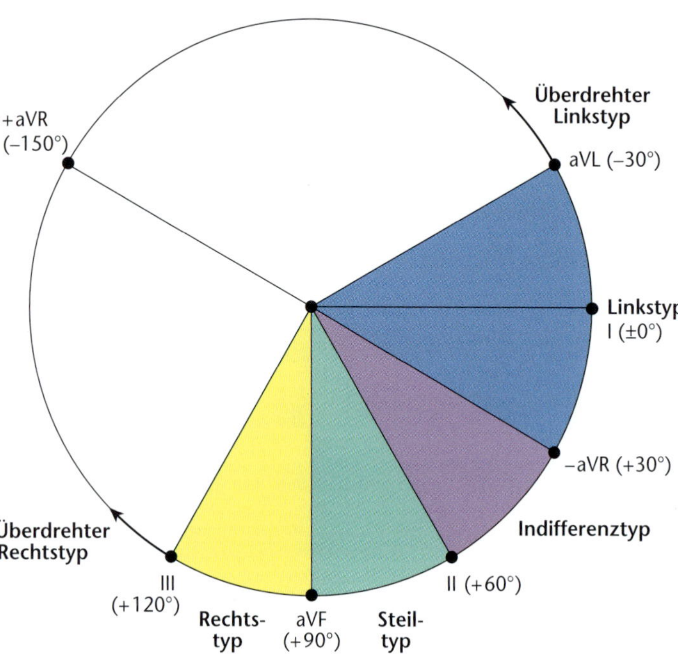

Abb. 2.40 Lagetypen im Cabrera-Kreis [L106]

stücke" unterteilt. Normalerweise liegt die **elektrische Herzachse** aus Patientensicht im linken unteren Viertel. Daher wird dieser Bereich auch als „Normalbereich" bezeichnet. Liegt die elektrische Herzachse im oberen linken Viertel, so spricht man von einem **Linkstyp.** Bei Lage der Herzachse im rechten unteren Viertel spricht man von einem **Rechtstyp.** Liegt die Herzachse im oberen rechten Viertel, wird dies als **stark überdrehter Rechtstyp** bezeichnet.

Schaut man sich den Cabrera-Kreis genauer an, so können zwischen den nebeneinanderliegenden Ableitungen weitere Bereiche gebildet werden (➤ Abb. 2.40). Die einzelnen Bereiche können mithilfe der den Ableitungen zugeordneten Gradzahlen genau beschrieben und somit benannt werden. Diese Namen bezeichnen dann auch den Lagetyp, der in sechs Bereiche eingeteilt wird:

- Linkstyp: von aVL (–30°) bis aVR (+30°)
- Indifferenztyp: von – aVR (+30°) bis II (+60°)
- Steiltyp: von II (+60°) bis aVF (+90°)
- Rechtstyp: von aVF (+90°) bis III (+120°)
- Überdrehter Linkstyp: Der QRS-Vektor weist über –30° hinaus.
- Überdrehter Rechtstyp: Der QRS-Vektor weist über +120° hinaus.

Bevor Sie mit der Bestimmung des Lagetyps fortfahren, machen Sie sich noch einmal vier grundlegende Aussagen deutlich:

- Addiert man alle kleinen Depolarisationsvektoren der Herzkammern (unter Berücksichtigung von Richtung und Größe), erhält man den Hauptvektor, der die Hauptrichtung des Aktionsstroms der Depolarisation der Herzkammern anzeigt.
- Dieser wird im EKG durch den Kammerkomplex dargestellt.
- Eine Erregung, die auf eine positive Elektrode zuläuft, erzeugt im EKG einen positiven Ausschlag auf dem EKG-Papier.
- Ob ein Ausschlag als überwiegend positiv bezeichnet wird, ist davon abhängig, ob sich der größere Anteil der Gesamtamplitude des Kammerkomplexes oberhalb der isoelektrischen Linie befindet.

Um die Herzachse zu bestimmen, stellen Sie sich einen Kreis um das Herz herum vor, dessen Mittelpunkt im AV-Knoten liegt. Mit der Vorstellung dieses Kreises untersuchen Sie zunächst die Ableitung I. Bei dieser Ableitung klebt die positive Elektrode am linken Arm, die negative Elektrode am rechten Arm. Damit verläuft die Trennlinie zwischen positiver und negativer Hälfte des Kreises genau senkrecht durch den Kreis. Aus Patientensicht führt dies dazu, dass die linke Hälfte des Kreises als positiv betrachtet werden kann, die rechte Hälfte als negativ. Entsprechend der 1. und 2. Cabrera-Regel lässt sich dann Folgendes beobachten:

- Zeigt der Hauptvektor des Aktionsstroms in die positive Hälfte des Kreises, so bedeutet dies einen positiven Ausschlag in der EKG-Ableitung.
- Zeigt der Hauptvektor des Aktionsstroms in die negative Hälfte des Kreises, so bedeutet dies einen negativen Ausschlag in der EKG-Ableitung.

Bei einer **physiologischen Ausbreitung der Kammererregung** verläuft diese aus Sicht des Patienten vom AV-Knoten ausgehend nach links unten. Da die linke Hälfte des Kreises positiv ist und der Hauptvektor des Aktionsstroms in diese Richtung verläuft, führt dies in Ableitung I zu einem positiven Ausschlag. Nach diesem ersten Schritt wissen Sie, dass die Herzachse in Richtung der linken Körperhälfte weist. Es muss sich also um einen Linkstyp (linkes, oberes „Tortenstück") oder einen Normaltyp (linkes, unteres „Tortenstück") handeln.

Um den Lagetyp weiter einzugrenzen, müssen Sie entscheiden, ob der Hauptvektor des Aktionsstroms in Richtung des oberen oder unteren „Tortenstücks" weist. Um diese Frage zu beantworten, eignet sich am besten die Ableitung aVF. Sie teilt den Kreis um den AV-Knoten des Herzens ebenfalls in zwei Hälften. Die Trennlinie läuft dabei waagerecht durch den Kreismittelpunkt. Da sich die positive Elektrode am linken Fuß des Patienten befindet, ist der untere Teil des Kreises positiv. Die negative Elektrode wird aus der linken und

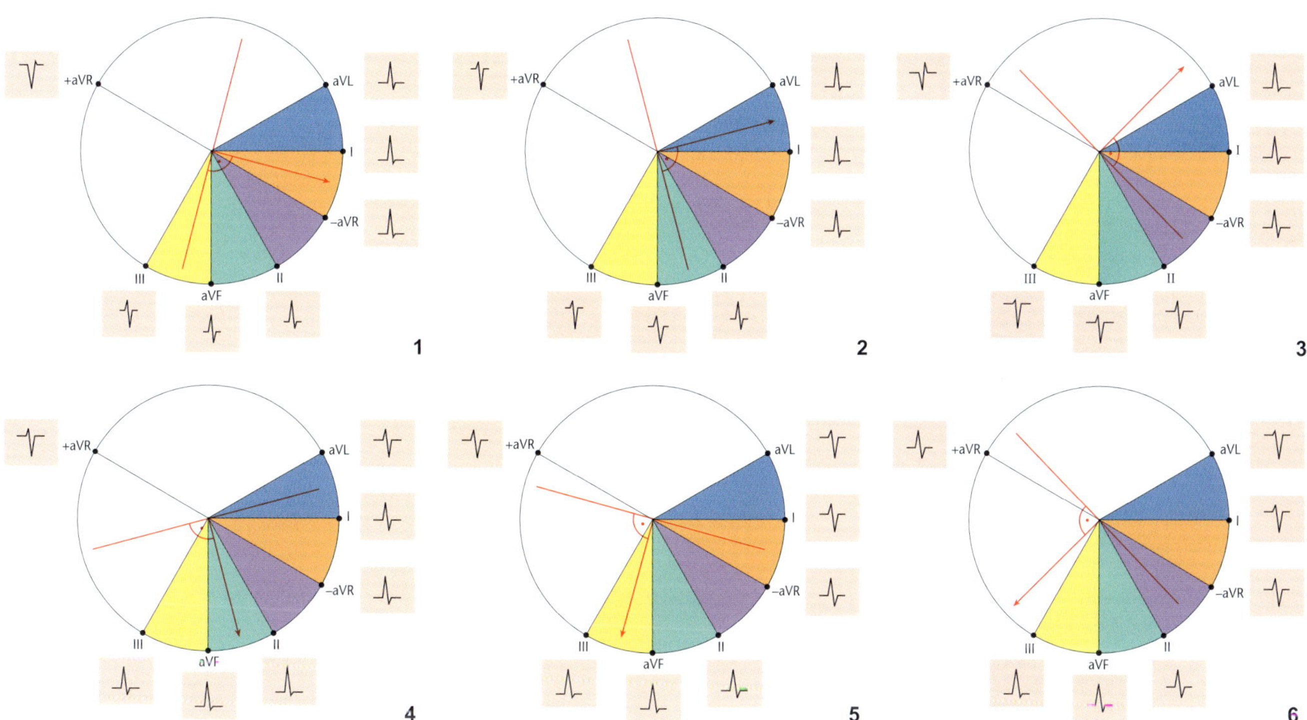

Abb. 2.41 Bestimmung des Lagetyps mithilfe des Vektorpeilers [L106]

rechten Armelektrode gebildet, was dazu führt, dass die obere Hälfte des Kreises negativ ist. Da die Hauptrichtung des normal verlaufenden Aktionsstroms nach links unten weist, muss der Ausschlag in der Ableitung aVF positiv ausfallen, da er in die positive Hälfte des Kreises weist. Durch Betrachtung der Ableitung aVF können Sie also sagen, dass die elektrische Herzachse in die untere Körperhälfte weist.

Führen Sie die Ergebnisse der beiden Ableitungen zusammen, so können Sie sagen, dass der Hauptvektor in Richtung der linken, unteren Körperhälfte weist (➤ Abb. 2.41). Mithilfe dieser schnellen, groben Lagetyp-Einteilung würde man von einem **normalen Lagetyp** sprechen.

Wollen Sie den Lagetyp anhand des Cabrera-Kreises jetzt noch genauer bestimmen, so wenden Sie das gleiche Verfahren für die anderen Ableitungen an.

Praxistipp

Die Ableitung aVR erhalten Sie am einfachsten, indem sie den EKG-Ausdruck vor sich in das Licht halten und ihn dann in der Längsachse um 180° drehen. Sie betrachten das EKG jetzt von der Rückseite durch das Papier hindurch. Die bei normaler Betrachtung überwiegend negativen Ausschläge in der Ableitung aVR, erscheinen jetzt positiv und entsprechen damit der Ableitung –aVR.

Klinische Bedeutung von Lagetyp-Veränderungen

Bei der anatomischen und der elektrischen Herzachse handelt es sich um zwei unabhängig voneinander zu betrachtende Achsen. Die **anatomische Herzachse** wird durch die strukturelle Form des Herzens gebildet und verläuft in Richtung der Kammerscheidewand. Die **elektrische Herzachse** leitet sich aus dem Summenvektor des Aktionsstroms der Herzerregung zum Zeitpunkt des höchsten Potenzials ab. Dies bedeutet, dass die elektrische Herzachse von der Struktur des Herzens beeinflusst werden kann, denn der Hauptvektor ist abhängig vom Verhältnis nicht erregter zu erregter Muskelmasse. Diese kann indirekt durch anatomische Veränderungen der Herzstruktur beeinflusst werden. Beim normalen gesunden Menschen liegen die anatomische Herzachse und die elektrische Herzachse in etwa übereinander und verlaufen in dieselbe Richtung. Verändert sich die anatomische Lage des Herzens im Thorax, z. B. durch den Zwerchfellhochstand bei fortgeschrittener Schwangerschaft, ändert sich auch die elektrische Herzachse. Durch den Zwerchfellhochstand wird das Herz etwas nach links oben verlagert, sodass sich bei Schwangeren im EKG häufig ein Linkstyp oder überdrehter Linkstyp finden lässt.

Nimmt die Muskelmasse einer Herzkammer aufgrund von starker Beanspruchung zu **(Hypertrophie)**, so wendet sich die elektrische Herzachse in diese Richtung. Ursache dafür ist der steigende Spannungsunterschied zwischen nicht erregten und erregten Muskelbereichen, der ebenfalls zunehmen muss, wenn die Muskelmasse zunimmt.

Nimmt die Muskelmasse einer Kammer ab, z. B. aufgrund eines großen Infarkts, wendet sich die elektrische Herzachse von diesem Bereich weg. Dies hängt mit der verringerten Muskelmasse und der damit einhergehenden, erniedrigten Spannungsdifferenz zwischen erregten und nicht erregten Muskelbereichen zusammen.

Eine dritte Möglichkeit, die zu einer Veränderung der elektrischen Herzachse führen kann, ist die veränderte Erregungsausbreitung über

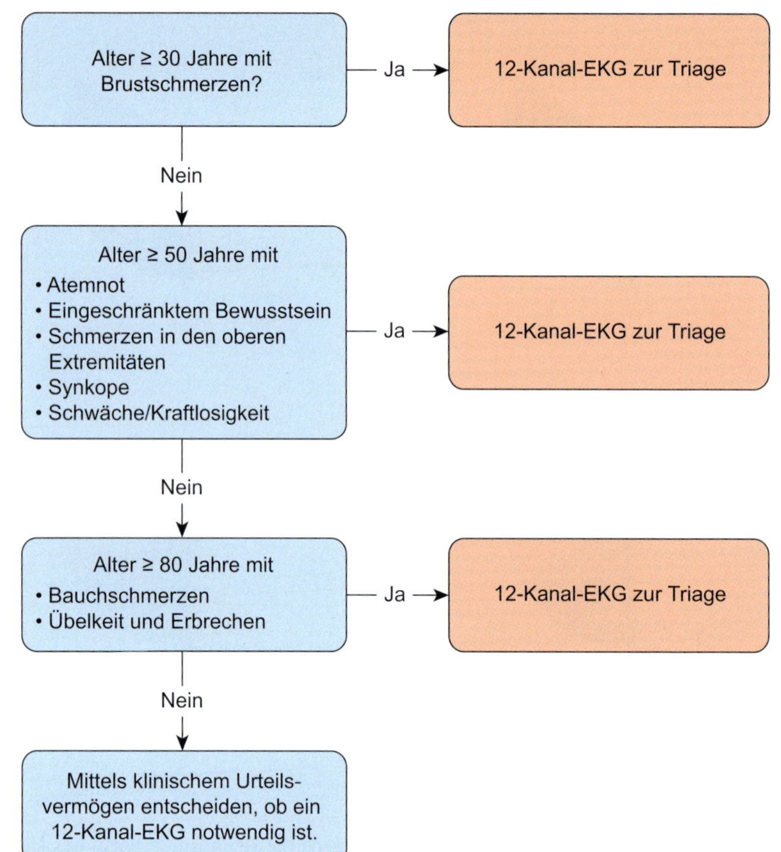

Abb. 2.42 Regel zur Priorisierung der Anfertigung eines frühzeitigen 12-Kanal-EKGs in der Notaufnahme [L143]

die Herzmuskulatur aufgrund von Erregungsbildungs- und Erregungsleitungsstörungen. Ursache hierfür sind klassischerweise **Schenkelblöcke.** Schenkelblöcke führen dazu, dass die Erregung der Herzkammern ausweichende Wege gehen muss. Dies wiederum führt zu einem veränderten Verhältnis von erregten zu nicht erregten Bereichen und damit zu einer Veränderung des elektrischen Hauptvektors.

Die Beispiele machen deutlich, dass der Lagetyp im klinischen Zusammenhang mit kardialen Erkrankungen stehen kann. Die Bestimmung des Lagetyps kann somit ein Puzzleteilchen in der Gesamtbeurteilung des Patienten darstellen und die Bildung einer Arbeitshypothese unterstützen.

Physiologisch bewegt sich die elektrische Herzachse vom Kindes- bis zum Erwachsenenalter entgegen dem Uhrzeigersinn vom Rechtstyp zum Linkstyp. Dies ist zum einen durch die anatomische Lage im Thorax zu erklären, zum anderen durch Veränderungen der Muskelmassen der Herzkammern aufgrund sich ändernder Druckverhältnisse vom Kindes- zum Erwachsenenalter.

Eine **Abweichung der Herzachse nach rechts** kann folgende Ursachen haben:

- Normal im kindlichen EKG
- Normal beim vertikal ausgerichteten Herz (großer, schlanker Patient)
- Dextrokardie (spiegelverkehrte Lage des Herzens im Thorax)
- Thoraxveränderungen wie Emphysemthorax oder Kyphoskoliose
- Rechtsherzbelastung (z. B. Lungenembolie)
- COPD
- Hypertrophie des rechten Herzens
- Infarkt der Seitenwand (lateraler Myokardinfarkt)
- Linksposteriorer Hemiblock
- Hyperkaliämie
- Intoxikation mit Natriumkanalblockern
- Vorhofseptumdefekt

Eine **Abweichung der Herzachse nach links** kann folgende Ursachen haben:

- Normal beim horizontal ausgerichteten Herz (kleine, adipöse Patienten, Schwangere)
- Hypertonie
- Hypertrophie des linken Herzens
- Inferiorer Infarkt
- Linksanteriorer Hemiblock
- Linksschenkelblock

Indikation für ein 12-Kanal-EKG

Leider gibt es von den Fachgesellschaften keine klaren Empfehlungen, welche Patienten von einem frühen 12-Kanal-EKG profitieren. Einigkeit herrscht darüber, dass Patienten mit Symptomen, die für einen **frischen STEMI** sprechen, innerhalb von 10 Min. nach medizinischem Erstkontakt ein 12-Kanal-EKG erhalten sollen. Eine große Herausforderung stellt dabei die Tatsache dar, dass sich im Schnitt 25 % der Patienten mit STEMI ohne eine eindeutige klinische Symptomatik präsentieren. Dabei steigt der Anteil der Patienten mit unspezifischer Symptomatik im Alter an und liegt bei den über 80-Jährigen bei bis zu 50 %. In Studien konnte nachgewiesen werden, dass die Sterblichkeit bei Patienten mit atypischer Symptomatik gegenüber Patienten mit klassischer Symptomatik deutlich erhöht ist. Ziel muss es daher sein, auch bei Patienten mit unspezifischen Symptomen frühzeitig ein 12-Kanal-EKG anzufertigen.

Damit nicht bei jedem Patienten sofort ein 12-Kanal-EKG angefertigt werden muss und somit wertvolle Ressourcen verschwendet werden, muss abgeschätzt werden, welche Patienten mit hoher Wahrscheinlichkeit von dieser diagnostischen Maßnahme profitieren. Im Jahr 2012 wurde hierzu von Glickman et al. ein Triage-Algorithmus für Notaufnahmen entwickelt, der auch im Bereich der Präklinik zum Einsatz kommen kann. Der in ➤ Abb. 2.42 dargestellte Algorithmus hat eine Sensitivität von 91,9 % und eine Spezifität von76,2 %. Der positive Vorhersagewert liegt bei 0,67 % der negative Vorhersagewert bei 99,98 %.

Zusätzlich sollte bei folgenden Patientengruppen ebenfalls frühzeitig ein **12-Kanal-EKG** angefertigt werden:

- ROSC nach Reanimation
- Alle Arten von bradykarden oder tachykarden Herzrhythmusstörungen
- Ausgelöster, implantierter Defibrillator
- Stromunfall mit Nieder- oder Hochspannung
- Intoxikationen mit beispielsweise Kokain oder trizyklischen Antidepressiva

MERKE

Ein präklinisches 12-Kanal-EKG sollte immer dann angefertigt werden, wenn erwartet wird, dass sich aus den erhobenen Befunden Konsequenzen für die Versorgungsstrategie ergeben.

2.5 Zusammenfassung

- Das Elektrokardiogramm ist ein mittlerweile flächendeckendes und nicht mehr wegzudenkendes Instrument der medizinischen Versorgung, um krankhafte Prozesse am menschlichen Herzen nachzuweisen.
- Die komplexe und herausfordernde Aufgabe der EKG-Interpretation erfordert ein Grundverständnis über elektrophysiologische Vorgänge am Herzen, die spezielle Nomenklatur sowie technische Gegebenheiten der EKG-Diagnostik.
- Konzentrationsunterschiede bestimmter Elektrolyte (u. a. Na^+ und K^+) führen zu elektrischen Potenzialen an der Zellmembran und bilden dadurch die Grundlage für die myokardiale Kontraktion.
- Elektrische Potenziale in Form von Spannungsänderungen an der Außenfläche der Herzmuskelzelle können mithilfe der Elektrokardiografie über die Körperoberfläche abgeleitet und visuell dargestellt werden.
- Die Ausbreitung eines Aktionsstroms am Herzen wird mithilfe von Vektoren beschrieben. Zur grafischen Darstellung von Vektoren verwendet man eine Pfeilform.
- Fehlende Aktivitäten während der EKG-Aufzeichnung werden durch die isoelektrische Linie dargestellt. Rundliche Abweichungen dieser Nulllinie werden als Wellen, spitze, eckige als Zacken bezeichnet.
- Die P-Welle repräsentiert die Erregung beider Vorhöfe, die Q-Zacke spiegelt den Beginn der Kammererregung wider. Die Erregungsweiterleitung über die Tawara-Schenkel der rechten und linken Herzkammer wird durch die R-Zacke dargestellt, während die negative S-Zacke die letzte Phase der Depolarisation der Herzkammern widerspiegelt. Die T-Welle stellt schließlich die Repolarisation der Kammern im EKG dar. Gelegentlich folgt der T-Welle eine U-Welle.
- Unterschiedliche Ableitungsverfahren ermöglichen eine umfangreiche Betrachtung der elektrophysiologischen Prozesse am Herzen. Hierbei unterscheidet man Extremitäten, Brustwandableitungen und modifizierte Ableitungen.
- Zahlreiche Störeinflüsse können sich negativ auf das Erstellen eines EKGs auswirken und damit eine Interpretation deutlich erschweren. Die Mittel zur Vermeidung von Störeinflüssen sollten jedem Mitarbeiter des Rettungsdienstes geläufig sein.
- Um Fixierungsfehler bei der EKG-Auswertung zu vermeiden, ist ein systematisches Vorgehen im Rahmen der EKG-Interpretation ratsam.
- Neben der apparativen Ermittlung der Herzfrequenz existieren alternative Methoden zur Herzfrequenzbestimmung.

WIEDERHOLUNGSFRAGEN – BASIC

1. Welche Faktoren können zu Störungen bei der Anfertigung eines EKGs führen?
2. Benennen Sie die Wellen und Zacken eines EKGs und ordnen Sie diese den entsprechenden Vorgängen am Herzen zu.
3. Wie lauten die sechs Fragen des ERC zur Interpretation von Herzrhythmusstörungen?
4. Beschreiben Sie die Anlage eines 12-Kanal-EKGs mithilfe der entsprechenden anatomischen Landmarken.
5. Bei welchen Patientengruppen sollte frühzeitig ein 12-Kanal-EKG abgeleitet werden?
6. Erläutern Sie mindestens zwei alternative Methoden zur Bestimmung der Herzfrequenz.

WIEDERHOLUNGSFRAGEN – ADVANCED

1. Nennen Sie die fünf Phasen eines Aktionspotenzials.
2. Beschreiben Sie die Klebetechnik der rechtsventrikulären Ableitungen mithilfe der entsprechenden anatomischen Landmarken.
3. Beschreiben Sie die Klebetechnik der erweiterten posterioren Ableitungen mithilfe der entsprechenden anatomischen Landmarken.
4. Welche modifizierte EKG-Ableitung betrachtet gezielt die Vorhoferregungen?
5. Erläutern Sie die strukturierte Vorgehensweise zur Interpretation eines Notfall-EKGs.
6. Welche Lagetypen des Herzens werden unterschieden?
7. Beschreiben Sie die Ursachen, die für Lagetyp-Veränderungen verantwortlich sein können.

LITERATUR

Aehlert B. ECGs made easy. 6th ed. Elsevier, 2018.

AWMF-S2k-Leitlinie „Nutzung der Herzschlagfrequenz und der Herzfrequenzvariabilität in der Arbeitsmedizin und der Arbeitswissenschaft", Version 2.1, 2021, AWMF-Registernummer: 002-042. https://register.awmf.org/de/leitlinien/detail/002-042.

Baranchuk A, Kang J, Shaw C et al. Electromagnetic interference of communication devices on ECG machines. Clin Cardiol. 2009; 32: 588–592.

Birbaumer N, Schmidt RF. Biologische Psychologie. 7. A. Berlin, Heidelberg: Springer, 2010.

Camm AJ, Lüscher TF, Serruys PW (ed.). The ESC textbook of cardiovascular medicine. 2nd ed. New York, NY: Oxford University Press, 2009.

Dönitz S, Flake F (Hrsg.). Mensch, Körper, Krankheit für den Rettungsdienst. 4. A. München: Elsevier, 2022.

European Resuscitation Council (ed.). Erweiterte lebensrettende Maßnahmen: ERC Leitlinien 2021, 2021.

Garcia TB. 12-lead ECG: The art of interpretation. 2nd ed. Burlington, MA: Jones & Bartlett Learning, 2015.

Geldner G, Marino PL, Müller-Wolff T (Hrsg.). Das ICU-Buch: Praktische Intensivmedizin. 5. A. München: Elsevier, 2017.

Glickman SW, Shofer FS, Wu MC et al. Development and validation of a prioritization rule for obtaining an immediate 12-lead electrocardiogram in the emergency department to identify ST-elevation myocardial infarction. Am Heart J. 2012; 163(3): 372–382.

Golan DE, Armstrong EJ, Armstrong AW. Principles of pharmacology: The pathophysiologic basis of drug therapy. 4th ed. Philadelphia, PA: Wolters Kluwer, 2017.

Halhuber MJ, Günther R, Ciresa M et al. EKG-Einführungskurs: Eine praktische Propädeutik der klinischen Elektrokardiographie. 6. A. Berlin, Heidelberg: Springer, 1978.

Hall JE, Hall ME. Guyton and Hall. Textbook of medical physiology. 14th ed. Philadelphia, PA: Elsevier, 2021.

Kania M, Rix H, Fereniec M et al. The effect of precordial lead displacement on ECG morphology. Med Biol Eng Comput. 2014; 52(2): 109–119.

Kiening M, Ohly A. EKG endlich verständlich. Kurzlehrbuch. 4. A. München: Elsevier, 2022.

Klabunde RE. Cardiovascular physiology concepts. 2nd ed. Philadelphia, PA: Lippincott Williams & Wilkins/Wolters Kluwer, 2012.

Kligfield P, Gettes LS, Bailey JJ et al. Recommendations for the Standardization and Interpretation of the Electrocardiogram. J Am Coll Cardiol. 2007; 49(10): 1109–1127.

Lewis T. Auricular fibrillation. In: Lewis T. Clinical Electrocardiography. London, UK: Shaw and Sons; 1913. S. 86–97.

Malmivuo J, Plonsey R. Bioelectromagnetism: Principles and applications of bioelectric and biomagnetic fields. New York, NY: Oxford Univ. Press, 1995.

Marieb EN, Hoehn K. Human anatomy & physiology. 10th ed. Harlow: Pearson Education Limited, 2016.

Medani SA, Hensey M, Caples N et al. Accuracy in precordial ECG lead placement: Improving performance through a peer-led educational intervention. J Electrocardiol. 2018; 51(1): 50–54.

Murakami K, Nakai K, Ito C et al. Problems of Mason-Likar lead system in treadmill exercise electrocardiography. Rinsho Byori. 1991; 39(8): 846–852.

Olshausen KE. EKG-Information: Vom Anfänger zum Profi. 8. A. Darmstadt: Steinkopff, 2005.

Papouchado M, Walker PR, James MA et al. Fundamental differences between the standard 12-lead electrocardiograph and the modified (Mason-Likar) exercise lead system. Eur Heart J. 1987; 8(7): 725–733.

Park MK, Guntheroth WG. How to read pediatric EKGs. 4th ed. Oxford: Elsevier, 2006.

Phalen T, Aehlert B. The 12-lead ECG in Acute Coronary Syndromes. 4th ed. Elsevier, 2019.

Schmidt RF, Lang F et al. (Hrsg.). Physiologie des Menschen. Mit Pathophysiologie. 31. A. Heidelberg: Springer, 2017.

Sejersten M, Wagner GS, Pahlm O et al. Detection of acute ischemia from the EASI-derived 12-lead electrocardiogram and from the 12-lead electrocardiogram acquired in clinical practice. J Electrocardiol. 2007; 40(2): 120–126.

So CS. Praktische EKG-Deutung. 4. A. Stuttgart: Thieme, 2013.

Surawicz B, Knilans TK. Choús electrocardiography in clinical practice: Adult and pediatric. 6th ed. Philadelphia, PA: Elsevier, 2008.

Tanaka H, Monahan KD, Seals DR. Age-predicted maximal heart rate revisited. J Am Coll Cardiol. 2001; 37(1): 153–156.

Wesley K. Huszar's ECG and 12-Lead-Interpretation. 6th ed. Elsevier, 20216.

Wung SF, Sieger A, Leon M et al. What are the implications for using modified (Mason-Likar) exercise lead system in research? Journal of Electrocardiology. 2004; 37: 43.

Zipes DP, Libby P, Bonow RO et al. (eds.). Braunwald's Heart Disease: A Textbook of Cardiovascular Medicine. 11th ed. Philadelphia, PA: Elsevier, 2018.

KAPITEL

3

Michael Helms, Michael Praetz

Herzrhythmusstörungen

LERNZIELE – BASIC

- Ursachen bradykarder Herzrhythmusstörungen benennen können
- Die wichtigsten bradykarden Rhythmusstörungen benennen können
- Die klassischen Symptome bradykarder Herzrhythmusstörungen aufzählen können
- Basismaßnahmen zur akuten Behandlung von bradykarden Herzrhythmusstörungen ergreifen können
- Patienten mit bradykarder Herzrhythmusstörung anhand ihres äußeren Erscheinungsbildes in kritisch oder nicht kritisch einstufen können
- Die Definition der Tachykardie nennen können
- Die grobe Einteilung von Herzrhythmusstörungen wiedergeben können
- Mögliche Gefahren benennen können, die von tachykarden Herzrhythmusstörungen ausgehen
- Unterschiedliche Ursachen nennen können, die zur Sinustachykardie führen
- Unterschiedliche Varianten nennen können, nach denen man ventrikuläre Tachykardien einteilen kann
- Die häufigsten Symptome tachykarder Herzrhythmusstörungen nennen können
- Grundsätzliche Optionen des Behandlungskonzepts tachykarder Herzrhythmusstörungen kennen

LERNZIELE – ADVANCED

- Bradykarde Herzrhythmusstörungen anhand typischer EKG-Charakteristika erkennen können
- Wichtigste Ersatzrhythmen unterscheiden können
- Die drei wichtigsten Überleitungsstörungen beschreiben und gegeneinander differenzieren können
- Drei SA-Blockierungen unterscheiden können
- AV-Blockierungen in einer fachlichen Detailtiefe bis zum gezielten Therapieansatz beschreiben können
- Charakteristische Merkmale von Schmalkomplex- und Breitkomplex-Tachykardien erläutern können
- Beispiele unterschiedlicher Formen von Schmalkomplex-Tachykardien aufzählen können
- Die Pathophysiologie multifokaler Vorhoftachykardien erläutern können
- Unterschiedliche Formen von AV-Knoten-Reentry-Tachykardien benennen können
- Die unterschiedlichen Leitungsbahnen von AV-Reentry-Tachykardien nennen können
- Unterschiedliche Arten von Präexzitationssyndromen benennen können
- Erläutern können, was unter dem Begriff elektrische Alternans zu verstehen ist.

3.1 Bradykarde Herzrhythmusstörungen

Michael Helms

Bradykarde Herzrhythmusstörungen sind all jene Herzrhythmusstörungen, bei denen die Herzfrequenz unter die Schwelle von **60 Schlägen/Min.** fällt. Die meisten dieser Rhythmusstörungen sind harmlos und wenig beeinträchtigend. Um eine bradykarde Rhythmusstörung schnell eingrenzen zu können, sollte vom Rettungsdienstpersonal die Morphologie der QRS-Komplexe und die Rhythmik beurteilt werden.

Die Grundlage des präklinischen Handelns bildet zunächst der Sinusrhythmus (➤ Abb. 2.17). Mit Kenntnis und Verständnis dieser wesentlichen Grundlage lässt sich schnell und einfach beinahe jede präklinisch relevante und behandelbare Rhythmusstörung identifizieren.

Ursachen

Als Ursache für eine bradykarde Rhythmusstörung kommen **kardiale** und **nichtkardiale** Probleme infrage. Unter Verwendung der vorgenannten Einteilung entstehen schmal rhythmische Bradykardien meist infolge einer Vagotonussteigerung. Hochleistungssportler haben bspw. einen trainingsbedingt erhöhten Vagotonus und decken trotzdem den Bedarf an HZV. Auch nerval induziert, meist aber infolge eines Zweikampfes, ist der Angriff auf den Solarplexus, der im wahrsten Sinne des Wortes schlagartig den Vagotonus erhöht und zu einer reflektorischen Bradykardie führt.

Nichtkardiale Ursachen

Hauptursachen für **schmal rhythmische Bradykardien** sind also **Erhöhungen des Vagotonus.** Weitere nichtkardiale Ursachen für Bradykardien sind u. a. Hypothermie, Schilddrüsenerkrankungen **(Hypothyreose),** Elektrolytstörungen und Medikamenteneinwirkungen.

Bradykardien infolge von Hypotonie macht man sich beispielsweise in der **Herzchirurgie** zunutze, um Operationen am dann gezielt verlangsamten Herzen durchzuführen.

Anders hingegen bei einer Hypothyreose. Hier resultiert die Bradykardie aus einer Herunterregulation des Stoffwechsels. Bei den Elektrolytstörungen sticht v. a. die Nierenfunktionsstörung als organische Ursache hervor. Hier führt eine fehlerhafte Ausscheidung zu einem Ungleichgewicht im Kaliumhaushalt **(Hyperkaliämie)** (➤ Kap. 7.1.1) und verursacht auf diese Weise eine Bradykardie. Behandlungspflichtig ist dabei weniger die Bradykardie als vielmehr die zugrunde liegende Erkrankung.

Im Zusammenhang mit Medikamenteneinnahmen muss neben Betablockern und Digitalispräparaten auch an Opiate bzw. Fentanylpflaster gedacht werden. Medikamente können jedoch auch AV-Blöcke 1. Grades hervorrufen oder sogar höhergradige Blockierungen begünstigen.

Kardiale Ursachen

Zu den kardialen Ursachen einer Bradykardie gehört klassischerweise die **koronare Herzkrankheit.** Sie hat eine Minderversorgung des Myokards zur Folge und begünstigt zunächst weiter fortschreitende arteriosklerotische Prozesse in den Herzkranzgefäßen (Koronarien). In der weiteren Folge resultieren aus der KHK eine permanente Ischämie und ein Mangel an Nährstoffen, sodass hier die pathophysiologische Konsequenz einer frequenzbasierten Regulation stattfindet. Im ➤ Kap. 5.1 „Akutes Koronarsyndrom" wird auf die Besonderheiten beim ACS speziell eingegangen.

Auch die arterielle Hypertonie kann zu einer Frequenzanpassung und damit zu einer Bradykardie führen. Dies geschieht durch reaktive Umformung am Herzen, die durch dauerhafte Belastungen, entzündliche Prozesse und Läsionen notwendig werden. Im weiteren Verlauf führt dieses **Remodelling** zu progredienten Funktionseinschränkungen des Erregungsbildungs- und Leitungssystems. Ähnlich verhält es sich mit Herzinsuffizienzen durch einen **dilatierten linken Vorhof.** Eine Dilatation, eine Vergrößerung bzw. Ausdehnung des Ventrikels und v. a. seiner Muskulatur, ist meist die Folge einer Druckerhöhung. Hier kann beispielsweise eine Klappenstenose eine dauerhafte Druckerhöhung verursachen und eine sog. Ballonierung des Vorhofs begünstigen. Die Folge der Dilatation kann schließlich, neben anderen Symptomen, eine Bradykardie sein.

Als klassische virale Entzündung lässt sich die **Myokarditis** als ursächlich für eine Bradykardie hervorheben.

Grundsätzliche Einteilung

Um sich thematisch den bradykarden Rhythmusstörungen zu nähern, empfiehlt es sich, eine grundsätzliche Einteilung vorzunehmen. Idealerweise unterscheidet man dabei zwischen schmalen und breiten sowie regelmäßigen und unregelmäßigen Bradykardien.

Schmal und regelmäßig

Zu den schmal regelmäßigen Bradykardien gehört als einfachste Form die **Sinusbradykardie** (➤ Abb. 3.1).

Aber auch der **AV-junktionale Ersatzrhythmus** ist eine regelmäßige bradykarde Rhythmusstörung, bei der der Ursprung der Erregungsstörung im Übergang zwischen Vorhof und Kammer (junktional = verbindend) liegt und deshalb durch schmale Kammerkomplexe deutlich wird.

Gerade bei Hochleistungssportlern treten diese dann physiologischen Bradykardien häufig auf und decken problemlos den Bedarf an Herzzeitvolumen (HZV) des Sportlers.

Schmal und unregelmäßig

Eine weitere Form stellen die schmal unregelmäßigen bradykarden Rhythmusstörungen dar. In die Gruppe dieser Störungen fallen u. a. **bradykardes Vorhofflimmern** und das **Sick-Sinus-Syndrom.** Besonders hervorzuheben sind außerdem die **AV-Blockierungen** Grad II vom Typ Mobitz 1 (➤ Abb. 3.2) und Typ Mobitz 2, bei denen der Ausfall von Kammerkomplexen charakteristisch ist.

Breit und rhythmisch

Die dritte Form, die **breiten,** aber **regelmäßigen** bradykarden Rhythmusstörungen, sind meist ausschließlich Kammerersatzrhythmen. Klassischer Vertreter dieser Gruppe ist der **AV-Block 3. Grades** (➤ Abb. 3.3).

Breit und arrhythmisch

Letzte und neben den breiten regelmäßigen bradykarden Herzrhythmusstörungen die wohl gefährlichste Form der Bradykardien sind die breiten und unregelmäßigen Störungen. Vor allem in der präklinischen Notfallmedizin begegnen sie uns glücklicherweise eher selten. Zu ihnen zählt beispielsweise das **bradykarde Vorhofflimmern** mit einem begleitenden Schenkelblock (➤ Abb. 3.4), **Sinusbradykardien** mit Schenkelblockierungen und **AV-Blockierungen 2. Grades mit** einer zusätzlichen **Schenkelblockierung.**

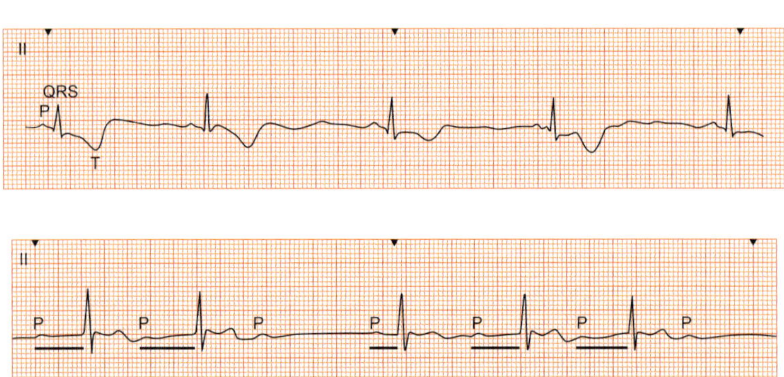

Abb. 3.1 Sinusbradykardie mit einer HF von 40/Min. [L231]

Abb. 3.2 AV-Block Grad II Typ Mobitz 1 mit zunehmender Verlängerung der PQ-Zeit bis zum Ausfall einer Überleitung [L232]

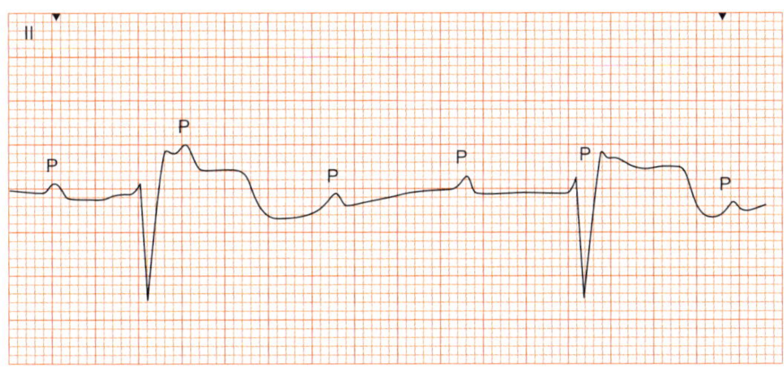

Abb. 3.3 AV-Block Grad III [L233]

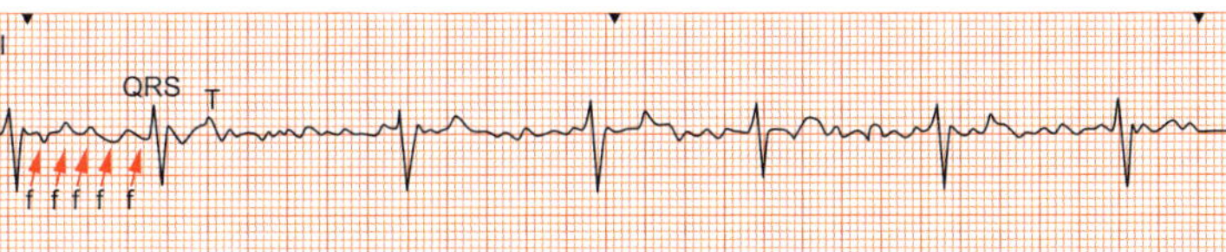

Abb. 3.4 Bradykardes Vorhofflimmern [L234]

Sonderformen

Eine selten auftretende **Sonderform** der bradykarden Herzrhythmusstörung ist das **Brady-Tachy-Syndrom** (➤ Abb. 3.5). Hier wechseln sich bradykarde mit tachykarden Phasen der Erregungsstörung ab. Oberstes Ziel ist hier neben der angestrebten Therapie, v. a. nicht an der Richtigkeit seiner Auswertung zu zweifeln, wenn der Verdacht einer solchen Störung im Raum steht.

In ➤ Tab. 3.1 wurden zur besseren Übersichtlichkeit die bisher genannten bradykarden Herzrhythmusstörungen dargestellt. Dabei fällt auf, dass die Rhythmusstörungen absteigend an Bedrohlichkeit zunehmen. Eher unkritisch und in der Präklinik selten relevant stehen die schmalen-regelmäßigen Rhythmusstörungen folgerichtig an erster Stelle in der Tabelle. Nach den schmalen Rhythmusstörungen folgen in der Darstellung diejenigen mit **breiten Kammerkomplexen,** die durch das Rettungsdienstpersonal mit erhöhter Aufmerksamkeit zu betrachten sind.

Tab. 3.1 Bradykarde Herzrhythmusstörungen

Form	Beispiel
Schmal regelmäßig	Sinusbradykardie, AV-junktionaler Ersatzrhythmus
Schmal unregelmäßig	Bradykardes Vorhofflimmern, Sick-Sinus-Syndrom, AV-Block 2. Grades Typ Mobitz 1 und 2 (Wenckebach und Mobitz)
Breit regelmäßig	AV-Block 3. Grades
Breit unregelmäßig	Bradykardes Vorhofflimmern mit Schenkelblock, Sinusbradykardie mit Schenkelblock, AV-Block 2. Grades mit Schenkelblock
Sonderform	Brady-Tachy-Syndrom

3.1.1 Ersatzrhythmen

Im Rahmen von bradykarden Herzrhythmusstörungen kommt es beinahe immer zu sog. Ersatzrhythmen, bei denen das nächst tiefer liegende Erregungsbildungszentrum den Erhalt eines ausreichenden **Herzzeitvolumen** (HZV) sichern soll. Unterschreitet die Herzfrequenz

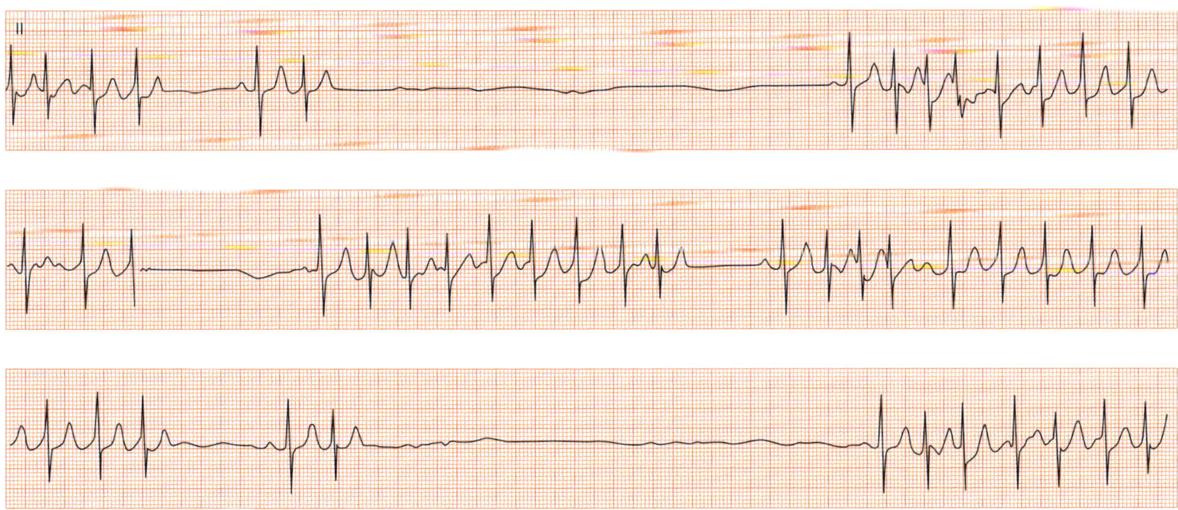

Abb. 3.5 Brady-Tachy-Syndrom [L231]

eine kritische Grenze, kann das Missverhältnis zwischen erforderlichem und angebotenem HZV nicht mehr ausreichend gedeckt werden und schlimmstenfalls zu einer **Synkope** mit Bewusstlosigkeit führen.

Grundsätzlich sind alle Anteile des Erregungsbildungs- und Leitungssystem in der Lage, eine spontane Depolarisation aufzuzeigen. Dabei haben alle dem Sinusknoten nachgeschalteten Abschnitte dieses Systems eine immer weiter abnehmende niedrigere Eigenfrequenz. Die **Entladung (Depolarisation)** und die **Erregungsrückbildung (Repolarisation)** laufen bis zum Erreichen des Schwellenwerts eines Aktionspotenzials einfach langsamer ab. Während also der Impuls des Sinusknotens mit einer physiologischen Frequenz von 60–80 Erregungen/Min. ausgesendet wird, wird diese Schwelle des Aktionspotenzials am AV-Knoten weitaus später erreicht (40–50 Erregungen pro Minute) und deshalb permanent vom Aktionspotenzial des Sinusknotens überlagert. Erst beim Ausbleiben der Erregung des Sinusknotens fehlt diese maskierende Überlagerung und das Aktionspotenzial des AV-Knoten wird an den benachbarten Myokardzellen eine Reaktion in Form einer Kontraktion auslösen.

MERKE

Die Form **(Morphologie)** und die Frequenz eines QRS-Komplexes lassen Rückschlüsse auf den Ursprungsort der Erregung zu. Je tiefer der Ursprung der Erregung ist, umso bradykarder wird der Herzrhythmus erscheinen.

AV-junktionale Ersatzrhythmen

Wenn von AV-junktionalen Ersatzrhythmen die Rede ist, dann muss zunächst geklärt werden, dass mit dieser Bezeichnung nicht der AV-Knoten selbst gemeint ist, sondern vielmehr die **anatomischen Strukturen,** die sich am Übergang zwischen Atrium und Ventrikel befinden. Der Erregungsursprung bei AV-junktionalen Rhythmen kann also auch **neben dem AV-Knoten (paranodal)** liegen. Man unterscheidet bei diesen Ersatzrhythmen klassischerweise zwischen einem oberen und einem unteren Knotenersatzrhythmus. Bei oberem Ersatzrhythmus ist das Zentrum der Erregung tatsächlich der AV-Knoten selbst. Beim unteren Knotenersatzrhythmus sind weiter distal liegende Strukturen die Taktgeber. Die Hierarchie ist dabei beinahe selbsterklärend, denn nacheinander treten sog. **sekundäre Reizbildungszentren** als Taktgeber ein und treten bei Ausfall des nächsthöheren zum Vorschein. Sie springen als Ersatz immer dann ein, wenn der Rhythmus des Sinusknotens fehlt, zu langsam ist oder auch kein anderes **(ektopes) Reizbildungszentrum** einen Impuls abgibt.

Im EKG sind **AV-junktionale Ersatzrhythmen** an schmalen QRS-Komplexen zu erkennen, die wie bei einem Sinusrhythmus normal konfiguriert sind (➤ Abb. 3.6). Die Frequenzen liegen jedoch deutlich unter denen eines Sinusrhythmus bei etwa 40–55 Erregungen/Min. Ein weiterhin wichtiges Charakteristikum ist der Rhythmus. AV-junktionale Ersatzrhythmen sind immer rhythmisch.

Die P-Welle fehlt bei einem AV-junktionalen Ersatzrhythmus aufgrund des Fehlens einer Sinusknotenerregung oder erscheint negativ.

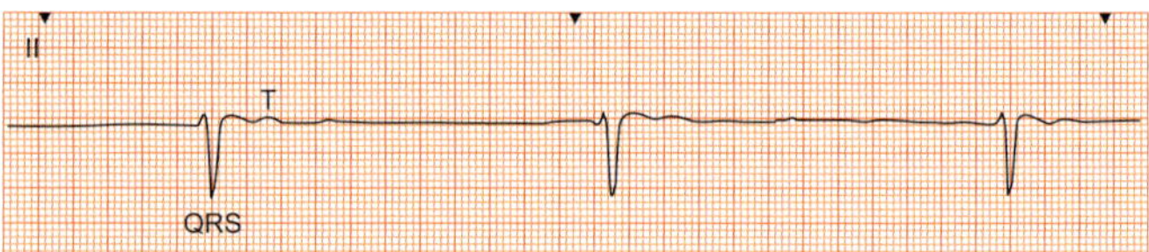

Abb. 3.6 AV-junktionaler Ersatzrhythmus mit Fokus auf fehlende P-Welle [L232]

Kommt der Ersatzrhythmus aus dem AV-Knoten, wird der Vorhof meist **rückwirkend (retrograd)** erregt. Als Resultat dieser Umkehr des elektrischen Vektors erscheint kurz vor dem QRS-Komplex ein negatives P oder die negative P-Welle ist im QRS-Komplex versteckt. Bei Erregungen aus der nächsttieferen AV-junktionalen Ebene, dem HIS-Bündel, besteht meist eine Blockade in die höher liegenden atrialen Bereiche, sodass hier die P-Welle gänzlich fehlt.

Ventrikuläre Ersatzrhythmen

Unterhalb der den AV-Knoten umgebenden Areale befinden sich weitere Erregungszentren, die immer noch auch als Taktgeber fungieren können. Diese **tertiären Reizbildungszentren** haben eine extrem bradykarde Grundfrequenz von maximal 25–40 Erregungen/Min. Die Folge solcher tertiär hervorgerufenen Frequenzen sind immer breite QRS-Komplexe (➤ Abb. 3.7). Doch auch diese breiten Komplexe bestechen durch ihre konsequente Regelmäßigkeit.

3.1.2 Überleitungsstörungen

Folgt man der physiologischen Hierarchie der Erregungsbildung und -weiterleitung am Herzen, so beginnt die Aufzählung der **Überleitungsstörungen** bereits am ersten und obersten Erregungsbildungspunkt, dem Sinusknoten. Bereits hier kann es zu verschiedensten und durchaus ernst zu nehmenden Störungscharakteristika kommen. Der **Sinusknoten** als übergeordnetes Erregungszentrum besteht aus Kardiomyozyten, die wiederum aus nur wenigen Myofibrillen und Mitochondrien bestehen. Diese **Kardiomyozyten** haben die Fähigkeit, durch spontane Depolarisation einen grundsätzlichen Herzrhythmus von 60 bis etwa 80 Schlägen/Min. vorzugeben. Aus verschiedenen Ursachen kann es zu einer Störung der Erregungsbildung im Sinusknoten kommen, die auf unterschiedliche Art Auswirkungen auf den Zustand des Patienten hat.

Sinus-Knoten-Arrest

Der Sinus-Knoten-Arrest, auch einfach **Sinusarrest** genannt, ist ein vollständiger Stillstand der Sinusknotenaktivität. Dieser Ausfall ist dabei meist temporärer, also nur vorübergehender Natur. Hauptursachen für die unzureichende Erregungsbildung im Sinusknoten sind vorwiegend Funktionsstörungen der **Schrittmacherzellen** (Kar-

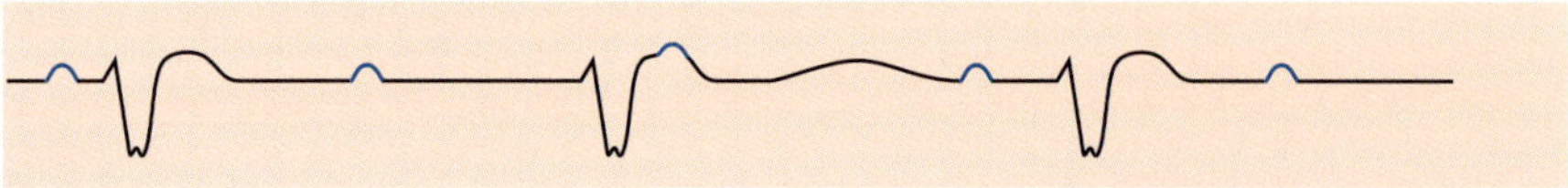

Abb. 3.7 Kammerersatzrhythmus [L106]

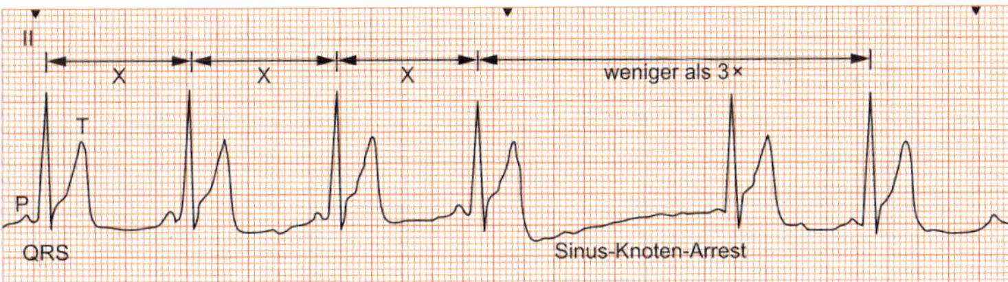

Abb. 3.8 Sinus-Knoten-Arrest [L232]

diomyozyten) oder eine Blockade der Erregungsausbreitung vom Sinusknoten auf die Myokardzellen des Vorhofs. Für diese Störung verantwortlich sind u. a. entzündliche Prozesse am Arbeitsmuskel des Herzens **(Myokarditis)** und Herzinfarkte. Aber auch das Sick-Sinus-Syndrom, Schilddrüsenerkrankungen (Hypothyreose) und selbst Medikamentenüberdosierungen können ursächlich für diese Störung am Sinusknoten sein. Weiterhin können eine **Hypoxie** und eine ausgeprägte Hyperkaliämie dazu führen, dass der Sinusknoten vorübergehend seine Arbeit einstellt. Selbst bei einem eigentlich völlig gesunden Herzen sind verschiedene Einflüsse bekannt, die einen Sinus-Knoten-Arrest auslösen können. Neben Schmerzen und Stress kann ein veränderter Vagotonus dieses Phänomen hervorrufen. Hauptsächlich betroffen sind Menschen im fortgeschrittenen Alter, bei denen gelegentlich auch organische Herzerkrankungen zu identifizieren sind.

Im EKG zeigt sich der Sinus-Knoten-Arrest in Form einer Pause von mehr als 2 Sek. Nach dieser Asystolie-ähnlichen Unterbrechung der elektrischen Aktivität folgt dieser Pause in aller Regel ein normaler Sinusrhythmus. Außerdem treten bei einem Sinus-Knoten-Arrest häufig intermittierende supraventrikuläre Rhythmusstörungen auf. Klassische EKG-Befunde für dieses Rhythmusphänomen sind:

- Anhaltende oder vorübergehende **Sinusbradykardie** mit häufig begleitender Sinusarrhythmie
- Sinusknotenstillstand oder kompletter SA-Block mit Auftreten von Ersatzrhythmen, die meist aus dem Vorhof oder dem AV-Knoten resultieren
- Inkompletter SA-Block mit regelmäßigem Ausfall einzelner Sinusaktionen
- Unzureichender oder ausbleibender Frequenzanstieg bei Belastungen
- Brady-Tachy-Syndrom

Neben der detaillierten und langzeitigen EKG-Diagnostik ist für die zielsichere Diagnostik des **Sinus-Knoten-Arrests** v. a. eine umfangreiche Anamnese unabdingbar. Dabei kommt mit besonderem Augenmerk der möglichst genauen Medikamentenanamnese mit Blick auf frequenzsenkende Dauermedikamente wie beispielsweise **Digitalis** oder **Antiarrhythmika** eine große Bedeutung zu.

Praxistipp

Vor allem klinisch ist es unabdingbar, durch eine zielgerichtete und ausführliche Anamnese die Erkrankung eines Patienten mehr und mehr einzugrenzen. Diese Erkenntnis ist in der klinischen Medizin gang und gäbe und hat längst auch in der präklinischen Notfallmedizin einen zweifellosen Stellenwert. Jedem Rettungsdienstmitarbeiter ist der Begriff „SAMPLER-Anamnese" bestens bekannt und auch die Merkhilfe „OPQRST" ist den meisten geläufig.

Im Rahmen einer **Belastungsergometrie** kann ein unzureichender Frequenzanstieg ein Hinweis auf das Vorliegen eines Sinus-Knoten-Arrests sein. Misslingt der Nachweis einer Bradykardie im EKG, kann bei dennoch bestehendem klinischem Verdacht die **Sinusknotenerholungszeit** (definiert als Intervall zwischen letzter stimulusinduzierter P-Welle und erstem Sinus-P nach beendeter Vorhofstimulation) bestimmt werden. Zusätzlich muss klinisch ein zeitlicher Zusammenhang zwischen den aufgetretenen Symptomen und der Bradykardie nachgewiesen werden, um letztlich die Diagnose Sinus-Knoten-Arrest stellen zu können. Patienten mit einem Sinus-Knoten-Arrest werden in der Notaufnahme meist infolge wiederholt aufgetretener Synkopen vorstellig. Die ➤ Abb. 3.8 zeigt einen typischen EKG-Verlauf eines stattgefundenen Sinus-Knoten-Arrests.

Sick-Sinus-Syndrom

Unter dem Begriff Sick-Sinus-Syndrom werden alle **Funktionsstörungen des Sinusknotens** zusammengefasst, womit auch der gerade beschriebene Sinus-Knoten-Arrest zu dieser Erkrankungsgruppierung zählt.

Vor allem im Langzeit-EKG manifestiert sich das Sick-Sinus-Syndrom als Sinusarrest (s. o.) oder als SA-Blockierung (s. u.) mit Pause.

MERKE

Das **Langzeit-EKG** ist eine besondere Form des Elektrokardiogramms, bei der über einen längeren Zeitraum von mehreren Stunden dauerhaft die elektrische Aktivität am Herzen mit einem Rekorder aufgezeichnet wird. Es dient dabei v. a. dazu, in verschiedenen Tages- und Nachtabschnitten alle EKG-Veränderungen aufzuzeichnen und damit auswertbar zu speichern. Erst damit wird eine detaillierte Rhythmusanalyse möglich und geeignete Behandlungsansätze können eingeleitet werden. Rhythmusstörungen treten nicht zwangsläufig als akute Ereignisse auf. Viele Patienten nehmen Palpitationen oder ein „stolperndes" Herz wahr und suchen aus diesem Grund den Hausarzt auf. Erst hier oder mit klinischer Mitbehandlung wird dann eine behandlungswürdige Rhythmusstörung im Tagesverlauf aufgezeichnet, die sich bei kurzer EKG-Diagnostik gar nicht darstellen würde.

Das Syndrom des kranken Sinusknotens präsentiert sich klinisch sehr oft in Form von **langen bradykarden Episoden,** die durch einen inadäquaten Frequenzanstieg v. a. unter Belastung auffallen. Auch tachykarde Abschnitte zählen zum Krankheitskomplex des Sick-Sinus-Syndroms und beinahe 30 % aller implantierten Herzschrittmacher werden aufgrund der Diagnose „Sick-Sinus-Syndrom" implantiert. Die häufigsten beobachteten EKG-Veränderungen sind Sinusbradykardien, Sinusstillstand, SA-Block, Vorhof- oder AV-Knotenersatzrhythmus, Extrasystolen mit tachykarden Episoden, paroxysmales Vorhofflimmern und Vorhofflattern.

Die Sonderform des Sick-Sinus-Syndroms ist das **Brady-Tachy-Syndrom,** bei dem sich bradykarde und tachykarde Phasen der Erregung abwechseln. Der zugrunde liegende Rhythmus ist dabei meist ein Sinusrhythmus oder ein intermittierendes Vorhofflimmern.

Die Diagnose eines Sick-Sinus-Syndroms wird zunächst auf Grundlage einer EKG-Diagnostik gestellt. Meist handelt es sich dabei um einen begleitenden Zufallsbefund, der erst mit der Diagnostik einer Grunderkrankung zum Vorschein kommt. Patienten stellen sich beispielsweise mit gelegentlichen Schwindelattacken oder einfachen Kreislaufproblemen vor und werden im Rahmen der Routinediagnostik mit einem **Langzeit-EKG** (Merke-Kasten) ausgestattet. In diesem tritt dann das bis dahin unbemerkte Sick-Sinus-Syndrom zutage. Auch präsynkopale Patienten werden mitunter durch präklinisches Personal mit der Verdachtsdiagnose eines Sick-Sinus-Syndroms einer Fachklinik zugeführt, wenngleich die präklinische Diagnostik bei Weitem nicht die fachliche Detailtiefe aufweist, wie ein präklinisch abgeleitetes EKG. Elektrophysiologisch tritt das Sick-Sinus-Syndrom dabei mit folgenden EKG-Auffälligkeiten zutage:

- Dauerhafte Sinusbradykardie
- Arrhythmische Sinusbradykardie (Sinusbradyarrhythmie)
- SA-Block
- Bradykardie-Tachykardie-Syndrom

SA-Blockierungen

Eine recht häufige Rhythmusstörung und Überleitungsstörung am Herzen ist eine **SA-Blockierung (sinuatrialer Block).** Es handelt sich hierbei um eine Störung der Erregungsweiterleitung vom Sinusknoten auf das Myokard des Vorhofs. Bei im Grunde gesunden Menschen verläuft diese Überleitungsstörung meist ohne Symptome und ist deshalb harmlos. Therapiepflichtig wird sie immer dann, wenn sie mit einer Synkope oder Bewusstseinsstörung einhergeht. Hauptursachen für SA-Blockierungen sind meist entzündliche Herzerkrankungen (Myokarditis) oder beispielsweise Herzinfarkte.

Bei den SA-Blöcken unterscheidet man **drei Schweregrade,** deren Charakteristik auch ähnlich denen der AV-Blockierungen ist:

SA-Block 1. Grades Der erstgradige SA-Block ist v. a. durch eine verzögerte Überleitung der Erregung gekennzeichnet. Die Länge der Überleitungsverzögerung ist dabei nicht exakt definiert. Hieraus lässt sich auch ableiten, dass die Diagnose dieser SA-Blockierung nur auf Grundlage eines 12-Kanal-EKGs nicht möglich ist. Erst eine **invasive Herzkatheteruntersuchung** würde zutage fördern, dass die physiologisch im Sinusknoten gebildete Erregung nur verzögert auf das Arbeitsmyokard der Vorhöfe übergeleitet wird.

SA-Block 2. Grades Zunächst ähnlich der erstgradigen Blockierung erfolgt die Erregungsweiterleitung hier nur gelegentlich und man unterscheidet grundsätzlich zwei zusätzliche Unterarten:

- Der SA-Block 2. Grades des Typs 1 folgt einer **Wenckebach-Periodik,** die vom AV-Block Grad II Typ Mobitz 1 bekannt ist. In ➤ Abb. 3.9 ist diese Besonderheit gut sichtbar. Charakterisiert ist der SA-Block 2. Grades Typ 1 durch eine permanente Verkürzung des Abstands zwischen zwei P-Wellen, bis eine längere Pause entsteht. Dabei bleibt die PQ-Zeit unverändert und die entstehende Pause nach Ausfall eines QRS-Komplexes ist meist kürzer als das doppelte des vorangegangenen PP-Intervalls.
  - Im EKG wird eine solche Störung durch einen unregelmäßigen Sinusrhythmus zu identifizieren sein, bei dem zwei Erregungsabläufe zeitlich enger aneinanderrücken und dann eine Pause entsteht. Typische, im EKG zu findende Charakteristika für den SA-Block 2. Grades Typ 1: Zunehmende Verkürzung der PP-Intervalle und anschließend Entstehen einer Pause, nicht länger als das Doppelte der vorangegangenen PP-Intervalle.
- Anders hingegen die SA-Blockierung 2. Grades Typ 2. Sie wird mit der AV-Blockierung Grad II des **Typs Mobitz 2** assoziiert und folgt ebenfalls einer typischen Periodik. Hier fällt gelegentlich ein kompletter QRS-Komplex aus, weil die Überleitung der Erregung vom Sinusknoten auf den Vorhof fehlt. Mitunter geht dem Ausfall des Komplexes trotzdem eine P-Welle voraus. Die entstehenden Pausen entsprechen stets dem Doppelten oder gar Mehrfachen eines vorangegangenen PP-Intervalls.

SA-Block 3. Grades Diese dritte Form der Blockierung kommt mit ihrer Charakteristik dem Sinus-Knoten-Arrest gleich. Die Überleitung der im Sinusknoten weiterhin entstehenden Erregung auf das umgebende Vorhofmyokard ist gänzlich unterbrochen. Ein EKG-Befund als isoliertes Diagnostikum ist auch hier nicht ausreichend, denn im EKG bietet sich dem Rettungsdienstpersonal lediglich ein Fehlen der regulären Vorhoferregung, der dann ein Ersatzrhythmus folgt. Der Erstrhythmus zur Aufrechterhaltung der Schrittmacherfunktion rekrutiert sich beim SA-Block 3. Grades meist aus AV-junktionalen Regionen im Vorhof (➤ Abb. 3.10).

Die rein auf das EKG gestützte Diagnose einer SA-Blockierung ist sehr schwer, denn im EKG gibt es keine klar definierte Wechselbeziehung für die Erregungsbildung im Sinusknoten und die Weiterleitung auf die Vorhöfe. Deshalb kann man auch klinisch eine SA-Blockierung fast ausschließlich durch indirekte Zeichen erkennen. Das führende Diagnostikum einer SA-Blockierung ist fast immer die Herzkatheteruntersuchung. Lediglich der SA-Block 2. Grades lässt sich zuverlässig im EKG diagnostizieren. Ein sicheres Stellen der Diagnose SA-Block

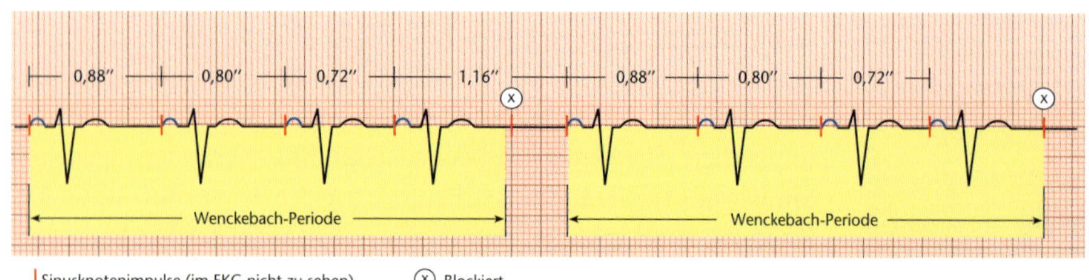

Abb. 3.9 SA-Block 2. Grades Typ 1 (Wenckebach-Typ) [L106]

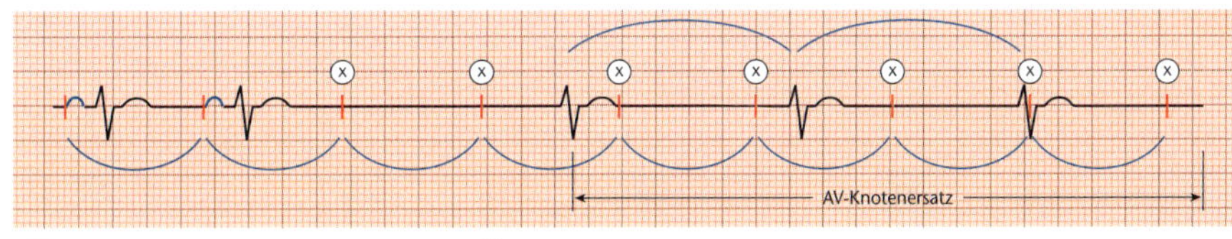

Abb. 3.10 SA-Block 3. Grades [L106]

| Sinusknotenimpulse (im EKG nicht zu sehen) ⓧ Blockiert

als EKG-Befund ist unabhängig davon nur mithilfe eines Langzeit-EKGs möglich, da sein Auftreten intermittierend, also gelegentlich ist.

3.1.3 Atrioventrikuläre Blockierungen

Ursachen

Das nächsttiefere Erregungsbildungszentrum in der Hierarchie der Erregungsbildung und -weiterleitung ist der **AV-Knoten.** Bei einer Störung der Erregungsüberleitung aus dem Vorhof in die Kammer auf Höhe des AV-Knotens spricht man in der Medizin von einem **AV-Block.** Ursächlich ist meist eine Störung im AV-Knoten selbst oder eine Störung in der direkten Überleitung der Erregung vom Vorhof in die Kammer auf Höhe des His-Bündels. Zutage treten diese Blockbilder meist durch eine plötzlich auftretende Schwindelsymptomatik mit begleitender Synkope oder Bewusstseinsverlust. Das präklinische Personal kann bereits vor Ort die Verdachtsdiagnose einer AV-Blockierung stellen, die sich dann klinisch oftmals bestätigt.

Die Ursachen für AV-Blockierungen sind so vielfältig wie die Blockierung selbst. Dennoch liegt allen Blockierungen die gleiche Gruppe möglicher Ursachen zugrunde. **Hauptursachen** für AV-Blockierungen sind:

- Schädigungen des Reizleitungssystems durch:
  - KHK (Minderdurchblutung)
  - Herzinfarkte (Narbengewebe)
  - Myokarditis (durch Viren geschädigte Herzmuskelzellen)
  - Große Herzoperationen (Bypass-OP, Schädigung durch andere Interventionen)
- Medikamentös-toxische Ursachen (Digitalis, Betablocker)
- Posttraumatisch
- Angeborene Herzfehler (Transposition großer Gefäße)
- Degenerativ

Außerdem kann es infolge eines Verschlusses der A. coronaria dextra (RCA) zu einer akuten AV-Blockierung kommen, da der AV-Knoten überwiegend durch die RCA mit Ihren Ästen versorgt wird (➤ Kap. 1)

Symptomatisch bieten die AV-Blockierungen so ziemlich alles, was medizinisch bei Herzrhythmusstörungen denkbar ist. Vom einfachen Schwindel über Synkopen bis hin zur Reanimation ist alles möglich. Es existieren grundsätzlich zwei große Gefahren infolge einer AV-Blockierung, wobei die höhergradigen AV-Blockierungen vom Typ

Tab. 3.2 Symptomatik bei einem Adam-Stokes-Anfall

Asystoliedauer	Symptomatik
3–5 Sek.	→ Blässe und Schwindel
10–15 Sek.	→ Bewusstseinsverlust
20–30 Sek.	→ Krampfanfall (Fehldiagnose: Epilepsie)
30–60 Sek.	→ Atemstillstand
> 3 Min.	→ Irreversible Hirnschäden oder Exitus letalis

Mobitz und der drittgradige AV-Block am meisten von diesen Komplikationen betroffen sein können. Neben einer sich entwickelnden Herzinsuffizienz bei länger bestehenden dauerhaften bradykarden Herzrhythmen infolge der AV-Blockierung ist ein weiteres häufig auftretendes Phänomen der **Adam Stokes-Anfall.** Hierbei handelt es sich um eine vorübergehende Bewusstlosigkeit, die von einer Asystolie oder einem Kammerflimmern begleitet ist. Jeder dieser Anfälle kann tödlich enden oder irreversible Hirnschädigungen zur Folge haben.

➤ Tab. 3.2 zeigt die Symptomatik eines Adam-Stokes-Anfall bei unterschiedlicher Asystoliedauer.

Wie auch schon bei den SA-Blockierungen unterteilt man die AV-Blockierungen in der Schwere der Symptomatik in drei Grade (➤ Kap. 3.1.2).

AV-Block 1. Grades

Der AV-Block 1. Grades ist eine einfache und meist symptomarme Begleiterscheinung von beispielsweise entzündlichen oder degenerativen Herzerkrankungen. Sie tritt außerdem oft als Folge einer medikamentösen Therapie mit Digitalispräparaten (Digitoxin oder Digoxin), Betablockern (z. B. Bisoprolol oder Metoprolol), Calciumantagonisten (z. B. Verapamil oder Diltiazem) oder Antiarrhythmika (z. B. Amiodaron) auf. Auch infolge eines stattgefundenen frischen Hinterwandinfarkts kann es zum Auftreten dieser AV-Blockierung kommen (➤ Abb. 3.11).

Im EKG zeigt sich der AV-Block 1. Grades immer durch eine unnormal verlängerte PQ-Zeit. Die physiologische Überleitungspause von 0,2 Sek. ist dabei immer gleichbleibend verlängert. Und trotz der Verlängerung der PQ-Zeit > 0,2 Sek. wird jede Vorhoferregung rhythmisch in die Kammer übergeleitet.

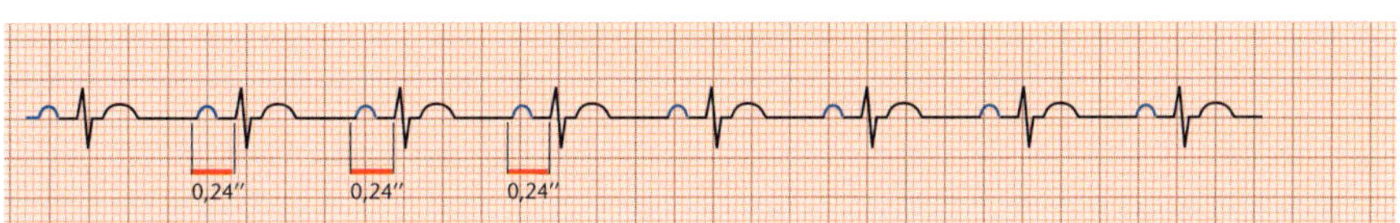

Abb. 3.11 AV-Block 1. Grades [L106]

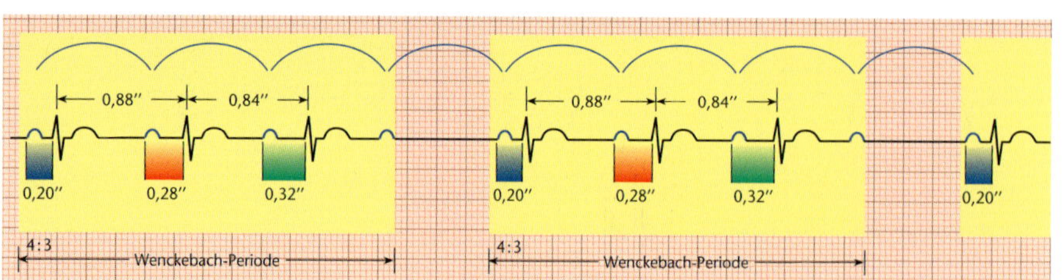

Abb. 3.12 AV-Block 2. Grades Typ Mobitz 1 (Wenckebach) [L106]

3

Die Überleitungsphase aus den Vorhöfen in die Kammern wird im EKG durch die **PQ-Zeit** sichtbar. Für ein korrektes Messergebnis und zur Identifizierung einer Verlängerung dieser Strecke muss vom Beginn einer P-Welle bis zum Anfang der folgenden Q-Zacke gemessen werden. Das alleinige Betrachten der isoelektrischen Linie zwischen P-Welle und Q-Zacke ist falsch.

Trotz guter fachlicher Kenntnis und Erfahrung in der EKG-Auswertung kann es mitunter schwierig sein, eine AV-Blockierung 1. Grades im EKG zu diagnostizieren. Insbesondere bei höheren Herzfrequenzen oder bei sehr langen PQ-Verlängerungen kann eine gute Abgrenzung der P-Welle zur besser sichtbaren T-Welle sehr schwer sein.

AV-Block 2. Grades

Beim AV-Block 2. Grades ist die Überleitung aus den Vorhöfen in die Kammern ebenfalls gestört, wobei die Charakteristik hier auf der teilweisen Unterbrechung der Überleitung liegt. Wie auch schon bei den SA-Blockierungen gibt es v. a. bei den AV-Blöcken 2. Grades eine Unterteilung in Typ 1 und Typ 2.

AV-Block 2. Grades Typ Mobitz 1

Die typische Charakteristik einer Wenckebach-Periodik zeichnet sich durch die zunehmende Verlängerung der PQ-Zeit aus (> Abb. 3.12). Unmittelbar folgend (konsekutiv) wird die längste Überleitungsverzögerung schließlich nicht mehr auf das Kammermyokard übergeleitet und fällt aus. Bildlich gesprochen wird sozusagen die Verbindung zwischen den Vorhöfen und den Kammern immer schlechter, bis sie schließlich für einen Moment abbricht. Die nach der letzten P-Welle entstehende Pause ist dabei kürzer als das doppelte PP-Intervall. Nachdem ein vollständiger QRS-Komplex ausgefallen ist, beginnt diese typische Periodik von Neuem mit der ersten noch recht kurzen Überleitungsverlängerung. Es folgen wieder zunehmende Verlängerungen der allgemeinen Verzögerung nach gleichem Muster, bis schließlich erneut ein kompletter QRS-Komplex ausfällt.

In etwa 70 % aller AV-Blockierungen des 2. Grades Typ Mobitz 1 befindet sich die Erregungsblockade oberhalb des HIS-Bündels, meist sogar direkt im AV-Knoten selbst. Die Herzfrequenz bei dieser Rhythmusstörung liegt bei etwa 40 Schlägen pro Minute und die Komplexe, die der Vorhoferregung folgen sind regelhaft schlank und nicht deformiert.

Wegen ihrer **Lokalisation oberhalb des HIS-Bündels** ist diese Herzrhythmusstörung, ähnlich wie die AV-Blockierung 1. Grades durchaus reversibel und bedarf selten einer intensivmedizinischen Intervention.

AV-Block 2. Grades Typ Mobitz 2 (Mobitz)

Im Vergleich zu den beiden vorgenannten AV-Blockierungen zählt der AV-Block 2. Grades vom Typ Mobitz 2 bereits zu den Rhythmusstörungen mit deutlich erhöhtem Asystolierisiko (> Abb. 3.13). Die Prognose dieser AV-Blockierung ist grundsätzlich ungünstiger, weil die Gefahr des Übergangs in eine höhergradige und damit komplette AV-Blockierung deutlich größer als bei den beiden Vorgenannten ist.

Charakterisiert ist dieser Typ zunächst durch einen gelegentlichen Kontaktabbruch zwischen den Vorhöfen und den Kammern, welcher

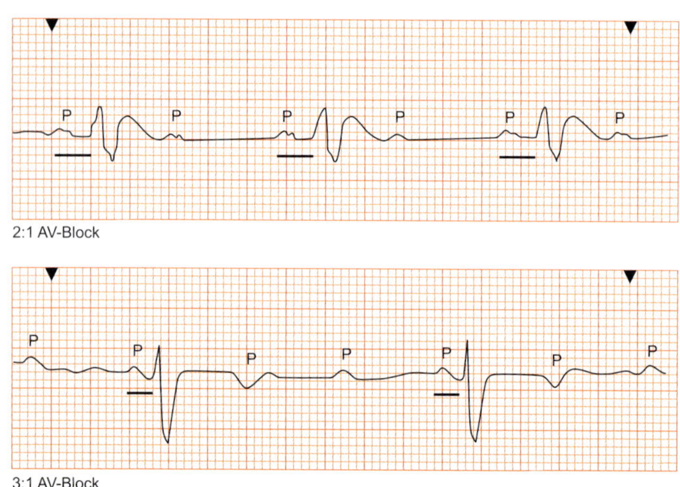

Abb. 3.13 AV-Block Grad II Typ Mobitz 2 (Mobitz) [L231]

sich im EKG durch einen plötzlichen Ausfall eines QRS-Komplexes zeigt. Die entstehende Pause entspricht dann etwa dem Doppelten eines PP-Intervalls. Der AV-Block 2. Grades Typ Mobitz 2 ist direkt im His-Bündel oder distal lokalisiert, weshalb die QRS-Komplexe bereits verbreitert und durchaus deformiert sein können.

MERKE

In der Klinik ist ein gesicherter AV-Block 2. Grades Typ Mobitz 2 immer eine großzügige Indikation zur Implantation eines Herzschrittmachers.

Tritt ein AV-Block 2. Grades Typ Mobitz 2 nur gelegentlich auf, dann ist das abgeleitete EKG eher unauffällig. Erst in fortgeschrittenen und konstant auftretenden Blockierungen werden die Systematik und damit die Charakteristik sichtbar. Um das Verhältnis zwischen dem Vorhofimpuls und der realistisch übergeleiteten Erregung in ein Verhältnis setzen zu können, hat sich die Schreibweise **„3 : 1-Block“** oder **„5 : 1-Block“** etabliert.

Die erste Zahl in dieser Darstellung zeigt die tatsächlich vom Vorhof initiierten Erregungen an (➤ Abb. 3.13). Die zweite Zahl gibt an, wie viele der vom Vorhof ausgesendeten Erregungen tatsächlich auf die Kammern übergeleitet werden. Aus dieser Darstellung wird erkennbar, dass eine höhere Zahl auch immer auf eine schwerwiegendere Schädigung hinweist. Wenn bei einer Herzrhythmusstörung nur jede fünfte Vorhoferregung auf die Kammern übergeleitet wird, so ist das deutlich gefährlicher zu bewerten als eine 3:1-Überleitung.

Weiterhin hat auch der **Rhythmus** selbst einen Einfluss auf die Bewertung der Gefährlichkeit. Bei konstantem Überleitungsverhalten wird der zugrunde liegende Herzrhythmus als rhythmisch und damit auch deutlich seltener symptombehaftet erscheinen. Bei wechselndem Überleitungsverhalten (3 : 1, 5 : 1, 2 : 1) wird auch der Herzrhythmus im geschriebenen EKG arrhythmisch erscheinen.

Ein möglicher Ersatzrhythmus springt erst sehr spät ein und wird dann mit einer Frequenz von kaum mehr als 20–30 Schlägen/Min. imponieren. Viel wahrscheinlicher ist hingegen der Übergang in einen vollständigen AV-Block 3. Grades mit begleitenden synkopalen Ereignissen. Rein funktionelle AV-Blockierungen 2. Grades sind selten.

AV-Block 3. Grades

Die schwerwiegendste AV-Blockierung stellt der AV-Block 3. Grades dar (➤ Abb. 3.3). Hierbei handelt es sich um eine absolute Blockade der Überleitung von Erregungen aus den Vorhöfen in die Kammern. Man spricht auch von einer **totalen Leitungsunterbrechung (totaler AV-Block).** Neben der Erregung der Vorhöfe durch physiologische Signale aus dem Sinusknoten wird ein Kammerersatzrhythmus aktiv, um die Erregung und folgende Kontraktion der Herzkammern zu gewährleisten. Elektrisch sind die Vorhöfe völlig von den Kammern getrennt **(vollständige Dissoziation).** Sowohl die Vorhöfe als auch die Kammern werden demnach ein regelmäßiges, rhythmisches Gesamtbild ergeben.

Zunächst werden im EKG-Bild des AV-Block 3. Grades regelhafte P-Wellen mit einem rhythmischen und normofrequenten Bild sichtbar sein. Die QRS-Komplexe erscheinen auch rhythmisch, allerding deutlich bradykarder als die Erregung der Vorhöfe.

Die unterschiedliche Konfiguration der QRS-Komplexe resultiert aus dem differenten Ursprung der Erregung. Handelt es sich um ein **sekundäres Erregungszentrum,** kommt die Erregung der Kammern also aus dem AV-Knoten selbst oder dem His-Bündel, die QRS-Komplexe sind dann meist schmal mit Frequenzen um 40 Schläge/Min. Bei solchen sekundären Erregungszentren erfolgt die Erregung der Vorhöfe rückwärts (retrograd), was eine Umkehr des elektrischen Vektors zur Folge hat. Im EKG werden dann folglich negative P-Wellen sichtbar. Liegt das Erregungszentrum für die Kammern noch tiefer, spricht man von einer **tertiären Reizbildung.** Dann sinkt die Frequenz der QRS-Komplexe noch weiter und deutlich unter 40 Schläge/Min. und die Komplexe sind breit.

3

3.1.4 Therapie bradykarder Rhythmusstörungen

Klinisch relevante Symptome sind meist erst bei Bradykardien unter einer Frequenz von 40 Schlägen/Min. zu erwarten. Eine Intervention ist jedoch unabhängig davon immer dann notwendig, wenn Zeichen einer Kreislaufinstabilität vorliegen (➤ Kap. 2.4.1).

Aus den klinischen Symptomen leiten sich zunächst grundsätzliche Maßnahmen gemäß der Empfehlung „Treat first, what kills first“ ab. Grundlage allen Handels sind die Beurteilung und Identifizierung eventueller ABC-Probleme bei den Patienten. In der logischen Konsequenz zählen die folgenden Maßnahmen zu den Basismaßnahmen einer jeden Notfallbehandlung:

- Angepasste Sauerstoffgabe in Abhängigkeit des Patientenzustands und adaptiert an die Sauerstoffsättigung
- Peripher venöser Zugang zur medikamentösen Therapie und ggf. Volumensubstitution
- Permanente klinische Überwachung aller Vitalfunktionen
- Permanente elektrokardiografische Überwachung
- Blutdrucküberwachung in engen zeitlichen Intervallen
- Immobilisation des Patienten, um kardiale Überlastungen auszuschließen und zu vermeiden

Um Fixierungsfehler von Vornherein zu vermeiden, sollten auch immer im weiteren Verlauf der Behandlung mögliche Differenzialdiagnosen ausgeschlossen werden. Bei einer Bradykardie mit begleitender Bewusstseinsstörung muss immer auch an eine **Entgleisung des Blutzuckers (Hypoglykämie)** gedacht werden. Auch respiratorische Störungen und Hypothermie sollten vom behandelnden präklinischen Personal als mögliche behebbare Ursachen ausgeschlossen werden. Die aktuellen Therapieempfehlungen und Vorgehensweisen bei bradykarden Herzrhythmusstörungen enthält der Behandlungsalgorithmus des ERC 2021 (➤ Kap. 10.1.4).

Ursache beheben

Nach einleitender Ersteinschätzung muss durch das behandelnde Personal zunächst die Ursache, soweit möglich, mit sofort durchführbaren Handlungen beseitigt werden. Bei unterkühlten Patienten muss beispielsweise als erste zielführende Maßnahme ein Wärmeerhalt angestrebt werden. Gerade bei Hypothermie sollte auch an eine Betäubungsmittelintoxikation (Opiatintoxikation) gedacht werden. Werden Instabilitätszeichen identifiziert, sollten zunächst diese behandelt werden.

Atropingabe

Atropin ist ein **Parasympatholytikum (Anticholinergikum)** und wirkt sowohl auf den Sinus- als auch auf den AV-Knoten. Es hat eine antagonisierende Wirkung am Rezeptor des Parasympathikus und konkurriert dort mit dem Neurotransmitter Anticholium. Auf diese Weise blockiert Atropin den Rezeptor des Parasympathikus und damit dessen parasympathische Wirkung. Die Folgen dieser Blockade werden v. a. in einer Herzfrequenzsteigerung (positiv chronotrop) und einer Beschleunigung der Erregungsweiterleitung (positiv dromotrop) sichtbar. Außerdem stellt Atropin auf diese Weise u. a. die Bronchien weit. Weitere charakteristische Folgen einer Atropingabe sind:

- Pupillenweitstellung (Mydriasis)
- Reduzierte Schweißbildung
- Reduzierte Speichelbildung
- Verminderte Verdauungsaktivität
- Spasmolyse der glatten Muskulatur
- Zunahme von Lichtempfindlichkeit

Titrierend wird Atropin in 0,5-mg-Schritten über einen sicheren peripher venösen Zugang appliziert. Die Wiederholung dieser Einzeldosis kann bis zu sechsmal erfolgen, bevor die nächste Stufe in Betracht gezogen werden muss. Der Abstand zwischen den einzelnen Gaben sollte bei 3–5 Min. liegen. Die Gesamtdosis von 3 mg sollte nicht überschritten werden. Eine Dosis unter 0,5 mg sollte vermieden werden, da subtherapeutische Dosierungen mit langsamer Injektion eine paradoxe Bradykardie verursachen können.

MERKE

Wirkmechanismus von Atropin:
In niedriger Dosierung Blockade von M1-Acetylcholinrezeptoren im parasympathischen Ganglion (Kontrolle des Sinusknotens, Abnahme der Herzfrequenz)
In höherer Dosierung Blockade von M2-Acetylcholinrezeptoren (Reduktion parasympathischer Einfluss mit Erhöhung der Herzfrequenz)

Adrenalingabe

Adrenalin ist ein **Katecholamin** und Neurotransmitter und wird beim Menschen im Nebennierenmark synthetisiert. Es wirkt an Adrenorezeptoren und verursacht dort als **Sympathikomimetikum** eine Steigerung des Gefäßtonus, eine Blutdruckerhöhung und eine Steigerung der Herzfrequenz. Vor allem die letztgenannte Wirkung macht man sich bei der Behandlung der Bradykardie zunutze.

Zur Behandlung wird Adrenalin in einer Dosierung von 2–10 µg/Min. langsam titrierend verabreicht. Die Dosis sollte vorsichtig und mit genauer Überwachung erhöht werden. Eine Überdosierung kann schnell zu Tachykardien und im nächsten Schritt zu Kammerflimmern führen.

Externes, transkutanes Pacing

Beim externen, transkutanen Pacing wird mit einem von außen auf den Körper aufgebrachten Schrittmacher gearbeitet. Diese nicht-invasive Therapie ist geeignet, um bradykarde Herzrhythmusstörungen und höhergradige AV-Blockierungen über Minuten bis Stunden zu behandeln. Ziel dieser Behandlung ist es, durch eine langsam adaptierte Energiewahl die Herzmuskelzellen zur Depolarisation anzuregen und in einer voreingestellten Frequenz dem Impuls des Schrittmachers zu folgen. Auf diese Weise soll die in der Frequenz gesteigerte Kontraktion das Herzzeitvolumen des Patienten erhöhen.

ACHTUNG

Risikoabschätzung im Rettungsdienst

Gerade höhergradige AV-Blockierungen gehen mit einem erhöhten Asystolierisiko einher und bedürfen einer dauerhaften Überwachung. Bei den folgenden EKG-Veränderungen muss der Patient engmaschig überwacht werden:

- AV-Block 2. Grades Typ Mobitz 2 (Mobitz)
- AV-Block 3. Grades
- QRS-Abstand mit mehr als 3 Sek.
- Reanimation bereits in der Vorgeschichte

Therapie Sinus-Knoten-Arrest

Im einfachsten Fall bei klinisch stabilen Verhältnissen kann es ausreichend sein, abwartend vorzugehen. Der Patient wird beobachtet, ggf. monitorisiert und ohne zusätzliche Beeinflussung kann geschaut werden, ob die zugrunde liegende Ursache selbstständig sistiert. Ist die Symptomatik nicht veränderbar, ist eine Schrittmacherimplantation meist unumgänglich. Bei akuten, auch instabilen bradykarden Rhythmusstörungen wird Atropin in entsprechender Dosierung verabreicht. Erst bei Versagen dieses Therapieansatzes muss über einen Schrittmachereinsatz nachgedacht werden. Sind bradykardisierende Medikamente als Ursache identifiziert, kann deren Absetzung bereits zielführend sein.

Therapie Sick-Sinus-Syndrom

Bei Auftreten von Anzeichen einer Sick-Sinus-Erkrankung muss diesem Phänomen klinisch weiter nachgegangen werden. Eine Chronifizierung mit Pausen von mehr als 3 Sek. erfordert in der Regel die Implantation eines Herzschrittmachers. Bewährt haben sich dabei Schrittmacher mit DDD-System. Bei einer gleichzeitig vorliegenden Tachyarrhythmie ermöglicht der Herzschrittmacher eine die Frequenz kontrollierende medikamentöse Therapie mit z. B. Betablockern ohne Risiko einer verstärkten Bradykardie.

MERKE

Herzschrittmacher sind Geräte, die auf verschiedenste Art und Weise in der Lage sind, dem erkrankten Herzen einen ganz bestimmten Takt aufzuzwingen. Anwendung finden Herzschrittmacher fast ausschließlich bei bradykarden Herzrhythmusstörungen mit einer elektrischen Stimulation des Herzmuskels (Myokard). Das hier beschriebene DDD-System gehört zu den Zweikammersystemen und vereint Eigenschaften dreier Schrittmachersysteme (VVI, AAI, VAT) in sich. Im ersten Stimulationsschritt wird eine Erregung des Vorhofs initiiert und erst, wenn diese nicht oder nicht ausreichend auf das Kammermyokard übergeleitet wird, erfolgt eine weitere Stimulation der Kammer.

Medikamentös würde v. a. in der Akutphase des Sick-Sinus-Syndroms eine Therapie mit Atropin infrage kommen. Die Initialdosis beträgt nach Empfehlung der Fachgesellschaften 0,5 mg. Oft kann eine medikamentöse Therapie jedoch nicht eingesetzt werden, da sich eine Frequenzlimitierung nach oben in den bradykarden Phasen als schwierig erweist.

Bei einer begleitenden Vorhofvergrößerung, die sich klinisch beispielsweise im Herzultraschall nachweisen lässt, sollte ebenso wie bei Vorhofflimmern eine antikoagulative Therapie eingeleitet werden.

Therapie SA-Blockierung

Die Therapie einer bestehenden SA-Blockierung ist im weitesten Sinne abhängig von der auftretenden Symptomatik. Regelhaft muss in der Akutphase bei auftretendem Schwindel oder Synkopen, die als Folge einer zerebralen Minderperfusion auftreten können, zunächst die Kreislaufsituation beherrscht werden.

Medikamentös greift auch hier eine Therapie mit Atropin und auch eine medikamentöse Therapie mit Ipratropiumbromid kann erwogen werden. Das Medikament, sonst üblicherweise zur Bronchodilatation inhalativ eingesetzt, wirkt ebenso wie das Atropin als konkurrierender (kompetitiver) Besetzer, in diesem Fall eines Muskarinrezeptors (Anticholinrezeptor). Es ist als Derivat dem Atropin sehr ähnlich und wird deshalb in der Medizin oft auch als **Antiarrhythmikum** bei Herzrhythmusstörungen eingesetzt.

In Abhängigkeit vom Schweregrad der Beeinträchtigung und der begleitenden Symptomatik muss außerdem die Implantation eines Herzschrittmachers zur dauerhaften Behandlung in Erwägung gezogen werden.

Therapie AV-Blockierung

AV-Block 1. Grades

Der **AV-Block 1. Grades** hat im Rettungsdienst selten eine klinische Bedeutung und ist in aller Regel ein Begleitbefund bei stattgefundener Synkope oder Bewusstseinsstörung. Klinisch erfolgt meist nur eine Anpassung der Medikation und in der weiteren Folge eine symptomatische Behandlung der zugrunde liegenden Erkrankung. Nur selten geht eine AV-Blockierung aus dem 1. Grad in eine höhergradige Blockierung über.

AV-Block 2. Grades Typ Mobitz 1

Die Therapie dieser AV-Blockierung 2. Grades beschränkt sich meist auf die symptomatische Gabe von Atropin bei Instabilitätszeichen (s. o. Atropingabe). Nur selten wird eine Intervention durch einen Herzschrittmacher nötig sein.

Da auch hier eine sehr geringe Wahrscheinlichkeit besteht, dass diese Rhythmusstörung in eine nächsthöhere Graduierung übergeht, beschränkt sich v. a. die präklinische Therapie auf die Behandlung akut auftretender Symptome. Eine kurzeitige klinische Überwachung sollte dennoch angestrebt werden.

AV-Block 2. Grades Typ Mobitz 2 (Mobitz)

Da der AV-Block 2. Grades Typ Mobitz 2 (Mobitz) deutlich gefährlicher ist als der Typ Mobitz 1 (Wenckebach), muss vom behandelnden Notfallteam absolute Notfall- und Reanimationsbereitschaft hergestellt werden, sobald die Diagnose gestellt wurde.

Praxistipp

ALS-Bereitschaft bei höhergradigen AV-Blockierungen

Bei Herzrhythmusstörungen mit eindrucksvollen Instabilitätszeichen sollte das Rettungsteam immer antizipieren und auf mögliche Folgeereignisse vorbereitet sein. Zur ALS-Bereitschaft bei bestehenden AV-Blockierungen ab 2. Grades Typ Mobitz gehören unbedingt die Vorbereitung des Defibrillators mit geklebten Patches, die Schaffung eines sicheren periphervenösen Zugangs, die Vorbereitung entsprechender Notfallmedikamente und die Vorbereitung eines erweiterten Atemwegsmanagements.

Außerdem empfiehlt es sich aus einsatztaktischen Gründen, das aufnehmende Krankenhaus bereits über die Verdachtsdiagnose zu informieren, um lange Wartezeiten beispielsweise auf eine Herzkatheterintervention zu vermeiden.

AV-Block 3. Grades

Die grundsätzliche Therapie bei Patienten mit einem AV-Block 3. Grades ist der Einsatz eines **Schrittmachers.** Es besteht eine absolute Indikation zur Implantation eines entsprechenden Aggregats und neben Atropin und Adrenalin im akuten Ereignis wird auch durch externes Pacing ein gutes Behandlungsergebnis noch an der Einsatzstelle zu erwarten sein (➤ Kap. 8.3).

Patienten mit einer Herzfrequenz jenseits von 40 Schlägen/Min. und fehlenden Lebenszeichen müssen unbedingt reanimiert werden. Die ausgeprägte Bradykardie verhindert eine ausreichende Bereitstellung des Herzminutenvolumens und damit ist neben einer ausreichenden Koronardurchblutung auch die Perfusion des Gehirns akut eingeschränkt.

3.2 Tachykarde Herzrhythmusstörungen

Michael Praetz

Die Einteilung von Herzrhythmusstörungen kann nach unterschiedlichen Gesichtspunkten erfolgen. Der erste Schritt kann dabei die Unterteilung anhand der Frequenz in bradykarde (< 60/Min.) oder tachykarde (> 100/Min.) Herzrhythmusstorungen sein.

Laut Definition ist eine **Tachykardie,** eine Kammerfrequenz mit mehr als 100/Min. Eine Schwäche dieser Definition liegt darin, dass die Frequenz der Vorhöfe nicht in diese Definition mit einfließt. Es gibt durchaus krankhafte Vorhoftachykardien, die mit normalen Kammerfrequenzen einhergehen und behandlungsbedürftig sind.

Um den Krankheitswert einer Tachykardie bewerten zu können, müssen weitere Aspekte in eine klinische Arbeitsdiagnose einfließen. So sind Herzfrequenzen von über 100/Min. bei Neugeborenen,

Säuglingen und Kleinkindern physiologisch. Des Weiteren gehört die Steigerung der Herzfrequenz, über die Ruhefrequenz hinaus, zu einer normalen Reaktion des Körpers auf die verschiedensten Ursachen. So können Angst, Schmerz, Fieber, aber auch Blut- oder Volumenverlust zu einer Steigerung der Herzfrequenz und damit zu einer Tachykardie führen. Die Tachykardie kann somit eine „physiologische" Reaktion des Körpers auf die verschiedensten Ursachen sein. Von diesen „physiologischen" Tachykardien sind „pathologische" Tachykardien zu unterscheiden, die dann auch als **tachykarde Herzrhythmusstörungen** verstanden werden. Solche Herzrhythmusstörungen sind meist ein Symptom vorliegender oder begleitender organischer Herzerkrankungen wie Hypertrophie, Kardiomyopathie oder Herzinfarkt. Sie können aber auch Ausdruck extrakardialer Ursachen wie z. B. Störungen des Elektrolythaushalts, Intoxikationen, Einnahme großer Mengen an Genuss- oder Suchtmitteln oder die Wirkung von Lebensmittelinhaltsstoffen sein.

Eine weitere Möglichkeit der Einteilung von tachykarden Herzrhythmusstörungen ist die Zuordnung zu den pathophysiologischen **Entstehungsmechanismen** auf Zellebene. Hier werden unterschieden:

Störungen der Erregungsbildung In diesem Fall wird auch von einer gestörten Automatie gesprochen. Normalerweise besitzt der Sinusknoten die höchste Eigenfrequenz aller Schrittmacherzellen. Sinkt diese, so können sekundäre Schrittmacherzellen einspringen und die Funktion des Sinusknotens übernehmen. Dies wird als **ektope Automatie** (nicht an typischer Stelle liegend) bezeichnet. Ein erhöhter Sympathikotonus kann zu einer gesteigerten Automatie von sekundären Schrittmacherzellen führen und so Auslöser für eine Tachykardie sein. Von einer abnormen Automatie wird gesprochen, wenn Zellen, die normalerweise keine Schrittmacherfunktion haben, spontan depolarisieren und eine Schrittmacherfunktion übernehmen. Die Ursache hierfür ist noch nicht vollständig geklärt. Es wird angenommen, dass solche Zellen ein reduziertes Ruhemembranpotenzial haben und damit leichter erregbar sind.

Störungen der Erregungsrückbildung Im Rahmen dieser Störungen können neue Aktionspotenziale ausgelöst werden. Es wird hier von getriggerter Aktivität gesprochen. Der Ursprung einer solchen getriggerten Aktivität können frühe oder späte Nachdepolarisationen sein. Hierbei kommt es in der frühen Phase der Repolarisation oder nach Abschluss der Repolarisation zur erneuten Depolarisation der Zellmembran. Diese getriggerten Aktivitäten treten besonders bei höheren Herzfrequenzen auf.

Störungen der Erregungsausbreitung Sie können Ursache für bradykarde als auch tachykarde Herzrhythmusstörungen sein. Hier werden zwei klassische Mechanismen unterschieden:

- Zum einen die **Leitungsblockierungen**, die eine Störung der Erregungsausbreitung nach sich ziehen und durch funktionelle oder strukturelle Blockaden von Teilen des Reizleitungssystems verursacht werden. Sie sind Ursache für Blockbilder und bradykarde Herzrhythmusstörungen.
- Zum anderen gibt es die Gruppe der kreisenden Erregungen, auch **Reentry-Mechanismen** genannt. Kreisende Erregungen können durch Verlangsamung der Erregungsleitung in einzelnen Bereichen der Herzmuskelzellen verursacht werden. Ebenfalls kann eine Erregungsblockierung in eine bestimmte Richtung die Entstehung von kreisenden Erregungen begünstigen. Als letztes kann der Wiedereintritt der Erregungswelle in Zellbereiche, die sich in ihrer relativen Refraktärzeit befinden, als Ursache infrage kommen. Je nach „Größe" der Kreiserregung wird von **Makro- oder Mikro-Reentry-Mechanismus** gesprochen. Ein Beispiel für einen **Makro-Reentry-Mechanismus** wäre eine kreisende Erregung über ein zusätzliches, beim Gesunden nicht vorhandenes Leitungsbündel zwischen Vorhof und Kammer wie z. B. beim Wolff-Parkinson-White-Syndrom. Makro-Reentry-Mechanismen laufen meist über Strukturen des Erregungsbildungs- und Reizleitungssystems und bilden deshalb größere Kreisläufe. Vorhofflimmern stellt ein klassisches Beispiel für meist mehrere, unterschiedliche, **Mikro-Reentry-Mechanismen** in den Vorhöfen dar. Mikro-Reentry-Mechanismen laufen meist über definierte Zellbereiche hinweg und bilden dadurch kleinere Kreisläufe.

Tachykarde Herzrhythmusstörungen können zudem nach ihrem Ursprungsort unterteilt werden. So können supraventrikuläre von ventrikulären Tachykardien unterschieden werden:

Supraventrikuläre Tachykardien Diese haben ihren Ursprung oberhalb der Klappenebene des Herzens. Sie entstehen im Bereich des Sinusknotens, der Vorhöfe, dem AV-Knoten oder dem His-Bündel. Früher wurde der Begriff „supraventrikuläre Tachykardie" spezifisch für die AV-Reentry-Tachykardie genutzt, was noch heutzutage manchmal zu Verwirrungen der Begrifflichkeiten führt.

Ventrikuläre Tachykardien Sie haben ihren Ursprung unterhalb der Klappenebene und entstehen damit in den Tawara-Schenkeln, den Purkinje-Fasern oder der Kammermuskulatur.

Diese Unterteilung hat v. a. praktische Bedeutung, da sie etwas über die Bedrohlichkeit der Tachykardie aussagt. Tachykarde Herzrhythmusstörungen können in prognostisch günstige oder ungünstige Formen unterschieden werden. Zu den tachykarden Herzrhythmusstörungen mit **günstiger Prognose** zählen z. B. die **paroxysmalen supraventrikulären Tachykardien,** während die ventrikulären Tachykardien in der Prognose für den Patienten eher **ungünstig** sind. Sie können zu unmittelbar lebensbedrohlichen Situationen führen und sind meist mit schwerwiegenden, organischen Herzschädigungen und ausgeprägteren hämodynamischen Auswirkungen verbunden.

Die Unterscheidung zwischen supraventrikulärer und ventrikulärer Tachykardie kann in der Praxis mithilfe des EKGs erfolgen. Die Forderung liegt dabei in der Anfertigung eines 12-Kanal-EKGs zur Entscheidungsfindung. Im Rahmen der strukturierten EKG-Auswertung liefert die Frage „Ist der Kammerkomplex schmal oder breit?" den Einstieg in die Unterscheidung der beiden Tachykardien. Grundsätzlich gilt, wenn der Kammerkomplex eine Dauer von < 0,12 Sek. nicht überschreitet, ist er schmal. Diese Tachykardien werden deshalb auch als **Schmalkomplex-Tachykardien** bezeichnet. Dies bedeutet, dass sich die Erregungswelle der Herzkammer über den normalen Weg des His-Bündels, der Tawara-Schenkel und der Purkinje-Fasern ausbreitet und der Ursprung der Tachykardie damit oberhalb dieses Systems liegen muss.

Im Umkehrschluss gilt diese Regel leider nicht uneingeschränkt. Eine **Breitkomplex-Tachykardie,** bei der die Dauer des Kammerkomplexes ≥ 0,12 Sek. ist, bedeutet nicht zwangsläufig, dass die Erregung ihren Ursprung in der Kammer nimmt. So kann eine supraventrikuläre Tachykardie bei einem Patienten mit Schenkelblock als Breitkomplex-Tachykardie im EKG aufgezeichnet werden, obwohl ihr Ursprung in den Vorhöfen liegt.

MERKE

Eine Schmalkomplex-Tachykardie erkennt man an einer QRS-Dauer < 0,12 Sek. Ist dieses Kriterium erfüllt, handelt es sich immer um eine supraventrikuläre Tachykardie.
Eine Breitkomplex-Tachykardie erkennt man an einer QRS-Dauer ≥ 0,12 Sek. Hierbei kann es sich um eine ventrikuläre Tachykardie, aber auch um eine supraventrikuläre Tachykardie handeln. Weitere diagnostische Überlegungen sind notwendig.

Aufgrund der hohen Praxistauglichkeit dieser Unterscheidung wird sie auch in diesem Kapitel zur Einteilung und Erklärung der tachykarden Herzrhythmusstörungen verwendet. Zudem stellt diese Unterscheidung auch den Einstieg in den Behandlungsalgorithmus für tachykarde Herzrhythmusstörungen des European Resuscitation Council (ERC) dar.

3.2.1 Schmalkomplex-Tachykardien

Neben der Unterteilung in regelmäßige oder unregelmäßige Schmalkomplex-Tachykardie kann auch eine Unterteilung anhand der beteiligten anatomischen Strukturen in zwei Gruppen erfolgen:

- AV-Knoten-unabhängige Schmalkomplex-Tachykardien:
  - Sinustachykardie
  - Unifokale Vorhoftachykardie
  - Multifokale Vorhoftachykardie
  - Vorhofflattern
  - Vorhofflimmern
- AV-Knoten-abhängige Schmalkomplex-Tachykardien:
  - AV-Knoten-Reentry-Tachykardie (Atrioventricular Nodal Reentrant Tachycardia, AVNRT)
  - AV-Reentry-Tachykardie (Atrioventricular Reentrant Tachycardia, AVRT)
  - Junktionale ektope Tachykardie (JET)

In ➤ Tab. 3.3 und ➤ Tab. 3.4 sind die wichtigsten Eigenschaften der Schmalkomplex-Tachykardien aufgeführt.

Tab. 3.3 Übliche Kammerfrequenzen der supraventrikulären Tachykardien

Supraventrikuläre Tachykardie	Häufig anzutreffende Frequenz
Sinustachykardie	100–160
Unifokale Vorhoftachykardie	100–180
Multifokale Vorhoftachykardie	100–150
Vorhofflattern	100–300
Vorhofflimmern	100–200
AV-Knoten-Reentry-Tachykardie (AVNRT)	150–250
AV-Reentry-Tachykardie (AVRT)	140–250
Knotentachykardie (JT)	(70)–130

Tab. 3.4 Üblicher Rhythmus der supraventrikulären Tachykardien

Regelmäßig	Unregelmäßig
• Sinustachykardie • Unifokale Vorhoftachykardie • Vorhofflattern • AV-Knoten-Reentry-Tachykardie • AV-Reentry-Tachykardie • Knotentachykardie	• Vorhofflimmern • Multifokale Vorhoftachykardie • Vorhofflattern mit unregelmäßiger Überleitung

Sinustachykardie

Die Sinustachykardie nimmt ihren Ursprung aus dem Sinusknoten und gehört damit in die Gruppe der **nomotopen** (nomo = Brauch, topo = Ort; von der gebräuchlichen, regelrechten Stelle ausgehend) **Reizbildungsstörungen.** Definitionsgemäß liegt die Frequenz über 100/Min., meist in einem Bereich zwischen 100 und 160/Min (➤ Abb. 3.14). Je höher die Frequenz, desto schwerer ist die Diagnose einer Sinustachykardie im EKG zu stellen. Dadurch besteht bei höheren Frequenzen die Gefahr der Verwechslung mit anderen supraventrikulären Tachykardien.

Die **Steigerung der Herzfrequenz** wird v. a. durch Verkürzung des TP-Intervalls erreicht. Elektrophysiologisch geschieht dies durch eine Verkürzung der Phase 4 des Aktionspotenzials. Die QRS-Dauer bleibt bei einer Sinustachykardie unverandert, die PQ-Zeit kann sich verkürzen, sollte aber im Bereich zwischen 0,12 und 0,2 Sek. liegen.

Die Sinustachykardie stellt im eigentlichen Sinne keine Herzrhythmusstörung dar, sondern ist meist Ausdruck einer physiologischen Reaktion des Körpers. Die Reihe der möglichen Ursachen ist lang und die Behandlungsansätze damit vielfältig:

- Stress
- Angst
- Schmerz
- Körperliche Belastung
- Fieber
- Hypoxämie
- Hypovolämie
- Herzinsuffizienz
- Anämie
- Hyperthyreose
- Medikamente
  - Sympathomimetika
  - Parasympatholytika
- Inhaltsstoffe von Lebensmitteln:
  - Koffein
  - Alkohol

MERKE

Die Sinustachykardie ist keine Herzrhythmusstörung im eigentlichen Sinne, sondern meist eine Erfordernistachykardie. Die Behandlung zielt auf das Beheben möglicher Ursachen. Der Einsatz von Antiarrhythmika ist hier nicht gerechtfertigt.

Die Merkmale einer Sinustachykardie sind in ➤ Tab. 3.5 zusammengefasst.

3

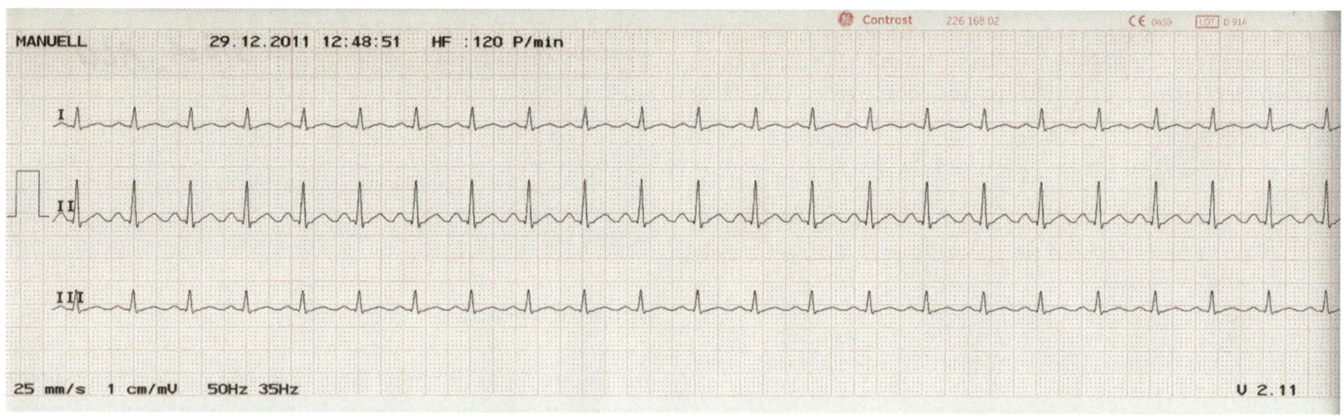

3

Abb. 3.14 Sinustachykardie [O1090]

Tab. 3.5 Merkmale der Sinustachykardie

Fragestellung	Befundung
Herzfrequenz	> 100
QRS-Dauer	Schmal, < 0,12 Sek., wenn keine Schenkelblockierungen vorliegen
Rhythmus	Regelmäßig
P-Welle	• Vorhanden • Morphologisch alle gleiches Aussehen • in Ableitungen II, aVF, III muss der Beginn der P-Welle positiv sein
Verhältnis P : QRS	1 : 1
PQ-Zeit	Regelmäßig, 0,12–0,2 Sek.

Regelmäßige RR-Abstände gehören nicht zwangsläufig zur Definition eines Sinusrhythmus, denn die Frequenz des Sinusrhythmus unterliegt regelmäßigen, atemabhängigen Schwankungen. Dieses Phänomen wird als **respiratorische Arrhythmie** bezeichnet und ist v. a. bei Kindern und Jugendlichen ausgeprägt.

Eine weitere Veränderung, die bei einer Sinustachykardie, aber auch anderen supraventrikulären Tachykardien manchmal zu beobachten ist, ist die **elektrische Alternans** (Alternans von lat. alternierend = abwechselnd) des QRS-Komplexes. Hierunter versteht man eine rhythmische Größenänderung der Amplitude des QRS-Komplexes. Ursache für diese wechselnde Größenänderung der QRS-Amplitude ist eine minimale, wandernde Lageveränderung des Summenvektors der Erregungswelle der Herzkammern. Bei einer Tachykardie vermutet man eine Ermüdung des Erregungsleitungssystems und des Myokards als Ursache dieser Schwankungen. Sie ist frequenzabhängig und wird eher bei höheren Herzfrequenzen beobachtet. Dies führt dazu, dass sie bei anderen supraventrikulären Tachykardien wie der AVNRT oder AVRT häufiger zu finden sein kann. Sie wird prognostisch als eher ungünstig bewertet. Auch bei einem **Perikarderguss** kann dieses Phänomen beobachtet werden. Hier kommt es aufgrund der Lageveränderung des im Herzbeutelerguss „schwimmenden" Herzens zustande. Die Sensitivität für diese EKG-Veränderungen ist jedoch gering.

Unifokale Vorhoftachykardie

Die unifokale Vorhoftachykardie gehört zu den selteneren Herzrhythmusstörungen. Sie gehört in die Gruppe der **heterotopen** (heteros = verschieden, anders; topo = Ort) **Reizbildungsstörungen.** Sie unterscheidet sich zur Sinustachykardie durch eine veränderte Morphologie der P-Welle und ist im Gegensatz zur Sinustachykardie keine physiologische Reaktion, sondern entspringt einem anderen Schrittmacherzentrum als dem Sinusknoten. Dieses ektope Zentrum kann im Bereich des linken Vorhofs liegen, aber auch im rechten Vorhof oder dem Beginn der Pulmonalvenen. Sie tritt auf, wenn ein Bereich innerhalb der Vorhöfe eine schnellere Entladungsfrequenz aufweist als der Sinusknoten (➤ Tab. 3.6). Die meist phasenweise stattfindende unifokale Vorhoftachykardie kann von wenigen Sekunden bis hin zu Tagen andauern. Bei kurzen Phasen (mehrere Sekunden bis Minuten) wird auch von einer **benignen** (lat. *benignus* = gütig, freundlich) Vorhoftachykardie gesprochen, die am gesunden Herzen vorkommen kann. Die Frequenz liegt meist < 150/Min.

Die Merkmale der unifokalen Vorhoftachykardie sind in ➤ Tab. 3.6 zusammengefasst.

Tab. 3.6 Merkmale der unifokalen Vorhoftachykardie

Fragestellung	Befundung
Herzfrequenz	100–150/Min.
QRS-Dauer	Schmal, < 0,12 Sek., wenn keine Schenkelblockierungen vorliegen
Rhythmus	Regelmäßig
P-Welle	• Vorhanden • Morphologisch unterschiedliches Aussehen zum Sinusrhythmus • Nicht zwangsläufig positiv in Ableitungen II, III, aVF
Verhältnis P : QRS	1 : 1
PQ-Zeit	Regelmäßig bei 0,12–0,2 Sek.

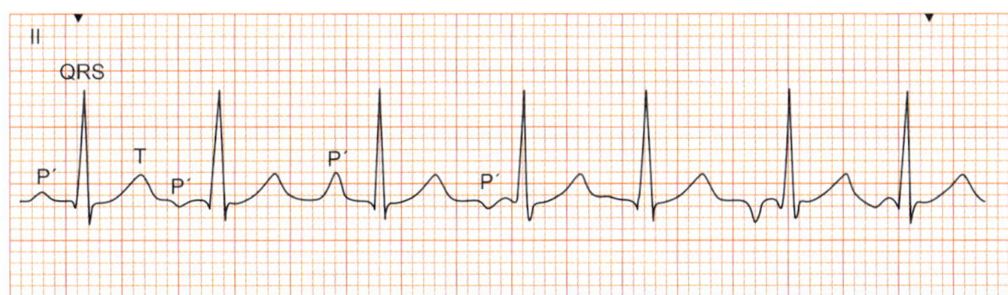

Abb. 3.15 Multifokale Vorhoftachykardie [L231]

Multifokale Vorhoftachykardie

Die multifokale Vorhoftachykardie ist ebenfalls eine seltene Herzrhythmusstörung. Sie gehört in die Gruppe der **heterotopen Reizbildungsstörungen.** Ihren Ursprung nimmt die multifokale Vorhoftachykardie in mindestens drei unterschiedlichen Erregungszentren der Vorhöfe. Dies führt zu einem unregelmäßigen Herzrhythmus mit unterschiedlichem Aussehen der P-Wellen von Schlag zu Schlag. Auch können sich die PQ-Zeit und die RR-Intervalle von Schlag zu Schlag ändern. Die Frequenz liegt meist in einem Bereich von 100–140/Min. (➤ Abb. 3.15). Liegt die Herzfrequenz im Bereich von 60–100/Min., wird auch von einem **wandernden Schrittmacher** gesprochen, da die Kriterien der Tachykardie dann nicht erfüllt sind.

Bei Vorliegen einer multifokalen Vorhoftachykardie ist an folgende Ursachen zu denken:
- COPD
- Respiratorisches Versagen
- Störungen der Elektrolyte
- Überdosierung/Vergiftung:
  - Nikotin
  - Koffein
  - Alkohol

Die Merkmale der multifokalen Vorhoftachykardie sind in ➤ Tab. 3.7 zusammengefasst.

Vorhofflattern

Das Vorhofflattern entsteht meist auf Grundlage eines **Makro-Reentry-Mechanismus im rechten Vorhof,** der einer festen Bahn folgt. Es gehört damit zu den **heterotopen Reizbildungsstörungen.**

Tab. 3.7 Merkmale der multifokalen Vorhoftachykardie

Fragestellung	Befundung
Herzfrequenz	100–150/Min.
QRS-Dauer	< 0,12 Sek., wenn keine Schenkelblockierungen vorliegen
Rhythmus	Unregelmäßig
P-Welle	• Vorhanden • Morphologisch unterschiedliches Aussehen der P-Wellen • Nicht zwangsläufig in Ableitungen II, aVF, III positiv
Verhältnis P : QRS	1 : 1
PQ-Zeit	Unregelmäßig bei 0,12–0,2 Sek.

Ursache für die Ausbildung von kreisenden Erregungen sind in aller Regel Narbenbildungen oder eine Hypertrophie der Herzmuskulatur. Der Begriff **Reentry** (Wiedereintritt) bedeutet, dass sich der Aktionsstrom nicht nur vorwärtsgerichtet wie eine Welle ausbreitet, sondern es auch eine rückwärtsgerichtete Ausbreitung, in Bereiche die eigentlich depolarisiert und damit nicht erregbar sein sollten, erfolgt.

Dieses Phänomen sollte aufgrund der Refraktärzeit depolarisierter Zellen eigentlich nicht möglich sein. Durch strukturelle Veränderungen der Herzmuskelzellen, z. B. Narbenbildungen, kann es jedoch in einzelnen Bereichen zu Verzögerungen der Erregungsfortleitung kommen. Diese Verzögerung führt dazu, dass die zurückliegenden, bereits erregten Bereiche genügend Zeit zur Repolarisation haben. Die Repolarisation von Zellen ist zeitabhängig. In ➤ Abb. 3.16 ist das Zustandekommen einer kreisenden Erregung schematisch dargestellt.

Die kreisende Vorhoferregung hat typischerweise eine sehr regelmäßige Frequenz von 280–300/Min. Die Erregungswelle trifft somit in regelmäßigen Abständen immer wieder auf den AV-Knoten. Befindet sich dieser in seiner absoluten Refraktärzeit, wird die Erregung nicht übergeleitet. Ist er erregbar, so wird die Erregung auf die Kammern übergeleitet. Aufgrund der durch die Refraktärzeit bestimmten „Überleitungskapazität" des AV-Knotens werden die Vorhoferregungen mit einem stabilen Verhältnis von 2 : 1 auf die Kammern übergeleitet. Dies führt zu einer regelmäßigen Kammerfrequenz von 140–150/Min. Da unveränderliche anatomische Strukturen in den Vorhöfen für die kreisende Erregung verantwortlich sind und auch die Leitungseigenschaften des AV-Knotens eine große Konstanz aufweisen, bleibt

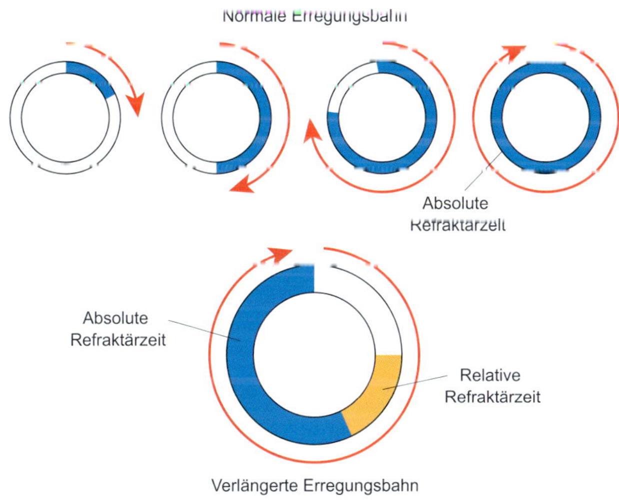

Abb. 3.16 Zustandekommen kreisender Erregung [L143]

die Kammerfrequenz meist sehr stabil bei 140–150/Min. Auch diese Konstanz ist ein diagnostischer Hinweis auf ein Vorhofflattern.

MERKE

Eine regelmäßige Tachykardie mit einer konstanten Frequenz von 140–150/Min. gilt solange als Vorhofflattern mit 2 : 1-Überleitung, bis das Gegenteil bewiesen ist.

ACHTUNG

Bei einer 2 : 1-Überleitung können die F-Wellen der Vorhofaktion durch die Kammerkomplexe überlagert werden. Dies führt dazu, dass meist nur die erste F-Welle direkt vor dem Kammerkomplex gut zu erkennen ist und die zweite F-Welle vom Kammerkomplex überlagert wird. Dieses Phänomen führt dazu, das Vorhofflattern leicht mit einer Sinustachykardie verwechselt werden kann.

Praxistipp

Zur Differenzierung zwischen einem Vorhofflattern mit 2 : 1-Überleitung und einer Sinustachykardie kann mithilfe eines Vagus-Manövers die Refraktärzeit des AV-Knotens verlängert werden. Dies kann zu einer Veränderung der Überleitung zu 3 : 1 oder 4 : 1 führen, sodass die F-Wellen dann deutlich zu erkennen sind.

Eine weitere Möglichkeit, die F-Wellen besser zu identifizieren, ist die Anfertigung eines EKGs mithilfe der Lewis-Ableitung (➤ Abb. 3.16).

Beim Vorhofflattern kann zwischen verschiedenen Formen unterschieden werden. Früher wurde nur der gewöhnliche Typ (Typ 1) und der ungewöhnliche Typ (Typ 2) unterschieden. Die Errungenschaften moderner elektrophysiologischer Untersuchungen haben erkennen lassen, dass diese Unterteilung zu einfach ist. Nach Empfehlungen der European and the North American Society of Pacing and Electrophysiology aus dem Jahr 2001 werden mittlerweile sieben unterschiedliche Formen differenziert, wobei der frühere Typ 1 mit ca. 85 % nach wie vor die am häufigsten anzutreffende Form bleibt.

Beim **Typ 1** handelt es sich um einen gegen den Uhrzeigersinn kreisenden Makro-Reentry-Mechanismus im rechten Vorhof. Die Ausbreitung der Erregungswelle gegen den Uhrzeigersinn führt dazu, dass der linke Vorhof verzögert aktiviert wird und so der Summenvektor der Vorhoferregung nach links oben weist. Dies bewirkt in den Ableitungen II, aVF und III die Darstellung der typischen sägezahnartigen, negativen Flatterwellen. Zwischen den einzelnen Flatterwellen ist keine isoelektrische Linie zu erkennen. Da sich die Flatterwellen in ihrer Entstehung und in ihrem Aussehen deutlich von P-Wellen unterscheiden, werden sie bei der Befundung des EKGs nicht als P-Wellen bezeichnet, sondern als **F-Wellen** (➤ Abb. 3.17).

Die Merkmale des Vorhofflatterns sind in ➤ Tab. 3.8 zusammengefasst.

Ursachen für ein Auftreten von Vorhofflattern können sein:

- Atherosklerose
- Herzinfarkt
- Rheumatische Herzerkrankungen
- Thyreotoxikose
- Lungenembolie
- Perikarditis

Vorhofflimmern (VHF)

Vorhofflimmern ist neben supraventrikulären und ventrikulären Extrasystolen die Rhythmusstörung, die Sie während ihrer medizinischen Tätigkeit am **häufigsten** sehen werden (➤ Abb. 3.18). Sie ist neben den Extrasystolen die häufigste Rhythmusstörung beim

Tab. 3.8 Merkmale des Vorhofflatterns

Fragestellung	Befundung
Herzfrequenz	140–150/Min.
QRS-Dauer	Schmal, < 0,12 Sek., wenn keine Schenkelblockierungen vorliegen
Rhythmus	Regelmäßig
P-Welle	• Als F-Wellen vorhanden • Frequenz 280–300/Min. • Beim Typ 1: negative F-Wellen in II, aVF, III
Verhältnis P : QRS	Meist 2 : 1, aber auch 3 : 1 und 4 : 1 möglich
PQ-Zeit	Nicht beurteilbar

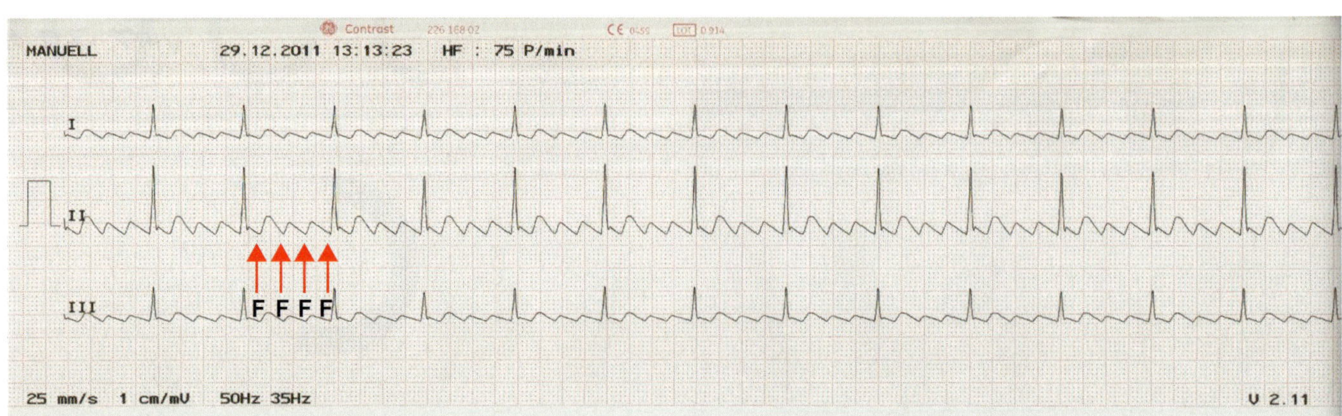

Abb. 3.17 Vorhofflattern mit 4 : 1-Überleitung [O1090]

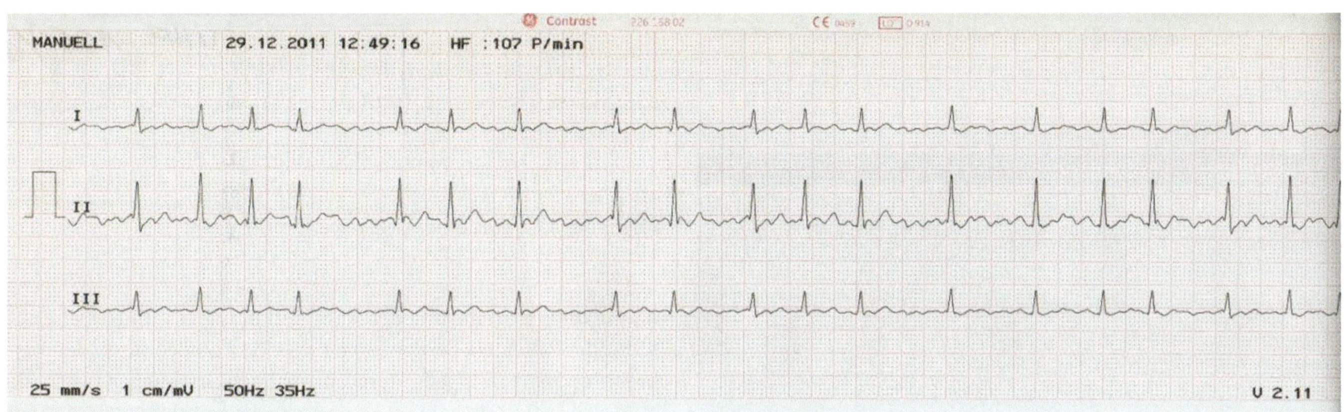

Abb. 3.18 Vorhofflimmern [O1090]

Erwachsenen. Das Vorhofflimmern präsentiert sich in seiner Urform als unregelmäßige Schmalkomplex-Tachykardie.

Die Wahrscheinlichkeit des Auftretens von Vorhofflimmern steigt mit dem Alter. In der Altersgruppe der 51- bis 60-Jährigen ist bei ca. 0,5–0,8 % ein Vorhofflimmern zu finden. In der Altersgruppe 80- bis 89-Jährigen steigt der Anteil auf 9 %. Während beim Vorhofflattern noch teilweise geordnete Kontraktionen der Vorhöfe zu finden sind, handelt es sich beim Vorhofflimmern um völlig unkoordinierte, chaotische Erregungen kleinster Herzmuskelareale, die einem hämodynamischen Vorhofstillstand gleichzusetzen sind. Als Folge der hämodynamischen Auswirkungen ist Vorhofflimmern auch eine der Ursachen für Schlaganfälle.

Häufigste Ursache für das Auftreten von Vorhofflimmern ist die fibrotische Veränderung der Vorhofmuskulatur. Auch andere Erkrankungen, die mit einer Überlastung des linken Vorhofs einhergehen, wie Bluthochdruck, Kardiomyopathie, Herzklappenerkrankungen (v. a. die Mitralstenose), Hyperthyreose, Infektionen oder Alkoholabusus können die Entstehung von Vorhofflimmern begünstigen. Die Veränderung der Vorhofmuskulatur führt zur Ausbildung kleiner, lokaler Reizbildungszentren und Mikro-Reentry-Mechanismen.

Neben der absoluten Arrhythmie der Kammerkomplexe ist der Ersatz von P-Wellen durch schnell oszillierende Flimmerwellen, die in Häufigkeit, Rhythmik, Aussehen und Amplitude schnell wechseln, das klassische Zeichen im EKG. Die Frequenz der Flimmerwellen liegt dabei bei 350–500/Min. Am besten sind die Flimmerwellen in den Ableitungen V_1, III und aVF zu erkennen. Es wird zwischen **groben F-Wellen** und **feinen F-Wellen** unterschieden, wobei beide Formen beim gleichen Patienten zu finden sein können. Finden sich überwiegend grobe F-Wellen so ist die Schädigung der Vorhofmuskulatur in aller Regel noch nicht so stark ausgeprägt wie bei feinen F-Wellen. Diese Tatsache ist bei der elektrischen Kardioversion von prognostischer Bedeutung, da bei groben F-Wellen eine Konversion eher zu erreichen ist und meist einen längerfristigen Effekt hat.

ACHTUNG

Sowohl durch einen Schenkelblock als auch bei sehr hohen Kammerfrequenzen können die F-Wellen im EKG nicht sichtbar sein. Auch sehr feine F-Wellen können im EKG nicht sichtbar sein. In solchen Fällen wird die Diagnose Vorhofflimmern aufgrund der absoluten Arrhythmie der Kammern gestellt.

Aufgrund der Leitungseigenschaften des AV-Knotens werden nicht alle Flimmerwellen auf die Ventrikel übergeleitet. Welche und wie viele der Erregungen die Kammern erreichen, ist mehr oder minder zufällig. Genauso stellt sich die Kammeraktion im EKG dar, nämlich als **absolute Arrhythmie.** Die RR-Intervalle im EKG sind untereinander völlig unterschiedlich. Für die „gebremste" Überleitung sorgt der funktionelle Aufbau des AV-Knotens. Man kann sich die Vorgänge im Bereich des AV-Knotens dabei wie folgt erklären: Treffen einzelne kleine F-Wellen auf die äußeren Bereiche des AV-Knotens, so können sich diese Bereiche in ihrer relativen Refraktärzeit befinden, dies v. a. bei hohen Vorhoffrequenzen. Ist die eintreffende F-Welle nicht „groß" genug, so wird das Schwellenpotenzial nicht erreicht und die Erregung nicht übergeleitet. Die F-Welle verläuft sich in den Außenbereichen des AV-Knotens wie eine Welle am Strand. Trifft eine „größere" F Welle auf den AV-Knoten, so kann das Schwellenpotenzial erreicht werden und die Erregung wird über die nachgeschalteten AV-Knoten-Zellen in die Kammern übergeleitet. Ähnliches kann auch passieren, wenn „kleinere" F-Wellen in schneller Folge im gleichen Bereich des AV-Knoten eintreffen. Wegen dieser absolut unregelmäßig eintreffenden Impulse aus den Vorhöfen ist auch die Überleitung in die Kammer absolut unregelmäßig. Bis auf wenige Ausnahmen hat Vorhofflimmern immer eine absolute Arrhythmie der Herzkammern zufolge. Die Geschwindigkeit, mit der die Vorhoferregungen auf die Kammern übergeleitet werden, ist dabei abhängig von den Leitungseigenschaften des AV-Knotens. Diese können durch Katecholamine, Medikamente aber auch durch altersbedingte, strukturelle Veränderungen beeinflusst werden.

Aufgrund der Kammerfrequenz kann Vorhofflimmern in verschiedene Formen unterteilt werden: Liegt die Kammerfrequenz unter 50/Min., wird von einem **Vorhofflimmern mit bradykarder Überleitung** gesprochen. Auch die Bezeichnungen **Bradyarrhythmia absoluta** oder **bradykardes Vorhofflimmern** sind gebräuchlich. Liegt die Kammerfrequenz im Bereich von 50–100/Min., so wird vom **Vorhofflimmern mit normofrequenter Überleitung** gesprochen. Bei Frequenzen über 100/Min. spricht man von **Vorhofflimmern mit tachykarder Überleitung** oder **Tachyarrhythmia absoluta** oder auch **tachykardem Vorhofflimmern.**

Vorhofflimmern muss nicht als permanente Rhythmusstörung auftreten, sondern kann auch paroxysmal, also anfallsweise oder episodenhaft auftreten und spontan, meist innerhalb von 48 Stunden, konvertieren.

Die Merkmale des Vorhofflimmers sind in ➤ Tab. 3.9 zusammengefasst.

Tab. 3.9 Merkmale des Vorhofflimmerns

Fragestellung	Befundung
Herzfrequenz	Absolut variabel
QRS-Dauer	< 0,12 Sek., wenn keine Schenkelblockierungen vorliegen
Rhythmus	Absolut unregelmäßig
P-Welle	• Nicht vorhanden • Dafür F-Wellen, mit unterschiedlicher Frequenz (300–500/Min.) und Amplitude
Verhältnis P : QRS	Nicht beurteilbar
PQ-Zeit	Nicht beurteilbar

Ashman-Phänomen bei Vorhofflimmern

Das **Ashman-Phänomen** ist eine aberrante Erregungsausbreitung einer Herzerregung innerhalb der Kammern, das gehäuft bei Patienten mit Vorhofflimmern nach einem kurz-lang-kurzen RR-Intervall beobachtet werden kann. Lewis definierte den Begriff der Aberration als eine abnormale Ausbreitung einer supraventrikulären Erregung über die Herzkammern. Er unterscheidet dabei die permanente Aberration bei Schenkelblöcken von der einzelnen Aberration wie bei einem vorzeitigen Impuls supraventrikulären Ursprungs.

Gouaux und Ashman beschrieben dieses Phänomen im Jahr 1947 genauer. Beide waren zu der Zeit Ärzte im Elektrokardiografischen Labor der Herzstation am Charity Hospital in New Orleans, Louisiana. Sie erklären das Phänomen anhand des Falles eines 48-jährigen Patienten mit Thyreotoxikose und Vorhofflimmern. In Phasen mit hoher ventrikulärer Frequenz von um die 200/Min. erfolgte die Erregungsüberleitung ohne Aberration. Lag die ventrikuläre Frequenz des Patienten niedriger, bei um die 100/Min., dann wurden Erregungen mit kurzem RR-Intervall, die auf Phasen mit langem RR-Intervall folgten, oder Erregungen mit sehr kurzem RR-Zyklus, die auf einen RR-Zyklus mit normalem RR-Intervall folgten, durchgängig aberrant übergeleitet und führten zu einer Verbreiterung der QRS-Komplexe.

Grundsätzlich wird die Reizweiterleitung verzögert oder fällt aus, wenn ein Reiz während der effektiven oder relativen Refraktärzeit des Reizleitungssystems einfällt. Fällt der Reiz in die relative oder absolute Refraktärzeit eines der beiden Tawara-Schenkel oder des nachfolgenden Reizleitungssystems, kommt es zu einer einseitigen Verzögerung oder Blockierung in diesem Bereich.

Wichtig für das Konzept des Ashman-Phänomens ist der Umstand, dass die Dauer der effektiven Refraktärperiode von der Länge des unmittelbar vorangegangenen Erregungszyklus abhängt. Normalerweise verkürzt sich die Refraktärperiode bei Beschleunigung der Herzfrequenz und verlängert sich bei Verlangsamung der Herzfrequenz. Folgt eine frühzeitige Erregung (kürzeres RR-Intervall) auf ein langes RR-Intervall, so befindet sich das Erregungsleitungssystem aufgrund des vorangegangenen längeren RR-Intervalls noch in der Refraktärperiode und kann die Erregung nicht regelhaft weiterleiten. Die Erregung breitet sich dann über das Septum und die Kammermuskulatur aus, was zu einer Verlängerung der Erregungszeit und damit zur Verbreiterung des Kammerkomplexes führt. Bei etwa 85 % aller Patienten, bei denen im EKG eine Abweichung in der Ausbreitung der vorzeitigen, supraventrikulären Erregungen durch die Ventrikel festgestellt wird, ist es der rechte Ventrikel, der später erregt wird. Im EKG stellt sich die aberrant weitergeleitete Erregung daher in klassischer Rechtsschenkelblock-Form dar.

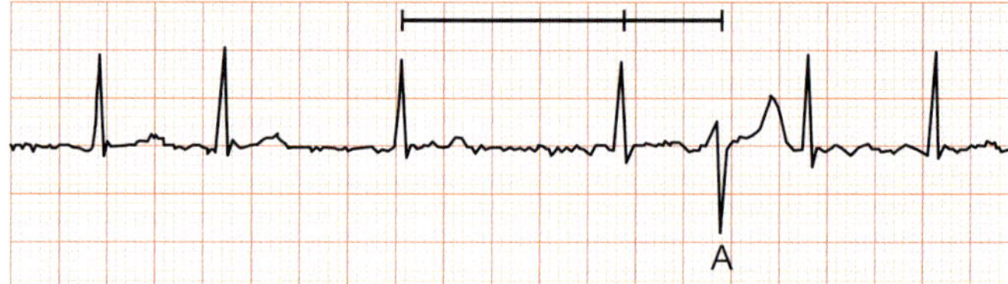

Abb. 3.19 Ashman-Phänomen bei Vorhofflimmern [L143]

Für die Diagnose des Ashman-Phänomens veröffentlichte Charles Fisch 1983 die folgenden Kriterien:

- Relativ langes RR-Intervall unmittelbar vor dem Zyklus, der durch den aberranten QRS-Komplex beendet wird.
- Rechtsschenkelblock-Form der aberranten Überleitung mit normaler Orientierung des initialen QRS-Vektors, eine Serie von breiten supraventrikulären QRS-Schlägen ist möglich.
- Unregelmäßige Kopplung von aberranten QRS-Komplexen.
- Ein kurz-lang-kurzes RR-Intervall führt mit höherer Wahrscheinlichkeit zu einer Aberration.
- Fehlen einer vollständig kompensatorischen Pause.

Die Kenntnis des Ashman-Phänomens ist wichtig, da es sich um ein „normales physiologisches" Phänomen handelt und nicht um eine komplexe, behandlungsbedürftige Herzrhythmusstörung mit entsprechend schlechterer Prognose (➤ Abb. 3.19).

AV-Knoten-Reentry-Tachykardie (AVNRT)

Beim Erwachsenen stellt die AV-Knoten-Reentry-Tachykardie mit über 50 % die häufigste Form der **regelmäßigen Schmalkomplex-Tachykardien** dar (➤ Abb. 3.20). Frauen sind dabei zweimal häufiger betroffen als Männer. Die Erstmanifestation erfolgt meist zwischen dem 20. und 40. Lebensjahr.

Als Erklärung wird vermutet, dass die Zellen des AV-Knotens bei einigen Menschen im fortschreitenden Lebensalter unterschiedliche Leitungsgeschwindigkeiten entwickeln. Dies führt zur Ausbildung von zwei Zellsträngen, einem mit langsamerer Leitungsgeschwindigkeit und etwas kürzerer Refraktärzeit **(Slow Pathway)** und einem mit schnellerer Leitungsgeschwindigkeit und etwas längerer Refraktärzeit **(Fast Pathway).** Diese Patienten haben somit zwei unterschiedliche, funktionelle „Leitungsbahnen" im AV-Knoten.

Klinisch findet sich bei der AVNRT häufig ein schlagartiger Beginn und ein ebenso plötzliches Ende der Tachykardie. Dies wird auch als **On-off-Phänomen** bezeichnet. Der Fachbegriff für solche plötzlich auftretenden und wieder verschwindenden Tachykardien ist **paroxysmal** (aus dem griechischen = anfallsartig). Auslösend ist meist eine Extrasystole, die in den beiden unterschiedlich schnell leitenden Bahnen eine kreisende Erregung erzeugt. Da die Häufigkeit von Extrasystolen mit steigendem Lebensalter zunimmt, steigt auch

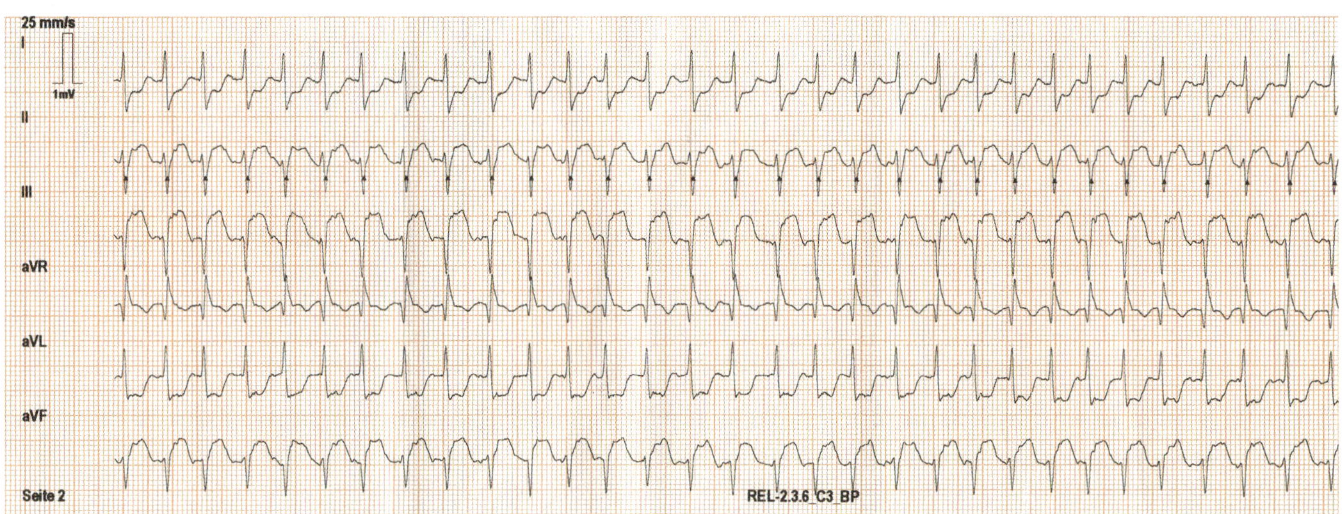

Abb. 3.20 AV-Knoten-Reentry-Tachykardie (AVNRT) [O1090]

die Gefahr einer AVNRT mit steigendem Lebensalter. Das Auftreten einer AVNRT ist unabhängig von kardialen Vorerkrankungen oder Belastungssituationen.

Die AVNRT kann nur wenige Minuten andauern, aber auch über Stunden anhalten. Die Frequenz liegt im Bereich von 150–210/Min., kann jedoch in beide Richtungen variieren. Diese Variation erfolgt wahrscheinlich durch Einflüsse des sympathischen oder parasympathischen Nervensystems.

Die AVNRT wird meist durch eine supraventrikuläre Extrasystole ausgelöst. Die Erregungswelle dieser Extrasystole trifft auf den AV-Knoten und findet den **Fast Pathway** meist in der Refraktärzeit vor. Die Erregung wird dann über den Slow Pathway auf die Kammer übergeleitet. Wird die Kammer von der Erregungswelle erreicht, befindet sich auch der Fast Pathway wieder in erregbarem Zustand. Dies führt dazu, dass sich die Erregungswelle nicht nur **antegrad** (lat. *anterior* = vorn, nach vorn gerichtet) in die Kammern ausbreitet, sondern auch **retrograd** (lat. *retro* = zurück, rückwärts) über den Fast Pathway wieder in die Vorhöfe ausbreitet. Es entsteht eine kreisende Erregung in den zwei Leitungsbahnen des AV-Knotens. Diese Form der kreisenden Erregung vom Slow Ppathway auf den Fast Pathway wird als **Slow-fast-AVNRT** oder **gewöhnliche AVNRT** bezeichnet.

Die retrograde Ausbreitung der Erregungswelle führt zu einer fast gleichzeitigen Erregung von Kammern und Vorhöfen. Im EKG sind daher P-Wellen gar nicht (dieses ist am häufigsten der Fall) oder sehr kurz vor (kurze PQ-Zeit) oder nach dem QRS-Komplex (kurze RP-Zeit) sichtbar. Die retrograde Erregung führt zu negativen P-Wellen in den Ableitungen II, AVF und III. Erscheinen die P-Wellen nach dem Kammerkomplex in der EKG-Aufzeichnung und verschmelzen mit diesem, entsteht dadurch in den inferioren Ableitungen eine S-Zacke, die sog. **Pseudo-S-Zacke.** In der Ableitung V_1 entsteht eine kleine R-Zacke als sog. **Pseudo-R-Zacke.**

Bei ca. 10 % der Patienten mit AVNRT findet sich die **ungewöhnliche AVNRT** oder **Fast-slow-AVNRT.** Hier kommt es zu einer anterograden Überleitung über den Fast Pathway und einer retrograden Überleitung über den Slow Pathway. Dies führt dazu, dass die P-Welle auf den Kammerkomplex folgt. Der Abstand von R-Zacke zu folgender P-Welle ist in diesem Fall meist größer als der Abstand von P-Welle zum nachfolgenden Kammerkomplex.

Die Merkmale der AV-Knoten-Reentry-Tachykardie sind in ➤ Tab. 3.10 zusammengefasst.

Tab. 3.10 Merkmale der AV-Knoten-Reentry-Tachykardie

Fragestellung	Befundung
Herzfrequenz	140–150/Min.
QRS-Dauer	< 0,12 Sek.
Rhythmus	Regelmäßig
P-Welle	Invertiert oder verdeckt
Verhältnis P : QRS	1 : 1, wenn P-Wellen vorhanden
PQ-Zeit	Keine, sondern RP-Intervall

Atrioventrikuläre Reentry-Tachykardie (AVRT)

Unter einer atrioventrikulären Reentry-Tachykardie (AVRT) versteht man einen Makro-Reentry-Mechanismus, der über den AV-Knoten und eine **akzessorische** (lat. *accessorius* = zusätzlich, hinzutretend) Leitungsbahn läuft.

Dabei werden verschiedene **Leitungsbahnen** unterschieden:

- Atrioventrikuläre Verbindungen **(Kent-Bündel)** = Verbindung zwischen Vorhof und Ventrikel
- Nodoventrikuläre Bündel = Brücke zwischen AV-Knoten und Kammermuskulatur
- Atrio-His-Bahnen **(James-Bündel)** = Umgehen den verzögernden Anteil des AV-Knotens
- Atrofaszikuläre Verbindungen **(Mahaim-Bündel)** = hat seinen Ursprung in der freien Wand des rechten Vorhofs

In der Embryonalphase des menschlichen Herzens finden sich 3–4 atrioventrikuläre Verbindungen. Diese verlieren in der weiteren Wachstumsphase meist ihre Leitungsfunktion. Bei ca. 3 von 1000 Personen bleibt ein leitungsfähiges, akzessorisches Bündel vorhanden. Rund 40 % der Betroffenen leiden unter intermittierenden Tachykardien über diese zusätzliche Leitungsbahn.

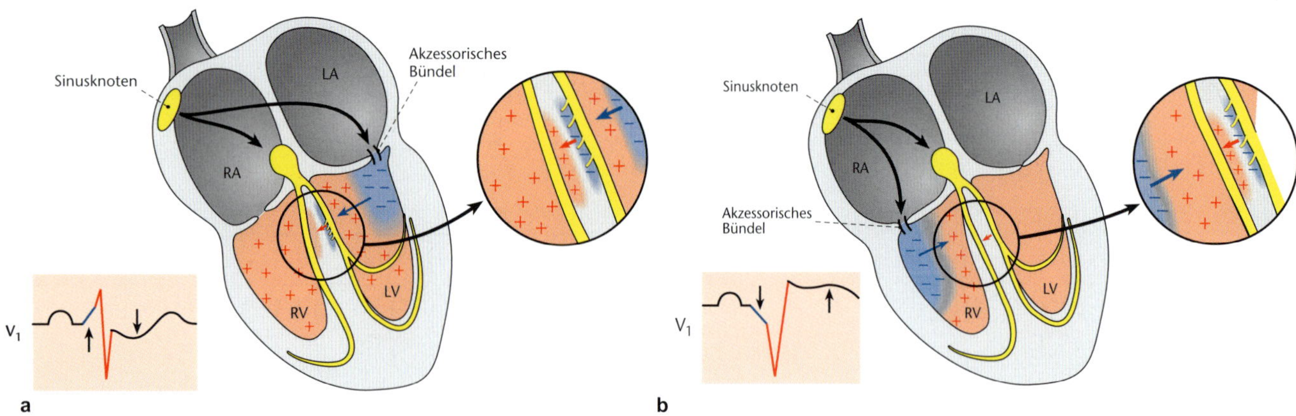

3

Abb. 3.21 Entstehung der Delta-Welle beim WPW-Syndrom [L106]
a WPW-Typ A, sternal positiv
b WPW-Typ B, sternal negativ

Auch der Begriff **Präexzitation** wird für diese Form der Tachykardie genutzt. Er wurde 1944 von Öhnell geprägt und bedeutet die vorzeitige Erregung der Kammern über zusätzliche Leitungsbahnen. Da die Erregungswelle, wenn sie über das akzessorische Bündel geleitet wird, anders als im AV-Knoten keine Verzögerung erfährt, kommt es im Vergleich zum normalen Erregungsverlauf zu einer vorzeitigen Erregung der Herzkammern.

Unter den Oberbegriffen der AVRT oder der Präexzitationssyndrome lassen sich **verschiedene Formen** zusammenfassen:

- Wolff-Parkinson-White-Syndrom (WPW-Syndrom), über Kent-Bündel
- Mahaim-Präexzitation, über Mahaim-Bündel
- Permanente junktionale Reentry-Tachykardie (PJRT)

Wolff-Parkinson-White-Syndrom (WPW-Syndrom)

1930 beschrieben die Kardiologen Louis Wolff, Sir John Parkinson und Paul Dudley White im American Heart Journal 11 Patienten, die unter wiederkehrenden Tachykardieattacken litten. In Phasen eines Sinusrhythmus fielen ihnen im EKG dieser Patienten ein **kurzes PR-Intervall** und ein **verbreiterter QRS-Komplex** auf. Diese Auffälligkeiten werden als WPW-Muster bezeichnet. Definitionsgemäß umfasst es:

- Verkürztes PR-Intervall (PR ≤ 0,12/Sek.)
- Typische Delta-Welle
- Deformation und Verbreiterung des QRS-Komplexes
- Veränderung der Repolarisation

Das WPW-Bild beschreibt Veränderungen, die während eines Sinusrhythmus beobachtet werden und beinhaltet nicht die anfallsartig auftretenden Phasen der Tachykardie. Ursächlich für die Veränderungen ist die Überleitung der aus dem Sinusknoten stammenden Vorhoferregung sowohl über den AV-Knoten als auch über das akzessorische Bündel. Durch die fehlende Verzögerung im akzessorischen Bündel kommt es im Eintrittsbereich des Bündels in die Herzkammer zu einer verfrühten Erregung. Der Großteil der Herzkammer wird normal über das Erregungsleitungssystem erregt. Die verfrühte Erregung der Herzkammer verändert den Beginn des QRS-Komplexes durch eine sog. Delta-Welle.

MERKE

Die Delta-Welle entsteht durch die schnellere Erregung des auf derselben Körperseite zur Bahn gelegenen Ventrikels (linker Ventrikel bei linksseitiger Bahn) und einer Erregung des kontralateralen Ventrikels über den zuerst erregten Ventrikel sowie durch eine physiologische AV-Knoten-Leitung. Die QRS-Komplexe von linkem und rechtem Ventrikel sind dadurch zeitlich verschoben. In der Addition entstehen dadurch der träge Anstieg und die Kerbung des QRS-Komplexes.

Das Ende des Kammerkomplexes bleibt hingegen unverändert, da es den normalen Erregungsablauf der restlichen Kammer widerspiegelt. Da die Repolarisation zeitabhängig ist, repolarisieren die „verfrüht" erregten Bereiche vor der restlichen Kammermuskulatur, was eine Veränderung der ST-Strecke bewirkt.

Lange Zeit wurde dem WPW-Syndrom keine große klinische Bedeutung beigemessen, da man, wie von den Entdeckern beschrieben, von einer günstigen Prognose ausging. Erst Ende der 90er-Jahre entdeckte man, dass das WPW-Syndrom in einer Vielzahl von Fällen für den plötzlichen Herztod junger gesunder Männer verantwortlich war. Seitdem ist die Diagnosestellung des WPW-Syndroms eine wichtige klinische Diagnose, die in 98 % der Fälle durch eine **Katheterablation** (gezieltes Veröden von krankhaftem Herzmuskelgewebe durch Hitze) des akzessorischen Bündels geheilt werden kann. In 3–5 % der Fälle kann es im weiteren Verlauf zu Rezidiven kommen. In seltenen Fällen birgt die Katheterablation der paraphisären oder septalen Bahnen die Gefahr von höhergradigen AV-Blockierungen, die dann eine Schrittmacherimplantation erforderlich machen.

Je nach Lage des akzessorischen Bündels werden zwei unterschiedliche Formen des WPW-Syndroms unterschieden:

- **WPW-Typ A** (sternal positiv) = linksatrial-linksventrikuläres akzessorisches Bündel (➤ Abb. 3.21a): Bei diesem Typ kommt es zu einer vorzeitigen Erregung von basalen Bereichen der linken Herzkammer, die sich langsam über die Muskulatur von links nach rechts bewegt. Damit zeigt der Aktionsstrom in Richtung V_1. Dies führt zu einem langsamen positiven Anstieg der R-Zacke, die sich im weiteren Verlauf durch die Erregung der restlichen Kammerbereiche über das normale Erregungsleitungssystem normalisiert.

- **WPW-Typ B** (sternal negativ) = rechtsatrial-rechtsventrikuläres akzessorisches Bündel (➤ Abb. 3.21b): Hier kommt es zu einer vorzeitigen Erregung von basalen Bereichen der rechten Herzkammer. Auch hier breitet sich die Erregungswelle langsam über die Herzmuskulatur aus. Parallel dazu erfolgt die Erregung der restlichen Herzmuskulatur über das normale Erregungsleitungssystem. Der Beginn der Erregung bewegt sich also von rechts nach links und somit von der Elektrode V_1 weg. Dies führt im Beginn zu einem trägen Abfall des Kammerkomplexes, der sich dann mit normaler Geschwindigkeit fortsetzt. Der Weg der Erregungsausbreitung und die Veränderungen in der Ableitung V_1 sind der ➤ Abb. 3.21 zu entnehmen.

Zur Unterscheidung dieser beiden Typen eignet sich v. a. die Ableitung V_1.

Grundlage der EKG-Aufzeichnung ist die Projektion des Hauptvektors des Aktionsstroms auf eine Ableitungsstrecke. Dies kann dazu führen, dass die Delta-Welle nicht in allen Ableitungen dargestellt werden kann. Nur in Ableitungen, in denen eine Delta-Welle zu finden ist, ist auch die PR-Zeit verkürzt, in den anderen Ableitungen ist die PR-Zeit normal.

MERKE

Beim WPW-Syndrom ist die PR-Zeit nur in Ableitungen mit erkennbarer Delta-Welle verkürzt! Die Delta-Welle ist nicht während tachykarder Phasen erkennbar.

Zeiten oder Intervalle müssen im EKG in allen Ableitungen ausgemessen werden. Nur so kann sichergestellt werden, dass Veränderungen auch wahrgenommen werden.

Tachykardien bei bekanntem WPW-Syndrom treten phasenweise auf. Am häufigsten ist dabei die Präsentation als regelmäßige Schmalkomplex-Tachykardie. Sie tritt in ca. 80 % der Fälle auf. Ursache hierfür ist ein **Makro-Reentry-Mechanismus,** der antegrad über den AV-Knoten geleitet wird und retrograd über das akzessorische Bündel zurückläuft. Eine Delta-Welle ist während dieser tachykarden Phasen nicht sichtbar, da die Kammererregung normal über das Erregungsleitungssystem erfolgt. Eine so kreisende Erregung wird auch als **orthodrome** (griech. *orthos* = gerade, *dromos* = Lauf; gerader oder richtiger Verlauf) Tachykardie bezeichnet (➤ Abb. 3.22).

Verläuft die kreisende Erregung entgegengesetzt, also antegrad über das akzessorische Bündel und retrograd über den AV-Knoten, so wird dies als **antidrome** (griech. *anti* = entgegen, gegen; *dromos* = Lauf; entgegenlaufen oder gegenläufig) Tachykardie bezeichnet. Im EKG präsentiert sich diese als **regelmäßige Breitkomplex-Tachykardie** (QRS > 0,12 Sek.), da sich die Kammererregung vom akzessorischen Bündel aus träge über die Kammermuskulatur ausbreiten muss. Diese Form der Tachykardie ist im EKG leicht mit einer ventrikulären Tachykardie zu verwechseln.

Bei ca. jedem dritten Patienten mit WPW-Syndrom kann es zu intermittierendem Vorhofflimmern kommen. Die Flimmerwellen werden nicht durch den AV-Knoten gefiltert, sondern hauptsächlich über das akzessorische Bündel auf die Kammern übergeleitet. Dies präsentiert sich im EKG als eine unregelmäßige Breitkomplex-Tachykardie. Sie wird auch als **FBI-Tachykardie** bezeichnet. FBI steht dabei für *fast, broad* und *irregular*. Dies stellt eine unmittelbar lebensbedrohliche Herzrhythmusstörung dar. Bei gut leitfähiger, akzessorischer Bahn besteht die Gefahr, dass das Vorhofflimmern übergeleitet wird und so Kammerflimmern entstehen kann.

Die Entstehung der unterschiedlichen Tachykardien bei bestehendem WPW-Syndrom und ihre EKG-Bilder sind in ➤ Abb. 3.23 dargestellt.

Mahaim-Präexzitation

Sie stellt eine **seltenere Sonderform der Präexzitation** dar. Da das Mahaim-Bündel bis tief in die Kammermuskulatur hineinzieht, ist im Ruhe-EKG meist keine Deltawelle zu erkennen, da die Erregung in diesen Phasen normalerweise dem normalen Weg des Erregungsleitungssystems folgt. In Phasen einer Tachykardie präsentiert sich die Mahaim-Präexzitation als regelmäßige Breitkomplex-Tachykardie. Auch dies lässt sich durch den Eintritt der Erregung in die tiefer gelegene Kammermuskulatur erklären. Die Erregung breitet sich von der Eintrittsstelle träge über das Myokard aus. Es entsteht im EKG ein linkschenkelblockartiges Aussehen der Kammerkomplexe.

Permanente junktionale Reentry-Tachykardie (PJRT)

Auch die PJRT ist eine sehr seltene Form eines Präexzitationssyndroms. Sie tritt am häufigsten im frühen Kindesalter auf und wird seltener bei jungen Erwachsenen beobachtet. Sie geht mit einer moderaten, immer wiederkehrenden oder teilweise unaufhörlichen (*incessant*) Tachykardie einher. Da die Patienten seit Geburt oder dem frühen Kindesalter betroffen sind, sind sie meist gut an die höheren Herzfrequenzen adaptiert und nehmen die Tachykardien häufig nicht so wahr, sodass die Diagnose meist einen Zufallsbefund darstellt. In der Regel liegen die Herzfrequenzen bei 130–160/Min., aber auch langsamere Frequenzen sind möglich. Im EKG präsentiert sie sich als regelmäßige Schmalkomplex-Tachykardie. Sie ist gut von einer AV-Knoten-Reentry-Tachykardie zu unterscheiden.

Die Merkmale der AV-Reentry-Tachykardie sind in ➤ Tab. 3.11 zusammengefasst.

Junktionale ektope Tachykardie (JET)

Die Knotentachykardie ist eine **seltene Form der supraventrikulären Tachykardien.** Sie ist häufiger im Kindes- und Jugendalter als im Er-

Tab. 3.11 Merkmale der AV-Reentry-Tachykardie (AVRT)

Fragestellung	Befundung
Herzfrequenz	130–160/Min.
QRS-Dauer	Orthodrom = < 0,12 Sek. Antidrom = ≥ 0,12 Sek.
Rhythmus	Regelmäßig
P-Welle	Invertiert Unterschiedliche Morphologie
Verhältnis P : QRS	1 : 1 oder nicht vorhanden
PQ-Zeit	Keine, RP-Zeit ist verlängert

3

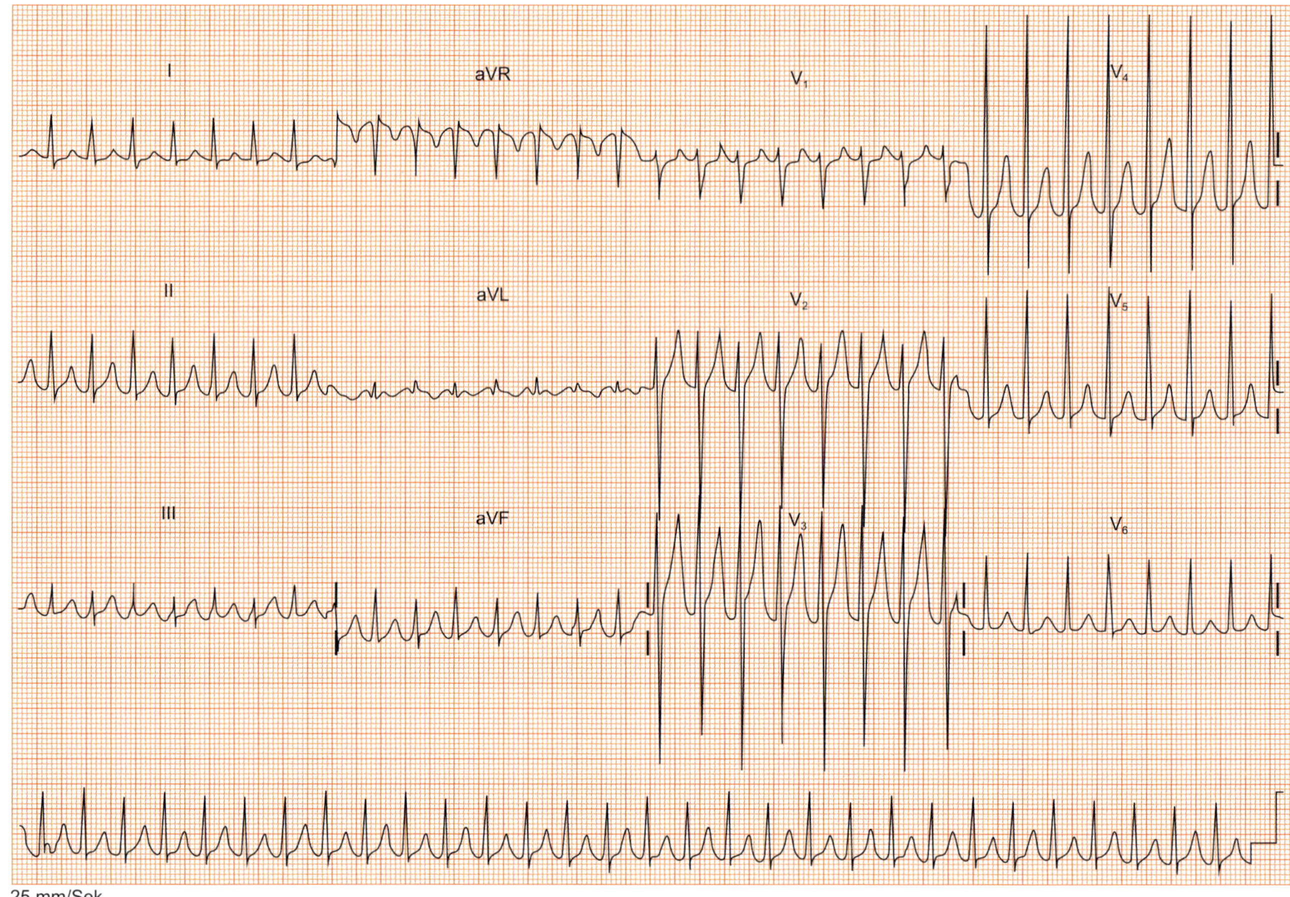

Abb. 3.22 Orthodrome atrioventrikuläre Reentry-Tachykardie (AVRT) [L106]

wachsenenalter zu finden. Ursache für diese Rhythmusstörungen ist eine abnorm gesteigerte Automatie des AV-Knotens oder des oberen His-Bündels. Ursachen können ein erhöhter Sympathikotonus oder Medikamente sein. Eine familiäre Häufung wird beschrieben. Im EKG imponiert die Knotentachykardie als regelmäßige Schmalkomplex-Tachykardie mit einer Frequenz von 120–220/Min.

Im EKG kann sie der AVNRT sehr ähnlich sehen. Zur Unterscheidung hilft die Einbeziehung klinischer Merkmale. Die Knotentachykardie beginnt ohne eine supraventrikuläre Extrasystole und steigert sich nach Beginn langsam in der Frequenz. Dieses Phänomen wird als **Warming up** bezeichnet. Hierunter versteht man die Verkürzung der RR-Abstände mit daraus folgender Steigerung der Frequenz, während der ersten 10–20 Schläge einer Tachykardie. Zudem kann sich die Frequenz innerhalb kürzester Zeit beträchtlich verändern. Ein weiteres Zeichen der Knotentachykardie ist die Resistenz gegen das Vagus-Manöver.

Die Erregung des schnelleren ektopen Reizbildungszentrums wird meist nicht in die Vorhöfe übergeleitet, sodass Vorhöfe und Kammern unabhängig voneinander schlagen. Die Knotentachykardie geht also häufiger mit einer **AV-Dissoziation** (lat. *dissociare* = trennen, schneiden) einher. Hierunter versteht man die vollständige Entkoppelung zwischen Vorhof- und Kammeraktivität. Dies führt im EKG zu einer **Entkoppelung von P-Wellen und Kammerkomplexen.** Die P-Wellen haben dabei die niedrigere Frequenz des Sinusknotens, die Kammerkomplexe die schnellere Frequenz des ektopen Reizbildungszentrums.

Die Merkmale der Knotentachykardie sind in ➤ Tab. 3.12 zusammengefasst.

Tab. 3.12 Merkmale der junktionalen ektopen Tachykardie (JET)

Fragestellung	Befundung
Herzfrequenz	100–140/Min.
QRS-Dauer	< 0,12 Sek.
Rhythmus	Regelmäßig
P-Welle	P-Wellen können vorhanden sein, mit unterschiedlicher Morphologie
Verhältnis P : QRS	Variabel
PQ-Zeit	Variabel

3.2.2 Breitkomplex-Tachykardien

Definitionsgemäß versteht man unter einer Breitkomplex-Tachykardie eine Tachykardie mit Kammerkomplexen, deren Dauer 0,12 Sek. oder mehr beträgt. Die Breitkomplex-Tachykardie kann in den Kammern entstehen und damit tatsächlich ventrikulären Ursprungs sein, sie kann aber auch Zeichen einer supraventrikulären Tachykardie mit Leitungsstörung sein.

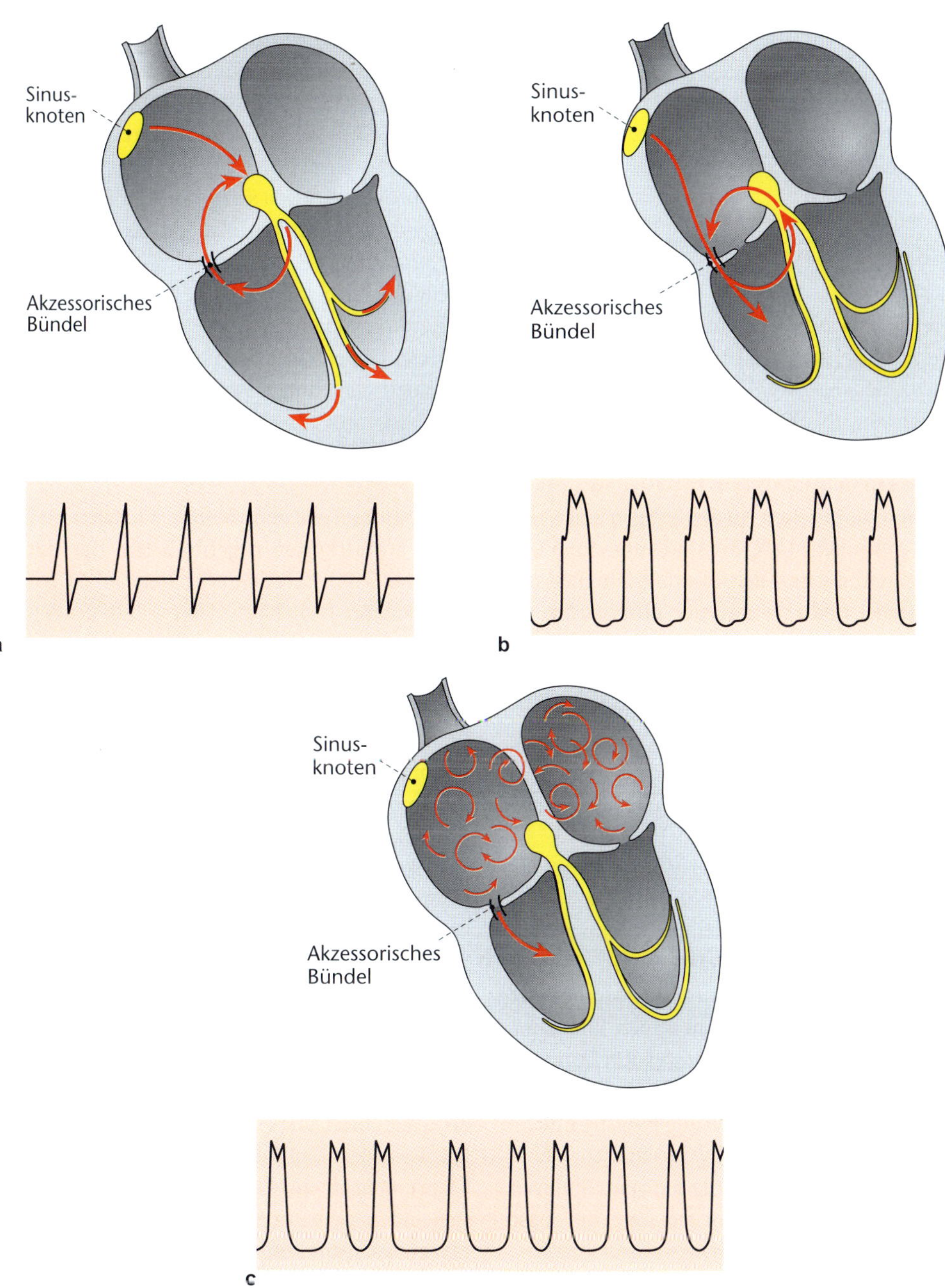

Abb. 3.23 Unterschiedliche Formen von Tachykardien bei bekanntem WPW-Syndrom [L231]
a Orthodrom verlaufende atrioventrikuläre Reentry-Tachykardie, Kammerkomplex < 0,12 Sek.
b Antidrom verlaufende atrioventrikuläre Reentry-Tachykardie, Kammerkomplex ≥ 0,12 Sek.
c Bei bestehendem Vorhofflimmern hauptsächlich über das akzessorische Bündel übergeleitete Kammererregung = FBI-Tachykardie (fast, broad, irregular)

Ventrikuläre Tachykardien stellen für den Patienten im Gegensatz zu den meisten supraventrikulären Tachykardien eine große Gefahr dar. Sie sind in vielen Fällen für den **plötzlichen Herztod** von Patienten verantwortlich. In Deutschland liegt die Inzidenz des plötzlichen Herztods bei 81 Fällen pro 100.000 Einwohnern. 39 % der Betroffenen sind im erwerbsfähigen Alter.

Im ➤ Kap. 3.2.1 wurden einige Formen der supraventrikulären Tachykardien beschrieben, die sich im EKG auch als Breitkomplex-Tachykardie darstellen können. Diese Möglichkeit besteht grundsätzlich bei einer supraventrikulären Tachykardie in Verbindung mit Schenkelblöcken, aber auch ein antidromer Makro-Reentry-Mechanismus kann im EKG zu breiten Kammerkomplexen führen.

Die große Herausforderung bei der Behandlung von Patienten mit Breitkomplex-Tachykardien liegt damit im Erkennen der Ursache der Breitkomplex-Tachykardie, also in der Klärung der Frage, ob es sich tatsächlich um eine ventrikuläre Tachykardie handelt oder um eine supraventrikuläre Tachykardie mit **aberranter Leitung.**

Aufgrund der Bedrohlichkeit von ventrikulären Tachykardien ist eine möglichst schnelle und sichere Entscheidung notwendig. Für eine Diagnosestellung ist die Anfertigung eines 12-Kanal-EKGs unabdingbare

Voraussetzung. Bei kreislaufstabilen Patienten kann die Anfertigung eines EKGs mit Lewis-Ableitung helfen Erregungen der Vorhöfe besser zu erkennen bzw. zu differenzieren. Dabei sollten nicht nur Phasen der Tachykardie, sondern wenn möglich, auch Phasen des Beginns oder der Beendigung der tachykarden Phasen registriert werden.

Ventrikuläre Tachykardien (VT)

3

Unter einer ventrikulären Tachykardie versteht man drei oder mehr aufeinanderfolgende Herzschläge, die ihren Ursprung in der Kammer haben und deren Frequenz mehr als 100/Min. beträgt. Meist liegt die Frequenz in einem Bereich von 140–220/Min.

Die ventrikuläre Tachykardie ist eine lebensbedrohliche Arrhythmie, die in Kammerflimmern und somit Herz-Kreislauf-Stillstand übergehen kann. Die **hämodynamischen Auswirkungen** einer ventrikulären Tachykardie schwanken stark. Sie sind zum einen von kardialen Vorerkrankungen und damit der Leistungsfähigkeit des Herzens, sowie von der Dauer und Frequenz der Tachykardie abhängig. Bei der Bedrohlichkeit der ventrikulären Tachykardie gibt es einen klaren Zusammenhang zwischen der Leistungsfähigkeit des Herzens und der Frequenz. Ist die linksventrikuläre Funktion aufgrund kardialer Vorerkrankungen eingeschränkt und die ventrikuläre Frequenz hoch, kommt es zu verminderter Füllung und vermindertem Auswurf des Herzens und damit zu ausgeprägten hämodynamischen Einschränkungen.

Ein erster Schritt zur Einteilung der Kammertachykardie ist die Unterteilung aufgrund ihres Aussehens. Dabei kann die Tachykardie in eine Form mit gleichförmig aussehenden Kammerkomplexen **(monomorphe ventrikuläre Tachykardie)** und eine mit ungleichförmig aussehenden Kammerkomplexen **(polymorphe ventrikuläre Tachykardie)** eingeteilt werden. Eine weitere Einteilung der ventrikulären Tachykardien kann anhand ihres Rhythmus in regelmäßige und unregelmäßige Tachykardien erfolgen. Auch die Dauer der Tachykardie kann in eine Klassifizierung Eingang finden. So werden nicht-anhaltende von anhaltenden ventrikulären Tachykardien unterschieden. Von einer **nichtanhaltenden ventrikulären Tachykardie** (engl. *non-sustained*) wird gesprochen, wenn die Phase der Tachykardie nicht länger als 30 Sek. dauert.

Nichtanhaltende ventrikuläre Tachykardie (NSVT = Non-Sustained Ventricular Tachycardia)

Die nichtanhaltende ventrikuläre Tachykardie präsentiert sich im EKG meist als kurze Phase von monomorphen ventrikulären Schlägen. Die NSVT kann aber auch als polymorphe Form auftreten. Sowohl Herzgesunde als auch Menschen mit vorgeschädigtem Herzen können betroffen sein. Die Inzidenz liegt bei 1–4 % in der Bevölkerung, wobei die Häufigkeit des Auftretens dieser Rhythmusstörungen bei vorgeschädigtem Herzen zunimmt. Bei Herzgesunden wird die NSVT auch als **idiopathische ventrikuläre Tachykardie** bezeichnet. Wenn die NSVT während Belastungen oder in der darauffolgenden Erholungsphase auftritt, ist sie mit einer erhöhten Sterblichkeit verbunden. Folgende Ursachen begünstigen das Auftreten einer NSVT:

- Koronare Herzkrankheit
- Bluthochdruck
- Kardiomyopathie
- Herzklappenfehler
- Genetisch bedingte Veränderungen der Ionenkanäle

Monomorphe ventrikuläre Tachykardie

Die monomorphe ventrikuläre Tachykardie ist die häufigste Form einer anhaltenden regelmäßigen Breitkomplex-Tachykardie (➤ Abb. 3.24). Bei einem Großteil der Patienten mit monomorpher ventrikulärer Tachykardie lässt sich in der Anamnese eine koronare Herzkrankheit in Zusammenhang mit einem stattgefundenen Infarkt finden. Als zweithäufigste Ursache findet sich die Kardiomyopathie mit eingeschränkter Pumpfunktion in der Anamnese der Patienten. Ursachen einer **monomorphen ventrikulären Tachykardie** sind:

- Koronare Herzkrankheit mit altem Infarkt
- Kardiomyopathie
- Myokarditis
- Elektrolytstörungen
- Drogen, wie z. B. Kokain

Die Vorerkrankungen ermöglichen, aufgrund der strukturellen Veränderung der Kammermuskulatur, die Entstehung von **Reentry-Mechanismen.** Sie können dazu führen, dass Bereiche mit unterschiedlichen Leitungsgeschwindigkeiten dicht nebeneinander liegend entstehen. In diesen Bereichen nehmen die kreisenden Erregungen, die für das Auftreten einer ventrikulären Tachykardie verantwortlich sind, ihren Ursprung. Sie werden meist durch eine ventrikuläre Extrasystole ausgelöst. Da die Ausbreitung der Erregungswelle ihren Ursprung in einem ektopen Reizbildungszentrum nimmt, breitet sie sich anders als beim normal erregten Herzen aus. Diese veränderte Erregungsausbreitung hat Einfluss auf die Repolarisation, da diese zeitabhängig ist. Der veränderte Ablauf der Repolarisation führt im EKG damit zu typischen Veränderungen der ST-Strecken.

Da das ektope Erregungszentrum meist etwas entfernt zum normalen Erregungsbildungs- und Reizleitungssystem entsteht, weisen die Kammerkomplexe häufig eine Dauer von 0,16–0,2/Sek. auf und sind damit deutlich breiter als Kammerkomplexe, die durch eine Schenkelblockierung entstehen.

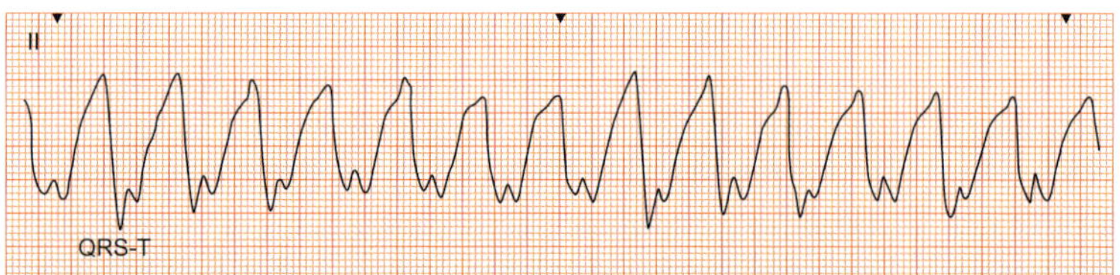

Abb. 3.24 Monomorphe ventrikuläre Tachykardie [L143]

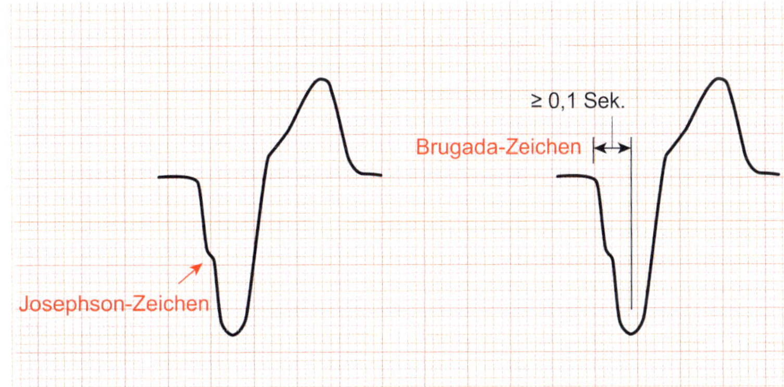

Abb. 3.25 Merkmale des Josephson-Zeichen und des Brugada-Zeichens [L231]

MERKE

Die Dauer des Kammerkomplexes wird in allen zwölf Ableitungen ausgemessen. Die längste gemessene Zeit ist die, die zur Befundung herangezogen wird.

Die ektope Erregung kann auch zu einer spezifischen Morphologie der Kammerkomplexe führen. Auffälligkeiten, die in der Morphologie zu finden sind, sind das **Josephson-Zeichen** und das **Brugada-Zeichen** (➤ Abb. 3.25). Diese Veränderungen sind in der S-Zacke des Kammerkomplexes zu finden. Beim Josephson-Zeichen handelt es sich um eine kleine Knotung der absteigenden S-Zacke in der Nähe ihrer tiefsten Stelle. Das Brugada-Zeichen ist erfüllt, wenn die Dauer von Beginn des Kammerkomplexes bis zum Fußpunkt (auch **Nadir** genannt, aus dem arabischen für Fußpunkt) der S-Zacke ≥ 0,1 Sek. ist.

Wenn die ektope Erregungswelle Richtung AV-Knoten läuft, kann sie dort übergeleitet werden oder nicht. Dies ist abhängig davon, ob die Erregungswelle innerhalb oder außerhalb der Refraktärzeit auf den AV-Knoten trifft. Trifft sie innerhalb der Refraktärzeit auf den AV-Knoten, wird sie nicht übergeleitet. Trifft sie außerhalb der Refraktärzeit auf den AV-Knoten, so wird sie retrograd auf die Vorhöfe übergeleitet. Dies führt im EKG zu einer Entkoppelung der Vorhof- und Kammererregungen, der sog. **AV-Dissoziation.** Die P-Wellen lassen sich im EKG meist nur bei niedrigeren Kammerfrequenzen erkennen. Durch die AV-Dissoziation finden sie sich meist innerhalb oder am Ende der Kammerkomplexe. Da die AV-Dissoziation ein wichtiges Erkennungsmerkmal einer ventrikulären Tachykardie ist, muss intensiv nach ihr gesucht werden.

Durch die asynchrone Erregung aus Vorhof und Kammern, können auch sog. **Fusionsschläge** entstehen. Wie in ➤ Abb. 3.26 zu sehen, verschmelzen die Signale von einer normal ablaufenden Erregung mit Signalen der ektopen Erregung. Aufgrund der entkoppelten Erregung von Vorhof und Kammer treten diese Fusionsschläge nur vereinzelt auf. Das Verschmelzen beider Signale führt zu einem veränderten Aussehen des Kammerkomplexes im Verhältnis zu den anderen.

Im Rahmen einer ventrikulären Tachykardie können auch sog. **Capture Beats** auftreten. Hierunter versteht man das Auftreten vereinzelter, normal aussehender QRS-Komplexe innerhalb der ventrikulären Tachykardie. Capture Beats sind beweisend für eine Kammertachykardie.

Die Merkmale der monomorphen ventrikulären Tachykardie sind in ➤ Tab. 3.13 zusammengefasst.

Tab. 3.13 Merkmale der monomorphen ventrikulären Tachykardie

Fragestellung	Befundung
Herzfrequenz	100–250/Min.
QRS-Dauer	≥ 0,12 Sek.
Rhythmus	Regelmäßig, zu Beginn evtl. leicht unregelmäßig
P-Welle	AV-Dissoziation oder retrograde P-Wellen
Verhältnis P : QRS	Keines
PQ-Zeit	Wenn vorhanden, variabel

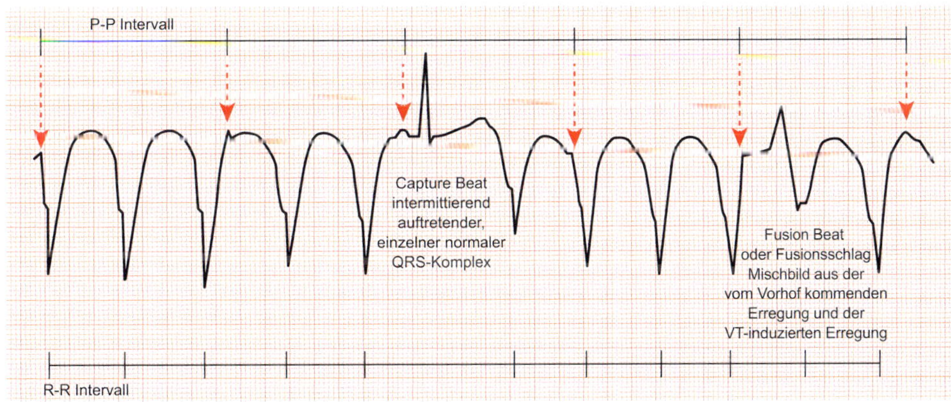

Abb. 3.26 Capture und Fusion Beats [L143]

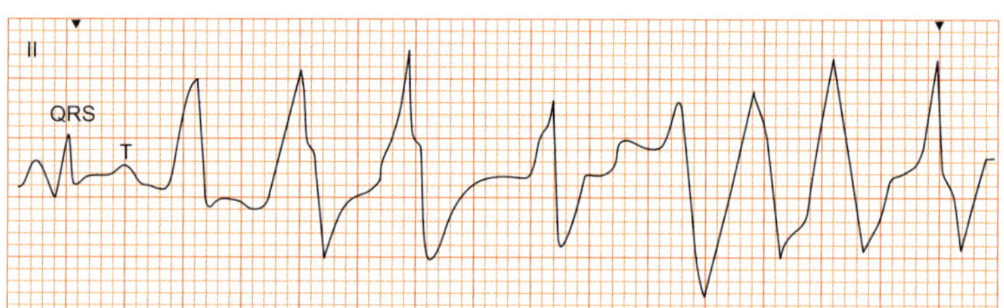

Abb. 3.27 Polymorphe ventrikuläre Tachykardie [L231]

Polymorphe ventrikuläre Tachykardie

In der Praxis werden die Begriffe **polymorphe ventrikuläre Tachykardie** und **Torsade-de-pointes-Tachykardie** häufig gleichgesetzt, was nicht korrekt ist. Vom Aussehen her sind beide Formen identisch. Der wesentliche Unterschied ist, dass zur Definition von Torsade-de-pointes-Tachykardien eine verlängerte QT/QTc-Zeit gehört. Diese liegt bei einer polymorphen ventrikulären Tachykardie nicht vor (➤ Abb. 3.27). Da die Torsade-de-pointes-Tachykardien häufiger auftreten als polymorphe ventrikuläre Tachykardien, kommt es fälschlicherweise zur Verwechslung der Begrifflichkeiten.

Im EKG präsentiert sich die polymorphe ventrikuläre Tachykardie durch ein wechselndes Aussehen der verbreiterten Kammerkomplexe bezüglich Frequenz, Amplitude und Polarität. Sie wird meist durch eine früh einfallende ventrikuläre Extrasystole ausgelöst (**R-auf-T-Phänomen:** Einfallen der Extrasystole in die aufsteigende T-Welle). Die Frequenz liegt im Bereich von 200–250/Min. Die hohen Frequenzen führen optisch zu einem Verschmelzen der Kammerkomplexe mit der ST-Strecke und der T-Welle, sodass der Eindruck eines Kammerflatterns entsteht. Der Wechsel der Polarität der Kammerkomplexe erfolgt in regelmäßigen, wiederkehrenden Abständen, sodass sich gruppierte Kammerkomplexe zeigen. Die Gruppen bestehen dabei meist aus 5–20 Komplexen. Häufig ist die polymorphe ventrikuläre Tachykardie selbstlimitierend, es kann aber auch zur Ausbildung von Kammerflimmern und plötzlichem Herztod kommen.

Das Auftreten der Rhythmusstörungen wird durch Ischämie oder einen akuten Herzinfarkt begünstigt.

MERKE

Tritt eine polymorphe ventrikuläre Tachykardie bei normalem QT-Intervall auf, muss nach Zeichen einer myokardialen Ischämie oder einem akuten Herzinfarkt gesucht werden.

Auch im Rahmen einer Bradykardie kann eine polymorphe ventrikuläre Tachykardie auftreten.

Die Merkmale der polymorphen ventrikulären Tachykardie sind in ➤ Tab. 3.14 zusammengefasst.

Tab. 3.14 Merkmale der polymorphen ventrikulären Tachykardie

Fragestellung	Befundung
Herzfrequenz	200–250/Min.
QRS-Dauer	≥ 0,12 Sek.
Rhythmus	Unregelmäßig
P-Welle	Keine
Verhältnis P : QRS	Keines
PQ-Zeit	Keine

Torsade-de-pointes-Tachykardie

Torsade-de-pointes-Tachykardien stellen eine Sonderform der polymorphen ventrikulären Tachykardie dar. Für die Diagnose ist der Nachweis einer verlängerten QT-Zeit notwendig. Die verlängerte QT-Zeit ist dabei in der vorangehenden oder nachfolgenden normofrequenten Phase zu finden (➤ Abb. 3.28). In diesen Phasen zeigt sich normalerweise ein Sinusrhythmus. Die QTc-Zeit liegt in der Regel über 0,5 Sek.

Der Name Torsade de pointes (TdP) beschreibt die morphologische Auffälligkeit der Spitzenumkehr in den Kammerkomplexen. Im Deutschen findet deshalb auch der Begriff **Spitzenumkehr-Tachykardie** Verwendung. Die Spitzenumkehr im EKG kommt durch eine Drehung des Summenvektors des Erregungsstroms zustande. Diese Erklärung macht deutlich, dass das klassische Bild nicht zwangsläufig in allen Ableitungen zu finden sein muss. Die Darstellung ist von der Projektion auf die entsprechende Ableitungsstrecke abhängig. Wenn der Zustand des Patienten und die Zeit es zulassen, sollte deshalb zur Unterscheidung ein 12-Kanal-EKG angefertigt werden.

Folgende **Ursachen** können zu einer Verlängerung der QTc-Zeit führen:

- Angeborenes Long-QT-Syndrom
- Erworbenes Long-QT-Syndrom:
  - Myokardiale Ischämie
  - Herzinfarkt
  - Hypokaliämie
  - Hypokalzämie
  - Medikamente (Klasse-IA-Antiarrhythmika, Amiodaron, trizyklische Antidepressiva oder Phenothiazine)
  - Schwere Hypothermie

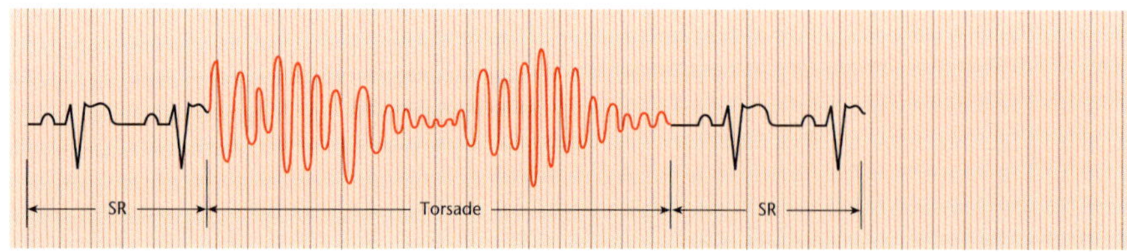

Abb. 3.28 Torsade de pointes [L106]

ACHTUNG

Auch die im Rahmen des Pyramidenprozesses für Notfallsanitäter freigegebenen Antiemetika Ondansetron und Dimenhydrinat können als unerwünschte Arzneimittelwirkung eine Verlängerung der QT-Zeit bewirken. Die Wirkung ist dabei dosisabhängig.

Bei Patienten mit bekanntem Long-QT-Syndrom sind sie deshalb kontraindiziert.

Die Inzidenz des angeborenen Long-QT-Syndroms wird mit 1 : 2500 geschätzt. Es ist bei den meisten Betroffenen aber nicht diagnostiziert.

In den Industrieländern ist die erworbene Form des Long-QT-Syndroms wesentlich häufiger zu finden als die angeborene Form.

Algorithmus zur Differenzierung der Breitkomplex-Tachykardien

Glaser und Rohla empfehlen in einem Artikel zum Thema Differenzialdiagnostik der Breit-QRS-Komplex-Tachykardien einen sechs Schritte umfassenden Algorithmus zur Differenzierung zwischen einer ventrikulären und einer supraventrikulären Tachykardie (Glaser und Rohla, 2008). Der Algorithmus ist so gestaltet, dass keine aufwendigen Messungen im EKG erforderlich sind. Können einzelne Punkte nicht sicher beurteilt oder beantwortet werden, so endet der Algorithmus bei einer ventrikulären Tachykardie (VT), was rein statistisch betrachtet auch die wahrscheinlichste Ursache für eine Breitkomplex-Tachykardie ist.

Der in ➤ Abb. 3.29 dargestellte Algorithmus klärt im ersten Schritt die Frage nach einer FBI-Tachykardie. Diese kann bei Patienten mit einer akzessorischen Leitungsbahn und Vorhofflimmer entstehen. Dabei werden die F-Wellen über das akzessorische Bündel übergeleitet. Im EKG entsteht ein Bild einer unregelmäßigen bizarren Breitkomplex-Tachykardie. Die einzelnen Kammerkomplexe haben eine völlig unterschiedliche Morphologie, was Frequenz, Amplitude und Breite angeht.

Im nächsten Schritt wird die Frage nach einer atrioventrikulären Dissoziation gestellt. Gibt es Zeichen einer AV-Dissoziation, so liegt mit hoher Wahrscheinlichkeit eine ventrikuläre Tachykardie vor. Eine AV-Dissoziation lässt sich nur in etwa der Hälfte der EKGs mit ventrikulärer Tachykardie finden. Wenn sie aber im EKG durch entkoppelte P-Wellen, Fusion oder Capture Beats zu erkennen ist, dann liegt mit sehr hoher Wahrscheinlichkeit eine ventrikuläre Tachykardie vor.

Steht ein Vor-EKG zur Befundung zur Verfugung oder gab es Phasen mit normaler Erregung, die vor der Tachykardie dokumentiert worden sind, so kann die Morphologie der Kammerkomplexe in beiden EKGs verglichen werden. Hier wird nach Hinweisen für einen bestehenden Schenkelblock und Verbreiterung des Kammerkomplexes gesucht. Ähneln sich die Morphologie und der Lagetyp, so spricht dies eher für eine SVT mit aberranter Leitung. Im nächsten Schritt wird in der Ableitung aVR nach einer R-Zacke zu Beginn des Kammerkomplexes gesucht. Ist diese vorhanden, so spricht das dafür, dass der Summenvektor des Aktionsstroms in den Bereich zwischen +180° und –90° zeigen muss. Dies ist ein Hinweis dafür, dass sich die Erregung aus den Kammern Richtung Klappenebene ausbreitet, was für eine ventrikuläre Tachykardie sprechen kann. Dieser Befund hat daher eine hohe Spezifität, aber leider eine geringe Sensitivität, da er nur bei etwa 10–20 % der ventrikulären Tachykardien zu finden ist.

Im vorletzten Schritt werden die Brustwandableitungen V_1 bis V_6 auf positive oder negative QRS-Konkordanz überprüft. Das bedeutet, dass sich in allen Ableitungen entweder deutliche R-Zacken finden oder nur QS-Komplexe zu finden sind. Auch dieser Befund ist sehr spezifisch für eine VT, aber ebenfalls nur bei ungefähr 10–15 % der ventrikulären Tachykardien zu finden.

Im letzten Schritt werden die Morphologie der Kammerkomplexe und der Lagetyp hinsichtlich eines klassischen Rechts- und Linksschenkelblocks geprüft.

Die **wichtigsten Merkmale des RSB** sind (➤ Abb. 3.29):

- In den rechtsventrikulären Ableitungen (V_1 bis V_2) rsr', rR', rsR' oder rSR'-Muster
- In den linksventrikulären Ableitungen (I, aVL, V_5, V_6) breite S-Wellen (> 40 ms)
- Deszendierende ST-Senkung mit negativen T-Wellen (V_1 bis V_2) als sekundäre ST-T-Veränderung
- Frontale QRS-Hauptachse zwischen 0° und +90°.

Die **wichtigsten Merkmale des LSB** sind:

- In den rechtsventrikulären Ableitungen (V_1 bis V_2) QS-Muster (manchmal rS)
- In den linksventrikulären Ableitungen (I, aVL, V_5, V_6) breite, „geknotete" R-Wellen
- Keine Q-Zacke in I, (V_5) und V_6!
- Frontale QRS-Hauptachse zwischen +90° und – 90°

Gibt es keine Hinweise auf eine klassische RSB- oder LSB-Morphologie, so bleibt der Verdacht auf eine ventrikuläre Tachykardie bestehen. Der Patient sollte dann entsprechend der Empfehlungen des ERC mit Amiodaron behandelt werden.

Herausforderung Breitkomplex-Tachykardie

Eine der größten Herausforderungen in der notfallmedizinischen Akutsituation ist die Behandlung von Patienten mit laufender Breitkomplex-Tachykardie.

Untersuchungen zeigen, dass bei der Behandlung von zunächst **hämodynamisch tolerierten Breitkomplex-Tachykardien** am häufigsten Fehler begangen werden. Häufige Ursache ist dabei die „Überinterpretation" des EKGs. In bis zu 40 % kommt es zu einer Fehlinterpretation, sodass eine ventrikuläre Tachykardie für eine supraventrikulare Tachykardie mit aberranter Leitung gehalten wird.

Diese Problematik hat dazu geführt, dass eine ganze Reihe von unterschiedlichen Algorithmen zur Differenzierung der Breitkomplex-Tachykardie entwickelt wurde. Die Algorithmen sind meist hierarchisch aufgebaut. Kann der Anwender einen Schritt nicht sicher beantworten oder die geforderten Kriterien nicht verifizieren, so kann der Algorithmus im weiteren Verlauf nicht mehr sicher angewendet werden. Zudem erfordern die meisten Algorithmen die Beurteilung einer ganzen Reihe von Kriterien, die selbst von erfahrenen Kardiologen nur schwer erfasst werden können. Auch ist meist eine Reihe von Messungen am Kammerkomplex notwendig, die unter Zeitdruck nur schwer durchzuführen sind. Dies führt dazu, dass die Algorithmen in der Praxis schwer anzuwenden sind. Die Sensitivität der Algorithmen liegt meist in Bereichen um die 90 %, die Spezifität meist nur um die 45 %.

3

3

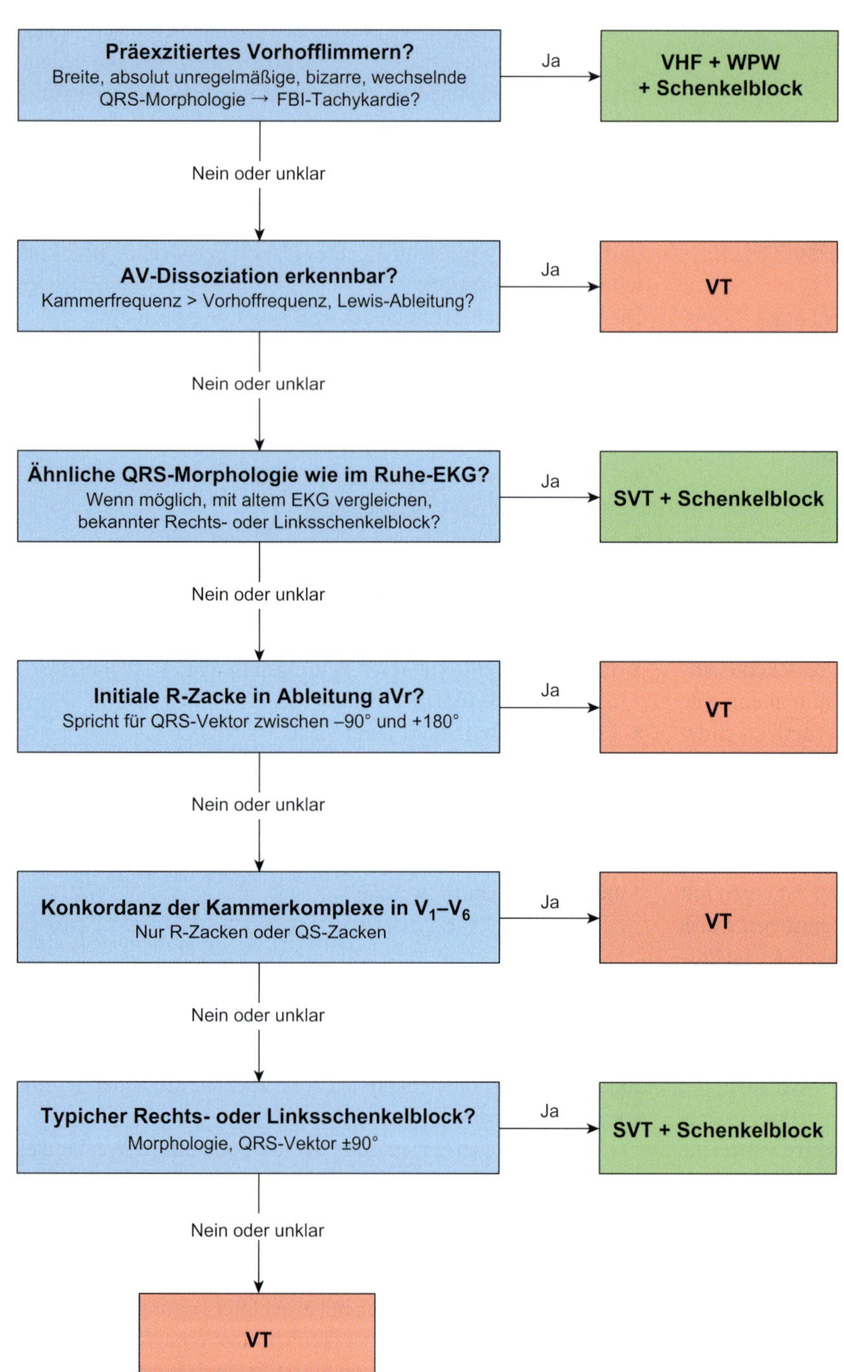

Abb. 3.29 Algorithmus von Glaser und Rohla zur Differenzierung von Breitkomplex-Tachykardien [F795-002]

Beim Erkennen einer **ventrikulären Tachykardie** können die klinische Untersuchung und Anamneseerhebung helfen. Bei Patienten, die in der Anamnese über stattgehabte Infarkte oder eine manifeste Herzinsuffizienz berichten, liegt die Wahrscheinlichkeit, dass es sich bei einer aufgezeichneten Breitkomplex-Tachykardie um eine ventrikuläre Tachykardie handelt, bei über 95 %. Berichten die Patienten in der Anamnese hingegen über anfallsweise auftretende Tachykardien ohne bekannte Herzerkrankung, spricht dies eher für eine supraventrikuläre Tachykardie. Bei Patienten mit **akzessorischen Bündeln** besteht durchaus die Chance, dass sie von ihrer Erkrankung wissen. Hier sollte gezielt nachgefragt werden, ob das Syndrom oder die Abkürzungen dafür (WPW) dem Patienten bekannt sind. Ist dies der Fall und die Patienten zeigen im EKG eine **Breitkomplex-Tachykardie,** so handelt es sich mit sehr hoher Wahrscheinlichkeit nicht um eine ventrikuläre Tachykardie.

Im Rahmen der klinischen Untersuchung kann nach **Zeichen einer AV-Dissoziation** gesucht werden. Solche Zeichen sind bei etwa 50 % aller Patienten mit ventrikulärer Tachykardie zu finden. Bei Patienten mit supraventrikulärer Tachykardie sind diese klinischen Zeichen dagegen fast nie zu finden.

Bei einer AV-Dissoziation, bei der sich Vorhöfe und Kammern immer wieder gegeneinander kontrahieren, kann es zu klassischen unregelmäßigen **Pulsationen der Jugularvenen** kommen. Diese Pulsationen, auch **„Kanonenschläge"** genannt, entstehen durch die Kontraktion der Vorhöfe gegen die geschlossene Trikuspidalklappe. Dieses Phänomen ist am ehesten an der rechten Jugularvene zu beobachten, da sie sich in gerader Verbindung mit dem rechten Vorhof befindet. Um dieses Zeichen zu beurteilen, sollte der Patient sich in halbsitzender Position befinden und den Kopf leicht nach links drehen, sodass die rechte Halsseite leicht gestreckt ist.

Ein weiteres klinisches Zeichen für eine AV-Dissoziation ist eine **ausgeprägte Intensitätsschwankung des 1. Herztons.** Dieser wird durch den unterschiedlich kräftigen Schluss der AV-Klappen bei AV-Dissoziation erzeugt.

Der hämodynamische Status des Patienten ist nicht zur Abgrenzung zwischen einer ventrikulären oder supraventrikulären Tachykardie geeignet. In beiden Fällen gibt es Patienten, die eine Tachykardie gut oder weniger gut tolerieren. Dies ist weniger vom Ursprung der Rhythmusstörungen abhängig als mehr von kardialen Vorerkrankungen des Patienten.

3.2.3 Klinik und Behandlung tachykarder Rhythmusstörungen

Das Erkennen und Differenzieren von tachykarden Herzrhythmusstörungen ist nicht Selbstzweck, sondern dient im klinischen Alltag v. a. als Grundlage für therapeutische Entscheidungen. In diesem Zusammenhang ist es wichtig zu verstehen, dass zu einer Beurteilung und Differenzierung von Herzrhythmusstörungen nicht nur die Interpretation des EKGs zählt, sondern ohne Zweifel auch Anamnese und klinische Untersuchung des Patienten. Diese Tatsache spiegelt sich ebenfalls im Behandlungsalgorithmus des ERC wider (➢ Kap. 10.1.4).

Bei den therapeutischen Entscheidungen zur Behandlung tachykarder Herzrhythmusstörungen geht es v. a. um die folgenden drei Zielsetzungen:

- Vermeidung des plötzlichen Herztodes und schwerer hämodynamischer Einschränkungen durch lebensbedrohliche Herzrhythmusstörungen.
- Beseitigung von Symptomen und Einschränkungen, die durch hämodynamische Auswirkungen von Herzrhythmusstörungen verursacht werden.
- Reduzierung möglicher Risiken, die auf indirektem Wege durch Herzrhythmusstörungen verursacht werden können. Hierzu zählt z. B. die Vermeidung von Schlaganfällen bei Patienten mit Vorhofflimmern.

Klinik tachykarder Herzrhythmusstörungen

Die Symptome tachykarder Herzrhythmusstörungen können vielfältig sein. Bei einigen Patienten sind sie so gering ausgeprägt, dass sie keine medizinische Hilfe aufsuchen und der Befund einer tachykarden Herzrhythmusstörung nur zufällig zustande kommt.

Andere Patienten klagen über **Palpitationen.** Darunter versteht man die bewusste Wahrnehmung von Herzschlägen durch den Patienten. Diese Wahrnehmungen werden durch die Patienten häufig als klopfend, rasend, flatternd oder unregelmäßig beschrieben. Sie können als einzelne Symptome vorliegen oder auch in Kombination mit anderen Symptomen auftreten, z. B. Dyspnoe oder ein thorakales Enge- oder Druckgefühl. Einige Patienten empfinden die Palpitationen nur als unangenehm, für andere sind es einschränkende und alarmierende Wahrnehmungen. Die Palpitationen können völlig harmlos sein, aber durchaus auch Krankheitswert besitzen. In den seltensten Fällen sind sie Zeichen für eine lebensbedrohliche Herzrhythmusstörung oder Herzerkrankung. Dennoch sollten sie einer weiteren diagnostischen Klärung unterzogen werden.

Weitere **Symptome** von tachykarden Herzrhythmusstörungen können Unwohlsein, Abgeschlagenheit, Leistungsverminderung, Schweißausbrüche, Schwindel, Präsynkopen oder auch Synkopen sein. Auch finden sich Dyspnoe, thorakale Enge- oder Druckgefühle oder Zeichen der Hypoperfusion bei Patienten mit tachykarden Herzrhythmusstörungen. Die klinische Präsentation des Patienten ist dabei meist ein Abbild der kardialen Leistungseinschränkung durch die Tachykardie. Somit ist die Klinik auch bestimmend für die Therapie von tachykarden Herzrhythmusstörungen. Es wird zwischen instabilen und stabilen Patientenzuständen unterschieden.

Im Bereich des Bewusstseins erstrecken sich die **Zeichen der Instabilität** dabei auf verminderte Vigilanz, kurzzeitige Bewusstseinsverluste (Synkopen) oder Bewusstlosigkeit.

Im Bereich der Beurteilung der Kreislauffunktion gelten Zeichen der Hypoperfusion (kühle, blasse, feuchte Haut), die mit verlängerter Rekapillarisierungszeit und mit einem niedrigen Blutdruck einhergehen können, ebenfalls als Zeichen der Instabilität. Auch Zeichen der Herzinsuffizienz, hier v. a. das kardiale Lungenödem, zählen zu den Zeichen der Instabilität. Zuletzt gehören auch thorakale Schmerzen oder weitere Zeichen eines akuten Koronarsyndroms zu den Instabilitätskriterien.

MERKE

Das Akronym SHIT kann bei der Patientenbeurteilung hinsichtlich Zeichen der Instabilität helfen:

- **S** = Synkope, Störung der Vigilanz, Bewusstlosigkeit
- **H** = Hypoperfusion, Schockzeichen
- **I** = Insuffizienz des Herzens, hier v. a. Lungenödem
- **T** = thorakale Schmerzen als Zeichen einer kardialen Sauerstoffunterversorgung

Therapie tachykarder Herzrhythmusstörungen

Bei der Behandlung von tachykarden Herzrhythmusstörungen muss zwischen einer notfallmäßigen und einer langfristigen Therapie unterschieden werden.

Für die Einleitung einer antiarrhythmischen Therapie gibt es unterschiedliche Indikationen:

- Gefahr des plötzlichen Herztods
- Hämodynamische Beeinträchtigung
- Vermeidung arrhythmiebedingter Komplikationen
- Beschwerden des Patienten

3

In der Notfallbehandlung geht es hauptsächlich um die Vermeidung des plötzlichen Herztods und die **Behebung hämodynamischer Beeinträchtigungen.** Hierfür stehen verschiedene **Optionen** zur Verfügung:

- Beseitigung auslösender oder begünstigender Ursachen: Hypoxie, Ischämie, Volumenmangel, Elektrolytstörungen, Stress, Schmerz
- Elektrische Therapie
- Vagus-Manöver
- Pharmakotherapie

Der Einsatz der unterschiedlichen Behandlungsoptionen richtet sich dabei nach dem Zustand des Patienten und der vorgefundenen Herzrhythmusstörung. Im Folgenden sollen die elektrische Therapie und das Vagus-Manöver besprochen werden. Für die **Pharmakotherapie** sei an dieser Stelle auf das ➤ Kap. 10 und auf den ERC-Algorithmus zur Behandlung von tachykarden Rhythmusstörungen in ➤ Kap. 10.1.4 verwiesen.

Alle Therapieoptionen können proarrhythmische Wirkung haben. Viele Antiarrhythmika wirken zudem negativ inotrop und können dadurch das Herzminutenvolumen reduzieren. Die Frage, die sich bei einem therapeutischen Eingreifen stellt, überwiegen die positiven Effekte der Rhythmisierung und Frequenzkontrolle die negativen Auswirkungen, sodass es im Ergebnis zu einer Verbesserung der Hämodynamik kommt.

Elektrische Kardioversion

Bei Patienten, die hämodynamisch stark beeinträchtigt sind und klinische Zeichen der Instabilität zeigen, empfiehlt der ERC die elektrische Kardioversion als Mittel der ersten Wahl. Diese soll nach Ausschluss und Behandlung reversibler Ursachen möglichst **frühzeitig** erfolgen.

ACHTUNG

Das Erkennen und Behandeln reversibler Ursachen einer Tachykardie hat Vorrang vor der elektrischen Kardioversion. Eine Sinustachykardie ist immer eine Bedarfstachykardie und damit Folge von reversiblen Ursachen. Sie wird primär nicht kardiovertiert!

Auch schnell übergeleitetes Vorhofflimmern kann Ausdruck einer Bedarfstachykardie sein. Hier gilt ebenfalls, dass reversible Ursachen mithilfe der systematischen klinischen Untersuchung ausgeschlossen werden müssen, bevor eine antiarrhythmische Therapie eingeleitet wird.

Sowohl bei supraventrikulären als auch ventrikulären Tachykardien wird durch die Kardioversion versucht, die hämodynamische Situation durch Rhythmisierung zu verbessern. Trotz schlechter hämodynamischer Ausgangssituation sind die meisten Patienten dennoch bei Bewusstsein. Dies macht vor Durchführung der Kardioversion eine **Analgosedierung** erforderlich.

Die Besonderheit der elektrischen Therapie bei Herzrhythmusstörungen besteht darin, dass sie **synchronisiert zur vorhandenen elektrischen Erregung** erfolgen muss. Nur so kann vermieden werden, dass der elektrische Impuls in der vulnerablen Phase abgegeben wird und so zu Kammerflimmern führt.

Die Synchronisierung erfolgt nach Aktivierung automatisch durch das Gerät. Die elektrische Energie wird mit einer Verzögerung von 10–30 ms nach dem Maximum der R-Zacke abgegeben. Für die Synchronisation ist es wichtig, dass eine Ableitung verwendet wird, in der die R-Zacken durch das Gerät gut identifiziert werden. Das Gerät kennzeichnet mithilfe von Symbolen die erkannten R-Zacken. Vor der Kardioversion sollten Sie sich vergewissern, dass es sich bei der im Monitor-EKG gekennzeichneten Struktur tatsächlich um **R-Zacken** handelt. Bei hohen Frequenzen besteht die Gefahr, dass hohe spitze T-Wellen vom EKG-Gerät fälschlicherweise als R-Zacke interpretiert werden und die Synchronisation dann zum falschen Zeitpunkt erfolgt. Findet die Kardioversion in Synchronisation zur T-Welle statt, führt dies mit hoher Wahrscheinlichkeit zu einem Kammerflimmern, da die Energie dann in der vulnerablen Phase abgegeben wird.

ACHTUNG

Achten Sie bei der synchronisierten, elektrischen Kardioversion auf die Triggerung des Geräts. Wählen Sie im Monitor eine Ableitung, in der die R-Zacke sicher durch das Gerät identifiziert und gekennzeichnet werden kann. Bei der Auswahl der entsprechenden Ableitung kann ein vorher angefertigtes 12-Kanal-EKG helfen.

Heute kommen fast ausschließlich **biphasische Defibrillatoren** zum Einsatz. Für diese Geräte gibt es keine wissenschaftlichen Untersuchungen, die Hinweise auf eine bestimmte bevorzugte Elektrodenposition zur Kardioversion geben. Wichtig scheint, dass bei anterolateraler Schockabgabe die anteriore Elektrode rechts infraklavikular und nicht auf das Sternum geklebt wird. Die laterale Elektrode sollte in der mittleren Axillarlinie unterhalb der Mamillarlinie geklebt werden. So kann eine räumlich optimale Durchströmung der Vorhöfe erfolgen.

Bei einer **Breitkomplex-Tachykardie** oder einem Vorhofflimmern empfiehlt der ERC eine biphasische Kardioversion mit 120–150 Joule. Bei einer **Schmalkomplex-Tachykardie** oder einem Vorhofflattern wird eine biphasische Energieabgabe von 70–120 Joule empfohlen.

Vagus-Manöver

Bei stabilen Patienten mit einer regelmäßigen Schmalkomplex-Tachykardie empfiehlt der ERC die Anwendung eines Vagus-Manövers zur Normalisierung des Herzrhythmus.

Hier wird über eine äußere Stimulation des N. vagus versucht, die Erregungsbildungs- und Überleitungsfrequenz im Sinus- und AV-Knoten durch **Aktivierung des parasympathischen Nervensystems** zu reduzieren. Hierzu können verschiedene Methoden angewendet werden:

- Eiskaltes Wasser trinken
- Massage des Karotissinus
- Valsalva-Manöver (Ausatmen gegen einen Widerstand)

Mithilfe eines dieser Manöver können ca. 20 % der regelmäßigen Schmalkomplex-Tachykardien terminiert werden.

Im Jahr 2015 wurden die Ergebnisse der **Revert-Studie** veröffentlicht. In dieser Studie wurde ein modifiziertes Valsalva-Manöver mit dem normalen Valsalva-Manöver verglichen. Mithilfe des modifizierten Manövers konnten knapp 45 % aller Patienten in einen Sinusrhythmus überführt werden, in der Kontrollgruppe waren es nur 17 %.

Beim **modifizierten Valsalva-Manöver** atmet der Patient in halbsitzender Position für zunächst 15 Sek. gegen einen Wider-

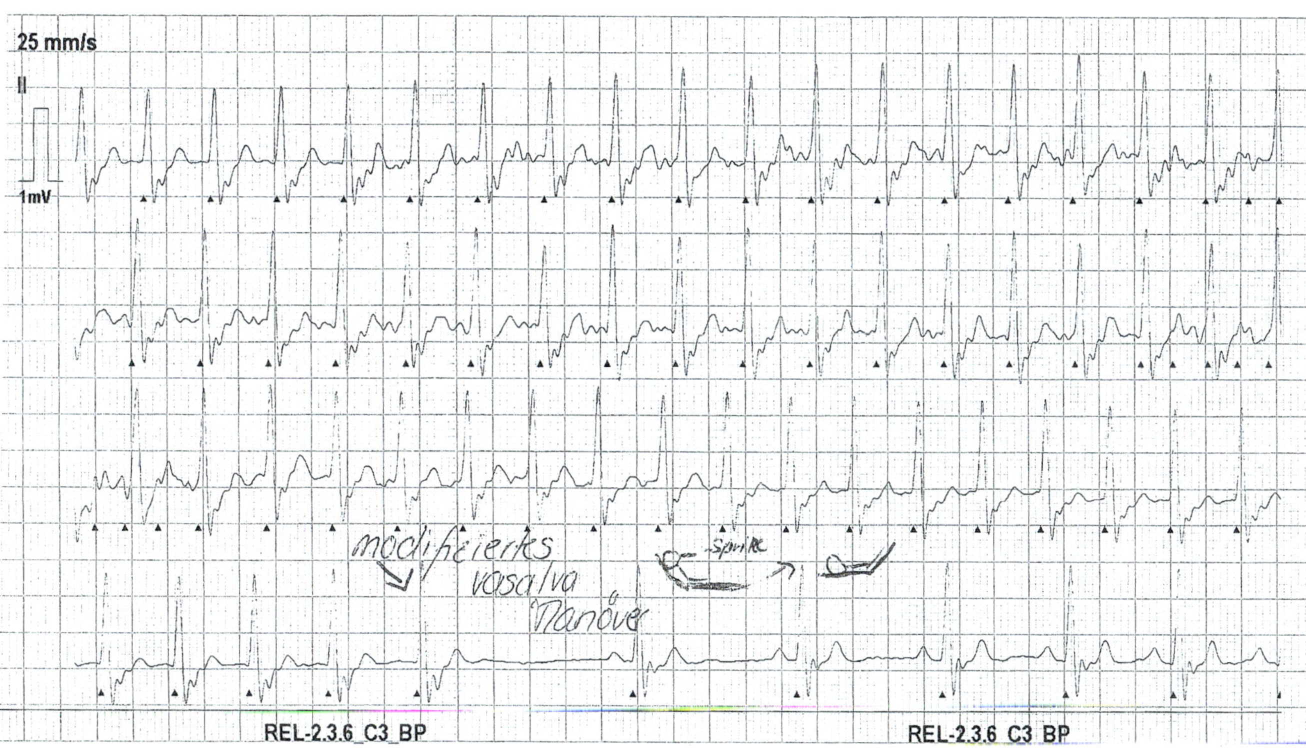

Abb. 3.30 EKG mit modifiziertem Valsalva-Manöver (Spritzen-Kolben-Pressversuch) und Konvertierung in Sinusrhythmus [M1001]

stand (40 mmHg) aus. Danach wird er flach gelagert und die Beine werden für 15 Sek. in einem Winkel von 45° angehoben. Anschließend wird der Patient wieder in eine halbsitzende Position gebracht (➤ Abb. 3.30).

3.3 Zusammenfassung

- Die Herkunft bradykarder Herzrhythmusstörungen kann kardialen und nichtkardialen Ursprungs sein.
- Die Ursachen sind mannigfaltig und reichen u. a. von Vagotonussteigerung, Hypothermie, Schilddrüsenerkrankungen bis hin zu Elektrolytstörungen und Medikamentenebenwirkungen.
- Die wohl bedeutendsten bradykarden Herzrhythmusstörungen stellen die AV-Blockierungen dar, da sie das medizinische Fachpersonal häufig vor eine große Herausforderung stellen.
- Die Bradykardie ist definiert als Herzfrequenz unter 60 Schlägen/Min.
- Die Eingrenzung bradykarder Herzrhythmusstörungen erfordert vom Rettungsdienstpersonal ein Grundverständnis der EKG-Diagnostik.
- Die Unterscheidung bradykarder Herzrhythmusstörungen erfolgt nach der grundsätzlichen Einteilung in schmal und breit sowie in regelmäßig und unregelmäßig.
- Eine selten auftretende Form der bradykarden Herzrhythmusstörung ist das Bradykardie-Tachykardie-Syndrom.
- Das Gefährdungspotenzial bradykarder Herzrhythmusstörungen nimmt mit absteigender Lokalisation der ursächlichen Störung im Erregungsbildungs- und Leitungssystem zu.
- Das Vorliegen von Instabilitätszeichen bei bradykarden Herzrhythmusstörungen erfordert ein entschlussfreudiges und zielstrebiges Handeln des medizinischen Fachpersonals inklusive kausaler Therapie und stetiger Reanimationsbereitschaft.
- Die klinischen Anzeichen bradykarder Herzrhythmusstörungen beinhalten häufig Synkopen, Schwindelattacken, Blässe, Kaltschweißigkeit, Palpitationen, Übelkeit und Erbrechen oder gar Herz-Kreislauf-Stillstand.
- Bei der Tachykardie handelt es sich um eine häufige und vielfältige Art der Herzrhythmusstörung.
- Sie kann sich als Schmalkomplex- oder Breitkomplex-Tachykardie präsentieren.
- Eine Schmalkomplex-Tachykardie hat einen supraventrikulären Ursprung.
- Eine Breitkomplex-Tachykardie kann sowohl ventrikulären als auch supraventrikulären Ursprungs sein.
- Auslösend können Erregungsbildungs-, Erregungsrückbildungs- oder Erregungsausbreitungsstörungen sein.
- Häufigste Ursachen sind Makro- oder Mikro-Reentry-Mechanismen.
- Schmalkomplex-Tachykardien sind in der Prognose meist günstiger als Breitkomplex-Tachykardien.
- Die Behandlung sollte sich am Zustand des Patienten orientieren.
- Ziel der antiarrhythmischen Therapie sollte die Vermeidung des plötzlichen Herztodes und die Minderung hämodynamischer Einschränkungen sein.
- Liegen Zeichen der Instabilität vor, stellt die synchronisierte, elektrische Kardioversion das Mittel der Wahl dar.

WIEDERHOLUNGSFRAGEN – BASIC

1. Wie lautet die Definition der Bradykardie?
2. Nennen Sie mindestens drei Ursachen für eine bradykarde Herzrhythmusstörung.
3. Beschreiben Sie die Funktion und Intention eines Langzeit-EKGs.
4. Erläutern Sie den Begriff „Adam-Stokes-Anfall".
5. Bei welchen EKG-Befunden bedarf ein Patient einer hochaufmerksamen Überwachung und eines besonders engmaschigen Monitorings?
6. Welche Merkhilfe steht für die Instabilitätszeichen des ERC bei tachykarden Herzrhythmusstörungen?
7. Wie lauten die Instabilitätszeichen des ERC bei tachykarden Herzrhythmusstörungen?
8. Was sind die häufigsten Symptome tachykarder Herzrhythmusstörungen?
9. Welche therapeutische Option ist das Mittel der ersten Wahl bei hämodynamisch instabilen Patienten mit tachykarder Herzrhythmusstörung?
10. Was sind die grundsätzlichen Therapieoptionen zur Behandlung tachykarder Herzrhythmusstörungen?

WIEDERHOLUNGSFRAGEN – ADVANCED

1. Anhand welcher grundsätzlichen Formen wird die Einteilung von Herzrhythmusstörungen vorgenommen?
2. Nennen Sie jeweils ein Beispiel einer bradykarden Rhythmusstörung dieser fünf Formen.
3. Nennen Sie drei klassische EKG-Befunde eines Sinusknoten-Arrests.
4. Erläutern Sie den EKG-Befund des AV-Block 3. Grades.
5. Beschreiben Sie das Behandlungskonzept lebensbedrohlicher bradykarder Herzrhythmusstörungen nach ERC 2021.
6. Nennen Sie zwei morphologische EKG-Besonderheiten regelmäßiger Breitkomplex-Tachykardien.
7. Welche Ursachen können zu einer Verlängerung der QTc-Zeit führen?
8. Nennen Sie verschiedene Möglichkeiten zur Durchführung eines Vagus-Manövers.
9. Erläutern Sie die Durchführung des modifizierten Valsalva-Manövers sowie seine Indikation.
10. Wie hoch ist die vom ERC empfohlene Energie (Joule) zur Kardioversion von Schmalkomplex- und/oder Breitkomplex-Tachykardien?

LITERATUR

Appelboam A, Reuben A, Mann C et al. Postural modification to the standard Valsalva manoeuvre for emergency treatment of supraventricular tachycardias (REVERT): a randomised controlled trial. The Lancet. 2015; 386: 1747–1753.

Bakker ALM, Nijkerk G, Groenemeijer BE et al. The Lewis lead: making recognition of P waves easy during wide QRS complex tachycardia. Circulation, 2009; 119: e592–3.

Becker HJ, Kober G, Fach WA. EKG-Repetitorium. 4. A. Köln: Deutscher Ärzte-Verlag, 1996.

Braun J, Müller-Wieland D, Renz-Polster H et al. Basislehrbuch Innere Medizin. 7. A. München: Elsevier, 2022.s

Buttà C, Tuttolomondo A, Di Raimondo D et al. Supraventricular tachycardias: proposal of a diagnostic algorithm for the narrow complex tachycardias. J Cardiol. 2013; 61(4): 247–255.

Camm AJ, Lüscher TF, Serruys PW (eds.). The ESC textbook of cardiovascular medicine. 2nd ed. New York, NY: Oxford University Press, 2009.

European Resuscitation Council (ed.). Erweiterte lebensrettende Maßnahmen: ERC Leitlinien 2021. 2021.

Francis J. ECG monitoring leads and special leads. Indian Pacing Electrophysiol J. 2016; 16: 92–95.

Fisch C. Electrocardiography of arrhythmias: From deductive analysis to laboratory confirmation – twenty-five years of progress. J Am Coll Cardiol. 1983; 1(1): 306–316.

Garcia TB, Miller GT. Arrhythmia recognition: The art of interpretation. 1st ed. Sudbury, MA: Jones and Bartlett Publishers, 2004.

Glaser F, Rohla M. ECG diagnosis of wide QRS complex tachycardia. Austrian Journal of Cardiology. 2008; 15: 218–235.

Gouaux JL, Ashman R. Auricular fibrillation with aberration simulating ventricular paroxysmal tachycardia. Am Heart J. 1947; 34(3): 366–373.

Hall JE, Hall ME. Guyton and Hall. Textbook of medical physiology. 14th ed. Philadelphia, PA: Elsevier, 2021.

Herold G. Innere Medizin 2018. Köln: Gerd Herold Eigenverlag, 2017.

Huemer M, Meloh H, Attanasio P et al. The Lewis Lead for Detection of Ventriculoatrial Conduction Type. Clin Cardiol. 2016; 39: 126–131.

Katritsis DG, Zareba W, Camm AJ. Nonsustained ventricular tachycardia. J Am Coll Cardiol. 2012; 60(20): 1993–2004.

Kiening M, Ohly A. EKG endlich verständlich. Kurzlehrbuch. 4. A. München: Elsevier, 2022.

Klabunde RE. Cardiovascular physiology concepts. 2nd ed. Philadelphia, PA: Lippincott Williams & Wilkins/Wolters Kluwer, 2012.

Miehlke K. Verhandlungen der Deutschen Gesellschaft für Innere Medizin. 81. Kongress – gehalten zu Wiesbaden 6.–10. April 1975. Berlin, Heidelberg: Springer, 1976. S. 176.

Olshausen KE. EKG-Information: Vom Anfänger zum Profi. 8. A. Darmstadt: Steinkopff, 2005.

Schuster HP, Trappe HJ. EKG-Kurs für Isabel. 7. A. Stuttgart: Thieme, 2017.

Zipes DP, Libby P, Bonow RO et al. (eds.). Braunwald's Heart Disease: A Textbook of Cardiovascular Medicine. 11th ed. Philadelphia, PA: Elsevier, 2018.

INTERNETQUELLEN

https://dasfoam.org/2017/12/01/adrenalin-vs-atropin-bei-bradykardem-periarrest/ (letzter Zugriff: 25.11.2023).

KAPITEL

4

Michael Helms, Michael Praetz

Intraventrikuläre Erregungsausbreitungsstörungen

LERNZIELE – BASIC

- Die Definition einer Schenkelblockierung kennen
- Die wichtigsten Schenkelblockierungen benennen können
- Einen Linksschenkelblock allein aufgrund der EKG-Diagnostik erkennen können
- Einen Rechtsschenkelblock allein aufgrund der EKG-Diagnostik erkennen können
- Die Bedrohlichkeit der Schenkelblockierung klinisch erkennen
- Geeignete Basismaßnahmen zur Akuttherapie einleiten können

LERNZIELE – ADVANCED

- Die genaue physiologische Erregungsausbreitung entlang der Tawara-Schenkel beschreiben können
- Die pathophysiologischen EKG-Veränderungen einzelner Blockbilder erkennen können
- Die einzelnen Schenkelblöcke entsprechend der Höhe der Blockierung zuordnen können
- Linksschenkelblöcke, Rechtsschenkelblöcke und Hemiblöcke voneinander unterscheiden können
- Die Ursachen von Schenkelblockierungen nennen können
- Die korrekten präklinischen Maßnahmen, adaptiert an die Symptomatik und gestützt auf Leitlinien und Algorithmen kennen und anwenden können

4.1 Schenkelblockierungen

Die Erregungsausbreitung im Herzen folgt einem typischen Verlauf, der bei einem gesunden Menschen neben einem charakteristischen EKG-Bild auch für einen ausreichenden Blutfluss im Kreislauf sorgt. Bei Betrachtung einer physiologischen Erregungsausbreitung erscheint die ventrikuläre Erregung in Form des sog. **QRS-Komplexes**. Die Dauer der gesamten Erregung der beiden Ventrikel wird bei ungestörter Erregungsausbreitung 100 ms nicht überschreiten. Allgemein wird dann von schmalen Kammer- oder QRS-Komplexen gesprochen.

Im EKG repräsentiert der Kammerkomplex dabei die Erregungsausbreitung über das HIS-Bündel, die beiden Tawara-Schenkel bis in die Purkinje-Fasern, die die Erregung bis in das Myokard leiten. Kommt es auf dem Weg zu Störungen der Erregungsleitung in den unterschiedlichen Abschnitten der Tawara-Schenkel, so werden diese pathologischen Veränderungen als **Schenkelblockierungen** bezeichnet. Schenkelblockierungen stellen somit **intraventrikuläre Erregungsausbreitungsstörungen** dar, die zu einer Verlängerung der Erregungszeit und damit Verbreiterung des Kammerkomplexes führen. In diesem Kapitel soll der Fokus auf der Betrachtung der unterschiedlichen Formen von Schenkelblockierungen liegen.

Grundlagen

Zum Einstieg erfolgt eine kurze Wiederholung der Anatomie und Physiologie der Tawara-Schenkel. Der linke Tawara-Schenkel schließt sich dem HIS-Bündel an. Er verläuft subendokardial, für 5 bis 10 mm ohne weitere Verzweigungen, an der linken Seite des Septums und ist nur zu Beginn von Bindegewebe umgeben. Dies hat zur Folge, dass das Ventrikelseptum vom etwas schneller leitenden linken Tawara-Schenkel aus erregt wird. Danach verzweigt sich der linke Tawara-Schenkel in einen etwas dünneren und längeren Ausläufer, den sog. anterioren Faszikel, der in Richtung Basis des vorderen Papillarmuskels im Bereich der Vorderwand des linken Ventrikels zieht, und in einen kräftigeren und kürzeren Ausläufer, der in Richtung Basis des hinteren Papillarmuskels zieht und damit quasi dem Beginn des Verlaufs des linken Tawara-Schenkels folgt. Dieser Ausläufer wird als posteriorer Faszikel bezeichnet. Der anteriore Faszikel ist feiner ausgebildet und empfindlicher gegenüber Ischämie und anderen Schädigungen. Er leitet die Erregung in die vorn links oben gelegene Septumanteile und anterolaterale Anteile der freien Vorderwand. Der kräftiger ausgebildete posteriore Faszikel leitet die Erregung in die dorsobasalen Teile des Septums und die Hinter- und Unterwand des linken Ventrikels. Die Blutversorgung des linken Tawara-Schenkels erfolgt ebenso wie die des anterioren Faszikels überwiegend über die septalen Äste des Ramus interventricularis anterior (RIVA). Der posteriore Faszikel wird proximal durch Äste der rechten Koronararterie versorgt, distal durch Zweige des RIVA.

MERKE

Ein **Faszikel** (von lat. *fasciculus* = kleines Bündel oder Päckchen) ist ein Faserstrang oder Bündel und beschreibt in diesem Fall die Anteile des linken Tawara-Schenkels. Der linke Tawara-Schenkel teilt sich in zwei Faserstränge auf. Diese vorderen und hinteren Anteile werden als linksanteriore und linksposteriore Faszikel bezeichnet.

Der rechte Tawara-Schenkel zieht als langes, dünnes Bündel auf der rechten Seite des Septums subendokardial in den rechten Ventrikel. Er ist auf ganzer Länge von Bindegewebe umschlossen und verzweigt sich erst im Bereich der Basis des rechten anterioren Papillarmuskels. Aufgrund der dünnen Ausprägung und subendokardialen Lage ist auch der rechte Tawara-Schenkel empfindlicher gegenüber Schädigungen wie Ischämie, Dehnung oder Trauma. Die Blutversorgung erfolgt meist über septale Zweige des RIVA. Zum Teil finden sich aber Kollateralen aus RCA oder RCX.

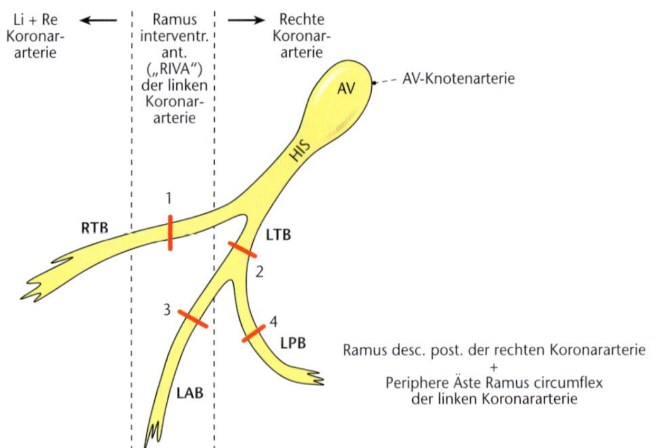

Abb. 4.1 Zusammenschau aller Schenkelblockierungen mit anatomischen Verhältnissen des Reizleitungssystems, Versorgung durch die Koronararterien und Lokalisation der Läsion. **1** RSB, **2** LSB, **3** LAFB, **4** LPFB, **1 + 3** RSB + LAFB (bifaszikulärer Block, häufig). **1 + 4** RSB + LPFB (bifaszikulärer Block, selten). **1 + 3 + 4** (trifaszikulärer Block) totaler Block. RTB = rechtes Tawara-Bündel, LTB = linkes Tawara-Bündel, LAB = linksanteriores Bündel, LPB = linksposteriores Bündel. [L106]

Die Endausläufer des rechten Tawara-Schenkels und des linksanterioren und linksposterioren Faszikels stellen die Purkinje-Zellen dar. Diese bilden das Purkinje-Fasernetz, welches die Erregung in das Myokard weiterleitet. Zwischen den beiden Faszikeln des linken Tawara-Schenkels gibt es ein reiches Netzwerk an feinen Ästen und Verzweigungen (➤ Abb. 4.1).

Pathophysiologie

Kommt es zu einer proximal gelegenen Störung der Erregungsleitung in einem der beiden Tawara-Schenkel, hat dies zunächst eine verzögerte Erregungsweiterleitung in das nachfolgende Arbeitsmyokard zur Folge. Im EKG ist dies an einer deutlichen Verbreiterung des Kammerkomplexes (≥ 120 ms) zu erkennen. Ist dies der Fall, wird von einem **kompletten Schenkelblock** und je nach betroffenem Bereich von einem Rechts- oder Linksschenkelblock gesprochen.

- **Rechtsschenkelblock (RSB):** Der rechte Tawara-Schenkel ist betroffen.
- **Linksschenkelbllock (LSB):** Der linke Tawara-Schenkel ist betroffen.

Bei einem Rechtsschenkelblock wird das Myokard des rechten Ventrikels zeitlich verzögert erregt. Die Erregung des rechten Myokards erfolgt über Weiterleitung der Erregung aus dem intakten linken Tawara-Schenkel. Hier wird zunächst das Septum von links nach rechts und dann das linksseitige Myokard erregt. Erst nachfolgend breitet sich die Erregung weiter über das rechte Ventrikelmyokard aus. Diese chronologische Erregungsabfolge vom linken auf das rechte Myokard ist im EKG die Ursache für den verbreiterten QRS-Komplex. Die Kammern werden zeitlich nacheinander erregt. Zudem präsentiert sich der QRS-Komplex deutlich verformt, weil sich die **elektrischen Vektoren** aufgrund der andersartigen Ausbreitung zwangsläufig verändern. Des Weiteren führt die veränderte Erregungsausbreitung auch zu einer veränderten Erregungsrückbildung. Dies zeigt sich im EKG durch eine **Diskordanz** (lat. *discordans* = nicht übereinstimmend) der Erregungsrückbildung. Normalerweise verlaufen die Vektoren der Erregungsausbreitung und Erregungsrückbildung in die gleiche Richtung, das bedeutet, dass bei einem positiven Kammerkomplex auch die T-Welle positiv sein sollte. Bei einer Schenkelblockierung zeigen die Vektoren für Erregungsausbreitung und Erregungsrückbildung (T-Welle) aufgrund der unterschiedlichen Ausbreitung und der zeitlichen Verzögerung in unterschiedliche Richtungen. Beim Linksschenkelblock wird der Vektor der Kammererregung in Ableitung V_1 als deutlich negativer Kammerkomplex dargestellt, während der Vektor für die Erregungsrückbildung mit einer deutlich positiven T-Welle aufgezeichnet wird.

Bei einem Linksschenkelblock wird der linke Ventrikel zeitlich verzögert erregt. Die Erregung des Septums erfolgt dabei nicht wie üblich von links nach rechts, sondern verläuft in entgegengesetzter Richtung. Die verzögerte Erregung des sehr muskulösen linken Ventrikels spiegelt sich in dem breiten QRS-Komplex wider.

Die meisten Schenkelblockierungen treten dauerhaft auf. Seltener gibt es intermittierende Blöcke, die nur vorübergehend sichtbar sind. Von einem **intermittierenden Linksschenkelblock** spricht man, wenn eine normale Erregungsausbreitung (schmale Kammerkomplexe < 110 ms) abwechselnd mit einem typischen Blockbild in Erscheinung treten. Dieses Phänomen tritt meist bei einer bestehenden Einschränkung der Leistungskapazität des Herzens im Rahmen einer Tachykardie auf.

Bei bestehenden Schenkelblöcken zeigen die Patienten klinisch in aller Regel keine Symptomatik, da die geringe zeitlich versetze Kontraktion der Ventrikel meist keine Auswirkung auf das Schlagvolumen hat. Wichtig ist zu beachten, dass ein Rechts- oder Linksschenkelblock mit klinischer Symptomatik die Verdachtsdiagnose ACS rechtfertigt und eine kardiologische Abklärung notwendig macht (➤ Kap. 5).

Kompletter und inkompletter Schenkelblock

Die Unterscheidung, ob bei einem abgeleiteten EKG ein kompletter oder inkompletter Schenkelblock vorliegt, wird auf der Grundlage der **Breite des QRS-Komplexes** getroffen. Die weitere Differenzierung kann anhand der Morphologie der Kammerkomplexe und des Lagetyps erfolgen.

Von einem kompletten Schenkelblock wird bei einer QRS-Dauer ≥ 120 ms gesprochen, von einem inkompletten Schenkelblock bei einer QRS-Dauer von 110 bis 119 ms. Die inkompletten Schenkelblöcke werden auch als **Hemiblöcke** bezeichnet. Ursächlich für einen Hemiblock ist die Blockierung eines der beiden Faszikel des linken Tawara-Schenkels, weshalb manchmal auch nur von **Faszikelblöcken** gesprochen wird, oder die nur teilweise blockierte oder verzögerte Erregungsweiterleitung im rechten Tawara-Schenkel.

Ein weiteres Kriterium für Schenkelblöcke ist die Verzögerung des **oberen Umschlagpunktes** (OUP) oder eine verzögerte **endgültige Negativbewegung** des Kammerkomplexes, die dem OUP nachfolgt. Der OUP bezeichnet den Bereich im EKG des Kammerkomplexes, an dem die endgültige Negativitätsbewegung beginnt (➤ Abb. 4.2).

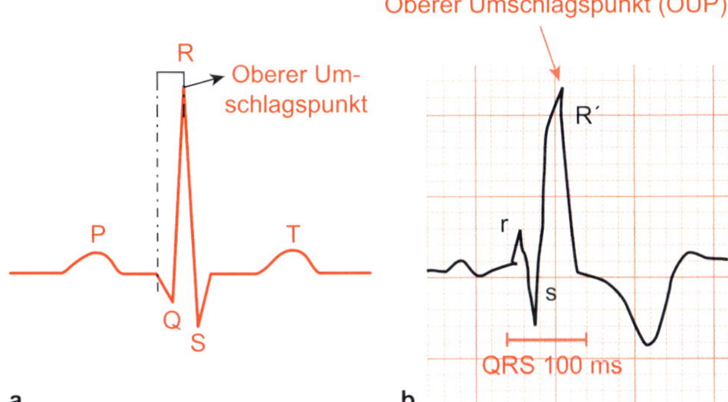

Abb. 4.2 Position des oberen Umschlagpunktes im EKG [L143]

MERKE

Die endgültige Negativbewegung, die auf den oberen Umschlagpunkt folgt, kann herangezogen werden, um Schenkelblockierungen zu diagnostizieren und zu beurteilen, ob ein Rechts- oder Linksschenkelblock vorliegt.
Wird sie in V_1 sichtbar, gilt dies als Zeichen einer Rechtsschenkelblockierung. Die Linksschenkelblockierung hingegen wird eher in V_6 sichtbar sein.
- In Ableitung V_1 maximal 30 ms nach Beginn des QRS-Komplexes
- In Ableitung V_6 maximal 55 ms nach Beginn des QRS-Komplexes

Eine Verbreiterung über diese Intervalle kann als Hinweis für eine Schenkelblockierung gelten.

Kriterien für einen kompletten Schenkelblock

- QRS-Verbreiterung ≥ 120 ms (➤ Abb. 4.3)
- Verspätung des oberen Umschlagpunktes:
  - Beim LSB in V_6 > 55 ms
  - Beim RSB in V_1 > 30 ms
- Unterschiedliche **(diskordante)** Erregungsrückbildung

Kriterien für einen inkompletten Schenkelblock

- QRS-Verbreiterung 111–119 ms
- Verspätung des oberen Umschlagpunktes:
  - Beim LSB in V_6 > 55 ms
  - Beim RSB in V_1 > 30 ms
- Unterschiedliche (diskordante) Erregungsrückbildung

Inkomplette, insbesondere Rechtschenkelblockierungen treten nicht selten bei jungen Menschen auf und sind v. a. durch die minimale Verlängerung des QRS-Komplexes gekennzeichnet.

4.1.1 Rechtsschenkelblock (RSB)

Ein Rechtsschenkelblock liegt dann vor, wenn die Erregungsausbreitung im rechten Tawara-Schenkel komplett unterbrochen ist. Über die Gesamtbevölkerung ist der Rechtsschenkelblock häufiger als der Linksschenkelblock. Die Prävalenz über die Gesamtbevölkerung liegt bei 1 %, bei den über 70-Jährigen steigt sie auf über 5 % an. Die Erregung aus dem Vorhof läuft dabei normal über den linken Tawara-Schenkel zunächst über das Septum zur linken Kammer des Herzens. Von hier gelangt die Erregung dann aber über das Arbeitsmyokard des linken Ventrikels zum rechten Ventrikel und verursacht dort eine Erregung und letztlich eine etwas verzögerte Kontraktion des Myokards. Der notwendige Umweg und die Erregungsausbreitung außerhalb des Reizleitungssystems führt dazu, dass für die Erregungsausbreitung im rechten Ventrikel mehr Zeit benötigt wird. Dies zeigt sich im EKG durch eine Verbreiterung des QRS-Komplexes auf mehr als 120 ms (> 3 mm bei einer Schreibgeschwindigkeit von 25 mm/Sek; ➤ Abb. 4.4).

Ein weiteres typisches Charakteristikum der Rechtschenkelblockierung ist eine Deformierung der QRS-Komplexe. Typischerweise entsteht eine solche als **M-Konfiguration** bezeichnete Formveränderung v. a. in den Ableitungen V_1 und V_2 (rSŔ-Form oder rsŔ-Form). Zusätzlich imponieren tiefe und plumpe S-Zacken in den Ableitungen I, aVL und V_6.

Ursachen

Eine Ursache für einen Rechtsschenkelblock stellt die fibrotische Veränderung des Herzmuskelgewebes dar. Hierunter ist der Umbau der Herzmuskulatur mit einer pathologischen Vermehrung von Bindegewebe und Kollagenfasern zu verstehen. Die Vorgänge basieren auf der Grundlage der physiologischen Narbenbildung im Rahmen der Wundheilung, also auf immunologischen Vorgängen. Die fibrotischen Veränderungen des Herzmuskels können daher Folge einer Reihe von Herzerkrankungen (Myokarditis, koronare Herzkrankheit, Kardiomyopathie) sein und führen zu einer Versteifung der betroffenen Bereiche der Herzmuskulatur, was eine eingeschränkte Pumpfunktion nach sich zieht. Sind Strukturen des Erregungsbildungs- und Erregungsleitungssystems betroffen, kann die Fibrose Herzrhythmusstörungen (z. B. kreisende Erregungen um die Bereiche) oder auch Schenkelblöcke begünstigen. Auch eine Ischämie der Tawara-Schenkel im Rahmen eines anterioren Herzinfarkts kann zu einer intermittierenden oder dauerhaften Blockierung des

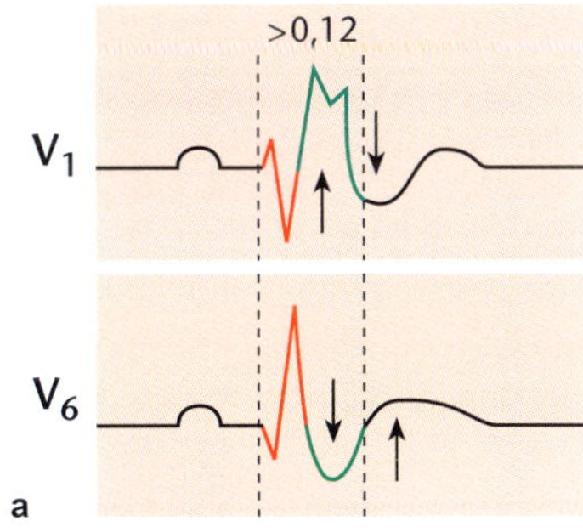

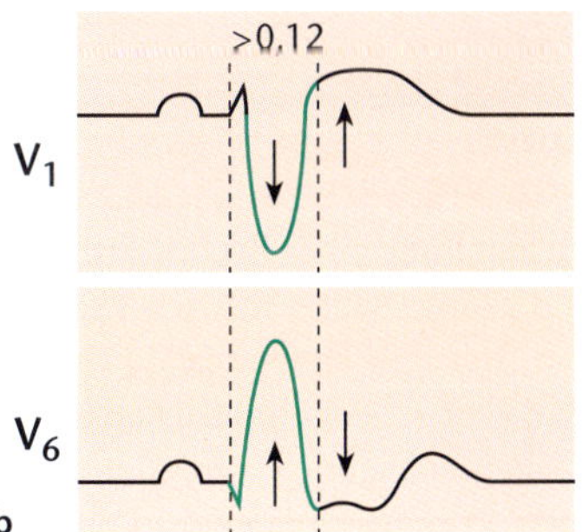

Abb. 4.3 Kompletter Rechtsschenkelblock und kompletter Linksschenkelblock. Gut zu sehen ist hier bei beiden Schenkelblockierungen die Diskordanz (Pfeile) der Erregungsrückbildung in Bezug auf die Richtung des verspäteten Potenzials (grüner Anteil des Kammerkomplexes) in den Ableitungen V_1 bzw. V_6. [L106]

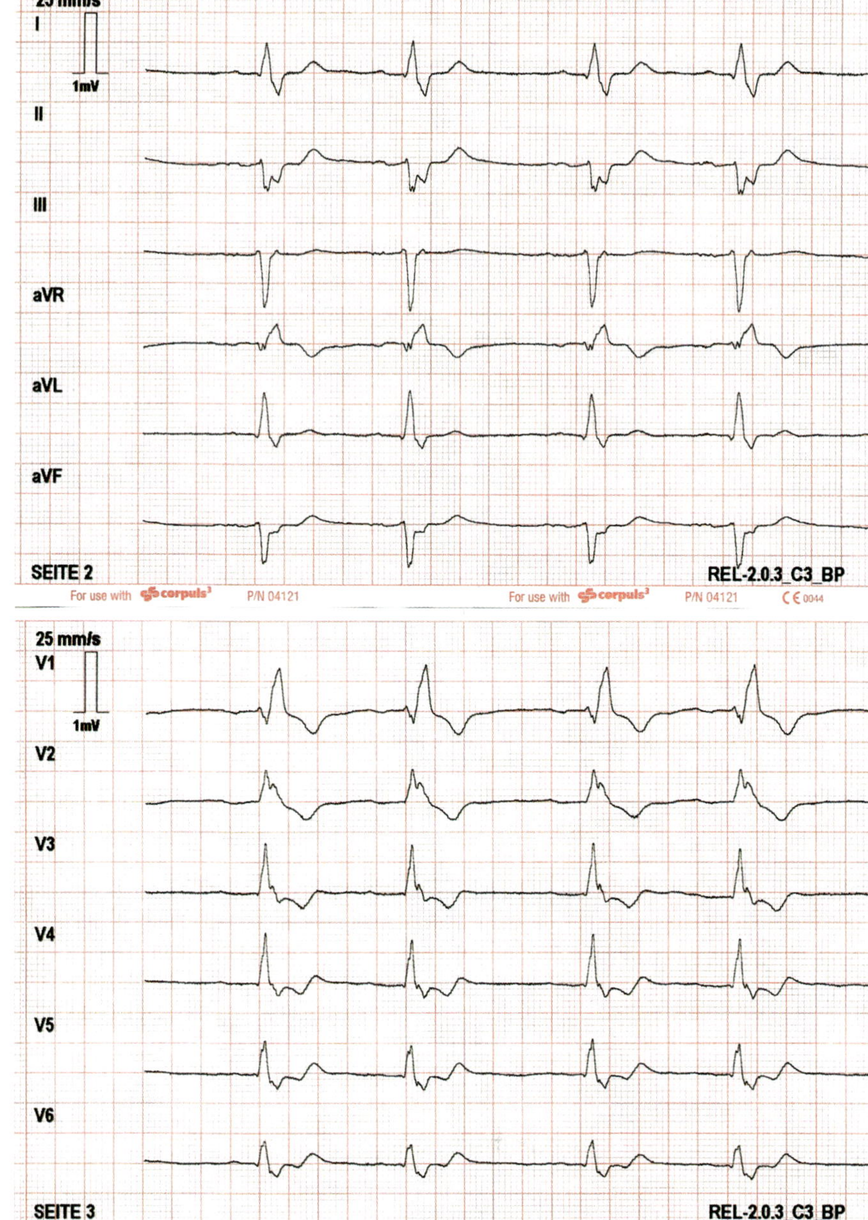

Abb. 4.4 Rechtsschenkelblock mit typischer M-Konfiguration [O1090]

Tawara-Schenkels führen. Eine akute Volumenbelastung des rechten Herzens, z. B. im Rahmen einer akuten Lungenarterienembolie, kann durch die dadurch bedingte Dehnung des Gewebes ebenfalls Ursache eines Schenkelblocks sein.

Therapie

Eine Behandlung eines Rechtsschenkelblocks ist in der Regel nicht notwendig, da er kaum Auswirkungen auf die kardiovaskuläre Prognose hat. Der RSB kann aber Zeichen einer eventuell therapiebedürftigen akuten oder chronischen Grunderkrankung sein, die dann entsprechend behandelt werden muss. Ein RSB in Verbindung mit klinischer Symptomatik eines ACS wäre ein Beispiel für eine akute Behandlungsbedürftigkeit, wobei diese dann auf die Behandlung der Ursache, dem Koronarverschluss, ausgerichtet ist und anhand der aktuellen Leitlinien erfolgen sollte. Die Hauptbehandlungsstrategie der Rechtsschenkelblockierung bezieht sich demnach meist auf die Behandlung der Grunderkrankung.

4.1.2 Linksschenkelblock (LSB)

Ein Linksschenkelblock liegt vor, wenn die Erregungsausbreitung im linken Anteil der Tawara-Schenkel komplett unterbrochen ist. Der Linksschenkelblock findet sich in der Gesamtbevölkerung mit einer Prävalenz von 0,1 bis 0,8 %. Bei Patienten mit einer Kardiomyopathie steigt sie auf 25 %. Für die Erregungsausbreitung bedeutet das, dass zunächst der rechte Teil der Tawara-Schenkel die Erregung weiterleitet und das rechte Herz zeitlich vor dem linken Herz erregt wird. Die Erregungsausbreitung des linken Ventrikels erfolgt dann zeitlich verzögert und aus Richtung des rechten Ventrikels (➤ Abb. 4.5).

Ursachen

Die Erregungsausbreitung über die beiden linken Anteile der Tawara-Schenkel kann v. a. durch eine Linksherzhypertrophie oder strukturelle Veränderungen des Gewebes komplett und inkomplett beeinträchtigt sein. Ursache für fibrotische Veränderungen sind wie beim RSB die koronare Herzkrankheit, akute oder abgelaufene Herzinfarkte, Kardiomyopathie und Myokarditis. Die **dauerhafte Hypertonie** führt zu Linksschenkleblöcken im Rahmen einer nachfolgenden Hypertrophie des Herzmuskels. Durch den kontinuierlich erhöhten Druck im linken Ventrikel und die dadurch zu leistende Mehrarbeit kommt es zu Hypertrophie des Myokards im linken Ventrikel, welche die Weiterleitung der Erregungen im linken Tawara-Schenkel behindern kann.

Vorderwandinfarkte sind häufig eine weitere Ursache für Schenkelblockbilder, da mit der eingeschränkten Versorgung der Vorderwand auch das Septum selbst schlechter versorgt wird. Eine Minderperfusion durch **Verschluss des Ramus interventricularis anterior** führt nicht nur zu einer Schädigung der Muskulatur des linksanterioren Ventrikels, sondern auch im Bereich des Septums, wo die Tawara-Schenkel verlaufen. Die Folge sind entsprechende Schenkelblockbilder.

Therapie

Während sich die Behandlung des RSB meist auf die zugrunde liegende Grunderkrankung beschränkt, muss bei Linksschenkelblöcken die Leitungsblockierung im Zusammenhang mit der Pumpfunktion des Herzens betrachtet werden. Ein Linksschenkelblock mit einer ausgeprägten Herzschwäche ist schwerwiegender und behandlungspflichtiger als der gleiche Schenkelblock ohne nennenswerte Einschränkung der linksventrikulären Funktion. Bei Patienten mit chronischer Herzinsuffizienz und reduziertem Auswurf (HFrEF), bei denen durch den LSB eine stark verzögerte Erregung (QRS > 150 ms) und damit verzögerte Kontraktion des linken Ventrikels erfolgt, hat dies eine ungünstige Prognose auf die Herzschwäche. Bei diesen Patienten kann eine **Resynchronisationstherapie** (Cardiac Resynchronization Therapy, CRT) erwogen werden. Das Therapieprinzip besteht darin, dass durch eine zeitgleiche elektrische Erregung der rechten und linken Herzkammer das zuvor asynchrone Pumpen wieder harmonisiert wird. Hierzu werden mindestens zwei Schrittmachersonden am Herzen (für den rechten und linken Ventrikel) und ein Impulsgeber benötigt. Der Impulsgeber ist entweder ein spezieller Schrittmacher (CRT-P) oder er wird in Kombination mit einem implantierbaren Defibrillator (CRT-D) angewendet. Die operative Einlage eines CRT-P- oder CRT-D-Geräts dauert in der Regel 60–90 Min. Die Elektrode zur Erregung der linken Herzkammer wird dabei über eine Koronarvene auf der Außenseite des linken Ventrikels bis in den Bereich der Herzspitze vorgebracht.

4.1.3 Hemiblöcke

Linksanteriorer Faszikelblock (LAFB)

Der **linksanteriore Faszikelblock (LAFB)** ist ein sehr häufig anzutreffendes Blockbild. Die Prävalenz wird mit 4–10 % angegeben. Dieser Faszikel ist anatomisch sehr fein und deshalb sind die wenigen vorhandenen Zellen entsprechend schnell geschädigt. Bei einer Schädigung dieses Bündels erfolgt die Erregung der linken Herzkammer aus dem hinteren, **posterioren Faszikel.** Das EKG-typische Ergebnis dieser Erregungsausbreitung ist die Verschiebung des Lagetyps (➤ Abb. 4.6). Die Verdrehung des Lagetyps in Richtung eines Links-

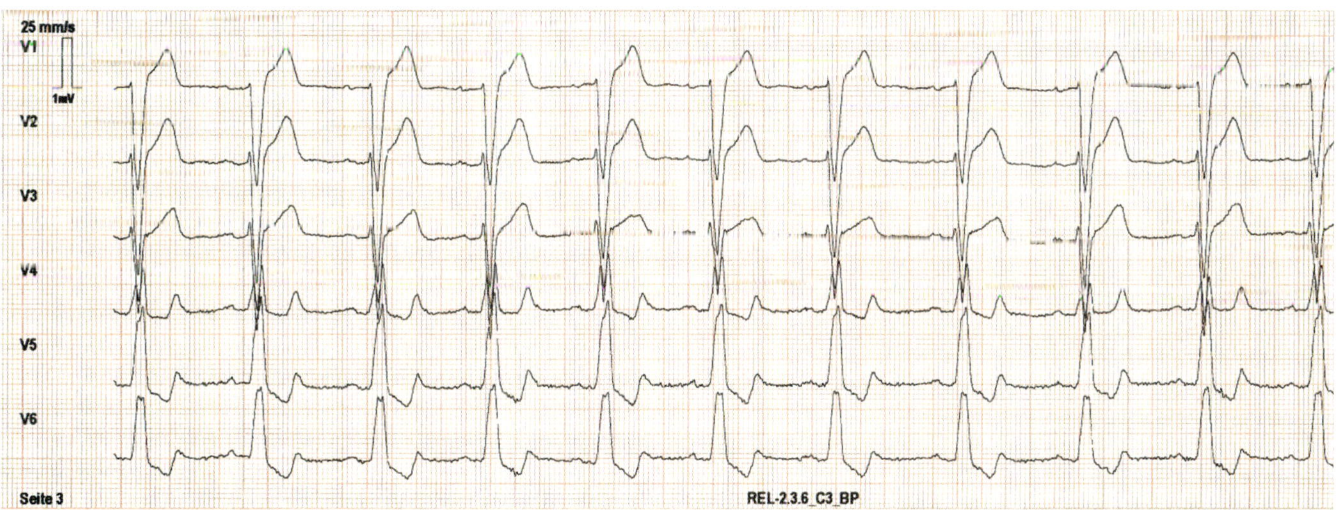

Abb. 4.5 Linksschenkelblock mit typischer Konfiguration des Kammerkomplexes in den Ableitungen V_1–V_3. Auffällige tiefe S-Zacken und nachfolgend hohe positive T-Wellen, die an einen STEMI denken lassen. [L143]

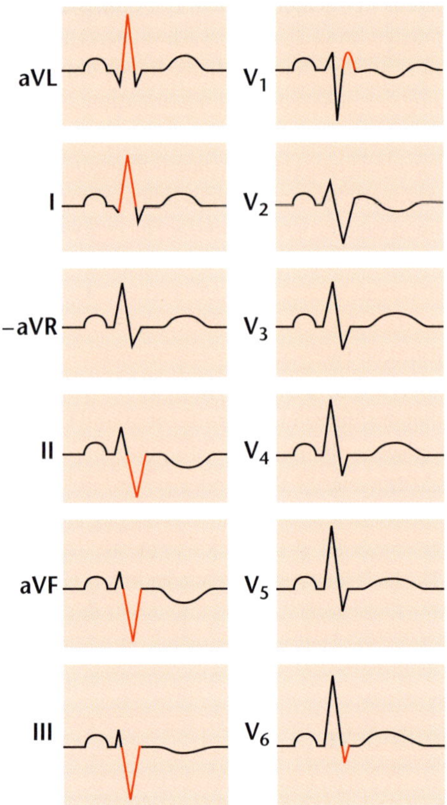

Abb. 4.6 Linksanteriorer Hemiblock. Die Ableitungen III, aVF und II zeigen überwiegend negative Kammerkomplexe und häufiger Kombinationen von Zeichen einer Rechtsverspätung → rSr'in V_1 und qRs in V_6. [L106]

typs ist das Resultat der primären Erregung der **dorsobasalen Anteile** der Ventrikelmuskulatur.

Kardiologisch müssen bei Auftreten dieser Lagetypveränderung außerdem andere Ursachen ausgeschlossen werden. Dazu gehört beispielsweise eine linksventrikuläre Hypertrophie, die aus einer hypertensiven Belastung des linken Ventrikels besteht. Diese Zunahme des Myokards hat klassischerweise eine Verschiebung des elektrischen Summenvektors und damit eine **Lagetypveränderung** zur Folge. Hier sind also mehrere Befunde notwendig und nur die Zusammenschau dieser Befunde ermöglicht die sichere Diagnose oder den zuverlässigen Ausschluss eines linksanterioren Faszikelblocks.

MERKE
Bei einem linksanterioren Faszikelblock sollte klinisch immer auch an einen abgelaufenen inferioren Infarkt gedacht werden. Bei entsprechender Symptomatik sollte ein akutes Koronarsyndrom ausgeschlossen werden.

Linksposteriorer Faszikelblock (LPFB)

Der **linksposteriore Faszikelblock (LPFB)** tritt deutlich seltener auf als der linksanteriore Faszikelblock. Das liegt v. a. daran, dass der linke hintere Anteil durch Äste sowohl der linken als auch der

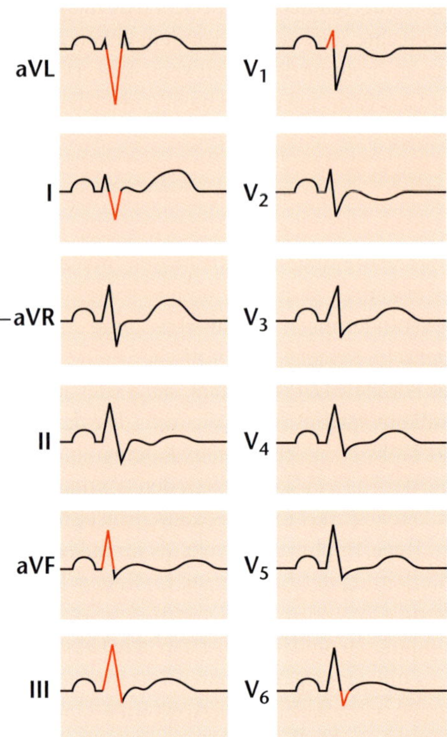

Abb. 4.7 Linksposteriorer Hemiblock mit überwiegend negativen Kammerkomplexen in den Ableitungen aVL, I und ggf. aVR [L106]

rechten Koronararterie versorgt wird **(LCA und RCA).** Bei einer Blockierung des hinteren Bündels des linken Tawara-Schenkels erfolgt die Erregung des Myokards in diesem Bereich mit der Unterstützung der linksanterioren Faserbündel. Die Folge ist neben einer ebenfalls verzögerten Ausbreitung der Erregung eine Veränderung des Lagetyps (➤ Abb. 4.7).

Bei eindeutiger Diagnose sollte immer auch an eine akute oder chronische Rechtsherzbelastung gedacht werden.

Bifaszikulärer Block (LAFB und RSB)

Eine häufig auftretende Form der bifaszikulären Blockierung ist das gemeinsame Auftreten eines linksanterioren Faszikelblocks in Kombination mit einem Rechtsschenkelblock. Im EKG erscheint dieses Blockbild typischerweise in Form eines überdrehten Linkstyps mit den klassischen Merkmalen eines Rechtsschenkelblocks (➤ Abb. 4.8).

Dieses bifaszikuläre Blockbild entsteht durch den gemeinsamen Ausfall des rechten Tawara-Schenkels und des linksanterioren Faszikels des linken Tawara-Schenkels und ist anatomisch gut nachvollziehbar. Beide Faszikel liegen in ihrem anfänglichen Verlauf sehr dicht beieinander und werden durch eine gemeinsame Arterie (Ramus interventricularis anterior) mit sauerstoffreichem Blut versorgt. Eine Störung im Bereich dieses versorgenden Gefäßes kann neben einer Beeinträchtigung der Vorderwand auch das typische Blockbild eines bifaszikulären Blocks ausbilden.

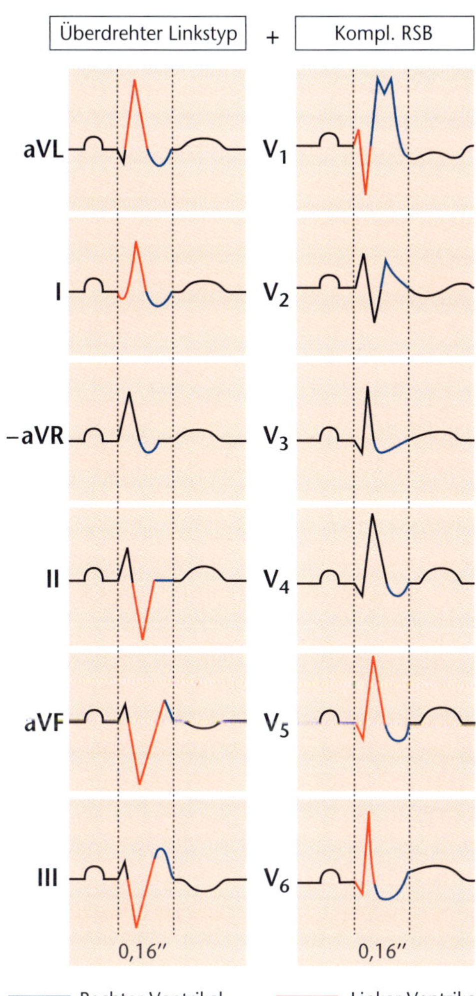

Abb. 4.8 Bifaszikulärer Block (LAFB + RSB) mit klassischen Merkmalen eines RSB und überdrehten Linkstyps [L106]

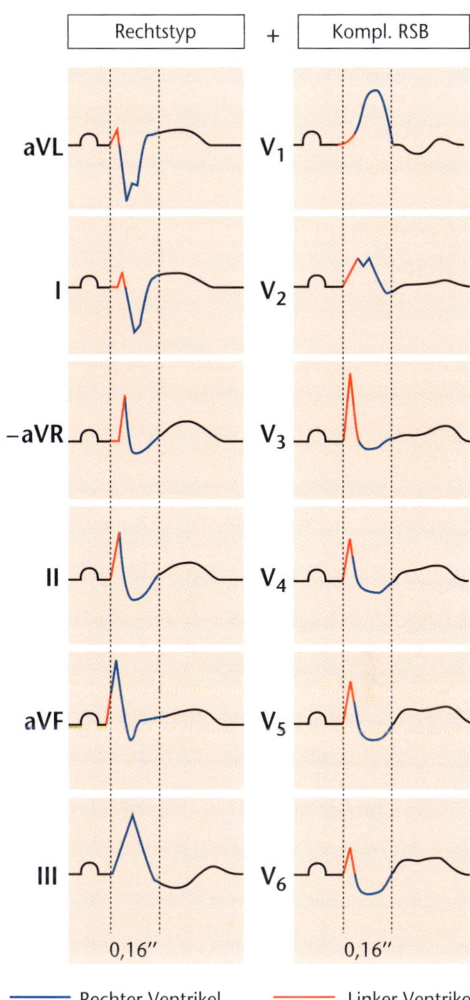

Abb. 4.9 Bifaszikulärer Block aus LPFB und RSB. In V_1 ist die verspätete R-Zacke häufig nicht M-förmig konfiguriert, sondern plump „wie ein Zuckerhut". [L106]

Bifaszikulärer Block (LPFB und RSB)

Das Pendant ist der bifaszikuläre Block auf Grundlage einer linksposterioren Blockierung in Kombination mit einem Rechtsschenkelblock. Diese Form des bifaszikulären Blocks ist eher selten anzutreffen. Erkennbar ist dieses Blockbild im EKG durch typische Charakteristika eines Rechtsschenkelblocks (➤ Kap. 4.1.1) und einem Rechtslagetyp in den Einthoven-Ableitungen (➤ Abb. 4.9).

Bifaszikulärer Block (LAFB und LPFB)

Diese Form des bifaszikulären Blocks entsteht, wenn sich aus einem linksanterioren Faszikelblock mit einem überdrehten Linkstyp und einer S-Zacke in V_6 oder einem linksposterioren Faszikelblock mit Rechtstyp oder überdrehtem Rechtstyp ein vollständiger Linksschenkelblock entwickelt.

Dieses Blockbild wird als **bifaszikulärer Linksschenkelblock** bezeichnet und zeigt sich im EKG klassischerweise wie ein Linksschenkelblock. Entscheidend ist die oben beschriebene Entstehung dieses Blockbilds aus zunächst der Blockierung nur eines Faszikels und im Verlauf dem zusätzlichen Ausfall des anderen Faszikels. Ein bifaszikulärer Linksschenkelblock ist also nur in der Chronologie zu diagnostizieren.

Trifaszikulärer Block

Von einem trifaszikulären Block spricht man, wenn alle drei Abschnitte der Tawara-Schenkel von einer Blockierung betroffen sind. Dieses Blockbild ist gleichzusetzen mit einer kompletten AV-Blockierung. Man spricht deshalb auch von einer **distalen (oder peripheren) kompletten AV-Blockierung.** Die Erregung entsteht unterhalb von AV-Knoten und His-Bündel. Daraus lässt sich ableiten und erklären, warum die Ersatzfrequenz der Kammer mit maximal 30 Schlägen/Min. niedrig ist. Ebenfalls sind die QRS-Komplexe bei dieser Herzrhythmusstörung sehr breit und deformiert.

Das Auftreten eines trifaszikulären Blocks ist eine ernst zu nehmende Notfallsituation. Bei einer kreislaufrelevanten Bradykardie ist zügiges und zielgerichtetes Handeln unter Einsatz medikamentöser und nichtmedikamentöser Interventionsmöglichkeiten notwendig.

Klinisch ist die Indikation für einen **Herzschrittmacher** gegeben.

4.2 Systematische EKG-Diagnostik der Blockbilder

Tab. 4.1 Zusammenfassung der Zeitkriterien zur Differenzierung von Schenkelblöcken

	QRS-Dauer	OUP in V_6
Kompletter Rechtsschenkelblock	≥ 120 ms	> 30 ms
Inkompletter Rechtsschenkelblock	≥ 111–119 ms	
Sog. Rechtsverspätung	≤ 110 ms	
Kompletter Linksschenkelblock	≥ 120 ms	> 55 ms
Inkompletter Linksschenkelblock	≥ 111–119 ms	
Sog. Linksverspätung	≤ 110 ms	

Wie bereits weiter oben beschrieben stellt die Verbreitung des Kammerkomplexes den Einstieg in die Diagnostik von Schenkelblockierungen dar. Je nach Dauer des Kammerkomplexes wird dann von einem inkompletten Schenkelblock (110 ms bis 119 ms) oder von einem kompletten Schenkelblock (≥ 120 ms) gesprochen. Im nächsten Schritt geht es um die Identifizierung des betroffenen Tawara-Schenkels oder des betroffenen Faszikels. Für diese Differenzierung kann die Verspätung des oberen Umschlagpunktes genutzt werden und die Morphologie (Aussehen) des Kammerkomplexes. Zur sicheren Messung der Zeit bis zum oberen Umschlagpunkt sollte das EKG mit einem Vorschub von 50 mm/Sek. geschrieben werden (➤ Tab. 4.1).

Nachdem die Dauer des Kammerkomplexes ausgemessen wurde, kann auch die Morphologie des Kammerkomplexes genutzt werden, um zwischen komplettem Rechts- und Linksschenkelblock zu differenzieren. Unter Morphologie versteht man das typische Aussehen des Kammerkomplexes. Hierzu werden vornehmlich die Ableitungen V_1 und V_6 genutzt, aber auch andere Ableitungen können Hinweise zur Differenzierung liefern.

Beim Rechtsschenkelblock beginnt die Erregung der Ventrikel, wie normalerweise auch, im Bereich des Septums von links nach rechts. Danach folgt die Erregung des rechten Ventrikels und zum Schluss die Erregung des linken Ventrikels. Dieser klassische Erregungsablauf führt neben der Verbreiterung des Kammerkomplexes zu seinem typischen Aussehen. Die beginnende Erregung des Septums spiegelt sich in einer kleinen r-Zacke in V_1 und einer kleinen q-Zacke in V_6 wider. Der linke Ventrikel wird normal erregt, was sich in V_1 in einer tiefen S-Zacke darstellt und in V_6 in einer schlanken R-Zacke. Die verspätete Erregung des rechten Ventrikels zeigt sich in V_1 in Form einer zweiten, meist höheren R-Zacke, sodass das Bild einer sog. M-Konfiguration entsteht. In V_6 zeigt sich die verspätete Erregung in Form einer auffällig plumpen, rundlichen S-Zacke.

Beim Linksschenkelblock beginnt die Erregung, anders als normalerweise, im Bereich des unteren Septums von rechts nach links. Je nach genauer Lokalisation des Erregungsbeginns und des genauen Verlaufs, kann sich dies in der Ableitung V_1 in einer kleinen q-Zacke darstellen. In der Ableitung V_6 wird eine R-Zacke registriert. Der rechte Ventrikel wird danach normal erregt, sodass sich in Ableitung V_1 eine kleine r-Zacke zeigt. Die verzögerte und damit nachfolgende Erregung des linken Ventrikels wird in der Ableitung V_1 als eine tiefe und breite S-Zacke registriert. In der Ableitung V_6 zeigt sich dies, nach einer kurzen negativen Schwankung, meist als eine zweite und

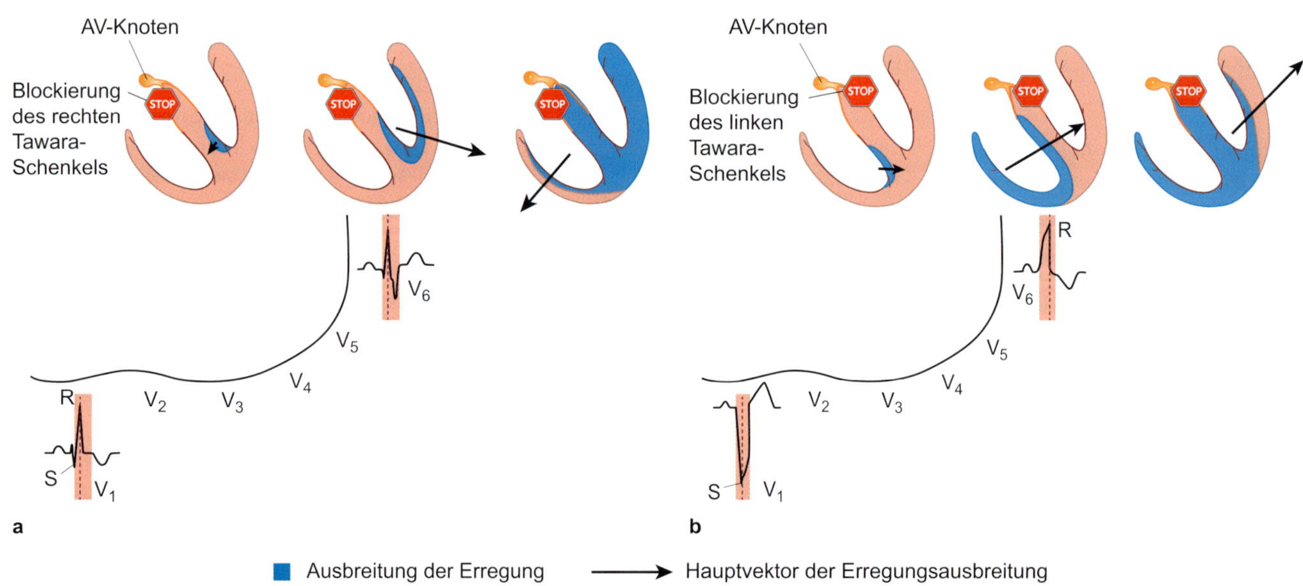

Abb. 4.10 Darstellung des Erregungsablaufes und der zu erwartenden Veränderungen der EKG-Aufzeichnung bei komplettem Rechtsschenkelbock **(a)** und Linksschenkelblock **(b)** [L143]

etwas höhere R-Zacke, sodass auch hier eine M-Konfiguration des Kammerkomplexes entsteht (➤ Abb. 4.10).

Die M-Konfiguration des Kammerkomplexes, die aufgrund der verzögerten Erregung des betroffenen Ventrikels zustande kommt, stellt eine auffällige morphologische Veränderung dar, die häufiger zu finden ist. Je nachdem, ob es sich um einen kompletten Rechts- oder Linksschenkelblock handelt, zeigt sich diese Veränderung am deutlichsten in den Ableitungen V_1–V_2 beim Rechtsschenkelblock oder V_5–V_6 beim Linksschenkelblock. Die Akronyme WiLLiaM und MaRRoW als in der Literatur zu findende klassische Merkhilfe können bei der Differenzierung helfen.

MERKE

Merkhilfe zur Unterscheidung zwischen Rechtsschenkelblock oder Linksschenkelblock: WiLLiaM und MaRRoW

Ist der QRS-Komplex in der Ableitung V_1 **W**-förmig und in V_6 **M**-förmig, handelt es sich beim vorliegenden EKG-Bild um einen **L**inksschenkelblock.
Ist der QRS-Komplex in V_1 **M**-förmig und in V_6 **W**-förmig, handelt es sich beim vorliegenden EKG-Bild um einen **R**echtsschenkelblock.
Dabei weisen – und so ergibt die Merkhilfe dann auch einen Sinn – die jeweils mittig stehenden Buchstaben LL und RR schlicht auf die jeweilige Blockierung, nämlich LL für Linksschenkelblock und RR für Rechtsschenkelblock, hin. Um dies hervorzuheben, wurden die Buchstaben hier großgeschrieben.

Eine andere leichtverständliche Merkhilfe zur Unterscheidung von kompletten Rechts- oder Linksschenkelblöcken ist die sog. **Blinker-Regel.** Diese Regel ist assoziiert mit den Bewegungen des Blinkerhebels beim Abbiegen. Der Zusammenhang zum jeweiligen Blockbild bezieht sich dabei auf die vom Autofahrer auszuführende nach oben oder unten gerichtete Bewegung des Blinkerhebels beim Rechts- oder Linksabbiegen. Zur Anwendung der Regel wird die Ableitung V_1 genutzt. Zunächst wird dort der J-Punkt eines Kammerkomplexes markiert. Der Bereich direkt vor dem J-Punkt repräsentiert den elektrischen Vektor des betroffenen und damit verzögert erregten Ventrikel. Dann wird geschaut, ob der Ausschlag im EKG links vor dem J-Punkt positiv oder negativ verläuft (➤ Abb. 4.11).

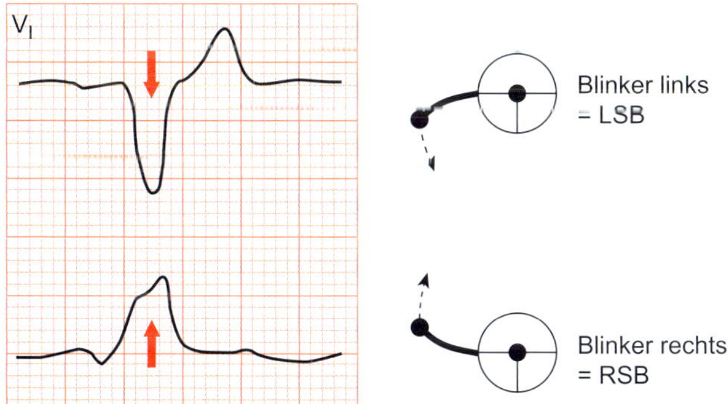

Abb. 4.11 Blinker-Regel zur Differenzierung zwischen Rechts- und Linksschenkelblöcken [L143]

Abbiegen nach rechts = Rechtsschenkelblock
Zum Abbiegen nach rechts wird der Blinkerhebel nach oben bewegt. Im EKG-Bild der Ableitung V_1 wird also eine Aufwärtsbewegung oder R-Zacke vor dem J-Punkt erkennbar sein. Diese Aufwärtsbewegung entsteht durch die verzögerte Erregung des rechten Ventrikels, wodurch der elektrische Hauptvektor auf die Elektrode V_1 zuläuft und somit einen positiven Ausschlag verursacht.

Abbiegen nach links = Linksschenkelblock
Zum Abbiegen nach links wird der Blinkerhebel nach unten bewegt. Im EKG-Bild der Ableitung V_1 wird vor dem J-Punkt eine Abwärtsbewegung also S-Zacke dargestellt sein. Die Abwärtsbewegung entsteht durch die verzögerte Erregung des linken Ventrikels, deren Vektor von der Elektrode V_1 wegläuft und somit zu einem negativen Ausschlag führt.

Liegt die QRS-Dauer zwischen ≥ 111 ms und 119 ms wird von inkompletten Schenkelblöcken gesprochen. Diese können durch die Blockierung von einem der beiden Faszikel des linken Tawara-Schenkels verursacht werden. Die Differenzierung, ob dabei der linksanteriore oder linksposteriore Faszikel betroffen ist, erfolgt zunächst über die Bestimmung des Lagetyps. Im nächsten Schritt kann die Morphologie der Kammerkomplexe zu weiterer Differenzierung genutzt werden.

Kriterien für einen linksanterioren Faszikelblock (LAFB)

- QRS-Dauer ≥ 111 ms bis 119 ms.
- Elektrische Achse zwischen –45° und –90°.
- aVL zeigt einen qR-Komplex an. V_5–V_6 zeigt normalerweise auch qR-Komplexe.
- Ableitungen II, III und aVF zeigen rS-Komplexe an.
- Ein langsamer R-Zuwachs an den Brustwandableitungen, der R/S-Umschlag ist nach links verschoben oder wird gar nicht erreicht.

Kriterien für einen linksposterioren Faszikelblock (LPFB)

- QRS-Dauer ≥ 111 ms bis 119 ms.
- Elektrische Achse zwischen +80° und +120°.
- rS-Komplexe in Ableitungen I und aVL.
- qR-Komplexe in den inferioren Ableitungen (II, III und aVF).
- Q-Welle ist in Ableitungen III und aVF obligatorisch.
- Ein nach rechts-präkordial verschobener R/S-Umschlag

4.3 Zusammenfassung

- Bei Schenkelblockierungen handelt es sich um intraventrikuläre Störungen der Erregungsausbreitung.
- Einer groben Einteilung nach unterscheidet man Rechtsschenkelblöcke und Linksschenkelblöcke.
- Neben der groben Einteilung existieren weitere Klassifizierungen. Hierzu zählen die sog. Faszikelblockierungen.
- Merkhilfen wie WiLLiaM und MaRRoW oder die Blinker-Regel können bei der Diagnose einer Schenkelblockierung wegweisend unterstützen.
- Ein Linksschenkelblock imponiert zumeist durch einen verbreiterten und deformierten QRS-Komplex (M-Konfiguration) in den Ableitungen V_5 und V_6 sowie I und aVL
- Ein Rechtsschenkelblock zeigt sich häufig durch einen verbreiterten und deformierten QRS-Komplex (M-Konfiguration) in den Ableitungen V_1 und V_2.

4

- Grunderkrankungen, wie dauerhafte Hypertonie, COPD, KHK, oder akute Ereignisse, wie Vorderwandinfarkt oder Lungenarterienembolie, können ursächlich für Schenkelblockierungen sein.
- Ein Links- oder Rechtsschenkelblock bei bestehender Infarktsymptomatik sollte bis zum Beweis des Gegenteils wie ein Infarkt behandelt werden.

WIEDERHOLUNGSFRAGEN – BASIC

1. Welche anatomische Struktur des Erregungsleitungssystems ist bei sog. Schenkelblockierungen betroffen?
2. Welche Ursachen können zu Störungen der Erregungsausbreitung am Herzen führen?
3. Nennen Sie die grobe Einteilung von Schenkelblockierungen.
4. Was sind die zentralen Folgen einer Schenkelblockierung?
5. Erläutern Sie den anatomischen Aufbau der Tawara-Schenkel.

WIEDERHOLUNGSFRAGEN – ADVANCED

1. Wie lauten die Kriterien für einen vollständigen Schenkelblock?
2. Was versteht man unter einem Hemiblock?
3. Welche Arten von Faszikelblockierungen gibt es?
4. Erläutern Sie die charakteristischen EKG-Veränderungen eines Linksschenkelblocks.
5. Erläutern Sie die charakteristischen EKG-Veränderungen eines Rechts- und Linksschenkelblocks.

LITERATUR

Aehlert B. ECG's made easy. 6th ed. Elsevier, 2018.

Becker HJ, Kober G, Fach WA. EKG-Repetitorium. 4. A. Köln: Deutscher Ärzte-Verlag, 1996.

Braun J, Müller-Wieland D, Renz-Polster H et al. Basislehrbuch Innere Medizin. 7. A. München: Elsevier, 2022.

Herold G. Innere Medizin 2018. Köln: Gerd Herold Eigenverlag, 2017.

Miehlke K. Verhandlungen der Deutschen Gesellschaft für Innere Medizin. 81. Kongress – gehalten zu Wiesbaden 6.–10. April 1975. Berlin, Heidelberg: Springer 1976. S. 176.

Ohly A, Kiening M. EKG endlich verständlich. Kurzlehrbuch. 4. A. München: Elsevier, 2022.

Schuster HP, Trappe HJ. EKG-Kurs für Isabel. 7. A. Stuttgart: Thieme, 2017.

INTERNET

www.herzkurven.com/ekquiz/blockbild/

www.ecgguru.com/content/bundle-branch-block

KAPITEL

5

Matthias Jahn

Myokardischämie und Infarkt

LERNZIELE – BASIC

- Die unterschiedlichen Ursachen für Brustschmerzen auflisten können
- Die diagnostischen Möglichkeiten im Rettungsdienst bei akuten Brustschmerzen beschreiben können
- Die typischen Risikofaktoren für die koronare Herzerkrankung nennen können
- Die stabile Angina pectoris von der instabilen Angina pectoris unterscheiden können
- Den Unterschied zwischen **okklusivem Myokardinfarkt (OMI/STEMI) und nichtokklusivem Myokardinfarkt (NOMI/NSTEMI)** erklären können
- Die möglichen Komplikationen eines Myokardinfarkts beschreiben können
- Die primären Ziele bei der Versorgung von Patienten mit einem ACS beschreiben können
- Die prähospitale Versorgung des ACS inklusive der Logistik bei **okklusivem Myokardinfarkt (OMI/STEMI)** erläutern können
- Die pathophysiologischen Vorgänge der Atherosklerose beschreiben können
- Die medikamentöse Therapie bei Patienten mit ACS beschreiben können

LERNZIELE – ADVANCED

- Die koronare Herzerkrankung in ihre Erscheinungsformen unterteilen können
- Den Sammelbegriff „akutes Koronarsyndrom (ACS)" mit den klinischen Syndromen erklären können
- Die unterschiedlichen EKG-Veränderungen bei **nichtokklusivem Myokardinfarkt (NOMI/NSTEMI)** beschreiben können
- Die Risikopatienten mit NOMI/NSTEMI herausfiltern können
- Die diagnostischen Kriterien für den **okklusivem Myokardinfarkt (OMI/STEMI)** aufzählen können
- Die verschiedenen Stadien des Myokardinfarkts beschreiben können
- Die Morphologie eines STEMI im EKG und andere Ursachen für ST-Hebungen beschreiben können
- Die Kriterien für eine ST-Strecken-Hebung im EKG beschreiben können
- Die EKG-Diagnostik bei besonderen Patientengruppen mit Myokardinfarkt durchführen können
- STEMI-Äquivalente bei okklusivem Myokardinfarkt beschreiben können
- Das Infarktgebiet anhand des 12-Kanal-EKGs lokalisieren und anatomisch zuordnen können
- Die atypischen Hinweise im EKG bei einem Vorderwandinfarkt identifizieren können
- Die Infarktdiagnostik bei Patienten mit Linksschenkelblock, Rechtsschenkelblock oder Schrittmacher-EKG anwenden können
- Die koronare Reperfusionstherapie erklären können

5.1 Akutes Koronarsyndrom

Weltweit ist die **koronare Herzkrankheit (KHK)** immer noch eine der führenden Todesursachen, wobei die Sterblichkeitsrate in Europa zurückgegangen ist. Dies liegt an der verbesserten Versorgung in der präklinischen und klinischen Phase und einem flächendeckenden Zugriff auf spezialisierte Zentren mit der Möglichkeit für die Durchführung der **perkutanen Koronarintervention (PCI).** Die relative Häufigkeit der ST-Hebungsinfarkte **(STEMI)** hat in den letzten Jahren abgenommen, ist aber bei den Nicht-ST-Hebungsinfarkten **(NSTEMI)** zunehmend. Der STEMI kommt laut aktueller Studienlage häufiger bei jüngeren als bei älteren Menschen vor und betrifft häufiger Männer als Frauen. Bei Männern unter 65 Jahren tritt ein ACS drei- bis viermal häufiger auf. Im Alter über 65 Jahren stellen Frauen mit einem ACS die Mehrheit der Patienten dar. Der Myokardinfarkt ist bei Frauen die häufigste Todesursache. Der Anteil der Patienten mit NSTEMI ist häufiger (ca. 70 % vs. STEMI 30 %) und betrifft v. a. die ältere Patientenklientel. Bei Patienten mit NSTEMI kann auch ein akuter koronarer Verschluss vorliegen welcher primär im EKG z. B. als ST-Hebung nicht zu sehen ist und mit einer verzögerten notfallmäßigen Reperfusion und erhöhter Mortalität einhergeht. Das Erkennen und Herausfiltern dieser Patienten mit NSTEMI und entsprechender Versorgungsstrategie kann präklinisch durchaus eine Herausforderung sein. Ein weiterer wichtiger Bestandteil der EKG-Diagnostik sind STEMI-Äquivalente bzw. Hochrisiko-EKGs, die nicht selten übersehen werden und frühzeitig identifiziert werden sollten. Aus diesem Grund gab es in der letzten Zeit Forderungen, die Nomenklatur zu ändern. Die ESC-Leitlinie 2023 zum Management des akuten Koronarsyndroms hat jetzt die STEMI-Äquivalente deutlicher erwähnt und neu gewertet. Besondere Hochrisiko-EKGs werden hier hervorgehoben. Im Verlauf des Kapitels wird darauf genauer eingegangen. Dies zeigt, dass zusammen mit den klinischen Befunden die EKG-Diagnostik bei Patienten mit Brustschmerz eine wichtige Rolle einnimmt.

Der Thoraxschmerz ist ein häufiger Grund für die Beanspruchung des Rettungsdienstes im Gesundheitssystem und beinhaltet eine große Bandbreite möglicher Ursachen. In internistischen Notaufnahmen stellt der akute Thoraxschmerz mit einem Anteil von mehr als 15 % aller dort vorstellten Patienten das häufigste Leitsymptom da. Ein kleiner Anteil der Patienten mit Thoraxschmerz hat einen akuten Myokardinfarkt (AMI). Nur in 50 % der Fälle liegt eine kardiale Ursache zugrunde. Der Schwerpunkt in der präklinischen Versorgung liegt in der klinischen Einschätzung des „Symptoms" Thoraxschmerz. Die Begrifflichkeit Thoraxschmerz steht hierbei für „mehr" als nur Schmerzen in der Brust und hat eine große Bandbreite an möglichen Ursachen. In den AHA/ ACC/ASE/CHEST/SAEM/SCMR-Guidelines 2021 wurde das Spektrum um **„Anginaäquivalente"** erweitert. Dazu gehören Druck- und Engegefühl in der Brust, in den Schultern, im Nacken, im Arm, im Kiefer, im zwerchfellnahen Oberbauch, aber auch Kurzatmigkeit (Dyspnoe), Palpitationen und Erschöpfung. Besonders bei älteren Patienten ist die „Beschreibung" der Brustbeschwerden ein wertvoller Hinweis zur Ischämiewahrscheinlichkeit. Die Begrifflichkeit „atypischer Thoraxschmerz" sollte insgesamt verlassen werden und durch den Begriff „nichtkardiale Beschwerden" ersetzt werden. Dies macht deutlich, dass die diagnostische Aussagekraft von Anamnese, Befund und diagnostischen Tests richtig bewertet werden muss. Auch präklinisch stehen dazu verschiedene Diagnostiktools zur Verfügung. Um den akuten Thoraxschmerz als **Leitsymptom** adäquat versorgen zu können und die Behinderungsrate **(Morbidität)** und Sterblichkeit **(Mortalität)** zu senken, sind Kenntnisse über pathophysiologische Vorgänge und diagnostische Möglichkeiten elementare Bestandteile einer professionellen Versorgung. Viele nichtkardiale Beschwerden können einen Myokardinfarkt simulieren, deshalb ist das EKG zur weiteren gezielten Diagnostik extrem hilfreich. Der schnellstmögliche Ausschluss oder Nachweis anderer **lebensbedrohlicher** und **nicht lebensbedrohlicher Ursachen** für Thoraxschmerzen gehört selbstverständlich neben einer strukturierten ABCDE-Untersuchung und gezielten Anamnese dazu.

Einige Ursachen für akute und chronische Thoraxschmerzen sind in der ➤ Tab. 5.1 aufgelistet.

MERKE

Differenzialdiagnostik bei Thoraxschmerzen

Während der strukturierten Untersuchung und Diagnostik bei Thoraxschmerzen sollten schnellstmöglich die **fünf lebensbedrohlichsten** Ursachen für Thoraxschmerzen ausgeschlossen oder in die Differenzialdiagnostik mit einbezogen werden, die sog. **„Big Five"**:

- Myokardinfarkt
- Lungenembolie
- Aortendissektion
- Pneumothorax
- Ösophagusruptur

Tab. 5.1 Ursachen für Thoraxschmerzen

Akuter Thoraxschmerz	Chronischer Thoraxschmerz
• Myokardinfarkt • Lungenembolie • Pneumothorax • Perikarditis • Pleuritis oder andere Ursachen für pleuritischen Schmerz • Aortendissektion • Ösophagusruptur, Mallory-Weiss-Syndrom • Gastrointestinale Ursachen: – Cholezystitis, Choledocholithiasis, Cholangitis – Pankreatitis – Infektionen (Virus, Soor, Ösophagitis) • Bandscheibenprolaps • Rippenfraktur, Rippenprellung, sonstige Thoraxtraumen • Herpes zoster	• Angina pectoris • Muskuloskelettale Beschwerden • Gastroösophagealer Reflux (GERD), erosiv (ERD) und nichterosiv (NERD) • Unterschiedliche Ösophaguserkrankungen wie z. B. hypertensiver Ösophagus, Barrett-Ösophagus • Neurologische Ursachen: – Vertebragene Schmerzen (Bandscheibenprolaps, BWS-Syndrom, Nervenwurzelkompression, Spinalkanalstenose etc.) – Herzneurose, Panikstörung • Unspezifische Schmerzen

5.1.1 Die koronare Herzerkrankung

Die **koronare Herzkrankheit (KHK)** einschließlich ihrer Folgeerkrankungen ist die häufigste Todesursache in den Industrieländern überhaupt mit zunehmender Tendenz. Ungefähr 20 % aller Todesfälle sind in Deutschland Folge der KHK. Der **Myokardinfarkt** ist dabei zur Hälfte beteiligt, die andere Hälfte sind die chronisch kardialen Folgen der KHK wie z. B. die **Herzinsuffizienz.**

Entstehung

Die koronare Herzerkrankung ist die Manifestation der Atherosklerose **(Arteriosklerose)** in den koronaren Gefäßen und eine Erkrankung mit variablem Verlauf.

Verengungen in den **Koronararterien (Koronarstenosen),** verursacht durch Atherosklerose, entstehen überwiegend durch Ablagerungen an den Gefäßwänden, die dann die Durchblutung des Myokards einschränken. Das Tückische an dieser Erkrankung ist, dass sie meist langsam über Jahre hinweg entsteht und zunächst oft asymptomatisch bleibt.

Bei einer Zunahme der Stenose(n) mit daraus resultierendem vermindertem Blutfluss in den Koronargefäßen kommt es dann mit Fortschreiten der Erkrankung zu typischen Symptomen oder Beschwerden bei immer geringeren Belastungen.

Unterteilt wird die koronare Herzerkrankung in folgende Erscheinungsformen:

- **Chronisches Koronarsyndrom (chronisch stabil)**
  - Asymptomatisch
  - Mit Angina pectoris
  - Nach Myokardinfarkt, mit oder ohne Angina pectoris
- **Akutes Koronarsyndrom** (Acute Coronary Syndrome, ACS)
  - Instabile Angina pectoris (IAP)
  - Myokardinfarkt ohne ST-Strecken-Hebung (**N-STEMI** = Non ST-Elevation Myocardial Infarction)
  - ST-Strecken-Hebungsinfarkt (**STEMI** = ST-Elevation Myocardial Infarction)

Risikofaktoren

Typische Risikofaktoren der koronaren Herzkrankheit können in **nicht beeinflussbare, beeinflussbare** und **ausschlaggebende Faktoren** unterteilt werden(➤ Tab. 5.2).

Weitere untypische Risikofaktoren sind z. B. das **Antiphosolipid-Syndrom** (Autoimmunerkrankung), die **rheumatoide Arthritis** (chronisch-systemische Entzündungserkrankung), der **systemische Lupus erythematodes** (Autoimmunerkrankung des Gewebes) oder die **humane Immundefizienz-Viruskrankheit** (HIV).

Tab. 5.2 Unterteilung von typischen Risikofaktoren der koronaren Herzerkrankung

Nicht beeinflussbar	Beeinflussbar	Ausschlaggebend
• Rasse • Geschlecht • Fortgeschrittenes Alter • Genetische Faktoren (Vererbung)	• Bluthochdruck • Hypercholesterinämie • Hyperlipidämie • Nikotinabusus • Drogenabusus (z. B. Kokain) • Diabetes mellitus • Bewegungsmangel • Übergewicht • Metabolisches Syndrom	• Stress • Entzündungsmarker • Psychosoziale Faktoren • Alkoholmissbrauch

Atherosklerose (Arteriosklerose)

Die koronare Herzkrankheit in Folge der **Atherosklerose** ist, wie schon in der Einleitung beschrieben, der Auslöser für das akute Koronarsyndrom durch eine rupturierte atherosklerotische **Plaque.**

Die eigentliche Pathogenese der Atherosklerose ist noch nicht vollständig geklärt und es existieren dazu komplizierte Theorien. Die Atherosklerose ist ein chronisch entzündlicher Prozess der Koronargefäße mit fortschreitender Veränderung (Degeneration) der Arterienwände. Charakteristisch fur diese Degeneration ist eine abnormale Verhärtung und Verdickung der arteriellen Gefäßwände durch folgende pathologische Prozesse:

- Einlagerung von Cholesterin
- Einlagerung von Fettsäuren und Kalciumphosphat (Kalk) intra- und extrazellulär
- Ansammlung von Kollagen und bestimmten Glykoproteinen

Einfach ausgedrückt kommt es durch eine ungünstige Blutzusammensetzung, lokalem Sauerstoffmangel, Bluthochdruck und/oder lokalen Wirbelbildungen des Blutstroms zu lokalen Endothelschädigungen der Arterien. Durch diese Gefäßschäden wird das Endothel vermehrt durchlässig und Intima-Ödeme (Quellung der Gefäßinnenhaut) sowie die Einlagerung von Blutfetten sind die Folgen. Die Einlagerung von Blutfetten führt zur Bildung von Schaumzellen (Fatty Streaks). Dadurch entsteht die **atherosklerotische Plaque** (Herd) mit einem Fettkern (Lipidkern). Auf diese Plaque lagern sich zunehmend Cholesterin und andere Blutfette ab, was zu einer reaktiven Vermehrung von Bindegewebszellen mit Verdickung der Intima führt. Zusammen mit der Gefäßverkalkung resultiert dies dann zunehmend in einer Verengung (Stenose) der Arterie.

MERKE

Die Atherosklerose ist bis zur vermehrten Bildung von Schaumzellen umkehrbar. Vor allem Ausdauersport und die Umstellung der Lebensweise können zur Verbesserung führen. Über das Stadium hinaus ist der Krankheitsprozess nicht mehr umkehrbar.

ACHTUNG

Ein erhöhter Lipoprotein(a)-Spiegel sowie ein erhöhter LDL-Cholesterinspiegel sind verbunden mit einem erhöhten kardiovaskulären Risiko. Erhöhte Lipoprotein(a)-Spiegel sind verbunden mit erhöhtem Risiko für einen Herzinfarkt (Vorhersagewert) oder auch andere kardiovaskuläre Erkrankungen wie z. B. Schlaganfall oder die arterielle Verschlusskrankheit. Patienten mit Lipoprotein(a)-Werten > 180 mg/dl haben ein 3- bis 4-fach höheres Risiko für das Auftreten eines Myokardinfarkts.

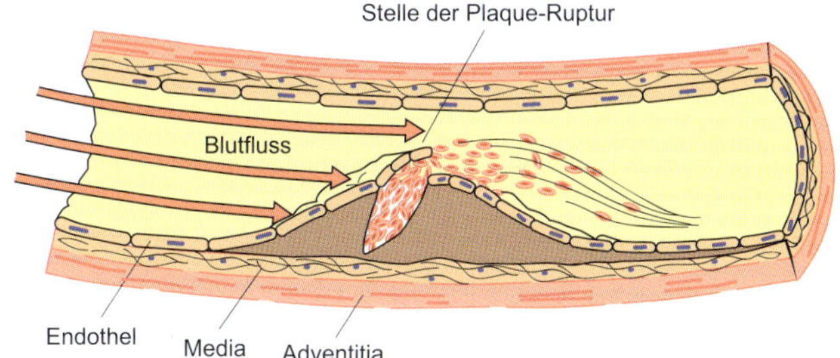

Abb. 5.1 Ruptur einer „vulnerablen" Plaque mit Thrombenbildung [L143]

Atherosklerotische Plaques (vulnerable Plaques) können im weiteren Verlauf auch aufreißen (rupturieren), was dann zur lokalen Thrombenbildung führt (➤ Abb. 5.1). Durch diese Ruptur mit Thrombenbildung kann es dann zum akuten Verschluss einer Herzkranzarterie kommen.

Die WHO unterscheidet drei Stadien der Atherosklerose:

- Stadium 1: leichte Frühschäden (Fettstreifen) an den Arterien
- Stadium 2: Bildung von atherosklerotischen Plaques
- Stadium 3: atherosklerosebedingte Folgeerkrankungen, z. B. Herzinfarkt

In ➤ Abb. 5.2 sind die Risikofaktoren zusammengefasst sowie pathophysiologische Vorgänge und Folgen der Atherosklerose dargestellt.

MERKE

Atherosklerose

Die Atherosklerose ist in der Regel nicht nur eine lokale Gefäßerkrankung, sondern ein generalisierter Krankheitsprozess. Patienten mit einer Atherosklerose entwickeln deshalb auch oft andere Erkrankungen wie z. B. Schlaganfall, ein atherosklerotisches Aneurysma oder einen peripheren arteriellen Verschluss (pAVK).

5.1.2 Stabile und instabile Angina pectoris (AP)

Das Leitsymptom der koronaren Herzerkrankung ist die **Angina pectoris** (wörtl. Brustenge) mit dem damit verbundenen typischen retrosternalen (hinter dem Brustbein) Engegefühl oder auch der als dumpf und drückend empfundene Schmerz (viszeraler Schmerz). Die mit der Angina pectoris verbundenen Beschwerden resultieren aus der Stimulation von Nervenendungen durch Laktat und Kohlenstoffdioxid als Abfallprodukte aufgrund einer inadäquaten Blutzufuhr aus einer verengten Koronararterie (Ischämie) zum Herzmuskel (Zelle).

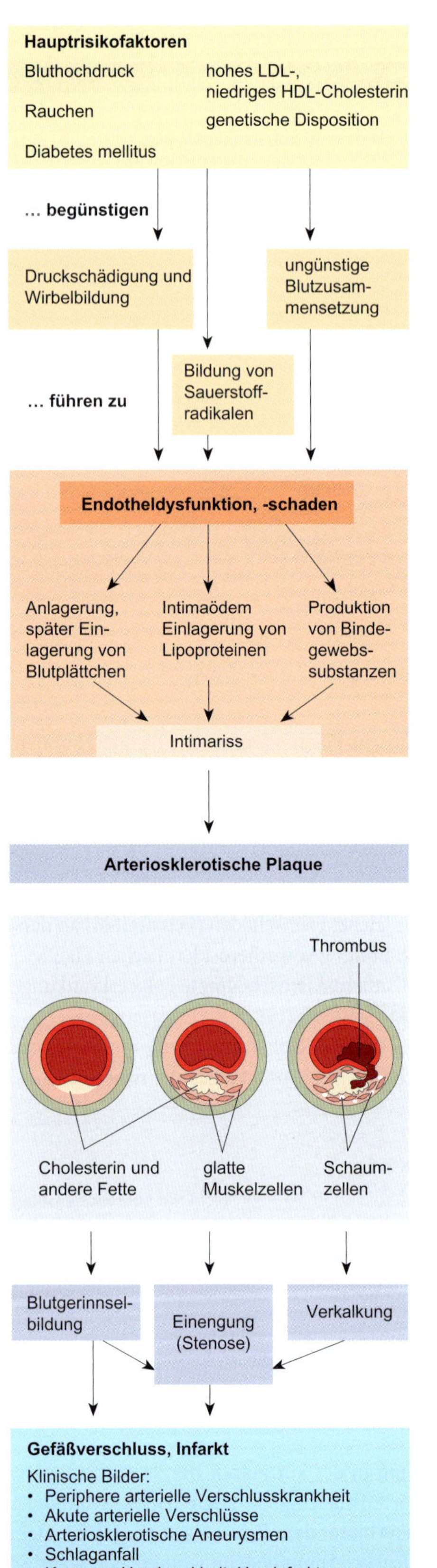

Abb. 5.2 Risikofaktoren, Pathogenese und Folgen der Atherosklerose [L106]

Eine Ischämie der Zelle kann durch einen erhöhten myokardialen Sauerstoffbedarf, eine verminderte Sauerstoffversorgung oder beides zusammen auftreten.

Die empfundenen Schmerzen bzw. Beschwerden bei der Angina pectoris oder dem Myokardinfarkt können in den Hals, Unterkiefer bzw. Zähne, Schulter und linken Arm, besonders kleiner Finger (ulnar), aber auch epigastrisch ausstrahlen. Die Schmerzausstrahlung in bestimmte Regionen wird im deutschen Sprachraum auch **Head-Zone** genannt und wurde in der wissenschaftlichen Literatur erstmalig Mitte des 19. Jahrhunderts erwähnt. Besonders Sir Henry Head (1861–1940) hat dazu umfangreiche Daten geliefert. Er beschrieb z. B. hyperalgetische Hautzonen bei verschiedenen Organerkrankungen. Sir James Mackenzie (1853–1925) beschäftigte sich im Rahmen klinischer Untersuchungen ebenfalls mit der Thematik der hyperalgetischen Hautzonen bei verschiedenen Organerkrankungen und beschrieb ausführlich sowohl schmerzhafte Zonen der Haut als auch der darunter liegenden Muskulatur. Je nach Land und medizinischer Fachrichtung werden zur Beschreibung des Phänomens Head-Zonen verschiedene Begrifflichkeiten verwendet: Referred Pain, viszerokutaner Reflex, Head-Zone, Mackenzie-Zone u. a. Einzelne Head-Zonen und bestimmte Bereiche innerer Organe wie z. B. das Herz werden über die gleichen Rückenmarkssegmente versorgt und Schmerzempfindungen werden dann in diese zugehörigen Areale projiziert (➤ Abb. 5.3).

MERKE

In einer Arbeit von C. Henke und F. Beissner zum Thema „Illustrationen zum übertragenden Schmerz, wie viel von Head steckt in den Head-Zonen" wird festgestellt, dass die heutige Darstellung der Head-Zonen allesamt auf eine Originalabbildung in der deutschen Ausgabe des Chirurgie-Buches „Surgical Applied Anatomy" von Sir Frederick Treves aus dem Jahre 1914 zurückgehen. Die Autoren, aber auch die Illustratoren des Buches haben laut Artikel allerdings nie experimentell über die Head-Zonen geforscht. Die mittlerweile häufige und bekannte Darstellung der Head-Zonen beruhen alle auf dieser Abbildung aus 1914 und sind eine Reduktion der exakt erarbeiteten und dokumentierten Ergebnisse von Head und Mackenzie. Laut Autoren ist der Evidenzgrad daher als eher gering einzustufen.

Die Angina pectoris wurde 1976 durch die **Canadian Cardiovascular Society** anhand der Beschwerden in vier Schweregrade unterteilt (➤ Tab. 5.3).

Stabile Angina pectoris

Die **stabile (klassische) Angina pectoris** und die damit verbundenen Beschwerden sind dem Patienten häufig bekannt. Von der Schwere und dem zeitlichen Verlauf her sind sie relativ konstant und vorhersehbar. Die auslösenden Mechanismen, wie z. B. körperliche Anstrengung, sind in ➤ Tab. 5.4 zusammengefasst. Die stabile Angina pectoris spricht gut auf die Einnahme von Nitraten an und die Beschwerden klingen nach spätestens < 20 Min. in Ruhe oder nach der Einnahme von Nitraten ab. Beschwerden, die länger als 30 Min. dauern, sind für eine stabile Angina pectoris eher ungewöhnlich.

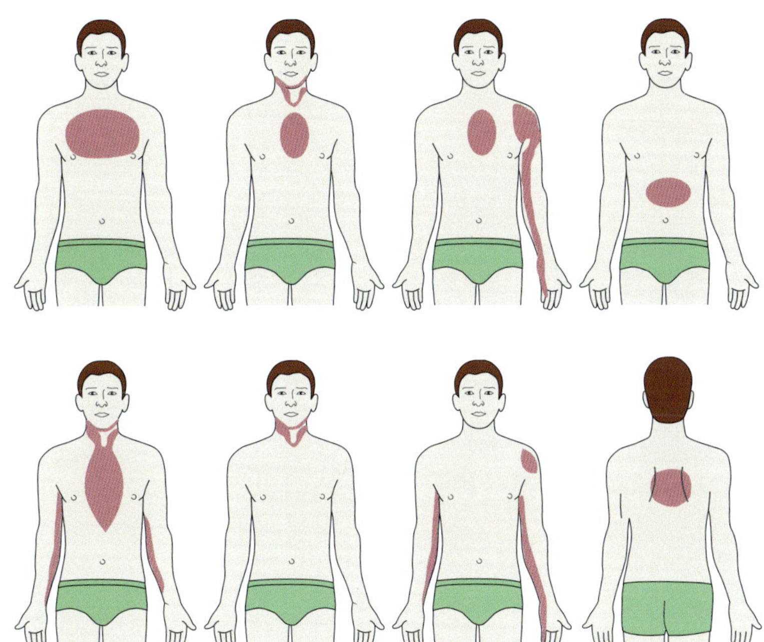

Abb. 5.3 Schmerzausstrahlung bei Angina pectoris [L143]

5

Tab. 5.3 CCS-Klassifikation (Canadian Cardiovascular Society) der Angina pectoris: Einteilung in Schweregrade [W320]

Grad	Beschwerden
Grad 0	Keine Beschwerden, stumme Ischämie ohne Einschränkung der normalen körperlichen Aktivität
Grad I	Angina pectoris nur bei schwerer körperlicher Anstrengung
Grad II	Geringe Beeinträchtigung durch Angina pectoris bei normaler körperlicher Belastung
Grad IV	Angina pectoris bereits bei geringer körperlicher Belastung oder in Ruhe (instabil)

Tab. 5.4 Stabile Angina pectoris

Typische auslösende Faktoren	• Psychische Belastung, emotionaler Stress • Körperliche Belastung • Reichhaltige Nahrungsaufnahme • Kälteexposition • Geschlechtsverkehr
Symptome	• Kurzatmigkeit, Luftnot • Herzrasen (Palpitationen) • Kühle, blasse und schweißige Haut • Evtl. Übelkeit und Erbrechen

Instabile Angina pectoris (IAP)

Die **instabile Angina pectoris (IAP)**ist auch als Prä-Infarkt-Angina bekannt. Es ist noch kein Herzmuskelgewebe zugrunde gegangen. Der Übergang zum nichtokklusiven Myokardinfarkt bzw. Nicht-ST-Hebungsinfarkt (NOMI, NSTEMI) kann fließend sein und die Patienten haben unbehandelt ein erhöhtes Risiko, einen Myokardinfarkt zu erleiden.

Die instabile Angina pectoris ist charakterisiert durch eine oder mehrere der folgenden Kriterien:

- Jede **erstmalig** aufgetretene AP
- Symptome, die **in Ruhe** bestehen und normalerweise länger als 20 Min. andauern
- **Zunahme** von Intensität, Dauer und Häufigkeit der Anfälle (z. B. in den letzten 2 Monaten)
- Schlechtes Ansprechen auf Nitrate

Bei der instabilen Angina pectoris können folgende EKG-Befunde zu sehen sein:

- Ohne Auffälligkeiten (normal)
- Anzeichen einer akuten Myokardischämie mit üblicherweise horizontalen oder deszendierenden (herabsteigenden) ST-Strecken-Senkungen
- Unspezifische Veränderungen wie z. B. T-Wellen-Negativierungen

In der Präklinik ist es fast unmöglich, die instabile Angina pectoris von einem nichtokklusiven Myokardinfarkt zu unterscheiden, da die klinischen Symptome und das EKG identisch sein können. Glyceroltrinitrate wie z. B. das Nitrolingual®-Spray sind nur zur symptomatischen Therapie einzusetzen und dienen nicht dazu, eine Angina pectoris von einem Myokardinfarkt zu unterscheiden. Im Krankenhaus sind zur Einschätzung der klinische Verlauf und die Laborparameter, v. a. das kardiale **Troponin,** entscheidend.

MERKE

Die instabile Angina pectoris kann präklinisch nicht von einem NOMI bzw. NSTEMI unterschieden werden und fällt daher unter die Arbeitsdiagnose „akutes Koronarsyndrom"!

ACHTUNG

Nitrate nicht zur Diagnostik einsetzen: Angina pectoris versus Myokardinfarkt!

Nitrate werden ausschließlich zu therapeutischen Zwecken verabreicht.

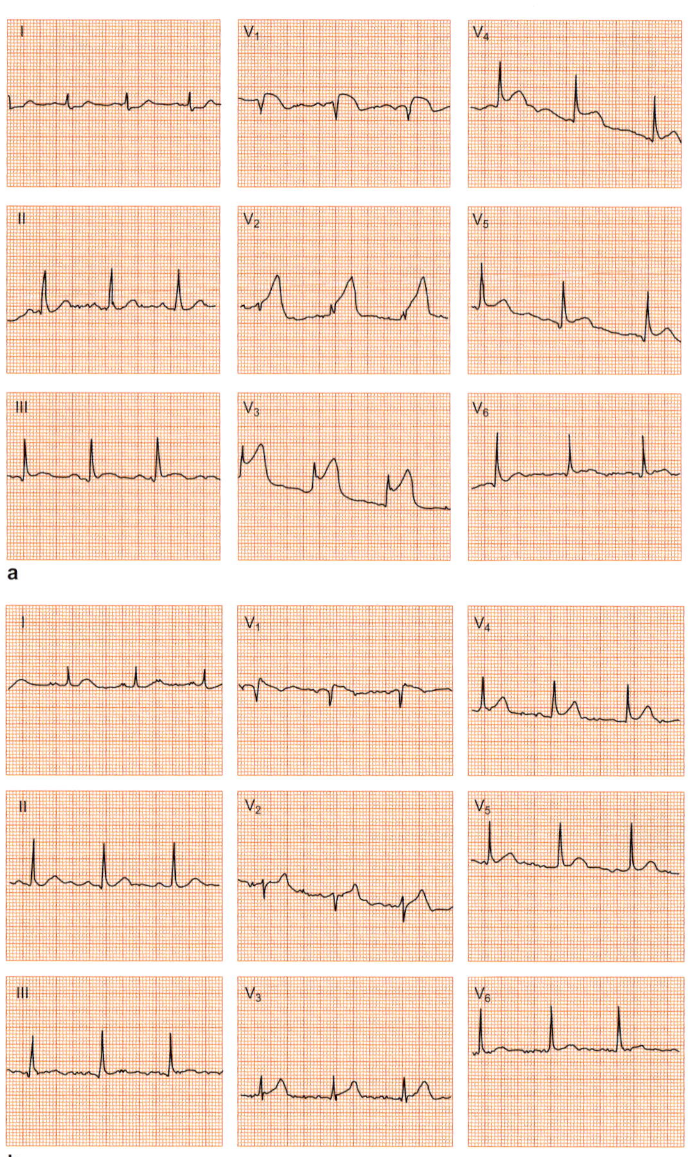

Abb. 5.4 EKG vor (a) und nach (b) Nitrogabe [L231]

Sonderformen der Angina pectoris

Als Sonderformen sollen hier besonders die **Prinzmetal-Angina,** aber auch die **Walking-through-Angina** und die **Angina nocturna** Erwähnung finden.

Die Prinzmetal-Angina oder auch vasospastische Angina pectoris entsteht durch Spasmus eines Segments einer Koronararterie. Sie tritt in Ruhe auf (oft zwischen Mitternacht und 8 Uhr morgens) und zeigt, im Gegensatz zur typischen Angina mit ST-Senkungen, im EKG ST-Hebungen. Diese ST-Hebungen sind jedoch reversibel und haben keinen weiteren Ablauf wie bei einem Myokardinfarkt (Infarktstadien). Die Schmerzepisoden dauern in der Regel nicht länger als einige Minuten und sistieren nach der Gabe von Nitroglycerin. Es ist deshalb wichtig, vor der Gabe von Nitraten ein 12-Kanal-EKG zu schreiben, um evtl. EKG-Veränderungen vor und nach der Gabe von Nitraten zu dokumentieren. In ➤ Abb. 5.4a sind die ST-Hebungen in den Brustwandableitungen zu sehen. Nach Nitratgabe und Sistieren der Symptome sind in einem zweiten EKG wenige Minuten später die ST-Hebungen nicht mehr präsent (➤ Abb. 5.4b). Solch ein EKG-Befund kann die korrekte (Verdachts-)Diagnose **Prinzmetal-Angina** liefern. Dies kann aber lange dauern und zu Arrhythmien, ventrikulären Tachykardien oder zum plötzlichen Herztod führen. Bei längeren Gefäßspasmen kann es auch zu einem Herzinfarkt (Ischämie) kommen. Diese Variante der Angina kann auch bei sonst gesunden und eher jüngeren Menschen mit weniger typischen Risikofaktoren wie z. B. Rauchen auftreten (40. oder 50. Lebensjahr). Auslöser dieser Koronararterienspastik können u. a. auch körperliche Anstrengung, emotionale Belastung, Hyperventilation oder Kälteexposition sein.

Weitere Formen der Angina pectoris sind:

- **Walking-through-Angina:** Als eine Form der Angina pectoris nimmt sie im Verlauf unter körperlicher Belastung ab.
- **Angina nocturna:** Sie tritt aus dem Schlaf heraus auf.

Diese weiteren Formen der Angina pectoris sollen hier nur kurz Erwähnung finden und werden nicht näher beschrieben.

5.1.3 Akutes Koronarsyndrom (ACS)

Das akute Koronarsyndrom (ACS) ist ein Sammelbegriff für die Akutmanifestation von drei Formen der koronaren Herzkrankheit mit folgenden festgelegten klinischen Syndromen einer akuten Myokardischämie:

- Instabile Angina pectoris (IAP)
- Myokardinfarkt ohne ST-Strecken-Hebung **(NSTEMI)**
- ST-Strecken-Hebungsinfarkt **(STEMI)**

Diese klinischen Syndrome gehören alle zum gleichen Krankheitsprozess. Die klinische Präsentation des ACS wird durch das Ausmaß der koronaren Minderdurchblutung bestimmt. Die koronare Minderdurchblutung wird meist durch eine Ruptur, also das Einreißen einer atheromatösen Plaque in einer Koronararterie ausgelöst (➤ Kap. 5.1.1).

Durch die Ruptur dieser Plaque werden folgende Mechanismen in Gang gesetzt und es kommt zur Verschlechterung der koronaren Durchblutung:

- Einblutung in den Plaques mit Lumenverengung der Arterie durch Anschwellen
- Weitere Verengung des Lumens durch Kontraktion der glatten Gefäßmuskulatur innerhalb der Arterienwand
- Teilweise oder vollständiger Arterienverschluss durch Thrombusbildung an der Plaqueoberfläche

MERKE

An „ACS" denken!

In den ESC-Guidelines 2023 zum Management des akuten Koronarsyndroms und initialen Assessments wird das Akronym „ACS" erwähnt und hervorgehoben:

- **A**bnormal ECG (abnormales EKG)?
- **C**linical Context (klinischer Kontext)?
- **S**table Patient (stabiler Patient)?

Anhand dieser Befunde bzw. klinischen Eindrücke soll dann die weitere Risikostratifizierung und Behandlungsstrategie erfolgen.

Definition akuter Myokardinfarkt (AMI)

In den ESC-Guidelines 2023 ist die Diagnose des akuten Herzinfarkts ausführlich beschrieben. Ein akuter Myokardinfarkt (AMI) ist definiert als Kardiomyozytennekrose im klinischen Kontext aufgrund akuter myokardialer Ischämie. Hierbei ist eine Kombination von Kriterien erforderlich (Fourth Universal Definition of Myocardial Infarction 2018, Thygesen 2018), um die Diagnose AMI zu stellen (z. B. kardiale Biomarker, EKG-Veränderungen …).

Der Myokardinfarkt wird ätiologisch in fünf Typen unterschieden:

1. Ruptur einer atherosklerotischen Plaque, Einreißung oder Dissektion eines Koronargefäßes mit konsekutiver Myokardischämie
2. Sauerstoffminderversorgung des Myokards infolge relativer Minderdurchblutung, z. B. bei Tachyarrhythmie, Bradykardie, Koronarspasmen, Hypotonie, Hypertonie
3. Hochgradiger Verdacht auf Myokardinfarkt (z. B. ST-Hebungen) mit Tod vor definitiver Diagnostik
4. Myokardinfarkt während/nach Herzkatheteruntersuchung
5. Myokardinfarkt während/nach Bypass-Operation

Neue Nomenklatur zur Unterscheidung von Myokardinfarkten

Die Nomenklatur bei der Unterscheidung von Myokardinfarkten (STEMI, NSTEMI) hat sich in den letzten Jahren geändert bzw. es wird mittlerweile anhand aktueller Studienlage empfohlen/gefordert von **okklusiven Myokardinfarkten (OMI) und nichtokklusiven Myokardinfarkten (NOMI)** zu sprechen. Der Grund dafür ist, dass sich manche ST-Hebungsinfarkte nicht oder nur diskret im EKG zeigen und schnell übersehen werden, aber dennoch zügig behandelt werden müssen (bereits bestehende oder drohende Gefäßokklusion). Myokardinfarkte lassen sich nur in ca. 50 % der Fälle eindeutig im EKG diagnostizieren und sind in den anderen Fällen mit nicht eindeutigen EKG-Veränderungen vergesellschaftet. Aus diesen Gründen sollen im weiteren Verlauf des Kapitels die Begrifflichkeiten okklusiver Myokardinfarkt (OMI) und nichtokklusiver Myokardinfarkt (NOMI) benutzt werden, auch wenn diese Begrifflichkeiten in den aktuellen ESC-Guidelines 2023 zum Management des akuten Koronarsyndroms immer noch nicht erwähnt werden.

Nichtokklusiver Myokardinfarkt (NOMI), Nicht-ST-Strecken-Hebungsinfarkt (NSTEMI)

Bei einem nichtokklusiven Myokardinfarkt bzw. Nicht-ST-Streckenhebungsinfarkt ist das betroffene Koronargefäß vorübergehend oder teilweise verschlossen. Auch ein kompletter Verschluss der Koronararterie, ohne fehlende direkte diagnostische Hinweise im EKG, kann vorliegen. Bei diesen Patienten ist von einem hohen Risiko auszugehen. Laut einer Studie von Kahn et al. konnte bei 25,5% der Patienten mit NSTEMI ein kompletter Koronarverschluss nachgewiesen werden. Bei einigen Patienten mit chronischem Verschluss kann durch Kollateralgefäße auch weiterhin eine ausreichende Blutversorgung sichergestellt werden. NOMI sind im Rettungsdienst häufiger anzutreffen als OMI und die Patienten haben in der Regel relevante Begleiterkrankungen.

Im **EKG** können folgende Veränderungen zu sehen sein (➤ Abb. 5.5):

- ST-Strecken Senkungen
- T-Negativierungen
- Biphasische T-Wellen

ST-Strecken-Senkungen werden typischerweise durch eine Myokardischämie verursacht. Ein hohes Risiko für Patienten besteht bei vorhandenen ST-Strecken-Senkungen in multiplen EKG-Ableitungen (Extremitäten- und Brustwandableitungen) und ist besonders hoch im Zusammenhang mit einer ST-Hebung ≥ 1 mm in der Ableitung aVR. Diese Kombination ist besonders gefährlich und zeigt eine akute Stenose des linken Hauptstamms an (➤ Kap. 5.2.5). Eine „symmetrische" T-Negativierung kann meist im Zusammenhang mit einer Myokardischämie, Myokarditis oder bei Myokardzellen-Untergang auftreten. Tritt die T-Wellen-Negativierung biphasisch auf, also in einer positiv-negativen Form, dann hat dies eine hohe Spezifität für eine KHK (➤ Abb. 5.5).

Klinisch wird das Ausmaß der Herzmuskelschädigung durch die Freisetzung von **Troponin** oder der **Herzenzyme** beurteilt. Hierbei ist das Troponin T der vierten Generation vom neuen **Troponin T hochsensitiv (TnThs)** abgelöst worden und bietet eine zuverlässigere Bestimmung im niedrigen Konzentrationsbereich.

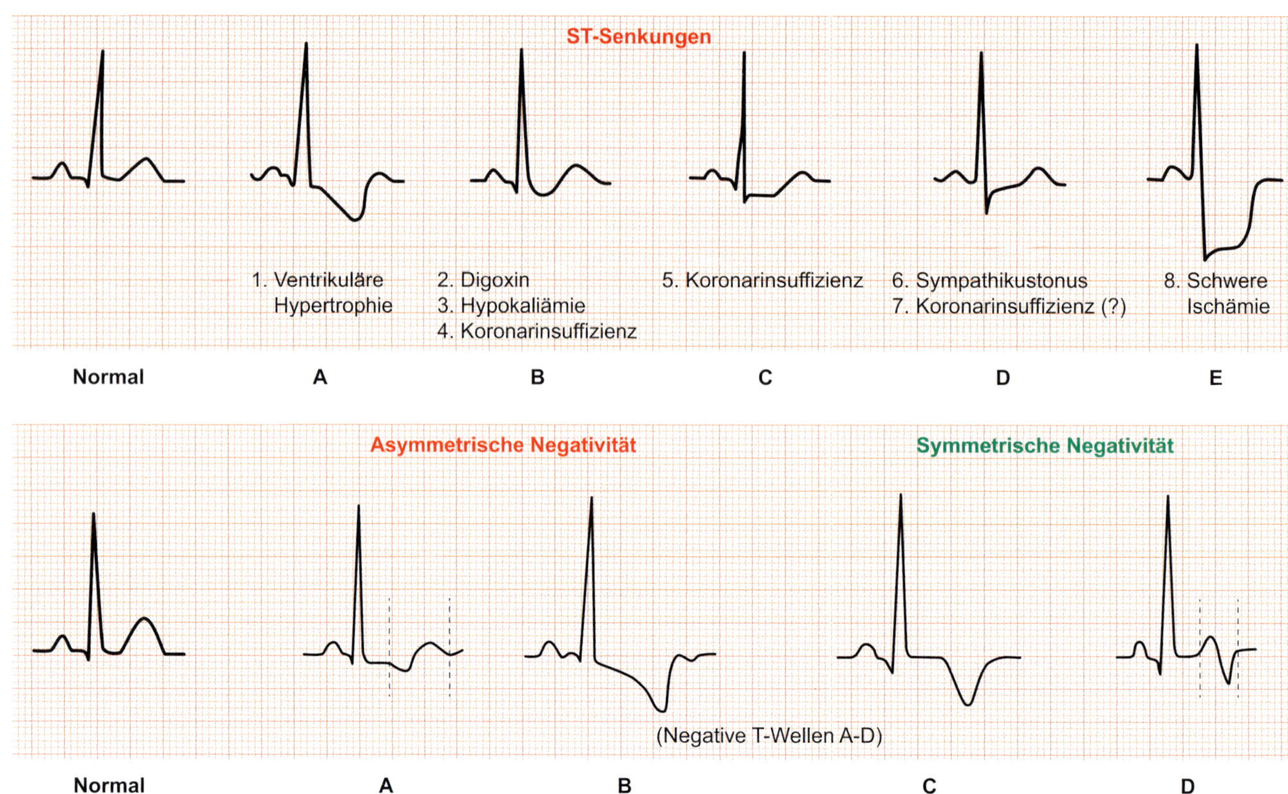

Abb. 5.5 Unterschiedliche Ursachen für ST-Strecken-Senkungen und unterschiedliche Arten von T-Negativierungen **(A–C)** und biphasische T-Wellen **(D)** [L143]

Das **hochsensitive Troponin (hsTroponin, hs-cTn) als Laborwert** ist ein herzmuskelspezifischer Biomarker und bedeutend für die Infarkt- und Ischämie-Diagnostik.

Im Rahmen der innerklinischen Akutdiagnostik bei einem Nicht-ST-Hebungsinfarkt bzw. nichtokklusiven Myokardinfarkt (NSTEMI, NOMI) sind die ESC-Leitlinien (European Society of Cardiology) hinsichtlich der Messung des Troponins angepasst bzw. geändert worden. Hier wird deutlich der ESC-0/1-h-Rule-Out-/-In-Algorithmus mithilfe der Bestimmung des **hochsensitiven Troponins** favorisiert. Die Bestimmung des hsTroponins ist eine sog. Klasse-I-Empfehlung. Der Grund für diese Empfehlung ist, dass der negative prädiktive Wert bezüglich eines Myokardinfarkts höher ist, weil hierbei das „Troponin-blinde" Intervall verkürzt werde. Die Erkennungsrate liegt hierbei laut ESC bei 20–40 %. Eine Alternative zum beschriebenen Vorgehen ist der ESC-0/2-h-Rule-Out-/-In-Algorithmus. Der ESC-0/3-h-Rule-Out-/-In-Algorithmus wurde heruntergestuft.

Für die beschrieben hochsensitiven Algorithmen mithilfe der hsTroponin-Bestimmung gelten folgende Aussagen:

- Ausschluss NSTEMI bzw. NOMI bei sehr niedrigen hsTroponin-Werten in der Erstmessung und **keinem** Anstieg in der 1-Stunden-Kontrolle
- NSTEMI (NOMI)-Abklärung bei hohen Ausgangswerten in der Erstmessung und einem Anstieg in der 1-Stunden-Kontrolle

Bei 25 % der Patienten mit einem klinisch weiterhin bestehenden Verdacht auf ein akutes Koronarsyndrom sollte eine dritte Messung nach 3 Stunden durchgeführt werden. Die jeweiligen Cut-off-Werte werden durch die Leitlinie in Tabellen detailliert aufgeführt. Zu beachten ist hierbei, dass die jeweiligen Cut-off-Werte von Test zu Test unterschiedlich sind.

Die Biomarker CK, CK-MB, h-FABP und Copeptin werden zur Diagnostik nicht mehr empfohlen!

Für die präklinische Troponinbestimmung gibt es wenige Studien. Immer wieder wird die Frage gestellt, ob dies überhaupt nützlich ist und den Verlauf der Versorgungsstrategie beeinflussen kann. Anhand der aktuellen Datenlage kann die präklinische Bestimmung von Troponin bei Patienten mit Brustschmerz und unter Ausschluss Myokardinfarkt sinnvoll sein. Die Spezifität ist hierbei hoch, allerdings ist die Sensitivität gering. Die bisherige Schlussfolgerung für den präklinischen Bereich ist: Die Troponinbestimmung sollte nicht dazu führen, den Myokardinfarkt auszuschließen.

MERKE

hsTroponin (hs-cTnT) ng/l:
- Unauffällig: < 14,0
- Observationsbereich: 14,0–50,0
- Pathologisch: > 50,0

Durch das Einschätzen des Risikos wird die weitere Behandlung dieser Patientengruppe mit NOMI v. a. innerklinisch bestimmt. Hierbei finden Faktoren wie dynamische EKG-Veränderungen, ST-Senkungen, hämodynamische Instabilität, Rhythmusstörungen oder Risiko-Scores wie z. B. der TIMI-Risk-Score oder der **GRACE-Score** (➤ Abb. 5.6) besondere Beachtung und sind ausschlaggebend für die weitere Behandlung. Der **TIMI-Risk-Score** z. B. wurde ursprüng-

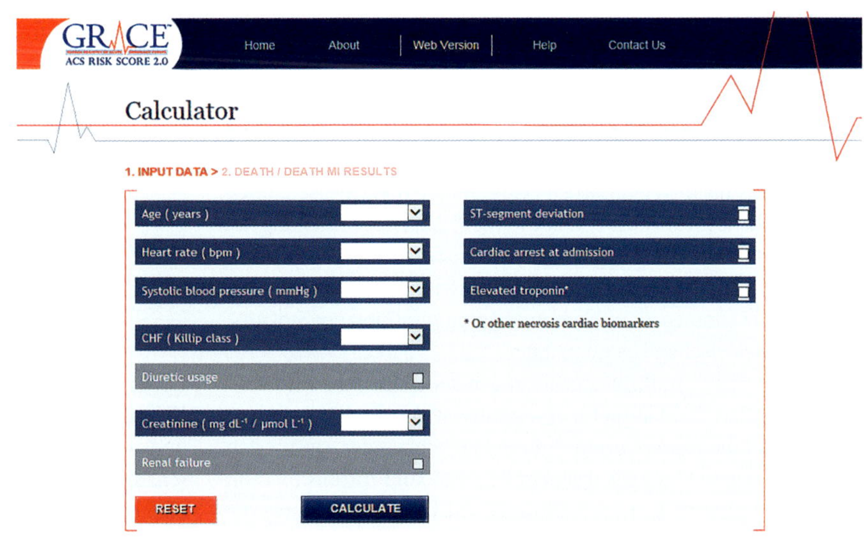

Abb. 5.6 Grace Score zur Risikostratifizierung von ACS-Patienten [F849-024]

lich für die Anwendung bei Patienten mit OMI entwickelt, um zu entscheiden, ob der Patient für eine Reperfusionsbehandlung infrage kommt. Mittlerweile ist der TIMI-Score auch für Patienten mit NOMI oder einem akutem Koronarsyndrom modifiziert worden. Durch den TIMI-Risk-Score ist für die Patienten mit NOMI oder ACS ein einfaches klinisches Instrument verfügbar, um das 14-Tage-Risiko für die Mortalität, Rezidivinfarkt oder eine signifikante Myokardischämie einzuschätzen (https://timi.org/). Anhand von Punktwerten wird eine Summe (0–7) der Einzelpunktwerte ermittelt und der Patient einer Risikogruppe mit Prozentwert zugeordnet. Ein TIMI-Punktwert von > 5 hat z. B. ein 41 % hohes 14-Tage-Mortalitätsrisiko. Bei stationärer Aufnahme von Patienten mit einem akuten Koronarsyndrom eignet sich besonders gut der **GRACE-Score** (www.outcomes-umassmed.org/grace) als Risikoabschätzung (> Abb. 5.6). Unter Berücksichtigung von mehreren Risikoparametern (klinische Befunde, Laborwerte, EKG-Veränderungen) wird beim ACS ein Punktewert ermittelt. Liegt das Ergebnis unter 108 Punkten, ist das Risiko der Patienten im Krankenhaus zu versterben < 1 % (sog. Low-Risk-Patienten). Bei 109–140 Punkten errechnet sich ein Mortalitätsrisiko von 1–3 %, bei > 140 Punkten ist die Sterberate mit > 3 % assoziiert. Für **Chest Pain Units** wird der Grace-Score von der Deutschen Gesellschaft für Kardiologie zur Risikostratifizierung gefordert.

Der NOMI und die instabile Angina pectoris werden auch gemeinsam als **„Nicht-ST-Hebungs-ACS"** bezeichnet. Die Behandlung beider Formen ist im Wesentlichen gleich, entscheidet sich aber von der weiteren innerklinischen Behandlung eines OMI (sofortige koronare Intervention) deutlich!

Differenzialdiagnostisch kommen ST-Senkungen in folgenden Situationen vor:

- Ventrikuläre Hypertrophie
- Medikamenteninduziert (z. B. Digoxin)
- Elektrolytverschiebungen

MERKE

Troponin-Ths-Normwerte und Erhöhungen

Normwerte: Troponin Ths < 14 pg/ml (< 0,014 ng/ml)
Verdacht auf Herzmuskelerkrankung, Infarkt nicht auszuschließen: Troponin Ths 14–50 pg/ml (0,014–0,05 ng/ml)
Verdacht auf Herzinfarkt: Troponin Ths > 50 pg/ml (> 0,05 ng/ml)

ACHTUNG

Nicht-ST-Hebungs-ACS bzw. NOMI

Hohes Risiko bei
- dynamischen EKG-Veränderungen,
- ST-Senkungen,
- hämodynamischer bzw. Rhythmusinstabilität,
- Diabetes mellitus,
- hohem Risiko-Score (z. B. TIMI-Risk-Score, GRACE).

An kurzfristiges Verlaufs-EKG denken!

Abschließend ist anzumerken, dass das 12-Kanal-EKG als Diagnostiktool für die Identifizierung eines NOMI/NSTEMI eine limitierte Sensitivität hat. Bei > 30 % der Patienten mit NSTEMI liegt ein „normales" EKG vor. In aktuellen Studien hat sich herausgestellt, dass es durchaus Sinn macht, das EKG mit einer präklinischen Messung von Troponin und einer transthorakalen Echokardiografie (TTE) als weitere Diagnostiktools zur Identifizierung eines NSTEMI zu erweitern. Die Kombination dieser drei Diagnostiktools in der präklinischen Anwendung durch Paramedics war in einer norwegischen Studie von Jacobsen et al. für Kardiologen suffizient genug, um einen Großteil der Patienten mit NSTEMI herauszufiltern. Die TTE könnte für Rettungsfachpersonal in Zukunft zusammen mit der mittlerweile weitverbreiteten Telemedizin eine gute Möglichkeit darstellen, NSTEMI-Patienten frühzeitiger einer Klinik mit kardiologischer Abteilung und PCI-Möglichkeit zuzuführen.

Cardiac Electrical Biomarker (CEB®)

Ein weiterer neuer Messwert vergleichbar mit dem hochsensitiven Troponin ist der **Cardiac Electrical Biomarker (CEB®)**, der über EKG-Elektroden abgeleitet werden kann. Durch eine kontinuierliche spezielle Messung des elektrischen Felds können Myokardischämien ohne zusätzliche Elektroden erkannt werden. Folgende Einteilung des CEB-Wertes wird hierbei abgebildet:

- CEB < 65 (grün) = normale bipolare elektrische Herzaktivität
- CEB 66–94 (orange) = unklare Aussage zu multipolaren Störungen der elektrischen Herzaktivität
- CEB > 95 (rot) = multipolare Störungen der elektrischen Herzaktivität; klare Indikation für eine akute Myokardischämie

Zurzeit bietet die Firma Corpuls® diese Möglichkeit der erweiterten Diagnostik durch 22 Kanäle mit dem ECGmax und corpuls.mission LIVE an. Ob dieser Messwert relevant für die Präklinik ist, muss die Zukunft zeigen.

5

Okklusiver Myokardinfarkt (OMI), ST-Hebungsinfarkt (STEMI)

Der okklusive Myokardinfarkt (OMI) mit dem Verschluss einer verantwortlichen Koronararterie ist das Worst-Case-Szenario bei Patienten mit ACS. Ohne schnellstmögliche Eröffnung der verantwortlichen Koronararterie kommt es zu einer fortlaufenden Schädigung des Myokards.

Die diagnostische Grundlage für einen OMI bildet die typische Klinik mit **Brustschmerzen und EKG-Hinweisen einer Okklusion, ST-Hebungen**, einem **Linksschenkelblock (LSB)** mit Brustschmerzen oder einem **Rechtsschenkelblock (RSB)** mit Brustschmerzen im 12-Kanal-EKG. Aufgrund von langjährigen Vorerkrankungen wie z. B. Diabetes mellitus kann die typische Klinik (z. B. Brustschmerz) fehlen und die Patienten können infarktuntypische Beschwerden präsentieren. Eine gründliche und strukturierte Untersuchung inklusive Anamnese des Patienten mit **frühzeitiger** Ableitung eines 12-Kanal-EKGs ist deshalb obligat.

MERKE
Der typische Brustschmerz fehlt in ca. 25 % aller Infarkte, v. a. bei Diabetes mellitus.

Warum sieht man im EKG ST-Hebungen?

Der Verschluss einer Koronararterie führt in den subepikardialen (intramyokardialen) Gebieten zu einer Verzögerung der Depolarisation. Im ➤ Kap. 2.1.3 wurde bereits erläutert, wie die physiologische Muskelerregung des Myokards abläuft (Vektortheorie) und im EKG dargestellt werden kann. Die absterbende Muskelmasse kann von der Depolarisationswelle folglich nicht mehr erfasst werden. Die Muskulatur im infarzierten Bereich ist immer noch elektrisch aktiv und elektropositiv. Die EKG-Ableitungen („direkte Beobachter") über dem Infarktbereich registrieren nun statt der zu erwartenden isoelektrischen ST-Strecke einen „Verletzungsstrom" also eine ST-Hebung. ST-Hebungen finden sich daher nur in den EKG-Ableitungen, die als „direkte Beobachter" in Richtung des Herzinfarkts zeigen. In den gegenüberliegenden **spiegelbildlichen (reziproken)** Ableitungen sieht man im Regelfall ST-Senkungen.

MERKE
Um besonders den OMI frühzeitig im Rettungsdienst zu erkennen, muss bei **allen** Patienten mit ACS innerhalb der ersten 10 Min. nach Erstkontakt ein 12-Kanal-EKG registriert werden. Das Kleben von Extremitätenableitungen allein ist nicht ausreichend!

Ein ST-Hebungsinfarkt durchläuft verschiedene Stadien. ST-Strecken Hebungen, verursacht durch einen Myokardinfarkt, sind dynamisch und verändern sich im Verlauf (➤ Kap. 5.1.4). Durch die Myokardschädigung sind im EKG zu einem späteren Zeitpunkt auch **Q-Zacken** oder ein **R-Verlust** zu sehen (➤ Kap. 5.2.2). Dies zeigt, wie wichtig es ist, regelmäßig Verlauf-EKG-Aufzeichnungen anzufertigen.

Dass eine ST-Hebung immer aus der R-Zacke kommen muss und nicht aus der S-Zacke, ist falsch, obwohl man diese Aussage immer wieder hört. Bei den Vorderwandinfarkten z. B. kommen die ST-Hebungen meist aus der S-Zacke, weil diese in den entsprechenden Ableitungen vorhanden sind.

Eine **ischämisch verursachte ST-Hebung** zeichnet sich u. a. durch folgende Merkmale aus:

- Morphologie:
  - **Konvex** (von unten aufgewölbt) und plateauförmig
  - **Konkav** (von oben eingedellt) → eher ungewöhnlich, eher typisch für eine Perimyokarditis
- Vorhandensein von ST-Strecken-Senkungen in den spiegelbildlichen EKG-Ableitungen (reziprok)
- Eine durch Myokardischämie verursachte ST-Hebung verläuft dynamisch und im Verlauf mehrere angefertigte EKG-Aufzeichnungen zeigen üblicherweise eine Verschlechterung.
- Das ST-Segment bei einem STEMI entspringt vom absteigenden Teil des QRS-Komplexes.

➤ Abb. 5.7 zeigt Beispiele für die unterschiedliche Morphologie von ST-Hebungen.

Die kontinuierliche und engmaschige EKG-Überwachung bei einem okklusiven Myokardinfarkt, wie auch bei allen anderen Patienten mit der Verdachtsdiagnose ACS, versteht sich von selbst, da diese Patientengruppe besonders während der Akutphase ein beträchtliches Risiko für **Kammertachykardien (VT)** und **Kammerflimmern (VF)** hat. Deshalb versterben diese Patienten auch oft am plötzlichen Herztod.

Praxistipp

Um bei malignen Herzrhythmusstörungen während der Versorgung oder des Transports schnellstmöglich intervenieren zu können, empfiehlt es sich, besonders bei der Versorgung von Patienten mit OMI/STEMI frühzeitig die Defibrillationselektroden (Fast-Patches) zu kleben. Dieses Vorgehen führt zu einer schnelleren Defibrillation ohne Zeitverzögerung.

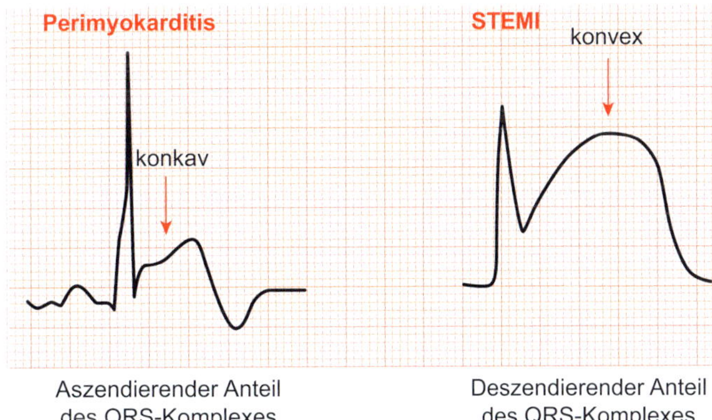

Abb. 5.7 ST-Hebungen mit unterschiedlicher Morphologie [L143]

Es gibt **weitere Ursachen für ST-Strecken-Hebungen.** Diese sollten bei der gesamten Patientenbeurteilung und Differenzialdiagnostik Beachtung finden:

- Linksventrikuläre Hypertrophie
- Linksschenkelblock
- Akute Perikarditis
- Hyperkaliämie
- Hyperkalziämie
- Hypothermie
- Herzwandaneurysma
- Ventrikulärer Rhythmus
- Brugada-Syndrom
- Akute zerebrale Blutungen (SAB)
- Frühzeitige Repolarisation (Early Repolarisation, ERP)

5.1.4 Infarktstadien

Man unterscheidet folgende fünf Infarktstadien mit ihren typischen zeitlichen Verlaufsänderungen. Diese bestimmen die EKG-Kurve im Verlauf eines akuten **transmuralen Myokardinfarkts** (➤ Abb. 5.8):

- **Stadium 0 (perakutes Frühstadium):** unmittelbar nach Beginn der Myokardischämie: gelegentlich Phänomen des „Erstickungs-T" (hoch und gleichschenklig), Dauer: Minuten
- **Stadium 1 (akutes Stadium):** signifikante ST-Hebung im EKG als Ausdruck eines „Verletzungsstroms" und Läsion, Dauer: Stunden bis Tage
- **Stadium 2 (subakutes Stadium):** ST-Hebungen, Nekrosezeichen und terminale T-Negativierung
- **Stadium 3 (Folgestadium):** Nekrosezeichen (R-Reduktion, tiefe Q-Zacke), isoelektrische ST-Strecke (Rückbildung der ST-Hebung), terminale T-Negativierung, Beginn: nach ca. 2–3 Wochen
- **Stadium 4 (chronisches Stadium):** Nekrosezeichen (große Q-Zacke > ¼ von R), isoelektrische ST-Strecke, evtl. positive T-Welle, Beginn nach 3–5 Monaten

5.2 EKG bei Brustschmerz: 12-Kanal-EKG-Diagnostik beim akuten Koronarsyndrom

5.2.1 Infarktdiagnostik

Es gibt viele Ursachen für akute Brustschmerzen, wobei nichtkardial bedingte Beschwerden auch Brustschmerzen simulieren können. Insofern ist das EKG ein sehr gutes und nützliches diagnostisches Hilfsmittel im Rettungsdienst, wenn es auch nur eines von vielen Diagnostiktools bei der Bewertung von Brustschmerzen ist. Die Anamnese, Patientenhistorie und die körperliche Untersuchung erfolgen an erster Stelle, da z. B. in der Akutphase eines Myokardinfarkts das EKG noch „normal" aussehen kann.

Die Grundlage zur Infarktdiagnostik ist das **12-Kanal-EKG.** Neben einer guten Anamnese und Patientenuntersuchung ist dies die **Schlüsseluntersuchung,** um im Rettungsdienst einen Myokardinfarkt zu diagnostizieren. Sie ist entscheidend, um z. B. einen OMI zu erkennen und die weitere Therapie zu beginnen. Dazu gehören die supportive und medikamentöse Versorgung und der unverzügliche Transport in ein Herzkatheterlabor mit der Möglichkeit zur **primären perkutanen koronaren Intervention (PCI)** oder ggf. die Durchführung einer präklinischen **Fibrinolyse-Therapie.**

Studien wie z. B. die **First-Medical-Contact-Studie (FMC)** des Berliner Herzinfarktregisters haben gezeigt, dass die Anfertigung und Auswertung eines 12-Kanal-EKGs im Rettungsdienst die Zeitspanne zwischen der Versorgung in der Notaufnahme und Beginn einer Reperfusionstherapie um 10–60 Min. verkürzt. Das spricht für eine deutliche Steigerung der Überlebensrate und betont die Wichtigkeit der 12-Kanal-EKG-Befundung durch das Rettungsdienstpersonal. Das bedeutet aber wiederum Training und entsprechende Sicherheit in der Auswertung von 12-Kanal EKG-Ausdrucken. Mitarbeiter im Rettungsdienst wie Notfallsanitäter oder Notärzte können z. B. einen OMI nach entsprechendem Training mit hoher Spezifität und Sensitivität erkennen. Auch stehen teilweise nützliche Tools wie z. B. die Übermittlung einer EKG-Aufzeichnung via Telemetrie an das Krankenhaus zur Verfügung.

Dass ein Training in der Auswertung von EKG-Aufzeichnungen für Fachpersonal im Rettungsdienst wie z. B. Notfallsanitäter Sinn macht und wichtig ist, wird in den Guidelines der Fachgesellschaften wie z. B. dem European Resuscitation Council (ERC) deutlich erwähnt.

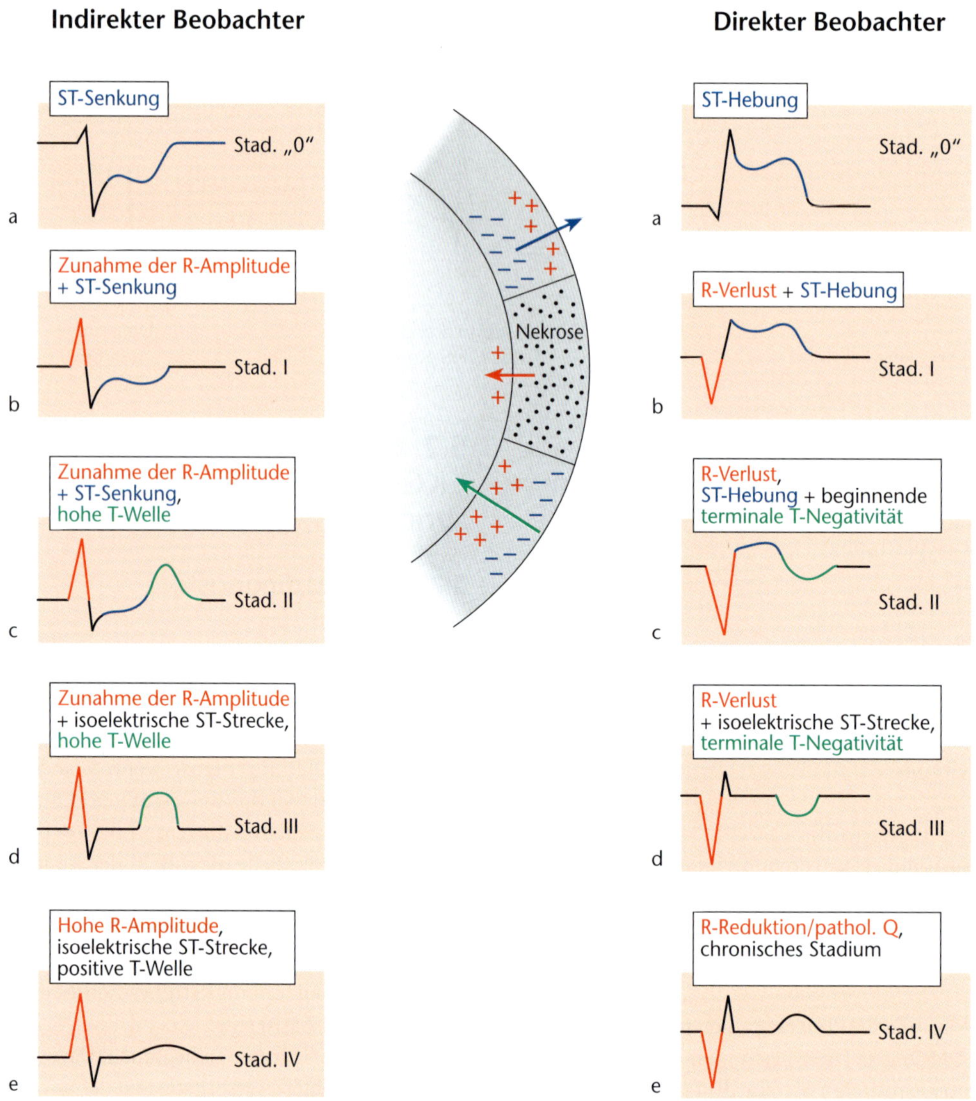

Abb. 5.8 Infarktstadien mit morphologischen Veränderungen im Verlauf eines transmuralen Infarkts [L106]

MERKE

20–50 % der initial angefertigten EKG-Aufzeichnungen zeigen bei Patienten mit Myokardischämie oder Infarkt unspezifische Abnormalitäten. Bis zu 10 % der EKG-Auswertungen in der Akutphase können noch „normal" sein. Das Anfertigen von Verlaufs-EKG-Aufzeichnungen kann deshalb sehr hilfreich sein!

5.2.2 Pathophysiologische EKG-Veränderungen

In der prähospitalen Notfallversorgung ist es wichtig, einen Patienten mit z. B. okklusivem Myokardinfarkt (OMI) anhand der EKG-Beurteilung zu identifizieren, um eine adäquate und zielgerichtete Therapie mit all ihren Konsequenzen einzuleiten. Aber auch andere Hinweise im EKG, wie z. B. Veränderungen des QRS-Komplexes sind zu beachten und geben dem präklinischen Personal Rückschlüsse auf pathologische myokardiale Prozesse. Der Patient wird wesentlich von der richtigen Diagnose und Behandlung profitieren, wenn Sie sich in der Infarktdiagnostik sicher sind und pathologische EKG-Veränderungen erkennen und interpretieren können.

Alle Zellen benötigen Sauerstoff, um zu überleben. Dies gilt auch für die Myokardzellen. Das Resultat eines plötzlichen Verschlusses einer Koronararterie ist die **Myokardischämie,** die **Myokardverletzung** und/oder der **Myokardinfarkt** im entsprechenden Versorgungsgebiet. Dies führt zu einer Unterversorgung der Zellen mit Sauerstoff (Ischämie) und zu einer Azidose. Die Myokardischämie und Myokardverletzung sind reversibel, der Myokardinfarkt mit dem daraus resultierenden Zelluntergang ist irreversibel. Im EKG lassen sich die besonderen Merkmale einer Infarktzone bei einer Myokardischämie,, Myokardverletzung oder einem Myokardinfarkt darstellen und zeigen (➤ Abb. 5.9).

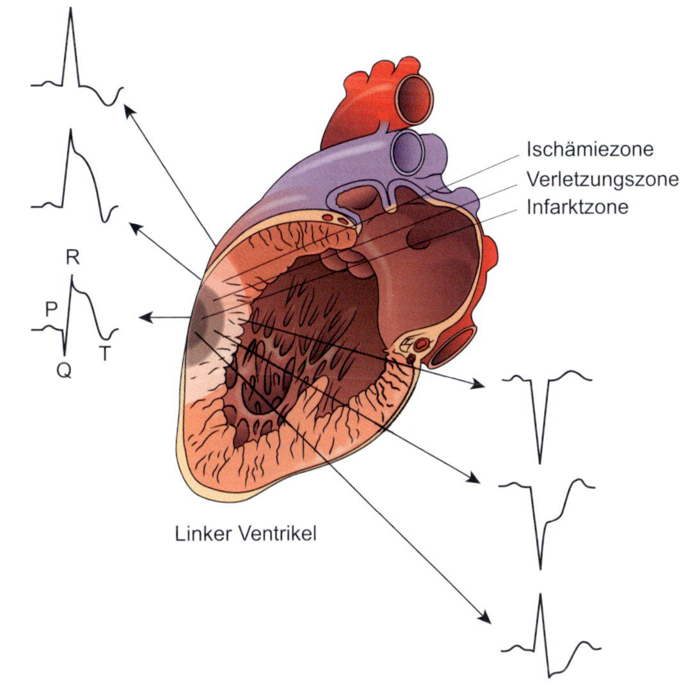

Abb. 5.9 Zonen der Ischämie, Myokardverletzung und Myokardinfarkt mit den direkten und indirekten EKG-Veränderungen jeder Zone [L143]

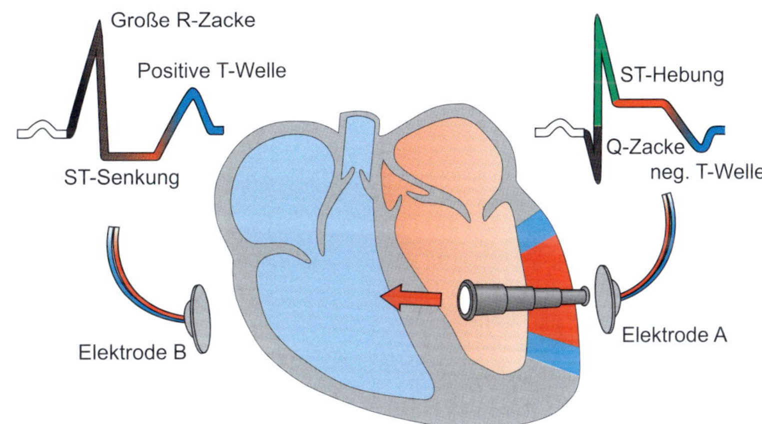

Abb. 5.10 EKG-Darstellung der jeweiligen betrachtenden Elektrode A („direkter Beobachter") und B („indirekter Beobachter") [L143]

Einfluss auf den QRS-Komplex

Myokardinfarkt bedeutet „Zelltod" und abgestorbene Zellen produzieren kein Aktionspotenzial. Sie sind deshalb elektrisch neutral. Den infarzierten und toten Myokardbereich kann man sich als durchsichtiges „Fenster" vorstellen. Die durch dieses Fenster oder betroffenen Infarktbereich schauende Elektrode registriert dann das gegenüberliegende Myokardgewebe (➤ Abb. 5.10). Der positive Vektor der gegenüberliegenden, nicht betroffenen Seite entfernt sich von der Elektrode und produziert im EKG die **Q-Zacke.** Das restliche Aussehen des QRS-Komplexes resultiert aus den umgebenen Zonen des Infarkt- oder Verletzungsbezirks.

Der QRS-Komplex verändert also bei einem Myokardinfarkt sein Aussehen im EKG und ist ein Zeichen von myokardialer Nekrose oder Narbenbildung. Eine wichtige Beobachtung ist, dass der QRS-Komplex in der Negativität versinkt. Die Q-Zacke wird negativ und die Größe (Amplitude) der R-Zacke wird kleiner (R-Verlust). Um solche Veränderungen im EKG festzustellen, ist es wichtig, das normale Erscheinungsbild des QRS-Komplexes zu kennen: Kleine Q-Zacken können z. B. bei völlig gesunden Menschen in den Ableitungen I, II, III, aVL, V_5 und V_6 vorkommen. Man sollte auch wissen, dass Q-Zacken bei frischen aber auch bei alten Myokardinfarkten vorkommen. Dies ist z. B. interessant bei Patienten ohne entsprechende Akutsymptomatik aber mit eben dieser Auffälligkeit im EKG.

Zusammenfassend können folgende Veränderungen im QRS-Komplex bei einem Myokardinfarkt auftreten (➤ Abb. 5.11):

- Verkleinerung der Amplitude (Größe) einer vorhandenen R-Zacke, sog. R-Reduktion
- Eine vorhandene Q-Zacke wird tiefer (negativer).
- Neubildung einer Q-Zacke

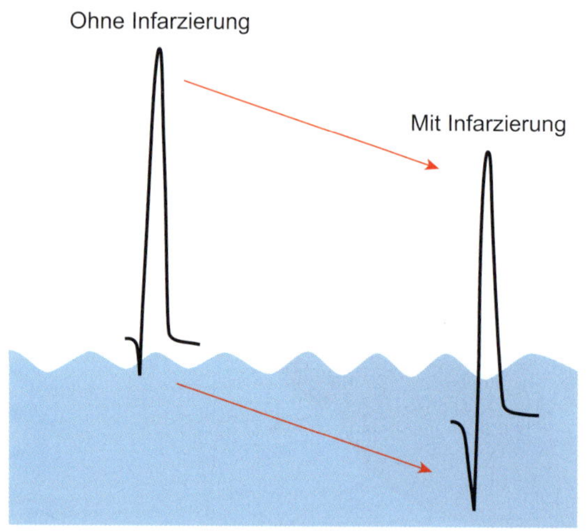

Abb. 5.11 Veränderung der Q-Zacke und R-Zacke bei Myokardinfarkt: Der QRS-Komplex „versinkt in der Negativität". Dies bedeutet: Die Amplitude der R-Zacke wird kleiner. Die Q-Zacke wird tiefer oder eine neue Q-Zacke bildet sich. [L143]

Diese pathologischen Veränderungen im QRS-Komplex findet man in den Ableitungen, die genau diesen betroffenen Teil des Myokards betrachten. Durch die erworbenen Kenntnisse der EKG-Ableitungen und dem Bezug auf die Betrachtung der anatomischen Bezirke des Myokards kann man den Infarkt relativ einfach lokalisieren.

MERKE

Die Q-Zacke ist der erste Teil im QRS-Komplex und hat normalerweise eine Breite von 0,03 Sek. und eine Tiefe von 0,2–0,3 mV (➤ Kap. 2.2.2). Eine Q-Zacke oder das sog. **Pardeé-Q** wird als pathologisch beschrieben, wenn sie **breiter** und **tiefer** ist. Die festgeschriebenen pathologischen Kriterien sind eine Breite (Dauer) von > 0,04 Sek. und eine Größe (Amplitude) von ≥ ¼ der höchsten R-Zacke.

In den EKG-Ableitungen I, II, III, aVL, V_5 und V_6 können kleine Q-Zacken bei gesunden Menschen vorkommen. In den Ableitungen V_5 und V_6 entstehen sie physiologisch infolge der Septumerregung.

Das pathologische Q kann in folgenden Situationen vorkommen und ist in den Ableitungen V_1 bis V_3 zu sehen (➤ Abb. 5.11):

- Myokardinfarkt
- Hypertrophie
- Herzwandaneurysma
- Linksanteriorer Hemiblock (LAH)

Einfluss auf die ST-Strecke

Bei einer **Myokardischämie** kann man sich den betroffenen Myokardbezirk keilförmig vorstellen. Im Endokard ist der Keil schmaler und wird weiter und größer in Richtung Epikard. Aufgrund des größten Abstands von den großen Koronararterien und dem nur noch kleinen Gefäßdiameter ist der endokardnahe Bereich (Einstrahlen der Gefäße von epikardial nach endokardial) immer am schlechtesten mit Sauerstoff versorgt (Prinzip der letzten Wiese). Im Rahmen einer Stenose oder eines Verschlusses der Koronararterien ist der endokardnahe Bereich kritisch mit Sauerstoff versorgt und wird ischämisch (➤ Abb. 5.12). Das ischämische Muskelgewebe ist stärker negativ geladen als der noch umgebene „gesunde" Anteil. Dies spiegelt sich im EKG als **ST-Senkung** wider.

Die **Myokardverletzung** kann man sich ähnlich der Myokardischämie mit dem keilförmigen Verlauf vorstellen. Allerdings findet in der Verletzungszone keine vollständige Repolarisation statt und man registriert im EKG **ST-Hebungen.** Die T-Welle bleibt aufgrund der abnormalen Repolarisation entlang des verletzten und ischämischen Myokards negativ.

Das betroffene Gebiet, das beim STEMI nicht mehr durch die verschlossene Arterie versorgt wird, durchläuft verschiedene Stadien. Diese Stadien können im EKG beobachtet werden (➤ Kap. 5.2.3).

Bei einem **Myokardinfarkt** als Erscheinungsform des akuten Koronarsyndroms verändert sich also nicht nur der QRS-Komplex, sondern auch das ST-Segment.

MERKE

ST-Segment-Veränderungen im Sinne von Hebungen oder Senkungen sind meist vorübergehend. Eine ST-Strecken-Hebung ist Zeichen einer akuten Ischämie (transmuraler Schaden, über die gesamte Wanddicke) und nicht als Zeichen der Infarzierung zu sehen. Eine ST-Strecken-Senkung ist ein Hinweis auf eine Innenschichtischämie.

Entstehung ST-Hebung: Aufgrund der Verschiebung „überschüssiger" negativer Ladung vom gesunden Myokard aus (unterschiedliche Vektoren) in das immer noch positiv geladene Infarktareal entsteht in Beziehung zu den entsprechenden Ableitungsvektoren eine ST-Hebung.

Es ist wichtig zu wissen, dass z. B. bei einer Perimyokarditis normalerweise auch ST-Hebungen zu finden sind (➤ Kap. 6.1.3). Die

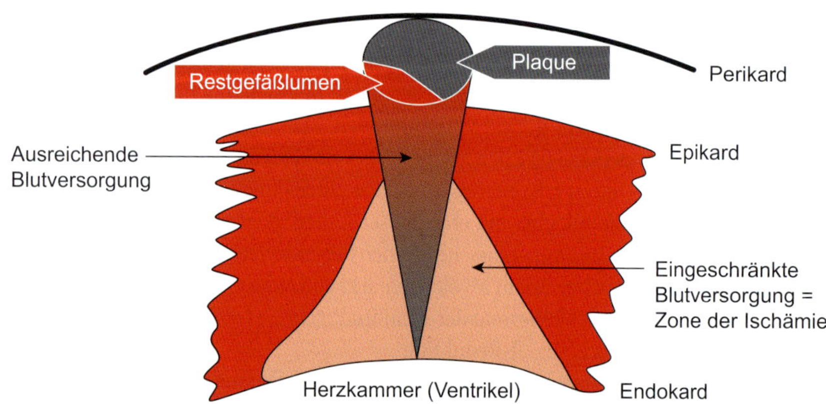

Abb. 5.12 Keilförmige Darstellung des Myokards von epikardnah bis endokardnah [L143]

Perimyokarditis ist aber im Gegensatz zum Herzinfarkt eine diffuse Erkrankung und beschränkt sich nicht auf das Versorgungsgebiet einer Koronararterie. Deshalb können ST/T-Veränderungen z. B. in allen Extremitätenableitungen oder auch in (fast) allen Brustwandableitungen auftreten. Der Unterschied zum Herzinfarkt ist bei der Perimyokarditis das konkave und nicht das konvexe Aussehen der ST-Hebung. Zusätzlich entspringt das ST-Segment bei der Perimyokarditis normalerweise aus dem aufsteigenden Teil des QRS-Komplexes und nicht wie beim STEMI aus dem absteigenden Teil des QRS-Komplexes. Dies macht deutlich, dass ST-Strecken-Veränderungen immer gemeinsam mit dem QRS-Komplex bewertet werden sollten.

ACHTUNG

ST-Strecken-Veränderungen immer gemeinsam mit dem QRS-Komplex bewerten.

Zusammenfassend sind folgende EKG-Veränderungen wichtige Zeichen eines Myokardinfarkts:

- ST-Hebungen = Myokardverletzung (transmuraler Schaden)
- ST-Senkungen = Myokardischämie
- Tiefe symmetrische negative T-Wellen = Myokardischämie
- Pathologische Q-Zacken = Myokardnekrose

Bewertung und Kriterien der ST-Strecken-Hebung bei Patienten mit ACS

Europäische und internationale Fachgesellschaften wie z. B. die **European Society of Cardiology (ESC),** der **European Resuscitation Council (ERC),** die **Deutsche Gesellschaft für Kardiologie (DGK)** oder die **American Heart Association (AHA)** veröffentlichen in regelmäßigen Abständen aktuelle Leitlinien. Dazu gehören auch die Leitlinien zur Erkennung und Behandlung von Patienten mit STEMI.

Die Kriterien für eine ST-Strecken-Hebung im 12-Kanal-EKG, gemessen ab dem **J-Punkt**, werden in der ESC-Leitlinie 2023 wie folgt beschrieben (➤ Abb. 5.13):

ST-Strecken-Hebungen in zwei benachbarten Ableitungen:

- **ST-Strecken-Hebungen in den Ableitungen V_2 bis V_3**
  - ≥ 2,5 mm (0,25 mV) bei Männern **unter** 40 Jahren
  - ≥ 2 mm (0,2 mV) bei Männern **über** 40 Jahre

    ≥ 1,5 mm (0,15 mV) bei Frauen unabhängig vom Alter
- **ST-Strecken-Hebungen ≥ 1 mm (0,1 mV) in zwei benachbarten Ableitungen in allen anderen** Ableitungsabschnitten (Extremitäten- und Brustwandableitungen außer V_2 bis V_3), wenn kein LSB oder eine inksventrikuläre Hypertrophie vorliegt
- **Linksschenkelblock** (➤ Kap. 5.2.10) mit anhaltenden klinischen Ischämiesymptomen (ACS + breiter QRS-Komplex)
- **Rechtsschenkelblock** mit anhaltenden klinischen Ischämiesymptomen (ACS + breiter QRS-Komplex)

MERKE

Zur **einfacheren ST-Strecken-Diagnostik im Rettungsdienst** bieten sich die folgenden Kriterien an:

- ST-Strecken-Hebungen von ≥ 2 mm (0,2 mV) in den Ableitungen V_2 und V_3
- ST-Strecken-Hebungen ≥ 1 mm (0,1 mV) in ≥ 2 zusammengehörenden Extremitäten- oder benachbarten Brustwandableitungen in allen anderen Ableitungsabschnitten

Auch die EKG-Diagnostik bei besonderen Patientengruppen mit Myokardinfarkt sollte in der Präklinik Beachtung finden und wird in den Leitlinien des ESC beschrieben. Folgendes ist hierbei zu beachten:

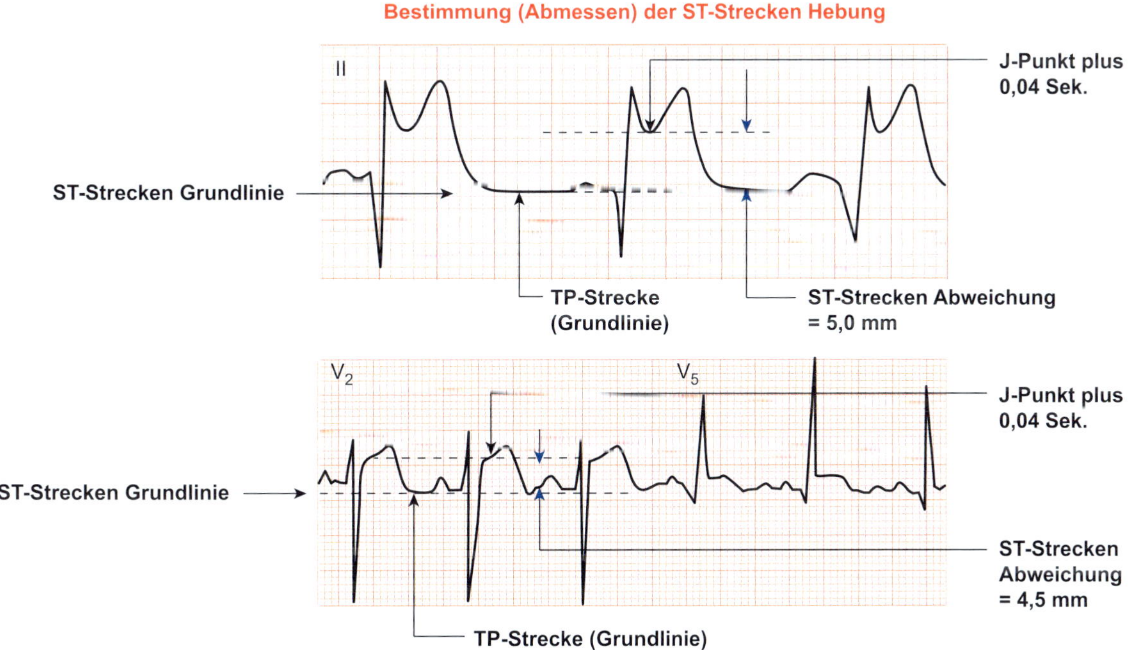

Abb. 5.13 Bestimmung der ST-Strecken-Hebung [L143]

5

- Bei einem **inferioren Infarkt V_3R und V_4R ableiten,** um einen **rechtsventrikulären Infarkt** zu identifizieren.
- Bei **ST-Strecken-Senkungen in V_1 bis V_3 (v. a. bei positiven T-Wellen) V_7 bis V_9** ableiten, um einen **posterioren Myokardinfarkt** zu identifizieren. ST-Strecken-Hebungen von ≥ 0,5 mm (0,05 mV) sind hier signifikant und werden als STEMI gewertet.
- **Stenose der linken Koronararterie:** ST-Senkungen ≥ 1 mm (0,1 mV) in acht oder mehr Ableitungen (inferolaterale ST-Senkungen), verbunden mit ST-Hebungen in den Ableitungen aVR und V_1, deuten auf eine **Multigefäßischämie** oder eine **Stenose des linken Hauptastes** (linke Koronararterie, LAD) hin, v. a. wenn der Patient hämodynamisch instabil ist.
- Die Standardkalibrierung zur Infarktdiagnostik des EKG ist in der ESC-Leitlinie mit 10 mm/mV angegeben. Dies entspricht vertikal 0,1 mV pro 1 mm-Kästchen im EKG-Papier. Die Kalibrierung kann bei feinen EKG-Veränderungen, aber auch zur besseren Auswertung auf z. B. 20 mm/mV eingestellt werden. Bei einigen EKG-Geräten wie z. B. dem Corpuls[3] wird bei einem 12-Kanal-Ausdruck am Ende des Ausdrucks je nach Einstellung eine Vergrößerung/Ausschnitt als „repräsentativer Schlag" mit einer Kalibrierung von 0,5 mV angezeigt. Dies ist eine weitere hilfreiche Option bei der Befundung von Ruhe-EKG-Aufzeichnungen.

Praxistipp

Zur Auswertung von feinen EKG-Veränderungen empfiehlt sich eine Amplitudeneinstellung von 20 mm/mV.

5.2.3 Infarktlokalisation

Um einen möglichen Myokardinfarkt anhand des 12-Kanal-EKGs lokalisieren zu können, müssen die Versorgungsgebiete der entsprechenden Koronararterien bekannt sein. Im ➤ Kap. 1.1.3 wurde dies ausführlich beschrieben. Wenn der Zusammenhang der EKG-Ableitungen (direkte und indirekte „Beobachter") und die Versorgungsgebiete der Koronararterie verstanden sind, kann anhand der EKG-Interpretation bei einem ST-Hebungsinfarkt (STEMI) das betroffene Infarktgebiet zugeordnet werden.

Eine Übersicht der Beobachter und der betroffenen anatomischen Infarktgebiete ist in der ➤ Tab. 5.5 zu sehen.

Die beschriebenen Charakteristika oder besonderen Hinweise im EKG folgen nicht immer dem gleichen Muster. Wenn aber Methoden, wie z. B. das Kleben von modifizierten Ableitungen, verstanden worden sind, können diese im individuellen Patienten-Setting angewendet und ausgewertet werden.

Direkte Beobachter

Im Standard 12-Kanal-EKG schauen sich die Extremitäten- und Brustwandableitungen als „direkte Beobachter" verschiedene Herzregionen an: Die Ableitungen **II, III und aVF** betrachten zusammen die Herzregion, die durch die **rechte Koronararterie (RCA)** versorgt wird. Die Ableitungen I, aVL, V_1, V_2, V_3, V_4, V_5 und V_6 schauen sich als „direkte Beobachter" die Herzregion an, die durch die **linke Koronararterie (LCA)** und die abgehenden Äste **Ramus interventricularis anterior (RIVA bzw. LAD)** und **RCX** versorgt werden. Bei einem Verschluss der **LCA** und Bestimmung der Infarktgröße betrachtet man also diese Ableitungen (V_1 bis V_6, I und aVL) und achtet auf entsprechende Hinweise (ST-Hebungen) im EKG. Umso mehr Veränderungen in den acht Ableitungen zu sehen sind, die den septalen, anterioren und/oder den lateralen Bereich des Herzens betrachten, umso größer ist z. B. das Infarktgebiet.

Indirekte Beobachter

Mit den erworbenen Kenntnissen über die topografischen Beziehungen der 12 Ableitungen im EKG anhand des Cabrera-Kreises bzw. der Cabrera-Kugel verstehen Sie, dass die Ableitungen, die gegenüber (gegenseitig/reziprok) dem Infarktgeschehen sitzen, (indirekte Beobachter) Infarktzeichen spiegelbildlich sehen. Die ST-Hebung z. B. in den Ableitungen II, III und aVF bei einem inferioren Infarkt zeigen sich in den Ableitungen I und aVL als ST-Senkung.

Ebenso gilt dies für das pathologische Q bzw. die R-Reduktion als Zunahme der R-Amplitude und die terminale T-Negativität als spitz-positive T-Welle.

Zusammenhängende Ableitungen

Infarkthinweisende Veränderungen wie z. B. ST-Strecken-Hebungen im EKG sind signifikant, wenn diese in anatomisch mindestens **zwei** zusammenhängenden Ableitungen zu sehen sind. Zusammenhängende Ableitungen schauen sich denselben benachbarten anatomischen Bereich des Herzens an oder sind in den Brustwandableitungen numerisch aufeinanderfolgend.

Die Ableitungen II, III und aVF z. B. haben die gleiche farbliche Codierung, da sie die gleiche anatomische Region im EKG betrachten (➤ Abb. 5.14). Genauso „betrachten" die Ableitungen I, aVL, V_5 und V_6 denselben anatomischen Bezirk (laterale Wand des linken Ventrikels). Dies gilt auch für die modifizierten Ableitungen V_1R bis V_6R und V_7 bis V_9.

In ➤ Abb. 5.15 wird deutlich, welche anatomischen Bezirke des Myokards durch die Standardbrustwandableitungen V_1 bis V_6 dargestellt werden.

Die Bestimmung des betroffenen Infarktgebiets anhand des EKGs ist also sehr gut möglich, aber nicht immer zu 100 % richtig. Was im EKG z. B. nach einem lateralen Infarkt aussieht, kann letztendlich auch ein anteriorer Infarkt sein. Faktoren, wie die Lage des Patienten oder anatomische Unterschiede (sog. Lagetypen), können dies beeinflussen. In ➤ Tab. 5.5 sind die Infarktlokalisation und anatomische Zuordnung anhand der EKG-Ableitungen zusammenfassend übersichtlich dargestellt.

Tab. 5.5 Infarktlokalisation und anatomische Zuordnung anhand der EKG-Ableitungen

Betroffenes Infarktgebiet	Direkte Beobachter	Indirekte Beobachter	Betroffene Koronararterie	Komplikationen
Anterior (Vorderwand)	V_3, V_4	V_7, V_8, V_9	Linke Koronararterie: Diagonalast RIVA (LAD)	LV-Fehlfunktion, akute Herzinsuffizienz, Schenkelblöcke, AV-Block Grad III
Anteroseptal (Vorderwandseptum) His-Bündel, Tawara-Schenkel	V_1, V_2, V_3, V_4	V_7, V_8, V_9	Linke Koronararterie: • Diagonalast RIVA (LAD) • Septalast RIVA (LAD)	AV-Blöcke, Schenkelblöcke
Anterolateral (Vorderseitenwand)	I, aVL, V_3, V_4, V_5, V_6	II, III, aVF, V_7, V_8, V_9	Linke Koronararterie: • Diagonalast RIVA (LAD) und/oder • CX	LV-Fehlfunktion, AV-Knoten-Blöcke
Inferior (Unterwand) Posterior (Hinterwand)	II, III, aVF	I, aVL	Rechte Koronararterie: • Posterior absteigender Ast (ca. 85 %) oder • Linke Koronararterie-RCX (ca. 15 %)	Hypotension, hohe Sensitivität auf Nitro und Morphin!
Lateral (Seitenwand)	I, aVL, V_5, V_6	II, III, aVF	Linke Koronararterie: • Diagonalast RIVA (LAD) und/oder • CX Rechte Koronararterie	LV-Fehlfunktion, AV-Knoten-Blöcke
Septal (Septum)	V_1, V_2	V_7, V_8, V_9	Linke Koronararterie: Septalast RIVA (LAD)	AV-Blöcke, Schenkelblöcke
Posterior (Hinterwand)	V_7, V_8, V_9	V_1, V_2, V_3	Rechte Koronararterie oder RCX	LV-Fehlfunktion
Rechtsventrikulär	V_1R–V_6R	I, aVL	Rechte Koronararterie (proximale Äste)	Hypotension, hohe Sensivität auf Nitro und Morphin!

I hoch lateral	aVR	V_1 septal
II inferior	aVL hoch lateral	V_2 septal
III inferior	aVF inferior	V_3 anterior
V_4 anterior	V_7 posterior	V_4R rechtsventrikulär
V_5 lateral	V_8 posterior	V_5R rechtsventrikulär
V_6 lateral	V_9 posterior	V_6R rechtsventrikulär

Abb. 5.14 Zusammenhängende EKG-Ableitungen farblich codiert [L143]

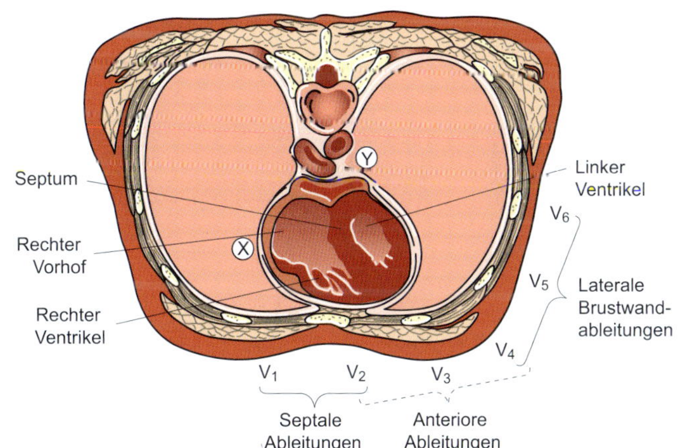

Abb. 5.15 Standardbrustwandableitungen und anatomische Betrachtung. Beachten Sie, dass weder der rechts-ventrikuläre Anteil des Myokards (X) noch der infero-basale (posteriore) Anteil des linken Ventrikels (Y) durch die Standard-Brustwandableitungen betrachtet werden. [L143]

5.2.4 Septaler Infarkt

Einen einleitenden Überblick gibt ➤ Abb. 5.16.

Die Ableitungen V_1 und V_2 „betrachten" den septalen Bereich des linken Ventrikels, der durch den RIVA versorgt wird. Hier sind auch das His-Bündel und die Tawara-Schenkel lokalisiert, die ebenso durch den RIVA versorgt werden. Ein Verschluss in diesem Bereich kann zu einem Rechtsschenkel- oder Linksschenkelblock und AV-Blockierungen Grad II oder III führen. Isolierte Infarkte des Septums spiegeln sich in den Ableitungen V_1 und V_2 wider. Ist auch der anteriore Bereich des Myokards betroffen, werden ST-Hebungen in den Ableitungen V_1 bis V_4 registriert. In ➤ Abb. 5.17 ist als Beispiel ein septaler Infarkt mit ST-Hebungen in den Ableitungen V_1 bis V_2 zu sehen.

5.2.5 Vorderwandinfarkt (anterior)

Einen einleitenden Überblick gibt ➤ Abb. 5.18.

Der Vorderwandinfarkt gilt aufgrund der möglichen Infarzierung größerer Anteile des Myokards als einer der Infarkte, der neben lebensbedrohlichen Komplikationen durchaus auch großen Einfluss auf die spätere Lebensqualität des Patienten haben kann. Der **Ramus interventricularis (RIVA)** als wichtiger Versorgungsast der Vorderwand hat einen Anteil von ca. 40 % der Blutversorgung des Myokards und versorgt einen wichtigen Bereich des **linken Ventrikels.** Ein Verschluss dieses Gefäßes kann zu Komplikationen wie z. B. malignen Herzrhythmusstörungen, kardiogenem Schock oder Pumpversagen führen. Ein Totalverschluss des linken Hauptstamms führt ohne sofortige Reperfusion in der Regel zum kardiogenen Schock oder zu einem plötzlichen Herztod. Herzrhythmusstörungen wie Vorhofflimmern/-flattern oder ventrikuläre Extrasystolen sind auch zu beobachten. Durch die Sympathikusstimulierung kommt es bei Vorderwandinfarkten u. a. auch

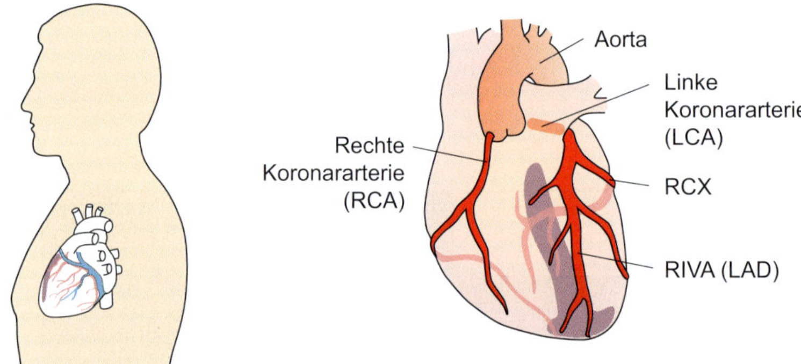

I Lateral	aVR	V_1 Septum	V_4 Anterior
II Inferior	aVL Lateral	V_2 Septum	V_5 Lateral
III Inferior	aVF Inferior	V_3 Anterior	V_6 Lateral

Abb. 5.16 Septaler Infarkt [L143]

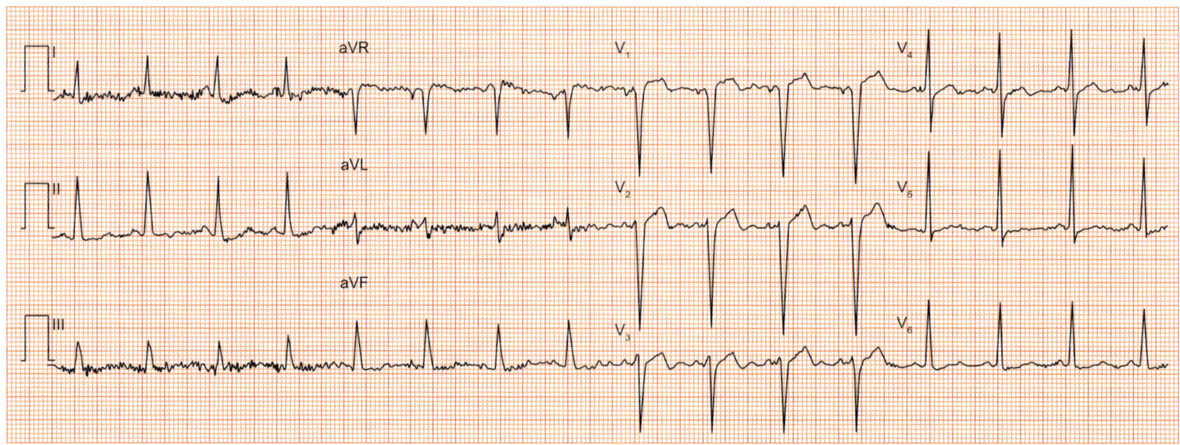

Abb. 5.17 Septaler Infarkt mit ST-Hebungen in den Ableitungen V_1 und V_2 [L231]

häufig zu Sinustachykardien und/oder zu hohen Blutdruckwerten. Deshalb ist es besonders wichtig, diesen wichtigen Myokardinfarkt frühzeitig zu erkennen, adäquat zu therapieren und einer schnellstmöglichen Reperfusionstherapie zuzuführen.

Die Ableitungen V_3 und V_4 „betrachten" als direkte „Beobachter" die Herzvorderwand des Herzens und den linken Ventrikel. Die linke Koronararterie versorgt zwei wichtige abgehende Gefäße, den Ramus interventricularis anterior (RIVA, engl. LAD) und den Ramus circumflexus (RCX). Der RIVA kann in unterschiedlichen Höhen verschlossen sein. Der Vorderwandinfarkt spielt sich daher selten isoliert ab, sondern tritt häufig mit septalen oder lateralen Infarktkombinationen auf. Ist dieses Gefäß z. B. sehr weit oben (proximal) und zusätzlich noch der septal abgehende Ast betroffen, spricht man von einem **Anteroseptalinfarkt.** ST-Hebungen werden in den Ableitungen V_1 bis V_4 registriert (➤ Abb. 5.19). Bei einem proximalen Verschluss des RIVA **und** Beteiligung des Ramus marginalis des RCX werden ST-Hebungen in den Ableitungen I, aVL, V_3 bis V_6 registriert **(anterolateraler Infarkt).**

Ist der RIVA so weit proximal verschlossen, dass der septale und der diagonale Ast betroffen sind, so spricht man von einem ausgedehnten anteroseptal-lateralen Infarkt. Hier kann man dann zusätzlich in den Ableitungen V_7 bis V_9 als indirekte Beobachter ST-Senkungen registrieren. Die Extremitätenableitungen zeigen hier keine spiegelbildlichen Veränderungen, da sie den STEMI-Vektor nicht direkt oder indirekt betrachten. Auch der größte Anteil der Tawara-Schenkel wird durch den RIVA versorgt. Folglich kann es bei einem Verschluss zu Schenkelblockierungen kommen. Daher ist es wichtig, einen neu aufgetretenen Linksschenkelblock möglichst zu identifizieren.

STEMI-Äquivalente – Hochrisiko-EKG

Nicht immer zeigt der Vorderwandinfarkt typische EKG-Veränderungen wie ST-Hebungen in den dazugehörigen EKG-Ableitungen. Es gibt weitere wichtige, zum Teil auch nicht geläufige Hinweise und

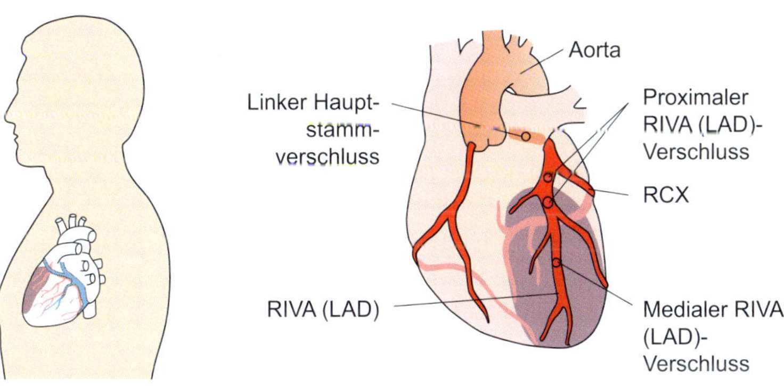

I Lateral	aVR	V_1 Septum	V_4 Anterior
II Inferior	aVL Lateral	V_2 Septum	V_5 Lateral
III Inferior	aVF Inferior	V_3 Anterior	V_6 Lateral

Abb. 5.18 Anteriorer Infarkt [L143]

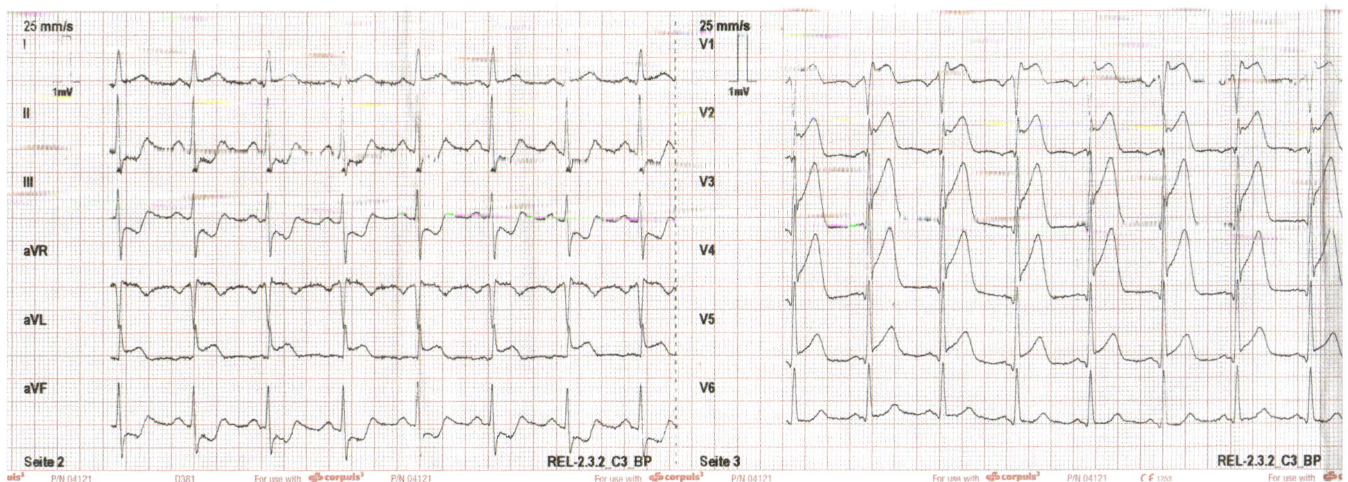

Abb. 5.19 Ausgedehnter anteroseptaler Infarkt [O1090]

Hochrisiko-Zeichen im EKG, die mit einem akuten Verschluss oder hochgradiger Stenose des RIVA oder des Hauptstamms vergesellschaftet sind. Diese weiteren atypischen EKG-Merkmale (STEMI-Äquivalente) wie z. B. das Wellens-Syndrom oder das De-Winter-ST/T-Zeichen sollen hier näher beschrieben werden, da sie bei der Identifikation eines Vorderwandinfarkts hilfreich sein können. In den ESC-Guidelines 2023 zum Management des akuten Koronarsyndroms wurden diese Hochrisiko-EKGs allerdings unter den Kriterien eines nichtokklusiven Myokardinfarkts bzw. Nicht-ST-Strecken-Hebungs-infarkts neu aufgenommen.

De-Winter-ST/T-Zeichen

Das De-Winter-ST/T-Zeichen als Hinweis für einen hochgradigen Verdacht auf einen LAD-Verschluss (RIVA), benannt nach dem holländischen Kardiologen Robbert J. de Winter, ist ein **Vorderwand-STEMI-Äquivalent ohne typische ST-Strecken-Hebung.** Es kommt bei ca. 2 % der Patienten mit einer hochgradigen LAD(RIVA)-Koronararterienstenose mit minimaler Restdurchblutung vor. Häufig bleiben diese Veränderungen bis zur Reperfusion bestehen. Die genaue Ursache für diese EKG-Veränderung ist nicht abschließend geklärt. Es wird eine anatomische Anomalie der Purkinje-Fasern, meist im Rahmen einer ausgedehnten Myokardischämie, vermutet. Eine weitere Erklärung für diese speziellen EKG-Veränderungen ist die Ausbildung einer subendokardialen Ischämie mit Ausbreitung bis hin zum Subepikardium. Die typischen EKG-Merkmale sind ST-Senkungen von 1–3 mm und einem Übergang in hohe prominente T-Wellen in den präkordialen (anterioren) Ableitungen (➤ Abb. 5.20).

MERKE

Diagnostische Kriterien De-Winter-ST/T-Zeichen in den Vorderwandableitungen V_1 bis V_6

- Hohe, prominente symmetrische T-Wellen in den präkordialen Ableitungen
- ST-Senkungen von > 1 mm in den präkordialen Ableitungen, gemessen ab dem J-Punkt
- Keine ST-Hebungen in den präkordialen Ableitungen
- ST-Hebung von 0,5–1 mm in der Ableitung aVR

Da dieses spezielle Zeichen im EKG nur bei ca. 2 % der Patienten vorkommt, kann es durch fehlende Kenntnis übersehen werden und zu einer Unterversorgung dieser Hochrisikogruppe führen (z. B. fehlende Aktivierung des Herzkatheterlabors). In Studien waren diese Patienten deutlich jünger, männlich und zeigten gehäuft eine Hypercholesterinämie im Vergleich mit den klassischen STEMI-Patientengruppen.

Wellens-Zeichen

Beim Wellens-Zeichen oder auch **Wellens-Syndrom** als Hochrisiko-EKG bzw. weiteres STEMI-Korrelat liegt ein **drohender Verschluss der LAD(RIVA)-Koronararterie** vor. Es beschreibt eine Spezialform des akuten Koronarsyndroms. Typischerweise tritt dieses Zeichen in der schmerzfreien Phase nach z. B. einem Angina-pectoris-Anfall auf und wird in zwei verschiedene Formen (Wellens-Typ A und Typ B) unterschieden. Die kardialen Laborparameter sind normal oder nur leicht erhöht. Diese Patientengruppe hat ein hohes Risiko für einen im Verlauf ausgedehnten Vorderwandinfarkt. In der Koronarangiografie lässt sich eine Stenose eher proximal darstellen.

Bei dem **Wellens-Zeichen Typ A** (25 % der Patienten) findet man in den Ableitungen V_2 bis V_3 biphasische T-Wellen (positiv-negativer Verlauf) (➤ Abb. 5.20). Bei der häufigeren Form (Typ B) kann man bei ca. 76 % der Fälle tief negative T-Wellen in den Ableitungen V_2 bis V_3 sehen.

Wenn die hochgradige Stenose weiterhin offen bleibt, verändern sich die T-Wellen nach einiger Zeit vom Typ A in einen Typ B. Die beschriebenen EKG-Veränderungen können sich auch auf alle Brustwandableitungen (V_1 bis V_6) ausdehnen.

Praxistipp

Da das Wellens-Zeichen üblicherweise in der schmerzfreien Phase nach z. B. einem Angina-pectoris-Anfall auftritt, ist es ratsam und wichtig, Verlaufs-EKG-Aufzeichnungen zu dokumentieren. Trotz erreichter Schmerzfreiheit mit oder ohne Medikation kommt es in vielen Fällen zu einem ausgedehnten Vorderwandinfarkt ohne rechtzeitige Veranlassung einer Koronarangiografie.

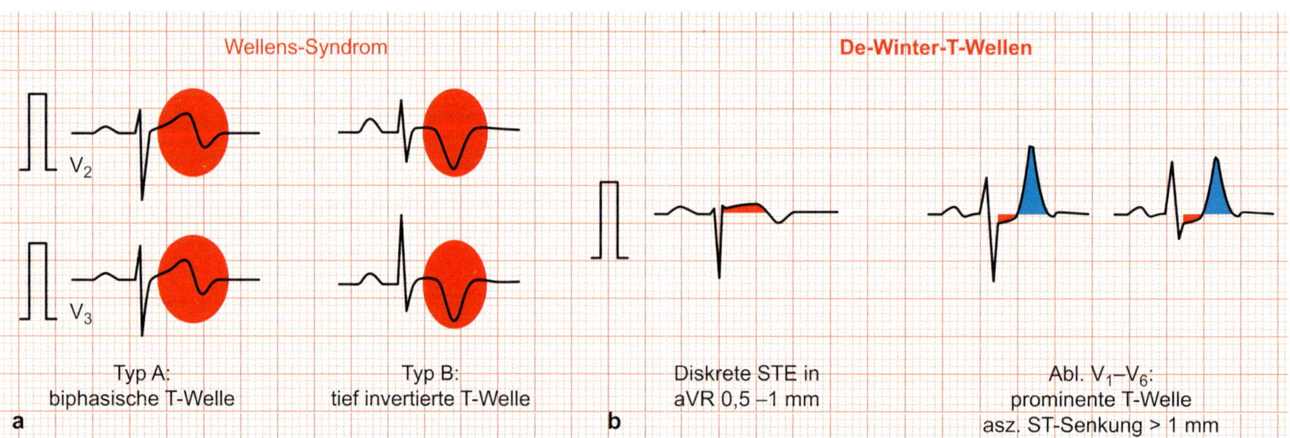

Abb. 5.20 Wellens-Syndrom Typ A/B **(a)** und De-Winter-ST/T-Zeichen mit diskreter ST-Hebung von 0,5–1mm in aVR als zusätzliches diagnostisches Kriterium **(b)** [F781-015]

MERKE

Diagnostische Kriterien des Wellens-Zeichen nach Rhinehart et al. (2002)

- Tief negative oder biphasische T-Wellen in den Ableitungen V_2 bis V_3 (kann sich auf die Ableitungen V_1 bis V_6 ausdehnen)
- Isoelektrisches oder minimal angehobenes ST-Segment (< 1 mm)
- Fehlende präkordiale pathologische Q-Wellen
- Fehlender R-Verlust: erhaltene präkordiale R-Wellen-Progression (Zunahme der R-Zacke von $V_1 \rightarrow V_5/V_6$)
- EKG-Veränderungen im beschwerdefreien Intervall
- Normale oder nur leicht erhöhte kardiale Labormarker

ST-Hebungen in den Ableitungen aVR und V_1

Es gibt zusätzliche **atypische Hinweise** im EKG, die bei Patienten mit anhaltenden Symptomen und myokardialer Ischämie einhergehen. Ein akuter proximaler RIVA-Verschluss oder eine Hauptstammstenose z. B. kann durch die **isolierte Ableitung aVR** angezeigt werden. Diese atypischen Hinweise sollte der geschulte Anwender in der prähospitalen Infarktdiagnostik beachten. Normalerweise sollen nach den gängigen Leitlinien zwei benachbarte Ableitungen zur STEMI-Diagnose ab dem J-Punkt gemessen werden, dies gilt nicht für die Ableitung aVR. Eine spezifische geschlechts- oder altersspezifische Einordnung entfällt ebenfalls. Eine isolierte ST-Strecken-Hebung in der Ableitung aVR und/oder gekoppelt mit ST-Hebungen in der Ableitung V_1 deutet auf eine linke Hauptstammstenose oder einen proximalen RIVA-Verschluss hin, insbesondere wenn zusätzlich ST-Senkungen ≥ 1 mm in ≥ 6 oder mehr Ableitungen zu sehen sind (➤ Abb. 5.21).

Diese Hinweise im EKG können aber auch eine schwere 3-Gefäß-KHK anzeigen.

U-Wellen im EKG: Hinweis auf myokardiale Ischämie

Die U-Welle tritt normalerweise in **positiver Form** auf und kann ein Hinweis auf eine myokardiale Ischämie sein, wenn sie **negativ** ist. Negative U-Wellen sind ein sehr spezifisches Zeichen für eine myokardiale Ischämie (➤ Abb. 5.22). Sie sind ein früher Marker bei der instabilen Angina pectoris und einem sich entwickelnden Myokardinfarkt und zeigen eine ≥ 75 % Stenose des RIVA an. U-Wellen findet man eher in den lateralen Ableitungen I und aVL sowie in den Ableitungen V_5 und V_6.

MERKE

Negative U-Wellen in Zusammenhang mit Brustschmerz sind ein sehr spezifisches Zeichen für myokardiale Ischämie. Besonders in Kombination mit einer bestehenden KHK sind sie mit einer ≥ 75 % Stenose des RIVA vergesellschaftet.

Negative U-Wellen können auch bei anderen Krankheiten vorkommen. Die Hauptursachen für U-Wellen sind:

- Arterieller Hypertonus
- Kardiomyopathien
- Long-QT-Syndrom
- Herzklappenfehler der Aorten- bzw. Mitralklappe
- Hyperthyreose

Ein weiteres atypisches Zeichen

Ein weiterer atypischer und subtiler Hinweis im EKG für eine KHK ist die **erhöhte T-Welle in der Ableitung V_1.** Besonders interessant ist dieses Zeichen, wenn es zum sog. **Verlust der präkordialen T-Wellen-Balance** kommt. Das Zeichen gilt als positiv, wenn die Amplitude der T-Welle in der Ableitung V_1 größer ist als in der Ableitung V_6. Liegt eine dazugehörige klinische Symptomatik vor und ist im EKG eine positive T-Welle mit Verlust der präkordialen T-Wellen-Balance zu sehen, so ist an eine KHK bzw. auch dringend an eine akute Ischämie zu denken (➤ Abb. 5.22). Die akute Ischämie betrifft hier in der Regel den RIVA.

MERKE

Die T-Welle ist bei herzgesunden Menschen in der Ableitung V_1 häufiger negativ. Ausnahmen sind der Linksschenkelblock und die linksventrikuläre Hypertrophie. Des Weiteren kann ein positives T mit hoher Amplitude bei besonders schlanken Personen vorkommen.

Checkliste für (drohende) OMI (modifiziert nach Fessele et al. 2020)

- Klassischer STEMI
- Strikt posteriorer STEMI
- Strikt rechtsventrikulärer STEMI
- (Mod.) Sgarbossa- oder Barcelona-Kriterien bei LSB und Schrittmacher-EKG
- Hauptstammstenose mit ST-Hebung in aVR und multiplen ST-Senkungen
- Wellens-Syndrom
- De-Winter-T-Wellen
- Semi-STEMI: diskrete (noch) nicht signifikante ST-Hebungen und kontralaterale ST-Senkungen und typische Klinik
- Inversion der T-Welle in I/aVL als erstes Zeichen eines frischen inferioren STEMI
- Verlust präkordialer T-Wellen Balance (T in V1 > T in V_6)
- Negative U-Wellen

ACHTUNG

25 % der NSTEMI sind okklusive Myokardinfarkte und werden möglicherweise verzögert einer Reperfusionstherapie zugeführt!

Praxistipp

OMI Toolbox Application für das Smartphone:

Die Ursache für ST-Hebungen im EKG aufgrund eines Myokardinfarkts oder anderen Diagnosen wie z. B. die Linksherzhypertrophie oder alte Myokardinfarkte und deren Unterscheidung kann herausfordernd und schwierig sein. Auch STEMI-Äquivalente müssen im EKG frühzeitig herausgefiltert werden und sind nicht immer einfach zu erkennen. Aus diesem Grund haben verschiedene Ärzte rund um Stephen W. Smith eine „OMI Toolbox" als App zum Download für das Smartphone entwickelt. Hier findet man einen 10-Stufen-Al-

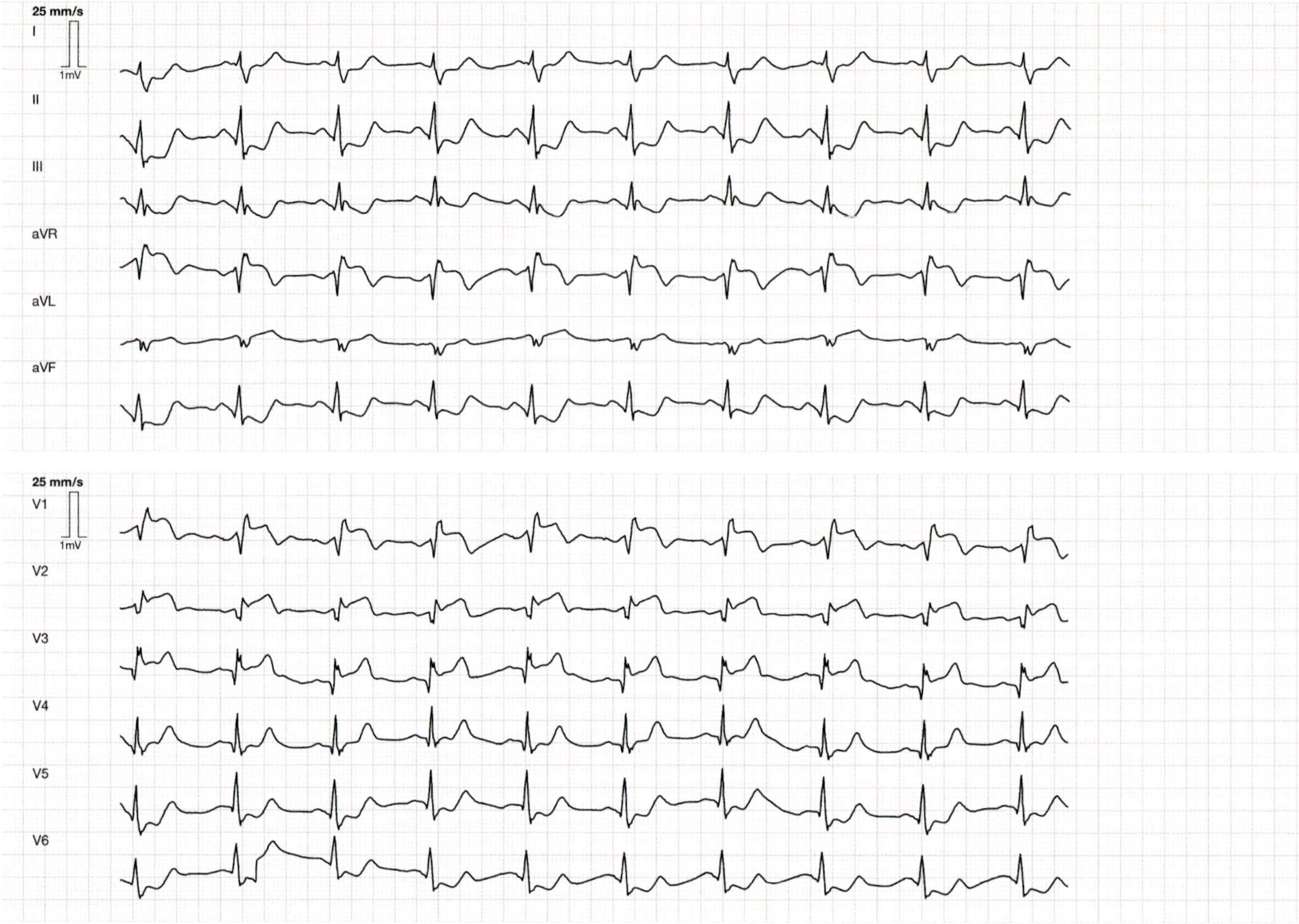

Abb. 5.21 ST-Hebungen in den Ableitungen aVR und V_1 (zusätzlich noch V_2 und V_3) und ST-Senkungen in den Ableitungen I, II, III, aVF und V_4-V_6 als Hinweis für eine Hauptstammstenose oder proximalen RIVA-Verschluss [P426/L143]

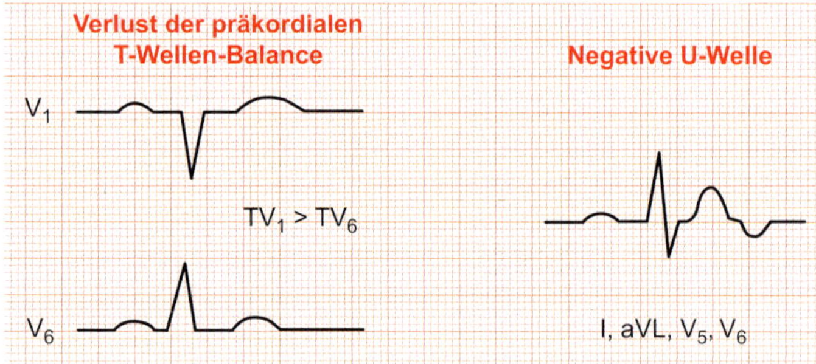

Abb. 5.22 EKG mit Verlust der präkordialen T-Wellen-Balance und EKG mit negativer U-Welle [L143]

gorithmus, EKG-Tools zur Differenzialdiagnostik und vieles mehr (➤ https://hqmeded-ecg.blogspot.com/2023/03/our-omi-toolbox-application-is-out-now.html).

OMI Toolbox

5.2.6 Inferiorer Infarkt

Einen einleitenden Überblick gibt ➤ Abb. 5.23.

Die Ableitungen II, III und aVF „betrachten" den inferioren (unteren) Bereich des linken Ventrikels. Häufig wird hier auch fälschlicherweise der Begriff „Hinterwandinfarkt" benutzt. Bei den meisten Menschen wird der inferiore Anteil des linken Ventrikels durch den posterioren Abschnitt der rechten Koronararterie („Rechtsversorger") versorgt. Bei einem Verschluss der RCA proximal des Ramus marginalis dextra spricht man von einem **inferioren Infarkt mit Rechtsherzbeteiligung.** Distal des Ramus marginalis dextra spricht man von einem inferioren Infarkt mit Rechtsventrikelbeteiligung. Spiegelbildliche Veränderungen sind in den Ableitungen I und aVL zu sehen. Bei einigen Menschen wird die inferiore Herzwand durch den posterioren Anteil der RCX versorgt („Linksversorger").

Da die RCA auch wichtige Strukturen der Reizleitung versorgt, muss bei den inferioren Infarkten auch mit bradykarden Rhythmusstörungen oder AV-Blockierungen gerechnet werden. Dieser Infarkt ist deshalb je nach Ausdehnung des Infarktgebiets mit diesen Komplikationen vergesellschaftet. Ein EKG-Beispiel für diesen Infarkt ist in ➤ Abb. 5.24 zu sehen.

MERKE

Komplikationen bei inferiorem Infarkt durch Überstimulation des Parasympathikus

Durch die RCA werden wichtige Strukturen der Reizleitung versorgt. Deshalb ist bei den inferioren Infarkten auch mit bradykarden Rhythmusstörungen oder AV-Blockierungen als Komplikationen zu rechnen!

Besonderheit EKG-Diagnostik inferiorer Infarkt – ST-Hebung nur in Ableitung III

Wie bereits in ➤ Kap. 5.2.3 beschrieben, ist die korrekte Bestimmung des Infarktgebiets anhand der Elektrodenposition (anatomische Zuordnung anhand EKG-Ableitungen) und entsprechenden ST-Hebungen unzuverlässig. Die Forderung in der Infarktdiagnostik nach ST-Hebungen in mindestens zwei zusammenhängenden Ableitungen stützt sich oft auf theoretische Erklärungen und muss nicht immer korrekt sein, besonders wenn eine infarktbedingt verschlossene Arterie mehrere Myokardgebiete versorgt. Dies kann hier zu atypischen EKG-Mustern mit ST-Hebungen führen. In einer retrospektiven Studie von Aslanger et al. wurden neue EKG-Kriterien erstellt, die streng genommen einem NOMI entsprechen würden. Hierbei liegt aber ein akuter inferiorer Infarkt mit Verschluss oder Beinahe-Verschluss der CX vor, der leicht übersehen werden kann und zu einer verzögerten Versorgung führt. Beobachtet werden konnte auch, dass Patienten mit diesen EKG-Auffälligkeiten und inferiorem Infarktereignis zusätzlich eine kritische Mehrgefäßerkrankung und im Ver-

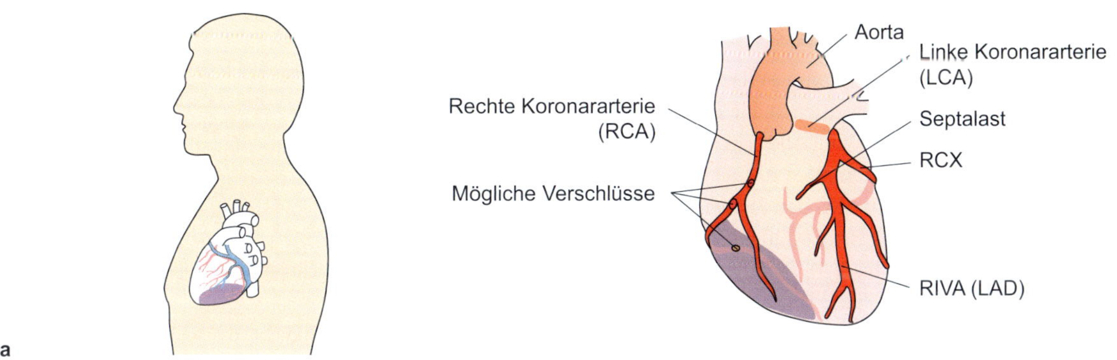

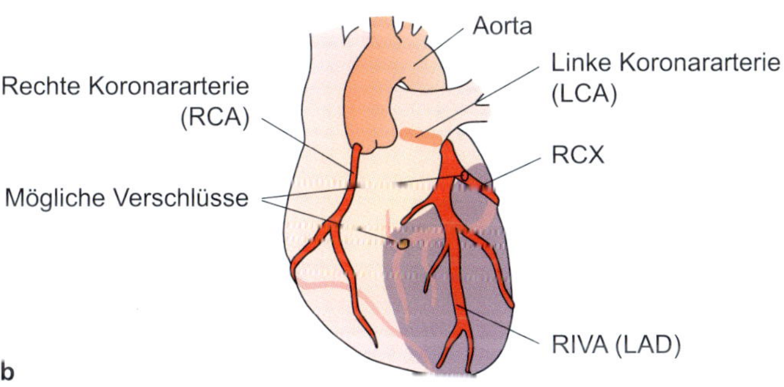

I Lateral	aVR	V_1 Septum	V_4 Anterior
II Inferior	aVL Lateral	V_2 Septum	V_5 Lateral
III Inferior	aVF Inferior	V_3 Anterior	V_6 Lateral

Abb. 5.23 Inferiorer Infarkt [L143]

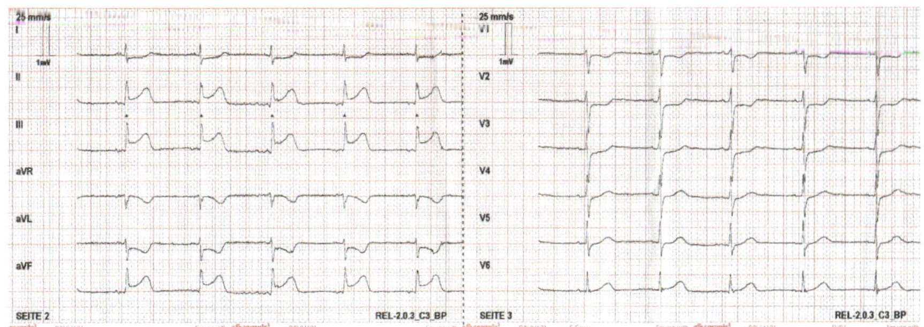

Abb. 5.24 Akuter inferiorer Infarkt. Zu beachten sind die ST-Hebungen in den Ableitungen II, III und aVF und die spiegelbildlichen ST-Senkungen in den Ableitungen I und aVL. [O1090]

lauf eine erhöhte Mortalität aufzeigten. Folgende Kriterien müssen hierbei laut Studie vorliegen:

1. ST-Hebung in der Ableitung III
2. ST-Senkungen in den Ableitungen V_4–V_6 mit terminal positiver oder negativer T-Welle
3. ST-Strecke in Ableitung V_1 höher als ST in V_2

Die Ursache dieses besonderen EKG-Musters mit ST-Hebung nur in Ableitung III liegt laut Studie an der Verschiebung bzw. Umlenkung des ST-Vektors mehr nach rechts aufgrund der Summation des ST-Vektors des akuten inferioren Infarkts **und** der subendokardialen Ischämie aufgrund der gleichzeitig vorliegenden kritischen Mehrgefäßerkrankung.

Diese besonderen EKG-Kriterien können ggf. als weiteres diagnostisches Kriterium für einen akuten inferioren OMI (häufiger CX-Verschluss als RCA-Verschluss) verwendet werden und deuten oft auch auf das Vorliegen von hochgradigen Stenosen in mehreren Koronargefäßen hin – mit der Indikation für eine Notfall-PCI.

5.2.7 Rechtsventrikulärer Infarkt

Einen einleitenden Überblick gibt ➤ Abb. 5.25.

Ein **rechtsventrikulärer** Infarkt sollte in Betracht gezogen werden, wenn ST-Hebungen in den Ableitungen II, III und aVF zu sehen sind. Ein proximaler Verschluss der RCA führt hier zu einem Infarkt mit Beteiligung des rechten Ventrikels und des inferioren Anteils des Myokards. Ist nur der Abgang der RCA betroffen, so kommt es zu einem isolierten rechtsventrikulären Infarkt. Um mit dem EKG den rechten Ventrikel zu betrachten, müssen hier modifizierte Brustwandableitungen eingesetzt werden. Abgeleitet werden V_3R bis V_6R. Üblicherweise reicht die Ableitung V_4R aus. So erspart man sich das komplette „Umkleben" der Elektroden. Eine ST-Hebung in der Ableitung V_4R bestätigt den rechtsventrikulären Infarkt. In ➤ Abb. 5.26 ist solch ein ausgedehnter inferiorer Infarkt mit rechtsventrikulärer Beteiligung zu sehen.

Eine Besonderheit bei diesem Infarkt ist, dass nicht nur die Veränderungen im EKG, sondern auch **klinische Hinweise** in dieser besonderen Patientengruppe anzutreffen sind. Die klinischen Symptome bei einem Infarkt mit rechtsventrikulärer Beteiligung umfassen folgende **klassische Trias:** Hypotension, Jugularvenenstauung und vesikuläre klare Atemgeräusche ohne Hinweis auf ein Lungenödem. Diese Trias ist nur bei ungefähr 10–15 % aller Patienten mit rechtsventrikulärem Infarkt anzutreffen.

Bei einem Infarkt mit rechtsventrikulärer Beteiligung kommt es zu einem verringerten kardialen Output. Die Folgen sind ein abfallender Blutdruck (Hypotension) und eine Stauung im zentral-venösen System (Jugularvenenstauung). Ursache dafür ist, dass der rechte Ventrikel nicht ausreichend Blut in den pulmonalen Kreislauf pumpt (Vorlast) und somit weniger Blut den linken Ventrikel erreicht. Bei der Versorgung dieser kritischen Patientenklientel macht man sich durch eine Volumengabe den sog. **Frank-Starling-Mechanismus** zunutze (➤ Kap. 1.3.2). Dies führt zu einem besseren Preload und einer daraus resultierenden Verbesserung des kardialen Outputs (Afterload) mit Anstieg des Blutdrucks. Auf Vorlastsenker wie Nitroglycerin ist zu verzichten! Morphin sollte bei diesen speziellen Infarkten vorsichtig eingesetzt werden.

MERKE

Der Frank-Starling-Mechanismus, nach dem deutschen Physiologen Otto Frank (1865–1944) und dem britischen Physiologen Ernest Henry Starling (1866–1927), beschreibt den Zusammenhang der Füllung und der Auswurfleistung der Herzkammern am Ende der Diastole. Durch Zunahme der Füllung der Vorhöfe durch z. B. Volumengabe (Preload-Erhöhung) werden die Muskelfasern mehr gedehnt und können sich dadurch stärker kontrahieren. Dies führt zu einer besseren Auswurfleistung (Afterload) und das Schlagvolumen steigt (Anstieg Blutdruck).

Die klassischen Komplikationen bei diesen Patienten sind also Hypotension und kardiogener Schock. Wenn man sich die Anatomie der Koronargefäße mit den Versorgungsgebieten anschaut, weiß man, dass auch

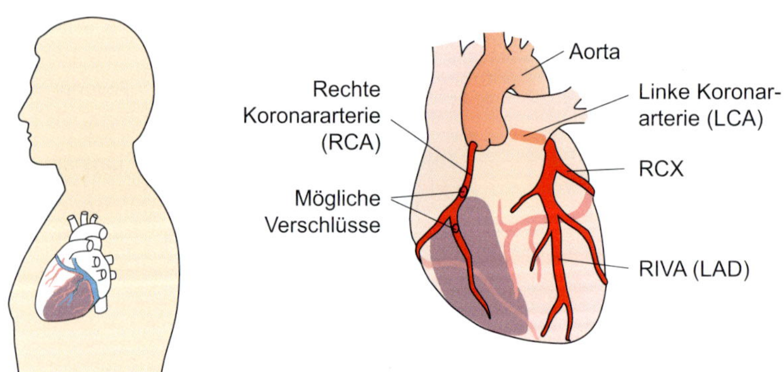

I Lateral	aVR	V_1 Septum	V_4 Anterior	V_4R Rechtsventrikulär
II Inferior	aVL Lateral	V_2 Septum	V_5 Lateral	V_5R Rechtsventrikulär
III Inferior	aVF Inferior	V_3 Anterior	V_6 Lateral	V_6R Rechtsventrikulär

Abb. 5.25 Rechtsventrikulärer Infarkt [L143]

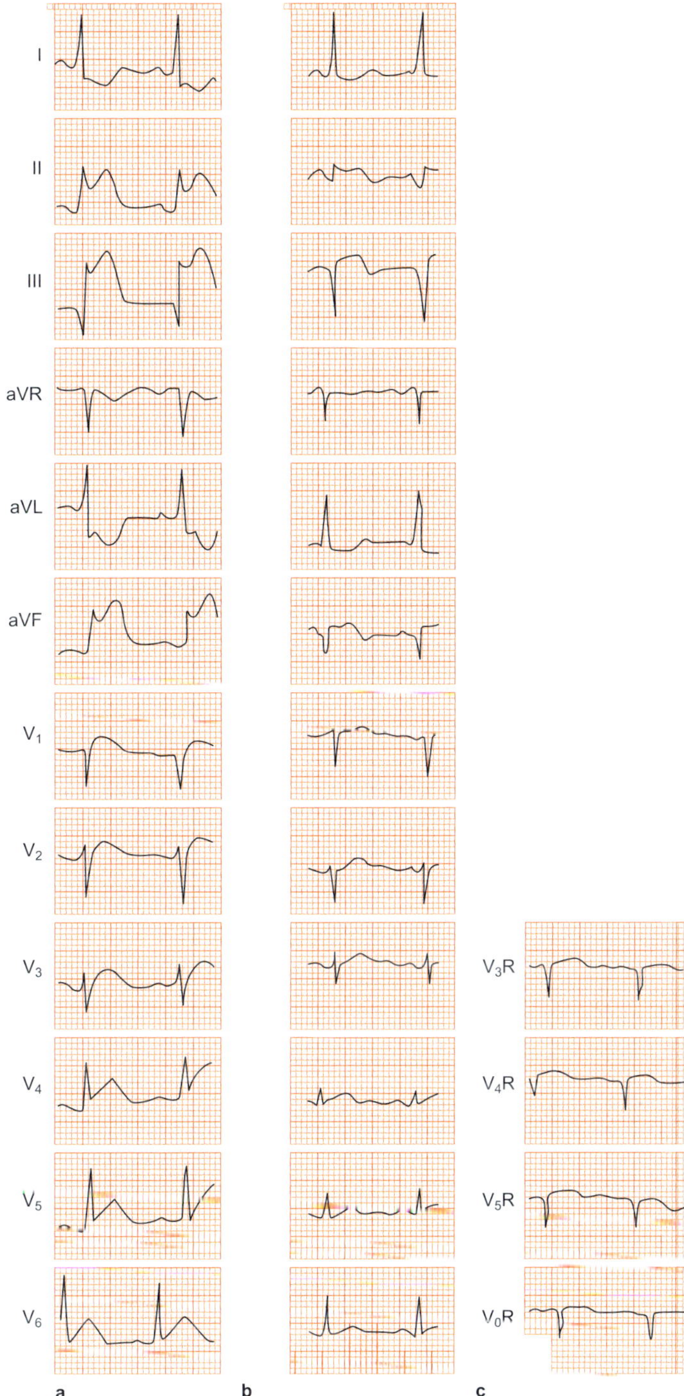

Abb. 5.26 Inferiorer Infarkt mit rechtsventrikulärer Beteiligung: a) Während der Akutphase. b) Bei Aufnahme Klinik. c) Rechstventrikuläre Ableitungen mit ST-Hebungen und Nachweis einer rechtsventrikulären Infarktbeteiligung. [L231]

das Reizleitungssystem betroffen sein kann, was zu AV-Blockierungen, Vorhofflimmern oder -flattern führen kann. Auch AV-Blöcke sind bei der Hälfte der Patienten mit Herzinfarkt und rechtsventrikulärer Beteiligung anzutreffen. Statistisch weisen ungefähr 30–50 % der Patienten mit einem inferioren Infarkt eine rechtsventrikuläre Beteiligung auf.

Praxistipp

In einigen Fällen ist es möglich, einen möglichen rechtsventrikulären Infarkt schon anhand der Brustwandableitungen V_1 und V_2 zu erkennen (recht spezifisch, wenig sensitiv). Bei der modifizierten Klebetechnik zur Erkennung einer rechtsventrikulären Beteiligung ändert sich die Ableitung V_1 in V_2R und die Ableitung V_2 in V_1R.

Bei einem inferioren Infarkt mit rechtsventrikulärer Beteiligung sieht man ST-Hebungen in V_1 und V_2. Ein RVI ist vermutlich dann vorhanden, wenn die ST-Hebung in V_1 größer ist als in V_2. Umgekehrt ist dies bei einem septalen Infarkt, bei dem die ST-Hebung in V_2 größer als in V_1 ist.

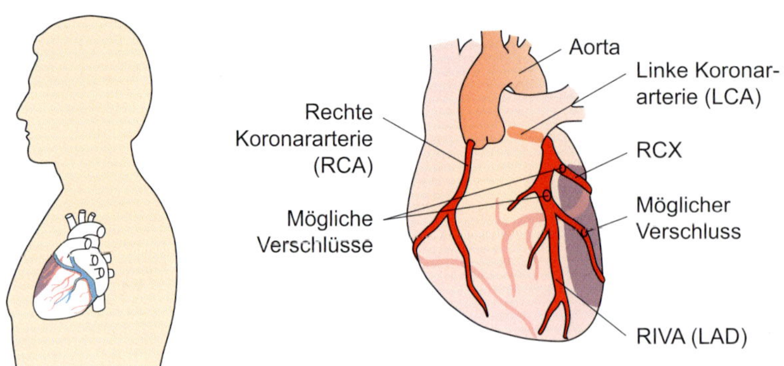

I Lateral	aVR	V_1 Septum	V_4 Anterior
II Inferior	aVL Lateral	V_2 Septum	V_5 Lateral
III Inferior	aVF Inferior	V_3 Anterior	V_6 Lateral

Abb. 5.27 Lateraler Infarkt [L143]

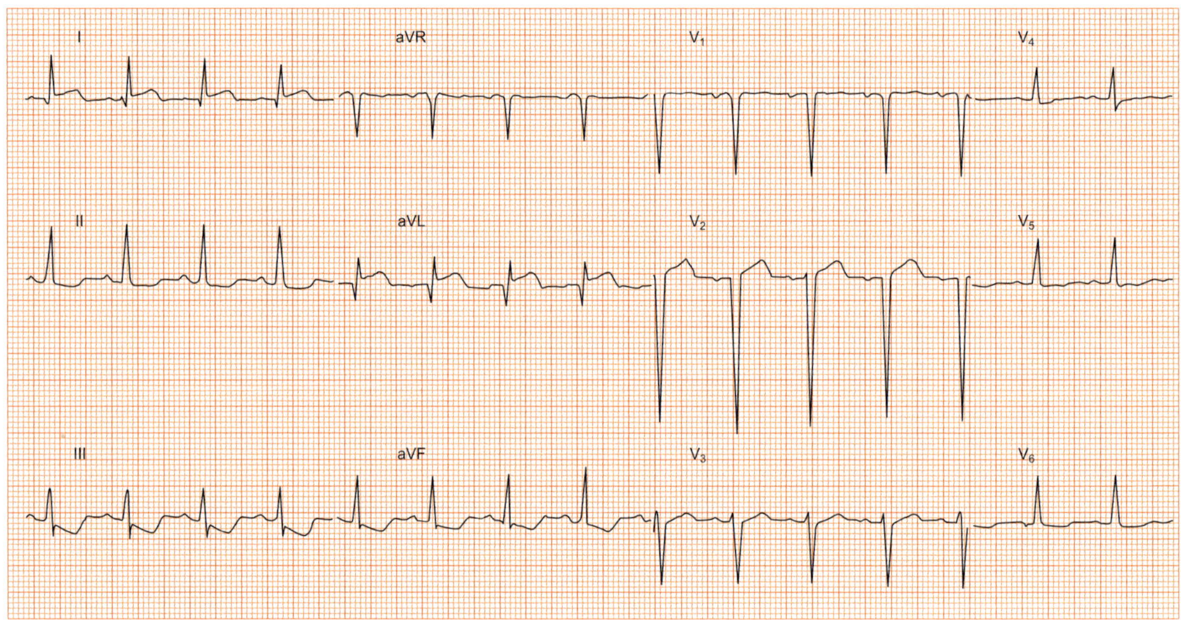

Abb. 5.28 Lateraler Infarkt [L231]

5.2.8 Seitenwandinfarkt (lateraler Infarkt)

Einen einleitenden Überblick gibt ➤ Abb. 5.27.

Betrachtet man den Cabrera-Kreis und den entsprechenden Vektor mit den Ableitungen bei einem lateralen Infarkt, so „schauen sich" die Ableitungen I, aVL, V_5 und V_6 genau diesen Bereich des Myokards an. Eine ST-Hebung in diesen Ableitungen spricht für einen rein lateralen Infarkt, da die seitliche Wand des linken Ventrikels vom RIVA, Ramus circumflexus oder bei entsprechendem Versorgertyp von der rechten Koronararterie versorgt wird.

Laterale Infarkte kommen häufig bei ausgedehnten anterioren Infarkten oder inferioren Infarkten vor (➤ Abb. 5.28). Isolierte laterale Infarkte treten normalerweise bei einem Verschluss des Ramus circumflexus auf und werden regelmäßig übersehen. Sind ST-Hebungen in den Ableitungen I, aVL, V_5 und V_6 zu sehen, spricht man von **hoch lateralen Infarkten.** Diese sind mit spiegelbildlichen ST-Senkungen in den inferioren Ableitungen II, III und aVF vergesellschaftet. Üblicherweise ist die seitliche Wand durch einen proximalen Verschluss des RIVA (anterolateral, ➤ Abb. 5.29) oder Verschluss eines Abgangs der RCA (inferolateral) betroffen.

MERKE

Laterale Infarkte können isoliert oder in Kombination mit anterioren, anteroseptalen, inferioren, rechtsventrikulären oder posterioren Infarkten auftreten.

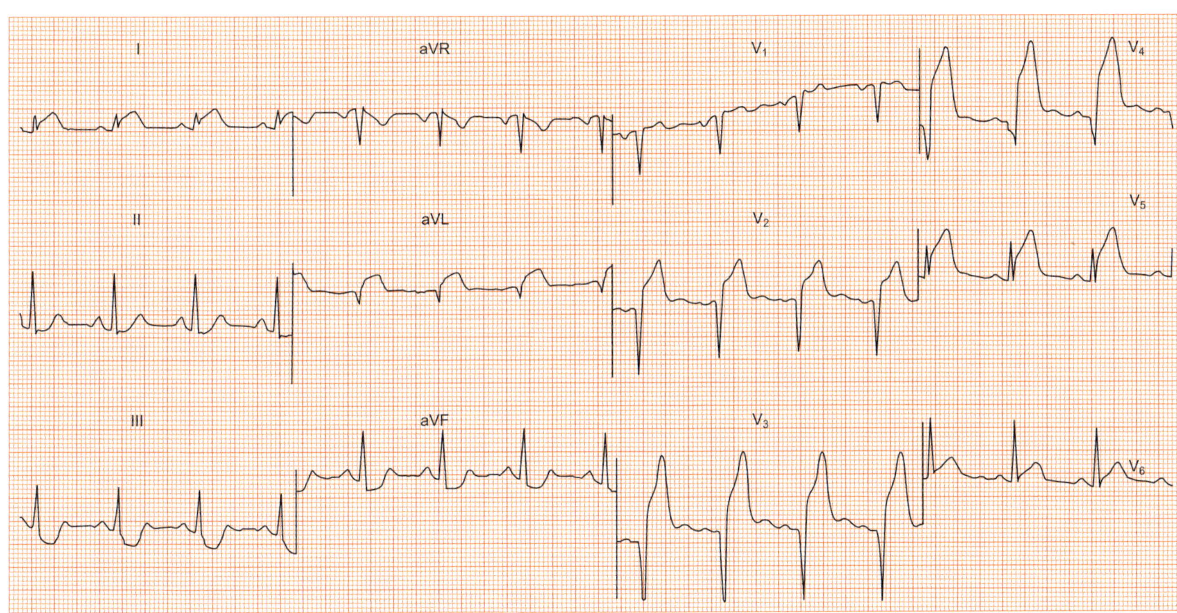

Abb. 5.29 Anterolateraler Infarkt [L231]

5.2.9 Inferobasaler Infarkt, posteriorer Infarkt

Einen einleitenden Überblick gibt ➤ Abb. 5.30.

Inferobasale (posteriore) Infarkte treten normalerweise in Verbindung mit einem inferioren oder lateralen Infarkt auf. Die inferobasale Wand des linken Ventrikels wird bei den meisten Patienten durch die RCA versorgt, bei einigen (verschiedene Versorgertypen) auch durch den Ramus cirumflexus (RCX). Wird die inferobasale Wand primär durch die RCA versorgt, kann es bei einem Verschluss dieser Koronararterie ebenfalls zu Herzrhythmusstörungen kommen, da hier auch der Sinusknoten, der AV-Knoten oder das His-Bündel betroffen sein können. Eine wichtige „Besonderheit" dieses Infarkts ist, dass die Standard-12-Kanal-Brustwandableitungen den inferobasalen Bereich nicht „betrachten". Hier kommen die modifizierten Ableitungen V_7 bis V_9 zum Einsatz, um den **posterioren Anteil** des Myokards im EKG darzustellen. Spiegelbildliche Veränderungen im Sinne von ST-Senkungen können in

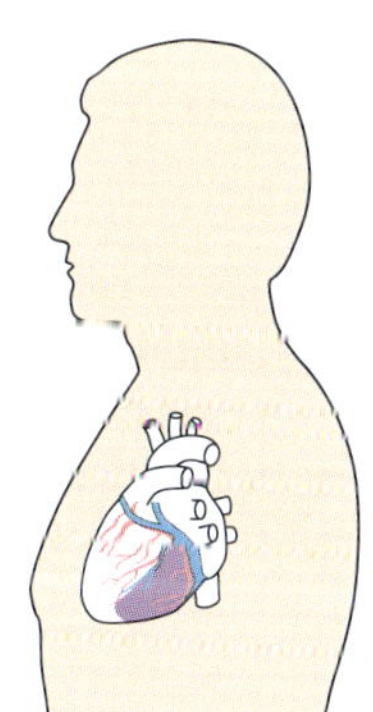

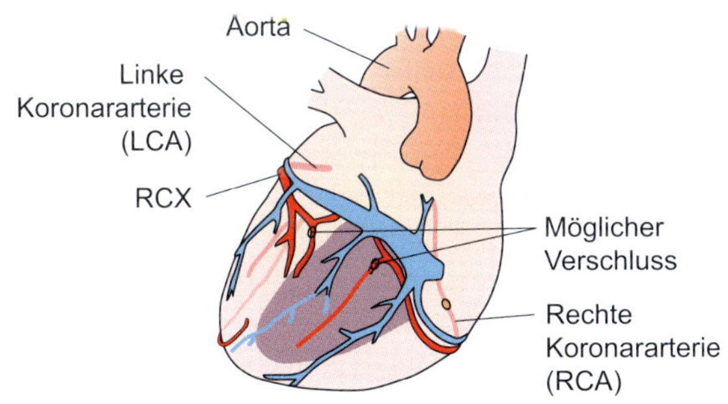

I Lateral	aVR	V_1 Septum	V_4 Anterior	V_7 Posterior
II Inferior	aVL Lateral	V_2 Septum	V_5 Lateral	V_8 Posterior
III Inferior	aVF Inferior	V_3 Anterior	V_6 Lateral	V_9 Posterior

Abb. 5.30 Posteriorer Infarkt [L143]

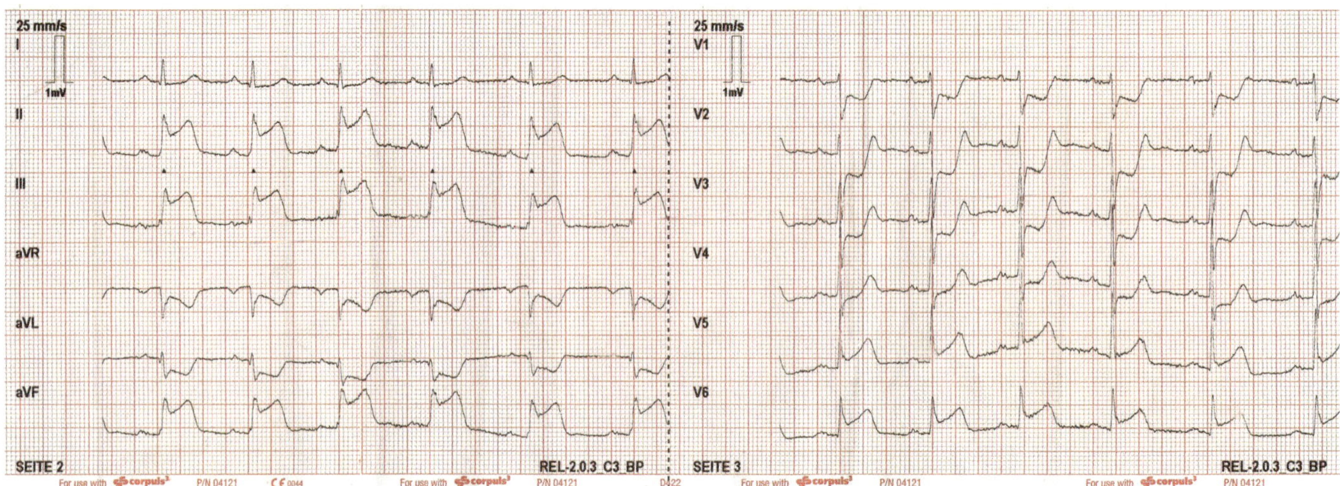

Abb. 5.31 EKG mit inferobasalem (posteriorem) Infarkt [O1090]

den anterioren Ableitungen V_1 bis V_3 registriert werden. Auch sind **hohe R-Zacken** in diesen Ableitungen zu sehen (➤ Abb. 5.31).

Eine gute Möglichkeit, den Infarkt im EKG zu interpretieren, ist der **„Spiegeltest“:** Hierzu wird das ausgedruckte EKG einfach auf den Kopf gestellt. Nun sieht man die R-Zacke als Q-Zacke und die ST-Senkungen sind als ST-Hebungen zu sehen. Ein isolierter Hinterwandinfarkt (posterior) ist gegeben bei isolierten ST-Strecken Senkungen von ≥ 0,5 mm in den Ableitungen V_1 bis V_3 und ST-Hebungen von ≥ 0,5 m in den hinteren Brustwandableitungen V_7 bisV_9.

Praxistipp

Bei Patienten mit ACS und registrierten ST-Senkungen in den Ableitungen V_1 bis V_3 ist es ratsam, zusätzlich die Ableitungen V_7 bis V_9 zu kleben, um einen isolierten posterioren Infarkt zu identifizieren!

MERKE

Kriterien isolierter posteriorer Infarkt

- ST-Strecken-Senkungen von ≥ 0,5 mm in den Ableitungen V_1 bis V_3
- ST-Strecken-Hebungen ≥ 0,5 mm in den Ableitungen V_7 bis V_9

5.2.10 „Spezielle Infarktdiagnostik“ – seltene Hochrisiko-EKGs

Primäres Kammerflimmern (PVF) kann als potenzielle Komplikation in der frühen Phase eines okklusiven Myokardinfarkts (OMI/STEMI) jederzeit auftreten. Mehrere elektrokardiografische STEMI-Muster sind mit PVF und einer Kurzzeitsterblichkeit verbunden (High In-Hospital Mortality). Hierzu gehören z. B. das sog. **Shark-Fin-Zeichen** und das **Tombstone-Zeichen.** Diese besonderen EKG-Muster können schnell als Breitkomplextachykardie oder als Zeichen einer Hyperkaliämie gedeutet werden. Das EKG spielt also auch bei diesen besonderen Formen der ST-Veränderungen als diagnostisches Tool eine zentrale Rolle bei der frühzeitigen Behandlung eines AMI. Darüber hinaus kann das EKG hilfreiche Informationen über die Prognose von AMI-Patienten in Bezug auf arrhythmische oder hämodynamische Komplikationen und der Mortalität liefern.

Shark-Fin-Zeichen

Die Formen der ST-Strecke bei einem okklusiven Myokardinfarkt variieren erheblich. Eine weitere EKG-Veränderung mit schlechter Prognose ist das sog. **Shark-Fin-Zeichen** (➤ Abb. 5.32). Diese massiven EKG-Veränderungen (Amplitude ≥ 1 mV) ähneln hier einer Haifischflosse. Bei einer zu schnellen Betrachtung des EKGs können diese besonderen Veränderungen schnell übersehen werden und als breite QRS-Komplexe fehlinterpretiert werden. Das Problem hierbei ist, dass der QRS-Komplex zusammen mit der T-Welle aufgrund einer **extremen** ST-Hebung verschmilzt und nicht voneinander zu unterscheiden sind. Die Literatur hierzu ist spärlich und besteht im Wesentlichen aus Fallberichten. Dies ist der Grund für die unbekannte Inzidenz. In einer Studie von Cipriani et al. hatten nur 1,4 % der Patienten diese besondere Form der extremen EKG-Veränderung.

In der Literatur sind noch weitere Bezeichnungen wie **die Lambda-Welle (Lambda-Wave, dreieckförmiges Lambda Aussehen, griech.: neutrum)** oder die **trianguläre QRS-ST-T-Wellenform (TW)** zu finden. Ein Begriff, der auch zu finden ist, um die Morphologie der Haifischflossen zu beschreiben, sind „Giant-R-Waves“ (Riesen-R-Wellen). Der Begriff „Riesen-Welle“ ist allerdings problematisch, weil dieser auch in der Literatur verwendet wird, um sich auf R-Wellen zu beziehen, die nur leicht ausgeprägt sind und dem besonderen EKG-Phänomen „Shark Fin“ in Größe oder Morphologie nicht ähneln. Das EKG-Phänomen Shark Fin ist ein elektrokardiografisches Zeichen für einen subakuten/akuten Koronarverschluss mit schlechter Prognose (hohes Sterberisiko aufgrund von Herzstillstand, kardiogenem Schock) und ist besonders häufig in einer Post-/Peri-Arrest-Situation zu finden. Am häufigsten betroffen sind hierbei der linke Hauptstamm, der LAD oder der proximale RCX, v. a. bei fehlender Kollateralversorgung. Diese Komplexe manifestieren sich in meist mehreren zusammenhängenden EKG-Ableitungen, die der Koronaranatomie entsprechen, und stellen eine transmurale Ischämie mit daraus resultierenden Komplikationen (eingeschränkte Pumpfunktion linker Ventrikel, kardiogener Schock …) dar.

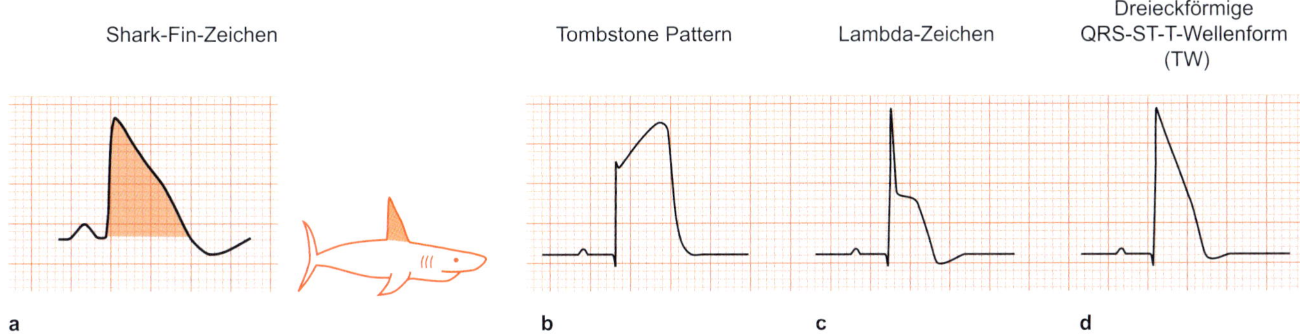

Abb. 5.32 Verschiedene Formen einer extremen ST-Hebung – Hochriskio-EKG: **a** Shark-Fin-Zeichen **b** Tombstone Pattern **c** Lambda-Zeichen **d** Trianguläre QRS-ST-T-Wellenform (TW) [L143]

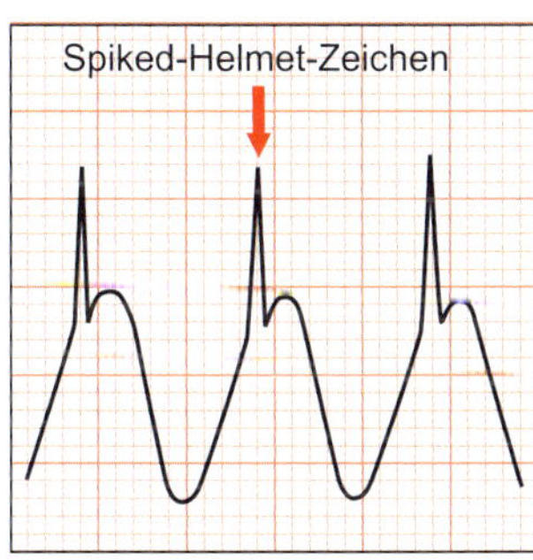

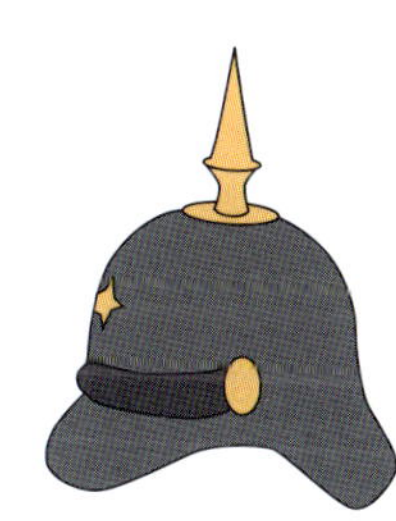

Abb. 5.33 Spiked-Helmet-Zeichen [L143]

Abb. 5.34 Diskordante ST-Segmente und T-Wellen bei Linksschenkelblock und Schrittmacher, normales Aussehen [L143]

Tombstone-ST-Hebung

Eine weitere Form der extrem veränderten ST-Hebung ist die **Tombstone-ST-Hebung (kastenartige ST-Hebung),** die an einen aufrecht stehenden Grabstein erinnert (➤ Abb. 5.32). Die ST-Hebung ist hierbei positiv konvex geformt, wobei die Spitze oftmals höher ist als die vorangegangene R-Zacke (Verlust der R-Zacke) mit einer Dauer von < 0,04 Sek. und minimaler Amplitude. Die ST-Hebung ist hierbei ≤ 5 mm. Die tombstoneförmige ST-Veränderung ist allerdings auch ohne Myokardinfarkt zu finden. Diese besondere Variante des Tombstone-Zeichens wird in einem Bericht von Littman et al. als **„Spiked Helmet"-Zeichen** beschrieben und ist zu finden bei kritisch kranken Patienten ohne Nachweis einer myokardialen Schädigung (➤ Abb. 5.33). Die Ursache bzw. der Mechanismus dieser EKG-Veränderung ist noch nicht ganz klar. Als mögliche Ursache wird ein erhöhter intrathorakaler oder intraabdominaler Druck angenommen.

5.2.11 Infarktdiagnostik bei Patienten mit Linksschenkelblock oder Schrittmacher-EKG

Die Identifizierung eines STEMI im EKG bei Patienten mit einem Linksschenkelblock oder Schrittmacher-EKG (ventrikuläre Stimulation) ist für viele in der Notfallmedizin Tätige eine Schwierigkeit oder Herausforderung. Lange galt der Mythos, dass bei einem Linksschenkelblock oder einem Patienten mit einem Herzschrittmacher kein Infarkt diagnostiziert werden kann. Durchaus kann die Ischämiediagnostik bei solchen Patienten Schwierigkeiten bereiten, aber unmöglich ist sie nicht. Mit speziellen Kriterien und Formeln kann die Infarktdiagnostik bei bestehendem Linksschenkelblock oder Schrittmacher-Stimulation möglich sein. Je nach Ableitung kann z. B. die ST-Hebung durch die Linksschenkelblock-bedingte ST-Senkung aufgehoben oder eine ST-Hebung durch den Linksschenkelblock überlagert sein.

Sgarbossa-Kriterien

Die Sgarbossa-Kriterien stellen eine Möglichkeit dar, um bei Patienten mit ACS einen STEMI zu diagnostizieren. Bei den Sgarbossa-Kriterien sind die ST-Segmente konkordant (Sgarbossa A und B) bzw. extrem diskordant (C). Ein normaler Linksschenkelblock hat diskordante ST-Segmente und T-Wellen (➤ Abb. 5.34).

Die Sgarbossa-Kriterien gelten als STEMI-Äquivalent und werden wie folgt definiert (➤ Abb. 5.35):

- **Sgarbossa A:** konkordante (gleiche Ausschlagrichtung) ST-Strecken-Hebung > 1 mm in mindestens einer Ableitung (5 Punkte)
- **Sgarbossa B:** konkordante ST-Strecken-Senkung von mindestens 1 mm in den Ableitungen V_1, V_2 oder V_3 (3 Punkte)
- **Sgarbossa C:** ST-Strecken-Hebung ≥ 5 mm in einer Ableitung mit diskordanter (entgegengesetzter) Ausschlagrichtung im QRS-Komplex (2 Punkte)

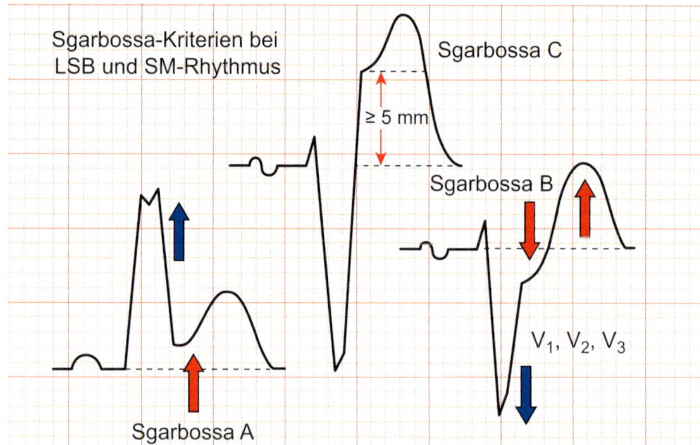

Abb. 5.35 Sgarbossa-Kriterien [L143]

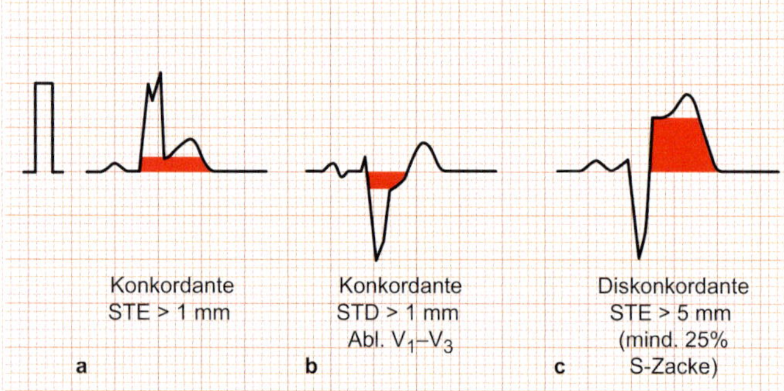

Abb. 5.36 Modifizierte Sgarbossa-Kriterien nach Smith [F781-015/L143]

Ab einer Sgarbossa-Punktzahl von ≥ 3 Punkten kann man eine einigermaßen zuverlässige Aussage treffen. Die Spezifität für das Vorliegen eines Myokardinfarkts wird mit 98 % und die Sensitivität mit 20 % angegeben.

Indes zeigen nicht alle koronaren Verschlüsse z. B. eine diskordante ST-Hebung von > 5 mm und nicht alle Patienten mit dieser ST-Strecken-Veränderung haben einen akuten STEMI (Sensitivität und Spezifität).

Noch sensitiver in der Diagnostik ist das **modifizierte Sgarbossa-Kriterium nach Smith** (➤ Abb. 5.36). Es wurde entwickelt, um die Genauigkeit der Diagnostik zu verbessern. Die wichtigste Änderung in den Kriterien ist die exzessive ST-Strecken-Hebung von > 5 mm in einer Ableitung mit diskordanter Ausschlagrichtung (Sgarbossa-Kriterium C).

Die **modifizierten Sgarbossa-Kriterien** nach Smith werden wie folgt definiert:

- Konkordante (gleiche Richtung wie QRS) ST-Hebungen von > 1 mm in ≥ 1 Ableitung (5 Punkte)
- Konkordante ST-Senkungen von > 1 mm, gemessen ab dem J-Punkt in den Ableitungen V_1, V_2 oder V_3 (3 Punkte)
- ST-Hebung von ≥ 25 % (¼) von der Größe der S-Zacke davor (ausgegangen von der Grundlinie) in irgendeiner Ableitung

Nicht anwendbar sind die modifizierten Sgarbossa-Kriterien bei extremer Tachykardie, Lungenödem und Hypertonie.

Barcelona-Kriterien zur Infarktdiagnostik bei LSB

Die Barcelona-Kriterien zur Infarktdiagnostik bei einem Linksschenkelblock sind eine weitere Möglichkeit, um ein mögliches Infarktgeschehen zu werten. Durch Di Marco et al. wurde in einer Analyse nachgewiesen, dass 63 % der Patienten mit einem LSB unnötig einer notfallmäßigen Herzkatheteruntersuchung unterzogen wurden. Mit dem Ziel, die Sensitivität der LSB-Infarktdiagnostik zu erhöhen, wurden neue Kriterien entwickelt. In dem neuen Barcelona-Algorithmus wurden die Kriterien zur Beurteilung von Patienten mit LSB-Kriterien in der Diagnostik angepasst bzw. verändert (➤ Abb. 5.37). Während in den Sgarbossa-Kriterien die konkordante ST-Senkung ≥ 1 mm (0,1 mV) in den Brustwandableitungen V_1 bis V_3 als Infarktzeichen gewertet wird, ist dies bei den Barcelona-Kriterien auf **alle** Ableitungen erweitert worden. Eine weitere Anpassung und absolut neues Kriterium ist die Bewertung der exzessiven diskordanten ST-Abweichung. Hier wird ein Infarkt gewertet, wenn die ST-Abweichung ≥ 1 mm (0,1 mV) und der QRS-Komplex ≤ 6 mm (0,6 mV) ist. Auch hier werden alle Ableitungen einbezogen.

Folgende Kriterien sind zusammenfassend in der Befundung anhand der Barcelona-Kriterien zu beachten und werten dies als Infarkt bei LSB (mindestens einer von drei Punkten muss zutreffen):

- Konkordante ST-Veränderung ≥ 1 mm, gilt für jede Ableitung
  - Konkordante ST-Senkung ≥ 1 mm (0,1 mV)
  - Konkordante ST-Hebung ≥ 1 mm (0,1 mV)
  - Diskonkordante ST-Veränderungen ≥ 1 mm (0,1 mV), wenn QRS ≤ 6 mm (0,6 mV)

Die Barcelona-Kriterien sind ein Score mit der höchsten Sensitivität (93–95 %). Als Hilfestellung macht es also durchaus Sinn, diese Kriterien in die Entscheidungsfindung einzubeziehen, obwohl die ESC-Leitlinien empfehlen, jeglichen LSB mit ACS-Symptomatik (unabhängig von der Bestehensdauer) als STEMI zu werten. Allerdings ist es sinnvoll, anhand einfacher Kriterien mit guter Sensitivität und Spezifität eine Überversorgung zu vermeiden. Es wird in der Analyse von Di Marco et al. auch erwähnt, dass die Barcelona-Kriterien nicht allein ausreichen, um eine Myokardinfarkt-Diagnose bei LSB zu stellen. Es kann aber ein weiteres Tool zur Optimierung der Infarktdiagnostik bei Patienten mit LSB und Verdacht auf Myokardinfarkt sein.

Chapman's-Zeichen

Eine weitere Möglichkeit zur Infarktdiagnostik bei einem Linksschenkelblock ist das Chapman's-Zeichen. Bei diesem kann man in

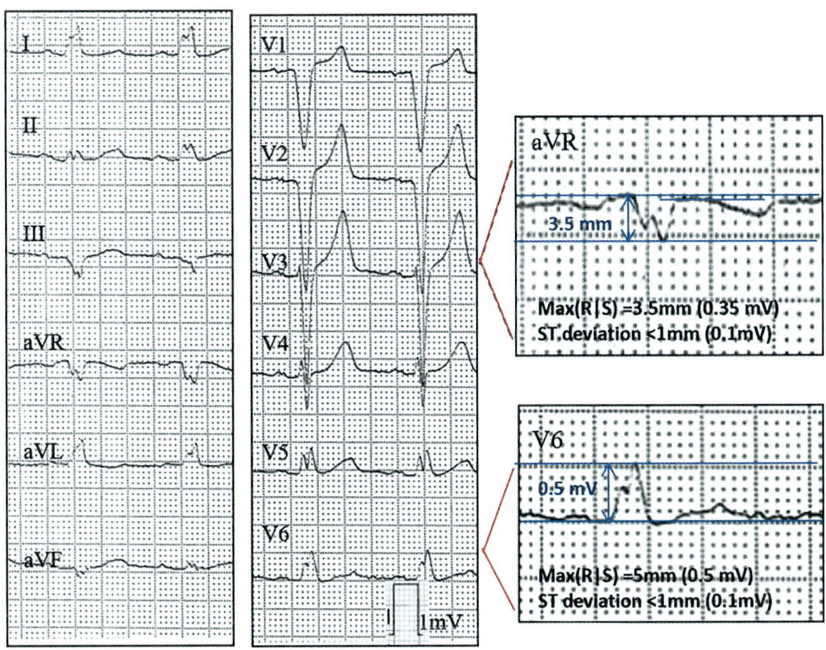

Abb. 5.37 Barcelona-Kriterien [H225-003]

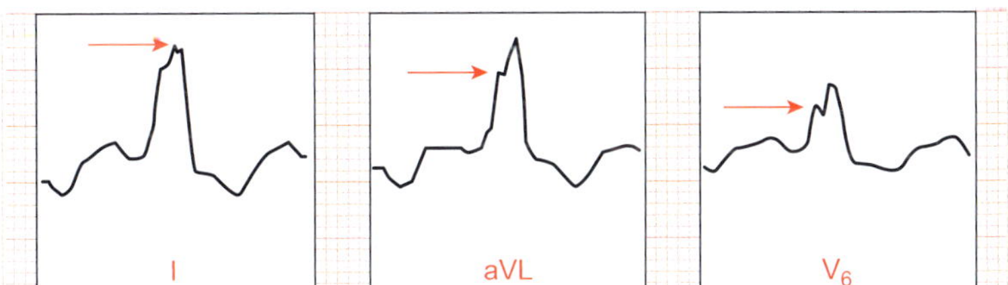

Abb. 5.38 Chapman's-Zeichen mit Knoten/Einkerbung im Aufwärtsschenkel der R-Zacke (siehe Pfeil) [L143]

den Ableitungen I, aVL oder V_6 einen geknoteten/gekerbten Aufwärtsschenkel der R-Zacke sehen (➤ Abb. 5.38). Das Chapman's-Zeichen hat eine niedrige Sensitivität, aber eine hohe Spezifität von ca. 90 %.

5.2.12 STEMI-Imitation

Emery-Phänomen

Nicht immer sind ST-Hebungen Hinweise für einen Myokardinfarkt. Unterschiedliche Erkrankungen wie z. B. Elektrolytentgleisungen, Kardiomyopathien, eine Myokarditis oder das Brugada-Syndrom können ST-Hebungen im EKG zeigen. James Emery beschrieb bereits 1978 ein besonderes EKG-Phänomen (Emery-Phänomen), das einen ST-Hebungsinfarkt simuliert (STEMI Mimics) und hier erwähnt werden soll. Er machte damals darauf aufmerksam, dass es für jede atriale P-Welle eine atriale T-Welle geben muss. Normalerweise sind die P-Wellen des Sinusknotens in den Extremitätenableitungen positiv und das „T des P" ist negativ und im EKG nicht zu erkennen, da es während des QRS-Komplexes auftritt. Bei ektopischer atrialer Depolarisation und negativer P-Welle im EKG wird das „T des P" positiv und kann das Ende des QRS-Komplexes im EKG verzerren und somit eine ST-Hebung simulieren. Dieses Phänomen ist im Rahmen einer langsamen atrialen ektopen Erregung zu beobachten (➤ Abb. 5.39).

5.3 Prähospitale Versorgung des akuten Koronarsyndroms

5.3.1 Notfallbehandlung und allgemeine Maßnahmen

Die Notfallbehandlung von Patienten mit akutem Koronarsyndrom richtet sich nach aktuellen Guidelines und Empfehlungen der verschiedenen Fachgesellschaften (DGK, ESC und ERC) sowie lokalen oder regionalen Protokollen. Dem Rettungsfachpersonal sollten bei der präklinischen Versorgung von Patienten mit ACS daher Versorgungspfade zur Verfügung stehen.

Logistik

Einen großen Stellenwert in der Versorgung von Patienten mit ACS nimmt die Logistik ein. Hier kann der Rettungsdienst durch organisatorische Maßnahmen und entsprechende Versorgungspfade eine Verzögerung der Versorgung beeinflussen. Durch z. B. die frühzeitige **Aktivierung eines Herzkatheterlabors** bei der Diagnose OMI/STEMI kann die weitere Versorgung deutlich zeitoptimierter ablaufen und unnötige Verzögerungen in der Behandlung werden umgangen. Für den jeweiligen Rettungsdienstbereich, in dem man tätig ist, sollten entsprechende Krankenhausstrukturen und Vorgehensweisen bekannt sein.

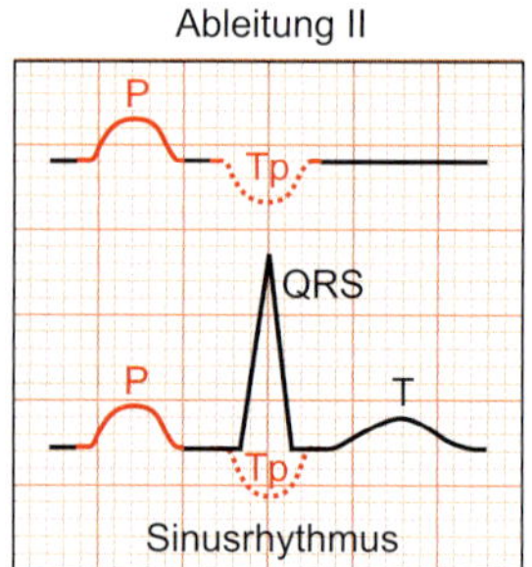

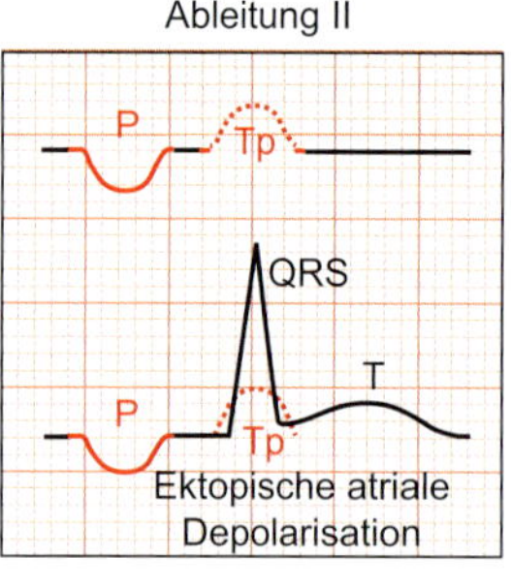

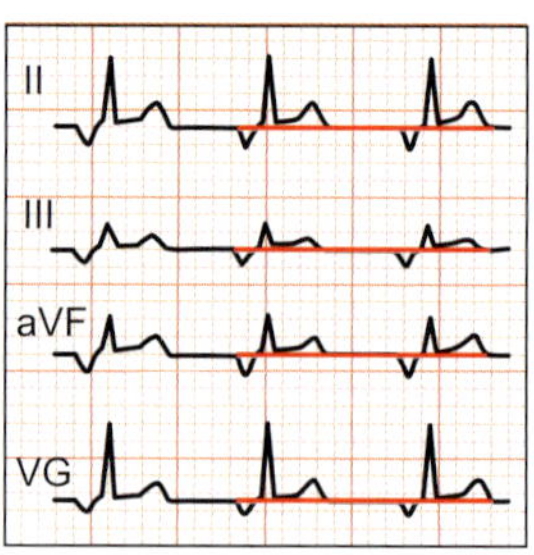

Abb. 5.39 Emery-Phänomen [L143]

In den Leitlinien (ESC, ERC, DGK) ist eine klare Vorgehensweise zur Verbesserung der klinischen Ergebnisse von Patienten mit OMI gefordert. Dies betrifft v. a. die Kommunikation und das Zusammenarbeiten zwischen den Krankenhäusern. Hier ist eine aktive Zusammenarbeit der Kardiologen mit allen Beteiligten, v. a. aber auch mit dem rettungsdienstlichen Personal gefordert.

Hauptmerkmale eines gut **funktionierenden Netzwerks** bei der Versorgung von okklusiven Myokardinfarkten sind:

- Klare Definition der geografischen Versorgungsgebiete
- Qualitätsmanagement mit gemeinsam schriftlich fixierten Protokollen
- Prähospitale Triage von OMI-Patienten:
  - Zuweisung in ein geeignetes Krankenhaus mit PCI-Möglichkeit
  - Umgehung von Krankenhäusern ohne PCI-Möglichkeit oder ohne 24-Stunden-/7-Tage-Programm einer primären PCI
- Bei Ankunft im geeigneten Krankenhaus direktes Verbringen in das Herzkatheterlabor unter Umgehung der Notaufnahme (*door-to-ballon time, door-to-wire time*)
- Betreuung von Patienten, die in einem Nicht-PCI-anbietenden Krankenhaus vorstellig werden, in einem geeigneten, überwachten Bereich bis zum Transport in ein PCI-Zentrum
- Wenn Patienten primär durch den Rettungsdienst ohne OMI-Diagnose in ein Nicht-PCI-Krankenhaus transportiert werden, sollte der Rettungsdienst auf eine Diagnose warten und dann den Transport in ein PCI-Zentrum fortführen, um eine unnötige Verzögerung in der Versorgung zu vermeiden.

Dies zeigt deutlich die Wichtigkeit der Verkürzung der Ischämiedauer durch eine gut funktionierende Logistik aller an der Versorgung der Patienten Beteiligten.

MERKE

Die Dauer der Ischämie wird durch **vier** wesentliche Faktoren beeinflusst:

1. Beginn der Symptome und Eintreffen Rettungsdienst
2. Eintreffen Rettungsdienst beim Patienten und Ankunft Rettungsdienst in der Notaufnahme
3. Aufnahme in der Notaufnahme mit eventuell weiterer EKG-Beurteilung und Erstversorgung
4. Notaufnahme und weitere Versorgung im Herzkatheterlabor (*door to balloon, door to wire*)

Risikostratifizierungstools für unspezifische Brustschmerzen in der Präklinik

Marburger Herz-Score

Eigentlich für die hausärztliche Anamnese entwickelt, ist der sog. **Marburger Herz-Score** eine gute Möglichkeit, anhand einer kurzen Checkliste und gezielten Fragen bei Patienten mit Brustschmerzen, die Wahrscheinlichkeit einer koronaren Herzerkrankung (KHK) als ursächlichen Grund einzuschätzen. Auch im innerklinischen Setting (z. B. in der Notfallaufnahme) wird dieser Score angewendet. Anhand von fünf rasch zu erfassenden Kriterien bzw. Fragestellungen kann eine schnelle Orientierung erfolgen:

- Höheres Alter?
- Wird eine Herzerkrankung als Ursache vermutet?
- Schmerzen abhängig von körperlicher Belastung?
- Schmerzen durch Palpation reproduzierbar?
- Vaskuläre Erkrankung bekannt?

Bei einer Punktzahl ≤ 2 erscheint eine weitere Diagnostik zur Abklärung einer KHK als nicht sinnvoll.

Bei Patienten mit folgenden Kriterien ist dieser Score ein sinnvolles Tool zur Risikobewertung und Einschätzung:

- Brustschmerzen anterior unabhängig von der konkreten Lokalisation oder Ausstrahlung
- Brustschmerzen, die neu aufgetreten oder verändert sind
- Patienten > 18 Jahre
- Bekannte KHK oder keine bekannte KHK in der Vorgeschichte

HEART Score

Als Risikostratifizierungstool für unspezifische Brustschmerzen ist der **HEART Score** (➤ Tab. 5.6) ein einfaches und hilfreiches Tool, um v. a. die Low-Risk-Patienten in der Notaufnahme zu identifizieren. Auch in der Präklinik kann dieses nützliche Scoring-Tool, wenn auch nur eingeschränkt (Troponin-Bestimmung), zur besseren Einschätzung und Differenzialdiagnostik genutzt werden. Der HEART Score ist mittlerweile gut validiert, zuverlässig und lässt sich schnell und einfach anwenden. Als modifizierte Variante für die Präklinik ist durch Sagel et al. der **pre-HEART Score** entwickelt worden. Hier

Tab. 5.6 HEART Score (Risikostratifizierung für Brustschmerz nach Backus et al. 2012) [F358-001]

Anamnese (**H**istory)	Typische Beschwerden Mäßig typisch Atypische Beschwerden	2 1 0
EKG	Signifikante ST-Streckenveränderung Unspezifische Veränderungen, LSB/Schrittmacher Normal	2 1 0
Alter	> 65 Jahre 45–65 Jahre < 45 Jahre	2 1 0
Risikofaktoren	≥ 3 Risikofaktoren oder bekannte atherosklerotische Vorerkrankung 1 oder 2 Risikofaktoren Keine bekannten Risikofaktoren	2 1 0
Troponin	≥ 3 × oberer Normwert 1–2 × oberer Normwert Im Normalbereich	2 1 0
Summe		

Kardiovaskuläre Risikofaktoren:
- Hypercholesterinämie – positive Familienanamnese
- Arterieller Hypertonus – Diabetes mellitus
- Rauchen – Adipositas (BMI > 30)

wurde das Geschlecht als eigener Bereich und Risikofaktor anstelle der kardiovaskulären Risikofaktoren in die Berechnung aufgenommen. Bei der präklinischen Entscheidung, ob eine Hospitalisierung notwendig ist, zeigte sich der Score gegenüber der ursprünglichen Variante als überlegen.

MERKE

Auf der Internetseite www.heartscore.nl sind alle nützlichen Informationen zum HEART Score zu finden, wie z. B. Links zu Smartphone-Applikationen oder Videos mit Anleitungen in unterschiedlichen Sprachen.

Auswertung: Nach Berechnung des HEART Scores können drei Patientengruppen unterteilt werden:

- **0–3 Punkte:** Der Patient kann früh entlassen werden und hat ein sehr geringes Risiko (1,6 %) für einen Myokardinfarkt bzw. Major Adverse Cardiac Event (MACE).
- **4–6 Punkte:** Der Patient hat ein Risiko von 13 % für ein MACE und sollte zur weiteren kardiologischen Diagnostik (Suche nach Hinweisen einer koronaren Ischämie) hospitalisiert werden.
- **≥ 7 Punkte:** Der Patient hat ein Risiko von 70 % für ein MACE und muss schnellstmöglich kardiologisch, auch invasiv (z. B. koronare Revaskularisation) behandelt werden.

ACHTUNG

Es gibt von der Europäischen Gesellschaft für Kardiologie (ESC) auch einen HEART Score (www.heartscore.org/en_GB). Dieser Score behandelt aber das kardiovaskuläre Risikoprofil bzw. soll die primäre Prävention von Herz-Kreislauf-Erkrankungen fördern. Es existieren also zwei gleich lautende Scores mit (fast) gleichem Themengebiet!

Prähospitale medizinische Notfallversorgung

Die prähospitale medizinische Versorgung des akuten Koronarsyndroms orientiert sich primär am Patientenzustand (Klinik) und folgt dem ABCDE-Schema.

Die frühzeitige Ableitung eines 12-Kanal-EKGs ist obligat und sollte in den ersten 10 Min. nach Patientenkontakt erfolgen.

Anhand der Beurteilung des 12-Kanal-EKGs kann der Patient in eine von **drei Kategorien** eingeteilt werden:

1. Patienten mit **okklusivem Myokardinfarkt (OMI/STEMI):** Bei ST-Hebungen in mindestens zwei oder mehreren zusammenhängenden Ableitungen oder bei einem Linksschenkelblock/Rechtsschenkelblock mit ACS-Symptomatik oder STEMI-Äquivalenten sollte eine schnellstmögliche Reperfusionstherapie mittels perkutaner Koronarintervention (PCI) angestrebt werden.
2. Patienten mit **nichtokklusivem Myokardinfarkt (NOMI/NSTEMI):** ST-Senkungen oder vorübergehende ST-Segment-/T-Wellen-Veränderungen, verbunden mit Brustschmerz, zeigen eine Myokardischämie an. Dies sind Indikatoren für einen Hochrisikopatienten mit instabiler Angina pectoris/NSTEMI. Diese Patienten sollten z. B. einer Chest Pain Unit, wie sie schon in vielen Kliniken mit kardiologischer Anbindung existiert, zur weiteren Behandlung und Überwachung zugeführt werden.
3. Patienten mit **Angina pectoris** und unauffälligem EKG.

Oberstes Ziel der Versorgung von Patienten mit ACS ist die **Aufrechterhaltung der Vitalfunktionen** mit der Behandlung von evtl. auftretenden lebensbedrohlichen Zwischenfällen und der Verhinderung von schweren kardialen Komplikationen.

Die primären Ziele bei der Versorgung von Patienten mit ACS sind deshalb:

- Reduzierung der Infarktgröße (Nekrose), Schutz der Ventrikelfunktion und Verhinderung von Herzversagen
- Verhinderung von schweren kardialen Komplikationen (MACE): kardial bedingter Tod, nicht tödlicher Myokardinfarkt, Bypass-OP, Hospitalisierung wegen Herzinsuffizienz oder erneuter PTCA
- Behandlung von lebensbedrohlichen Komplikationen des ACS wie z. B. VF/pVT, symptomatische Bradykardien und instabile Tachykardien, Lungenödem oder kardiogener Schock

MERKE

Zukünftig kann es durchaus zur Vermeidung von MACE und frühzeitiger Erkennung eines NOMI Sinn machen, nicht nur die frühzeitige Ableitung eines 12-Kanal-EKG in die Diagnostik einzubeziehen, sondern auch Point of Care Testing (POCT) wie Troponin und die transthorakale Echokardiografie.

Natürlich hat auch der Patientenkomfort im Sinne einer flankierenden Symptomlinderung wie z. B. die Schmerzbekämpfung einen hohen Stellenwert. Die Linderung von begleitenden Beschwerden erfordert häufig die kombinierte Anwendung von supportivem Sauerstoff bei Luftnot, die Gabe von Nitroglycerin oder Opiaten wie z. B. Morphin bei Brustschmerz. Die Verabreichung von Schmerzmitteln reduziert die Angst, den myokardialen Sauerstoffbedarf und die Gefahr von Herzrhythmusstörungen. Die Gabe von Thrombozytenaggregationshemmern oder Antikoagulantien spielt auch eine wichtige Rolle und richtet sich nach den aktuellen Leitlinien oder lokalen Protokollen.

Medikamentöse Therapie

Sauerstoff

Die kurze Phase der präklinischen Akutversorgung wird durch die Leitlinien zur Sauerstofftherapie leider ohne besonderen Fokus erfasst.

Alle während der initialen ABCDE-Beurteilung als **„kritisch" eingestuften Patienten** sollten zunächst hochdosiert Sauerstoff erhalten (15 l/Min. über High-flow-Maske mit Reservoirsystem), um einer Hypoxie vorzubeugen. Dadurch wird sichergestellt, dass der Patient bei einer Zustandsverschlechterung ausreichend präoxygeniert ist. Im Rahmen der Neubeurteilung muss dann selbstverständlich die Sauerstofftherapie bei valider SpO_2-Messung angepasst werden. Bei spontan atmenden Patienten ohne Hyperkapnierisiko liegt der Zielwert laut S3-Leitlinie zur Therapie mit Sauerstoff bei 92–96 %. Diese Zielwerte gelten auch für beatmete Patienten (gilt auch für Heimbeatmete) unabhängig vom Hyperkapnierisiko. Bei Patienten mit Hyperkapnierisiko liegt der Zielwert bei 88–92 %. Eine durchgängige Überwachung, die bei spontanatmenden Patienten auch durch eine Kapnografie möglich ist, relativiert die Sorge einer unerkannten Verschlechterung durch hyperkapnische Ateminsuffizienz. Patienten mit vermutetem ACS und Brustschmerz benötigen keinen zusätzlichen Sauerstoff, wenn nicht Zeichen von Hypoxie, Atemnot oder Herzinsuffizienz vorliegen. Die Leitlinie aus 8/2023 des ESC empfiehlt einen Beginn der Sauerstofftherapie erst bei einer Sauerstoffsättigung von < 90 % oder Anzeichen von Luftnot (Hypoxämie). Bei nicht hypoxischen Patienten und einer Sauerstoffsättigung > 90% wird eine Sauerstoffgabe nicht empfohlen.

Laut aktueller Studienlage gibt es zunehmend Hinweise, dass eine Hyperoxie für Patienten mit unkompliziertem Herzinfarkt schädlich sein kann. In einer Studie aus 8/2018 (DETO2X-AMI) wurde aber eine Schädigung durch Sauerstoffgabe widerlegt. In einer auf dem ESC-Kongress 2019 in Paris vorgestellten Studie (New Zealand Oxygen Therapy in Acute Coronary Syndromes, NZOTACS) mit mehr als 40.000 Patienten unter Sauerstofftherapie bei ACS wurde dies belegt. Diese verschiedenen Aussagen führen in der kurzen präklinischen Phase immer wieder zu Missverständnissen und teilweise wird Patienten mit ACS der Sauerstoff vorenthalten.

Unter anderem wird in der S3-Leitlinie „Sauerstoff in der Akuttherapie bei Erwachsenen" folgendes Vorgehen beschrieben:

Bei kritischen Patienten mit Atemnot und nicht validem Pulsoxymetrie-Signal (z. B. schlechte Ableitungsqualität der photoplethysmografischen Pulskurve) soll Sauerstoff hochdosiert gegeben werden. Bei nicht kritischen Patienten während der Akutversorgung soll laut der Leitlinie unter Beachtung der Indikation eine zielgerichtete Sauerstofftherapie erfolgen. Bei Patienten mit Atemnot sollen zusätzlich folgende wichtige Parameter beurteilt werden und in die Einschätzung von Patienten mit Atemnot einbezogen werden:

- Atemfrequenz, Atemtätigkeit, Atemanstrengung (z. B. Einziehungen)
- Wenn System vorhanden: Kapnografie bei spontan atmenden Patienten
- Pulsfrequenz
- Temperatur
- Vigilanz anhand WASB- bzw. AVPU-Schema oder GCS-Bestimmung
- Blutdruck (Achtung: kein valider Wert)

Die Sauerstoffgabe erfolgt nicht aufgrund der Atemnot als Symptom, sondern wird nur verabreicht, um einer Hypoxämie entgegenzuwirken. Besonders wichtig ist es, schnellstmöglich die Ursache der Hypoxämie zu identifizieren und zu behandeln.

MERKE
Bei validen Messwerten (O_2-Sättigung [S_pO_2], BGA) soll die Sauerstoffgabe zur Vermeidung einer Hyperoxämie an Zielwerte angepasst werden.

Thrombozytenaggregationshemmung und Antikoagulation

Weitere pharmakologische Maßnahmen währen der Versorgung eines akuten Koronarsyndroms umfassen als wichtige Maßnahme auch die Thrombozytenaggregationshemmung und die Antikoagulation, um das weitere Thrombenwachstum im betroffenen Koronargefäß zu verhindern und somit die Infarktgröße zu verringern. In einigen Fällen kann es auch wieder zu einer spontanen Eröffnung des Gefäßes kommen. Hierzu wird durch die aktuellen Leitlinien **Acetylsalicylsäure** (ASS, Aspirin®, Aspisol®) in einer Dosierung von 150–300 mg oral als Tablette oder 75–250 mg intravenös empfohlen.

Heparin zur antithrombotischen Therapie sollte bei okklusiven Myokardinfarkten bzw. STEMI-ACS erwogen werden und als unfraktioniertes Heparin (UFH) oder niedermolekularem Heparin (Low Molecular Weight Heparin, LMWH) erfolgen. Im Rettungsdienst ist die Gabe von 5000 i. E. Heparin intravenös üblich.

Analgesie und Anxiolyse

Die Schmerzfreiheit der Patienten mit ACS ist von besonderer Bedeutung. Opiate wie z. B. **Morphin** sind hier geeignete Medikamente. Morphin i. v. soll titriert verabreicht werden, bis der Patient schmerzfrei ist. Eine übermäßige Sedierung oder Atemdepression soll vermieden werden. Zur Anxiolyse kann eine milde Sedierung mit z. B. Benzodiazepinen erfolgen.

MERKE
Die Schmerzlinderung ist von besonderer Wichtigkeit und dient nicht nur dem Patientenkomfort! Schmerz ist assoziiert mit Aktivierung des Sympathikus, was zur **Vasokonstriktion** führt und damit zur erhöhten Arbeitstätigkeit des Myokards mit daraus resultierendem gesteigerten Sauerstoffverbrauch.

Betablocker

Bei fehlenden Zeichen einer Linksherzinsuffizienz bzw. ohne kardiogenen Schock und vorliegendem okklusivem Myokardinfarkt können auch Betablocker bei erhöhter Herzfrequenz und Hypertonie fraktioniert (z. B. 1 mg Metoprolol i. v.) eingesetzt werden. Eine routinemäßige Gabe wird nicht empfohlen. Betablocker reduzieren die Herzfrequenz, setzen die Kontraktilität herab und senken den Blutdruck, was zur Reduktion des myokardialen Sauerstoffverbrauchs führt. Auch die Inzidenz von malignen Rhythmusstörungen, besonders Kammerflimmern, kann durch Betablocker gesenkt werden. Der Effekt beruht auf einer Reduktion der Katecholamineffekte, dem

Anheben der Flimmerschwelle und der Verringerung der ischämie-assoziierten Arrhythmien. In einigen Studien wurde nach Gabe von Betablockern (METOCARD-CNIC-Studie, BEAT-AMI-Studie) eine Reduzierung der Infarktgröße festgestellt. Allerdings gibt es auch eine widersprüchliche Studie (EARLY-BAMI-Studie), welche die positiven Effekte einer Gabe von Betablockern dämpft. Zur weiteren Klärung des klinischen Vorteils einer vor PCI eingeleiteten Gabe von Betablockern wird eine zuverlässige Studie gefordert. Aktuelle Studien befassen sich v. a. mit der Gabe von oralen Betablockern nach Herzinfarkt.

Praxistipp

AHAB-Akronym als Merkhilfe zur medikamentösen Therapie bei OMI/STEMI:

- **A**SS
- **H**eparin
- **A**nalgesie (Morphin) falls notwendig/Anxiolyse (z. B. Benzodiazepin)
- **B**etablocker (**cave:** wenn RR > 120 mmHg syst., keine Herzinsuffizienz bzw. KI)

Nitroglycerin

Nitroglycerin als sublinguales Glyceroltrinitrat kann bei Brustschmerzen verabreicht werden. Bei Symptomverbesserung nach Nitratgabe soll ein Verlaufs-EKG angefertigt werden. Eine komplette Normalisierung der ST-Hebungen deutet auf einen Koronarspasmus hin. Nitrate sollten nicht verabreicht werden bei hypotonen Patienten, deutlicher Brady- oder Tachykardie, ausgedehntem RV-Infarkt, bekannter Aortenstenose oder Einnahme von PDE-5-Hemmern in den letzten 24 bis 48 Stunden.

5.3.2 Koronare Reperfusionstherapie

Perkutane Koronarintervention (PCI)

Die zuverlässigste Methode der Versorgung von Patienten mit OMI ist die koronare Reperfusionstherapie mittels **perkutaner koronarer Intervention (Percutaneous Coronary Intervention, PCI).** Mittlerweile ist dies die wichtigste weiterführende Behandlung bei Patienten mit OMI. Die Koronarangiografie mit oder ohne Implantierung eines Stents (PCI) ist bei Patienten mit OMI die bevorzugte Behandlung und sollte in einem Zentrum mit hohen Patientenzahlen und erfahrenen Anwendern durchgeführt werden. Faktoren wie eine zeitoptimierte Behandlung spielen eine große Rolle und müssen beachtet werden (➤ Abb. 5.40). Beispielsweise sollte die Zeitspanne zwischen medizinischem Erstkontakt durch z. B. den Rettungsdienst und erster Ballondilatation („First medical contact-to-ballon"-Zeit) zur Eröffnung des betroffenen Infarktgefäßes bei Infarktpatienten nach Auftreten der Brustschmerzen und Alarmierung des Rettungsdienstes innerhalb von 2 Stunden kürzer als 90 Minuten sein. Dazu gehören auch eine fehlerfreie Kommunikation und Anmeldung des Patienten. Nur so kann die Rettungskette gut funktionieren und Morbidität und Mortalität können gesenkt werden.

Eine frühe Revaskularisation innerhalb von 24 Stunden wird in den aktuellen ESC-Guidelines bei folgenden Patienten mit **oder** ohne Hoch-Risiko-Merkmalen empfohlen:

- Bestätigter NSTEMI gemäß ESC-Algorithmus
- EKG-Dynamik (Veränderungen der ST-Strecke oder T-Wellen)
- Hoher Grace-Score (> 140)
- Hämodynamisch instabile Patienten oder Patienten im Schock
- Anhaltende Beschwerden oder Schmerzpersistenz trotz adäquater Therapie
- Lebensbedrohliche Arrhythmien oder Herz-Kreislauf-Stillstand

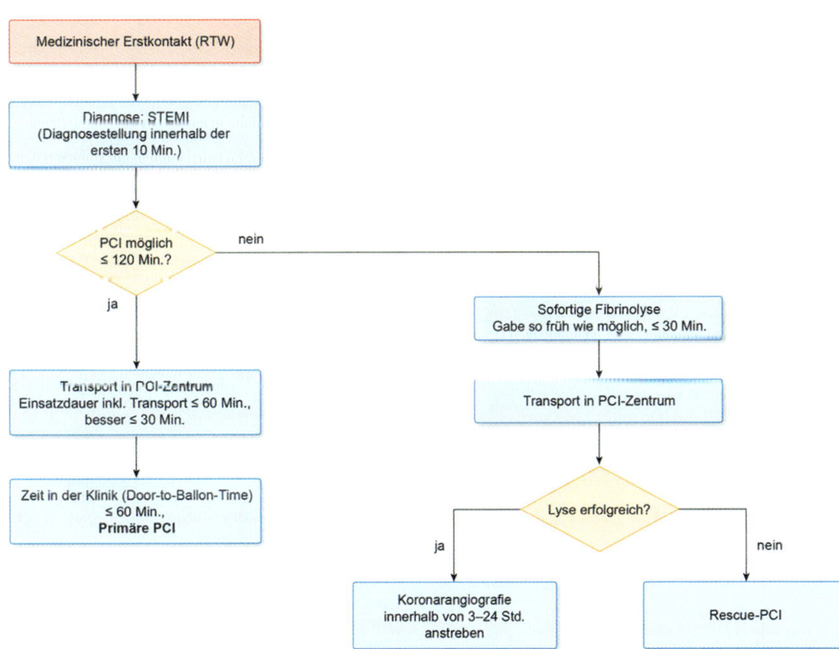

Abb. 5.40 Zeitliche Zielvorgaben, gerechnet vom medizinischem Erstkontakt. Erst bei > 120 Min. bis zum Beginn der PCI ist eine präklinische Lysetherapie indiziert. [P100/L143]

- Mechanische Komplikationen
- Akute kardiale Dekompensation infolge anhaltender kardialer Ischämie

Eine verlässliche und zeitlich optimale Reperfusionstherapie kann also nur durch dieses Vorgehen eingehalten werden. Neben der zeitoptimierten Behandlung und Auswahl des richtigen Krankenhauses mit Herzkatheteranbindung sollte weiterführend der **krankenhausinterne Prozess** optimal ablaufen. Das Katheterlabor muss täglich rund um die Uhr (24/7) erreichbar sein und eine Versorgung des Patienten innerhalb von 20 Minuten gewährleisten. Ein Transport durch den Rettungsdienst direkt in das Herzkatheterlabor sollte das vorrangige Ziel sein. Die Zeitspanne bis zur Gefäßeröffnung kann dadurch deutlich reduziert werden („Door-to-ballon-Zeit"). Es ist teilweise schwierig zu unterscheiden, welche Patienten zusätzlich von einer frühzeitigen Reperfusionstherapie profitieren. Es ist daher wichtig Patienten mit Hochrisiko-EKG-Befunden frühzeitig zu identifizieren.

MERKE

Time is muscle!

Je früher die Durchblutung des Herzmuskels durch Eröffnung des Koronargefäßes wieder hergestellt wird, desto geringer ist der bleibende Schaden. Verzögerungen der Zeitspanne von medizinischem Erstkontakt bis zur Ballondilatation über 90 Min. gehen mit einer erhöhten Mortalität einher (➤ Abb. 5.40).

Bei der primären **PCI (PPCI)** wird mittels Koronarangiografie das betroffene Gefäß dargestellt und der Verschluss identifiziert. Danach wird ein Führungsdraht in das Gefäß und durch den verschließenden Thrombus vorgeschoben. Darüber wird ein Ballonkatheter geschoben um die Arterie durch aufdehnen des Ballons mit hohem Druck (Ballondilatation = perkutane transluminale Koronarangioplastie, **PTCA**) zu öffnen. Auch werden bei frischen Verschlüssen Aspirationskatheter zum Absaugen von Thromben eingesetzt. Um einen erneuten Verschluss des Gefäßes zu verringern, wird anschließend ein Stent im betroffenen Abschnitt der Koronararterie durch Einpressen in das Endothel platziert. Diese sind teilweise auch medikamentös beschichtet (➤ Abb. 5.41, ➤ Abb. 5.42, ➤ Abb. 5.43).

Lysetherapie

Eine Fibrinolyse Therapie stellt eine weitere Option in der Versorgung des akuten Mykoardinfarkts dar. Bei der Lysetherapie wird intravenös ein Fibrinolytikum, wie z. B. Tenecteplase = Metalyse®, Alteplase = Actilyse®, zur Auflösung von Thromben injiziert. Da Fibrinolytika systemisch und nicht nur lokal wirken, ist die allgemeine Blutungsgefahr stark erhöht. Zu berücksichtigen sind deshalb auch im Notfall mögliche Kontraindikationen durch den Hersteller und die aktuellen Leitlinien.

Aufgrund der mittlerweile hohen Dichte an Herzkatheterlaboren mit 24-Stunden-Bereitschaft, die vom Rettungsdienst angefahren werden können und rasch verfügbar sind, ist dies aber mittlerweile eine präklinisch eher selten durchgeführte Therapie und hat an Bedeutung verloren. Nur noch in Regionen, in denen eine primäre PCI-Strategie nicht innerhalb von 120 Min. zu erreichen ist, bleibt die Fibrinolyse eine Therapieoption. Wenn bei ordnungsgemäßer Indikation die Lysetherapie innerhalb der ersten Stunden nach Beginn der Brustschmerzen durchgeführt wird, kann auch mit dieser

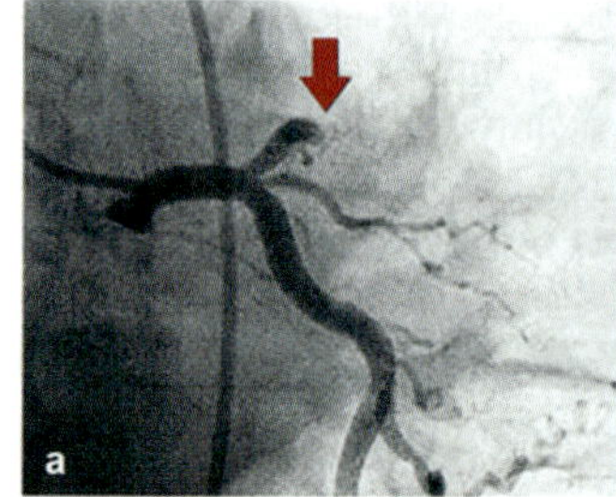

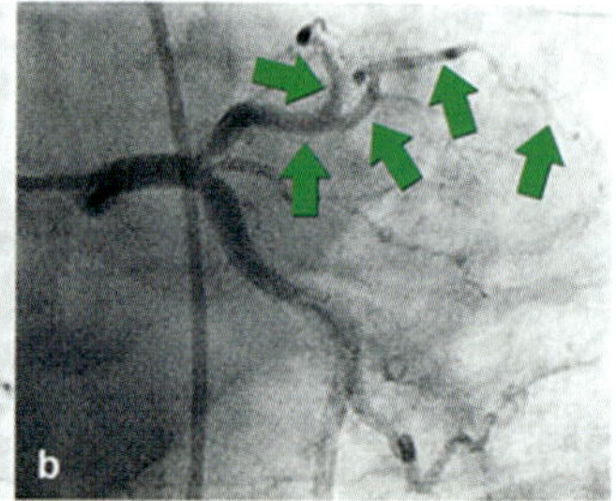

Abb. 5.42 Koronarangiografie vor (a) und nach (b) PTCA des verschlossenen Koronargefäßes und Implantation eines Stents [P100/L143]

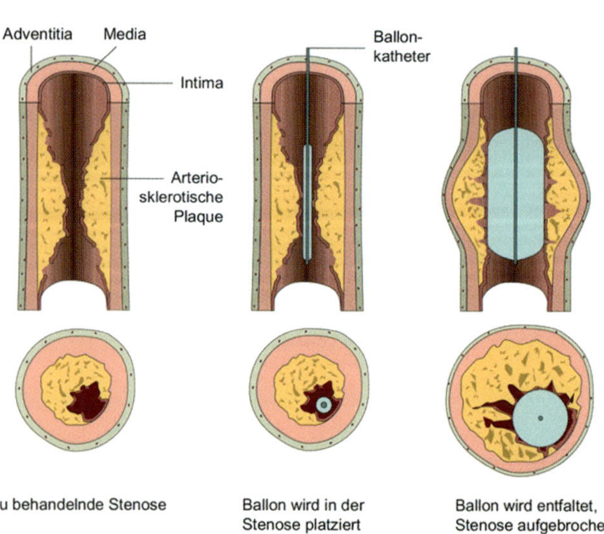

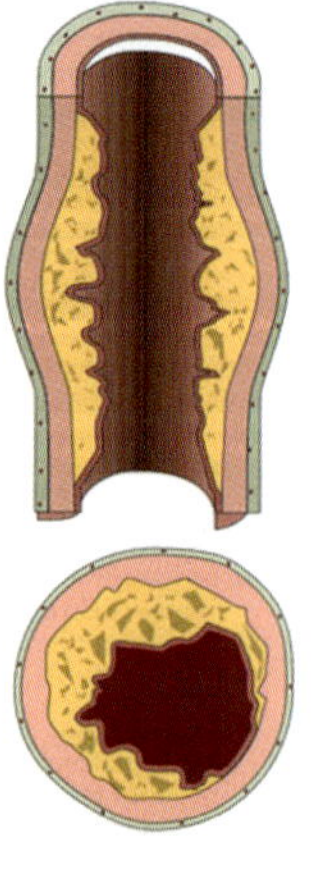

Abb. 5.41 Durchführung der PTCA (perkutane transluminale Koronarangioplastie) [L115]

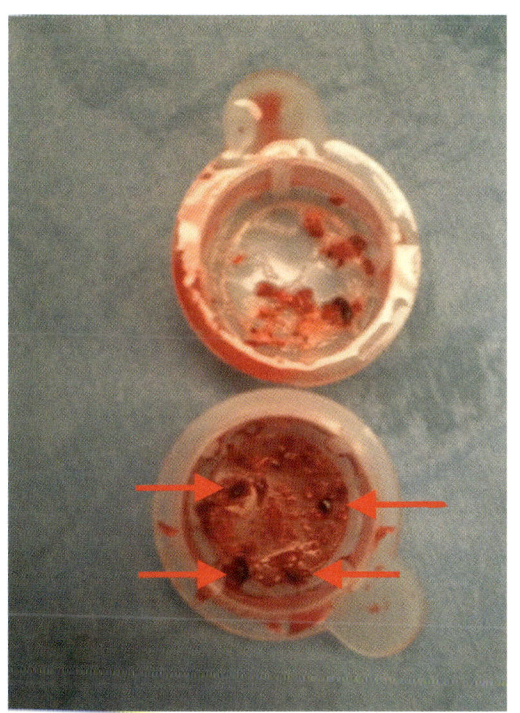

Abb. 5.43 Entfernte frische Thromben nach Behandlung mit einem Aspirationskatheter [M1001]

Therapieoption die Mortalität des Myokardinfarkts deutlich reduziert werden. Kontraindikationen zur Lysetherapie bei Myokardinfarkt sind in ➤ Tab. 5.7 aufgelistet.

Eine frühzeitige Reperfusion kann also auch durch eine prähospital durchgeführte Lysetherapie erreicht werden und ist v. a. sinnvoll, wenn die Transportzeiten in ein geeignetes Krankenhaus sehr lang sind. Ein Hauptvorteil der präklinischen Fibrinolyse-Therapie liegt darin, dass weder ein Herzkatheterlabor noch ein in der Durchführung der Herzkatheteruntersuchung erfahrener Kardiologe erforderlich sind. Bei längeren Transportzeiten oder Nichterreichbarkeit eines Herzkatheterlabors wäre dies eine mögliche Alternative in der Versorgung des akuten Myokardinfarkts.

MERKE

Bei 20–30 % der Patienten mit OMI/STEMI und durchgeführter Fibrinolyse-Therapie wird keine Reperfusion erreicht.

Während der Durchführung einer Lysetherapie muss der Patient weiterhin engmaschig kontrolliert werden. Es empfiehlt sich in regelmäßigen Abständen, spätestens aber nach 60–90 Min. ein weiteres 12-Kanal-EKG zu schreiben. Ein Rückgang der ST-Strecken-Hebungen um mehr als 50 % spricht für eine Wiedereröffnung des betroffenen Infarktgefäßes. Die Schmerzbeurteilung, v. a. nach Analgesie mit Opiaten, ist kein guter Parameter für die Beurteilung eines Erfolgs.

Wenn eine Fibrinolyse erwogen wird, ist ein anschließender Transport in ein PCI-fähiges Zentrum zwingend erforderlich, da immer eine Koronarangiografie oder ggf. eine Rescue-PCI erforderlich ist.

5.4 Zusammenfassung

- Der akute Brustschmerz ist im Rettungsdienst ein häufiges Meldebild und die rasche Identifikation eines Myokardinfarkts durch den Rettungsdienst ist ein elementarer Bestandteil in der Versorgung solcher Patienten.
- Kenntnisse über pathophysiologische Vorgänge und diagnostische Möglichkeiten sind ein wesentlicher Bestandteil in der Versorgung dieser Patientenklientel.
- Es gibt unterschiedliche Ursachen für Brustschmerzen, wobei die „Big Five“ schnellstmöglich ausgeschlossen oder in die Differenzialdiagnostik einbezogen werden sollten.
- Das akute Koronarsyndrom ist ein Sammelbegriff für die Akutmanifestation der KHK mit den drei klinischen Syndromen der akuten Myokardischämie: instabile AP, NOMI/NSTEMI und OMI/STEMI.
- Die frühzeitige Ableitung eines 12-Kanal-EKGs innerhalb der ersten 10 Min. zur Diagnostik einer Myokardischämie ist obligat, um prähospital v. a. den STEMI zu erkennen und versorgen zu können.
- Nichtokklusive Myokardinfarkte (NOMI, NSTEMI) sind präklinisch häufiger anzutreffen und die Patienten haben in der Regel relevante Begleiterkrankungen.
- Das Erkennen von Patienten mit nichtokklusiven Myokardinfarkten (NOMI, NSTEMI) und einem hohen Risiko für einen kompletten Verschluss eines Koronargefäßes ist mithilfe der EKG-Diagnostik möglich.
- Die unterschiedlichen Infarktstadien können mithilfe des 12-Kanal-EKGs registriert werden.

Tab. 5.7 Kontraindikationen zur Lysetherapie bei akutem Myokardinfarkt

Absolute Kontraindikationen	Relative Kontraindikationen
• Zustand nach hämorrhagischem Schlaganfall • Ischämischer Schlaganfall in den letzten 6 Monaten • Neoplasie oder Schädigung des zentralen Nervensystems • Kürzliche (< 3 Wochen) größere Operationen, Kopfverletzung oder wesentliches Trauma • Bestehende innere Blutungen (außer Menstruation) oder gastrointestinale Blutung innerhalb des letzten Monats • Bekannte oder vermutete Aortendissektion • Bekannte hämorrhagische Diathese (Blutungsneigung) • Traumatische Reanimation < 3 Wochen	• Therapierefaktäre Hypertonie (systolischer Blutdruck > 180 mmHg) • Transitorisch ischämische Attacke (TIA) in den letzten 6 Monaten • Therapie mit oralen Antikoagulanzien • Schwangerschaft oder < 1 Woche nach Entbindung • Nicht komprimierbare Gefäßpunktionsstelle • Aktives peptisches Magengeschwür • Fortgeschrittene Lebererkrankung • Bakterielle Endokarditis • Bekannte allergische Reaktion auf die zum Einsatz kommende fibrinolytische Substanz

- Die Europäischen Fachgesellschaften legen die Kriterien zur Infarktdiagnostik fest und sollten in der EKG-Diagnostik Beachtung finden.
- Durch das Verständnis vom Zusammenhang der EKG-Ableitungen und der Versorgungsgebiete der Koronargefäße kann mithilfe des 12-Kanal-EKGs der Infarktbezirk lokalisiert und anatomisch zugeordnet werden.
- Atypische EKG-Hinweise wie z. B. das De-Winter-ST/T-Zeichen oder das Wellens-Zeichen sind hilfreich in der Infarktdiagnostik und können einen Vorderwandinfarkt identifizieren.
- Der Vorderwandinfarkt gilt aufgrund der möglichen Infarzierung größerer Anteile des Myokards als einer der Infarkte, der durchaus auch großen Einfluss auf die weitere Lebensqualität des Patienten haben kann.
- Eine Infarktdiagnostik bei Linksschenkelblock oder Trägern von Herzschrittmachern ist mithilfe der (mod.) Sgarbossa-Kriterien oder Barcelona-Kriterien möglich.
- Es gibt weitere verschiedene Gründe für ST-Hebungen im EKG, die bei der Patientenbeurteilung und Differenzialdiagnostik berücksichtigt werden sollten.
- Weitere seltene spezielle Hochrisiko-EKG-Veränderungen mit schlechter Prognose sind das sog. Shark-Fin-Zeichen und die Tombstone-ST-Hebung.
- Die Notfallbehandlung von Patienten mit ACS richtet sich nach den aktuellen Guidelines und Empfehlungen der Fachgesellschaften und es sollten auch dem Rettungsfachpersonal in der Notfallrettung Versorgungspfade zur Verfügung stehen.
- Risikostratifizierungstools wie der Marburger Herz-Score oder der HEART Score können auch prähospital bei undifferenzierten Brustschmerzen nützlich sein.
- Die perkutane Koronarintervention (PCI) ist die zuverlässigste Methode bei der weiteren Versorgung der Patienten mit okklusivem-Myokardinfarkt (OMI, STEMI) und sollte innerhalb von 90 Min. nach Auftreten von Brustschmerz und Alarmierung des Rettungsdienstes erfolgen.

WIEDERHOLUNGSFRAGEN – BASIC

1. Was sind typische Risikofaktoren für die koronare Herzerkrankung?
2. Was sind die fünf lebensbedrohlichsten Ursachen (sog. Big Five) von Thoraxschmerzen?
3. Welche klinischen Syndrome der Akutmanifestation der koronaren Herzkrankheit fallen unter den Sammelbegriff ACS?
4. Innerhalb welcher Zeitspanne sollte bei Patienten mit ACS im Rettungsdienst ein 12-Kanal-EKG geschrieben werden?
5. Warum ist die engmaschige EKG-Überwachung v. a. bei Patienten mit **okklusivem Myokardinfarkt (OMI/STEMI)** wichtig?
6. Was bedeuten die Begrifflichkeiten Myokardischämie, Myokardverletzung und Myokardinfarkt?
7. Listen Sie die diagnostischen Kriterien für eine ST-Strecken-Hebung anhand der ERC-Guidelines 2021 auf.
8. Was sind zusammenhängende Ableitungen und welcher anatomische Bereich wird durch die entsprechenden Ableitungen betrachtet?
9. Mit welchen Komplikationen ist bei einem inferioren Infarkt zu rechnen?
10. Was sind Hauptmerkmale für ein gut funktionierendes Netzwerk bei der Versorgung von Patienten mit **okklusivem Myokardinfarkt (OMI/STEMI)?**
11. Welche vier Faktoren beeinflussen deutlich die Dauer der Ischämie bei einem Herzinfarkt?
12. Was ist die zuverlässigste weiterführende Methode der Versorgung von Patienten mit einem **okklusiven Myokardinfarkt (OMI/STEMI)?**
13. Listen Sie Kontraindikationen für eine Lysetherapie auf.
14. Was beinhaltet die präklinische medikamentöse Therapie von Patienten mit ACS?

WIEDERHOLUNGSFRAGEN – ADVANCED

1. In welche Erscheinungsformen ist die koronare Herzerkrankung unterteilt?
2. In welche Schweregrade wird die Angina pectoris mithilfe der CSS-Klassifikation eingeteilt?
3. Welche EKG-Veränderungen können bei einem **nichtokklusiven Myokardinfarkt (NOMI/NSTEMI)** registriert werden?
4. Was sind Hinweise bei Patienten mit hohem Risiko bei **nichtokklusivem Myokardinfarkt (NOMI/NSTEMI)?**
5. In welchen Situationen kommen ST-Senkungen differenzialdiagnostisch vor?
6. Was bildet die diagnostische Grundlage für einen **okklusiven Myokardinfarkt (OMI/STEMI)?**
7. Zählen Sie differenzialdiagnostisch weitere Ursachen für ST-Strecken-Hebungen auf.
8. Listen Sie die verschiedenen Infarktstadien auf.
9. Welche Veränderungen im QRS-Komplex können bei einem Myokardinfarkt auftreten?
10. Warum sollten ST-Strecken-Veränderungen immer gemeinsam mit dem QRS-Komplex bewertet werden?
11. Listen Sie die diagnostischen Kriterien für eine ST-Strecken-Hebung anhand der ESC-Leitlinie 2023 auf.
12. Listen Sie atypische elektrokardiografische Hinweise bei einem Vorderwandinfarkt auf.
13. Was sind klassische Komplikationen eines rechtsventrikulären Infarkts?
14. Wie sind die modifizierten Sgarbossa-Kriterien nach Smith oder Barcelona-Kriterien für die Infarktdiagnostik bei Linksschenkelblock oder Trägern von Herzschrittmachern definiert?
15. Welches Phänomen simuliert eine ST-Hebung?

LITERATUR

2020 ESC Guidelines for the management of acute coronary syndrome in patients presenting without persistent ST-segment elevation. Eur Heart J. 2021; 42: 1289–1367.

2023 ESC Guidelines for the management of acute coronary syndromes. Eur Heart J. 2023; 44(38):3720–3826.

Aslanger E, Yıldırımtürk Ö, Şims¸ek B et al. A new electrocardiographic pattern indicating inferior myocardial infarction. J Electrocardiol. 2020; 61: 41–46.

AWMF-S3-Leitlinie „Nationale VersorgungsLeitlinie Chronische KHK", Version 6.0, 2022, AWMF-Registernummer: nvl-004. https://register.awmf.org/de/leitlinien/detail/nvl-004.

AWMF-S3-Leitlinie „Sauerstoff in der Akuttherapie beim Erwachsenen", Version 1.0, 2021, AWMF-Registernummer: 020-021. https://register.awmf.org/de/leitlinien/detail/020-021.

Bhatt DL, Lopes RD, Harrington RA. Diagnosis and Treatment of Acute Coronary Syndromes: A Review. JAMA. 2022; 327(7): 662–675.

Bösner S, Haasenritter J, Becker A et al. Ruling out coronary artery disease in primary care: development and validation of a simple prediction rule. CMAJ. 2010; 182(12): 1295–1300.

Cipriani A, D'Amico G, Brunetti G et al. Electrocardiographic Predictors of Primary Ventricular Fibrillation and 30-Day Mortality in Patients Presenting with ST-Segment Elevation Myocardial Infarction. J Clin Med. 2021; 10(24): 5933

De Winter RJ, Verouden NJW, Wellens JJH et al. Interventional cardiology group of the academic medical C. A new sign of proximal LAD occlusion. N Engl J Med. 2008; 359(19): 2071–2073.

De Winter RW, Adams R, Verouden NJW, de Winter RJ. Precordial junctional ST-segment depression with tall symmetric T-waves signifying proximal LAD occlusion, case reports of STEMI equivalence. J Electrocardiol. 2016; 49(1): 76–80.

Di Marco A, Rodriguez M, Cinca J et al. New Electrocardiographic Algorithm for the Diagnosis of Acute Myocardial Infarction in Patients With Left Bundle Branch Block. J Am Heart Assoc. 2020; 9(14): e015573.

Dönitz S, Flake F (Hrsg.). Mensch, Körper, Krankheit für den Rettungsdienst. 4. A. München: Elsevier, 2022.

European Resuscitation Council (ed.). Erweiterte lebensrettende Maßnahmen: ERC Leitlinien 2021, 2021.

Fessele K, Fandler M, Gotthardt P. „Kap. 8.1 EKG". In: Fleischmann T, Hohenstein C (Hrsg.). Klinische Notfallmedizin Band 2 Skills. 2. A. München: Elsevier, 2021.

Fleischmann T, Hohenstein C (Hrsg.). FAQ Klinische Notfallmedizin. München: Elsevier, 2016.

Gottlieb J. Sauerstoff in der Akuttherapie. Z Pneumologie. 2022; 19: 403–414.

Grautoff S. Typische atypische EKGs bei Vorderwandinfarkt. Med Klin Intensivmed Notfmed. 2017; 112(8): 703–707.

Grusnick G. Sauerstoff pro und contra – eine Frage der Strategie. Elsevier Emergency. Respiratorische Notfälle, 2/2023.

Grusnick H-M. EKG-Interpretation in der Notfallmedizin – ein handlungsorientierter EKG-Kurs, 1. A. Lübeck, 2019.

Gulati M, Levy PD, Mukherjee D et al. 2021 AHA/ACC/ASE/CHEST/SAEM/SCCT/SCMR Guideline for the Evaluation and Diagnosis of Chest Pain: A Report of the American College of Cardiology/American Heart Association Joint Committee on Clinical Practice Guidelines. J Am Coll Cardiol. 2021; 78(22): e187–e285.

Henke C, Beissner F. Illustrationen zum übertragenden Schmerz. Wieviel von Head steckt in den Head-Zonen? Schmerz. 2011; 25: 132–139.

Hinkelbein J, Genzwürker H. Formeln und Scores in Anästhesie, Intensivmedizin, Notfallmedizin und Schmerztherapie. 2. A. Berlin: Medizinisch Wissenschaftliche Verlagsgesellschaft, 2016.

Jacobsen L, Grenne B, Olsen RB, Jortveit J. Feasibility of prehospital identification of non-ST-elevation myocardial infarction by ECG, troponin and echocardiography. Emerg Med J. 2022; 39(9): 679–684.

Jahn M, Löwe F, Praetz M, Jähnichen G. Untersuchung und Diagnostik für Rettungsdienst und Notfallmedizin. München: Elsevier, 2023.

Jaiswal AK, Shah S. Shark Fin Electrocardiogram: A Deadly Electrocardiogram Pattern in ST-Elevation Myocardial Infarction (STEMI). Cureus. 2021; 13(6): e15989.

Khan AR, Golwala H, Tripathi A et al. Impact of total occlusion of culprit artery in acute non-ST elevation myocardial infarction: a systematic review and meta-analysis. Eur Heart J. 2017; 38(41): 3082–3089.

Kiening M, Ohly A. EKG endlich verständlich. Kurzlehrbuch. 4. A. München: Elsevier, 2022.

Kühn P, Lang C, Wiesbauer F. EKG lesen, verstehen, beherrschen. Band II: Rhythmusdiagnose. Wien: facultas, 2016.

Larsen R. Akutes Koronarsyndrom (ACS) und akuter Myokardinfarkt. Anästhesie und Intensivmedizin für die Fachpflege. 2016; 14; 680–690.

Littmann L, Monroe MH. Tombstone ST elevation without myocardial infarction: a variant of the "spiked helmet" sign? Am J Med. 2013; 126(8): e9-e10.

Luxem J, Runggaldier K, Karutz H, Flake F (Hrsg.). Notfallsanitäter heute. 7. A. München: Elsevier, 2020.

Macfarlane PW. New ECG Criteria for Acute Myocardial Infarction in Patients With Left Bundle Branch Block. J Am Heart Assoc. 2020; 9: e017119.

Markovchick VJ, Pons PT, Bakes KM et al. Emergency Medicine SECRETS. 6th ed. Philadelphia, PA: Elsevier, 2016.

Meyers HP, Bracey A, Lee D et al. Comparison of the ST-Elevation Myocardial Infarction (STEMI) vs. NSTEMI and Occlusion MI (OMI) vs. NOMI Paradigms of Acute MI. J Emerg Med. 2021; 60(3): 273–284.

Meyers HP, Bracey A, Lee D et al. Accuracy of OMI ECG findings versus STEMI criteria for diagnosis of acute coronary occlusion myocardial infarction. Int J Cardiol Heart Vasc. 2021; 33: 100767.

Phalen T, Aehlert B. The 12-lead ECG in Acute Coronary Syndromes. 4th ed. Elsevier, 2018.

Roffi M, Patrono C, Collet JP et al. 2015 ESC Guidelines for the Management of Acute Coronary Syndromes in Patients Presenting Without Persistent ST-segment Elevation. Rev Esp Cardiol (Engl Ed). 2015; 68 (12): 1125.

Sagel D, Vlaar PJ, van Roosmalen R et al. Emerg Med J. 2021; 38: 814–819.

Sinha MK, Dasgupta D, Lyons JP. "Tombstone" ST segment elevation of acute myocardial infarction. Postgrad Med J. 2004; 80(943): 276.

Smith SW, Dodd KW, Henry TD et al. Diagnosis of ST-elevation myocardial infarction in the presence of left bundle branch block with the ST-elevation to S-wave ratio in a modified Sgarbossa rule. Ann Emerg Med. 2012; 60(6): 766–776.

Stierle U. Klinikleitfaden Kardiologie. 7. A. München: Elsevier, 2020.

Stockburger M, Maier B, Fröhlich G et al. The emergency medical care of patients with acute myocardial infarction – results from the First Medical Contact Study in the context of the Berlin Myocardial Infarction Registry. Dtsch. Ärztebl Int. 2016; 113(29–39): 497–502.

Strebel I, Twerenbold R, Boeddinghaus J et al. Diagnostic value of the cardiac electrical biomarker, a novel ECG marker indicating myocardial injury, in patients with symptoms suggestive of non-ST-elevation myocardial infarction. Ann Noninvasive Electrocardiol. 2018; 23(4): e12538.

Thiele H, Bauersachs J, Mehilli J et al. Kommentar zu den 2020er Leitlinien der Europäischen Gesellschaft für Kardiologie (ESC) zum Management des akuten Koronarsyndroms bei Patienten ohne persistierende ST-Strecken-Hebung. Kardiologe, 2021; 15: 19–31.

Thygesen K, Alpert JS, Jaffe AS et al. Fourth Universal Definition of Myocardial Infarction (2018). J Am Coll Cardiol. 2018; 72(18): 2231–2264.

Verouden NJ, Koch KT, Peters RJ et al. Persistend precordial „hyperacute" T-waves signify proximal left anterior descending artery occlusion. Heart. 2009; 95(20): 1701–1706.

Zhang Q, Zhao Y, Huang X. Acute inferior occlusion myocardial infarction with a solitary ST-elevation in lead III: A case report. J Electrocardiol. 2022; 72: 35–38.

INTERNETQUELLEN (LETZTER ZUGRIFF: 1.12.2023)

Berlin-Brandenburger Herzinfarktregister e.V. Fakten zum Thema Herzinfarkt. www.herzinfarktregister.de).

Canadian Cardiovascular Society. Canadian Cardiovascular grading of angina pectoris. https://ccs.ca/wp-content/uploads/2020/12/Ang_Gui_1976.pdf.

Deutscher Berufsverband Rettungsdienst e.V. (DBRD). Stellungnahme des Deutschen Berufsverbandes Rettungsdienst zur Sauerstoffgabe bei Notfallpatienten in der Akutversorgung. https://www.dbrd.de/images/algorithmen/DBRGAlgo23_Web.pdf.

ECG Medical Training.com. www.ecgmedicaltraining.com/making-sense of sgarbossas-criteria chest-pain-and-left-bundle-branch-block-part-3.

Life in the fastlane. https://litfl.com/ecg-library/.

"Shark Fin": A Deadly ECG Sign that you Must Know! https://hqmeded-ecg.blogspot.com/2018/06/shark-fin-deadly-ecg-sign-that-you-must.html.

https://corpuls.world/produkte/ecgmax/.

https://corpuls.world/emagazines/corpuls-science-202007.php

https://dasfoam.org/2019/09/07/heart-score-das-werkzeug-fuer-brust-schmerz in der-notaufnahme-supported-by-dasfoam/?fbclid=IwAR0I-bbKu RHGx8TLYQSSdzx4QKVssfYckpGq0t8v2KLI45k3UGw1RZ3zpMw.

http://hqmeded-ecg.blogspot.com/2023/03/our-omi-toolbox-application-is-out-now.html

Smith S et al. "The OMI Manifesto", (2018). http://hqmeded-ecg.blogspot.com/2018/04/the-omi-manifesto.html.

www.aerzteblatt.de/archiv/216101/Linksschenkelblock-EKG-Kriterien-erweitert.

www.ahajournals.org/doi/10.1161/JAHA.119.015573?url_ver=Z39.88-003&rfr_id=ori:rid:crossref.org&rfr_dat=cr_pub%20%200pubmed.

www.ekgrhythm.com/2015/10/is-this-stemi-or-optical-illusion-by-dr.html

www.heartscore.nl/.

https://herzmedizin.de/fuer-aerzte-und-fachpersonal/herzerkrankungen/vaskulaere-herzerkrankungen/betablocker-nach-herzinfarkt-neue-studie-soll-endlich-klarheit-schaffen.html.

www.medical-tribune.de/medizin-und-forschung/artikel/patienten-mit-brustschmerz-in-die-klinik-schicken.

www.nelsonsekgsite.com/.

www.uni-marburg.de/de/fb20/bereiche/methoden-gesundheit/allgprmed/forschung/diagnostisch/marburger-herz-score.

KAPITEL

6

Mareike Soltau

Relevante Erkrankungen und ihre EKG-Veränderungen

LERNZIELE – BASIC

- Die möglichen Symptome einer Endokarditis beschreiben können
- Die Unterschiede einer akuten und chronischen Perikarditis beschreiben können
- Den Begriff „Perimyokarditis" erklären können
- Die häufigste Ursache für den plötzlichen Herztod angeben können
- Beispiele für Medikamente aufzählen, die ein Long-QT-Syndrom auslösen können
- Unterschiedliche Ursachen für Vorhofhypertrophien benennen können
- Die kardiotoxische Wirkung von gesteigertem Alkoholkonsum erklären können
- Ursachen ventrikulärer Hypertrophien wiedergeben können
- Die klassischen EKG-Veränderungen bei Anorexia nervosa erläutern können

LERNZIELE – ADVANCED

- Die möglichen Ursachen einer Endokarditis aufzählen können
- Ursachen einer infektiösen und nicht-infektiösen Myokarditis benennen können
- Mögliche EKG-Veränderungen einer Myokarditis erläutern können
- Klassische Symptome einer Perikarditis beschreiben können
- Typische EKG-Veränderungen einer Perikarditis erläutern können
- Unterschiedliche Ursachen von Kardiomyopathien beschreiben können
- Unterschiedliche Arten von Ionenkanalerkrankungen aufzählen können
- Mögliche Gefahren von ventrikulären Hypertrophien benennen können
- Klassische EKG-Veränderungen bei rechtsventrikulärer Hypertrophie beschreiben können

6.1 Entzündliche Erkrankungen des Herzens

Das Herz besteht aus verschiedenen Gewebearten. Innen ist es mit einer hautartigen Schicht ausgekleidet, die mikroskopisch der Innenhaut der Blutgefäße (Endothel) ähnelt und **Endokard** heißt. Auch die Herzklappen bestehen aus Endokard.

Die Muskulatur des Herzens heißt **Myokard** und besteht aus Muskelzellen, die denen der Skelettmuskulatur teilweise ähneln, aber mikroskopisch eine eigene Muskelzellart darstellen. Sie unterscheiden sich von der Muskulatur in den Blutgefäßwänden, im Magen-Darm- und Harntrakt und den Bronchien (glatte Muskulatur). Im Myokard selbst gibt es unterschiedlich spezialisierte Zellen, von denen einige mit speziellen Ionenkanälen ausgestattet sind und somit als Schrittmacherzentren funktionieren.

Das Herz liegt in einem bindegewebigen Herzbeutel, dem **Perikard.** Dieser besteht aus zwei Schichten, wovon eine dem Herzen direkt anliegt (viszerales Blatt). Zwischen beiden Schichten befindet sich ein schmaler flüssigkeitsgefüllter Raum – ähnlich wie der Pleuraspalt der Lunge.

Entzündliche Veränderungen am Herzen betreffen meistens eine einzelne Schicht des Herzens. Ausbreitungen auf andere Schichten sind jedoch möglich und besonders häufig als Kombination einer **Herzmuskelentzündung (Myokarditis)** und **Herzbeutelentzündung (Perikarditis)** anzutreffen. Das Endokard ist schlecht durchblutet, sodass Entzündungsbotenstoffe bei einer Myokarditis kaum über die kleinsten Blutgefäße des Myokards zum Endokard gelangen. Jedoch können sich in der Blutbahn zirkulierende Bakterien am Endokard anlagern. Im Bereich der Herzklappen kommt es oft zu Verwirbelungen des Blutstroms. Daher sind die Herzklappen prädestiniert, hierdurch infiziert zu werden.

6.1.1 Endokarditis

Ursachen

Die Endokarditis ist eine **Entzündung der Herzinnenschicht** und spielt sich oft an den Herzklappen ab. Bestimmte Bakterien finden an den Herzklappen ein ideales Wachstumsmilieu. Lagern sie sich dort ab, bilden sie einen schützenden Film **(Biofilm)** um sich und verhindern so ein Abtöten durch Zellen und Botenstoffe des Immunsystems. Sie können sich vermehren und dadurch den Blutstrom durch die Herzklappe und den Klappenschluss beeinträchtigen. Strömungsturbulenzen und Störungen der Klappenfunktion sind die Folge. Außerdem können Teile der Bakterienkolonie mit dem Blutstrom mitgerissen werden und als **septische Emboli** Durchblutungsstörungen in anderen Organen wie z. B. dem Gehirn oder der Milz hervorrufen.

Ist eine Herzklappe bereits durch einen Herzfehler oder nach einem künstlichen Klappenersatz vorgeschädigt, kann es leichter zu einer Endokarditis kommen. Die bakterielle Endokarditis spielt sich überwiegend an Aorten- und Mitralklappe, also im linken Herzen ab. Eine Rechtsherzendokarditis kann bei intravenösem Drogenabusus oder einliegenden Gefäßkathetern wie einem zentralen Venenkatheter auftreten. Des Weiteren können Bakterien aus dem Mund-Rachen-Raum beispielsweise im Rahmen einer Mandelentzündung oder nach zahnärztlichen Eingriffen in die Blutbahn verschleppt werden und so an die Herzklappen gelangen.

Symptome

Symptome einer Endokarditis reichen von Fieber, Herzinsuffizienzzeichen und sichtbaren Durchblutungsstörungen der Haut durch septische Emboli bis hin zu unspezifischen Erkrankungszeichen. Manche Patienten berichten lediglich von Appetitlosigkeit, Gewichtsverlust, Muskel- und Gelenkschmerzen und vermehrtem Schwitzen. Somit ist die klinische Diagnose einer Endokarditis schwierig. Eine Auskultation des Herzens kann hier sinnvoll sein: Ein bisher nicht bekanntes Herzgeräusch in Kombination mit ansonsten unspezifischen Entzündungszeichen wie Fieber oder erhöhter Temperatur ohne sonstigen Infektionsfokus legen diese Verdachtsdiagnose nahe.

Praxistipp

Ein Herzgeräusch ist ein zusätzliches rauschendes Geräusch bei der Herzauskultation, das neben den normalen Herztönen zu hören ist. Es ist immer pathologisch. Die Herzauskultation erfordert etwas Übung. Auskultiert man öfter Patienten, kennt man den Normalbefund gut und erkennt sofort, wann etwas hiervon abweicht. Am sog. Erb-Punkt (3. ICR parasternal links) kann man alle Herzklappen hören.

EKG-Diagnostik

6

Eine reine Endokarditis macht keine EKG-Veränderungen. Sie kann sich jedoch auf das darunter liegende Myokard ausbreiten und einen **Myokardabszess** bilden. Hierbei handelt es sich um eine Eiteransammlung im Herzmuskel. Außerdem ist eine Abszessbildung im Bereich der Herzklappenbasis möglich. Hier im Zentrum zwischen den Herzklappenringen liegt auch der AV-Knoten. Abszesse schwächen das Gewebe, sodass es zu Rissen (Rupturen) kommen kann. Außerdem können die elektrischen Leitungsbahnen angegriffen und die Erregungsausbreitung im Myokard ähnlich wie bei einer herzinfarktbedingten Muskelnarbe gestört werden. Diese Veränderungen können im EKG sichtbar sein – beispielsweise als AV-Blockierungen oder Linksschenkelblock. T-Negativierungen treten bei Myokardabszessen durch die gestörte Erregungsrückbildung im Bereich des Abszesses auf.

Septische Embolien sind in allen Organen möglich und können auch die Koronararterien betreffen. Im EKG können in diesem Fall herzinfarkttypische Veränderungen entstehen.

Unspezifische Veränderungen des EKGs sind ebenfalls möglich. Kommt es zum Ausriss oder Einriss einer Herzklappe, erleidet der Patient zügig einen kardiogenen Schock durch den nicht mehr vorhandenen Klappenschluss. Tachykardien und Extrasystolen können hier im EKG auftreten, sind jedoch kein spezifischer Hinweis auf eine Endokarditis.

6.1.2 Myokarditis

Ursachen

Auch die Myokarditis wird häufig durch Krankheitserreger verursacht. Im Gegensatz zur Endokarditis sind hier oft Viren die Auslöser. Parasiten, Bakterien, Pilze oder nicht-infektiöse Erkrankungen können ebenfalls eine Myokarditis herbeiführen. ➤ Tab. 6.1 gibt einen Überblick über mögliche Ursachen.

Tab. 6.1 Beispiele für Ursachen einer Myokarditis

Infektiöse Ursachen	Nichtinfektiöse Ursachen
Parvovirus B19 (PB19)	Systemischer Lupus erythematodes
Herpesvirus 6 (HHV6)	Rheumatoide Arthritis
Coronavirus (SARS-CoV-2)	mRNA-Impfung
Enteroviren	Kokain
Borrelien	Methyl-Dopa (Antiparkinsonmedikament)
Trichinen	Ethanol

Das Risiko, durch eine SARS-CoV-2-Infektion an einer Myokarditis zu erkranken, ist allgemein deutlich höher als durch eine Impfung gegen das Coronavirus. Letztere hat eine Inzidenz von 18 pro 1 Mio. applizierter Impfdosen.

Die impfassoziierte Myokarditis oder Myoperikarditis tritt vermehrt bei jungen Männern unter 40 Jahren auf – mit dem höchsten Risiko zwischen 12 und 29 Jahren. Der Verlauf ist in der Regel milde, ohne bleibende kardiale Einschränkungen. Allerdings sind eventuelle Langzeitfolgen nach impfassoziierter Myokarditis noch nicht absehbar. Sie kommt v. a. nach der zweiten Impfdosis vor und tritt innerhalb von 14 Tagen bis zu einem Monat nach der Impfung auf. Die genaue pathophysiologische Ursache ist bisher nicht bekannt.

Symptome

Die Symptome einer Myokarditis sind unspezifisch. Sie kann fast symptomfrei ablaufen, Leitsymptom ist jedoch der **Thoraxschmerz,** der oftmals Angina-pectoris-Beschwerden ähnelt, aber auch pleuritischen Charakter haben kann. Auch eine neu aufgetretene Herzinsuffizienz ohne andere Ursache oder neu aufgetretene Herzrhythmusstörungen während oder nach einem leichten Infekt sind klassische klinische Zeichen. Unspezifische Infekte der oberen Luftwege gehen einer Myokarditis oft voraus, sodass sich in der Anamnese die Frage danach lohnt, wenn ein Patient Brustschmerzen hat.

Man nimmt an, dass viele sog. **idiopathische Kardiomyopathien** auf eine frühere oder chronische Myokarditis zurückzuführen sind. **Idiopathisch** bedeutet, dass die Ursache einer Erkrankung nicht erkennbar ist und die Krankheit schicksalshaft erscheint.

Die meisten Patienten entwickeln einen milden Verlauf und es kommt zur Heilung. Jedoch treten auch Fälle von fulminantem Herzversagen auf, die einer raschen Herztransplantation bedürfen. In Autopsiestudien wurde die Myokarditis als häufige Ursache des plötzlichen Herztodes bei ca. einem Viertel der Verstorbenen nachgewiesen. Im Jahr 2017 wurde durch Herz-MRT-Untersuchungen herausgefunden, dass 6-mal mehr Patienten mit Thoraxschmerzen, erhöhten Troponinwerten im Blut und unauffälligem Herzkatheterbefund an einer Myokarditis leiden, als bisher angenommen wurde (Patriki et al. 2017).

MERKE

Die Myokarditis stellt eine der wichtigsten Differenzialdiagnosen zum akuten Koronarsyndrom dar.

Tab. 6.2 EKG-Veränderungen bei Myokarditis und Herzinfarkt im Vergleich

EKG-Veränderung	Myokarditis	Herzinfarkt
ST-Streckenveränderungen	Häufig, eher nicht regional, häufig in I, II, aVL, V_3 bis V_5 oder II, III, aVF, V_4 bis V_6	Regionale ST-Streckenhebungen, ST-Streckensenkungen in den entgegengesetzten Ableitungen
T-Negativierungen	Häufigste EKG-Veränderung, terminal oder präterminal	Häufig, klassisch im späteren Stadium oder nach abgelaufenem Infarkt
Leitungsblöcke (Links-, Rechtsschenkelblock, Hemiblockierungen)	Häufiger Linksschenkelblock als Rechtsschenkelblock	Linksschenkelblock
Pathologische Q-Zacken	Möglich	Möglich
AV-Blockierungen	Möglich, eher selten	Vor allem beim rechtsventrikulären Infarkt
Vorhofflimmern	Selten	Gelegentlich
Normales EKG	Bei ca. jedem dritten Patienten	Beim NSTEMI möglich

EKG-Diagnostik

Die Diagnose erfolgt klassisch nach Ausschluss anderer Differenzialdiagnosen mit mikroskopischen Analysen von entnommenen Myokardbiopsien. Neuerdings gewinnt das **Herz-MRT** zur Diagnosestellung an Bedeutung.

Zirka 75 % der Patienten mit Myokarditis haben EKG-Veränderungen, die jedoch unspezifisch sind. Sie reichen von einem normalen EKG bis hin zu EKG-Veränderungen, die exakt wie ein STEMI aussehen. Auch pathologische Q-Zacken sind möglich, ebenso wie supraventrikuläre und ventrikuläre Arrhythmien oder Leitungsblockierungen (➤ Tab. 6.2).

Die Myokarditis kann isoliert oder als **Perimyokarditis** oder **Myoperikarditis** auftreten. Ersteres stellt ein Erkrankungsbild mit vorwiegend perikarditischem Charakter dar, bei letzterem steht die Myokarditis im Vordergrund. Bei beiden sind EKG-Veränderungen wie bei der Perikarditis möglich.

ACHTUNG

Eine Myokarditis kann in allen Altersklassen auftreten, betrifft allerdings gehäuft jüngere Patienten. Diese sind gefährdet, im Rettungsdienst übersehen zu werden. Denn die meisten von ihnen weisen kein kardiovaskuläres Risikoprofil auf, viele leiden unter einer leichten Erkältung, sodass Brustschmerzen hier fälschlicherweise als Bagatelle fehlgedeutet werden könnten. Eine sehr genaue Anamnese kann helfen, die Wahrscheinlichkeit einer Myokarditis abzuschätzen. Bei der körperlichen Untersuchung und im Monitoring spielen die Suche nach Herzinsuffizienzzeichen und das EKG eine entscheidende Rolle, wenngleich auch beides unauffällige Ergebnisse hervorbringen kann.

6.1.3 Perikarditis

Ursachen

Die Perikarditis wird durch ähnliche Ursachen hervorgerufen wie die Myokarditis. Virale Infekte sind die häufigsten Auslöser. Aber auch durch eine HIV-Infektion, Tuberkulose, Urämie bei fortgeschrittener Niereninsuffizienz und nach einem Herzinfarkt oder Thoraxtrauma kann eine Perikarditis auftreten. Insgesamt gibt es viele Krankheitsbilder, die eine begleitende Perikarditis verursachen – darunter auch Krebserkrankungen und Autoimmunkrankheiten.

Die Perikarditis kann akut oder chronisch sein. Die **akute Perikarditis** zeichnet sich durch einen eher plötzlichen Symptombeginn und eine Dauer von 4–6 Wochen aus. Bei einer **chronischen Perikarditis** können die Beschwerden diffus sein. Ist das Perikard dauerhaft entzündet, kann es vernarben und so das Herz in seiner Beweglichkeit einschränken **(Panzerherz).** Auch Kalkablagerungen sind möglich. Hieraus resultiert eine diastolische Funktionsstörung mit ähnlichen Zeichen wie bei der Rechtsherzinsuffizienz. Bei langer Erkrankungsdauer kann der Herzmuskel atrophieren.

Symptome

Das Leitsymptom der akuten Perikarditis ist ein eher stechender, pleuritischer, **retrosternaler Thoraxschmerz,** der klassischerweise atemabhängig ist und bei Inspiration, Husten und in Flachlagerung zunimmt. Zusätzliche Symptome können sein:

- Fieber
- Dyspnoe
- Tachykardie

Tritt durch die Perikarditis ein Perikarderguss auf, zeigt sich oft eine deutlich mildere Schmerzsymptomatik. Generell kann die anamnestische Abgrenzung zum Angina-pectoris-Brustschmerz trotz des scheinbar klar unterschiedlichen Schmerzcharakters schwierig sein.

MERKE

Der N. phrenicus, der u. a. das Zwerchfell versorgt, läuft eng am Perikard vorbei von der Halsregion bis zum Zwerchfell. Er kommt aus den gleichen Nervenwurzeln wie Nervenfasern, die den Trapezmuskel im Schulter-Nacken-Bereich versorgen. Daher können bei einer Perikarditis auch Schmerzen in dieser Region, z. B. zwischen den Schulterblättern auftreten – ähnlich wie bei einer Gallenblasenentzündung.

Etwa 5 % der Patienten, die mit Brustschmerzen in der Notaufnahme behandelt werden und keinen Herzinfarkt haben, leiden unter einer Perikarditis. Männer sind doppelt so häufig betroffen wie Frauen. Sie tritt v. a. zwischen dem 40. und 60. Lebensjahr auf.

Komplikationen können durch eine höhergradige Myokardbeteiligung auftreten mit dem Risiko für Herzrhythmusstörungen und eine Herzinsuffizienz. Auch bilden viele Patienten einen Perikarderguss als Zeichen der Entzündung aus. Nimmt dieser an Größe zu, kann es

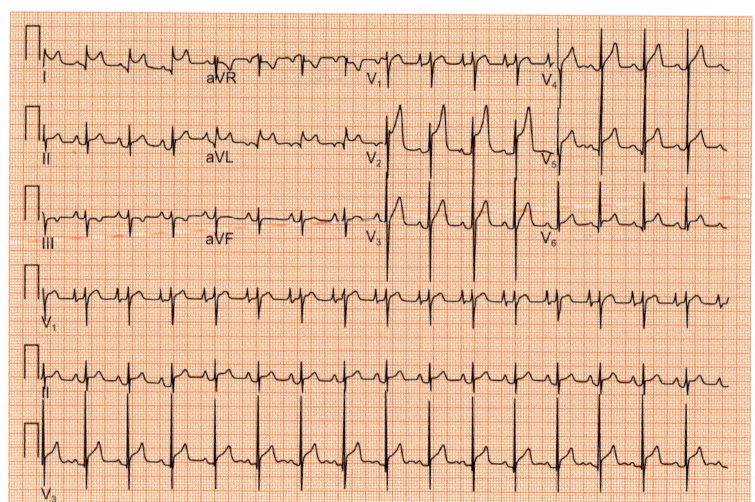

Abb. 6.1 EKG bei einer akuten Perikarditis. Zu sehen sind die typischen, eher konkaven ST-Hebungen z. B. in V_2. Die ST-Hebungen sind keinem koronararteriellen Versorgungsgebiet zuzuordnen. [L231]

zu einer Perikardtamponade kommen. Die akute Perikarditis kann folgenlos abheilen oder auch Rezidive bilden. In einigen Fällen geht sie in eine chronische Perikarditis über. Das Risiko hierfür wird von der Grunderkrankung bestimmt, die die Perikarditis ausgelöst hat. Es gibt jedoch auch Patienten, bei denen kein Auslöser gefunden werden kann. Hier spricht man von einer **idiopathischen Perikarditis.**

EKG-Diagnostik

Das EKG weist bei einer Perikarditis regelhaft Veränderungen auf. Diese sind Ausdruck der epikardialen Entzündung und zeigen damit streng genommen eine Myokardbeteiligung an. Dennoch kann das Ausmaß der Myokardbeteiligung stark variieren (Perimyokarditis oder Myoperikarditis, ➤ Kap. 6.1.2).

Im Akutstadium zeigt das EKG bei der akuten Perikarditis klassischerweise konkave ST-Hebungen in V_2 bis V_6, I, II, aVL, aVF und reziproke ST-Senkungen in aVR und V_1 (➤ Abb. 6.1). Hebungen in Ableitung III kommen nicht vor und eine regionale Zuordnung zu einem koronararteriellen Versorgungsgebiet ist nicht möglich. Gleichzeitig sind Senkungen der PQ-Strecke in Anwesenheit von ST-Hebungen sichtbar. Dies kann die Identifikation der isoelektrischen Grundlinie erschweren. T-Negativierungen in den Ableitungen, in denen ST-Hebungen zu sehen sind, treten nicht auf. Ebenso kommen bei der Perikarditis keine pathologischen Q-Zacken vor (➤ Tab. 6.3).

Im Folgestadium bilden sich die ST-Hebungen zurück. Es treten diffuse T-Negativierungen auf, die Monate fortbestehen können. Schließlich normalisiert sich das EKG in der Regel.

6.2 Kardiomyopathien und Ionenkanalerkrankungen

Kardiomyopathie bedeutet „Erkrankung des Herzmuskels", die eine Funktionsstörung des Myokards verursacht. Dahinter verbirgt sich eine Reihe von Erkrankungen mit unterschiedlichen Auslösern. Viele Kardiomyopathien sind erblich bedingt. Man unterscheidet **hypertrophe Kardiomyopathien, restriktive** und **dilatative Kardiomyopathien.** Letztere sind oft die Endphase einer koronaren Herzerkrankung oder entstehen nach einer Myokarditis. Sie sind außerdem die häufigste Ursache für eine Herztransplantation. Manche Kardiomyopathien treten nur phasenweise auf wie die **Tako-Tsubo-Kardiomyopathie** und die **peripartale Kardiomyopathie.**

Das elektrische Leitsystem des Herzens erfordert ein fein abgestimmtes Öffnen und Schließen von Ionenkanälen. Ist hier ein Kanal genetisch bedingt verändert, kann es zu Störungen der elektrischen Reizleitung kommen. Ionenkanaldefekte stellen ein erhöhtes Risiko für den plötzlichen Herztod dar und sind häufig Ursache für Herz-Kreislauf-Stillstände scheinbar gesunder junger Patienten.

Tab. 6.3 EKG-Veränderungen bei Perikarditis und Herzinfarkt im Vergleich

EKG-Veränderung	Perikarditis	Herzinfarkt
ST-Hebungen	Eher konkave ST-Hebungen in V_2 bis V_6, I, II, aVL, aVF; keine Hebungen in V_1, III und aVR; keine Zuordnung zu einer Koronararterie möglich	Versorgungsgebiet-spezifische, konkave oder konvexe ST-Hebungen oder -Senkungen
PQ-Senkungen	Typisch in I, II, aVL, aVF, V_5, V_6; PQ-Hebungen in aVR	Keine
QRS-Komplex-Verbreiterung	Keine	Möglich
Pathologische Q-Zacken	Keine	Möglich
T-Negativierungen	Im Spätstadium nach einiger Zeit	Möglich
Herzrhythmusstörungen	Keine	Möglich

6.2.1 Kardiomyopathien

Kardiomyopathien können angeboren oder erworben sein. Sie umfassen eine Gruppe von häufigen und seltenen Erkrankungen, bei denen oft Umwelteinflüsse und genetische Prädisposition aufeinandertreffen. Klinischer Ausprägungsgrad und Alter bei Diagnosestellung können auch innerhalb der Erkrankungen sehr unterschiedlich sein.

Hypertrophe Kardiomyopathie (HCM)

Die hypertrophe Kardiomyopathie (HCM) ist die häufigste Erbkrankheit des Herzens. Man nimmt an, dass sie bei 1 von 500 Menschen vorliegt. Sie ist zudem die häufigste Ursache für den **plötzlichen Herztod** junger Sportler, betrifft aber alle Altersklassen vom Kind bis zum älteren Erwachsenen. Viele verschiedene Mutationen sind als Ursache für die Entstehung der hypertrophen Kardiomyopathie bekannt. Pathophysiologisch handelt es sich um eine asymmetrische Hypertrophie des linken Ventrikels und des Septums. Dabei gibt es zwei Formen: die **hypertrophe obstruktive Kardiomyopathie** (HOCM) und die **hypertrophe nichtobstruktive Kardiomyopathie** (HNCM). Erstere ist häufiger und zeichnet sich durch eine Verengung des linksventrikulären Ausflusstrakts aus. Durch hypertrophierte Areale des Ventrikelseptums kommt es bei Myokardkontraktion zu einem Vorwölben der ohnehin schon verdickten Muskulatur in die Ausstrombahn des Blutes Richtung Aorta. Die Menge des ausgeworfenen Blutes, also das **Schlagvolumen,** wird reduziert und somit vermindert sich das Herzzeitvolumen. Dies tritt insbesondere unter Belastung auf, wenn der Körper versucht, die Inotropie des Herzens zu steigern, beispielsweise beim Sport. Inotropiesteigerung bedeutet, dass die Kontraktion des Herzmuskels noch weiter verstärkt wird. Auch die Gabe von Katecholaminen kann durch Zunahme der Inotropie eine Verschlimmerung der Obstruktion bewirken.

Im Verlauf der Erkrankung kann es zu ischämischen Myokardnekrosen und -fibrosen in den endokardnahen Schichten kommen, denn das Myokard wird von außen nach innen durch Blutgefäße versorgt. Vernarben die inneren Myokardschichten **(Fibrose),** kann eine Erweiterung der Herzhöhlen entstehen.

Durch die Verdickung des Myokards und die Fibrosebildung entwickelt das Herz eine Störung der diastolischen Funktion: Die Dehnbarkeit des Herzmuskels ist reduziert und die Entspannung des Herzens in der Diastole braucht länger als beim Gesunden.

Symptome

Symptome dieser chronischen Erkrankung können fehlen oder scheinbar banal sein. Ein sehr häufiges Symptom ist die Dyspnoe. Auch Angina-pectoris-Beschwerden und Synkopen können auftreten, ebenso wie ventrikuläre Arrhythmien, z. B. ventrikuläre Tachykardien. Schlaganfälle sind möglich, denn Patienten mit einer hypertrophen Kardiomyopathie haben häufiger Vorhofflimmern. Zeichen einer Linksherzinsuffizienz finden sich bei fortgeschrittener Erkrankung.

Insbesondere bei Synkopen, ventrikulären Arrhythmien, familiärer Vorgeschichte mit plötzlichem Herztod, Blutdruckabfall unter Belastung und bekannter linksventrikulärer Hypertrophie ist Vorsicht geboten. Alle diese Faktoren stellen Risikofaktoren für den plötzlichen Herztod bei Patienten mit hypertropher Kardiomyopathie dar. Da die Erkrankung nicht bei allen Patienten bereits bekannt ist, können sie beispielsweise mit einer Synkope rettungsdienstlich erstmals in Erscheinung treten. Die Anamnese hilft hier sehr, den Patienten richtig einzuschätzen und auch bei Transportverweigerung richtig zu beraten.

MERKE

Die hypertrophe obstruktive Kardiomyopathie kann ein plötzliches Low-Cardiac-Output-Syndrom hervorrufen. Hierbei fällt die Herzauswurfleistung durch Verengung des linksventrikulären Ausflusstrakts akut rapide ab. Dies kann eine Synkope verursachen. Synkopen bei Patienten mit HCM sind ein Warnsignal und mit einem erhöhten Risiko für den plötzlichen Herztod verbunden.

Die Sterblichkeit pro Jahr kann bei Vorliegen von Risikofaktoren auf 5 % steigen und beträgt ansonsten im Durchschnitt 1 %. Die meisten Patienten sterben an ventrikulären Arrhythmien.

EKG-Diagnostik

Das EKG stellt eine gute nicht-invasive Möglichkeit dar, bei Patienten Hinweise auf eine HCM oder HOCM zu finden. Zirka 90 % der Patienten mit einer hypertrophen Kardiomyopathie weisen EKG-Veränderungen auf (➤ Abb. 6.2).

Klassischerweise sind Zeichen einer linksventrikulären Hypertrophie zu sehen (➤ Kap. 6.3) mit entsprechenden Veränderungen des R-Aufbaus in den Brustwandableitungen und großen QRS-Komplexamplituden. Die meisten Patienten haben einen Linkslagetyp oder einen überdrehten Linkstyp. Zirka 10 % der Patienten haben ein **Vorhofflimmern** aufgrund einer chronischen Dehnung des linken Vorhofs durch zurückgestautes Blut.

Die Q-Zacke stellt die septale Depolarisation dar und eine Ventrikelseptumhypertrophie ist charakteristisch für die hypertrophe Kardiomyopathie. Somit sind pathologische Q-Zacken hier häufig zu finden.

Die T-Welle kann negativ sein, ST-Senkungen sind ebenfalls möglich als Zeichen einer relativen Myokardischämie. Die Mehrzahl der Patienten hat gelegentlich komplexe ventrikuläre Extrasystolen oder ventrikuläre Tachykardien. Diese können eventuell im 12-Kanal-EKG gesehen werden. Die QT-Zeit ist oft verlängert, was ein Risiko für tödliche Arrhythmien darstellt.

Insgesamt sind nicht immer alle EKG-Veränderungen zu sehen oder sie fehlen sogar vollständig. Daher kann mit dem EKG eine hypertrophe Kardiomyopathie nicht ausgeschlossen werden. Es bietet aber Anhaltspunkte und kann zusammen mit Symptomen und Anamnese den Verdacht auf diese Erkrankung erhärten.

Dilatative Kardiomyopathie (DCM)

Ursachen

Hierunter versteht man eine Kardiomyopathie mit Erweiterung der Herzhöhlen, stark reduzierter Pumpfunktion des Herzens und im Verlauf auch Abnahme der Myokarddicke. Bei ca. 50 % der Patienten kann keine Ursache für die Kardiomyopathie gefunden werden. Man

6

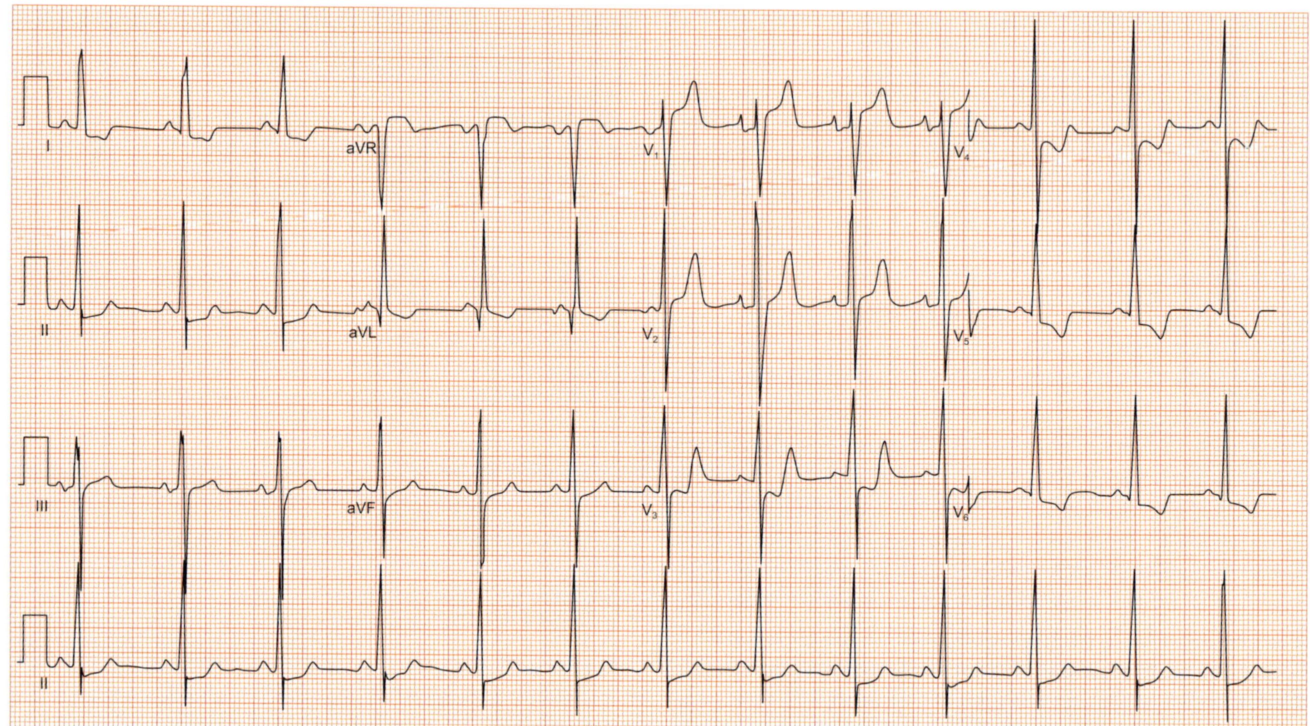

Abb. 6.2 Typisches 12-Kanal-EKG mit charakteristischen Veränderungen bei einem Patienten mit hypertroph obstruktiver Kardiomyopathie (HOCM) [L231]

6

geht davon aus, dass viele dieser Patienten eine asymptomatische Myokarditis durchlaufen haben und die dilatative Kardiomyopathie ein Folgezustand daraus ist. Bei einem Drittel der Patienten spielen genetische Einflüsse eine Rolle. Viele Patienten haben sekundäre Formen, sodass die dilatative Kardiomyopathie oft auch eine Folgeerkrankung einer anderen Krankheit darstellt.

Männer erkranken doppelt so häufig wie Frauen. Häufige Ursache ist die **KHK,** die durch dauerhafte Minderdurchblutung der Herzmuskelzellen deren Absterben hervorruft. Sie werden ersetzt durch Narbengewebe. Auch die **alkoholinduzierte (= ethyltoxische) dilatative Kardiomyopathie** ist relativ häufig. Insbesondere der langjährige regelmäßige Konsum von mehr als 80 g Alkohol pro Tag geht mit einem hohen Risiko für eine dilatative Kardiomyopathie (DCM) einher. Ein Glas Wein enthält bereits ca. 9 g Alkohol. Alkohol wirkt direkt schädigend auf das Herz.

Auch Medikamente können die Herzmuskelzellen schädigen und dadurch eine dilatative Kardiomyopathie auslösen. Hierzu zählen v. a. **Chemotherapeutika**, aber auch **trizyklische Antidepressiva** und **illegale Drogen** wie Kokain.

Symptome

Die Symptomatik ist geprägt von klassischen Herzinsuffizienzzeichen. Die Patienten präsentieren sich daher im Rettungsdienst oft mit biventrikulären kardialen Dekompensationszeichen – beispielsweise einem Lungenödem oder Ödemen am Körper. Je nachdem, wie ausgeprägt die Pumpfunktionseinschränkung ist, kann der Patient deutliche Schockzeichen aufweisen. Auch gestaute Halsvenen sind aufgrund des rechtsventrikulären Pumpversagens möglich. In der Anamnese ist in der Regel bereits eine Herzinsuffizienz bekannt und die Medikamentenliste des Patienten enthält oft typische Herzinsuffizienzmedikamente wie **Diuretika** und **ACE-Hemmer.** Ist die Anamnese dahingehend unauffällig, bieten Fragen zum zeitlichen Verlauf eine Möglichkeit, eine biventrikulär dekompensierte dilatative Kardiomyopathie beispielsweise von einer Lungenembolie zu unterscheiden.

EKG-Diagnostik

Das EKG kann verschiedene Veränderungen aufweisen. Folgende drei Veränderungen sind typisch für die dilatative Kardiomyopathie (➤ Abb. 6.3):

- QRS-Komplexe mit niedriger Amplitude in den Extremitätenableitungen
- QRS-Komplexe mit größeren Amplituden in den Brustwandableitungen
- Stark verzögerter R-Aufbau

Des Weiteren können ventrikuläre Arrhythmien auftreten, an denen die Patienten auch versterben können. Deshalb haben viele dieser Patienten bereits einen implantierten internen Defibrillator (ICD).

Eine Sonderform der dilatativen Kardiomyopathie stellt die **peripartale Kardiomyopathie** dar. Hierbei tritt gegen Ende der Schwangerschaft oder innerhalb des ersten halben Jahres nach Entbindung eine rasch fortschreitende Herzinsuffizienz auf. Die genaue Ursache ist unbekannt. Möglicherweise spielt das Hormon **Prolaktin** hier eine Rolle, das für die Milchproduktion in der Stillzeit verantwortlich ist. Es existieren große regionale Unterschiede in den Häufigkeitsangaben und die wahre Häufigkeit ist nicht bekannt. Man schätzt, dass in den USA und Europa 1 von 4000 Gebärenden betroffen ist. Risikofaktoren sind höheres Alter der Schwangeren,

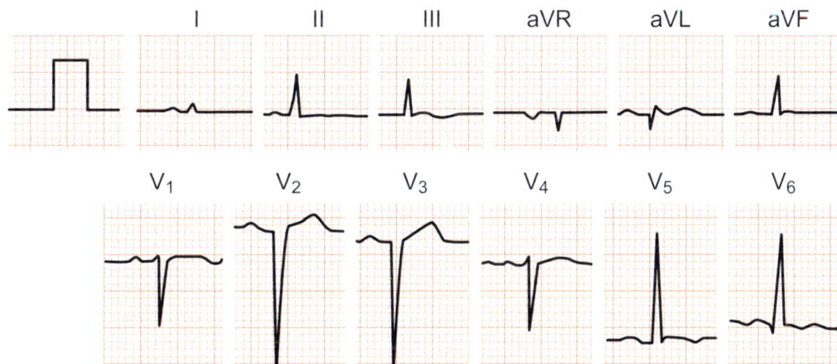

Abb. 6.3 EKG eines Patienten mit schwerer dilatativer Kardiomyopathie. Man erkennt eine niedrige QRS-Amplitude in den Extremitätenableitungen und einen sehr verzögerten R-Aufbau mit nach links verschobenem R/S-Umschlag bei relativ hoher Amplitude der QRS-Komplexe in den Brustwandableitungen. [L143]

Präeklampsie oder Schwangerschaftshypertonus, mehrere Schwangerschaften zuvor und prolongierte Tokolyse. Es handelt sich um eine Ausschlussdiagnose. Die Prognose ist sehr variabel und reicht von kompletter Heilung bis hin zur Herztransplantation oder zum Tod. Es können zudem Thromben in den Herzhöhlen durch den reduzierten Blutfluss bei eingeschränktem Herzauswurf entstehen. Hiervon können sich Emboli lösen und im ganzen Körper arterielle Gefäßverschlüsse hervorrufen, z. B. Schlaganfälle. Dies ist auch bei anderen Kardiomyopathien möglich, weshalb viele dieser Patienten therapeutisch antikoaguliert sind.

Die Mortalität der peripartalen Kardiomyopathie liegt insgesamt bei 30–60 %. Bei Folgeschwangerschaften beträgt das Risiko einer erneuten Erkrankung ungefähr 50 %.

Arrhythmogene rechtsventrikuläre Kardiomyopathie (ARVCM)

Ursachen

Diese meist genetische Erkrankung ist neben der hypertrophen Kardiomyopathie eine der häufigsten Ursachen für den plötzlichen Herztod junger Patienten. Durch einen Umbau der Herzmuskelzellen in fettig-fibröses Gewebe ohne Kontraktionsfunktion kommt es zu einem erhöhten Risiko für Herzrhythmusstörungen. Die fettige Degeneration betrifft vorwiegend den rechten Ventrikel, bei einigen Patienten aber auch das linke Herz.

Die Erkrankung wird vorwiegend autosomal-dominant, aber auch -rezessiv vererbt. Es kann also anamnestische Hinweise zu frühen plötzlichen Todesfällen innerhalb der Familie geben. Circa 1 von 2500 bis 1 von 5000 Menschen leidet unter dieser Erkrankung.

Symptome und EKG-Diagnostik

Die Symptomatik ist variabel. Sie reicht von Müdigkeit und Abgeschlagenheit bis zu Palpitationen und Synkopen – klassischerweise beginnend in der Pubertät. Brustschmerzen und Schwindel können Ausdruck ventrikulärer Herzrhythmusstörungen sein. Manche Patienten sind asymptomatisch. Alle Patienten weisen ein erhöhtes Risiko für den plötzlichen Herztod auf. Vor allem bei körperlicher Belastung treten Todesfälle auf. Der Verlauf der Erkrankung ist unterschiedlich und es kann mit der Zeit zu einer Herzinsuffizienz

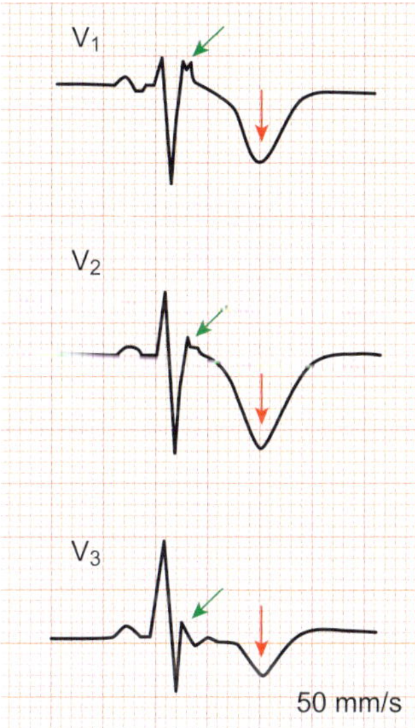

Abb. 6.4 Epsilon-Welle bei ARVCM. Die grünen Pfeile markieren die Epsilon-Welle, die roten die negativen T-Wellen. [L143]

kommen. Insbesondere Synkopen und ein junges Alter zeigen ein hohes Risiko für ein plötzliches Versterben an.

Im EKG zeigen sich eher subtile Veränderungen. Eine Niedervoltage in den Extremitätenableitungen, eine abgeflachte T-Welle in den inferolateralen EKG-Ableitungen oder eine invertierte T-Welle in den rechtspräkordialen Ableitungen sind typische Befunde. Weitere typische Befunde sind auch die Ausbildung einer **Epsilon-Welle** (➤ Abb. 6.4) in Ableitung V_1 bis ggf. V_3 und eine Verbreiterung des QRS-Komplexes in den rechtspräkordialen Ableitungen als Ausdruck einer regionalen rechtsventrikulären Leitungsverzögerung.

Tako-Tsubo-Kardiomyopathie

Ursachen

Die Tako-Tsubo-Kardiomyopathie bezeichnet eine passagere Funktionsstörung des linken Ventrikels nach einem stressauslösenden

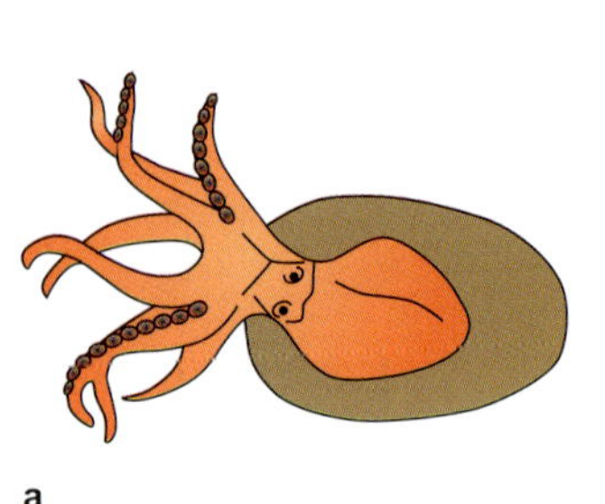
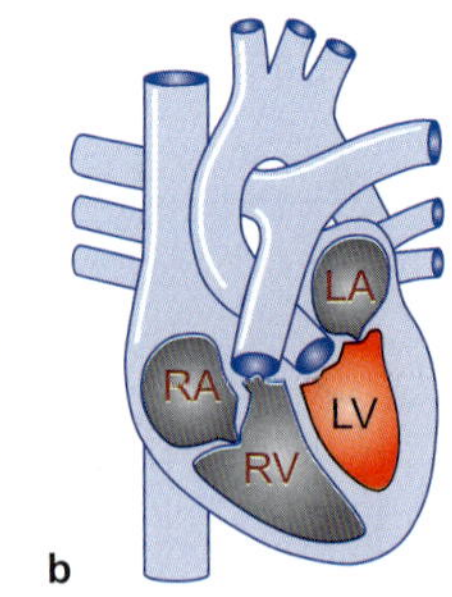

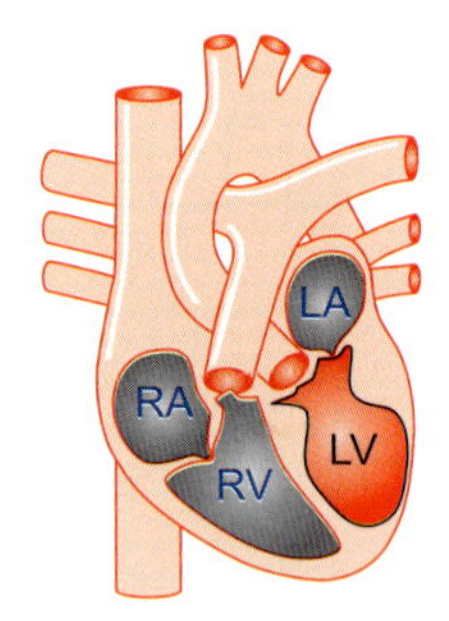

a b

Abb. 6.5 Tako-Tsubo-Kardiomyopathie (sog. Apical Ballooning)
a Japanische Tintenfischfalle
b Normaler linker Ventrikel nach Kontraktion und Ventrikelform bei Tako-Tsubo-Kardiomyopathie [L231]

Tab. 6.4 Mögliche Auslöser einer Tako-Tsubo-Kardiomyopathie

Emotionale Stressoren	Körperliche Stressoren
• Tod eines Angehörigen • Finanzielle Notlagen • Arbeitsplatzverlust • Plötzlicher Wohnungsverlust • Andere Existenzkrisen	• Große Operationen • Schwere Infektionen • Alkohol- oder Drogenentzug • Starkes Schmerzsyndrom • Schweres Trauma

Ereignis und wurde erstmals 1990 von Sato beschrieben. Sie tritt klassischerweise bei älteren Frauen jenseits der Menopause nach einem emotional belastenden Erlebnis auf. Die Tako-Tsubo-Kardiomyopathie wird aus diesem Grund auch **Broken-Heart-Syndrom** genannt. Tako-Tsubo ist das japanische Wort für ein Gefäß, mit dem Tintenfische gefangen werden. Der Name spielt auf die optische Ähnlichkeit dieser Falle und der Ventrikelform in der Angiografie während der Systole an (➤ Abb. 6.5).

Die genaue Ursache der Erkrankung ist unbekannt. Möglicherweise liegen pathologische Veränderungen der koronararteriellen Kleinstgefäße vor. Auch stressbedingt stark erhöhte körpereigene Katecholaminspiegel könnten eine Rolle bei der Entstehung der Erkrankung spielen.

Zirka 2 % der Patienten mit der Arbeitsdiagnose „akutes Koronarsyndrom" leiden unter dieser eher seltenen Erkrankung. Sie gilt als **erworbene Kardiomyopathie.** Ein Stressauslöser ist anamnestisch nicht immer herauszufinden. ➤ Tab. 6.4 fasst einige mögliche Ursachen zusammen. Dabei ist die individuelle Reaktion auf ein Ereignis ausschlaggebend.

Denn nicht nur emotionale, sondern auch körperliche Stressoren wie eine Operation kommen als Auslöser infrage. Ungefähr 90 % der Patienten sind weiblich und im Durchschnitt über 60 Jahre alt. Es sind jedoch auch Fälle bei Kindern beschrieben.

Symptome und EKG-Diagnostik

Klinisch ist es kaum möglich, eine Tako-Tsubo-Kardiomyopathie von einem akuten Koronarsyndrom zu unterscheiden. Die Patienten berichten von Brustschmerzen oder Luftnot ähnlich wie beim Herzinfarkt.

Im EKG kommt es v. a. zu Veränderungen der ST-Strecke und der T-Welle und das EKG sieht oftmals annähernd so aus wie bei einem anterioren Herzinfarkt. Pathologische Q-Zacken treten bei der Tako-Tsubo-Kardiomyopathie seltener auf als beim Herzinfarkt. Reziproke ST-Streckensenkungen in den inferioren Ableitungen fehlen oft trotz Hebungen in den anterioren Ableitungen. Tiefe T-Negativierungen in den Brustwandableitungen sind typisch, kommen aber nicht bei allen Patienten vor. Das QT-Intervall ist oft stark verlängert, sodass sogar Torsade-de-pointes-Tachykardien auftreten können wie beim Long-QT-Syndrom, insbesondere in der ersten Phase der Erkrankung. Das EKG durchläuft dynamische Veränderungen während des Krankheitsverlaufs und normalisiert sich schließlich wieder nach einigen Tagen.

Der Verlauf der Erkrankung ist variabel. In der akuten Phase kann eine zunehmende Herzinsuffizienz auftreten, die eine intensivmedizinische Behandlung erfordert. Durch die Wandbewegungsstörungen v. a. im Bereich der Herzspitze ist die Geschwindigkeit des Blutstroms hier reduziert. Es können Thromben entstehen, die als Emboli in den Körperkreislauf gelangen können und hier Ischämien (z. B. Schlaganfälle) auslösen.

Laborchemisch wird in der Klinik oft nur eine dezente Erhöhung des Troponins festgestellt oder es liegt im Normbereich. Es besteht oft eine Diskrepanz zwischen nur leicht erhöhtem Troponin und massiven Wandbewegungsstörungen in der Echokardiografie, die eigentlich auf einen großen Myokardschaden hinweisen. Letztlich kann die Diagnose Tako-Tsubo-Kardiomyopathie erst nach Ausschluss eines Herzinfarkts bzw. einer signifikanten koronaren Herzerkrankung gestellt werden. Für die Präklinik existiert daher kein sicheres Unterscheidungskriterium zwischen dem Herzinfarkt und der Tako-Tsubo-Kardiomyopathie.

6.2.2 Ionenkanalerkrankungen

Die Ionenkanäle der Herzmuskelzellen sind mit ihrer Verteilung für den elektrischen Stromfluss am Herzen verantwortlich. Bei der Depolarisierung öffnen sich Natriumkanäle. Die Herzmuskelzellen werden im Anschluss durch ein Öffnen von Kaliumkanälen repola-

6

risiert und stehen für eine erneute Depolarisierung zur Verfügung. Verschiedene Mutationen können das Öffnen und Schließen der Ionenkanäle modifizieren und so zu Herzrhythmusstörungen führen. Die wichtigsten klinischen Resultate sind das **Long-QT-Syndrom, Short-QT-Syndrom, Brugada-Syndrom** und die **katecholaminerge polymorphe ventrikuläre Tachykardie (CPVT).**

Die CPVT ist eine anfallsartige polymorphe Kammertachykardie, die bei jüngeren Erwachsenen, Jugendlichen und Kindern bei körperlicher und seelischer Belastung auftreten kann. Von Synkopen oder „Krampfanfällen" beim Sport wird regelhaft berichtet. Das Risiko für einen plötzlichen Herztod ist bei dieser sehr seltenen Erkrankung erhöht.

Das Short-QT-Syndrom ist ebenfalls selten und wird durch Mutationen des Kaliumkanals hervorgerufen, der für die Myokardrepolarisierung verantwortlich ist. Es resultiert eine sehr kurze QT-Zeit mit nicht erkennbarer ST-Strecke. Auch hier besteht ein erhöhtes Risiko für den plötzlichen Herztod, oft mit positiver Familienanamnese. Möglicherweise ist das Short-QT-Syndrom auch für einige Fälle des **plötzlichen Kindstodes** (SIDS) verantwortlich. Die Patienten mit Short-QT-Syndrom haben oft Vorhofflimmern, sodass ein Vorhofflimmern bei ungewöhnlich jungen Patienten immer eine genaue Betrachtung der QT-Zeit erfordert.

Long-QT-Syndrom

Ursachen

Eine Verlängerung des QT-Intervalls ist oftmals erworben und wird häufig durch die Einnahme von Medikamenten verursacht. Auslöser eines erworbenen Long-QT-Syndroms sind Arzneimitteln, die die QT-Zeit verlängern und v. a. in Kombination miteinander maligne ventrikuläre Arrhythmien mit Herz-Kreislauf-Stillständen hervorrufen können. Eine gute Übersicht über QT-Zeit-verlängernde Medikamente bietet die Internetseite www.crediblemeds.org.

Auswahl von QT-Zeit verlängernden Medikamenten:

- Antiemetika (z. B. Ondansetron, Dimenhydrinat)
- Antipsychotika (z. B. Haloperidol, Melperon)
- Antidepressiva (z. B. Amitriptylin, Citalopram)
- Antibiotika (z. B. Ciprofloxacin, Cotrimoxazol)
- Antihistaminika (z. B. Clemastin)
- Antiarrhythmika (z. B. Amiodaron, Ajmalin)

Das angeborene Long-QT-Syndrom ist mit einer Prävalenz von 1 : 5000 nicht selten. Hierbei handelt es sich um Mutationen in Kalium- oder Natriumkanälen. Die Kaliumkanäle öffnen sich, wenn ein Schwellenpotenzial überschritten ist. Der Kaliumausstrom aus der Zelle bewirkt eine Repolarisation. Im EKG ist dies als T-Welle zu erkennen. Wenn an Kaliumkanälen genetisch bedingte Funktionseinschränkungen vorliegen, verlängert sich die Zeit, bis die Zellen vollständig repolarisiert sind. Im EKG wird die QT-Zeit länger, ebenso wie die frequenzkorrigierte QT-Zeit (QTc-Zeit, ➤ Kap. 2.2.2 oder ➤ Kap. 9.2.1). Gefährlich wird es, wenn bei langer QT-Zeit in der Phase der relativen Refraktärzeit ein elektrischer Reiz die Zelle trifft und sie in dieser Phase depolarisiert wird. Dann läuft die Erregung nicht geordnet im Zellverband ab und es kann durch ventrikuläre Tachykardien (Torsade-de-pointes-Tachykardien) tödliche Verläufe geben.

Bei Mutationen des Natriumkanals kommt es gegen Ende des QRS-Komplexes zu einem langsamen zusätzlichen Natriumeinstrom in die Zelle. Die Repolarisationszeit verlängert sich dadurch ebenfalls und die Folgen können die gleichen sein wie beschrieben.

EKG-Diagnostik

Im EKG sind bei Patienten mit Long-QT-Syndrom bis auf eine lange QT- bzw. QTc-Zeit keine Auffälligkeiten zu sehen. Hier werden oft QTc-Werte > 500 ms erreicht, jedoch schwankt die QT-Zeit im Tagesverlauf (➤ Abb. 6.6). Allein reicht dieser Befund für die Diagnose nicht aus. Relevant ist, ob der Patient Symptome hat, die auf maligne Herzrhythmusstörungen hindeuten können. Das klassische Leitsymptom ist, wie bei vielen Herzerkrankungen, die **Synkope** infolge einer ventrikulären Arrhythmie. Insbesondere Synkopen unter Belastung oder emotionalem Stress, aber auch ausgelöst durch laute Geräusche sind verdächtig. Bei einigen genetischen Formen des Long-QT-Syndroms hat sich zudem das Schwimmen als Arrhythmie-Trigger erwiesen. Plötzliche Todesfälle im Schlaf insbesondere bei jungen Patienten sind ebenfalls klassisch. In der Anamnese lohnt sich eine genaue Familienanamnese. Oftmals kommen Auffälligkeiten hier erst im Verlauf heraus, weil Patienten manch einem Erlebnis keine Bedeutung beimessen und sich erst bei genauerem Nachfragen an Vorkommnisse erinnern können.

Unbehandelt stirbt mehr als die Hälfte der Patienten am plötzlichen Herztod. Therapeutisch ist die Senkung der Herzfrequenz bei Patienten mit angeborenem Long-QT-Syndrom das erste Ziel, z. B. mit Betablockern. Damit verhindert man, dass die P-Welle zu schnell auf

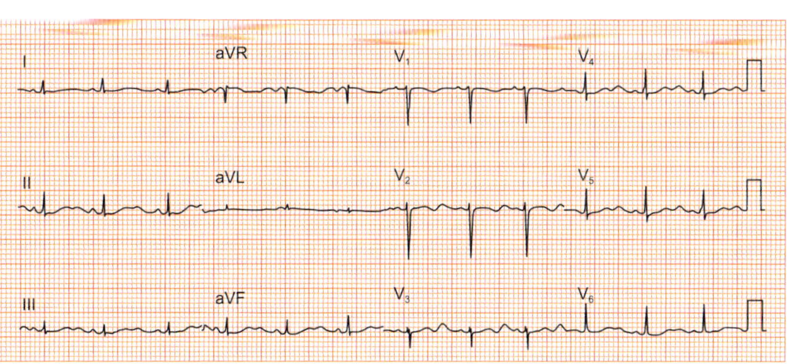

Abb. 6.6 Long-QT-Syndrom bei einem 18-jährigen Patienten. Die QTc-Zeit beträgt hier 506 ms. Zu sehen sind auch U-Wellen im Anschluss an die T-Welle. Es existiert eine familiäre Vorgeschichte plötzlicher Herztodesfälle. [L231]

die T-Welle folgt. Dies reduziert die Wahrscheinlichkeit, dass Zellen in ihrer relativen Refraktärzeit erneut erregt werden und maligne Arrhythmien auslösen. Sind Patienten mit einem Long-QT-Syndrom bereits symptomatisch, wird ihnen in der Regel ein ICD implantiert.

MERKE

Amiodaron verlängert die QT-Zeit und ist bei Patienten mit Torsade-de-pointes-Tachykardien infolge eines Long-QT-Syndroms nicht zielführend. Vor der Gabe von Amiodaron bei einer ventrikulären Tachykardie sollte daher die Möglichkeit eines angeborenen oder erworbenen Long-QT-Syndroms anamnestisch abgeklärt werden.

Praxistipp

QT-Zeit Verlängerung

Eine wesentliche Verlängerung der QT-Zeit liegt vor, wenn sie den halben RR-Abstand überschreitet!

Brugada-Syndrom

Ursachen und EKG-Diagnostik

Das Brugada-Syndrom ist wie das Long-QT-Syndrom eine Repolarisationsstörung und wurde 1992 erstmals von Pedro und Josep Brugada beschrieben. Es handelt sich um einen **Ionenkanaldefekt,** der ebenso wie das Long-QT-Syndrom ventrikuläre Arrhythmien und damit plötzliche Herztodesfälle begünstigt. Die Ionenkanalmutationen bewirken einen reduzierten Effekt des I_{to}-Kanalstroms. Der I_{to}-Kanal ist ein an der frühen Repolarisation beteiligter epikardnah gelegener Kaliumkanal. Deshalb kann es wie bei einer schweren Hypothermie auch beim Brugada-Syndrom zur Ausbildung einer Osborn-Welle kommen (➤ Kap. 6.4.7).

Das Brugada-Syndrom wird anhand von EKG-Veränderungen diagnostiziert, die jedoch nicht dauerhaft auftreten. Es kommen daher Phasen mit einem normalen EKG vor. Für die Diagnose relevant sind die Ableitungen V_1 und V_2. Hier liegen beim Brugada-Syndrom rechtschenkelblockartige QRS-Komplexe mit anschließender gewölbter ST-Streckenhebung von > 2 mm vor (➤ Abb. 6.7). Die ST-Hebungen beim Brugada-Syndrom liegen oft auch in V_3 vor, wo keine Veränderungen des QRS-Komplexes vorhanden sind. Zudem haben viele Patienten andere Leitungsverzögerungen im EKG wie eine Verlängerung der PQ-Zeit.

Es sind verschiedene Trigger für das Auslösen eines Brugada-Musters im EKG bekannt. Unter anderem können Fieber und alle Zustände, die einen erhöhten Vagotonus auslösen, diese EKG-Veränderung verursachen. Der Vagotonus ist beispielsweise nach einem üppigen Essen, im Schlaf oder in Ruhe erhöht. Auch Alkohol, Cannabis und verschiedene Medikamente können die typischen EKG-Veränderungen auslösen. Dazu gehören v. a. **Antiarrhythmika der Klasse I,** also Natriumkanalblocker. In Deutschland werden aus dieser Gruppe Ajmalin und Flecainid verwendet. Beide wirken bradykardisierend. Sie können auch in Form eines Provokationstests eingesetzt werden, um bei verdächtiger Anamnese ein Brugada-Syndrom zu diagnostizieren.

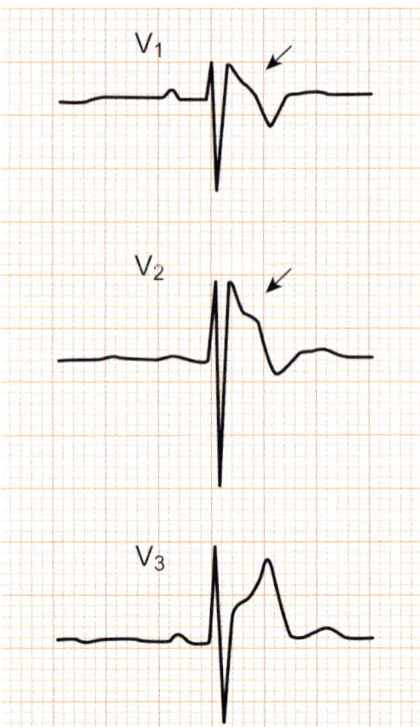

Abb. 6.7 Typisches Brugada-Muster in V_1 bis V_3. Hier erkennt man deutlich, dass es sich um ein rechtsschenkelblockartiges Bild, jedoch mit ST-Streckenhebung handelt, das in Wirklichkeit eine Osborn-Welle ist. Die Veränderungen sind durch den gestörten I_{to}-Kanalstrom verursacht. Eine ST-Hebung tritt beim klassischen Rechtsschenkelblock nicht auf. [L143]

Praxistipp

Eine Übersicht über Medikamente, die bei Patienten mit Brugada-Syndrom gemieden werden sollten, gibt die Internetseite www.brugadadrugs.org.

Die genaue Häufigkeit des Brugada-Syndroms ist nicht bekannt und wird auf 1 : 2000 bis 1 : 5000 geschätzt. Männer sind häufiger betroffen als Frauen. Viele Patienten mit Brugada-Syndrom sind asymptomatisch. Klassisches Leitsymptom ist wie bei vielen kardialen Erkrankungen die **Synkope.** Alle Symptome sind im Prinzip die Folge von malignen ventrikulären Arrhythmien, die mit einer Hypoperfusion bis hin zum Herz-Kreislauf-Stillstand einhergehen können. Auch fremdanamnestisch berichtete Episoden von Schnappatmung im Schlaf sind möglich. Verdächtig sind plötzliche Todesfälle aus völliger Gesundheit bei Menschen zwischen 30 und 45 Jahren, klassischerweise im Schlaf. Dies betrifft auch Angehörige und so lohnt sich auch hier die Frage nach derartigen Todesfällen in der Familie bei der Anamneseerhebung eines Patienten mit Zustand nach Synkope. Besonders häufig kommt das Brugada-Syndrom in Südostasien und Japan vor. Hier zählt es zu den häufigsten Todesursachen von Männern unter 50 Jahren.

ACHTUNG

Kardiogene Synkopen sind mit einer Sterblichkeit von bis zu 33 % assoziiert und gehören damit zu den potenziell lebensbedrohlichen Notfalleinsätzen. Das EKG bietet eine gute Möglichkeit, kardiale Ursachen einer Synkope herauszufinden.

6.3 Herzhypertrophien

Herzmuskelgewebe passt sich durch Zunahme der Muskelmasse an, wenn es dauerhaft gegen hohen Druck arbeiten muss **(Druckbelastung)** oder dauerhaft ein höheres Volumen pumpen muss **(Volumenbelastung).** Im EKG kann dies charakteristische Veränderungen hervorrufen. Führt man sich die Lage des Herzens im Thorax vor Augen und bedenkt dabei, dass viel Muskelmasse auch viel zu depolarisierendes Gewebe bedeutet, lassen sich diese Veränderungen leicht herleiten.

Die Hypertrophie kann den linken oder rechten Vorhof betreffen oder beide. Ebenso können die linke oder die rechte Kammer hypertrophiert sein. Im Folgenden werden die charakteristischen EKG-Veränderungen und einige Ursachen für Herzmuskelhypertrophien beschrieben.

6.3.1 Vorhofhypertrophien

Die Muskelkontraktion des Vorhofmyokards trägt nur zu einem kleinen Teil zur Vorhofentleerung während der Diastole bei. Denn die Vorhöfe bestehen normalerweise aus relativ wenig Muskulatur und sind dadurch gut dehnbar. Sie können sich daher an eine Zunahme des intraatrialen Blutvolumens gut anpassen, ohne dass eine Störung der globalen Perfusion des Körpers auftritt. Bei dauerhafter Volumenbelastung verlängern sich die faserartigen Herzmuskelzellen und ihre kontraktilen Elemente nehmen zu. Dadurch nehmen Amplitude und/oder Dauer der P-Welle zu. Denn diese bildet im EKG die Vorhoferregung ab.

➤ Tab. 6.5 zeigt mögliche Ursachen von Vorhofhypertrophien.

Rechtsatriale Hypertrophie

Der rechte Vorhof befindet sich wie der rechte Ventrikel im venösen Niederdrucksystem des Körperkreislaufs. Somit treten rechtsatriale Veränderungen in der Regel nicht isoliert auf, sondern in Kombination mit rechtsventrikulären Auffälligkeiten.

EKG-Diagnostik

Der rechte Vorhof liegt eher im rechten und rückwärtigen Bereich des Herzens. Lediglich ein Ausläufer des rechten Vorhofs, ein Herzohr, liegt etwas weiter vorne. Die Erregung der Vorhöfe läuft vom rechtsatrial oben gelegenen Sinusknoten über den rechten zum linken Vorhof. Das erklärt, warum die P-Welle in V_1 v. a. bei sehr jungen Patienten und im Kindesalter mitunter negativ ist. Denn der linke Vorhof liegt mit seiner Position direkt vor dem Ösophagus am weitesten hinten von den vier Herzhöhlen.

Der rechte Vorhof depolarisiert vor dem linken. Somit dauert es auch bei rechtsatrialer Hypertrophie nicht unbedingt länger, alle Vorhofmuskelzellen zu erregen. Die Dauer der P-Welle ist daher in der Regel normal und liegt unter 0,12 Sek. Die Erregung läuft schematisch betrachtet von rechts oben nach links unten über den rechten Vorhof. Deshalb sind die inferioren Ableitungen II, III, aVF besonders gut geeignet, den rechten Vorhof zu beurteilen. Mehr Muskulatur bedeutet in dem Fall mehr Amplitude. Die P-Welle ist ungewöhnlich hoch (> 0,25 mV) und hat klassischerweise ein eher spitzes Aussehen. Früher wurde dieses veränderte P bei rechtsatrialer Hypertrophie **P pulmonale** genannt. Denn schwere Lungenerkrankungen führen zu einer chronischen Rechtsherzbelastung und damit auch zu einem dauerhaften Rückstau von Blut in den rechten Vorhof. Heutzutage wird von **P dextroatriale** gesprochen, um der Vielfalt an Erkrankungen Rechnung zu tragen, die diese Veränderung auslösen.

Linksatriale Hypertrophie

EKG-Diagnostik

Der linke Vorhof wird nach dem rechten Vorhof depolarisiert. Nimmt hier die Muskulatur zu, verlängert sich die im EKG sichtbare Depolarisationszeit der Vorhöfe entsprechend. Das ist an einer verlängerten P-Wellen-Dauer mit über 0,12 Sek. bei normaler Höhe < 0,25 mV zu erkennen. Gelegentlich ist die P-Welle auf ihrem eigentlich höchsten Punkt eingekerbt. Sie kann außerdem eine normale oder erhöhte Amplitude haben. Zu bedenken ist jedoch, dass eine verlängerte P-Welle nicht zwingend Folge einer linksatrialen Hypertrophie ist.

Beurteilen kann man die P-Welle mit der Frage nach linksatrialer Hypertrophie am besten in den Extremitätenableitungen. In V_1 sieht man gelegentlich eine biphasische P-Welle. Der positive Anteil am Anfang bildet die rechtsatriale Depolarisation ab. Der negative zweite Teil der P-Welle zeigt die verlängerte linksatriale Depolarisation.

Eine Vergrößerung des linken Vorhofs ist die Hauptursache für Vorhofflimmern. Auch bei Patienten mit intermittierendem Vorhofflimmern sieht man häufig in Phasen mit Sinusrhythmus eine verlängerte P Welle.

Tab. 6.5 Ursachen von Vorhofhypertrophien

Rechter Vorhof	Linker Vorhof
• Pulmonalklappenstenose • Pulmonale Hypertonie • Schwere chronische Lungenerkrankung (Cor pulmonale) • Trikuspidalklappeninsuffizienz • Trikuspidalklappenstenose • Vorhofseptumdefekt (ASD) • Ebsteinanomalie (kombinierter angeborener Herzfehler mit Trikuspidalklappenfehlbildung und oft persistierendem Foramen ovale oder ASD)	• Mitralklappenstenose • Mitralklappeninsuffizienz • Aortenklappenstenose • Aortenklappeninsuffizienz • Chronische diastolische Funktionsstörung des linken Ventrikels • Kardiomyopathien • KHK • Hypertensive Herzerkrankung

6

Der linke Vorhof kann durch eine Linksherzinsuffizienz volumenüberladen werden. Diese sehr häufige Form der Herzinsuffizienz führt irgendwann dazu, dass die Aufnahmekapazität des linken Vorhofs überschritten wird. Das Blut staut sich dann bis in die Lunge zurück und kann hier ein Lungenödem auslösen. Durch die starke Vorhofdehnung entsteht hier oft Vorhofflimmern, häufig sogar eine **Tachyarrhythmia absoluta (TAA).**

Auch eine Stenose der Mitralklappe kann den linken Vorhof mit Volumen belasten, das durch die enge Mitralklappe kaum weiter gepumpt werden kann. Im Extremfall staut sich hier das Blut bis zum rechten Herzen und es kommt zur Rechtsherzbelastung. Da die Mitralklappenstenose früher relativ häufig war und eine maximale Belastung des linken Vorhofs mit entsprechenden Vorhofhypertrophie-Zeichen im EKG verursacht, wurde die typisch veränderte P-Welle früher **P mitrale** genannt. Heutzutage spricht man von einem **P sinistroatriale.** Denn die Mitralklappenstenose ist deutlich seltener geworden. Andere Ursachen für die typischen P-Wellen-Veränderungen stehen daher mittlerweile im Vordergrund.

Biatriale Hypertrophie

Die Endstrecke schwerer Klappenfehler des linken Herzens stellt die Auswirkung auf das rechte Herz dar. Hierbei kommt es nicht nur zu einer chronischen Druckbelastung des rechten Ventrikels, sondern durch einen Volumen-Overload im späteren Stadium zu einer Volumenbelastung des rechten Vorhofs. Es resultiert eine biventrikuläre Herzinsuffizienz, die beide Vorhöfe involviert. Auch schwere Kardiomyopathien können zu diesem Zustand führen.

EKG-Diagnostik

Im EKG ist daher eine Kombination der oben genannten EKG-Merkmale zu sehen (➤ Abb. 6.8):

- Hohes P in II, III, aVF
- Verlängerte P-Dauer
- Biphasisches P mit deutlich negativer Komponente in V_1

6.3.2 Ventrikuläre Hypertrophien

Ventrikuläre Herzmuskelhypertrophien entstehen durch chronische Druck- oder Volumenbelastung des Ventrikelmyokards. Diese müssen nicht immer alle Teile der Herzwand betreffen. Auch isolierte Bereiche können betroffen sein, beispielsweise nur das Ventrikelseptum.

Wird der Ventrikel dauerhaft durch zu viel Volumen belastet, passen sich die Kardiomyozyten (Herzmuskelzellen) an. Sie werden länger und die Menge kontraktiler Elemente nimmt zu, v. a. an den

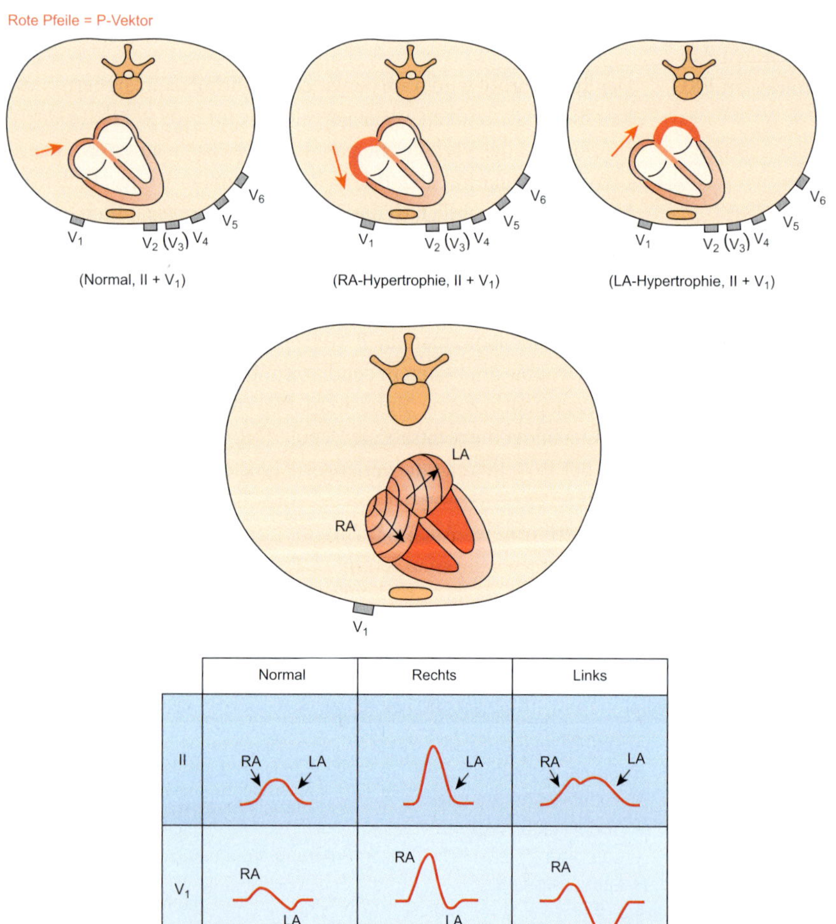

Abb. 6.8 LAH und RAH im Vergleich und EKG-Merkmale in den Ableitungen II und V_1 [L143]

Stellen, wo besonders viel Volumen auf die Ventrikelwand drückt. Es entsteht eine **exzentrische Herzmuskelhypertrophie.**

Anders verhält es sich bei einer chronischen Druckbelastung des Ventrikels. Der Druck ist innerhalb des Ventrikels überall gleich. Muss der Ventrikel dauerhaft gegen einen hohen Druck arbeiten, verdickt sich die Muskulatur gleichmäßig **(konzentrische Herzmuskelhypertrophie).** Die kontraktilen Elemente in den Zellen nehmen ebenfalls zu und insgesamt wird der Herzmuskel kräftiger, um weiterhin ein ausreichendes Schlagvolumen zu produzieren.

Nebenwirkung der Ventrikelhypertrophie ist jedoch, dass die Entspannung in der Diastole mit der Zeit eingeschränkt wird und das Herz ein restriktives Dehnungsverhalten entwickelt. Außerdem wird der Herzmuskel von außen nach innen durch Kleinstgefäße mit Blut versorgt. Bei Zunahme der Wanddicke reicht irgendwann die Durchblutung der endokardnahen Herzmuskelzellen nicht mehr aus und sie sterben ab. Die fehlenden Zellen werden durch Narbengewebe ersetzt. Dieses kann sich nicht kontrahieren und so nimmt irgendwann die Fähigkeit des Herzens ab, gegen den hohen Druck anzupumpen. Es kommt schleichend zur kardialen Dekompensation und im Verlauf zur Ventrikeldilatation. Diese erhöht das Risiko für ventrikuläre Arrhythmien. Somit können Patienten mit dilatiertem Ventrikel nicht nur an einer dekompensierten Herzinsuffizienz, sondern auch an letalen Arrhythmien sterben und bekommen nicht selten prophylaktisch einen ICD implantiert.

Bei akuten Druck- oder Volumenbelastungen, beispielsweise bei einer hypertensiven Krise (linker Ventrikel), einer Lungenembolie (rechter Ventrikel) oder einer akuten Klappeninsuffizienz hat das Myokard keine Möglichkeit, sich mithilfe einer Zellhypertrophie anzupassen. Der Patient zeigt oft einen Schock, der auf ein Pumpversagen des Herzens zurückzuführen ist.

Die pathophysiologischen Unterschiede zwischen akuter und chronischer Belastung des Ventrikels machen verständlich, warum man akute Ventrikelbelastungen im EKG oft schlechter sieht. Eine chronische Belastung wird durch die Myokardhypertrophie sichtbar. Hier gilt wie auch bei der Vorhofhypertrophie, dass mehr Myokard auch eine höhere Amplitude bedeutet – in dem Fall eine höhere Amplitude des QRS-Komplexes, der die Kammererregung abbildet.

Die Diagnose einer Ventrikelhypertrophie wird mittels Echokardiografie gestellt. Im EKG können jedoch je nach Ausprägung der Hypertrophie klassische Hinweise darauf vorhanden sein.

Rechtsventrikuläre Hypertrophie

EKG-Diagnostik

Normalerweise ist der linke Ventrikel wesentlich muskelreicher als der rechte. Somit zeigt der Depolarisationsvektor insgesamt vom rechten Ventrikel weg und zum linken hin. Das erklärt, warum man in den linksventrikulären Brustwandableitungen zunehmend höhere R-Zacken hat und ein S normalerweise fehlt. Auch das tiefe S in V_1 ist die logische Folge daraus: Der Großteil der Erregung zeigt nach hinten, weg von der Elektrodenposition und hin zum linken Ventrikel. ➤ Abb. 6.9 verdeutlicht, was passiert, wenn der rechte Ventrikel an Muskelmasse zunimmt.

Bei deutlicher Zunahme der rechtsventrikulären Muskulatur wird die elektrische Dominanz des linken Ventrikels im EKG geringer, was sich vektoriell in einem deutlich größeren R in V_1 widerspiegelt. Ein QRS-Komplex mit Rs-, qR- oder reiner R-Morphologie kann die Folge sein. Auch ein kompletter oder inkompletter **Rechtsschenkelblock** kann vorliegen, was jedoch ein unspezifisches Zeichen ist und nicht unbedingt Krankheitswert hat.

Mögliche Zeichen einer rechtsventrikulären Hypertrophie (RVH) im EKG sind:

- Ungewöhnlich großes R in V_1 (reines R oder Rs- bzw. qR-Komplex)
- Rechtsschenkelblock
- Steiltyp, Rechtslagetyp
- R/S-Umschlag bei V_2/V_3 oder primär R > S in V_1
- T-Negativierungen in V_1 bis V_3
- $R_{V1} + S_{V6}$ oder $R_{V2} + S_{V6} > 1{,}05$ mV (positiver Sokolow-Lyon-Index)

Der Punkt, an dem das R höher ist als das S tief, verlagert sich in Richtung rechtspräkordiale Ableitungen. Hierbei spricht man vom **R/S-Umschlag** und er liegt bei Gesunden zwischen V_3 und V_4.

Der Lagetyp verlagert sich bei Patienten mit rechtsventrikulärer Hypertrophie ebenfalls nach rechts, sodass sie oft einen Steil oder Rechtslagetyp haben. In den Ableitungen V_1 bis V_3 (manchmal bis V_4) sind eventuell T-Negativierungen sichtbar.

Ein eher unspezifisches Zeichen ist ein **positiver Sokolow-Lyon-Index.** Dieser Index basiert auf der Addition von R- und S-Amplituden. Bei der rechtsventrikulären Hypertrophie addiert man die R-Zacke in V_1 mit der S-Zacke in V_5. Alternativ können R_{V2} und S_{V6} addiert werden. Ist das Ergebnis größer als 1,05 mV kann eine Rechtsherzhypertrophie vorliegen. Der Sokolow-Lyon-Index liefert nicht selten falsch positive Ergebnisse und ist daher nur ein zusätzliches Hilfsmittel, um den Verdacht auf eine rechtsventrikuläre Hypertrophie zu äußern.

Linksventrikuläre Hypertrophie

Ursachen

Die linksventrikuläre Hypertrophie ist eine häufige Veränderung des Herzens. Hauptursache ist ein schlecht eingestellter Bluthochdruck, der eine dauerhafte Druckbelastung des Herzens darstellt.

➤ Tab. 6.6 gibt einen Überblick über mögliche Ursachen von Ventrikelhypertrophien.

EKG-Diagnostik

Der linke Ventrikel ist bereits beim Gesunden im EKG elektrisch dominant. Nimmt hier nun die Muskelmasse noch weiter zu, ändert sich am üblichen Weg der elektrischen Erregung wenig. Jedoch ist deutlich mehr Muskelmasse vorhanden, was die Amplituden der S-Zacke in den rechtspräkordialen Ableitungen und der R-Zacke in den linkspräkordialen Ableitungen deutlich erhöht. Addiert man nun die Summe von S_{V1} und R_{V5} bzw. von S_{V2} und R_{V6} (Solokow-Lyon-Index), kommt man auf deutlich erhöhte Werte, die über 3,5 mV

6

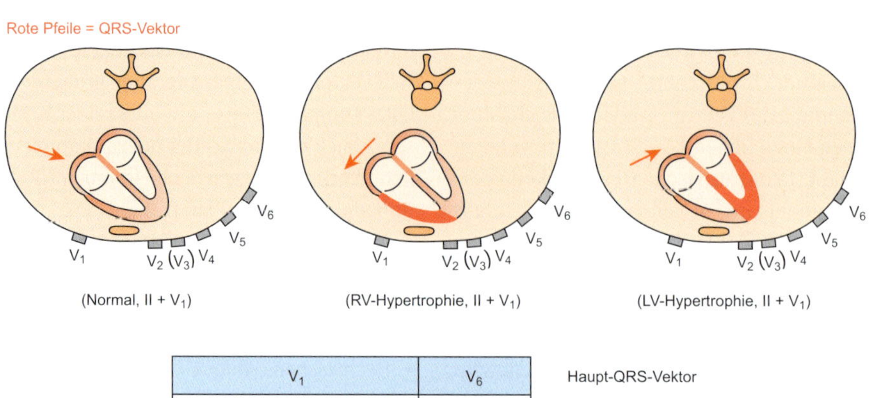

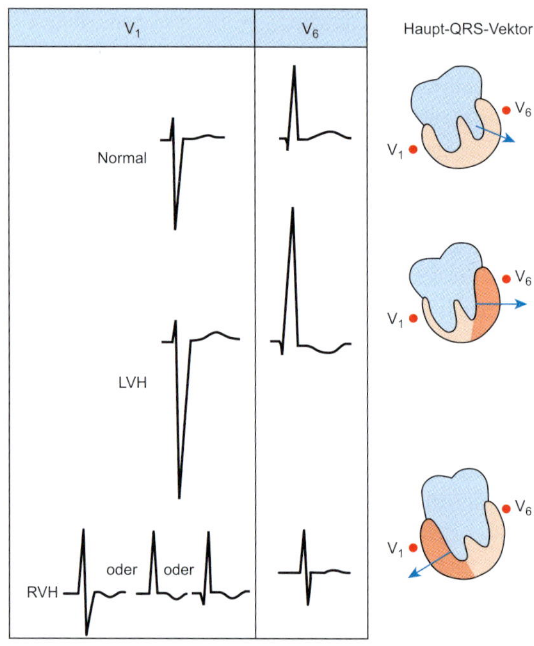

Abb. 6.9 LVH und RVH im Vergleich und EKG-Merkmale in den Ableitungen V_1 und V_6 [L143]

Tab. 6.6 Ursachen von ventrikulären Hypertrophien

Linker Ventrikel	Rechter Ventrikel
• Arterieller Hypertonus • Aortenklappenstenose • Aortenklappeninsuffizienz • Mitralklappeninsuffizienz • Hypertrophe obstruktive Kardiomyopathie • „Sportlerherz" • Morbus Fabry (Speicherkrankheit) • Amyloidose	• Linksherzinsuffizienz mit chronischem Blutrückstau zum rechten Herzen • Z. n. Lungenembolie oder chronisch-rezidivierende Lungenembolien • Chronische schwere Lungenerkrankung • Pulmonalklappenstenose • Ventrikelseptumdefekt • Mitralklappenstenose

liegen. Gerade bei jüngeren Menschen ist der Sokolow-Lyon-Index jedoch oft falsch positiv, sodass er lediglich ein Hinweis von vielen auf eine linksventrikuläre Hypertrophie ist.

Auch die Dauer der Ventrikelerregung kann verlängert sein, was sich in einer Verbreiterung des QRS-Komplexes widerspiegelt. Deutlich verbreiterte QRS-Komplexe deuten allerdings eher auf andere Pathologien hin, z. B. Schenkelblockaden oder intraventrikuläre Leitungsstörungen, die jedoch Folge einer linksventrikulären Hypertrophie sein können. So haben die meisten Patienten mit Linksschenkelblock auch eine linksventrikuläre Hypertrophie.

ST-Streckenveränderungen oder **T-Negativierungen** sind bei Linksherzhypertrophie häufige Befunde. Die pathophysiologische Ursache hierfür ist jedoch nicht bekannt. Klassischerweise treten präterminale T-Negativierungen mit ST-Streckensenkungen in den EKG-Ableitungen auf, die zum linken Ventrikel hinweisen (I, II, aVL, V_4 bis V_6). Dazu passend können in aVR ST-Hebungen vorliegen.

Praxistipp

Präterminale T-Negativierungen haben Ähnlichkeit mit einem Hockeyschläger.

Bei Patienten mit linksventrikulärer Hypertrophie verlagert sich die elektrische Herzachse nach links. Ein Linkslagetyp ist hier die Regel.

Bei einer besonders ausgeprägten oder isolierten Ventrikelseptumhypertrophie zeigen sich oft **pathologische Q-Zacken.** Denn die

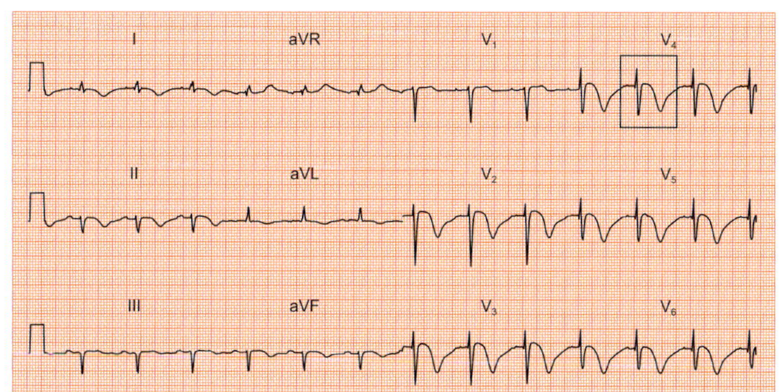

Abb. 6.10 EKG eines Patienten mit Subarachnoidalblutung [L231]

Q-Zacke bildet die Septumdepolarisation ab. Bei diesen Patienten besteht der Verdacht auf eine hypertrophe obstruktive Kardiomyopathie.

Bei ausgeprägter linksventrikulärer Belastung wird auch der linke Vorhof belastet. Somit können mitunter Zeichen einer linksatrialen Hypertrophie vorliegen.

6.4 Differenzialdiagnostik nichtkardialer Erkrankungen anhand des EKGs

Ein EKG wird oft routinemäßig geschrieben, sei es beim Hausarzt, bei Aufnahme ins Krankenhaus oder im Rettungsdienst. Es kann die Differenzialdiagnostik verschiedener Zustände erleichtern, wenn man Veränderungen erkennt und richtig deuten kann. Beispielweise können bei einem Patienten mit Atemnot Zeichen einer linksventrikulären Hypertrophie ein Lungenödem wahrscheinlicher machen. Zeigt der gleiche Patient Zeichen einer Rechtsherzbelastung, kommt eventuell eine Lungenembolie infrage.

Dieses Kapitel befasst sich mit ausgewählten nicht-kardialen Erkrankungen und den EKG-Veränderungen, die durch sie hervorgerufen werden.

6.4.1 Subarachnoidalblutungen

Schädelhirnverletzungen, Hirntumore und Hirnblutungen können allesamt EKG-Veränderungen hervorrufen. Es existieren mehrere Fallberichte in der Literatur, wie Patienten in der Notaufnahme zunächst mit EKG-Veränderungen aufgefallen sind und schließlich eine intrakranielle Pathologie ursächlich war. Insbesondere bei **Subarachnoidalblutungen** (SAB) kommt es regelhaft zu EKG-Veränderungen und auch zu echokardiografisch nachweisbaren **Wandbewegungsstörungen des Herzens** und **Troponinerhöhungen** im Blut. Sogar STEMI-typische EKG-Veränderungen können vorliegen. Besonders tragische Verläufe sind hier möglich, wenn die Patienten unter dem Verdacht eines Herzinfarkts antikoaguliert werden. Die Anamnese kann hier eventuell helfen, die Verdachtsdiagnose zu festigen, v. a. bei atypischen Beschwerden und Bewusstseinsstörungen. Allerdings ist selbst unter optimalen diagnostischen Bedingungen eine Unterscheidung zwischen SAB-bedingten EKG-Befunden und einer zusätzlichen Myokardischämie extrem schwierig.

EKG-Veränderungen nach einer Subarachnoidalblutung sind auf einen Myokardschaden zurückzuführen. Es wird vermutet, dass es durch die Blutung zu einer exzessiven Ausschüttung von **Noradrenalin** kommt. Möglicherweise spielt hierbei eine Dysregulation des Hypothalamus eine Rolle, der im Zwischenhirn einen Großteil physiologischer Prozesse – beispielsweise auch Fieber – reguliert. Letzteres ist bei Patienten mit einer Subarachnoidalblutung auch ein häufiger Befund im Verlauf der ersten Tage.

Das Myokard wird durch die hohen Noradrenalinmengen ähnlich geschädigt, wie es teilweise bei der Tako-Tsubo-Kardiomyopathie vermutet wird. Ein nicht-ischämischer Myokardschaden ist die Folge und ist bei bis zu zwei Dritteln aller Patienten mit SAB durch ein erhöhtes Troponin nachweisbar. Wandbewegungsstörungen und EKG-Auffälligkeiten sind das elektromechanische Korrelat. Das EKG zeigt **ein myokardiales Schädigungsmuster,** wie es auch beim Herzinfarkt oder einer Myokarditis vorkommen kann.

ST-Streckenveränderungen sind die markantesten EKG-Veränderungen, die beobachtet werden können. Typischerweise kommt es zu ST-Hebungen in den lateralen Ableitungen und ST-Senkungen mit tiefen negativen T-Wellen in den inferioren Ableitungen. Es sind jedoch auch andere Verteilungsmuster möglich, die dann mit den echokardiografisch nachweisbaren Wandbewegungsstörungen korrelieren. Ein vermeintlich koronararterielles Verteilungsmuster der Erregungsrückbildungsstörungen kann vorliegen (➤ Abb. 6.10).

Viele Patienten mit einer SAB haben eine Sinustachykardie. Erst bei einer Einklemmung kommt es durch Schädigung des Hirnstamms zum **Cushing Reflex** und in diesem Zusammenhang zu einer **Sinusbradykardie.** Auch Arrhythmien sind möglich. Ein **verlängertes QTc-Intervall** tritt regelhaft auf und prädestiniert zu ventrikulären Herzrhythmusstörungen.

6.4.2 Alkoholabusus

Alkohol kann akute und chronische Wirkungen auf das Herz-Kreislauf-System haben. Er schädigt die Kardiomyozyten und bei langjährigem Konsum großer Mengen pro Tag kann sogar eine alkoholbedingte Kardiomyopathie auftreten (➤ Kap. 6.2.1). Aber auch schon vor Auftreten einer manifesten Herzinsuffizienz verändert sich das Myokard. Trinkt man regelhaft und täglich Alkohol, kommt es zu einer linksventrikulären Vergrößerung und Hypertrophie der

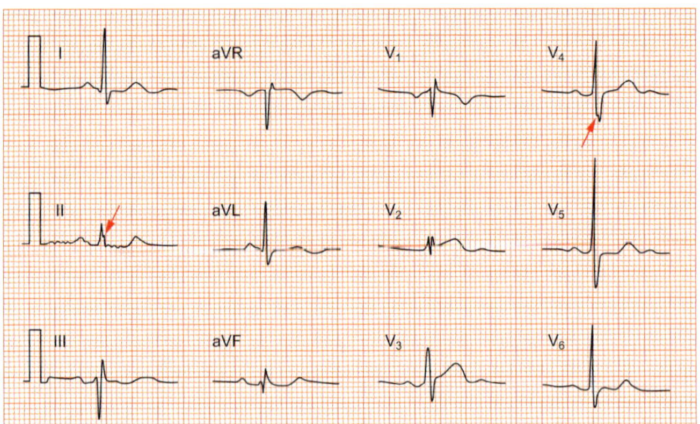

Abb. 6.11 EKG eines Alkoholikers mit Knotungen im QRS-Komplex. In Ableitung II und V_4 erkennt man eine zusätzliche kleine Zacke im absteigenden Teil der R-Zacke bzw. der S-Zacke. [L231]

dortigen Herzwand. Dies ist eine verhältnismäßig frühe Veränderung am Herzen. Eine Linksherzhypertrophie kann eventuell im EKG zu sehen sein.

Alkohol führt außerdem zu intraventrikulären Leitungsstörungen. Die Pathophysiologie dahinter ist nicht bis ins Detail erforscht. Vermutlich spielen spezielle Natriumkanäle und Verbindungsproteine zwischen den Herzmuskelzellen hier eine Rolle. Über die Zeit bildet sich eine **Myokardfibrose** (bindegewebiger Umbau des Herzmuskels). Kleinste ventrikuläre Narben sind gelegentlich im EKG als zusätzliche Zacken im R oder S des QRS-Komplexes zu sehen. Man nennt dies auch **Knotung** oder **fragmentierter QRS-Komplex.** ➤ Abb. 6.11 zeigt das EKG eines Alkoholikers mit Knotungen des QRS-Komplexes. Oftmals ist der QRS-Komplex auch verbreitert und Leitungsblockaden wie Rechts- oder Linksschenkelblöcke können im Extremfall vorliegen. Die QTc-Zeit ist bei Menschen mit regelmäßigem Alkoholkonsum oft verlängert. Das erhöht das Risiko für ventrikuläre Arrhythmien. Zudem ist Alkohol ein bekannter Trigger für ein **Brugada-Muster** im EKG (➤ Kap. 6.2.2).

Alkohol steigert auch in geringen Mengen die Adrenalinfreisetzung, sodass Herzfrequenz und Blutdruck steigen. Das **Holiday-Heart-Syndrom** beschreibt eine besondere Form der kardiovaskulären Alkoholnebenwirkungen: tachykarde oder tachyarrhythmische Episoden nach Konsum größerer Mengen Alkohol. Alkohol verkürzt das Aktionspotenzial und beschleunigt die Repolarisation, indem die absolute Refraktärperiode verkürzt wird. Er macht den Vorhof anfälliger für die Entstehung von elektrisch autonomen Zentren, die der Ursprung eines Vorhofflimmerns sein können. Somit ist Vorhofflimmern, z. B. in Form einer Tachyarrhythmia absoluta, die häufigste Rhythmusstörung, die beim Holiday-Heart-Syndrom zu finden ist. Wie auf Vorhofebene entsteht auch auf Ebene des Ventrikels eine Begünstigung von elektrischen Autonomiezentren, sodass auch ventrikuläre Tachykardien möglich sind.

Bei dauerhaftem Alkoholabusus kommt es häufig zu einer Hypokaliämie und Hypomagnesiämie. Somit können auch EKG-Veränderungen durch diese Elektrolytverschiebungen entstehen (➤ Kap. 7.1.1).

6.4.3 Anorexia nervosa

Anorexia nervosa oder Anorexie ist eine klassisch psychosomatische Erkrankung. Kern der Psychopathologie ist eine Körperschemastörung, durch die die Patienten sich trotz Untergewicht als zu dick empfinden. Die panische Angst vor dem Zunehmen führt zu einer schweren Mangel- und Unterernährung. Oft trifft diese Erkrankung Frauen und chronische Verläufe sind häufig. Dabei handelt es sich nicht um einen „Diätwahn“, sondern um eine ernste Erkrankung mit einer relevanten Mortalität.

Die Mangelernährung führt gerade bei extrem niedrigem Körpergewicht zum **Abbau von Struktureiweißen.** Diese Proteine gehören eigentlich nicht zur Energiereserve, sondern zur Grundsubstanz des Körpers. Sie bilden beispielsweise Bindegewebe oder Muskulatur am Herzen. Hierdurch kann es zu **strukturellen Herzerkrankungen** kommen. Die linksventrikuläre Muskelmasse ist bei vielen Patienten reduziert. Glücklicherweise handelt es sich hierbei jedoch um eine reversible Veränderung, wenngleich auch Fälle von Herzversagen und notwendigen Herztransplantationen beschrieben sind. Ob auf mikroskopischer Ebene eine **Myokardfibrose** zurückbleibt, ist unklar. Auch Klappenfehler sind möglich: Zirka ein Drittel der schwer betroffenen Patienten entwickelt einen Mitralklappenprolaps mit möglicher Mitralklappeninsuffizienz. Plötzliche Herztodesfälle bei Anorexie-Patienten kommen gelegentlich vor und sind mit einem Anteil von 30 % ein Hauptgrund für das Versterben an dieser Erkrankung. Die genaue Ursache hierfür ist jedoch unklar.

Patienten nutzen viele Strategien, ihr Gewicht so gering wie möglich zu halten. Beispielsweise nehmen einige Diuretika, um durch Verlust von Körperwasser weniger Körpergewicht zu erreichen. **Diuretika** führen v. a. bei Missbrauch oft zu Hypokaliämien und Hypomagnesiämien. Dadurch sind typische EKG-Veränderungen möglich. Auch häufiges Erbrechen kann eine Hypokaliämie auslösen.

Patienten mit Anorexie haben fast alle eine **Sinusbradykardie** im EKG. Werte von 45/Min. sind keine Seltenheit. Man nimmt an, dass es sich hierbei um einen Anpassungsmechanismus des Körpers an den massiven Energiemangel handelt. Der Körper reduziert den Sympathikotonus und steigert den Vagotonus. Hierdurch lässt sich der Energieverbrauch wirksam reduzieren und Energiereserven werden geschont. In seltenen Fällen kann es auch zu sinuatrialen Blockaden mit der Ausbildung AV-junktionaler Rhythmen infolge des erhöhten Vagotonus kommen. Auch AV-Blockierungen sind möglich.

Die QTc-Zeit ist bei vielen Patientinnen mit Anorexie verlängert. Mittlerweile geht man jedoch nicht mehr davon aus, dass es sich hierbei um eine Folge der Anorexie handelt. Andere Ursachen kommen ebenso in Betracht. Die QT-Zeit ist dennoch wichtig bei Anorexie-Patienten. Denn sie kann in unterschiedlichen Ableitungen eine unterschiedliche Dauer haben. Die Differenz der kürzesten und längsten QT-Zeit heißt QT-Streuung **(QT-Dispersion)** und ist generell ein Marker für die Übererregbarkeit des Ventrikelmyokards. Ist sie erhöht wie bei der Anorexie, treten möglicherweise gehäuft ventrikuläre Arryhthmien auf. Die QT-Streuung normalisiert sich mit zunehmendem Gewicht wieder.

MERKE

Bei der Magersucht sind verschiedene unspezifische EKG-Veränderungen möglich:

- Sinusbradykardie
- Vagotonus-bedingte EKG-Veränderungen (s. u.)
- QTc-Verlängerung
- Erhöhte QT-Dispersion

6.4.4 Gesteigerter Vagotonus

Der **N. vagus** als wichtiger Teil des Parasympathikus wirkt am Herzen auf Sinusknoten, Vorhof und AV-Knoten. Eine Wirkung auf den Ventrikel existiert nicht.

Ist die Aktivität des Parasympathikus erhöht, kommt es zu einer Sinusbradykardie als direkte Folge der Nervus-vagus-Wirkung am Sinusknoten. Bei noch weiter steigender Vagusaktivität können sinuatriale Blockaden auftreten, die am Fehlen der P-Welle und einem AV-junktionalen Ersatzrhythmus erkennbar sind. Auch AV-Blöcke sind möglich bis hin zu plötzlichen, selbstlimitierenden totalen AV-Blockaden mit Asystolie über mehrere Sekunden. Diese sind typischerweise selbstlimitierend, können aber ursächlich für Synkopen sein. Hierbei sind im Übrigen auch ein Einnässen und eine kurze Phase mit Myoklonien möglich, was die Unterscheidung zum generalisierten Krampfanfall erschwert.

Menschen mit einem hohen Vagotonus zeigen oft eine deutlich sichtbare **respiratorische Arrhythmie** (➤ Kap. 9.2). Gerade bei Leistungssportlern treten häufig Veränderungen der Repolarisation auf, die als ischämiebedingte ST-Streckenhebungen fehlgedeutet werden können. Dieses Phänomen wird **frühe Repolarisation** genannt und ist ein klassischer Befund bei sportlich aktiven Menschen. Die typischen konkaven ST-Hebungen sind hauptsächlich in V_2 bis V_4 zu finden und besonders ausgeprägt bei sehr niedrigen Herzfrequenzen. Der J-Punkt ist hier oft mehr als 0,1 mV in den positiven Bereich verlagert, es folgt bei vielen Menschen eine hohe spitze T-Welle. Die T-Welle kann die gleiche Höhe wie die R-Zacke erreichen. Interessanterweise kommen bei Dunkelhäutigen anders aussehende ST-Strecken vor als bei Weißen (➤ Abb. 6.12). Die ST-Strecke in V_2 bis V_4 ist hier eher konvex und es folgt oft eine negative T-Welle.

6.4.5 Chronisch obstruktive Lungenerkrankung (COPD)

EKG-Veränderungen bei der COPD treten erst bei deutlich fortgeschrittener Erkrankung auf und sind Folge der pulmonalen Überblähung und eines pulmonalen Hypertonus.

Patienten mit schwerer COPD haben oft einen **Zwerchfelltiefstand.** Da das Herz dem Zwerchfell direkt anliegt, kann sich dadurch auch die elektrische Herzachse ändern. Ein **Steil- oder Rechtslagetyp** sind die Folge. Durch die chronische pulmonale Überblähung reduziert sich außerdem die QRS-Amplitude im Oberflächen-EKG, ähnlich wie dies auch bei sehr adipösen Patienten regelhaft zu beobachten ist.

Bei der COPD steigt der Druck der Pulmonalarterien durch den erhöhten Widerstand in der Lunge. Wenn das Herz dauerhaft gegen einen höheren pulmonalarteriellen Druck anpumpen muss, entsteht eine **rechtsventrikuläre Hypertrophie.** Im EKG können daher rechtsventrikuläre Hypertrophie-Zeichen gesehen werden. Jedoch fällt die Ventrikelhypertrophie hier viel geringer aus als beispielsweise bei einer Pulmonalklappenstenose oder einem Ventrikelseptumdefekt, sodass eine deutliche R-Zacke in V_1 nicht typisch ist für COPD-bedingte EKG-Veränderungen. Klassisch sind jedoch Zeichen einer rechtsatrialen Belastung mit einem hohen spitzen P (➤ Kap. 6.3.1). Der elektrische Vektor der P-Welle ist außerdem innerhalb des Cabrera-Kreises oft bis fast +90° verlagert (normal +60°) mit einer hohen P-Amplitude in aVF und II, gefolgt von III.

Der R-Aufbau ist deutlich verzögert, was vermutlich auf den Zwerchfelltiefstand zurückzuführen ist. Hierdurch befinden sich die Elektroden der Brustwandableitungen in Relation zum Herzen zu weit oben. Große Teile des linken Ventrikels liegen dadurch aus der Perspektive aller Brustwandableitungen in der Tiefe des Brustkorbs. Die elektrische Erregung läuft daher zu einem relevanten Anteil von der Brustwand weg, was sich in einer S-Zacke bis hin zu den linkspräkordialen Ableitungen zeigt.

MERKE

Rechtsatriale Belastungszeichen, Steil- oder Rechtslagetyp, niedrige QRS-Voltage und ein verzögerter R-Aufbau mit linkspräkordialem R/S-Umschlag bei einem Patienten mit COPD weisen auf ein sehr fortgeschrittenes Erkrankungsstadium hin.

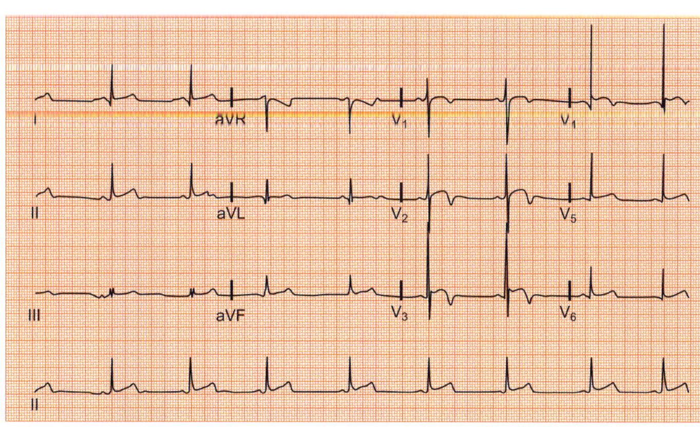

Abb. 6.12 EKG eines dunkelhäutigen Leistungssportlers. Die ST-Streckenveränderungen entsprechen einem typischen Muster der frühzeitigen Repolarisation, wie sie bei dunkelhäutigen Athleten vorkommt. [L231]

6

6.4.6 Lungenarterienembolie

Als wichtige Differenzialdiagnose bei Luftnot, Brustschmerzen oder nach einer Synkope ist die Lungenembolie eine Erkrankung, bei der im Rahmen der Differenzialdiagnostik oft ein EKG geschrieben wird. Im Gegensatz zum akuten ST-Strecken-Hebungsinfarkt sind die EKG-Zeichen, die auf eine Lungenembolie hindeuten können, jedoch sehr unspezifisch. Dennoch gibt es Veränderungen im EKG, die bei diesen Patienten gehäuft auftreten, entweder isoliert oder in Kombination miteinander. Die häufigsten sind die Sinustachykardie, T-Negativierungen in V_1 und ST-Hebungen in aVR bei je ungefähr einem Drittel der Patienten.

Auch der für die Lungenembolie bekannte S_IQ_{III}- oder $S_IQ_{III}T_{III}$-Typ kann vorliegen, v. a. bei Patienten mit hämodynamischer Instabilität (➤ Abb. 6.13). Hier sind eine tiefe S-Zacke in Ableitung I und eine tiefe, oft verbreiterte Q-Zacke in Ableitung III vorhanden, eventuell in Kombination mit einer T-Negativierung in Ableitung III.

Eine größere **Lungenembolie,** die die Pulmonalarterie abgangsnah verstopft, führt zu einer akuten **Rechtsherzbelastung.** Entsprechend sind im EKG Rechtsherzbelastungszeichen erkennbar. Der Lagetyp verlagert sich nach rechts, sodass ein **Steil- oder Rechtslagetyp** vorliegt. Dies ist insbesondere in Kombination mit einem Qr- oder qR-Muster in V_1 und entsprechender Klinik verdächtig auf eine Lungenarterienembolie.

In den Brustwandableitungen können ein Rechtsschenkelblock und bei schwerer Rechtsherzbelastung terminale T-Negativierungen in V_1 bis V_3, manchmal bis V_4, beobachtet werden. Gelegentlich tritt lediglich eine Knotung der S-Zacke in V_1 auf (➤ Kap. 6.4.2). Auch Zeichen einer rechtsatrialen Belastung kommen vor (➤ Kap. 6.3.1).

Nimmt die Überlastung des Ventrikels weiter zu, indem das enddiastolische intraventrikuläre Volumen immer weiter ansteigt, kann durch den zunehmenden Druck auf den Muskel eine **Myokardischämie** auftreten. Entsprechend sind in diesem Stadium **ST-Streckenhebungen** möglich. Sie können einen inferioren oder auch septalen ST-Hebungsinfarkt imitieren mit ST-Hebungen in den Ableitungen II, III, aVF,

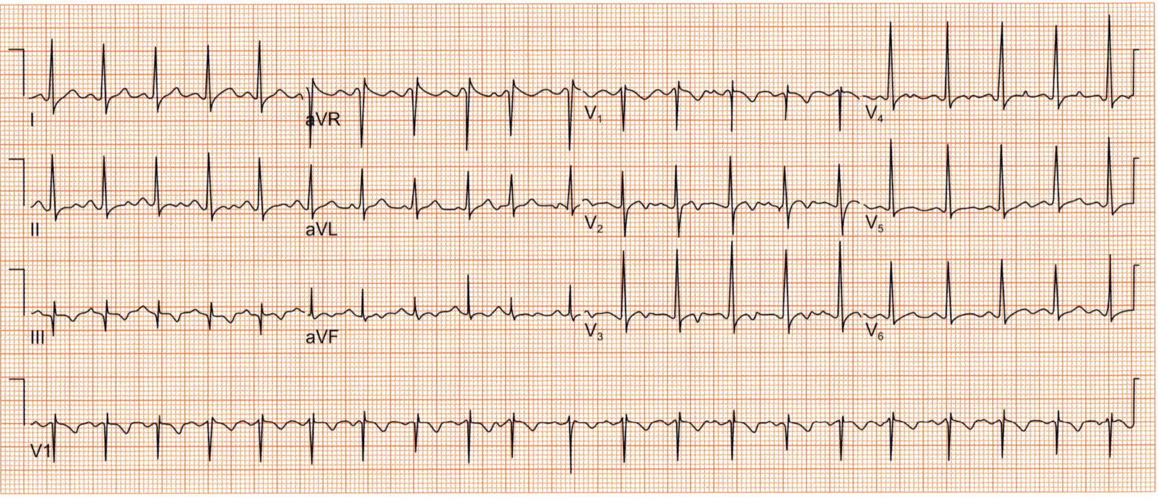

a

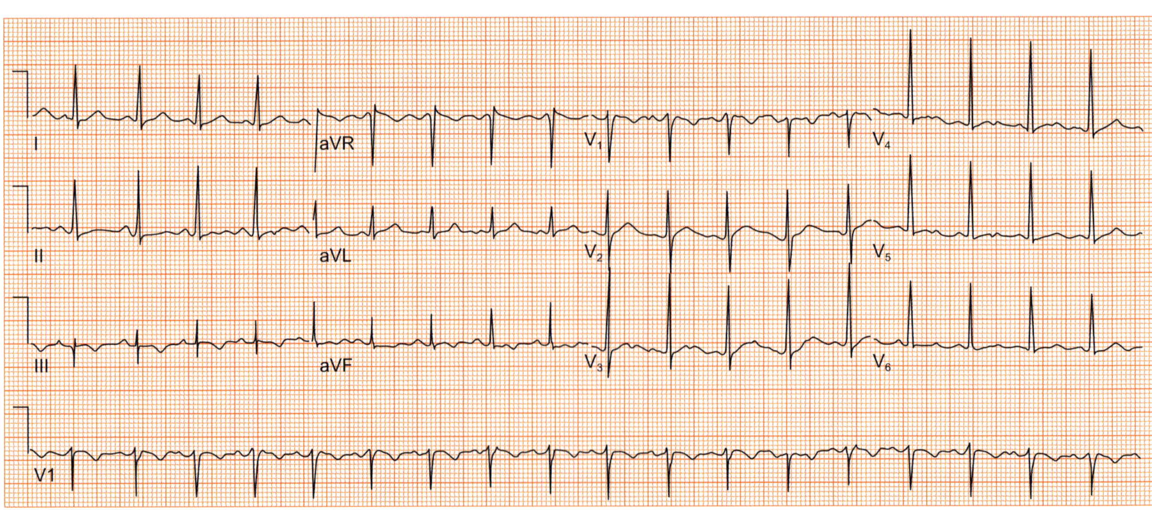

b

Abb. 6.13 EKG bei einer fulminanten Lungenembolie vor und nach intravenöser Lysetherapie. a) Als Zeichen der Lungenembolie sind eine Sinustachykardie, ein $S_IQ_{III}T_{III}$-Typ, ST-Streckenhebungen in aVR und T-Negativierungen in V_1 bis V_3 vorhanden. b) Einige dieser Zeichen sind nach Lysetherapie bereits rückläufig. [L231]

6

V_1 und/oder V_2. Sie treten v. a. bei hämodynamischer Destabilisierung auf und werden hier oft von ST-Senkungen in Ableitung I, V_5 und V_6 begleitet. Eine klinische Unterscheidung zum Myokardinfarkt ist nicht sicher möglich, hier kann die Echokardiografie Klarheit bringen.

Wird der rechte Ventrikel weiter gedehnt, kommt es im Verlauf zu ventrikulären Arrythmien, die zum Herzstillstand führen können. Problematisch hierbei ist, dass bei diesen Lungenembolien parallel eine Hypoxie besteht und das Problem der rechtsventrikulären Überlastung mit linksventrikulärem Low-Cardiac-Output-Syndrom durch die Reanimation nicht behoben werden kann. Somit sind die Chancen auf eine erfolgreiche Reanimation, insbesondere mit gutem neurologischem Outcome, auch bei optimaler Durchführung begrenzt. Denn Herzmuskelzellen und Neuronen im Gehirn werden nicht nur durch die Hypoperfusion, sondern zusätzlich durch die schwere Hypoxie irreversibel geschädigt.

Praxistipp

Folgende EKG-Zeichen sind bei der akuten Lungenarterienembolie mit einer erhöhten Sterblichkeit und einem erhöhten Risiko eines dekompensierten Schocks assoziiert:

- Herzfrequenz > 100/Min.
- $S_I Q_{III} T_{III}$-Typ
- Kompletter, neu aufgetretener Rechtsschenkelblock
- T-Negativierungen in V_1 bis V_4
- ST-Hebungen in aVR
- Vorhofflimmern

Kleinere Lungenembolien führen nicht zu EKG-Veränderungen. Nach größeren oder mehrfachen Lungenembolien kann ein pulmonaler Hypertonus zurückbleiben, der eine chronische Rechtsherzbelastung hervorruft. Zeichen einer **rechtsseitigen Vorhof- und Ventrikelhypertrophie** können das Resultat sein.

6.4.7 Schwere Hypothermie

Akzidentelle Hypothermien können unter verschiedensten Umständen auftreten und führen insbesondere in schwereren Stadien auch zu metabolischen Störungen wie einer Azidose und einer Hyperkaliämie. Sie können Ursache eines Herz-Kreislauf-Stillstands sein. Dieser kann auch im Rahmen einer Rettung auftreten, v. a. wenn schwer unterkühlte Patienten aus dem Wasser gerettet werden. Der hydrostatische Druck, der im Wasser auf den Körper einwirkt, fällt beim Herausziehen aus dem Wasser auf den Umgebungsdruck ab und kann eine plötzliche Reduktion der Vorlast mit schwerer Hypotonie bis hin zum Herz-Kreislauf-Stillstand auslösen. Auch Umverteilungsprozesse des azidotischen peripheren Blutes zum Herzen hin können sich auf diese Weise auswirken. Es ist somit nicht allein die Temperatur, die Veränderungen am Herzen bei hypothermen Patienten hervorruft.

Die akzidentelle Hypothermie muss klar abgegrenzt werden von jeglicher Art der therapeutischen Hypothermie. Somit beziehen sich die nachstehend beschriebenen EKG-Veränderungen nur auf Patienten mit akzidenteller Hypothermie.

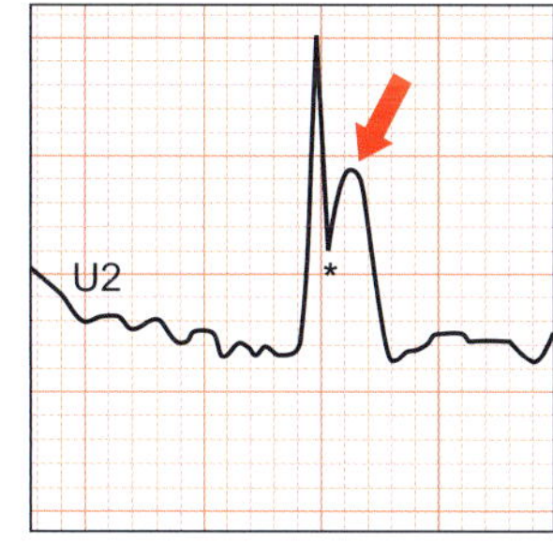

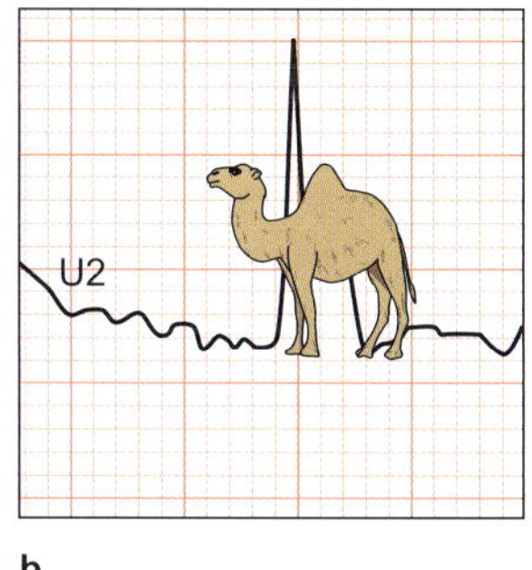

Abb. 6.14 Charakteristische Osborne-Welle (Pfeil) in der Ableitung V_2 mit Anhebung des J-Punktes (Markierung) am Übergang des QRS-Komplexes zur ST-Strecke (a). Die Anhebung des J-Punktes erinnert an den Höcker eines Kamels (b). [L143]

Bei Absinken der Körpertemperatur reduziert sich die Geschwindigkeit chemischer Reaktionen gemäß der **Reaktionsgeschwindigkeits-Temperatur-Regel** (RGT- oder Van't-Hoff-Regel). Dies betrifft u. a. auch die Arbeit von Ionenkanälen am Herzen. In der Folge kommt es zu einer Sinusbradykardie. Auch AV-Blockierungen und Bradyarrhythmien treten bei niedriger Körperkerntemperatur auf. Die Intervalle im EKG verlängern sich, denn De- und Repolarisation brauchen eine längere Zeit als im normothermen Zustand. Entsprechend sind PQ-Zeit, QRS-Dauer und v. a. die QTc-Zeit deutlich verlängert – letztere oftmals massiv. ST-Strecken-Veränderung sind häufig und können zu Fehldiagnosen führen, da sie dem Bild eines Herzinfarkts ähneln können. Sowohl Hebungen als auch Senkungen sind möglich, auch ein Brugada-Muster kann vorliegen. Charakteristisch sind die **Osborn-Wellen** (➤ Abb. 6.14). Hierbei handelt es sich um eine kleinere oder größere positive Welle nach der S-Zacke, die am besten in den Brustwandableitungen gesehen werden kann. Ihr folgt oft eine negative T-Welle und sie tritt nur bei schwerer Hypothermie auf. Bei Wiedererwärmung verschwindet sie. Ursache ist eine temperaturbedingt veränderte Aktivität des I_{to}-Kanals. Dieser an der frühen Ventrikelrepolarisierung beteiligte Ionenkanal liegt vorwiegend im epikardnahen Ventrikelmyokard. Normalerweise startet die elektrische Ventrikelrepolarisierung epikardnah und breitet sich zum Endokard hin aus. Die I_{to} bedingte elektrische Aktivität verschwindet im QRS-Komplex und ist im EKG nicht zu sehen. Kommt es durch kalte Temperatur zu einer verlangsamten I_{to}-Kanal-Aktivität, dreht sich diese Richtung um. Nun ist der Stromfluss durch den I_{to}-Kanal im Oberflächen-EKG als Osborn-Welle zu sehen. Neben einer schweren Hypothermie kann es z. B. auch durch eine Hyperkalziämie zur Ausbildung einer Osborn-Welle kommen. Manche Menschen haben sie zudem im Routine-EKG. Auch beim Brugada-Syndrom spielt eine gestörte I_{to}-Kanal-Aktivität eine Rolle (➤ Kap.6.2.2).

Wie bei jeder Repolarisationsstörung können spontan ventrikuläre Rhythmusstörungen auftreten. Auch atriale Arrhythmien sind mögliche Folgen einer schweren oder mittelschweren Hypothermie. Ein Vorhofflimmern tritt gelegentlich bei der Erwärmung eines hypothermen Patienten im Verlauf auf.

6

ACHTUNG

Die Körpertemperatur ist ein Vitalparameter, sodass die Routinemessung zum Monitoring dazu gehört. Zwar ist die Messung im Ohr fehleranfällig, hiermit kann aber eine schwere Hypothermie bei passender Anamnese oder Auffindesituation ausgeschlossen werden. Vor allem EKG-Veränderungen lassen sich in diesem Fall richtig einordnen.

6.5 Zusammenfassung

- Entzündliche Herzerkrankungen können EKG-Veränderungen hervorrufen. Die Endokarditis ist häufig eine bakterielle Erkrankung, eine Myokarditis wird oft durch Viren ausgelöst. Bei der Perikarditis spielen nicht-infektiöse Ursachen die Hauptrolle.
- Die hypertroph-obstruktive Kardiomyopathie liegt bei 1 von 500 Menschen vor. Sie ist häufig unerkannt und kann zum plötzlichen Herztod führen. Ebenso ist die unerkannte arrhythmogene rechtsventrikuläre Kardiomyopathie eine häufige Ursache für den plötzlichen Herztod junger Menschen.
- Synkopen entstehen bei der hypertroph-obstruktiven Kardiomyopathie durch maligne Arrhythmien oder eine plötzliche Abnahme des Herzauswurfs wegen einer muskulären Obstruktion des linksventrikulären Ausflusstrakts.
- Akuter maximaler Stress kann eine Tako-Tsubo-Kardiomyopathie auslösen, die klinisch nur schwer vom Herzinfarkt zu unterscheiden ist.
- Bei der Subarachnoidalblutung können durch QT-Zeit-Verlängerungen ventrikuläre Arrhythmien entstehen. Wandbewegungsstörungen und Troponinerhöhungen sind möglich und mutmaßlich auf einen zentralnervös pathologisch gesteigerten Sympathikotonus zurückzuführen.
- Alkohol kann akut und chronisch schädlich auf das Herz einwirken. Beim Holiday-Heart-Syndrom kommt es zu Herzrhythmusstörungen nach Alkoholexzess. Chronischer Alkoholabusus schädigt die Herzmuskelzellen.
- Eine alkoholinduzierte Kardiomyopathie tritt nach langjährigem Missbrauch auf. Vorhofflimmern ist die häufigste, mit Alkohol assoziierte Herzrhythmusstörung.
- Die klinische Symptomatik steht bei der Lungenembolie im Vordergrund. Zusätzlich können EKG-Veränderungen auftreten. Die Lungenembolie führt oft zu einer Sinustachykardie, ST-Streckenhebungen in aVR, T-Negativierungen in V_1 und einem Rechtsschenkelblock. Vor allem bei Schockzeichen liegt häufig ein $S_IQ_{III}T_{III}$-Typ vor.
- Eine schwere Hypothermie reduziert die Geschwindigkeit von chemischen Reaktionen, die auch die Grundlage der Ionenkanalfunktion am Herzen bilden. Bradykardie und Intervallverlängerungen treten daher bei Hypothermie auf.
- Klassische Osborn-Wellen sind temporäre Phänomene, die nach Erreichen von Normothermie wieder verschwinden.

WIEDERHOLUNGSFRAGEN – BASIC

1. Erklären Sie den Begriff „Low-Cardiac-Output-Syndrom".
2. Nennen Sie Hinweise, die bei einem Notfall auf eine Myokarditis hindeuten können.
3. Erläutern Sie den Unterschied zwischen hypertropher und dilatativer Kardiomyopathie.
4. Welche Ursachen kommen für den plötzlichen Herztod infrage?
5. Beschreiben Sie Faktoren, die sich schädigend auf das Herz auswirken und eine dilatative Kardiomyopathie auslösen können.
6. Was sind die möglichen klassischen EKG-Veränderungen der Lungenarterienembolie?
7. Beschreiben Sie die charakteristischen EKG-Veränderungen im Rahmen einer schweren Hypothermie.

WIEDERHOLUNGSFRAGEN – ADVANCED

1. Erläutern Sie, welche Arten von Kardiomyopathien unterschieden werden.
2. Erklären Sie, warum eine Perikarditis EKG-Veränderungen verursachen kann.
3. Was sind Risikofaktoren bei Patienten mit hypertropher Kardiomyopathie?
4. Beschreiben Sie die EKG-Veränderungen bei Patienten mit linksventrikulärer Hypertrophie.
5. Welche Ursachen können zur Entwicklung einer dilatativen Kardiomyopathie beitragen?
6. Erläutern Sie, wie es zu einer Herzschädigung bei Patienten mit COPD kommt und welche EKG-Zeichen sich bilden können.
7. Beschreiben Sie die Mechanismen, die zum Bergetod eines stark unterkühlten Patienten führen können.

LITERATUR

Alkukhun L, Baumgartner M, Budev M et al. Electrocardiographic differences between COPD patients evaluated for lung transplantation with and without pulmonary hypertension. COPD. 2014; 11(6): 670–680.

Amin OSM, Al-Bajalan SJ, Mubarak A. QTc interval prolongation and hemorrhagic stroke: any difference between acute spontaneous intracerebral hemorrhage and acute non-traumatic subarachnoid hemorrhage? Medical Archives. 2017; 71(3): 193–197.

Bacharova L, Estes EH. Left ventricular hypertrophy by the surface ECG. J Electrocardiol. 2017; 50(6): 906–908.

Bangha-Szabo D. Diagnose der linksventrikulären Hypertrophie und Abgrenzung von der hypertrophen Kardiomyopathie im Body-Surface-Potential-Mapping nach Krenzke. Dissertation, Medizinische Fakultät Charité Berlin, 2013. https://refubium.fu-berlin.de/bitstream/handle/fub188/10887/Diss_Bangha-Szabo.pdf?sequence=1&isAllowed=y (letzter Zugriff: 28.9.2023).

Cerrone M. Controversies in Brugada syndrome. Trends Cardiovasc Med. 2018; 28(4): 284–292.

Cohen J, Powderly WG, Opal SM (eds.). Infectious Diseases. Volume 1. 3rd ed. Elsevier, 2017.

Corrado D, Marra MP, Zorzi A, et al. Diagnosis of arrhythmogenic cardiomyopathy: The Padua criteria. Int J Cardiol. 2020; 319: 106–114.

Da Silva RMFL. Syncope: epidemiology, etiology, and prognosis. Front Physiol. 2014; 5: 471.

Deluigi CC, Ong P, Hill S et al. ECG findings in comparison to cardiovascular MR imaging in viral myokarditis. Int J Cardiol. 2013; 165(1): 100–106.

Doctor NS, Shah AB, Coplan N et al. Acute pericarditis. Prog Cardiovasc Dis. 2017; 59(4): 349–359.

Doshi HH, Giudici MC. The EKG in hypothermia and hyperthermia. J Electrocardiol. 2015; 48(2): 203–209.

Gatzoulis MA, Webb GD, Daubeney PEF (ed.). Diagnosis and Managment of Adult Congenital Heart Disease. 3rd ed. Philadelphia, PA: Elsevier, 2017.

Goldberger AL, Goldberger ZD, Shvilkin A. Goldberger's Clinical Electrocardiography: A Simplified Approach. 10th ed. Philadelphia, PA: Elsevier, 2023.

Goldenberg I, Moss AJ. Long QT syndrom. J Am Coll Cardiol. 2008; 51(24): 2291–2300.

Hall A, O'Kane R. The extracranial consequences of subarachnoid hemorrhage. World Neurosurg. 2018; 109: 381–392.
Herold G et al. Innere Medizin 2018. Köln: Gerd Herold Eigenverlag, 2017.
Hlaing T, DiMino T, Kowey PR, Yan G-X. ECG Repolarization Waves: Their Genesis and Clinical Implications. Ann Noninvasive Electrocardiol. 2005; 10(2): 211–223.
Jefferies JL, Blaxal B, Towbin JA, Robbins J (eds.). Cardioskeletal Myopathies in Children and Young Adults. London: Academic Press, Elsevier, 2016.
Kim MJ, Shin MS. Practical management of peripartum cardiomyopathy. Korean J Intern Med. 2017; 32(3): 393–403.
Korlipara H, Korlipara G, Pentyala S. Brugada syndrome. Acta Cardiol. 2021; 76(8): 805–824.
Lata I, Gupta R, Sahu S et al. Emergency management of decompensated peripartum cardiomyopathy. J Emerg Trauma Shock. 2009; 2(2): 124–128.
Liu T, Zeng J, Yan G-X. J Wave Syndromes: History and Current Controversies. Korean Circ J. 2016; 46(5): 601–609.
Maleki M, Alizadehasl A, Haghjoo M (eds.). Practical Cardiology. 2nd ed. Missouri, MO: Elsevier, 2021.
Marschner CA, Shaw KE, Tijmes FS et al. Myocarditis Following COVID-19 Vaccination. Heart Failure Clinics, 2023; 19(2): 251–264.
Ogura R, Hiasa Y, Takahashi T et al. Specific findings of the standard 12-lead ECG in patients with,Takotsubo' cardiomyopathy. Circ J. 2003; 67(8): 687–690.
Ono R, Falcão LM. Takotsubo cardiomyopathy systematic review: pathophysiologic process, clinical presentation and diagnostic approach to Takotsubo cardiomyopathy. Int J Cardiol. 2016; 209: 196–205.
Patriki D, Gresser E, Manka R et al. Approximation of true incidence of myocarditis by systemytic screening of patients with cardiac magnetic resonance imaging after exclusion of significant coronary artery disease. Eur Heart J, 2017(7); 38 (Supplement) 710.
Rehm J, Hasan OSM, Imtiaz S et al. Quantifying the contribution of alcohol to cardiomyopathy: A systematic review. Alcohol. 2017; 61: 9–15.
Sachs KV, Harnke B, Mehler PS et al. Cardiovascular complications of anorexia nervosa: a systematic review. Int J Eat Disord. 2016; 49(3): 238–248.
Scharhag J, Burgstahler C. Das Sportler-EKG: Aktuelle Interpretationen und Empfehlungen. Deutsche Zeitschrift für Sportmedizin. 2013; 64(12): 352–356.
Shopp JD, Stewart LK, Emmett TW et al. Findings from 12-lead electrocardiography that predict circulatory shock from pulmonary embolism: systematic review and meta-analysis. Acad Emerg Med. 2015; 22(10): 1127–1137.
Spaulding-Barclay MA, Stern J, Mehler PS. Cardiac changes in anorexia nervosa. Cardiol Young. 2016; 26(4): 623–628.
Stierle U. Klinikleitfaden Kardiologie. 7. A. München: Elsevier, 2020.
Tomé G, Freitas J. Induced Brugada syndrome: possible sources of arrhythmogenesis. Rev Port Cardiol. 2017; 36(12): 945–956.
Voskoboinik A, Prabhu S, Ling L et al. Alcohol and atrial fibrillation. J Am Coll Cardiol. 2016; 68(23): 2567–2576.
Zhan ZQ, Wang CQ, Nikus KC et al. Electrocardiogram patterns during hemodynamic instability in patients with acute pulmonary embolism. Ann Noninvasive Electrocardiol. 2014; 19(6): 543–551.

INTERNETQUELLEN

www.orpha.net/consor/cgi-bin/OC_Exp.php?Expert=247&lng=DE (letzter Zugriff: 1.12.2023).

KAPITEL 7

Mareike Soltau

Elektrolyte und Drogen: Auswirkungen auf das EKG

LERNZIELE – BASIC

- Mögliche Ursachen für Elektrolytverschiebungen benennen können
- Die Gefahren einer Hypokaliämie erläutern können
- Faktoren beschreiben, die zu einer Hyperkaliämie führen können
- Die Rolle des Kalziums am Myokard erläutern können
- Die Symptome einer Hypokalziämie beschreiben können
- Faktoren erläutern, die eine Hyperkalziämie auslösen können
- Beispiele für missbräuchliche Lösungsmittel aufzählen können
- Die Inhaltsstoffe marktüblicher Energydrinks benennen können
- Jeweils ein Beispiel eines Medikaments der vier Antiarrhythmika-Klassen nennen können
- Vier Faktoren aufzählen, welche die Wirkung von Digitalis verstärken können

LERNZIELE – ADVANCED

- Die Ursachen einer Hypokaliämie erläutern können
- Medikamente benennen, die eine Hypokaliämie auslösen können
- Die klassischen EKG-Veränderungen bei Hyperkaliämie beschreiben können
- Die Gefahren einer Hypomagnesiämie beschreiben können
- Erläutern können, warum Magnesium zur Therapie von malignen Herzrhythmusstörungen eingesetzt werden kann
- Die kardiotoxische Wirkung von Kokain erläutern können
- Den Wirkmechanismus von Cannabinoiden beschreiben können
- Mögliche EKG-Veränderungen bei missbräuchlicher Inhalation von Lösungsmitteln beschreiben können
- Wirkungsweise der unterschiedlichen Antiarrhythmika erläutern können

7.1 Effekte von Elektrolyten auf das EKG

Die Elektrolytwerte werden im Blut normalerweise fein reguliert und in einem engen Normbereich gehalten. Medikamente, Störungen des Hormonhaushalts oder Verluste über den Gastrointestinaltrakt können zu Verschiebungen der Elektrolyte führen und damit lebensbedrohliche Herz-Kreislauf-Störungen oder neurologische Defizite hervorrufen. Bei schweren Entgleisungen kann der Patient sogar versterben.

Verschiedene Elektrolyte wirken am Aktionspotenzial des Herzens mit. Veränderte Blutspiegel wirken sich somit auf die elektrischen Prozesse am Herzen aus. EKG-Veränderungen sind möglich, treten jedoch normalerweise erst bei schwereren Entgleisungen auf.

7.1.1 Störungen des Kaliumhaushalts

Hypokaliämie

Kalium strömt am Ende des Aktionspotenzials in die Zelle ein und führt damit eine **Repolarisation** der Herzmuskelzellen herbei. Die Repolarisation wird im EKG durch die **ST-Strecke** bzw. die **T-Welle** abgebildet. Störungen des Kaliumhaushalts führen somit zu Veränderungen der T-Welle und ST-Strecke (➤ Abb. 7.1).

Die Veränderungen reichen von diskreten Zeichen bis hin zu deutlichen ST Senkungen. Manche Patienten haben lediglich eine abgeflachte, fast isoelektrische T-Welle, während bei anderen eine zusätzliche U-Welle nach der T-Welle auftritt (➤ Abb. 7.2). Diese kann sogar die Amplitude der T-Welle überschreiten und Probleme bei der Messung des QT-Intervalls hervorrufen. Die QT-Zeit an sich ist unverändert. Aszendierende und deszendierende ST-Streckensenkungen sind möglich, auch T-Negativierungen kommen vor.

Ein relativ häufiger Befund bei schwerer Hypokaliämie sind **tachykarde Herzrhythmusstörungen.** Tachykardes Vorhofflimmern oder schnell übergeleitetes Vorhofflattern können zu hämodynamischen Problemen führen. Bei diesen Patienten ist es sinnvoll, nach Ursachen für eine mögliche Hypokaliämie zu suchen. Die Einnahme von Schleifendiuretika wie Furosemid oder Torasemid, aber auch häufiges Erbrechen senken den Kaliumspiegel und können somit der Grund für diese Herzrhythmusstörungen sein. Dies findet man in einer strukturierten Anamnese meist heraus.

Hyperkaliämie

Eine schwere Hyperkaliämie kann zu ventrikulären Tachykardien oder Kammerflimmern führen und somit lebensbedrohlich sein. Der Kaliumspiegel ist deshalb fein reguliert und wird v. a. durch die Ausscheidung über die Niere gesteuert. Somit kann eine Hyperkaliämie nur dann auftreten, wenn die Aufnahme die Ausscheidungsfähigkeit der Niere übersteigt. Bei Patienten mit Nierenversagen oder chronischer Niereninsuffizienz kann daher ein zu hoher Kaliumspiegel entstehen und eine **Dialyse** notwendig werden. Aber auch bei leichteren Nierenfunktionsstörungen kann durch die übermäßige Zufuhr von Kalium ein Anstieg des Kaliumspiegels auftreten. Zu guter Letzt gibt es auch Medikamente, die den Kaliumspiegel erhöhen können. Insbesondere die Kombination von **ACE-Hemmern** (z. B. Ramipril) mit **kaliumsparenden Diuretika** (z. B. Spironolacton) kann schwere

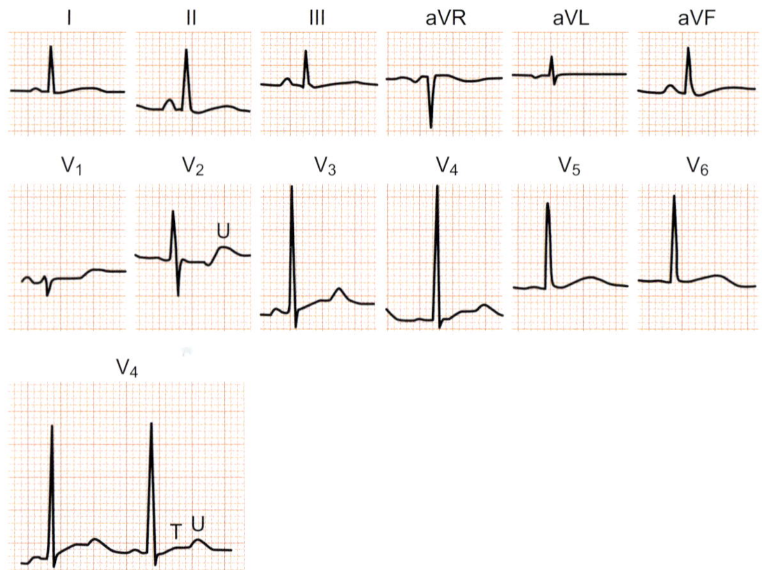

Abb. 7.1 EKG eines Patienten mit einer schweren Hypokaliämie [L143]

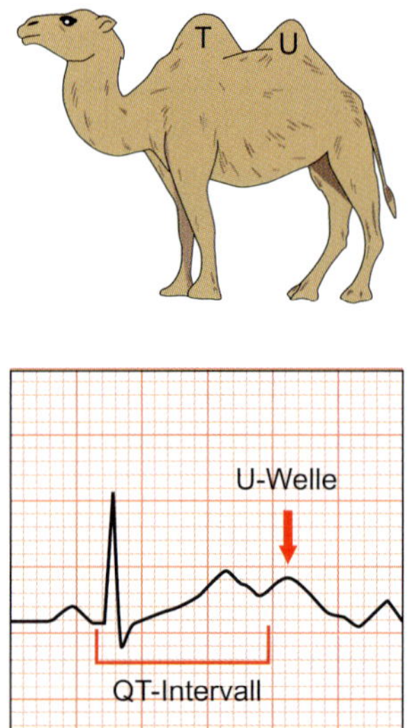

Abb. 7.2 U-Welle bei Hypokaliämie [L143]

Hyperkaliämien mit Herzrhythmusstörungen hervorrufen. Daher liefert die Anamnese die entscheidenden Hinweise auf Störungen des Kaliumhaushalts. Das EKG kann helfen, den Schweregrad einer möglichen Hyperkaliämie abzuschätzen. Denn liegen bereits EKG-Veränderungen vor, handelt es sich um eine potenziell lebensbedrohliche Elektrolytentgleisung.

EKG-Diagnostik

Bei einer **leichten Hyperkaliämie** ist das EKG oftmals unauffällig. Steigt der Kaliumspiegel weiter an, treten zunächst Veränderungen der Repolarisation auf: Die T-Welle wird spitz und ihre Amplitude vergrößert sich. Ein zeltförmiges hohes T ist somit ein markantes, wenn auch unspezifisches Zeichen bei hohen Kaliumspiegeln.

Bei **schwerer Hyperkaliämie** wird auch die Depolarisation gestört. Das PQ-Intervall verlängert sich, die P-Welle wird kleiner oder verschwindet ganz. Auch die intraventrikuläre elektrische Leitung wird gestört. Der QRS-Komplex wird breiter und deformiert (➤ Abb. 7.3). Es können ventrikuläre Rhythmusstörungen entstehen, eine Sinusbradykardie oder bradykardes Vorhofflimmern sind ebenfalls möglich. ➤ Abb. 7.4 zeigt, wie sich das EKG bei steigendem Kaliumwert verändert.

Oft führen mehrere Faktoren zur pathologischen Erhöhung des Kaliumspiegels. Die Diagnose kann nur durch eine **Blutentnahme** gestellt werden, somit kann im Rettungsdienst nur der Verdacht auf eine Hyperkaliämie geäußert werden, wenn Anamnese und EKG dazu passend sind. Daher ist die Therapie präklinisch rein symptomatisch. Erst in der Klinik kann man nach Bestätigung der Verdachtsdiagnose mit verschiedenen medikamentösen Maßnahmen versuchen, den Kaliumspiegel zu senken. Als erste medikamentöse Akutmaßnahme sollte bei Hyperkaliämie mit EKG-Veränderungen in der Notaufnahme 1 g Kalzium gegeben werden. Kalziumchlorid ist hierbei wirkungsvoller als Kalziumglukonat. Die Gabe von Kalzium wirkt membranstabilisierend und kardioprotektiv, da es die Wahrscheinlichkeit von Herzrhythmusstörungen reduziert. Den Kaliumspiegel beeinflusst es hingegen nicht. Hierfür können 25 g Glukose zusammen mit 10 I. E. eines kurzwirksamen Insulins über 15–30 Min. gegeben werden. Auch die inhalative Salbutamolgabe hilft, das Kalium zügig in die Zellen zu verschieben. Zwecks dauerhafter Senkung des Kaliumspiegels sind bei erhaltener, ausreichender Nierenfunktion Schleifendiuretika indiziert. Auch orale Kaliumsenker senken den Kaliumspiegel wirksam. Eine Aufnahme auf die Intensivstation und eine Notfalldialyse können notwendig werden.

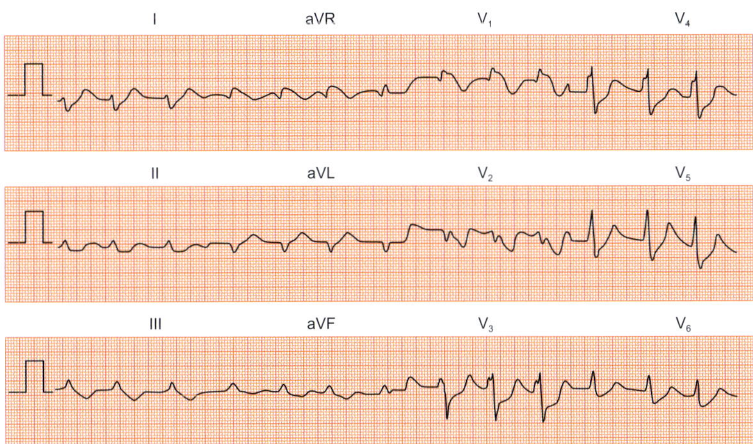

Abb. 7.3 EKG bei einer schweren Hyperkaliämie. Typisch sind die ungewöhnlich deformierten, breiten QRS-Komplexe und die fehlenden P-Wellen. [L231]

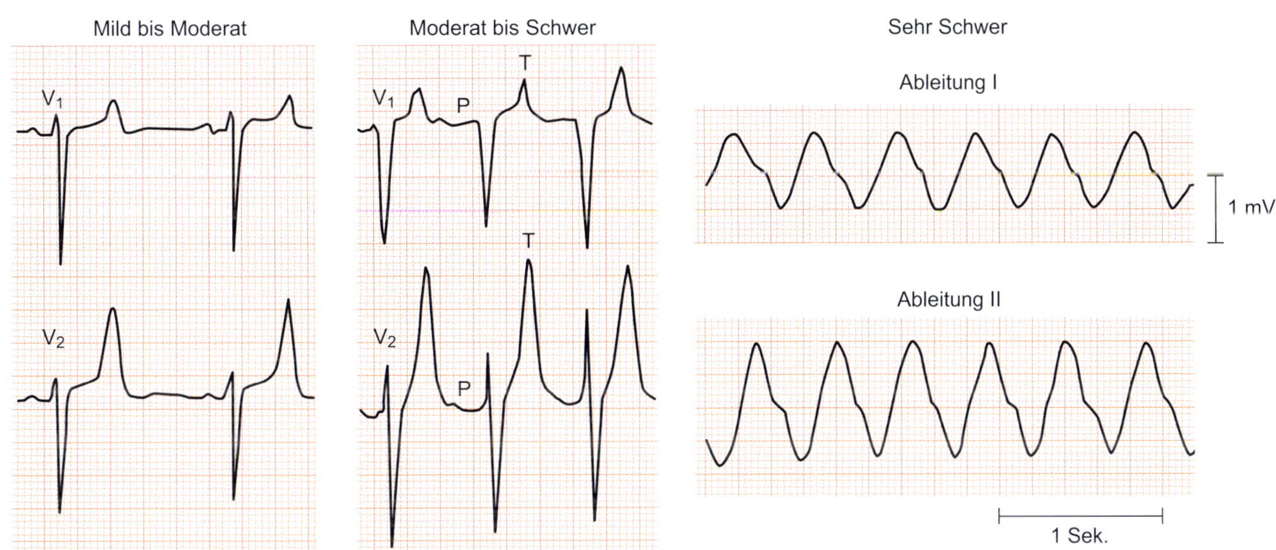

Abb. 7.4 EKG-Veränderungen bei Hyperkaliämie in Abhängigkeit von der Höhe des Kaliumspiegels [L143]

7.1.2 Störungen des Kalziumhaushalts

Hypokalziämie

Kalzium ist eines der positiv geladenen Ionen, die beim Aktionspotenzial der Schrittmacherzellen am Herzen eine tragende Rolle spielen und hier hauptverantwortlich für die Depolarisation sind. Im Arbeitsmyokard ist Kalzium das Ion, das elektrische und mechanische Aktivität der Herzmuskelzellen verbindet. Daher kann ein Abfallen des Kalziumspiegels im Blut Folgen für die Herztätigkeit haben.

Kalzium ist im Blut zur Hälfte an Plasmaeiweiße gebunden. Die andere Hälfte ist ungebunden und nur dieser freie Anteil kann die physiologischen Aufgaben des Kalziums im Körper wahrnehmen. Dazu gehört in erster Linie die Stabilisierung von Ruhemembranpotenzialen. Ein niedriger Kalziumspiegel führt zu einer Übererregbarkeit des Nervensystems und der Muskulatur. Es entstehen **Tetanien** wie die klassische Pfötchenstellung bei der Hyperventilation. Auch **Kribbelparästhesien** und **Krampfanfälle** sind möglich. Am Herzen werden durch niedrige Kalziumspiegel wichtige Kaliumkanäle gehemmt. Diese sind an der Repolarisation beteiligt. Ein niedriger Kalziumspiegel erschwert und verlängert also die Repolarisation. Außerdem ist bei niedrigen Kalziumwerten die Herzkraft geschwächt und es kann dadurch auch eine Hypoperfusion entstehen.

Der Kalziumspiegel kann aus unterschiedlichen Ursachen sinken. Medikamente wie beispielsweise Diuretika führen zu einer verstärkten Ausscheidung von Kalzium. Aber auch Verluste über den Darm sind möglich. Die häufigste Ursache ist jedoch die Hyperventilation. Durch Abatmen von CO_2 entsteht eine respiratorische Alkalose, die zum Teil metabolisch kompensiert wird. Hierfür werden H^+-Ionen aus ihrer Plasmaeiweißbindung gelöst. Um die elektrische Ladung der Plasmaeiweißmoleküle gleich zu halten, werden die frei gewordenen Bindungsstellen mit den ebenfalls positiv geladenen Kalziumionen besetzt. Der Spiegel des freien und damit physiologisch wirksamen Kalziums sinkt und führt zu den typischen Symptomen der Hyperventilation.

7

EKG-Diagnostik

Im EKG kommt es aufgrund der Beeinträchtigung der Repolarisation zu einer QTc-Zeitverlängerung. Denn die ST-Strecke ist deutlich länger bei normal konfigurierter T-Welle. Die Hypokalziämie ist also eine von vielen Ursachen einer QT-Zeitverlängerung (➤ Kap. 2.2.2).

Zeichen einer bedrohlichen Hypokalziämie findet man weniger im EKG als in der Untersuchung des neurologischen Status (s. o.). Eine verlängerte QTc-Zeit kann bei diesen Patienten einen ersten Hinweis auf eine Störung des Kalziumstoffwechsels geben. Jedoch kann die Diagnose nur durch Nachweis eines niedrigen Kalziumwerts im Blut gestellt werden. Somit sind die rettungsdienstlichen Diagnosemöglichkeiten begrenzt. Hilfreich kann eine Messung des exspiratorischen CO_2 auch beim spontan atmenden Menschen sein, um eine Hyperventilation auszuschließen oder zu bestätigen.

Hyperkalziämie

Der Kalziumspiegel wird hormonell reguliert. Bei Kalziummangel wird Kalzium aus dem Knochen freigesetzt, sodass der Spiegel im Blut konstant gehalten wird. Kommt es jedoch zu Störungen in diesem Hormonstoffwechsel, weil zu viel des sog. **Parathormons** aus den Nebenschilddrüsen ausgeschüttet wird **(Hyperparathyreoidismus),** können hyperkalziämische Krisen entstehen. Auch manche Tumorerkrankungen und Medikamente können ursächlich hierfür sein, z. B. Thiaziddiuretika wie Hydrochlorothiazid (HCT).

Ein zu hoher Kalziumspiegel führt zu einer muskulären Schwäche bis hin zu Paresen. Auch zentralnervöse Symptome wie Bewusstseinseinschränkungen, Verwirrtheit oder psychische Auffälligkeiten sind möglich.

EKG-Diagnostik

Am Herzen führt eine Hyperkalziämie zu einer Übererregbarkeit. Im EKG zeigt sich eine stark verkürzte QTc-Zeit durch Verkürzung der ST-Strecke. Die T-Welle kann auf den ersten Blick direkt aus dem S hervorgehen ohne sichtbare ST-Strecke. Eine Osborn-Welle ist möglich (➤ Kap. 6.4.7).

Auch hier gilt wie bei allen Elektrolytverschiebungen, dass die Diagnose nur laborchemisch gestellt werden kann. Ein Verdacht kann jedoch bei passender Klinik, Anamnese und EKG bereits präklinisch gestellt werden, wenn genügend Hinweise auf eine Elektrolytentgleisung vorliegen. Die Therapie erfolgt präklinisch rein symptomatisch.

7.1.3 Störungen des Magnesiumhaushalts

Hypomagnesiämie

Magnesium ist ein wichtiges Elektrolyt in verschiedenen Prozessen des Energiestoffwechsels, spielt aber auch bei der elektrischen Herzaktion eine wichtige Rolle. Ein Magnesiummangel tritt in der Regel in Kombination mit anderen Elektrolytstörungen auf, v. a. mit einer Hypokaliämie. Somit sind isolierte EKG-Veränderungen eines Magnesiummangels im EKG nicht klar zu definieren.

Magnesium ist ein **Kalziumantagonist,** denn es hemmt die Interaktion von Myosin und Kalzium in Muskelzellen und damit die Muskelkraft der jeweiligen Muskulatur. Wirkt Kalzium am Herzen also eher inotropiesteigernd, so hemmt Magnesium hier die Herzkraft. Auf übergeordneter Ebene führt ein Magnesiummangel jedoch zu einer verminderten Parathormonausschüttung und damit zu einem niedrigeren Kalziumspiegel. Dadurch kann eine Hypokalziämie entstehen.

EKG-Diagnostik

Ein Magnesiummangel kann die Folgen einer Hypokaliämie auf die elektrische Herztätigkeit noch verstärken – sichtbar an den typischen EKG-Veränderungen eines Kaliummangels. Außerdem führt eine Hypomagnesiämie zu einer verstärkten Toxizität von Digitalispräparaten.

Ein niedriger Magnesiumspiegel resultiert in einer **Verlängerung des QT-Intervalls,** messbar an einer verlängerten QTc-Zeit. Dies kann bei Menschen mit ohnehin schon verlängerter QTc-Zeit die Entstehung von Torsade-de-pointes-Tachykardien begünstigen. Magnesiummangel ist sehr häufig, v. a. bei Alkoholikern, Diabetikern und Menschen mit Nieren- oder Leberinsuffizienz. Die therapeutische Breite von intravenös verabreichtem Magnesium ist hoch. Es verkürzt die QTc-Zeit und verhindert dadurch, dass elektrische Impulse in die relative Refraktärzeit einfallen. Deshalb wird es als Mittel der ersten Wahl bei der Torsade-de-pointes-Tachykardie verwendet.

Eine Hypomagnesiämie ist des Weiteren mit ventrikulären Arrhythmien nach einem Herzinfarkt assoziiert. Dies unterstreicht die Folgen eines niedrigen Magnesiumspiegels auf die ventrikuläre Erregbarkeit.

Hypermagnesiämie

Eine Hypermagnesiämie ist sehr selten und kann bei Niereninsuffizienz durch übermäßige Magnesiumeinnahme auftreten. Magnesium ist beispielsweise in Antazida enthalten, also säurebindenden Gels, die bei Sodbrennen von vielen Menschen eingenommen werden.

Hier sind Verlängerungen der PQ-Zeit, bradykarde Herzrhythmusstörungen und verbreiterte QRS-Komplexe möglich. Herz- und Atemstillstand können die Folge sein.

7.2 Effekte von Drogen und Medikamenten auf das EKG

Dieses Kapitel beschäftigt sich mit EKG-Veränderungen, die mit dem Konsum von Drogen, aber auch der Einnahme bestimmter Medikamente einhergehen. Bei manchen Medikamenten können lebensbedrohliche Herzrhythmusstörungen auftreten, obwohl sie wegen einer Erkrankung genommen werden, die nichts mit dem Herzen zu tun hat. Andere sollen den Herzrhythmus beeinflussen. Hierzu gehören die Antiarrhythmika, die mitunter charakteristische EKG-

Veränderungen hervorrufen. Manche Medikamente verursachen erst bei Überdosierung Veränderungen der elektrischen Herzaktivität, sodass das EKG hier zur Abschätzung der aktuellen Lebensbedrohung dienen kann.

7.2.1 Illegale und legale Drogen

Die Herztätigkeit wird über den Sympathikus und den Parasympathikus an die jeweiligen Bedürfnisse des Organismus angepasst. Beide werden im Gehirn auf Ebenen reguliert, die nicht dem willkürlichen Zugriff unterliegen. Die Aktivität des autonomen oder vegetativen Nervensystems ist deshalb nicht willkürlich steuerbar.

Der **Hypothalamus** koordiniert als wichtigste übergeordnete Hirnregion weite Teile des vegetativen Nervensystems. Hier wird u. a. die körperliche Reaktion auf emotionalen Stress veranlasst. Auch der Hirnstamm ist ein wichtiger Teil des zentralen Nervensystems, wenn es um die Regulation von Sympathikus und Parasympathikus geht. Er kann teilweise losgelöst vom restlichen Gehirn ein- und ausgehende vegetative Impulse aufeinander abstimmen.

In neuronalen Netzwerken werden vorrangige Informationen auf zwei Arten verstärkt übermittelt. Aktivierende (exzitatorische) Neurotransmitter wie **Glutamat** bewirken einen stärkeren Stromfluss über die Nervenbahn. Hemmende (inhibitorische) Neurotransmitter wie **Gammahydroxybuttersäure** (GABA) hemmen den Stromfluss über andere Nervenbahnen ähnlich einer Ampelschaltung. An GABA-Rezeptoren entfalten viele sedierende Substanzen ihre Wirkung, u. a. Benzodiazepine.

Zusätzlich zu hemmenden und aktivierenden Stoffen gibt es **diffuse modulatorische Systeme** im Gehirn, die aus dem Hirnstamm Projektionen in verschiedenste Bereiche des Gehirns senden. Sie modulieren hier die Netzwerkaktivitäten und können damit allgemeine Prozesse wie Schlaf, Aufmerksamkeit, Emotionen und Aktivität von Sympathikus und Parasympathikus beeinflussen. Jedes System benutzt einen eigenen Neurotransmitter: **Noradrenalin, Serotonin, Acetylcholin** oder **Dopamin.** Das dopaminerge System enthält u. a. ein Belohnungssystem und ist dadurch vermutlich maßgeblich an der Pathophysiologie von Suchterkrankungen beteiligt.

Die meisten **bewusstseinsverändernden Drogen** wirken auf die diffus modulatorischen Systeme ein. Sie sorgen dadurch für Veränderungen, die nicht einem einzelnen Hirnareal zugeordnet werden können, sondern globaler Natur sind. Ein häufiges Prinzip ist hierbei, dass die Wiederaufnahme der Neurotransmitter in die Zelle gehemmt wird.

Neurotransmitter werden durch ein eintreffendes Aktionspotenzial an einer Synapse von einer Nervenzelle ausgeschüttet, um an Rezeptoren der anderen Nervenzelle zu binden und hierdurch den Impuls weiterzuleiten. Nach einer bestimmten Zeit werden sie durch Aufnahme in die Nervenzellen aus der Synapse entfernt und verlieren damit ihre Wirkung. Wird diese Wiederaufnahme gehemmt, wirken sie länger und dadurch intensiver. Die Nervenbahn leitet also stärkere und längere Impulse. Dieses Prinzip macht man sich auch bei der Behandlung von Depressionen pharmakologisch zunutze, indem die Wiederaufnahme von Serotonin durch Medikamente gehemmt wird. Dies bewirkt eine Antriebssteigerung bei den Patienten.

Die **Neurotransmitter der modulatorischen Systeme** finden sich nicht nur im Gehirn, wo der Anwender einer Droge sich die typische Wirkung erhofft. Sie spielen auch in Synapsen anderer Körperregionen eine Rolle – v. a. in Teilen des vegetativen Nervensystems. Hier kommt es bei Drogeneinnahme dann zu Nebenwirkungen. Bei **Noradrenalin** und **Dopamin** handelt es sich um Katecholamine. **Acetylcholin** übermittelt alle Aktionen des Parasympathikus. **Serotonin** ist ein Gewebehormon, kommt außerdem im Blut vor und fördert die Blutgerinnung durch Vasokonstriktion und vermehrte Blutplättchenaggregation. Es steigert den Blutdruck und begünstigt Übelkeit und Erbrechen, aber auch eine Steigerung der Darmtätigkeit.

Herz-Kreislauf-Reaktionen gehören neben Atemstörungen zu den bedrohlichsten Komplikationen des Drogenmissbrauchs. Gleichzeitig sind sie nicht selten, denn die wichtigsten Drogennebenwirkungen betreffen das vegetative Nervensystem. Das EKG kann helfen, drogenbedingte Schädigungen des Herzmuskels oder Herzrhythmusstörungen zu erkennen.

Im Folgenden werden EKG-Veränderungen bestimmter Drogen beschrieben.

Kokain

Wirkmechanismus

Kokain wird über die Nasen- oder Mundschleimhäute eingenommen und resorbiert. Als „Crack“ wird es auch geraucht oder intravenös eingenommen. Es wirkt über das **dopaminerge** und **noradrenerge** System im Gehirn und verursacht ein Gefühl der Leistungsfähigkeit, Aktivität und Euphorie zusammen mit einem gesteigerten Selbstwertgefühl. Das Urteilsvermögen wird eingeschränkt.

Wirkung und Nebenwirkungen von Kokain beruhen sowohl auf sympathomimetischen Effekten als auch auf einer direkten **Blockade von Natriumkanälen.** Es ist mit den Lokalanästhetika verwandt, die ebenfalls über eine Blockade von Natriumkanälen ihre Wirkung an Nervenfasern entfalten. Auch am Herzen können Natriumkanäle blockiert werden, wenn hohe Dosen Kokain im Blut zirkulieren. Dies erklärt, warum trotz der eigentlich sympathomimetischen Eigenschaften bradykarde Herzrhythmusstörungen bei Kokain beschrieben sind. Es wirkt in diesem Fall wie ein Klasse-I-Antiarrhythmikum. Des Weiteren besitzt es thrombosefördernde Eigenschaften.

Ungefähr die Hälfte aller Patienten, die nach Kokaineinnahme in die Notaufnahme kommen, hat kardiovaskuläre Nebenwirkungen. Denn Kokain besitzt kardiotoxische Eigenschaften. Es erhöht durch seine sympathomimetischen Eigenschaften den myokardialen Sauerstoffverbrauch, während seine thrombosefördernde Wirkung **Myokardischämien** verursachen kann. Es entsteht ein Missverhältnis zwischen Sauerstoffangebot und Sauerstoffverbrauch am Herzen. Angina-pectoris-Beschwerden sind daher häufig. Sie können auch erst mehrere Stunden nach Kokainkonsum auftreten. Das Risiko für einen Herzinfarkt ist jedoch v. a. in der ersten Stunde nach Einnahme mehr als 20-fach erhöht. Hierbei ist wichtig, dass Herzinfarkte auch ohne bekannte KHK oder sogar nach Ausschluss einer KHK mittels Herzkatheter auftreten können. Denn Koronarspasmen und Thrombosen

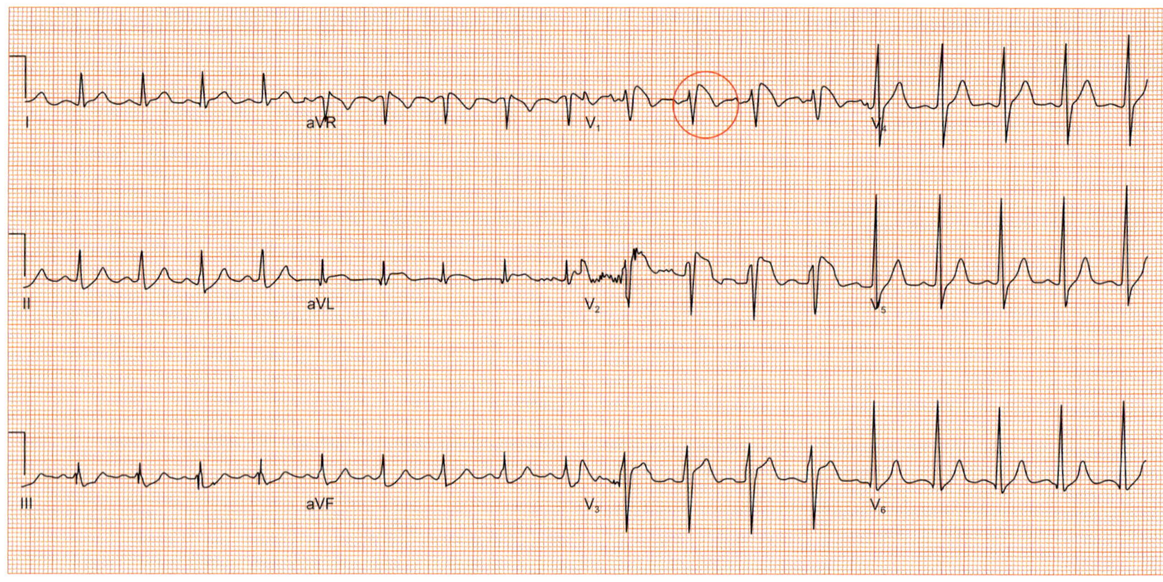

Abb. 7.5 Brugada-Muster im EKG nach Kokaingebrauch (s. Kreis) [L231]

in den Herzkranzgefäßen ohne Plaqueruptur sind typisch für den Herzinfarkt nach Kokaineinnahme.

Bei dauerhaftem Missbrauch beschleunigt Kokain die Entstehung von Arteriosklerose, arterielle Gefäßverschlüsse sind auch durch Spasmen der Arterien im ganzen Körper möglich.

EKG-Diagnostik

Kokain kann EKG-Veränderungen hervorrufen. Am häufigsten liegt eine Sinustachykardie vor. Bei schwerer Intoxikation können durch die Wirkung als Klasse-I-Antiarrhythmikum auch eine Bradykardie oder Arrhythmien entstehen. Mehr als die Hälfte der Patienten mit Brustschmerzen nach Kokainabusus hat EKG-Veränderungen. Hierbei handelt es sich in der Regel um herzinfarkttypische Erregungsrückbildungsstörungen. Bei chronischem Kokaingebrauch kann eine linksventrikuläre Hypertrophie entstehen mit entsprechenden Veränderungen im EKG (➤ Kap.6.3.2). Auch eine dilatative Kardiomyopathie ist möglich, vermutlich durch die regelmäßigen Katecholaminexzesse im Körper nach Kokaineinnahme und deren toxische Wirkung auf das Myokard. Vernarbungen auf mikroskopischer Ebene (Fibrose) sind Teil der Kardiomyopathie-Entstehung. Sie können Ursprung ventrikulärer Arrhythmien sein. Kokain ist auch ein möglicher Auslöser eines **Brugada-Musters** im EKG (➤ Abb. 7.5).

Amphetamine

Wirkmechanismus

Wie Kokain zählen auch die Amphetamine zu den sympathomimetischen Drogen. Amphetamin wird als **Speed** missbräuchlich konsumiert. Metamphetamin **(Crystal Meth)** und **Ecstasy** (3,4-Methylendioxy-N-Methylamphetamin, MDMA) gehören ebenfalls zu den Amphetaminen.

Amphetamine wirken über das **dopaminerge**, **noradrenerge** und **serotoninerge** modulatorische System im Gehirn. Sie steigern die Freisetzung der Transmitter und hemmen ihre Wiederaufnahme aus dem synaptischen Spalt. Dadurch wirken sie auf viele verschiedene streng regulierte Hirnfunktionen wie Schlaf, Appetit, Wachheit, Thermoregulation und das vegetative Nervensystem. Halluzinationen und euphorische Gefühle sind häufig. Fatale Verläufe durch Nebenwirkungen können auch bei einmaligem Konsum auftreten.

Amphetamine können einen plötzlichen Herztod verursachen – vermutlich durch eine exzessiv gesteigerte Katecholaminausschüttung, die ventrikuläre Arrhythmien verursacht. Die Körpertemperatur kann stark ansteigen und eine **Rhabdomyolyse** (Zerstörung großer Mengen an Skelettmuskulatur) verursachen. Die Rhabdomyolyse führt dazu, dass der Organismus mit Zellzerfallsprodukten überschwemmt wird. Ein Nierenversagen ist häufig die Folge, auch ein Multiorganversagen ist möglich. Vor allem Ecstasy kann ein schweres Lungenödem auslösen. Dies ist teilweise auf eine stark gesteigerte Flüssigkeitszufuhr zurückzuführen. Durch die Erhöhung der Körpertemperatur und ein gestörtes Empfinden von Appetit und Durst steigert der Konsument seine Trinkmenge und der Körper wird mit Flüssigkeit überlastet. Diese kann auch Elektrolytverschiebungen bewirken, die ein Hirnödem begünstigen.

Werden Amphetamine dauerhaft eingenommen, ist der Körper auch permanent erhöhten Transmitterwerten ausgesetzt. Für Serotonin ist bekannt, dass es bei dauerhaft erhöhten Spiegeln durch Gefäßwandverdickung pulmonalarterieller Blutgefäße einen **pulmonalarteriellen Hypertonus** hervorruft. Crystal Meth und Ecstasy bewirken bei chronischem Gebrauch, dass sich das Herzklappengewebe verdickt. Auch dadurch kann der Druck im Lungenkreislauf dauerhaft ansteigen. Eine **chronische Rechtsherzbelastung** ist die Folge.

Wie bei Kokain können die hohen Katecholaminspiegel nach Amphetamineinnahme Myokardischämien hervorrufen. Bei dauerhaftem Gebrauch sind Kardiomyopathien und eine linksventrikuläre Hypertrophie möglich. Durch Fibrosebildung im Myokard können Ursprungsorte für ventrikuläre Arrhythmien entstehen.

EKG-Diagnostik

Die Folgen auf das Herz-Kreislauf-System durch akute und chronische Exposition gegenüber Amphetaminen erklären bereits, welche EKG-Veränderungen auftreten können. Häufig liegt eine Sinustachykardie vor. Auch infarkttypische Zeichen sind möglich, ebenso wie lebensbedrohliche Arrhythmien. Denn Amphetamine führen nicht nur zu einer Myokardfibrose, sondern auch zu einer verlängerten QTc-Zeit. Bei Dauerkonsumenten lohnt sich die Suche nach Rechtsherzbelastungszeichen, v. a. wenn diese sich mit dem Leitsymptom **Dyspnoe** präsentieren.

Praxistipp

Kokain und Amphetamine können bei dauerhaftem Missbrauch eine linksventrikuläre Hypertrophie verursachen. Es ist jedoch auch bei einmaligem Konsum und kardialen Nebenwirkungen sinnvoll, nach linksventrikulären Hypertrophiezeichen zu suchen, denn im EKG wird oft der erste Hinweis auf eine hypertroph-obstruktive Kardiomyopathie (HOCM, ➤ Kap. 6.2.1) gefunden. Patienten mit HOCM, die Amphetamine oder andere sympathomimetische Drogen konsumiert haben, haben ein hohes Risiko für einen plötzlichen Herztod. Diese Patienten benötigen eine besondere Überwachung und sind vital gefährdet.

Im Gegensatz zu Kokain und Amphetaminen führt die Einnahme von LSD oder Magic Mushrooms (Wirkstoff Psilocybin) nur zu einer minimalen Sympathikussteigerung. Moderate Erhöhungen von Herzfrequenz und Blutdruck sind die Folge. Es existieren einzelne Fallberichte über Gefäßspasmen nach LSD-Einnahme. EKG-Veränderungen sind hier jedoch nicht bekannt.

Opiate

Wirkmechanismus

Opiate haben eine euphorisierende Wirkung und verursachen eine starke körperliche Abhängigkeit. Beides trägt dazu bei, dass diese Wirkstoffgruppe ein erhebliches Suchtpotenzial besitzt. Opiate hemmen über Opioidrezeptoren die Atemtätigkeit und es entsteht eine Bradypnoe. In hohen Dosen bewirken Opiate eine Vigilanzminderung, die auch eine Atemwegsverlegung nach sich ziehen kann. Beides zusammen ruft eine potenziell tödliche Hypoxie hervor.

Gleichzeitig hemmen Opiate den Sympathikotonus und bewirken ein Überwiegen des Parasympathikus. Die Herzfrequenz wird verlangsamt. Ein venöses Pooling durch venöse Vasodilatation reduziert die Vorlast. Der Blutdruck sinkt, da der Körper die reduzierte Vorlast bei Opiatintoxikation nicht durch eine Tachykardie kompensieren kann.

Vor allem Heroin kann eine irreversible Kardiomyopathie auslösen. Außerdem sind einige der Patienten mit intravenösem Opiatabusus HIV-positiv. HIV ist ein bekannter Auslöser für eine Myokarditis und eine Kardiomyopathie.

EKG-Diagnostik

Im EKG findet man bei einer Opiatintoxikation keine spezifischen Zeichen. Eine Bradykardie ist häufig, auch bei guter Oxygenierung. Gelegentlich kann man im EKG U-Wellen sehen, also eine zusätzliche Welle nach der T-Welle. Es können autonome Erregungszentren in Ventrikel oder Vorhof entstehen, die atriale oder ventrikuläre Arrhythmien verursachen können. Der dauerhafte Gebrauch von Heroin, aber auch Methadon, kann die QTc-Zeit verlängern und dadurch zu tödlichen ventrikulären Tachykardien prädisponieren.

Cannabis

Wirkmechanismus

Der Wirkstoff aller Formen von Cannabisprodukten ist **Tetrahydrocannabinol** (THC). Es wirkt auf das **Endocannabinoidsystem** des Körpers. Dieses System besteht aus zwei Cannabinoidrezeptoren, dem CB1- und dem CB2-Rezeptor. Der CB1-Rezeptor kommt im zentralen Nervensystem vor und ist für die psychotropen Eigenschaften von Cannabis verantwortlich. Körpereigene und extern zugeführte Cannabinoide bewirken in den Basalganglien (ein Teil des Gehirns) eine Modulation der Neurotransmitterfreisetzung und wirken daher u. a. auf Lernprozesse, Appetit, Bewegungskontrolle und Gewohnheitsbildung ein. Sie modulieren die Schmerzwahrnehmung und Cannabisprodukte sind daher mittlerweile in der **Therapie chronischer Schmerzen** in Deutschland zugelassen. Cannabinoidrezeptoren gibt es im Körper jedoch auch außerhalb des Nervensystems, u. a. am Herzen, an den Blutgefäßen und im Magendarmtrakt. Dem CB2-Rezeptor werden hier schützende Eigenschaften bei Herz-Kreislauf-Erkrankungen und eine positive immunmodulatorische Wirkung zugesprochen.

Trotz der teilweise pharmakologisch nutzbaren Eigenschaften von Cannabisprodukten haben sie auch ein Schädigungspotenzial auf das Herz-Kreislauf-System. So steigert der missbräuchliche Cannabiskonsum das Herzinfarktrisiko um ungefähr das Fünffache. Denn Cannabis hat sympathomimetische und gerinnungsfördernde Eigenschaften. Es fördert Thrombosen und destabilisiert Gefäßplaques. Beim Rauchen eines Joints wird mehr Kohlenmonoxid aufgenommen als bei einer Zigarette und der prozentuale Wert des Carboxyhämoglobins steigt deutlich stärker an. Kohlenmonoxid hat eine direkte kardiotoxische Wirkung.

Beim Konsum großer Mengen THC stehen parasympathische Wirkungen im Vordergrund. Bradykarde Herzrhythmusstörungen sind daher möglich.

EKG-Diagnostik

Im EKG kann es zu unspezifischen Veränderungen kommen. Die Amplitude und Länge der P-Welle kann erhöht sein und ST-Streckenveränderungen sind möglich. Es existieren Berichte, dass Cannabis die Entstehung von Vorhofflimmern und Vorhofflattern begünstigen kann. Nicht zuletzt kann Cannabis auch die typischen EKG-Veränderungen des **Brugada-Syndroms** auslösen (➤ Kap. 6.2.2).

Inhalation von Lösungsmitteln

Wirkmechanismus

Aromatische Kohlenwasserstoffe wie Toluol, aber auch Halogenalkane, Aceton, Butan oder Propan können missbräuchlich inhaliert werden, um ein Rauschgefühl auszulösen. Diese Form der Drogensucht ist v. a. in Entwicklungsländern und dort unter Kindern verbreitet.

Die Substanzen wirken nur sehr kurz, da sie nach der Aufnahme über die Atemwege sehr rasch in der Leber verstoffwechselt werden. Sie sind in Nagellackentferner, Klebstoffen, Treibstoffen, Haarspray und Reinigungsmitteln enthalten. Die Wirkung beruht auf einer Modulation des dopaminergen und serotonergen Systems, aber auch einer Wirkung an GABA-Rezeptoren im Gehirn. Manche der Substanzen weisen Ähnlichkeiten zu Narkosegasen auf.

Das sog. Schnüffeln hat schädlichen Einfluss auf das Herz-Kreislauf-System und der Begriff **Sudden Sniffing Death Syndrome**" (plötzlicher Tod durch Schnüffeln) beschreibt die fatalen Folgen dieser Suchterkrankung. Die Ursache des Syndroms ist unbekannt und es kann bereits nach einmaligem Abusus auftreten. Eine mögliche Ursache ist die gesteigerte Katecholaminempfindlichkeit des Myokards durch aromatische Kohlenwasserstoffe, sodass bereits normale Adrenalinspiegel tödliche Arrhythmien auslösen können. Bei chronischem Missbrauch kann eine dilatative Kardiomyopathie mit Herzinsuffizienz entstehen.

EKG-Diagnostik

Im EKG können eine hohe P-Welle, eine Verbreiterung des QRS-Komplexes oder auch eine verlängerte QTc-Zeit zu sehen sein. Manche der Substanzen blockieren Natriumkanäle am Herzen. Es können daher auch schwere Bradykardien auftreten beispielsweise durch AV-Blockierungen. Andere Stoffe verändern die Magnesium- und Kaliumspiegel am Herzen und machen den Ventrikel dadurch elektrisch empfindlicher. Kammerflimmern und andere ventrikuläre Herzrhythmusstörungen können hier spontan auftreten.

Energydrinks

Wirkmechanismus

Energydrinks enthalten ein Gemisch aus **sympathomimetischen Substanzen.** ➤ Tab. 7.1 gibt einen Überblick über die wirksamen Bestandteile. In den letzten Jahren haben sich Fallberichte über Herz-Kreislauf-Stillstände nach Konsum von Energydrinks gehäuft und die Unbedenklichkeit dieser Getränke infrage gestellt. Die Datenqualität lässt nach aktuellem Stand jedoch kein abschließendes Urteil darüber zu, ob Energydrinks das Risiko für Herz-Kreislauf-Stillstände bei gesunden Konsumenten erhöhen. Herzrhythmusstörungen können von supraventrikulären Tachykardien, Vorhofflimmern, ventrikulären Tachykardien bis hin zum Kammerflimmern reichen. Berichte über maligne Arrhythmien in zeitlichem Zusammenhang mit dem Konsum von Energydrinks bei sonst nachweislich gesunden jungen Patienten geben Anlass, bei tachykarden Herzrhythmusstörungen in der Anamnese explizit danach zu fragen.

Ketamin

Ketamin wirkt im Gehirn hemmend auf den **NMDA-Rezeptor** und verändert daher die Schmerzbewertung im Thalamus. Gleichzeitig werden auch andere eintreffende Informationen aus dem Körper moduliert, was ein verändertes Körpergefühl und Halluzinationen verursachen kann. Es hemmt außerdem die Wiederaufnahme der Neurotransmitter im modulatorischen Serotonin- und Noradrenalinsystem. Eine Steigerung der Sympathikusaktivität ist die Folge. Diese fällt jedoch deutlich geringer aus als bei Kokain und Amphetaminen.

Tab. 7.1 Gebräuchliche Inhaltstoffe von Energydrinks und ihre Wirkung

Substanz	Wirkung
Koffein	• Adenosinantagonist • Begünstigt Kalziumausschüttung • In hohen Dosen Hemmung von Phosphodiesterasen • Wechselwirkung mit GABA-Rezeptorsystem im zentralen Nervensystem • Stimulierende Wirkung im zentralen und peripheren Nervensystem
Guarana	• Enthält zwei- bis viermal so viel Koffein wie Kaffee, daher Koffeinwirkung • Enthält Theophyllin • Insgesamt Potenzierung der stimulierenden Koffeinwirkung
Ginseng	• Hemmt Sauerstoffradikale • Fördert NO-Produktion (Vasodilatation) • Kann QT-Zeit verlängern • Reguliert langfristig Blutfette
L-Carnitin	• Spielt eine Rolle im Fettsäuretransport • Physiologische Wirkung nach externer Zufuhr nicht nachweisbar
Taurin	• Hemmt kardiale Natriumkanäle (Wirkung wie Klasse-I-Antiarrhythmikum) • Reguliert Kaliumeinstrom in die Herzmuskelzellen und intrazellulären Kalziumspiegel • Neuromodulation, Membranstabilisierung

7

Tab. 7.2 Antiarrhythmika und ihre Effekte auf das EKG

Klasse (Beispiel)	Wirkungsweise	EKG-Effekt
IA (Ajmalin) IB (Lidocain) IC (Flecainid)	Blockade von spannungsabhängigen Natriumkanälen Kaliumkanalblockade (IA)	QRS-Verbreiterung, PQ-Zeitverlängerung, Senkung der Herzfrequenz QTc-Verlängerung (Klasse IA)
II (Metoprolol)	Blockade von β-Rezeptoren	PQ-Zeitverlängerung, Senkung der Herzfrequenz, AV-Blockierung
III (Amiodaron)	Blockade von Kaliumkanälen	PQ-Zeitverlängerung, Senkung der Herzfrequenz, QRS-Verbreiterung, QTc-Verlängerung
IV (Verapamil)	Blockade von L-Typ-Kalziumkanälen	Senkung der Herzfrequenz, PQ-Zeitverlängerung

Ketamin bewirkt am Herzen eine Steigerung des Schlagvolumens und der Herzfrequenz. Die Herzmuskelarbeit wird also gesteigert und der myokardiale Sauerstoffbedarf dadurch erhöht. Deshalb wird Ketamin eine Begünstigung von Myokardischämien zugesprochen. Jedoch existieren keine Daten, die ein erhöhtes Risiko von Herzinfarkten nach therapeutischer oder missbräuchlicher Einnahme von Ketamin beim Menschen nachweisen. EKG-Veränderungen nach Ketamineinnahme sind nicht bekannt.

7.2.2 Medikamente

Antiarrhythmika

Wirkmechanismus

Die klassischen Antiarrhythmika werden in vier Klassen unterteilt, da sie unterschiedlich auf die elektrische Herztätigkeit wirken. Die Klasse I wird noch weiter unterteilt in drei Gruppen. Trotz ihres Namens haben viele Antiarrhythmika selbst arrhythmiefördernde Eigenschaften (proarrhythmogene Effekte).

Die **Klasse I** wirkt über eine Blockade von spannungsabhängigen Natriumkanälen. Dadurch werden das ventrikuläre (IA) und das atriale (IC) Aktionspotenzial verlängert und die Zellen können erst später wieder erregt werden. Die Klasse IA verlängert zusätzlich die Repolarisation durch Blockade von Kaliumkanälen. Antiarrhythmika der Klasse IB verkürzen das Aktionspotenzial und zeigen eine Präferenz für das Ventrikelmyokard. Sie können daher bei ventrikulären Tachykardien eingesetzt werden. Allerdings haben sie hierbei an Bedeutung verloren durch ihre paradoxe, arrhythmiebegünstigende Wirkung. Insgesamt unterdrucken Klasse-I-Antiarrhythmika elektrische Autonomiezentren im Vorhof und Ventrikel und können kreisende Erregungen z. B. bei Reentry-Tachykardien durchbrechen.

Die **Klasse II** umfasst alle **Betablocker**, die am Herzen wirken. Sie senken die Herzfrequenz, verlängern die AV-Überleitung und haben einen negativ inotropen Effekt.

Zur **Klasse III** gehört **Amiodaron.** Es blockiert Kaliumkanäle und verlängert dadurch die Repolarisation. Zu einem kleinen Teil hat es zusätzlich Klasse-I-, Klasse-II- und Klasse-IV-Wirkungen. Dadurch erklärt man sich das niedrige proarrhythmische Potenzial dieses Medikaments. Amiodaron unterdrückt supraventrikuläre und ventrikuläre Arrhythmien sowie elektrische Autonomiezentren. Daher kann es bei allen Arten von Tachykardien eingesetzt werden. Ausnahme hiervon ist die Torsade-de-pointes-Tachykardie. Denn Amiodaron verlängert die QT-Zeit und kann damit die Ursache dieser Herzrhythmusstörung nicht beheben.

Kalziumantagonisten, die am Herzen wirken, gehören zur **Klasse IV.** Sie bewirken einen verzögerten langsamen Kalziumeinstrom beim Aktionspotenzial des Sinus- und AV-Knotens. Durch ihre Wirkung am AV-Knoten eignen sie sich zur prophylaktischen Behandlung von Patienten mit AV-Knoten-Reentry-Tachykardien oder einer Neigung zu Tachyarrhythmien bei Vorhofflimmern, wenn andere Medikamente kontraindiziert sind. Kombiniert man sie mit Betablockern, können tödliche Bradykardien auftreten.

EKG-Diagnostik

➤ Tab. 7.2 zeigt eine Übersicht über die verschiedenen Antiarrhythmikaklassen, ihre Wirkungsweise und ihren Einfluss auf das EKG.

Weitere Antiarrhythmika

Es gibt noch weitere Antiarrhythmika, die nicht in die oben genannten Klassen eingeteilt werden können. Dazu gehören Magnesium und Digitalispräparate, aber auch neuere Medikamente wie Ivabradin. Ivabradin bewirkt eine isolierte Senkung der Herzfrequenz ohne eine Wirkung auf den AV-Knoten oder den Blutdruck.

Digitalispräparate führen zu typischen EKG-Veränderungen. Sie besitzen eine geringe therapeutische Breite, sodass der Grat zwischen Wirkspiegel und toxischem Spiegel sehr schmal und v. a. individuell ist. Der Digitalisspiegel kann sich durch verschiedene andere Medikamente oder Zustände im Körper erhöhen, sodass auch bei langjähriger Einnahme bei gleichbleibender Dosierung eine Intoxikation auftreten kann. Mögliche Faktoren, die die Digitaliswirkung verstärken, sind:

- Hypomagnesiämie
- Hypokaliämie
- Hyperkalziämie
- Hypoxie
- Schilddrüsenunterfunktion
- Myokardischämie
- Hohes Alter
- Nierenversagen (Digoxin)

Digitalispräparate werden auch **Herzglykoside** genannt. Zu ihnen gehören Digoxin und Digitoxin. Der Wirkstoff ist auch in Fingerhut und in Maiglöckchen enthalten, weshalb diese Pflanzen giftig sind.

7

Herzglykoside wurden früher sehr häufig verwendet, um tachykarde Herzrhythmusstörungen zu behandeln. Als **Amiodaron** entdeckt und immer weiter verbreitet wurde, hat ihre Bedeutung abgenommen. Trotzdem gibt es Patienten, die aufgrund von Kontraindikationen gegenüber Amiodaron, Betablockern und Kalziumantagonisten Digoxin oder Digitoxin benötigen. Beide bewirken im Gegensatz zu den anderen drei Medikamentengruppen eine Steigerung der Inotropie und bremsen gleichzeitig die Sinusknotenaktivität und AV-Überleitung. Damit kann beispielsweise bei Vorhofflimmern erreicht werden, dass eine schnelle Überleitung auf den Ventrikel unterbunden wird. Gerade bei Patienten mit Herzinsuffizienz sind die positiv inotropen Eigenschaften günstig.

EKG-Diagnostik

MERKE

Auch ohne Vergiftung gibt es bei normalen therapeutischen Spiegeln typische Effekte von Herzglykosiden auf das EKG. Es ist sinnvoll, diese EKG-Zeichen zu kennen, die v. a. aus markanten ST-Streckenveränderungen bestehen. Denn Patienten, die Digitalispräparate einnehmen, haben kardiale Vorerkrankungen und oft auch ein Risikoprofil für Myokardischämien. Erregungsrückbildungsstörungen bedeuten bei diesen Patienten nicht zwangsweise, dass ein Herzinfarkt vorliegt.

Die ST-Strecke ist bei Digitaliswirkung muldenförmig abgesenkt. Das ist am besten in den Ableitungen I, aVL, V_5 und V_6 zu sehen (➤ Abb. 7.6). Auch biphasische T-Negativierungen kommen vor.

Klinische Vergiftungsanzeichen können unspezifisch sein und sich durch Übelkeit, Lethargie, verändertes Farbensehen oder ein allgemeines Schwächegefühl bemerkbar machen. Am Herzen sind alle Arten von Arrhythmien möglich. AV- und SA-Blockierungen kommen ebenso vor wie polymorphe ventrikuläre Tachykardien und Kammerflimmern. Ein ventrikulärer Bigeminus ist bei Digitalisintoxikation typisch, ebenso wie eine Vorhoftachykardie mit 2 : 1-AV-Überleitung. Anamnese und EKG können helfen, die Wahrscheinlichkeit einer Digitalisintoxikation abzuschätzen, wenn der Patient dieses Medikament einnimmt.

Antidepressiva

Antidepressiva werden zur Behandlung von Depressionen und chronischen Schmerzen eingesetzt. Einige haben zudem weitere Indikationsgebiete wie die Behandlung von ADHS. Es gibt verschiedene Wirkstoffgruppen, wie ➤ Tab. 7.3 zeigt.

Allen ist gemein, dass sie keine spezifischen Effekte auf das EKG haben. Sie können je nach Wirkstoff bei Überdosierung jedoch ein Serotoninsyndrom oder ein anticholinerges Syndrom hervorrufen. Antidepressiva sind bei suizidaler Tablettenüberdosierung gebräuchliche Substanzen.

Sowohl beim Serotoninsyndrom als auch beim anticholinergen Syndrom kann eine Sinustachykardie auftreten und die Herzmuskelzellen werden empfindlicher für ventrikuläre Arrhythmien durch das Überwiegen der Sympathikuswirkung über den Parasympathikus.

Eine QRS-Verbreiterung durch Vergiftung mit einem trizyklischen Antidepressivum ist möglich. Bei extremer Überdosierung mit mehreren Gramm trizyklischer Antidepressiva treten ventrikuläre Arrhythmien und Kammerflimmern auf. Auch ein Brugada-Muster im EKG kann durch Dosen weit über dem therapeutischen Bereich ausgelöst werden. Therapeutisch wird bei Herzrhythmusstörungen im Kontext mit einer Trizyklikaüberdosierung Natriumbicarbonat verabreicht und eine Korrektur arrhythmiefördernder Umstände wie Fieber, Azidose und Elektrolytveränderungen ist erforderlich. Bei einer Amitriptylin-Intoxikation kann Lidocain gegen die kardiotoxischen Effekte eingesetzt werden. Diese Therapie ist jedoch nur bei Amitriptylin und nicht bei anderen Vertretern der Substanzklasse wirksam und wird als experimenteller Heilversuch bei therapierefraktären ventrikulären Arrhythmien oder Hypotension ohne weitere Therapieoption in einzelnen Fallberichten wissenschaftlich beschrieben. Eine Dosisempfehlung existiert nicht. Amitriptylin blockiert wie Lidocain schnelle Natriumkanäle am Herzen, jedoch mit einer längeren Bindungsdauer. Es wird postuliert, dass durch die kürzere Bindung von Lidocain die längere Bindung des Amitriptylins an jene Kanäle verhindert wird und sich so die Gesamtblockadezeit der betroffenen Kanäle reduziert. Es existiert zudem ein Fallbericht

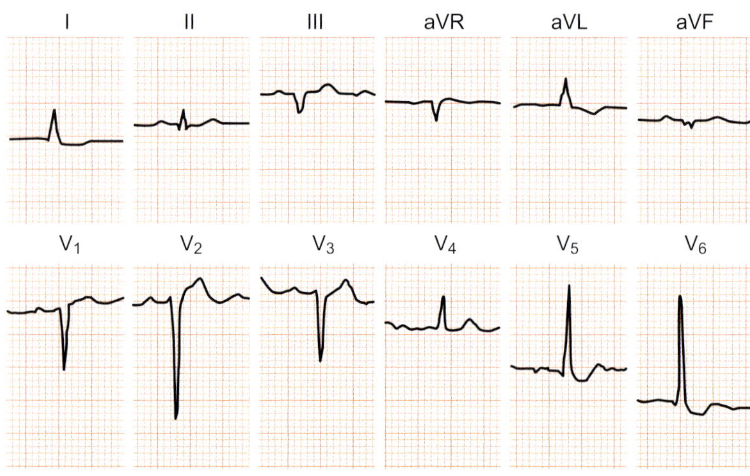

Abb. 7.6 EKG bei Digitalisdauertherapie. Insbesondere V_5 und V_6 zeigen das klassische Bild der muldenförmigen ST-Senkung. [L143]

Tab. 7.3 Übersicht über gebräuchliche Antidepressiva

Wirkstoffgruppe	Beispielmedikamente
Trizyklische Antidepressiva	Amitriptylin, Opipramol, Doxepin, Imipramin, Clomipramin
Selektive Serotonin-Wiederaufnahmehemmer (SSRI)	Sertralin, Citalopram, Fluoxetin, Escitalopram, Vortioxetin
Serotonin-Noradrenalin-Wiederaufnahmehemmer (SNRI)	Venlafaxin, Duloxetin
Noradrenalin-Wiederaufnahmehemmer (NRI)	Reboxetin, Atomoxetin
Monoaminooxidase-Hemmer (MAO-Hemmer)	Moclobemid, Tranylcypromin
Tetrazyklische Antidepressiva	Mirtazapin
Selektive Noradrenalin-Dopamin-Wiederaufnahmehemmer (SNDRI)	Bupropion

über die erfolgreiche Anwendung des Betablockers Esmolol bei einer Amitriptylin-Überdosierung mit 10 g zur Behandlung wiederkehrender ventrikulärer Arrhythmien.

MERKE

Bei einer Überdosierung mit trizyklischen Antidepressiva sollte ein EKG geschrieben werden, um die QRS-Komplexdauer zu bestimmen. Eine tachykarde Herzfrequenz ist mit einer längeren QRS-Dauer und QTc-Zeit verbunden, die sich mit abnehmender Herzfrequenz normalisieren können. Mit steigender QRS-Zeit steigt das Risiko für lebensbedrohliche ventrikuläre Herzrhythmusstörungen und der Patient ist trotz milder klinischer Symptomatik möglicherweise auch in der Klinik weiterhin monitorpflichtig.

7.3 Zusammenfassung

- Störungen des Hormonhaushalts bzw. Verluste über den Gastrointestinaltrakt können z. T. tödliche Elektrolytverschiebungen induzieren.
- Elektrolyte haben Einfluss auf das Aktionspotenzial am Herzen und können bei schweren Entgleisungen zu EKG-Veränderungen führen.
- Störungen des Kaliumspiegels sind häufig auf Medikamente wie Diuretika und ACE-Hemmer zurückzuführen, die in der erweiterten Anamnese erfragt werden können.
- Kaliumveränderungen sind sehr häufig und können bedrohliche Tachykardien sowie einen Herz-Kreislauf-Stillstand hervorrufen.
- Illegale Drogen wirken in der Regel über diffus modulatorische Systeme im Gehirn. Sie bewirken jedoch auch periphere Reaktionen. Dadurch kann es zu Störungen des Herz-Kreislauf-Systems auf zentralnervöser und peripherer Ebene kommen.
- Insbesondere Patienten mit kardialem Risikoprofil oder kardialen Vorerkrankungen sind durch einige Drogen gefährdet, letale Arrhythmien zu erleiden.
- Energydrinks sind vermutlich nicht so harmlos, wie vielfach angenommen. Es existieren Berichte über Herz-Kreislauf-Stillstände bei jungen gesunden Menschen in zeitlichem Zusammenhang mit dem Konsum von Energydrinks.
- Viele Antiarrhythmika haben ein proarrhythmisches Potenzial. Dosis und individuelle Empfindlichkeit legen hier die Schwelle zwischen Wirkung und Nebenwirkung fest.
- EKG-Veränderungen treten bei Patienten mit therapeutischen Digitalisspiegeln auch ohne Vorliegen einer Intoxikation auf. Die Medikamentenanamnese hilft hier weiter, Erregungsrückbildungsstörungen richtig einzuordnen.
- Verschiedene Faktoren erhöhen die Toxizität von Digitalispräparaten auch bei gleichbleibendem Blutspiegel.

WIEDERHOLUNGSFRAGEN – BASIC

1. Wie äußern sich die klinischen Anzeichen einer Hypokalziämie?
2. Warum steigert Kokain das Infarktrisiko?
3. Welchen Effekt hat die missbräuchliche Inhalation von Lösungsmitteln?
4. Was sind klassische Symptome eines Amphetaminmissbrauchs?
5. Erläutern Sie die herzschädigende Wirkung von Cannabis.
6. Bei welchem Patientenklientel tritt vorwiegend eine Hypomagnesiämie auf?

WIEDERHOLUNGSFRAGEN – ADVANCED

1. Nennen Sie vier modulatorische Systeme im Gehirn und erläutern Sie ihre Funktion.
2. Welche EKG-Veränderungen deuten auf eine Hyperkaliämie hin?
3. Welche Elektrolytstörung kann zu Veränderungen der ST-Strecke und/oder T-Welle führen?
4. Nennen Sie drei mögliche Ursachen einer Hypokaliämie.
5. Welche typischen EKG-Veränderungen können bei Kokainmissbrauch auftreten?
6. Welche Mechanismen führen zu einer Hypokalziämie?

LITERATUR

Chan TC, Brady WJ, Harrigan RA et al. (eds.). ECG in Emergency Medicine and Acute Care. Philadelphia, PA: Elsevier, 2005.

Davis MI, Crittenden JR, Feng AY et al. The cannabinoid-1 receptor is abundantly expressed in striatal striosomes and striosome-dendron bouquets of the substantia nigra. PLoS One. 2018; 13(2): e191436.

Enriquez A, Frankel DS. Arrhythmogenic effects of energy drinks. J Cardiovasc Electrophysiol. 2017; 28(6): 711–717.

Foianini A, Wiegand TJ, Benowitz N. What is the role of lidocaine or phenytoin in tricyclic antidepressant induced cardiotoxicity? Clin Toxicol (Phila). 2010; 48(4): 325–330.

Garrett P, Klupfel S. Esmolol for intractable ventricular arrhythmias in major amitriptyline toxicity. BMJ Case Rep. 2022; 15(7): e248373.

Glauser J. Tricyclic antidepressant poisoning. Cleve Clin J Med. 2000; 67(10): 704–718.

Goldberger AL, Goldberger ZD, Shvilkin A. Goldberger's Clinical Electrocardiography: A Simplified Approach. 10th ed. Philadelphia, PA: Elsevier, 203.

Kashfi S, Sharma S. Hair Spray induced Cardiomyopathy. Eur J Case Rep Intern Med. 2022; 9(4): 003313.

Lott C, Truhlář A, Alfonzo A et al. Kreislaufstillstand unter besonderen Umständen. Leitlinien des European Resuscitation Council 2021. Notfall + Rettungsmed. 2021; 24: 447–523.

Ramachandran S (ed.). The Heart and Toxins. London: Academic Press, 2015.

Woolf AD, Erdman AR, Nelson LS. Tricyclic antidepressant poisoning: an evidence-based consensus guideline for out-of-hospital management. Clin Toxicol (Phila). 2007; 45(3): 203–233.

Zipes D, Jalife J, Stevenson W. Cardiac Electrophysiology: From Cell to Bedside. 8th ed. Philadelphia, PA: Elsevier, 2021.

KAPITEL

8

Matthias Jahn

EKG bei Herzschrittmacher

LERNZIELE – BASIC

- Die verschiedenen Komponenten eines Schrittmachersystems beschreiben können
- Die Hauptindikation zur Implantation eines Schrittmachersystems nennen können
- Die verschiedenen Schrittmachersysteme unterscheiden können
- Die Funktionsweise und Unterschiede der externen und internen Schrittmachertherapie erläutern können
- Die Unterschiede zwischen Einkammer- und Zweikammerschrittmachern erklären können
- Die Schrittmachercodierungen und Funktionsarten unterscheiden können
- Das Aussehen eines typischen Schrittmacherspike im EKG beschreiben können
- Die Indikationen zur externen Schrittmachertherapie im Rettungsdienst aufzählen können
- Die Hinweise einer erfolgreichen externen Stimulation im EKG erkennen können
- Die Funktionsweise eines implantierbaren Kardioverter-Defibrillators erklären können
- Die Vorgehensweise der Defibrillation bei Herzschrittmacher- oder ICD-Trägern erläutern können
- Die Funktionsweise einer Defibrillatorweste erläutern können

LERNZIELE – ADVANCED

- Die verschiedenen Einsatzgebiete eines Schrittmachers nennen können
- Die zwei Hauptformen bradykarder Rhythmusstörungen mit möglicher Schrittmacherindikation beschreiben können
- Die klassischen pathologischen Rhythmusstörungen mit Schrittmacherindikation aufzählen können
- Die Begrifflichkeiten „Stimulation (Pacing)", „Wahrnehmung (Sensing)", „Unterdruckung (Inhibition)", „Ankopplung (Capture)" erklären können
- Die Funktionsweise und Ziele von biventrikulären Schrittmachern (kardiale Resynchronisation) beschreiben können
- Die verschiedenen Schrittmacherfunktionen im EKG analysieren können
- Das Aussehen des QRS-Komplexes im EKG als Ergebnis der Vorhof- und Ventrikelstimulation beschreiben können
- Die klassischen Fehlfunktionen (Sensing-Defekt, Stimulationsdefekt, Undersensing und Oversensing) von Schrittmachersystemen erkennen können
- Die verschiedenen Verfahren (Fixed, Demand, Overdrive) der nichtinvasiven externen Schrittmacherstimulation erläutern können
- Die Vorgehensweise und Durchführung einer externen Schrittmacherstimulation im Rettungsdienst beschreiben können
- Die Anwendungsgebiete und Auswirkung einer Magnetauflage bei Schrittmacher- und ICD-Trägern im Rettungsdienst beschreiben können
- Den präklinischen Umgang bei Notfällen von Patienten mit Defibrillatorweste erläutern können

Herzschrittmachersysteme werden immer öfter, v. a. bei älteren Menschen, implantiert. Innerhalb der Kardiologie ist die **Schrittmachertherapie** mittlerweile ein Spezialgebiet und hat sich seit der Erfindung und erster Implantation von Schrittmachern (SM) in der Mitte des vorherigen Jahrhunderts immer weiterentwickelt. Einer der ersten Herzschrittmacher z. B. bestand aus einem Gleichstromgenerator mit Stromunterbrecher und wog damals 7 kg. Über eine eingeführte Nadelelektrode sollte der Herzschlag stimuliert werden. Alle 6 Min. musste dieser Schrittmacher aufgeladen werden. 1958 wurde in Stockholm das erste Herzschrittmachersystem mit auf dem Herzmuskel aufgenähten Elektroden implantiert. Seitdem gibt es erhebliche Fortschritte in der Technologie. Die Lebensdauer der Batterie, die Elektronik, die Stimulationselektroden und die Programmierbarkeit haben sich durch regelmäßige technologische Fortschritte stetig verändert und verbessert. Das Ziel, den Herzschrittmacher in die natürlichen Herz-Kreislauf-Funktionen zu integrieren, wurde erreicht. Die technischen Weiterentwicklungen und neuen Möglichkeiten in der Schrittmachertherapie machen dieses Spezialgebiet zu einem komplexen Thema.

Die Hauptindikation zur Implantation eines Herzschrittmachers sind alle Formen **bradykarder Herzrhythmusstörungen.** Der Ursprung der Störung kann in **der Reizleitung** oder **der Reizbildung** liegen. Eine Hauptursache für bradykarde Rhythmusstörungen ist die **Sinusknotendysfunktion.** Bekannt ist diese Dysfunktion des Sinusknotens auch als **Sick-Sinus-Syndrom (SSS)** (➤ Kap. 3.1.2). Aber auch tachykarde Rhythmusstörungen mit Ursprung im Sinusknoten und Vorhof können heutzutage durch Herzschrittmacher behandelt werden. Weitere Einsatzgebiete des Herzschrittmachers sind Leitungsstörungen zwischen Vorhof und Kammer wie z. B. der **AV-Block 3. Grades** (➤ Kap. 3.1.3). Herzschrittmacher mit Einbezug von Vorhof und Kammer wirken sich auf den Kreislauf **(Hämodynamik)** besonders günstig aus. Bei stark eingeschränkter Pumpfunktion des linken Ventrikels kann zur Verbesserung auch eine **kardiale Resynchronisationstherapie (CRT)** mit bi- oder linksventrikulärer Stimulation durchgeführt werden.

In den Leitlinien der European Society of Cardiology (ESC) wird in zwei Hauptformen von Bradykardien mit möglicher Schrittmacherindikation und den dazugehörigen pathologischen Rhythmusstörungen unterschieden:

- **Andauernde (persistierende) Bradykardie:**
  - Sinusknotensyndrom
  - AV-Block (Sinusrhythmus, Vorhofflimmern)
- **Wiederkehrende bzw. mit Unterbrechung auftretende (intermittierende) Bradykardie:**
  - EKG-dokumentiert:

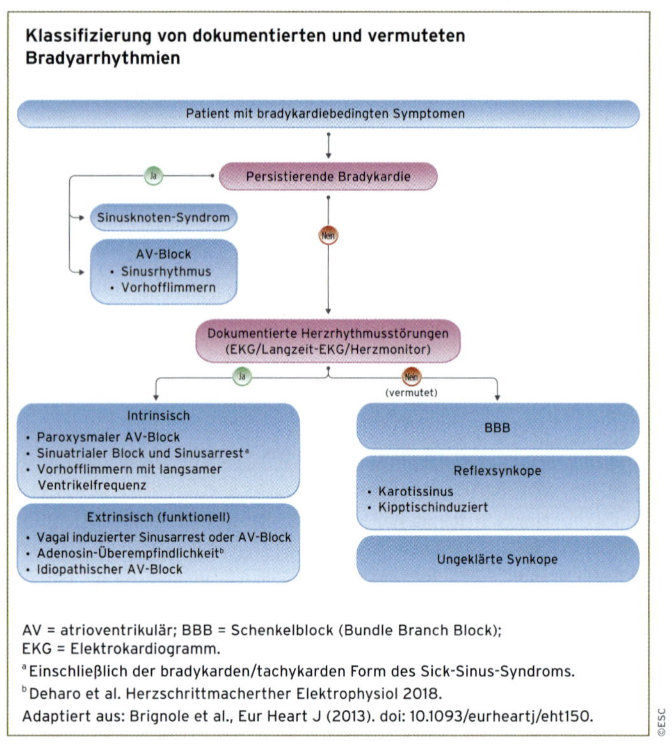

Abb. 8.1 Klassifizierung von dokumentierten und vermuteten Bradyarrhythmien laut ESC-Guidelines [W854-034]

  - Intrinsisch: paroxysmaler AV-Block, sinoatrialer Block, Sinusarrest, Vorhofflimmern mit langsamer Ventrikelfrequenz
  - Extrinsisch (funktionell): vagal induzierter Sinusarrest oder AV-Block, idiopathischer AV-Block
- Vermutet (nicht EKG-dokumentiert)
  - Schenkelblock
  - Reflexsynkope: Karotissinussyndrom, neurokardiale Synkope
  - Unklare Synkope

Die intermittierende Bradykardie kann – wie in ➤ Abb. 8.1 dargestellt – das Ergebnis einer Vielzahl von intrinsischen und extrinsischen pathologischen Prozessen sein. Persistierende Bradykardien deuten hierbei in der Regel auf intrinsische Erkrankungen des Sinusknotengewebes oder des atrioventrikulären (AV) Erregungsleitungssystem hin.

Für die Präklinik sind v. a. **akute symptomatische bradykarde Herzrhythmusstörungen** relevant, die sich medikamentös nicht ausreichend therapieren lassen, aber auch Kreislaufstillstände und Peri-Arrest-Rhythmen, bei denen der Einsatz eines präklinischen Schrittmachers lebensrettend sein kann. Das Erkennen von Schrittmacherfehlfunktionen oder Ausfällen ist eine weitere wichtige Kompetenz des Rettungsdienstpersonals bei der Versorgung von Patienten mit Herzschrittmachern. Grundkenntnisse und die Beurteilung von Schrittmacher-EKGs sind deshalb notwendige Bestandteile in der präklinischen Notfallversorgung dieser Patientengruppen.

MERKE

Klassische bradykarde Herzrhythmusstörungen mit Schrittmacherindikation sind:
- Symptomatische Bradykardien
- Sick-Sinus-Syndrom
- Sinusarrest
- Erworbener AV-Block 2. Grades Typ II oder 3. Grades
- Karotis-Sinus-Syndrom mit wiederholten Synkopen oder Beinahe-Synkopen

8.1 Schrittmachersysteme

Die verschiedenen Schrittmachersysteme werden in zwei wesentlich unterschiedliche Hauptstimulationsformen unterteilt:
- **Interne Herzschrittmacher mit „invasiver Stimulation“:**
  - Temporäre transvenöse Schrittmacherstimulation
  - Permanente Stimulation mit einem implantierten Schrittmacher
- **Externe Herzschrittmacher mit „nichtinvasiver Stimulation“:**
  - Faustschlagstimulation, sog. Percussion Pacing → **Cave:** veraltet, nicht mehr empfohlen
  - Transkutane Schrittmacherstimulation

Die interne SM-Therapie als invasive Methode wird in der klinischen Versorgung bei chronischen Herzrhythmusstörungen angewendet. Anhand bestimmter Kriterien bei bradykarden Herzrhythmusstörungen wird die Indikation für die Implantation eines Herzschrittmachers gestellt.

Die externe Schrittmachertherapie als nichtinvasive Methode kann klinisch sowie präklinisch angewendet werden und ist eine Option bei der Akutversorgung von Patienten mit symptomatischen bradykarden Rhythmusstörungen oder Beinahe-Kreislauf-Stillständen, sog. **Peri-Arrest-Situationen.**

8.1.1 Interne Schrittmachertherapie: invasive Stimulation

Transvenöse Schrittmacherstimulation (temporärer Schrittmacher)

Bei der transvenösen Anwendung (temporäre Schrittmacherstimulation) wird eine Schrittmachersonde venös eingeschwemmt und im rechten Ventrikel, möglichst in der Herzspitze **(Apex),** platziert. Dadurch ist die Gefahr einer **Sondendislokation** am geringsten. Die Schlaufe der Sonde soll hierbei groß genug sein, um einen Wechsel der Körperhaltung oder eine tiefe Inspiration zu kompensieren. Über einen externen Generator (Schrittmachergerät) mit Batterien wird dann durch Einstellung von Frequenz (HF/Min.), Output (mA) und Sensitivität (mV) stimuliert. Durch Erhöhung oder Erniedrigung der Spannung wird zunächst die minimal erforderliche Stromspannung zur ventrikulären Stimulation ermittelt. Die Mindestspannung oder auch **(Stimulations-)Reizschwelle** sollte nach dem Positionieren der Sonde idealerweise < 1 V betragen. Höhere Reizschwellen deuten auf einen schlechten Kontakt mit dem Endokard hin bzw. auf eine **Sondendislokation.** Die modernen Geräte arbeiten im **bipolaren Modus.** Dies bedeutet, dass an der Spitze der Sonde zwei Elektroden mit ca. 1 cm Abstand angebracht sind. Jede einzelne Elektrode ist mit einer Leitung nach außen und separaten Anschlüssen mit Steckkontakten verbunden, die dann mit Kabeln an das Schrittmachergehäuse angeschlossen werden können. Temporäre transvenöse Schrittmachersonden werden innerklinisch z. B. bei Patienten mit lebensbedrohlichen bradykarden Rhythmusstörungen eingesetzt. Eine notfallmäßig implantierte vorübergehende (passagere) Schrittmachersonde während einer PTCA, im Rahmen eines Myokardinfarkts mit kreislaufrelevanter bradykarder Rhythmusstörung, ist in ➤ Abb. 8.2 zu sehen.

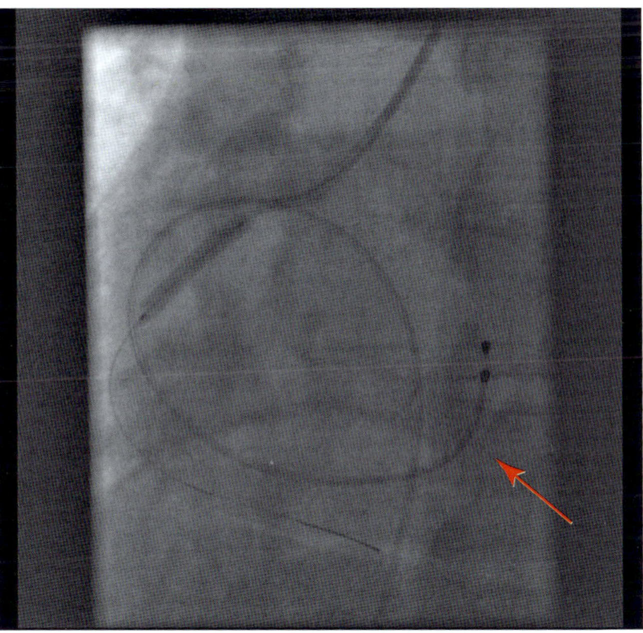

Abb. 8.2 Notfallmäßig platzierte passagere transvenöse Schrittmachersonde während PTCA-Prozedur bei STEMI (siehe Pfeil) [M1001]

Fehlfunktionen oder Ausfälle von transvenösen Schrittmachersystemen können zum Kreislaufstillstand führen. Drei Möglichkeiten einer Fehlfunktion können diese Geräte aufweisen:

- Zu hohe Reizschwelle durch schlechten Sondenkontakt im Endokard
- Unterbrechung der elektrischen Kopplung durch Kontaktverlust an Verbindungen der Kabel (Steckkontakte, Steckanschlüsse)
- Elektrodendislokation durch eine zu kleine oder zu große Schlaufe der Schrittmachersonde im Apex des rechten Ventrikels

Permanente Schrittmacherstimulation (implantierter Schrittmacher)

Bei der internen Schrittmachertherapie (permanenter Schrittmacher) handelt es sich um **Einkammer- oder Zweikammersysteme,** die bei Indikation implantiert werden. Die Begrifflichkeit „Kammer" steht hierbei für den rechten Vorhof oder den rechten Ventrikel. Die Schrittmacheraggregate aus gewebeverträglichen Gehäusen werden meist subkutan unterhalb der linken oder der rechten Klavikula platziert (➤ Abb. 8.3). Im Aggregat selbst sind die Batterie (Akku) und die durch einen von extern aufgelegten Magneten programmierbare Elektronik enthalten. Die Größe des Aggregats kann man mit der einer Taschenuhr vergleichen. Nach erfolgreicher Implantation können die Geräte beschwerdefrei meist über Jahre hinweg belassen werden. Die typische Implantationsnarbe fällt spätestens bei der körperlichen Untersuchung der Patienten auf. Einen Schrittmacherausweis mit allen wichtigen Informationen zum Gerät tragen die Patienten in der Regel bei sich. Dem Patienten sind in der Regel die wichtigsten Details wie z. B. die restliche Akkulaufleistung bekannt.

Einkammersystem

Die Indikation für das Einkammersystem als interne permanente Stimulation ist das klassische Vorhofflimmern mit zu langsamer Überleitung **(Bradyarrhythmie).**

Vom Schrittmacheraggregat aus wird die Schrittmachersonde über die **V. subclavia** und die obere Hohlvene unter Passieren des

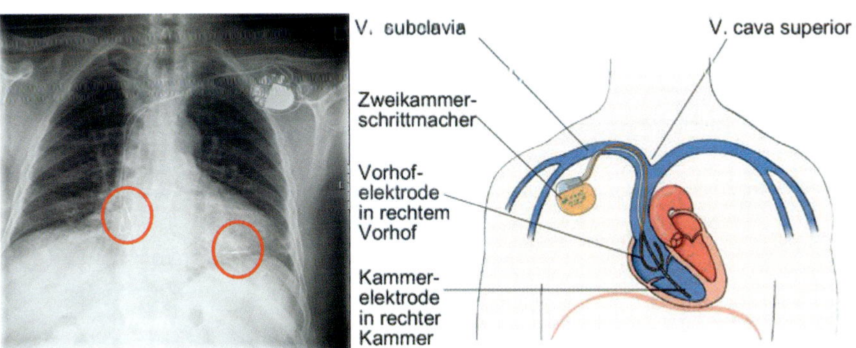

Abb. 8.3 Implantierter Zweikammerschrittmacher mit einer Elektrode im rechten Vorhof und einer Elektrode im rechten Ventrikel. Schematische Darstellung und Echtaufnahme. [P106/L190]

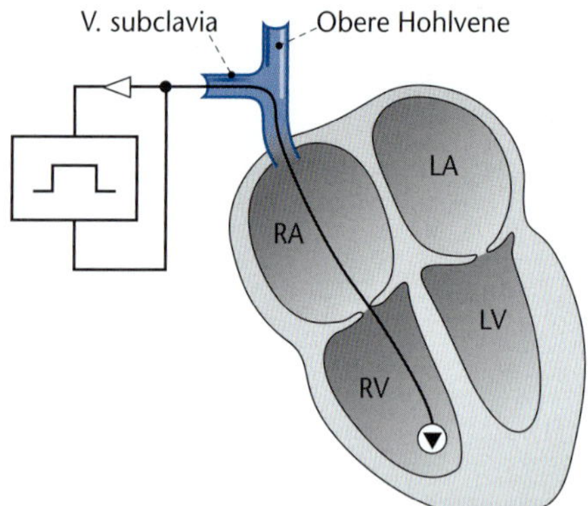

Abb. 8.4 Funktionsschema eines Einkammerschrittmachers [L106]

rechten Vorhofs und der Trikuspidalklappe in den rechten Ventrikel eingeführt und dort verankert (➤ Abb. 8.4).

Der SM verfügt hierbei über drei wichtige Funktionen:

- **Stimulation (Pacing):** Überleitung eines elektrischen Impulses über die Sonde in den rechten Ventrikel mit Auslösung einer Depolarisation (Schrittmacherimpuls)
- **Wahrnehmung (Sensing):** Erkennen von ventrikulären Aktionspotenzialen durch programmierbare Empfindlichkeit
- **Unterdrückung (Inhibition):** Unterdrückung von Schrittmacherimpulsen durch Erkennen von eigenen ventrikulären Aktionspotenzialen, sog. Bedarfsstimulation

MERKE

Alle Schrittmachersysteme verfügen über die zwei wichtigsten Hauptfunktionen: **Stimulierung (Pacing)** und **Wahrnehmung (Sensing).**

Bei korrekter Stimulation folgt dem Schrittmacherimpuls (gerade, senkrechte Linien) im EKG unmittelbar ein breiter Kammerkomplex. Dieser breite deformierte QRS-Komplex sieht **immer** linksschenkelblockartig aus, da die Schrittmachersonde vom rechten Ventrikel aus stimuliert. Der Ventrikel depolarisiert also durch die Stimulation der Schrittmachersonde von rechts nach links über die weitaus langsamere Reizleitung der Muskelzellen und nicht über die normale Reizleitung. Dies ist der Grund für die QRS-Morphologie eines Linksschenkelblocks. Durch den Schrittmacher werden also regelmäßige rechtsventrikuläre Extra- bzw. Ersatzsystolen ausgelöst, die in der Frequenz und Stromstärke der abgegebenen Impulse individuell programmierbar sind. Da nicht immer in allen EKG-Ableitungen Schrittmacherspikes identifiziert werden können, reicht ein einzelner Rhythmusstreifen als Ausdruck nicht aus. Die Anfertigung eines 12-Kanal-EKGs ist also notwendig und zur Suche und Identifizierung von Schrittmacherspikes obligat.

Die Stimulation erfolgt nur bei **Bedarf (Bedarfsschrittmacherfunktion = Demand Pacemaker),** wenn keine ventrikulären Eigenaktionen durch das Gerät registriert werden. Solange die Herzfrequenz der Eigenaktionen der Programmierung entspricht, werden keine Impulse abgegeben und unterdrückt (➤ Abb. 8.5).

MERKE

Die charakteristischen Zeichen der Schrittmacher-Impulse im EKG sind die sog. Spikes mit danach folgendem Vorhof- und/oder Kammerkomplex. Wichtigstes Erkennungsmerkmal dieser Spikes ist das Aussehen der Linien: strichförmig und senkrecht.

Erkennungsmerkmale Schrittmacherspikes:

- Vertikale Spikes von kurzer Dauer, normalerweise 2 ms.
- Die Spikes sind nicht immer eindeutig in allen EKG-Ableitungen zu sehen.
- Die Amplitude ist abhängig von der Position und Art der EKG-Ableitung.
- Eine bipolare EKG-Ableitung (Einthoven, Nehb) produziert kleinere Spikes als eine unipolare EKG-Ableitung (Goldberger, Wilson).
- Epikardial platzierte Elektroden zeigen im EKG kleinere Spikes als endokardial platzierte Elektroden.

ACHTUNG

Nicht immer können in allen EKG-Ableitungen Schrittmacherspikes identifiziert werden bzw. sind deutlich zu sehen. Ein einfacher Rhythmusstreifen zur Beurteilung reicht nicht aus! Die Anfertigung eines 12-Kanal-EKGs zur Beurteilung ist obligat.

Zweikammersystem

Das Zweikammersystem mit Platzierung von einer Schrittmachersonde im rechten Vorhof und einer Schrittmachersonde im rechten

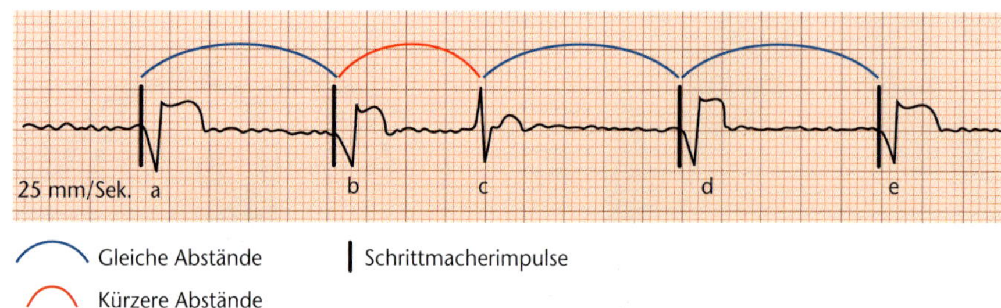

Abb. 8.5 Regelrechte Funktion (VVI-Modus) bei Vorhofflimmern: **a, b** Schrittmacherfunktion mit regelrechter ventrikulärer Reizbeantwortung. **c** Ungestörte Überleitung; Schrittmacheraktion inhibiert. **d, e** Wiedereinsetzen von Schrittmacheraktionen wegen fehlender rechtzeitiger normaler Überleitung. Die Abstände ab, cd und de sind gleich lang. Der Abstand bc ist kürzer als ab, cd und de. [L106]

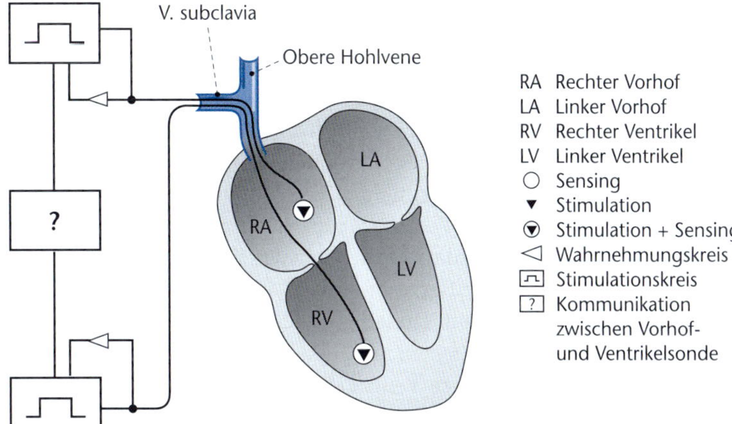

Abb. 8.6 Funktionsschema eines Zweikammerschrittmachers [L106]

Ventrikel wird bei Rhythmusstörungen wie dem AV-Block 3. Grades implantiert (➤ Abb. 8.6). Bei dieser Rhythmusstörung werden Vorhofaktionen nicht in die Ventrikel übergeleitet. Das Zweikammersystem verfügt zur Behebung dieser schweren Rhythmusstörung über eine zusätzliche Funktion, die das Zweikammersystem vom Einkammersystem unterscheidet: die **Triggerung.** Wird eine durch den Sinusknoten normal erregte Vorhoferregung nicht in den Ventrikel weitergeleitet, so „triggert" der Zweikammerschrittmacher über die **Ventrikelsonde** eine **Ventrikeldepolarisation.** Der Schrittmacher ist also so programmiert, dass er eine fehlende Ventrikeleigenaktion in der vorgegebenen AV-Zeit registriert und dann stimuliert.

Vier Funktionen kann das Zweikammersystem also über beide Sonden ausüben: **Stimulation, Sensing, Inhibition** und die **Triggerung.** Diese Funktionen können sowohl im Vorhof als auch im Ventrikel übernommen werden und machen das Zweikammersystem zu einem besonderen Schrittmacher.

Der Zweikammerschrittmacher ermöglicht eine **bedarfsgerechte Frequenz** der Ventrikelstimulation. Bei z. B. körperlicher Belastung und steigender Sinusknotenfrequenz bei normaler Vorhofaktion erfolgt die Ventrikelstimulation durch Triggerung mit der gleichen Frequenz. Bei Absinken der Vorhoffrequenz unter einen vorgegebenen Wert wird der Vorhof dagegen mit programmierter Frequenz stimuliert.

Typischerweise sieht man während der Vorhofstimulation kleine Schrittmacherspikes gefolgt von einer P-Welle. Die P-Welle sieht aufgrund der Platzierung der Schrittmachersonde im Vorhof normal aus. Der durch die zweite im Ventrikel platzierte Sonde stimulierte Rhythmus sieht deformiert und verbreitert aus (linksschenkelblockartig) (➤ Abb. 8.7).

Einen ventrikulären Rhythmus durch Schrittmacherstimulation kann man in den meisten Fällen gut in der EKG-Ableitung V_6 von einem Linksschenkelblock unterscheiden:

- Bei einem Linksschenkelblock ist der QRS-Komplex positiv.
- Bei einem Schrittmacher-getriggerten Rhythmus ist der QRS-Komplex hauptsächlich unterhalb der isoelektrischen Linie (negativ) aufgrund der oberflächlich orientierten Stimulation von der Ventrikelspitze hin zur Herzbasis und in entgegengesetzter „Blickrichtung" der Elektrode V_6, die den linken und inferioren Anteil des Myokards betrachtet (QRS-Hauptvektor).

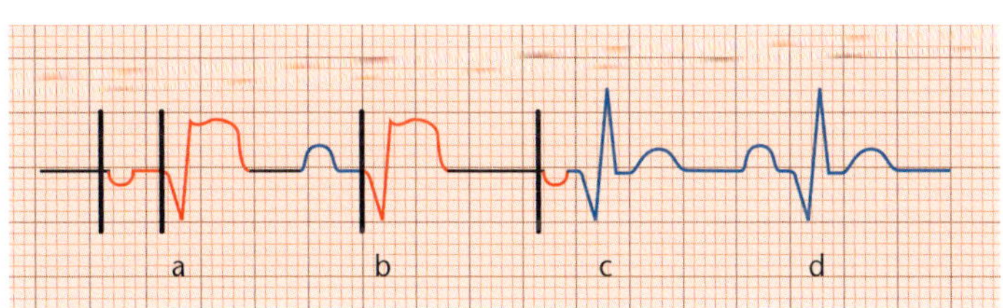

Abb. 8.7 Regelrechte Funktion (DDD-Modus) bei temporärem AV-Block
- **a** Die Vorhofsonde erkennt keine rechtzeitige Vorhofaktion → Stimulation des Vorhofs. Die Ventrikelsonde erkennt keine rechtzeitige Überleitung → Stimulation des Ventrikels.
- **b** Die Vorhofsonde erkennt eine rechtzeitige normale P-Welle → Inhibition der Vorhofstimulation. Die Ventrikelsonde erkennt keine rechtzeitige Überleitung → Stimulation des Ventrikels (vom Vorhof getriggert).
- **c** Die Vorhofsonde erkennt keine rechtzeitige Vorhofaktion → Stimulation des Vorhofs. Die Ventrikelsonde erkennt eine rechtzeitige Überleitung → Inhibition der Ventrikelstimulation.
- **d** Die Vorhofsonde erkennt eine rechtzeitige normale P-Welle → Inhibition der Vorhofstimulation. Die Ventrikelsonde erkennt eine rechtzeitige Überleitung → Inhibition der Ventrikelstimulation. [L106]

Biventrikuläre Stimulation: kardiale Resynchronisationstherapie

Bei Patienten mit einer schweren Herzinsuffizienz wurden in den letzten Jahren vermehrt sog. **biventrikuläre Schrittmachergeräte (BVP)** implantiert. Diese Therapieform der **kardialen Resynchronisation (CRT)** verbessert durch eine simultane Stimulation über zwei Sonden im Apex des rechten Ventrikels und der seitlichen Wand des linken Ventrikels die Koordination der linksventrikulären Kontraktion und damit spürbar die Herzleistung bei Patienten mit stark eingeschränkter LV-Funktion. Diese besondere Form der Schrittmachertherapie wird bei Patienten mit Linksschenkelblock und verzögerter Erregung des linken Ventrikels eingesetzt. Die Implantation erfolgt unter Lokalanästhesie in der linken Brustmuskulatur.

Analog zum Schrittmacher werden über die V. subclavia Sonden in folgenden Abschnitten platziert:

- Rechter Vorhof zur Triggerung des Sinusrhythmus
- Rechter Ventrikel
- Koronarsinus, bevorzugt an einer posterolateralen Vene

Durch diese besondere Stimulationsform wird eine Resynchronisation an der verzögert kontrahierenden seitlichen (lateralen) Wand des linken Ventrikels erreicht. Dadurch wird der Kontraktionsablauf auf atrioventrikulärer, inter- und intraventrikulärer Ebene verbessert mit dadurch resultierender deutlicher Steigerung von Ventrikelfunktion und Sauerstoffaufnahme. Zusammengefasst kann man sagen, dass die vorher asynchrone Pumpfunktion der Ventrikel nun durch eine zeitgleiche Erregung der linken und rechten Ventrikel synchron abläuft.

MERKE

Ziele der kardialen Resynchronisationstherapie sind:

- Optimierung der atrioventrikulären Überleitung
- Verbesserung der systolischen Funktion (Output) des Herzens durch verbesserten Kontraktionsablauf der Ventrikel

8

Für die **CRT-Therapie** kommen folgende Patienten infrage:

- Schwere Herzinsuffizienz mit einer schlechten LV-Pumpfunktion (EF ≤ 35 %) und entsprechenden Beschwerden trotz medikamentöser Einstellung
- Linksschenkelblock mit einer QRS-Dauer von ≥ 150 ms

MERKE

Die Ejektionsfraktion (EF) oder auch Austreibungsfraktion ist ein Maß zur Beurteilung der Herzfunktion und Einschätzung der Schwere einer Herzinsuffizienz. Der Wert in Prozent kann häufig in einem Arztbrief oder in der Patientenakte gefunden werden.

Referenzwerte der Europäischen (ESC) und amerikanischen Gesellschaft für Kardiologie (ACC):

- ≥ 55 %: normale Pumpfunktion
- 45–44 %: leichtgradig eingeschränkt
- 30–44 %: mittelgradig eingeschränkt
- < 30 %: hochgradig eingeschränkt

Bei Patienten mit eingeschränkter linksventrikulärer Funktion nach Herzinfarkt werden auch spezielle **ICD-Systeme** mit der zusätzlichen Möglichkeit einer biventrikulären Stimulation implantiert. Diese

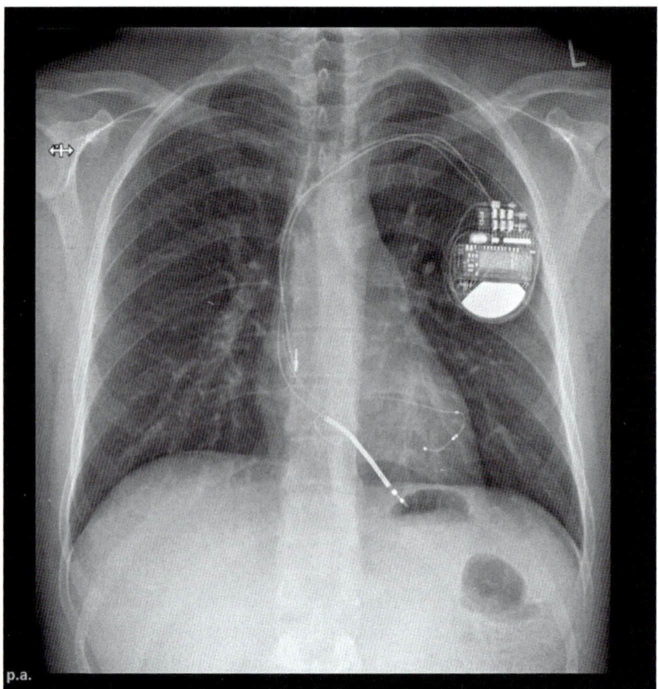

Abb. 8.8 Röntgenaufnahme CRT-D-System [P106]

Systeme werden als **CRT-D (D = Defibrillator)** bezeichnet. Durch die Kombination von ICD und CRT kann die Mortalitätsrate bei dieser Patientengruppe deutlich verringert werden (➤ Abb. 8.8).

EKG-Merkmale bei Trägern eines CRT-Geräts

Die EGK-Merkmale bei einer effektiven kardialen Resynchronisationstherapie hängen von der QRS-Morphologie bei einem Sinusrhythmus ab, aber auch von der **Position der Ventrikelsonden.** Der QRS-Komplex kann eine schmale Linksschenkelblock- oder eine Rechtsschenkelblock-Morphologie haben. Meist liegt die QRS-Dauer bei der biventrikulären Stimulation bei 160 ms. Bei effektiver Stimulation sind im EKG zwei kurz aufeinander folgende komplexe Stimulationsartefakte zu sehen (➤ Abb. 8.9). Bei Patienten ohne eine Vorhofsonde kann man in der Regel ein Vorhofflimmern, oder -flattern im EKG identifizieren.

Defibrillation bei Trägern von Herzschrittmachern

Wenn bei Patienten mit implantierten Schrittmachersystemen und lebensbedrohlichen Rhythmusstörungen wie z. B. Kammerflimmern eine Defibrillation oder Kardioversion notwendig ist, muss darauf geachtet werden, dass die Defibrillationselektroden (Klebepads) mindestens mit einem Abstand von 8 cm vom Schrittmacheraggregat aufgeklebt werden. Durch diese Maßnahme wird sichergestellt, dass sich der implantierte Schrittmacher nicht im Stromfluss der Defibrillationselektroden befindet. Kein Problem stellen Schrittmacheraggregate dar, die unterhalb der **linken Klavikula** implantiert worden sind. Hier kann die Standardelektrodenposition Sternum-Apex angewendet werden. Bei Patienten mit Implantation des Geräts unterhalb der **rechten Klavikula** sollte nach Möglichkeit **die anterior-posteriore Klebetechnik** angewendet werden.

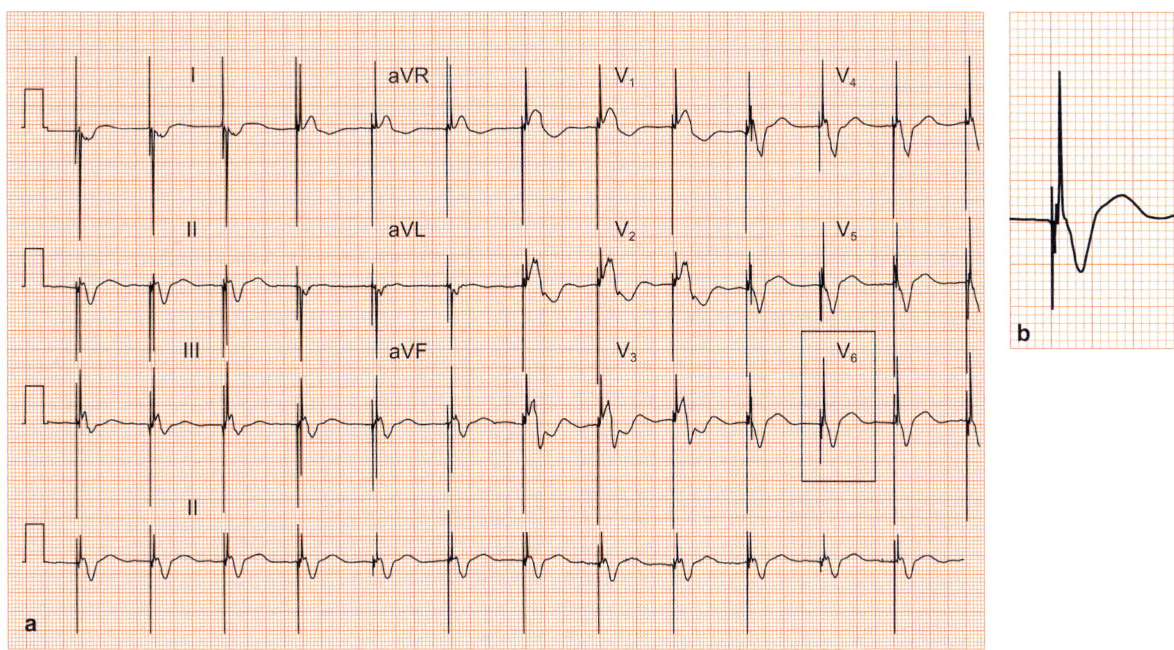

Abb. 8.9 Biventrikuläre Stimulation [L231]

ACHTUNG

Defibrillationselektroden (Patches) mit mindestens 8 cm Sicherheitsabstand zum Schrittmacheraggregat aufkleben!

Schrittmachercodierung und Funktionsarten

Die verschiedenen Schrittmachersysteme werden nach internationaler Übereinkunft durch den sog. **NBG-Code** (NBG-Code = NASPE/BPEG Generic Pacemaker Code) klassifiziert und sind entsprechend einheitlich codiert. Diese einheitliche Codierung gibt Auskunft über den Ort der Stimulation, den Ort der Wahrnehmung, die Betriebsart, die Frequenzadaption und die Art der Stimulierbarkeit. Hierbei handelt es sich um eine fünfstellige Buchstabencodierung in drei zur Verfügung stehenden Positionen. In der Regel werden nur die ersten 3–4 Buchstaben-Codes benutzt.

In der ➤ Tab. 8.1 ist die Bedeutung der internationalen Codierung mit den gebräuchlichsten Funktionen dargestellt. Die Stimulationsarten, die am häufigsten eingesetzt werden, sind bei Einkammersystemen der **VVI-Modus (Ventrikeldemand-Schrittmacher)** und bei den Zweikammersystemen der **DDD-Modus (atrioventrikuläre Stimulation).** Moderne Schrittmacher können heutzutage nahezu in allen möglichen Parametern individuell an den Patienten angepasst und programmiert werden. Eine besondere Schrittmacherprogrammierung ist der sog. **„Mode Switch"**. Hierbei wechselt der Schrittmacher bei z. B. plötzlich auftretenden Herzrhythmusstörungen völlig selbstständig in einen besser geeigneten Modus.

MERKE

Häufig eingesetzte Schrittmacherprogrammierungen

- **AAI-Modus:** Stimulation des rechten Vorhofs, Detektion im Vorhof, Inhibition des SM bei Vorhofeigenaktionen.
- **VVI-Modus:** Stimulation des rechten Ventrikels, Detektion im Ventrikel, Inhibierung SM-Funktion bei Eigenaktionen oder ventrikulären Extrasystolen.
- **DDD-Modus:** Vorhof und Kammer werden anhand eines programmierten AV-Intervalls nacheinander stimuliert, Inhibierung des atrialen Impulses bei Vorhofeigenaktion, getriggerte ventrikuläre Stimulierung, Eigenaktionen werden auf Vorhof- und Ventrikelebene erkannt.

Tab. 8.1 Internationale Codierung von Schrittmachern und Sonden nach dem NBG-Code (NBG-Code = North American Society of Pacing and Electrophysiology [NASPE]/British Pacing and Electrophysiology Group [BPEG] Generic Pacemaker Code)

Ort der Stimulation (= Pacing)	Ort der Wahrnehmung (= Sensing)	Betriebsart	Zusatzfunktion (Rate Response)
0 = Keine	0 = Keine	0 = Keine	0 = Keine
A = Atrium (Vorhof)	A = Atrium (Vorhof)	T = Getriggert	
V = Ventrikel (Kammer)	V = Ventrikel (Kammer)	I = Inhibiert	
D „Double" = A + V	D „Double" = A + V	D = I + T	R = Ja
S „Single" = A + V	S „Single" = A + V		

MERKE

Merkmale verschiedener Schrittmacherarten

AAI-Modus:
- Im EKG Schrittmacher Spike vor jeder P-Welle
- P-Welle hat normales Aussehen (Morphologie).

VVI-Modus:
- Schrittmacherspikes vor jedem QRS-Komplex
- QRS-Komplex sieht wie Linksschenkelblock aus.
- QRS-Komplex und T-Welle sind diskordant (entgegengesetzt).
- Im EKG weite, überwiegend negative QS- oder rS-Komplexe mit geringer R-Wellen-Progression (Zunahme der R-Zacken-Höhe) in den EKG-Ableitungen V_1 bis V_6.
- QS-Komplexe in den EKG-Ableitungen II, III und aVF
- Hohe R-Wellen in den EKG-Ableitungen I und aVL
- Üblicherweise Herzachsenabweichung nach links

DDD-Modus:
- Wie AAI-Modus und VVI-Modus
- Zusätzlich Schrittmacherspikes vor P-Wellen, vor QRS-Komplexen oder beidem

Implantierbarer Kardioverter-Defibrillator (ICD)

Bei Hochrisikopatienten mit der Gefahr eines plötzlichen Herztodes durch Herzrhythmusstörungen oder Patienten, die eine maligne Rhythmusstörung wie z. B. Kammerflimmern überlebt haben, wird in den letzten Jahren zunehmend ein **Kardioverter-Defibrillator implantiert (ICD).** 1980 wurde einem Menschen in den USA erstmalig ein ICD implantiert, der damals gerade einmal 250 g wog. Konzipiert wurde er von Mieczyslaw Mirkowski.

Kardioverter-Defibrillatoren ähneln gewöhnlichen Herzschrittmachern und werden in der Brustregion (Pectoralis-Region) implantiert. ICD-Systeme nutzen ein elektrisch aktives Aggregatgehäuse („hot can") mit grundsätzlich zwei Konfigurationsmöglichkeiten: eine Single-Coil-Sonde mit Schockvektor von rechtsventrikulär zum ICD-Gehäuse (unipolar) oder eine Dual-Coil-Sonde mit einem Defibrillationsfeld zwischen dem rechten Ventrikel, der V. cava superior und dem Gehäuse (Triad-Konfiguration). Weitere Variationen der Grundtypen sind möglich und betreffen die Polarität (Schockkonfiguration) und die anatomische Platzierung. ICD können bei bradykarden Herzrhythmusstörungen als **Bedarfsschrittmacher** arbeiten, aber auch bei einer Herzinsuffizienz **biventrikulär stimulieren.** Die Besonderheit besteht in der möglichen Abgabe eines Defibrillationsschocks (Kardioversion) bei lebensbedrohlichen tachykarden Herzrhythmusstörungen. Es gibt zunehmend Evidenz dafür, dass die Implantation eines ICDs nach einem ausgedehnten Myokardinfarkt und dadurch resultierender Herzinsuffizienz mit einer höheren Überlebensrate einhergeht.

Heutige Kardioverter-Defibrillatoren können Kammerflimmern (VF) oder eine schnelle ventrikuläre Tachykardie (VT) erkennen bzw. wahrnehmen und zur Beendigung Defibrillationsschocks mit z. B. einer Energie von 30 Joule abgeben. Beim Vorliegen einer ventrikulären Tachykardie führen die ICDs zunächst ein sog. **antitachykardes Pacing** (ATP/Überstimulation) durch. Eine Defibrillation wird nur erzeugt, wenn die Tachykardie unter dem ATP akzelliert oder in Kammerflimmern degeneriert. Das antitachykarde Pacing ähnelt **Overdrive-Verfahren,** z. B. in der transkutanen Stimulation, und wird durch das Gerät wenige Sekunden nach Auftreten von bedrohlichen tachykarden Arrhythmien durchgeführt. Wenn eine ATP nicht zum Erfolg führt, wird nach erneuter Beurteilung des Herzrhythmus ein Schock mit maximaler Energie von 42 Joule abgegeben (nach etwa 4–6 ATP-Versuchen), um die lebensbedrohliche Tachykardie zu beenden. In Abhängigkeit von Energie und Schockimpedanz beträgt die initiale Spannung des Schocks ca. 500–800 Volt. Die Konversionsrate mittels ICD ist nicht nur abhängig von der Impulsstärke. Auch **intrinsische** und **extrinsische** Faktoren spielen hierbei eine Rolle.

Zu den intrinsischen Faktoren gehören gerätespezifische Eigenschaften:
- Typ, Anzahl, Größe, Material, Lokalisation der Defibrillationselektroden im bzw. am Herzen
- Defibrillationskonfiguration
- Morphologie und Polarität der abgegebenen Defibrillationsschocks

Zu den extrinsischen Faktoren gehören:
- Alter und Geschlecht
- Herzgröße, Körpergewicht
- Ursächliche Herzerkrankung
- Ejektionsfraktion (EF) der linken Kammer
- NYHA-Klassifikation
- Elektrolytstatus, autonomer Status
- Dauermedikation bzw. Begleitmedikation
- Zeitintervall (Flimmerbeginn und erster Schock)

In vielen Fällen ist es nicht mehr notwendig, einen ICD zu implantieren, da sich die kardiale Pumpfunktion bei fast der Hälfte aller potenziell durch einen plötzlichen Herztod (PHT) gefährdeten Patienten bessert. Ausschlaggebend ist hier oftmals eine kontrollierte Medikation innerhalb weniger Monate mit Besserung der Symptomatik. Damit reduziert sich auch das Risiko des PHT.

MERKE

Eine Schockenergie mittels ICD von 20 Joule führt bei ≥ 99 % der Patienten zu einer Konversionswahrscheinlichkeit von nahezu 100 %. Bei Geräten mit einer maximalen Schockenergie von 30 Joule wird dadurch die geforderte Sicherheitsmarge von 10 Joule eingehalten.

Kardioverter-Defibrillatoren ähneln im Röntgenbild gewöhnlichen Herzschrittmachern, sind aber etwas größer, da sie größere Batterien für die Abgabe von Schocks benötigen (➤ Abb. 8.10). Akustische Signale melden z. B. einen zu niedrigen Batteriezustand oder Sondenfehlfunktionen. Teilweise verfügen Kardioverter-Defibrillatoren oder CRTs auch über die Möglichkeit, den Patienten akustisch zu warnen, wenn sich etwa Flüssigkeit in den Lungen sammelt und ein Lungenödem droht. Typische Indikationen für die Implantation eines Kardioverter-Defibrillators sind in ➤ Tab. 8.2 aufgelistet.

MERKE

Antitachykardes Pacing

Beim antitachykarden Pacing wird eine bestehende Tachykardie quasi „überfahren". Die Frequenz des Schrittmachers wird über die Tachykardiefrequenz des Patienten erhöht, damit der Schrittmacher die Führung übernehmen kann. Einige im Rettungsdienst verwendete Geräte können dieses Verfahren ebenso durchführen. Hier kann ein „Ramp Down Pacing" anstelle einer Kardioversion angewendet werden, wobei der Schrittmacher zunächst über die tachykarde Herzfrequenz des Patienten eingestellt wird und dann schrittweise im Verlauf verlangsamt wird.

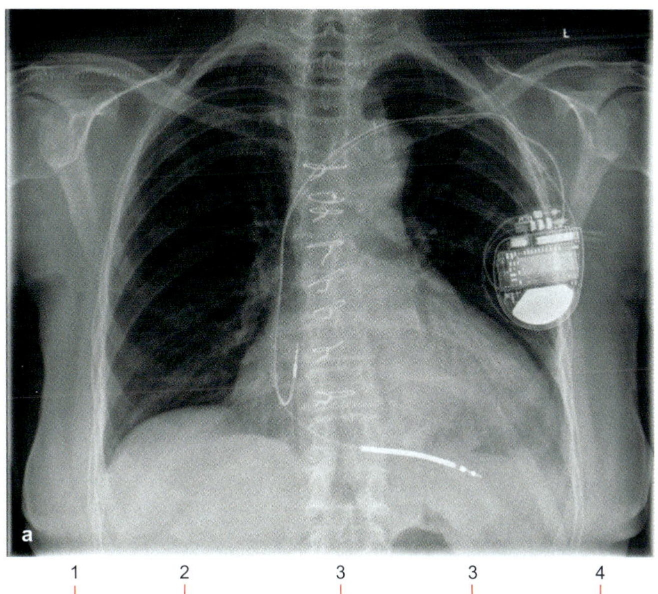

Abb. 8.10 **a** Röntgenaufnahme eines Zweikammer-ICD. **b** Erfolgreiche Kardioversion durch ICD bei VF: VF (1) gefolgt von Kardioversion durch ICD (2), eigene QRS-Komplexe (3), schrittmacherstimulierte Kammerantwort (4). [a: P106; b: L231]

Tab. 8.2 Indikationen für eine ICD-Implantation

„Primäre" Prävention	• Abgelaufener Myokardinfarkt > als 4 Wochen, EF < 35 % (Symptome nicht schlechter als NYHA-Klassifikation III), anhaltende VT im LZ-EKG und auslösbare VT in der Elektrophysiologie • Abgelaufener Myokardinfarkt > als 4 Wochen, EF < 30 % (Symptome nicht schlechter als NYHA-Klassifikation III) und QRS-Komplexe < 120 ms • Familiäres Risikoprofil mit plötzlichem Herztod oder hypertropher Kardiomyopathie, Long-QT-Syndrom, Short-QT-Syndrom, Brugada-Syndrom, ARVC) • Zustand nach OP bei angeborenem Herzfehler
„Sekundäre" Prävention	• Überlebter Herz-Kreislauf-Stillstand nach VF oder VT • Synkope oder hämodynamische Instabilität durch plötzlich auftretende und anhaltende VT • Anhaltende VT mit EF < 35 % (Symptome nicht schlechter als NYHA-Klassifikation III)

EF: Ejektionsfraktion, VT: ventrikuläre Tachykardie, ARVC: arrhythmogene rechtsventrikuläre Kardiomyopathie, VF: Kammerflimmern, VT: Kammertachykardie

Ein weiteres ICD-System ohne transvenös implantierte Elektroden ist der **subkutan implantierbare Kardioverter-Defibrillator (S-ICD).** Dieses Gerät wird unter die Haut implantiert und funktioniert ohne transvenöse Elektroden. Über einen Draht direkt unter der Haut werden lebensbedrohliche Herzrhythmusstörungen wahrgenommen und durch eine Defibrillation beendet. Der Vorteil dabei ist die Reduzierung von nicht notwendigen Schockimpulsen und die Reduzierung von Komplikationen wie z. B. Infektionen.

MERKE

Die wesentlichen Funktionen eines Kardioverter-Defibrillators sind die Wahrnehmung von „schnellen" Herzaktionen und eine Beendigung von lebensbedrohlichen Herzrhythmusstörungen durch Schockabgabe.

Notfälle bei ICD-Trägern

Device-assoziierte Komplikationen bei ICD-Trägern:

- Sondenperforation: Implantierte Sonde bohrt sich durch das Herzmuskelgewebe in umliegende Strukturen (z. B. Herzbeutel, Lunge etc.).
- Infektion Schrittmacher oder Defibrillator: auch nach Jahren möglich, Schmerzen im Bereich der Schrittmachertasche bei Abszess, lokale Symptome einer Infektion (z. B. lokale Überwärmung, Rötung, Schwellung), ggf. Perforation möglich (➤ Abb. 8.11).

Nicht Device-assoziierte Komplikationen bei ICD-Trägern:

- Inadäquate Schockabgabe ICD aufgrund fälschlich als ventrikuläre Tachyarrhythmie interpretierte HRST bei etwa einem Drittel (25–35 % der Patienten), am häufigsten bei SVT (z. B. AVRT,

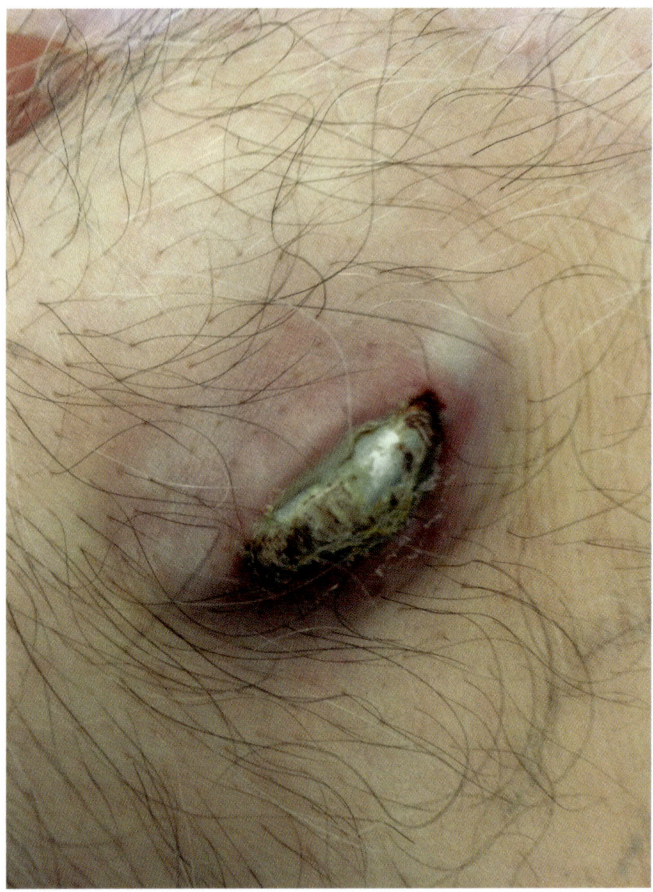

Abb. 8.11 Perforation eines ICD-Aggregats mit Austritt aus der Haut [P106]

artriale Tachykardien, Sinustachykardien oder tachykard übergeleitetes VHF).

- Phantomschock („Ghostshock"): Subjektiv bemerkte Schockabgabe bei ca. 10–25 % aller ICD-Patienten ohne Hinweis in der Device-Abfrage innerhalb eines Jahres, wenig bekannte Ursachen (teilweise traumatisch erlebte Schockabgaben oder psychosomatische oder psychiatrische Grunderkrankungen als Ursache).
- Elektrischer Sturm: Wiederholte adäquate ATP oder Schockabgabe) bei VF oder VT in einem kurzen Abstand (mehr als 3 Therapien innerhalb 24 h). Mögliche Auslöser sind dekompensierte Herzinsuffizienz, Elektrolytentgleisungen, Nichteinnahme bestehender Dauermedikation proarrhythmische Medikamentenwirkungen, Progress zugrunde liegender Erkrankung → Akuttherapie: in erster Linie Senkung Sympathikotonus mit ß-Rezeptoren-Blockern wie z. B. Metoprolol 5 mg langsam i. v. (1–2 mg/Min.).
- Fehlende Schockabgabe bei langsamer ventrikulärer Tachykardie.
- Ineffektive Schockabgabe.

8.1.2 Patienten mit Defibrillatorweste

Seit 2005 ist als (ambulantes) Hilfsmittel durch die gesetzliche Krankenversicherung (GKV) eine sog. Defibrillatorweste (WCD: Wearable Cardioverter Defibrillator) bei Patienten mit erhöhtem Risiko für einen plötzlichen Herztod (PHT) zugelassen. Die Indikation für ein WCD-System ist bei Patienten ohne permanentes Risiko für einen PHT und Patienten, bei denen eine ICD-Implantation nicht möglich ist. Auch als überbrückende Maßnahme ist das WCD-System bei Patienten mit Arrhythmierisiko bei z. B. hochgradig eingeschränkter linksventrikulärer Ejektionsfraktion (LVEF) ≤ 35 %, Z. n. Myokarditis, Z. n. akutem Myokardinfarkt < 40 Tage, Postpartumkardiomyopathie, bei fortgeschrittener KHK während der Wartezeit auf eine geplante Herztransplantation, ICD-/CRT-D-Infektion mit vorübergehender Explantation eine Alternative und während dieser Überbrückungsphase (medizinische Herausforderung) eine klare Indikationsstellung.

Die Defibrillatorweste besteht aus einer Stoffweste mit am Rückenteil eingenähten großflächigen Metallelektroden, einem Elektrodengürtel mit vier Mess-Sonden zur permanenten EKG-Aufzeichnung und einer länglichen Elektrode. Zusätzlich wird mit Schulterriemen oder einem Hüftgürtel ein Monitor (ca. 650 g) mit Touchscreen getragen. Der Monitor beinhaltet eine starke Batterie, einen Kondensator zur Schockabgabe und ein elektronisches Schaltkreissystem für EKG-Aufzeichnungen. Die EKG-Aufzeichnungen können durch ein Signal an eine weltweite Aufzeichnungszentrale versendet werden. Zusätzlich ist am Monitor noch ein kleiner Bildschirm zur EKG-Darstellung integriert. Das aktuell einzige WCD-Modell ist die Life Vest® der Firma Zoll (Pittsburgh, PA, USA; ➤ Abb. 8.12, ➤ Abb. 8.13).

Funktionsweise:

- Vibrationsalarm über 5 Sek. nach Erkennen einer defibrillationspflichtigen Herzrhythmusstörung.
- Nach Ablauf des Vibrationsalarms ertönt ein Sirenenalarm mit einer Schallstärke von 81 dB (1 m Abstand) mit Zunahme während der Dauer der Behandlungssequenz auf 95 dB.
- Zur Überprüfung des Bewusstseins des Patienten: akkustische Aufforderung, die Reaktionstaste zu drücken.
- Eine Bestätigung verhindert die Schockabgabe.
- Bei unterbleibender Patientenbestätigung (Gerät geht von Bewusstlosigkeit aus): Entleerung von blauem Elektrodengel.
- Umstehende werden akkustisch aufgefordert nicht einzugreifen.
- Schockabgabe durch biphasische Impulsform mit einer Energie von 75–150 Joule bei VF frühestens nach 25 Sek., bei VT nach 60 Sek.
- Bei erneuter Analyse können bei Indikation bis zu fünf Schockabgaben erfolgen.
- Gongalarme in drei unterschiedlichen Schallstärken (50, 57 und 61 dB) weisen auf technische Probleme hin – mit Hinweis „Fehlermeldung" im LCD-Touchscreen-Bildschirm.

MERKE

Präklinischer Umgang bei Notfällen von Patienten mit Defibrillatorweste:

- Eine blau verfärbte Weste ist ein Indiz für das Auslösen der LifeVest®.
- Entfernung der LifeVest® durch RD-Personal bei Indikation ist möglich, ein kontinuierliches Monitoring ist notwendig, ggf. die Platzierung von Defi-Patches.
- Ladegerät des Patienten bei Transport in die Klinik mitnehmen, zur Übertragung gespeicherter EKGs an das LifeVest®-Network.
- Bei Asystolie keine Intervention durch LifeVest® → kardiopulmonale Reanimation nach Leitlinie einleiten, ggf. SM-Stimulation.

8.1.3 Externe Schrittmachertherapie: nichtinvasive Stimulation

Die externe Schrittmachertherapie bzw. **transkutane-Schrittmacherstimulation** als nichtinvasive Methode findet in der Akutmedizin Anwendung und hat im Vergleich zur invasiven transvenösen Stimulation einige Vorteile, z. B. die schnelle Etablierung bei kritischen Patienten und die einfache Bedienung bzw. Handhabung.

Präklinisch ist die transkutane Schrittmacherstimulation eine relativ einfache Maßnahme, um vorübergehende lebensbedrohliche Rhythmus- oder Leitungsstörungen durch z. B. einen Myokardinfarkt oder Drogenintoxikationen zu behandeln. Die transkutane Schrittmachertherapie kann mit einem Minimum an Training durch Rettungsfachpersonal, Ärzte, aber auch Pflegepersonal durchgeführt werden, bis ein Expertenteam im Krankenhaus übernimmt und die weitere definitive Therapie folgt.

Faustschlagstimulation (Percussion Pacing)

Bei einer ausgeprägten Bradykardie mit akuter Lebensgefahr (Instabilitätskriterien) kann eine **Faustschlagstimulation (Percussion Pacing)** als **überbrückende** Maßnahme erwogen werden, falls eine Schrittmachertherapie nicht unverzüglich verfügbar ist (> Abb. 8.14). Diese einfache Maßnahme soll hierbei zu einem verbesserten kardialen Auswurf führen und wurde erstmals 1920

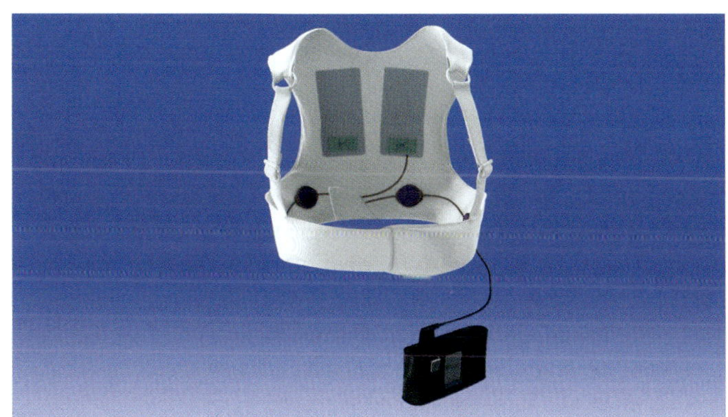

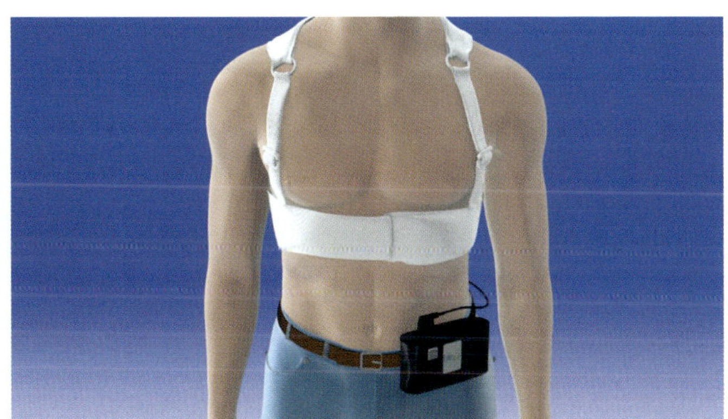

Abb. 8.12 WCD (LifeVest®-System der Firma Zoll CMS GmbH) [V672]

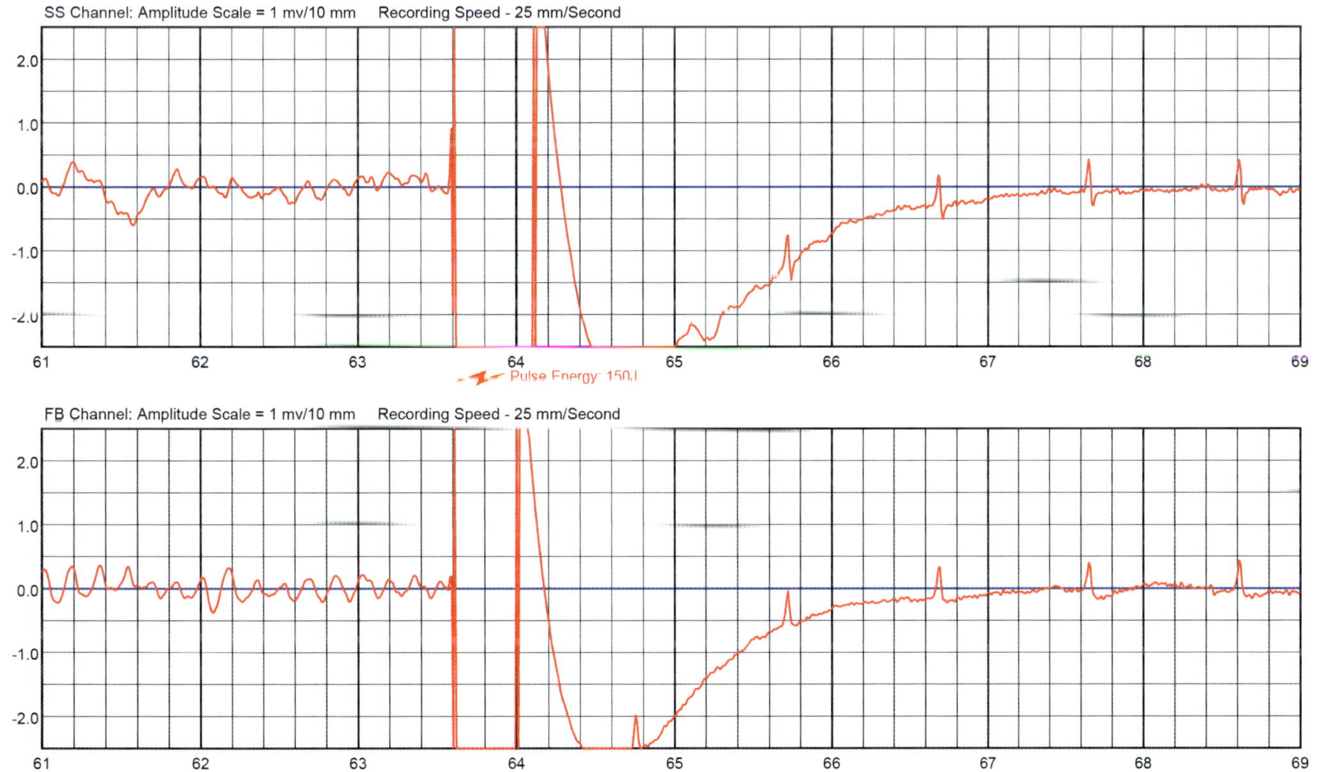

Abb. 8.13 LiveVest®-Defibrillatorauslösung bei Kammerflimmern mit 150 Joule (Zoll CMS GmbH, Köln) [V672]

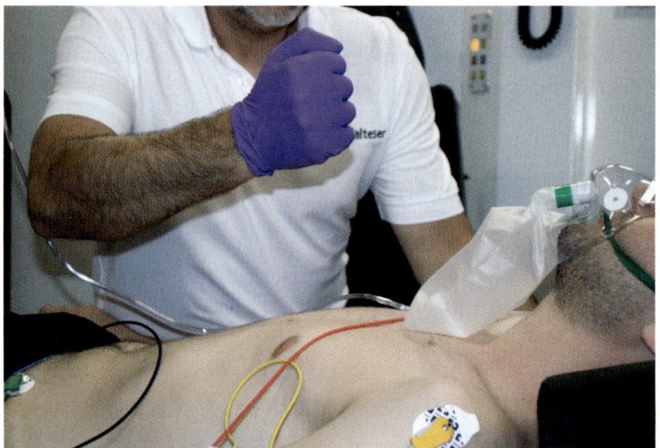

Abb. 8.14 Durchführung einer Faustschlagstimulation (Percussion Pacing) [O1097]

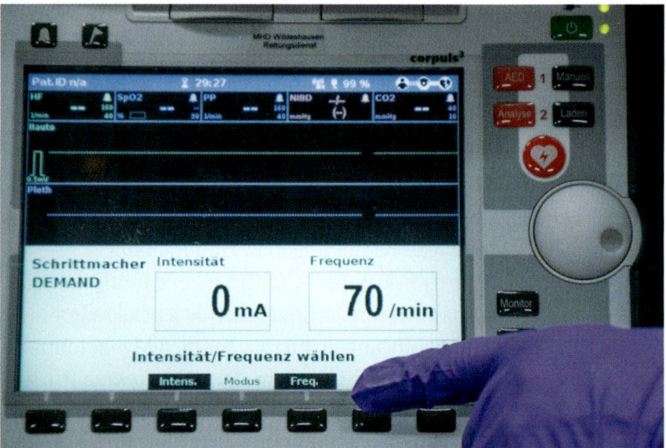

Abb. 8.15 Corpuls³ mit Schrittmacherfunktion [O1097]

erwähnt. Bei einem ventrikulären Stillstand mit nur sichtbaren P-Wellen (P-Wellen-Asystolie) soll die Erfolgswahrscheinlichkeit noch höher sein. Die durch die Faustschlagstimulation produzierte Energie variiert laut Literatur von 0,04 bis ca. 5 Joule.

Folgende praktische Vorgehensweise zur Durchführung einer Faustschlagstimualtion wird beschrieben:

- Heben der Hand mit ca. 10 cm Abstand zum Brustkorb des Patienten
- Wiederholtes, festes, aber dosiertes Schlagen mit der unteren Faustseite in die Herzgegend → linkslateral (linksseitig) vom unteren Sternumende
- Mit einer Frequenz von 50–70 Schlägen/Min. stimulieren

Weitere in der Literatur zu findende alternative überbrückende Techniken anstelle der CPR sind die Hustenreanimation (Cough CPR) und der präkordiale Faustschlag (Precordial Thumb).

In einer großen Übersichtsarbeit von Ryan Dee et al. wurden zu allen drei genannten alternativen Methoden vorhandene Daten aus Studien ausgewertet. Die Forscher stellten keinen wirklichen Nutzen fest. Keine der drei aufgeführten Methoden kann die Prognose von Patienten mit Herz-Kreislauf-Stillstand im Vergleich zur klassischen Reanimation verbessern. Die klassische kardiopulmonale Reanimation soll priorisiert werden und darf durch andere Techniken nicht verzögert werden. Nur in speziellen Situationen (stationäre, überwachte Umgebungen) kann laut Forscherteam beim Einsetzen einer potenziell tödlichen Arrhythmie eine Hustenreanimation (bei wachen Patienten) oder eine Faustschlagstimulation versucht werden.

ACHTUNG

Die Faustschlagstimulation hat keine große Evidenz und ist nicht so zuverlässig wie die elektrische Stimulation. Die Faustschlagstimulation als alternative Methode bei einer ausgeprägten Bradykardie mit fehlendem kardialem Output darf die CPR nicht verzögern!

Transkutane externe Schrittmachertherapie

Bei der transkutanen externen Schrittmachertherapie wird mithilfe von Klebeelektroden (Fast Patches) und einer EKG-Defibrillator-Einheit elektrisch stimuliert. Die im Rettungsdienst eingesetzten Geräte haben in der Regel eine integrierte Schrittmacheroption und sollten dem präklinischen Personal zur Verfügung stehen (➤ Abb. 8.15).

Über die Klebeelektroden werden Stromimpulse unterschiedlicher Stromstärke (z. B. 0–150 mA) mit einer festgelegten Frequenz von z. B. 70/Min. abgegeben. Diese Stromimpulse führen bei erfolgreicher Stimulation am Myokard zu einer Depolarisation mit anschließender Kontraktion der Muskulatur und dadurch zu einem verbesserten kardialen Auswurf.

Die klassische Indikation für die transthorakale Stimulation in der Notfallrettung als überbrückende Maßnahme sind der Patient mit einer **bradykarden Herzrhythmusstörung** und **Instabilitätszeichen** (➤ Kap. 2.4.1) ohne ausreichendes Ansprechen auf eine medikamentöse Therapie mit z. B. Atropin.

MERKE

Als klassische Indikation für die transthorakale Stimulation in der Notfallrettung als überbrückende Maßnahme gilt der Patient mit einer bradykarden Herzrhythmusstörung **und** Instabilitätszeichen.

Betriebsarten

Dem Anwender stehen verschiedene Betriebsarten zur Verfügung. In der Regel sind dies der **„Fix-"** und der **„Demand-Modus".** Die meisten Geräte verfügen heutzutage über beide Betriebsarten. Der Demand-Modus als Bedarfsschrittmacherform ist dabei die häufiger gewählte und sicherere Form der transkutanen Stimulation.

- **Fix-Modus:** Der Schrittmacher stimuliert starrfrequent mit einer durch den Anwender vorgegebenen Frequenz. Dabei werden herzeigene Aktionen nicht beachtet.
- **Demand-Modus:** Eigene QRS-Komplexe des Patienten werden erkannt und Schrittmacherstimuli nur bei Bedarf (Demand = Bedarf) abgegeben. Wenn die herzeigene Frequenz unterhalb der vorgegebenen Stimulationsfrequenz fällt, stimuliert der Schrittmacher. Er arbeitet mit einer automatischen R-Zacken-Erkennung. Dadurch wird verhindert, dass ein Schrittmacherimpuls in die aufsteigende T-Welle einfällt und ggf. Kammerflimmern auslöst (R-auf-T-Phänomen). Aus Sicherheitsgründen starten die meisten Schrittmacher im Demand-Modus. Bei zu vielen erkennbaren Bewegungsartefakten auf dem EKG-Monitor kann es zu einer **Unterdrückung (Inhibierung)** des Schrittmachers kommen. Daher sollten Bewegungsartefakte durch den Patienten möglichst vermieden werden.
- Um eine einwandfreie Funktion zu gewährleisten, sollte vor Inbetriebnahme des Schrittmachers eine zusätzliche EKG-Ableitung

(Extremitätenableitung) etabliert werden. Die meisten Geräte lassen auch erst mit einer EKG-Ableitung die Schrittmacherstimulation zu.

- **Overdrive Pacing:** An einigen Geräten wie z. B. dem Corpuls[3] ist eine weitere Form der transthorakalen Stimulation eingebaut. Diese Sonderform ist das „antitachykarde Pacing" (Overdrive Pacing, Ramp Down Pacing). Hier wird die Stimulationsfrequenz des Herzschrittmachers über die Eigenfrequenz des Patienten eingestellt. Die tachykarde Herzfrequenz wird also „überfahren" und passt sich dann der Stimulationsfrequenz des Schrittmachers an. Die Herzfrequenz kann dann schrittweise nach unten reguliert werden. Moderne implantierte Schrittmacher oder Kardioverter-Defibrillatoren verfügen auch über die Möglichkeit, dieses Verfahren anzuwenden.
  Folgende tachykarde Rhythmusstörungen sind eine Indikation für ein Overdrive-Verfahren:
  - Supraventrikuläre Tachykardie
  - Ventrikuläre Tachykardie
  - Vorhofflattern mit schneller Überleitung
    Da dieses Verfahren in der Präklinik selten durchgeführt wird, sollte es nur durch geschultes Personal angewendet werden.

ACHTUNG

Bei erhaltenen Herzeigenaktionen den Schrittmacher nie im Fix-Modus betreiben! Es besteht die Gefahr, dass Schrittmacherimpulse in die vulnerable Phase fallen (Spike-auf-T-Phänomen). Dies kann dann im schlimmsten Fall Kammerflimmern auslösen.

Praxistipp

Kommt es im Demand-Modus durch anhaltende Bewegungsartefakte zu einer Schrittmacherinhibierung, sollte man in eine starrfrequente Stimulation (Fix-Modus) umschalten. Manche Herzschrittmacher wechseln auch selbstständig in den Fix-Modus, wenn die Verbindung durch die normale Standard-EKG-Ableitung zum Gerät unterbrochen wird.

MERKE

Die maximale Stimulationsfrequenz z. B. beim Corpuls[3] liegt bei 300/Min.

8.2 Schrittmacher- und ICD-Fehlfunktionen

Störungen bei permanenten Schrittmachersystemen sind selten, da die Bauteile (z. B. die Verbindungen zwischen Schrittmachersonden und Schrittmacher) viel sicherer geworden sind. Biventrikuläre Schrittmachersysteme führen beispielsweise beim Ausfall nicht zu auffälligen Veränderungen in der Herzfrequenz oder zu anderen lebensbedrohlichen Rhythmusstörungen. Kardioverter-Defibrillatoren können aufgrund ihrer eigentlich relativ einfachen Funktionsweise gelegentlich Fehlinterpretationen aufweisen und inadäquate Schocks abgeben, was zu einer Alarmierung des Rettungsdienstes führen kann.

Mittels **ABCDE-Herangehensweise** muss bei der Entkleidung und körperlichen Untersuchung auf ein Vorhandensein eines implantierten Geräts an den üblichen Stellen (Pectoralisregion) geachtet werden. Es sollte versucht werden, die Art des Geräts (ICD oder Schrittmacher?) zu ermitteln. Die Patienten führen in der Regel auch einen entsprechenden Ausweis mit sich. Bei einem implantierten Schrittmacher ist es interessant und wichtig, herauszufinden, ob der Grund der Implantation eine bradykarde Rhythmusstörung oder eine Therapie bei Herzinsuffizienz ist. Bei Patienten mit einem Kardioverter-Defibrillator sollte man zunächst via EKG-Beurteilung und strukturierter Anamnese feststellen, ob die Schockabgabe(n) indiziert bzw. adäquat oder inadäquat war(en).

8.2.1 Fehlfunktionen bei Einkammer- und Zweikammerschrittmachern

Fehlfunktionen können bei Einkammer- und Zweikammerschrittmachern auftreten. Ein möglicher Defekt kann z. B. posttraumatisch nach einem Sturz auftreten und kann zum Bruch einer Schrittmachersonde führen. Fehler in der Schrittmacherfunktion können sowohl die **Stimulation (Pacing)** als auch die **Wahrnehmung (Sensing)** betreffen und können durch das präklinische Personal im EKG erkannt werden. Ein Defekt durch z. B. einen Bruch der Sonde kann durch permanenten oder vorübergehenden Verlust von Schrittmacherspikes auffallen. Ein wichtiger Stimulationsdefekt, der erkannt werden sollte, ist der **„Exit Block"** oder auch **Capture-Verlust** (*capture* = einfangen). Im EKG erkennt man bei diesem Fehler Schrittmacherspikes ohne Stimulationseffekt, d. h., nach der Schrittmacherstimulation erfolgt keine Reizantwort. Die Stimulation ist also ineffektiv (➤ Abb. 8.16).

Folgende **Ursachen** können verantwortlich für einen Stimulationsdefekt (Capture-Verlust) sein:

- Geringe Stromstärke des Impulses
- Schlechter Kontakt der Sonde zum Myokard
- Kabelbruch
- Zustand nach externer Defibrillation
- Batterieerschöpfung
- Akuter Myokardinfarkt
- Elektrolytverschiebungen, besonders Hyperkaliämie
- Metabolische Ursachen (Azidose, Hypothyreose, Hypoxie)

Ein weiterer möglicher Defekt ist der **Sensing-Defekt.** Im EKG erkennt man vorzeitige Schrittmacheraktionen nach ventrikulärer Eigenaktion. Die ventrikuläre Eigenaktion (c) wird als Signal zur

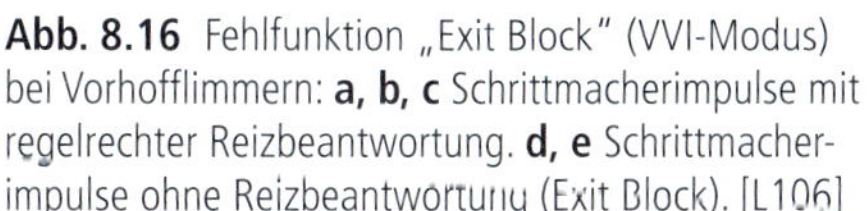

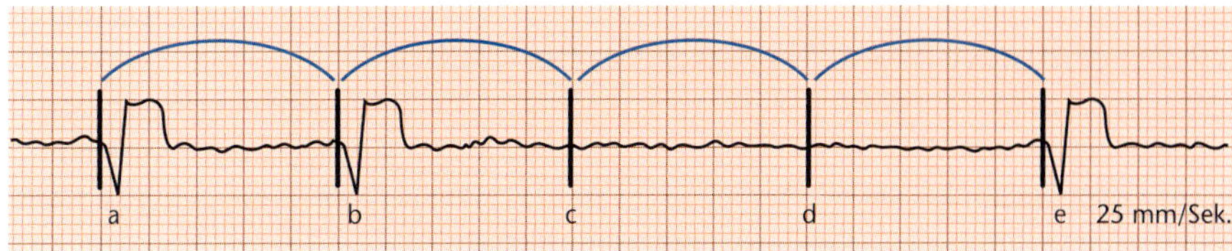

Abb. 8.16 Fehlfunktion „Exit Block" (VVI-Modus) bei Vorhofflimmern: **a, b, c** Schrittmacherimpulse mit regelrechter Reizbeantwortung. **d, e** Schrittmacherimpulse ohne Reizbeantwortung (Exit Block). [L106]

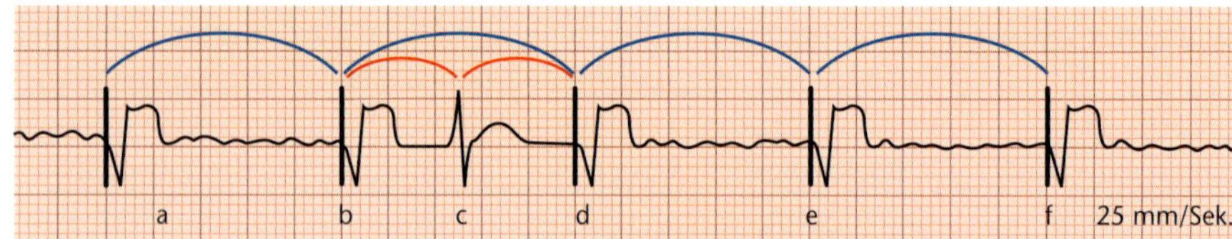

Abb. 8.17 Fehlfunktion Sensing-Defekt des VVI-Modus bei Vorhofflimmern: **a, b, e, f** Regelrechte Schrittmacheraktion mit regelrechter Reizantwort. **c** Normale Überleitung, die nicht wahrgenommen wird (Sensing-Defekt). **d** Pathologische Schrittmacheraktion wegen Sensing-Defekt. [L106]

Tab. 8.3 Mögliche Schrittmacherfehlfunktionen und Ursachen

Schrittmacherfehlfunktion	Ursachen
Sensing-Defekt (gestörte Wahrnehmung)	• Undersensing: – Sondendefekte – Fehlprogrammierung der Empfindlichkeitsschwelle • Oversensing: unerwünschte Wahrnehmung von kardialen oder extrakardialen Ereignissen
Stimulationsdefekt (gestörte Stimulation)	• Unterschwellige Impulse • Temporäre Reizschwellenerhöhungen • Batterieerschöpfung • Sondenfehlfunktion • Geringe Stromstärke des Impulses • Schlechter Kontakt der Sonde zum Myokard • Kabelbruch • Zustand nach externer Defibrillation • Akuter Myokardinfarkt • Elektrolytverschiebungen, besonders die Hyperkaliämie • Metabolische Ursachen (Azidose, Hypothyreose, Hypoxie)

Inhibition nicht wahrgenommen und die Schrittmacheraktion (d) erfolgt in der programmierten Stimulationszeit (➤ Abb. 8.17). Eine mögliche Ursache kann z. B. eine zu hoch programmierte Sensing-Schwelle sein. In der ➤ Tab. 8.3 sind alle wichtigen Fehlfunktionen mit ihren Unterteilungen und möglichen Ursachen zusammengefasst.

8

Um Fehlfunktionen im EKG zu erkennen, sollte man systematisch nach folgender Vorgehensweise handeln:

1. **Suche nach Stimulationsdefekt:**
   - Schrittmacherspikes ohne Reizantwort mit fehlender nachfolgender P-Welle **oder**
   - Schrittmacherspikes ohne Reizantwort mit fehlendem nachfolgenden Kammerkomplex
2. **Suche nach Sensing-Defekt:**
   - **Undersensing:** Schrittmacherspikes unmittelbar nach einer normalen P-Welle bzw. nach einer normal übergeleiteten Kammeraktion oder VES
   - **Oversensing:** unterbliebene Stimulation bei unerwünschter Wahrnehmung von kardialen oder extrakardialen Ereignissen

8.2.2 Fehlfunktionen bei Kardioverter-Defibrillatoren

Kardioverter-Defibrillatoren sind komplexe Geräte. Das Erkennen von Herzrhythmusstörungen ist bei ihnen aber relativ einfach.

Da sie zu schnelle Herzaktionen wahrnehmen können, ist es möglich, dass gelegentlich Arrhythmien oder andere elektrische Signale fehlinterpretiert werden. Hierbei kann es zur Abgabe von unerwünschten, sog. **inadäquaten Schockabgaben** kommen, die für den wachen Patienten sehr unangenehm sein können. Durch die Auflage eines **Magnets** direkt über dem Gehäuse können solche unerwünschten Schocks bei ICD-Dysfunktion beendet werden (➤ Kap. 8.2.3). Die zusätzliche Schrittmacherfunktion des Kardioverter-Defibrillators bleibt dabei erhalten.

Mögliche **Ursachen** für Fehlfunktionen bei ICD sind:

- Gerätedefekt
- Batterieerschöpfung
- Fehlinterpretation von Herzrhythmusstörungen oder anderen Signalen

Bei Verdacht auf eine Fehlfunktion sollte der Rettungsdienst ggf. telefonisch einen Expertenrat einholen und den Patienten zur weiteren professionellen Versorgung in ein kardiologisches Fachzentrum transportieren. Im **ICD-Ausweis** sind alle wichtigen Informationen inklusive der Erreichbarkeit der implantierenden Klinik zu finden. Wird der Rettungsdienst zu einem Patienten mit möglicher ICD-Fehlfunktion gerufen, erfolgt zunächst wie gewohnt eine Untersuchung und Versorgung nach dem **ABCDE-Schema.** Eine frühzeitige 12-Kanal-EKG-Interpretation ist obligat, um mögliche Arrhythmien erkennen zu können. Eine weiterführende Elektrotherapie (Kardioversion/ Defibrillation) bei einer ICD-Fehlfunktion kann notwendig sein, deshalb sollte bei wachen Patienten auch an eine Analgosedierung gedacht werden.

Erleidet der Patient mit einem Kardioverter-Defibrillator einen Herz-Kreislauf-Stillstand, der durch eine ICD-Dysfunktion nicht beendet wird, soll die kardiopulmonale Reanimation durch den Rettungsdienst wie üblich nach Leitlinie durchgeführt werden. Das Risiko von unerwünschten Schockabgaben durch Kardioverter-Defibrillatoren während der Reanimation und eine Übertragung an den Helfer ist sehr gering, v. a. wenn Einmalhandschuhe getragen werden.

Bei **ausbleibenden Schocks** durch den Kardioverter-Defibrillator trotz lebensbedrohlicher Herzrhythmusstörungen mit Instabilitätszeichen kann eine externe Kardioversion oder **Defibrillation** wie gewohnt durchgeführt werden. Bei der Positionierung der Klebeelektroden ist darauf zu achten, dass analog zum Herzschrittmacher ein ausreichender Sicherheitsabstand von ca. 8 cm eingehalten wird. Eine „Anterior-posterior"-Klebeposition ist zu bevorzugen, da sich bei der klassischen „anterior-lateralen" Position die Energie bei Schockabgabe entlang der Sonde des Kardioverter-Defibrillators bündeln könnte. Obwohl moderne Geräte mit ausreichenden Schutzvorrichtungen ausgestattet sind, kann der Strom an der Sonde entlangfließen und Verbrennungen verursachen, wo die Elektrodenspitze mit dem Myokard in Kontakt kommt. Die initialen Energiestufen sind zur Geräteschonung bei einer **Kardioversion** niedriger zu wählen. Im biphasischen Modus würde dies bedeuten mit z. B. einer initialen Energie von 100 Joule zu starten und auf 150 Joule und 200 Joule zu steigern. Wenn möglich und medizinisch vertretbar, sollte zur Vermeidung einer Überhitzung zwischen den Kardioversionen eine Pause von 2 Min. eingehalten werden.

ACHTUNG

Durch direktes Aufkleben von Defibrillationselektroden auf das ICD-Aggregat besteht die Gefahr einer Gerätebeschädigung oder Softwarestörung.

MERKE

Bei der Elektrotherapie von ICD-Trägern sind zusammenfassend folgende Regeln zu beachten:

- Klebeelektroden (Defi-Patches) mit ausreichendem Sicherheitsabstand (ca. 8 cm) vom ICD-Aggregat anbringen.
- Anterior-posteriore Positionierung der Klebeelektroden bevorzugen, andere Positionierung vermeiden.
- Initiale Energie bei Kardioversion etwas geringer als üblich wählen, wenn möglich Pausen von 2 Min. nach jeder durchgeführten Kardioversion.
- Bei erfolgter Defibrillation durch den Rettungsdienst ist immer eine anschließende Kontrolle des Kardioverter-Defibrillators durch Spezialisten notwendig.

Praxistipp

Positionierung Klebelektroden (Defi-Patches) durch den Rettungsdienst

„Anterior-posterior" bei Schrittmacher- oder ICD-Trägern zur Elektrotherapie:

- Landmarke **Defi-Patch 1** (anterior): direkt über „Herz" anbringen in gleicher Position wie die EKG-Elektrode V_4 unterhalb der linken Brustwarze
- Landmarke **Defi-Patch 2** (posterior): neben der Wirbelsäule knapp unter dem linken Schulterblatt → direkt „hinter der vorderen Elektrode"

8.2.3 Magnetauflage bei Schrittmacher- oder ICD-Fehlfunktion

Ein Schrittmachermagnet sollte zumindest auf arztbesetzten Rettungsmitteln mitgeführt werden, um Schrittmacher- und ICD-Fehlfunktionen beenden zu können. Durch die Einwirkung des Magnetfelds werden Programmierungen dieser Geräte beeinflusst.

In wenigen Fällen ist das Auflegen eines Magnets zur Beendigung von Fehlfunktionen wie z. B. von „Oversensing" bei Schrittmacherträgern (➤ Kap. 8.2.1) oder von unerwünschten Schockabgaben bei ICD-Trägern (➤ Kap. 8.2.2) notwendig. Dabei erfolgt die Auflage auf das zuvor unter der Haut identifizierte Schrittmacher- oder ICD-Aggregat.

Magnetauflage bei Herzschrittmacherfehlfunktion

Durch eine Magnetauflage wechselt der implantierte Herzschrittmacher zumeist in eine starrfrequente Stimulation (Fix-Modus) (➤ Kap. 8.1.3).

Ein weiteres Problem, das durch eine Magnetauflage behoben werden kann, ist eine **ineffektive Stimulation (Oversensing)** des Schrittmachers. Hier bewirkt die Magnetauflage eine Steigerung der Stimulationsenergie, was aber zugleich einen höheren Batterieverbrauch bedeutet.

ACHTUNG

Gefahr von Kammerflimmern oder Kammertachykardie

Durch die Magnetauflage und den dadurch ausgelösten Wechsel in eine festfrequente Stimulation kann ein **„Spike-auf-T-Phänomen"** auftreten, wodurch lebensbedrohliche Arrhythmien wie Kammerflimmern oder ventrikuläre Tachykardien ausgelöst werden können!

Folgende Schrittmacherfehlfunktionen können durch eine Magnetauflage behandelt werden:

- **Exitblock:** Schrittmacherspike ohne Stimulationseffekt.
- **Undersensing:** Schrittmacherstimulation unabhängig von Herzfrequenz, hohe Gefahr von Kammerflimmern.
- **Oversensing:** Unterbleibende Stimulation, obwohl stimuliert werden müsste. Magnetauflage → Steigerung Stimulationsenergie.

ACHTUNG

Keine Magnetauflage bei Batterieerschöpfung! Es droht sonst ein Geräteausfall.

Im Rettungsdienst sind gerätebezogene Zwischenfälle bei Trägern von Herzschrittmachern eher selten. Bei Zwischenfällen sollten Akutinterventionen wie eine Magnetauflage durch erfahrenes (kardiologisches) Personal, wenn möglich in einer Klinik mit Schrittmacherambulanz, erfolgen.

Magnetauflage bei ICD-Fehlfunktion

Eine Magnetauflage bei Trägern eines Kardioverter-Defibrillators führt zum Abschalten der „antitachykarden" Funktionen. Inadäquate Schocks oder auch nicht indizierte Schocks im Rahmen einer Dysfunktion werden dadurch gestoppt und eine Defibrillation bei z. B. Kammerflimmern wird dann durch das Gerät nicht mehr durchgeführt. Die antibradykarde Schrittmacherfunktion des Kardioverter-Defibrillators bleibt dabei aber erhalten. Sobald der Magnet von der Haut entfernt wird, funktioniert der Schockmodus wieder. Bei einigen Kardioverter-Defibrillatoren ist die Magnetreaktion aber auch deaktiviert.

ACHTUNG

Durch eine Magnetauflage bei ICD-Trägern mit Fehlfunktion wird die „antitachykarde" Funktion abgestellt. Interne Schockabgaben bei z. B. Kammerflimmern werden durch den Kardioverter-Defibrillator nicht mehr durchgeführt!

8.3 Transkutane Schrittmachertherapie im Rettungsdienst

Eine nichtinvasive Schrittmachertherapie im Rettungsdienst ist bei kritischen Patienten mit **anhaltender bedrohlicher Bradykardie** eine lebensrettende Maßnahme, die nach entsprechender Schulung durch den Anwender schnell und einfach durchgeführt werden kann. In der ERC-Leitlinie wird auch ganz eindeutig darauf hingewiesen, sofort mit der Schrittmachertherapie zu beginnen, wenn z. B. die Gabe von Atropin keinen Erfolg gezeigt hat oder die Bradykardie anhaltend instabil ist.

MERKE
Je schlimmer (instabiler), desto Strom!

Man sollte keine Angst vor der Elektrotherapie haben. Durch ein strukturiertes Vorgehen und der Verwendung eines „roten Fadens" kann eine erfolgreiche Schrittmachertherapie im Rettungsdienst durchgeführt werden.

8.3.1 Vor- und Nachteile

Folgende **Vorteile** hat die präklinische transkutane Schrittmachertherapie im Vergleich zur transvenösen Stimulation (klinisches Setting):

- Schnelle Etablierung möglich
- Leicht durchzuführende Maßnahme mit nur minimal erforderlichem Training
- Kann überbrückend von Rettungsfachpersonal, Pflegekräften oder Notärzten bis zur weiteren definitiven klinischen Versorgung durchgeführt werden

Ein wesentlicher **Nachteil** der transkutanen Stimulation ist der Schmerz durch die schmerzhafte Kontraktion der Thoraxmuskulatur bei wachen Patienten. Dieser v. a. bei erfolgreicher Stimulation zu erwartende „Schmerz" ist aber durch eine Analgesie bzw. Analgosedierung gut zu bekämpfen.

8.3.2 Indikationen

8

Eine klare Indikation zur transkutanen Schrittmachertherapie während der präklinischen Versorgung besteht bei Instabilitätszeichen (➤ Kap. 2.4.1) oder bedrohlichen Symptomen, die während der Untersuchung nach dem ABCDE-Schema festgestellt werden und nach erfolgloser medikamentöser Therapie als Überbrückungsmaßnahme eine transthorakale Stimulation erfordern.

8.3.3 Vorgehensweise bei bedrohlicher Bradykardie

Eine strukturierte Vorgehensweise wie z. B. anhand des DBRD-Musteralgorithmus „Bedrohliche Bradykardie" hilft, Patienten mit einer symptomatischen und lebensbedrohlichen Bradykardie in der (prä-)klinischen Notfallmedizin sicher und effizient zu behandeln (➤ Abb. 8.18).

Vorgehensweise transkutane Schrittmacherstimulation (modifiziert, angelehnt an ERC-Leitlinie 2021 und DBRD-Algorithmus):

- ABCDE-Herangehensweise und Etablierung eines kontinuierlichen Monitorings: AF, HF, S_pO_2, RR, (nicht)invasive CO_2-Messung und **kontinuierlicher 6-Kanal-EKG-Ableitung** inklusive 12-Kanal-Ausdruck zur Interpretation und Dokumentation der Rhythmusstörung.
- Gegebenenfalls überbrückende Maßnahmen durchführen:
  - Atropin 0,5 mg i. v., Steigerung bis maximal 3 mg möglich
  - Adrenalin 2–10 µg/Min. i. v., wenn Atropin-Gabe keinen Effekt zeigt
- Klebeelektroden rechtspektoral-apikal aufkleben, stark behaarte Körperflächen zuvor rasieren:
  - **Landmarke Klebepatch 1:** direkt unterhalb des Schlüsselbeins, oberhalb des rechten Pektoralismuskels
  - **Landmarke Klebepatch 2:** mittlere Axillarlinie auf die Position der V_6-EKG-Elektrode, weit genug seitlich kleben, weibliches Brustgewebe vermeiden
  - Alternative Position der Patches, z. B. bei Thoraxtrauma, ICD oder Schrittmacher: anterior-posterior → anterioren Patch links neben Sternum in V_2- und V_3-EKG-Elektrodenposition, posterioren Patch zwischen unterem Anteil linkes Schulterblatt und Wirbelsäule (➤ Abb. 8.19)
- Am entsprechenden Gerät die Schrittmacherfunktion anwählen und Demand-Stimulationsmodus einstellen → Die meisten Geräte starten aus Sicherheitsgründen immer im Demand-Modus. Bewegungsartefakte vermeiden, da sonst der Schrittmacher im Demand-Modus unterdrückt (inhibiert) werden kann.
- Adäquate Stimulationsfrequenz auswählen: Bei erwachsenen Patienten liegt diese normalerweise bei 60–70/Min.
- Stimulationsintensität: niedrigste mögliche Stromstärke wählen und unter Beobachtung des Patienten und des Monitors schnell! stufenweise in 5 mA-Schritten steigern:
  - Im EKG erscheinen Schrittmacherspikes.
  - Durch die Erhöhung der Stromstärke kommt es zur impulssynchronen Kontraktion der Thoraxmuskulatur → Analgesie bzw. Analgosedierung erwägen!
  - Bei Peri-Arrest oder instabilen Patienten folgende Vorgehensweise der Stimulationsintensität und Frequenz favorisieren: Start mit hoher Intensität und Frequenz → Intensität 80 mA, Frequenz 80/Min.
- Stromstärke so lange erhöhen, bis jedem Schrittmacherspike ein breiter QRS-Komplex und eine T-Welle als Reizantwort folgt (1-zu-1-Ankopplung, Übernahme, „Capture"):
  - Erfolg meist bei einer Stromstärke von 50–100 mA.
  - Bei fehlender elektrischer Reizantwort mit maximaler Stromstärke (üblicherweise bei 120–130 mA) Elektrodenposition wechseln oder andere Ursachen wie z. B. eine erhebliche Myokardschädigung oder Hyperkaliämie in Betracht ziehen.
  - Bei fehlender Verbesserung der Hämodynamik (fehlender Puls, keine gute S_pO_2-Kurve oder CO_2-Anstieg) trotz elektrischer Reizantwort, Schrittmacher ausschalten und ggf. Katecholamine (Adrenalin, Inotropika) erwägen oder an Erhöhung der Schrittmacherfrequenz zur Beeinflussung HZV denken.
- Bei erfolgreicher Stimulation (palpabler Carotis- oder Femoralispuls) Stromstärke um 15 mA erhöhen als Sicherheitsüberschuss.
- Nach erfolgreicher Stimulation ABCDE-Neubewertung (Re-Assessment) durchführen.

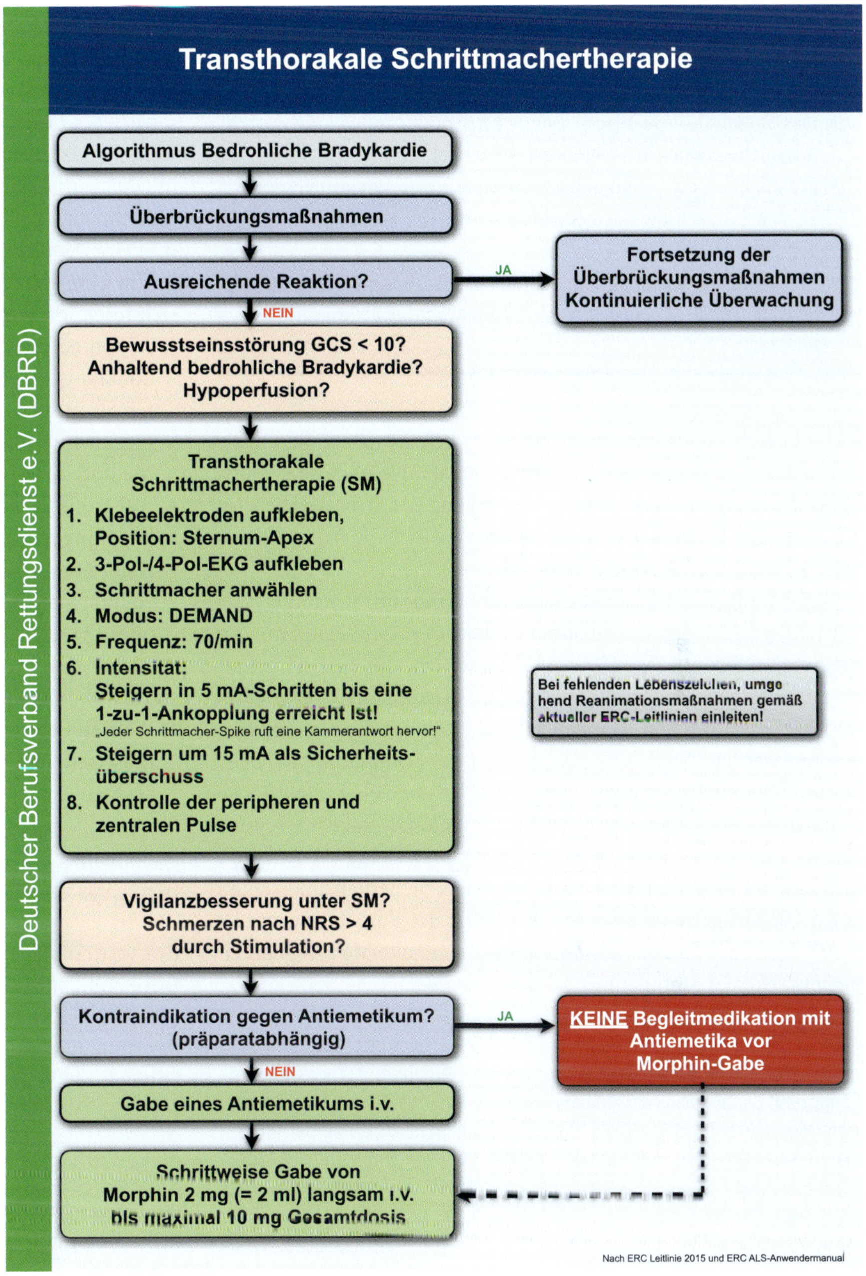

Transthorakale Schrittmachertherapie

Deutscher Berufsverband Rettungsdienst e.V. (DBRD)

Algorithmus Bedrohliche Bradykardie

↓

Überbrückungsmaßnahmen

↓

Ausreichende Reaktion? → JA → **Fortsetzung der Überbrückungsmaßnahmen Kontinuierliche Überwachung**

↓ NEIN

Bewusstseinsstörung GCS < 10?
Anhaltend bedrohliche Bradykardie?
Hypoperfusion?

↓

Transthorakale Schrittmachertherapie (SM)

1. **Klebeelektroden aufkleben, Position: Sternum-Apex**
2. **3-Pol-/4-Pol-EKG aufkleben**
3. **Schrittmacher anwählen**
4. **Modus: DEMAND**
5. **Frequenz: 70/min**
6. **Intensität: Steigern in 5 mA-Schritten bis eine 1-zu-1-Ankopplung erreicht ist!** „Jeder Schrittmacher-Spike ruft eine Kammerantwort hervor!"
7. **Steigern um 15 mA als Sicherheitsüberschuss**
8. **Kontrolle der peripheren und zentralen Pulse**

Bei fehlenden Lebenszeichen, umgehend Reanimationsmaßnahmen gemäß aktueller ERC-Leitlinien einleiten!

↓

Vigilanzbesserung unter SM?
Schmerzen nach NRS > 4
durch Stimulation?

↓

Kontraindikation gegen Antiemetikum? (präparatabhängig) → JA → **KEINE Begleitmedikation mit Antiemetika vor Morphin-Gabe** (→ Schrittweise Gabe von Morphin)

↓ NEIN

Gabe eines Antiemetikums i.v.

↓

Schrittweise Gabe von Morphin 2 mg (= 2 ml) langsam i.v. bis maximal 10 mg Gesamtdosis

Nach ERC Leitlinie 2015 und ERC ALS-Anwendermanual

Abb. 8.18 DBRD-Algorithmus: transthorakale Schrittmachertherapie für Notfallsanitäter [W1069]

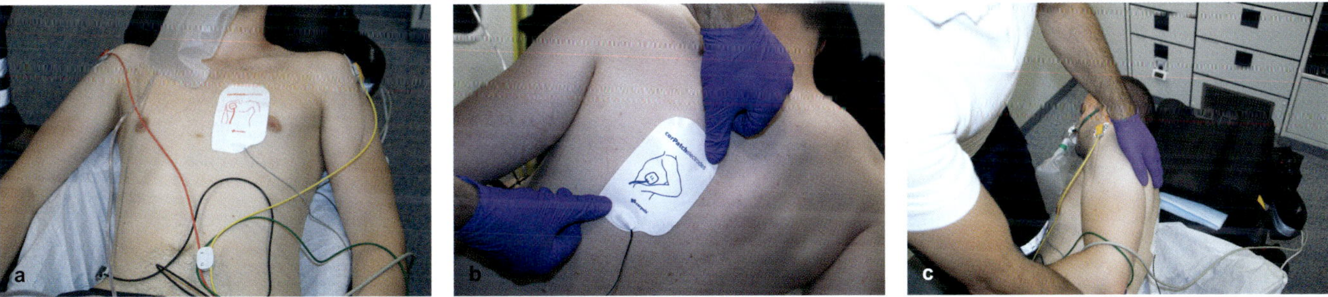

Abb. 8.19 Korrekte Platzierung der „Defi-Patches" zur transkutanen Schrittmachertherapie in anterior-posteriorer Position [O1097]

Praxistipp

- ICD-Träger: Magnet auflegen (sonst Gefahr der VT-Erkennung)!
- Das Tasten des Carotispulses zur Erfolgskontrolle kann durch thorakales Muskelzittern fehlerbehaftet sein.
- Pulsoxymetrie: gegebenenfalls an den Fußzehen anbringen, an den Fingern bei SM-Stimulation oft viele Bewegungsartefakte.
- Merkhilfe 80/80 zur SM-Therapie bei instabilen Patienten (z. B. bewusstlos, Peri-Arrest): Intensität 80 mA, Frequenz 80/Min.

In der Literatur findet man noch andere Vorgehensweisen, die v. a. die Stromstärke zu Beginn der Schrittmachertherapie und die Erfolgskontrolle betreffen. Eine primäre Einstellung der Stromstärke wird z. B. mit 70 mA empfohlen und bei Erfolg ein Sicherheitsüberschuss von 5–10 mA (Self M. und Tainter CR.).

Bei Patienten mit bradykardem Herz-Kreislauf-Stillstand oder bewusstlosen Patienten wird durch Doukky et al. ein Beginn mit der maximalen Stromstärke (200 mA) empfohlen, um eine schnellstmögliche erfolgreiche Stimulation bei 1-1-Ankopplung (Ventricular Capture) zu erreichen. Danach soll schrittweise die Stromstärke gesenkt werden, bis es zu einem Verlust der Stimulationsschwelle kommt. Die niedrigste Stromstärke, bei der noch eine erfolgreiche Stimulation vorhanden war (1-zu-1-Ankopplung), soll dann schnell bis zu dem Level gesteigert werden, bei dem noch eine 1-1-Ankopplung stattgefunden hat, und dann mit einem Sicherheitsüberschuss von 5–10 mA gesteigert werden. Diese Art der Vorgehensweise ist durch den sog. **Wedensky-Effekt** möglich (anhaltende Erregbarkeit nach maximaler Stimulation).

MERKE

Eine erfolgreiche Stimulation (Erreichen der Stimulationsschwelle) wird angezeigt durch dazugehörige EKG-Veränderungen (auf Spike folgt breiter QRS-Komplex) und eine im ABCDE-Re-Assessment nachgewiesene verbesserte Hämodynamik. Dies können palpable zentrale und periphere Pulse oder ein S_pO_2-Anstieg mit guter Pulskurve und $etCO_2$-Anstieg bei Einsatz von Kapnografie/-metrie sein. Wenn möglich, ist auch eine invasive Blutdruckmessung hilfreich.

ACHTUNG

Die meisten EKG-Geräte mit Schrittmacherfunktion verfügen über den Demand-Modus als bevorzugte Stimulationsmethode. Bei spontanen eigenen QRS-Komplexen durch den Patienten selbst wird der Schrittmacher unterdrückt (inhibiert).

Wenn auf dem Monitor zahlreiche Bewegungsartefakte registriert werden, kann dies auch die Schrittmacherstimulation inhibieren. Deshalb ist es wichtig, durch den Patienten verursachte Bewegungsartefakte zu vermeiden. Ist dies nicht möglich, sollte in eine starrfrequente Stimulation (Fixed-Modus) gewechselt werden.

Phantom-QRS-Komplexe – False Capture

Im Rahmen der transkutanen SM-Therapie kann es zu sog. Phantom-QRS-Komplexen (Schrittmacherartefakte, False Capture) kommen, die dann fälschlicherweise als 1-zu-1-Ankopplung (Capture) fehlinterpretiert werden (➤ Abb. 8.20). Durch die elektrische Stimulation verursachte Muskelkontraktionen am Unterarm können dann noch zusätzlich bei Tasten des Radialispulses als „echter" Puls fehlinterpretiert werden. Das kann dazu führen, dass eine erfolgreiche SM-Stimulation mit Auswurf angenommen wird. Zur Erinnerung: Eine erfolgreiche SM-Stimulation führt zu breiten und bizarren Kammerkomplexen (ventrikuläre Depolarisation) und nicht zu „spitzen" Kammerkomplexen.

Um eine erfolgreiche SM-Stimulation sicherzustellen, eignet sich folgende Vorgehensweise:

- Auf guten Hautkontakt der Patches achten, ein schlechter Hautkontakt ist der häufigste Grund, zusammen mit einer insuffizienten Stromstärke (mA), für eine fehlerhafte SM-Stimulation → ggf. an anteriore/posteriore Klebeposition denken („Sandwich-Methode", Verringerung transthorakaler Widerstand).
- Auf große und breite T-Wellen als Zeichen für eine 1-zu-1-Ankopplung achten.
- Nicht nur auf tastbare Pulse als Hinweis einer Verbesserung der Hämodynamik achten, sondern auch auf eine gute S_pO_2-Kurve oder CO_2-Anstieg und Verbesserung der Klinik achten! Wenn vorhanden, kann auch ein Ultraschall (transthorakale Echokardiografie) hilfreich sein (sichtbare mechanische Ankopplung).
- Während der Erhöhung der Stromstärke kontinuierlich Rhythmusstreifen mitlaufen lassen, um Phantomkomplexe von einer „echten" 1-zu-1-Ankopplung zu unterscheiden.

Besonderheit P-Wellen-Asystolie und Schrittmachertherapie

Ein ventrikulärer Stillstand oder auch die sog. **P-Wellen-Asystolie** stellt im Rahmen der Reanimation eine Besonderheit dar (➤ Abb. 8.21). Hierbei handelt es sich um einen AV-Block 3. Grades ohne Kammerersatzrhythmus. Im EKG sind also P-Wellen als Hinweis für Vorhofaktivität ohne Kammerkomplexe zu sehen. Die P-Wellen-Asystolie geht mit einem Kreislaufstillstand einher und stellt die einzige Indikation für eine sofortige SM-Therapie dar. Sind also P-Wellen sicher zu sehen, dann sollte unter laufender Reanimation eine transthorakale SM-Therapie versucht werden. Hierbei wird sofort mit hoher Intensität gestartet und bei Erfolg im Verlauf angepasst.

8.4 Zusammenfassung

- Die Hauptindikationen zur Implantation eines Herzschrittmachers sind alle Formen bradykarder Rhythmusstörungen.
- Bei Fehlfunktionen eines implantierten Herzschrittmachers sollte man nach einem Stimulationsdefekt oder Sensing-Effekt schauen.
- Fehlfunktionen beim implantierbaren Kardioverter-Defibrillator sind in der Regel ein Gerätedefekt oder eine Batterieerschöpfung.
- Die Defibrillatorweste (WCD: Wearable Cardioverter Defibrillator) kann bei Patienten mit erhöhtem Risiko für einen plötzlichen Herztod (PHT) z. B. als überbrückende Maßnahme eingesetzt werden.

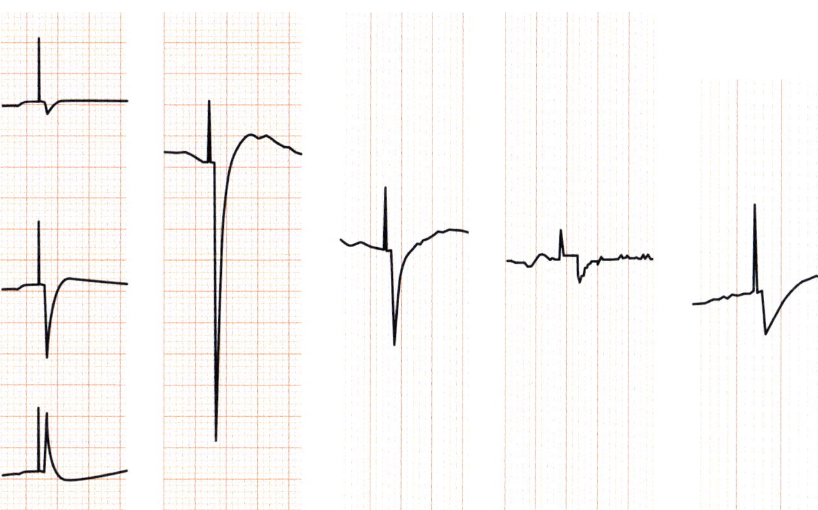

Abb. 8.20 Beispiele für Phantom-QRS-Komplexe bei SM-Stimulation [L143]

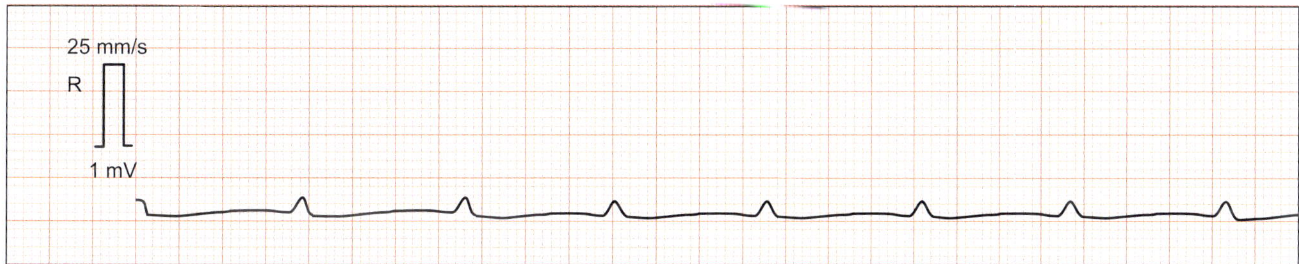

Abb. 8.21 P-Wellen-Asystolie [P426/L143]

- Bei einer möglichen Defibrillation von z. B. implantierten Schrittmacherträgern sollten die Klebepatches mit einem Sicherheitsabstand von 8 cm zum Aggregat geklebt werden.
- Instabilitätszeichen bei bradykarden Herzrhythmusstörungen sind laut ERC 2021 Schock, Synkope, Myokardischämie und Herzinsuffizienz und erfordern eine sofortige Behandlung durch den Rettungsdienst.
- Die präklinische externe Schrittmacherstimulation ist eine einfache und effektive Maßnahme, um lebensbedrohliche bradykarde Herzrhythmusstörungen überbrückend bis zur definitiven Versorgung in einer Klinik zu behandeln.
- Die typischen Betriebsarten einer Schrittmacherstimulation in der (prä)klinischen Notfallmedizin sind der Demand -und der Fix-Modus.
- Im Rahmen der transkutanen SM-Therapie können sog. Phantom-QRS-Komplexe (Schrittmacherartefakte, False Capture) fälschlicherweise als 1-1-Ankopplung (Capture) fehlinterpretiert werden.

WIEDERHOLUNGSFRAGEN – BASIC

1. Was ist die Hauptindikation zur Implantation eines Schrittmachers?
2. Welche verschiedenen Schrittmachersysteme gibt es?
3. Welche Schrittmachercodierungen gibt es?
4. Wie sieht ein typischer Schrittmacherspike im EKG aus?
5. Was sind deutliche Hinweise einer erfolgreichen externen Schrittmacherstimulation im Rettungsdienst?
6. Was ist präklinisch im Umgang bei Notfällen von Patienten mit Defibrillatorweste zu beachten?
7. Was ist bei der Defibrillation im Umgang mit den Klebepatches bei Herzschrittmacher- oder ICD-Trägern zu beachten?

WIEDERHOLUNGSFRAGEN – ADVANCED

1. Welche zwei Hauptformen bradykarder Rhythmusstörungen sind Indikationen zur Implantation eines Schrittmachers?
2. Zählen Sie klassische pathologische Rhythmusstörungen mit Schrittmacherindikation auf.
3. Beschreiben Sie das Aussehen des QRS-Komplexes als Ergebnis einer internen Schrittmacherstimulation in Vorhof und Kammer.
4. Was sind klassische Fehlfunktionen eines Schrittmachersystems?
5. Beschreiben Sie die Vorgehensweise einer externen Schrittmachertherapie im Rettungsdienst.
6. Was sind sog. Phantom-QRS-Komplexe?
7. Beschreiben Sie die Auswirkungen der Magnetauflage bei Schrittmacher- oder ICD-Trägern.

8

LITERATUR

2013 ESC guidelines on cardiac pacing and cardiac resynchronization therapy. The task force on cardiac pacing and resynchronization therapy of the European Society of Cardiology (ESC). Developed in collaboration with the European Heart Rhythm Association (EHRA). Europace. 2013; 15(8): 1070–1118.

Aehlert B. ECGs made easy. 6th ed. München: Elsevier, 2018.

Chan TC, Brady WJ, Harrigan RA et al. (eds.). ECG in Emergency Medicine and Acute Care. Philadelphia, PA: Elsevier, 2005.

Dee R, Smith M, Rajendran K et al. The effect of alternative methods of cardiopulmonary resuscitation – Cough CPR, percussion pacing or precordial thump – on outcomes following cardiac arrest. A systematic review. Resuscitation. 2021; 162: 73–81.

Deutscher Berufsverband Rettungsdienst e.V. (DBRD). Musteralgorithmen zur Umsetzung des Pyramidenprozesses im Rahmen des NotSanG, Update 2023, Version 8.0, S. 33. Lübeck: DBRD, 2023. www.dbrd.de/images/algorithmen/DBRGAlgo23_Web.pdf (letzter Zugriff: 30.9.2023).

Doukky R, Bargout R, Kelly RF, Calvin JE. Using transcutaneous cardiac pacing to best advantage: How to ensure successful capture and avoid complications. J Crit Illn. 2003; 18(5): 219–225.

Flake F, Runggaldier K. Arbeitstechniken im Rettungsdienst. 4. A. München: Elsevier, 2023.

Frimmel M. Klinische Notfälle griffbereit. Internistische Akutsituationen auf einen Blick. 4. A. Stuttgart: Schattauer, 2018.

Fröhlig G, Carlsson J, Jung J et al. Herzschrittmacher- und Defibrillator-Therapie. 3 A. Stuttgart: Thieme, 2020.

German Resuscitation Council/Deutscher Rat für Wiederbelebung. Reanimation 2021. Leitlinien Kompakt. Erweiterte lebensrettende Maßnahmen, ERC Leitlinien 2021. Advanced Life Support. www.grc-org.de/wissenschaft/leitlinien (letzter Zugriff: 30.9.2023).

Grusnick H-M. EKG-Interpretation in der Notfallmedizin – ein handlungsorientierter EKG-Kurs, 1. A. Lübeck, 2019.

Hampton JR. The ECG in practice. 6th ed. London, Oxford, Philadelphia, New York: Churchill Livingstone/Elsevier, 2013.

Israel CW, Bänsch D, Breithardt O et al. Kommentar zu den neuen ESC-Leitlinien zur Schrittmacher- und kardialen Resynchronisationstherapie. Kardiologe. 2015; 9: 35–45.

Kiening M, Ohly A. EKG endlich verständlich. Kurzlehrbuch. 4. A. München: Elsevier, 2022.

Kühn P, Lang C, Wiesbauer F. EKG lesen, verstehen, beherrschen. Band II: Rhythmusdiagnose. Wien: facultas, 2016.

Luxem J, Runggaldier K, Karutz H, Flake F (Hrsg.). Notfallsanitäter heute. 7. A. München: Elsevier, 2020.

Schlitt A, Guha M, Noutsias M et al. Patienten mit einer tragbaren Defibrillatorweste („wearable cardioverter-defibrillator", WCD) – Verschreibung, Wirkweise und Nachsorge [Patients with a wearable cardioverter-defibrillator (WCD) – Prescription, function and rehabilitation support]. Herz. 2019; 44(5): 379–389.

Schmidt J. Herzstillstand: Drei Mythen zur Reanimation. CME (Berl). 2021; 18(4): 20–21.

Schnelle R. EKG in der Notfallmedizin: Grundlagen, Auswertung, Therapie. Edewecht: Stumpf + Kossendey, 2017.

Self M, Tainter CR. Overdrive Pacing. 2023 Feb 5. In: StatPearls [Internet]. Treasure Island (FL): StatPearls Publishing; 2023 Jan. PMID: 31751064.

Splitter R, Hoffmann BA. Schockierende Einsätze – Notfälle mit ICD und Defibrillatorwesten. Elsevier Emergency. 2020; 2: 20–26.

Trappe H-J, Gummert J. Aktuelle Schrittmacher- und Defibrillatortherapie. Dtsch Arztebl Int. 2011; 108(21): 372–380.

Wesley K. Huszar's ECG and 12-Lead-Interpretation. 5th ed. Elsevier, 2016.

Winkhardt M. Das Herzkatheterlabor. 3. A. Heidelberg: Springer, 2017.

INTERNETQUELLEN

Boston Scientific. Verwendung eines Magneten zur vorübergehenden Inhibierung der S-ICD-Therapie. www.bostonscientific.com/content/dam/bostonscientific/quality/education-resources/german/DE_ACL_Magnet%20Use%20with%20BSC%20CIED_20210421.pdf (letzter Zugriff: 23.2.2024).

EGK Online. www.grundkurs-ekg.de/startseite_dateien/specials.htm (letzter Zugriff: 23.2.2024).

ExCard Research/CardioSigma. Kardiale Resynchronisationstherapie. www.fokus-ekg.de/inhalt-von-a-z/schrittmachertherapie/crt/ (letzter Zugriff: 23.2.2024).

Life in the fastlane. Pacemaker rhythms – normal patterns. https://litfl.com/pacemaker-rhythms-normal-patterns/ (letzter Zugriff: 23.2.2024).

Medtronic. Handbuchbibliothek – Bedienungsanleitungen und Produkthandbücher für medizinisches Fachpersonal. http://manuals.medtronic.com/manuals/main/de_DE/manual/index (letzter Zugriff: 23.2.2024).

https://lifevest.zoll.com/-/media/lifevest-zoll-com/medical-professionals/aktuelles/defi-weste_herz-heute_2-2017.ashx (letzter Zugriff: 23.2.2024).

https://litfl.com/transcutaneous-pacing/ (letzter Zugriff: 23.2.2024).

https://nerdfallmedizin.blog/2018/09/29/pacing-schrittmachertherapie-im-notfall/ (letzter Zugriff: 23.2.2024).

www.ems12lead.com/post/transcutaneous-pacing-tcp-the-problem-of-false-capture (letzter Zugriff: 23.2.2024)

www.ems12lead.com/post/revisiting-transcutaneous-cardiac-pacing (letzter Zugriff: 23.2.2024).

KAPITEL

9 Das pädiatrische EKG

Mareike Soltau

LERNZIELE – BASIC

- Die sieben Fragen der pädiatrischen EKG-Interpretation wiedergeben können
- Die Symptome kardialer Notfälle bei Kindern benennen können
- Häufigkeit von tachykarden Herzrhythmusstörungen bei Kindern angeben können
- Die häufigsten Ursachen von tachykarden Herzrhythmusstörungen bei Kindern beschreiben können
- Die häufigsten Ursachen von bradykarden Herzrhythmusstörungen bei Kindern beschreiben können
- Die pathophysiologischen Ereignisse erläutern können, die zu einer Herzhypertrophie führen
- Die Unterschiede der anatomischen und physiologischen Kreislauffunktionen von Kindern und Erwachsenen verstehen

LERNZIELE – ADVANCED

- Unterschiedliche Formen bradykarder Herzrhythmusstörungen benennen können
- Unterschiedliche Formen von Herzhypertrophien bei Kindern erläutern können
- Den Stellenwert der rechtspräkordialen Ableitungen bei Kindern erörtern können
- Die Therapieprinzipien tachykarder Herzrhythmusstörungen bei Kindern beschreiben können
- Die häufigsten Ursachen ventrikulärer Herzrhythmusstörungen bei Kindern erläutern können
- Unterschiede des pädiatrischen EKGs zu dem des Erwachsenen beschreiben können
- Den Normalbefund vom pathologischen EKG bei Kindern unterscheiden können

9.1 Anatomie und Physiologie bei Erwachsenen und Kindern

EKG-Diagnostik wird bei Kindern präklinisch nur selten betrieben. Die meisten pädiatrischen Patienten im Rettungsdienst leiden unter Atemwegserkrankungen, Fieber oder Verletzungen. Akute kardiale Notfälle sind im Kindesalter selten und so hilft das EKG differenzialdiagnostisch oftmals nicht weiter. Bedenkt man jedoch, dass jedes 100. Kind mit einem Herzfehler geboren wird, ist die Wahrscheinlichkeit im Rettungsdienst auf ein solches Kind zu treffen, insgesamt nicht gering.

Viele Menschen leben mit unentdeckten Herzfehlern, bei denen es sich jedoch nicht immer um behandlungsbedürftige Störungen handelt. Einige der Herzfehler können allerdings das Risiko für den plötzlichen Herztod erhöhen und führen zu Veränderungen im Routine-EKG.

Somit dient das EKG bei Kindern nicht nur der Feststellung akuter Veränderungen, die beispielsweise in Form von kreislaufrelevanten Herzrhythmusstörungen oder ST-Streckenveränderungen bei einer Herzmuskelentzündung auftreten können. Es ist auch dabei behilflich, zusätzliche Hinweise auf eine Herzerkrankung zu gewinnen, wenn ein Kind kritisch krank ist. Die Anamnese kann helfen, das EKG richtig einzuordnen.

MERKE

Jedes 100. Neugeborene hat einen Herzfehler. Akute kardiale Notfälle sind bei Kindern selten. Bei kritisch kranken Kindern oder anamnestischen Hinweisen auf eine Herzerkrankung kann das EKG helfen, die richtige Arbeitsdiagnose zu stellen.

Das kindliche EKG durchläuft im Laufe des frühen Kindesalters ausgiebige Veränderungen, die direkt auf die anatomischen und physiologischen Entwicklungen zurückzuführen sind. Daher ist es sinnvoll, sich mit den Merkmalen des kindlichen Herzens im Vergleich zum Erwachsenen zu befassen, um das pädiatrische EKG leichter verstehen zu können. Die Physiologie des Herzens hängt direkt mit wichtigen physiologischen Besonderheiten des Kreislaufsystems zusammen.

9.1.1 Das kindliche Herz-Kreislauf-System vor und nach der Geburt

Im Mutterleib wird der Fetus über die Nabelschnur mit sauerstoffreichem Blut aus dem **Mutterkuchen (Plazenta)** versorgt. Die Lunge ist beidseits mit Flüssigkeit gefüllt und die Lungengefäße sind eng gestellt. So besteht ein hoher Widerstand für die Durchblutung. Die **Herzmuskulatur** des rechten Ventrikels **(Myokard)** ist aufgrund dieser dauerhaften Druckbelastung verdickt und pumpt 90 % des Blutes an der Lunge vorbei über zwei Kurzschlüsse – einen zwischen linkem und rechtem Vorhof **(Foramen ovale)** und einen zwischen Pulmonalarterie und Aorta **(Ductus arteriosus Botalli)** (➤ Abb. 9.1). Insgesamt muss der rechte Ventrikel im Fetus ca. 1,5-mal so viel arbeiten wie der linke.

Kommt das Kind zur Welt, füllen sich die Lungenflügel mit Luft und der Widerstand im Lungenkreislauf nimmt dramatisch ab. Der Sauerstoffgehalt in den Alveolen steigt, was die Lungengefäße weitet. Beides führt dazu, dass nun viel Blut über die Pulmonalarterien fließt, um in der Lunge oxygeniert zu werden. Mit dem steigenden Blutfluss durch

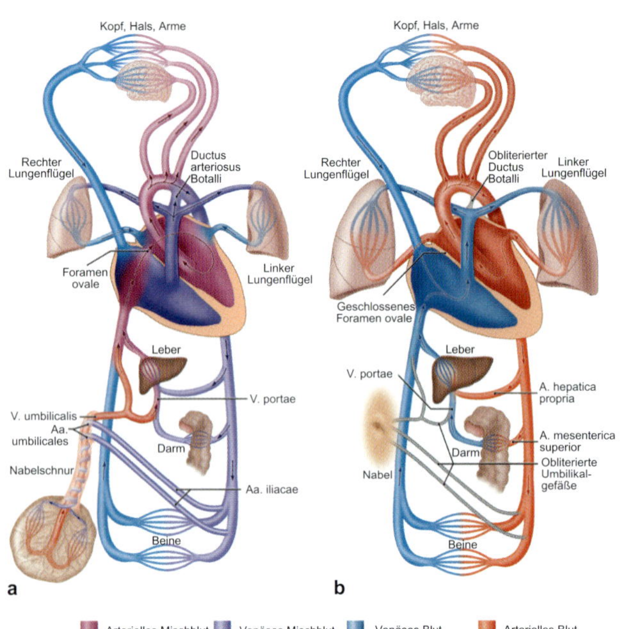

Abb. 9.1 Fetaler und neonataler Kreislauf [L238]

die Lunge bis zum linken Vorhof steigt im linken Herzen der Druck. Der Druck im rechten Herzen sinkt aufgrund des geringen pulmonalarteriellen Widerstands und der rechte Vorhofdruck unterschreitet den des linken Vorhofs. Diese Druckdifferenz zwischen linkem und rechtem Vorhof bewirkt, dass sich das Foramen ovale funktionell verschließt und in den ersten 3–12 Lebensmonaten zuwächst. Die Gefäßmuskulatur des Ductus arteriosus Botalli zieht sich zusammen und schließt damit das Gefäß. Es verwächst zu einem narbigen Strang.

Kommt es zu Störungen der Atmung nach der Geburt, werden auch die Umstellungen des Herz-Kreislauf-Systems negativ beeinflusst. Ein Sauerstoffmangel reduziert den Blutfluss zur Lunge und die Oxygenierung wird dadurch weiter verschlechtert. Außerdem wird durch einen niedrigen Sauerstoffgehalt in der Lunge der muskuläre Gefäßverschluss des Ductus arteriosus Botalli behindert. So wird auch weiterhin Blut mit niedrigem Sauerstoffgehalt dem Körperkreislauf beigemischt **(Shunt).** Daher kommt einer Atmungsunterstützung beim kritisch kranken Neugeborenen in den ersten Tagen nach der Geburt eine große Bedeutung zu. Herzfehler können nach respiratorischen Anpassungsstörungen in der postnatalen Phase auch dauerhaft bestehen bleiben. Manche müssen sogar operiert werden.

MERKE

Beim Verschluss des Ductus arteriosus Botalli spielen neben der Sauerstoffkonzentration in den **Lungenbläschen (Alveolen)** auch Prostaglandine eine wichtige Rolle. Nicht-steroidale Antirheumatika (NSAR) wie Ibuprofen verursachen durch die Hemmung der Prostaglandinsynthese einen Verschluss des Ductus arteriosus. Daher sollten schwangere Frauen kein Ibuprofen zu sich nehmen, denn ein vorzeitiger Ductusverschluss im Mutterleib kann zum Herzversagen beim Fetus führen. Das NSAR Indometacin wird wie auch Ibuprofen zur Behandlung des sog. persistierenden Ductus arteriosus (PDA) eingesetzt, um einen Verschluss in den ersten Lebenstagen nachträglich herbeizuführen. Hierbei handelt es sich um einen der häufigsten Herzfehler in der Neugeborenenperiode, v. a. bei Frühgeborenen (➤ Kap. 9.3.4).

9.1.2 Die elektrische Herzachse

Das rechte Herz weist im Vergleich zum linken auch nach der Geburt noch eine relativ große Muskelmasse auf. Die Menge an Muskelzellen und die Summe ihrer elektrischen Aktivität führen dazu, dass die elektrische Herzachse beim Neugeborenen eher nach rechts und vorne zeigt und nicht wie beim Erwachsenen nach links und hinten.

Im Laufe der ersten Lebensmonate gleichen sich die noch immer leicht erhöhten Druckwerte im rechten Herzen den Werten eines Erwachsenen an und erreichen diese mit dem sechsten Lebensmonat. Durch die abnehmenden Drücke bildet sich Muskelmasse im rechten Herzen zurück. Das linke Herz hingegen nimmt an Muskelmasse zu aufgrund des hohen Drucks in der Aorta, den es bei jedem Herzschlag überwinden muss.

Mit der Menge an Muskulatur steigt auch die Summe an elektrischer Aktivität im linken Herzen. Somit **verlagert sich** die **elektrische Herzachse** mit der Zeit und erreicht bis zum dritten Lebensjahr ungefähr die Lage, die sie auch beim Erwachsenen hat. Dies zeigt sich durch eine Lagetypänderung im EKG. ➤ Abb. 9.2 zeigt die **Änderungen des QRS-Vektors** als Ausdruck der elektrischen Herzachse im Laufe der Kindheit mit korrespondierenden EKGs.

Außerdem verändert sich mit Massenzunahme des linken Ventrikels auch die **Höhe von R- und S-Zacken** in den Brustwandableitungen: Je kleiner das Kind ist, desto größer ist die R-Zacke in den rechtsliegenden Ableitungen V_1, V_3R und V_4R. Gleichzeitig ist die S-Zacke hier kleiner. Mit zunehmendem Alter sinkt die Höhe der R-Zacke in diesen Ableitungen, während die S-Zacke zunehmend dominant wird. Parallel nimmt die R-Amplitude in V_5 und V_6 zu und die S-Amplitude ab, bis die S-Zacke beim normalen Erwachsenen-EKG in V_6 komplett verschwunden ist.

9.1.3 Steuerung des Herzzeitvolumens

Das Herzzeitvolumen (HZV) oder **Herzminutenvolumen (HMV)** wird gebildet aus der Herzfrequenz (HF) und dem Schlagvolumen (SV):

$$HZV = (1/Min.) = HF \times SV$$

Zum Zeitpunkt der Geburt ist die autonome Innervation des Herzens noch unvollständig ausgebildet. Während der Parasympathikus am Herzen bereits vollständig wirkt, sind die sympathischen Nervenfasern noch nicht komplett entwickelt. Die Herzmuskelzellen sind jedoch bereits mit **Katecholaminrezeptoren** ausgestattet und können daher auf die externe Zufuhr von Katecholaminen reagieren.

Außerdem besitzt das Myokard des Neugeborenen deutlich weniger kontraktile Elemente als das erwachsene Herz und kann daher sein Schlagvolumen nicht über den Frank-Starling-Mechanismus an die physiologischen Bedürfnisse anpassen. Somit lässt sich ein vermindertes Herzzeitvolumen nicht wie im Erwachsenenalter über eine Steigerung des Schlagvolumens wieder auf Normalwerte bringen. Während der ersten zwei Lebensjahre können Kinder ihr Schlagvolumen nicht relevant steigern und kompensieren eine **Schocksituation** deshalb über eine **Zunahme der Herzfrequenz.** Bei Neugeborenen ist auch Letzteres nur eingeschränkt möglich aufgrund ihres unreifen

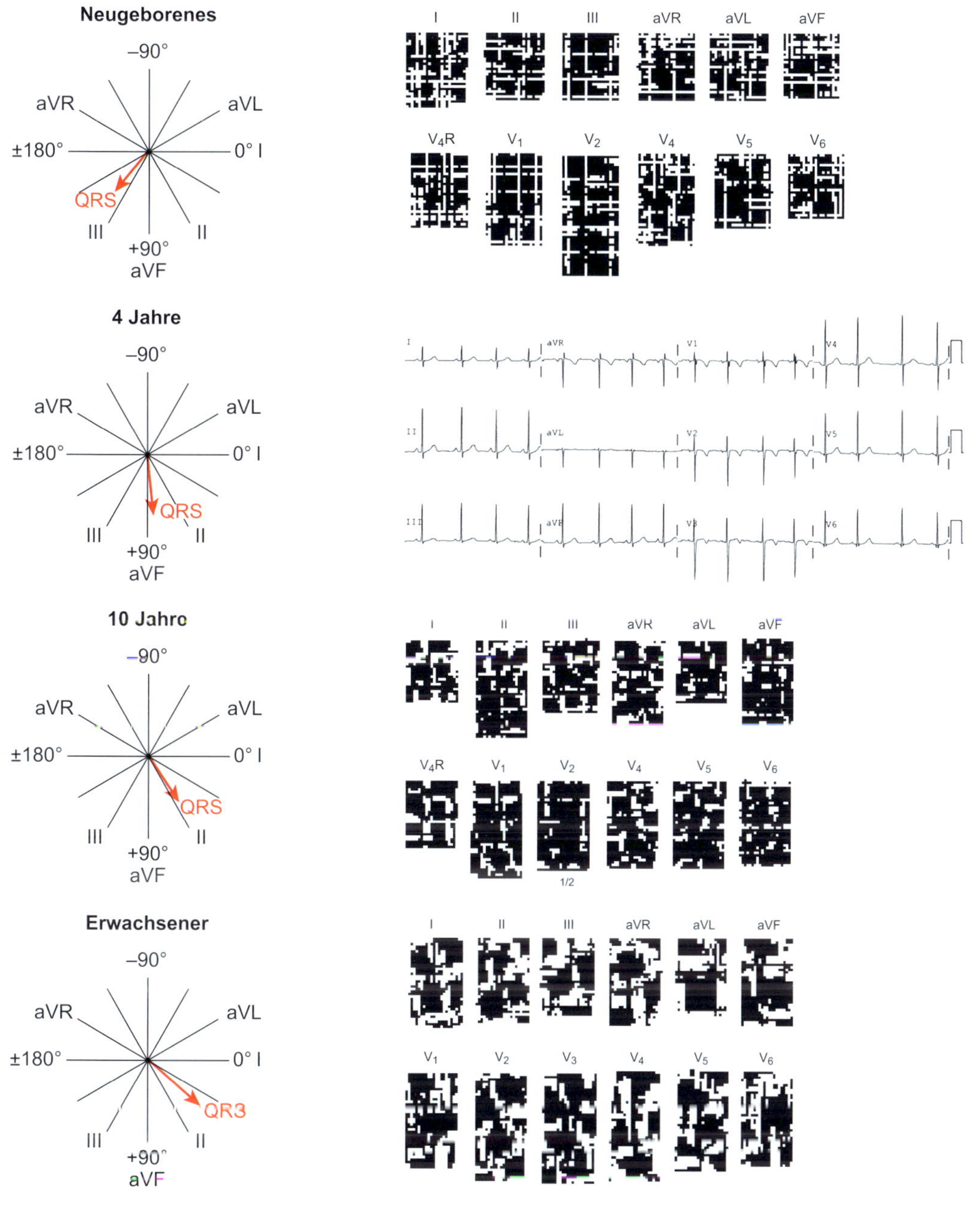

Abb. 9.2 Die Lage des QRS-Vektors im Cabrera-Kreis in verschiedenen Altersstufen mit dazugehörigem 12-Kanal-EKG [L143/F1158-004]

autonomen Nervensystems. Insgesamt haben Neugeborene daher Probleme, ihr Herzzeitvolumen adäquat zu steigern, wenn das erforderlich ist. Schockzustände können in diesem Alter daher nur unzureichend kompensiert werden.

Praxistipp

Kleine Kinder kompensieren einen Schock durch eine Engstellung peripherer Gefäße (Vasokonstriktion) und einen Anstieg der Herzfrequenz. Eine durch Vasokonstriktion entstehende blasse, gelegentlich auch zyanotisch-graue Hautfarbe mit Marmorierung zeigt sich oft bereits im Ersteindruck. Spätestens in der ABCDE-Untersuchung kann man die Kompensation des Schocks sehen: Eine verlängerte zentrale Rekapillarisierungszeit über dem Brustbein und eine Tachykardie treten bei Kindern in dieser Situation regelhaft auf. Beide Parameter eignen sich auch, um den Erfolg einer Therapie zu überprüfen – beispielsweise nach Gabe eines Volumenbolus.

Die Verlaufsbeobachtung der Herzfrequenz kann Hinweise auf das Fortschreiten eines Schocks geben, bevor eine Dekompensation mit Hypotonie und Bradykardie auftritt. Bei zentralisierten Kindern kann der Puls über die SpO_2-Messung manchmal nicht sicher gemessen werden, sodass eine EKG-Ableitung zur genauen Bestimmung der Herzfrequenz sinnvoll sein kann.

Neben der reduzierten Anzahl kontraktiler Fasern schränkt eine geringe Anzahl elastischer Fasern zusätzlich die Compliance des Myokards bei kleinen Kindern ein. Der Ventrikel ist also in der Systole weniger dehnbar als beim Erwachsenen und kann sich in der Diastole auch nicht so schnell entspannen.

Aufgrund der fast ausschließlichen Steuerung des Herzzeitvolumens über die Herzfrequenz ist der Normbereich der Herzfrequenz bei kleinen Kindern größer als z. B. bei Erwachsenen. Liegt die gemessene Herzfrequenz deutlich außerhalb des Normbereichs, kann eine Herzrhythmusstörung vorliegen. Der Aktivitätszustand des Kindes und die klinische Untersuchung bieten die Möglichkeit, die gemessene Frequenz richtig einzuordnen.

Praxistipp

Bei schnellen Herzfrequenzen kann es auf dem Monitor schwierig sein, P-Wellen zu erkennen und damit einen Sinusrhythmus von einer supraventrikulären Tachykardie zu unterscheiden. P- und T-Welle verschmelzen scheinbar miteinander. Daher ist es sinnvoll, einen EKG-Ausdruck anzufertigen, denn eine genaue Unterscheidung zwischen Sinustachykardie und supraventrikulärer Tachykardie gelingt meistens besser.

9.2 EKG-Interpretation bei pädiatrischen Patienten

Technisch wird das EKG bei Kindern genauso angelegt wie bei Erwachsenen. Bei kleinen Kindern empfiehlt es sich, **Kinderelektroden** zu nehmen, da ansonsten aufgrund des kleinen Brustkorbs kein verlässliches EKG geschrieben werden kann.

Sowohl angeborene Herzfehler als auch vaskuläre und pulmonale Erkrankungen betreffen bei Kindern primär oder sekundär überwiegend den **rechten Ventrikel.** Deshalb ist es sinnvoll, den rechten Ventrikel im EKG genauer zu beurteilen als dies gewöhnlich bei Erwachsenen getan wird. Bei Kindern gehören die Elektrodenpositionen V_3R und V_4R zum normalen Standard-EKG dazu und sollten auch im Rettungsdienst genutzt werden, wenn ein großes EKG bei einem Kind geschrieben wird (➤ Abb. 9.3). Im Jugendalter verlieren sie an Bedeutung, denn hier liegt mehr und mehr ein Erwachsenen-EKG vor.

Praxistipp

Die wenigsten präklinisch eingesetzten Monitore verfügen über die Möglichkeit, mehr als 12 Ableitungen anzuzeigen. Die Ableitungen V_3R und V_4R sind in der Regel nicht gesondert vorhanden. Um sie dennoch abzuleiten, kann man die Elektroden V_3 und V_4 an der gleichen Position rechts kleben, wo sie sonst links geklebt werden. Auf dem EKG-Ausdruck muss dann händisch vermerkt werden, dass es sich um die Positionen V_3R und V_4R handelt.

Die Analyse des pädiatrischen EKGs gelingt mit einem systematischen Ansatz am besten. Ähnlich wie bei Erwachsenen ist die Gefahr, etwas zu übersehen, dadurch geringer.

Für die Interpretation des Erwachsenen-EKGs in der Notfallsituation existieren verschiedene Hilfsmittel, unter anderem die sechs Fragen der EKG-Interpretation des ERC (europäischer Wiederbelebungsrat; ➤ Kap. 2.4.3). In gewisser Weise können die sechs Fragen auch bei der Analyse des kindlichen EKG helfen – v. a. wenn es darum geht, Arrhythmien zu erkennen und zu klassifizieren. Bei den Erwachsenen kann man die sechs Fragen der EKG-Interpretation noch durch eine siebte und achte Frage (Suche nach Hinweisen für eine Myokardischämie, QTc-Zeit) ergänzen. Bei Kindern spielen Myokardischämien jedoch eine untergeordnete Rolle im Vergleich zu Erwachsenen. Dafür finden sich nicht selten dezente Hinweise auf Myokardhypertrophien und diese gilt es zu erkennen.

Um das EKG eines Kindes umfassend zu analysieren, spielen folgende Punkte eine Rolle:

- Herzfrequenz
- Herzrhythmus
- Lagetyp

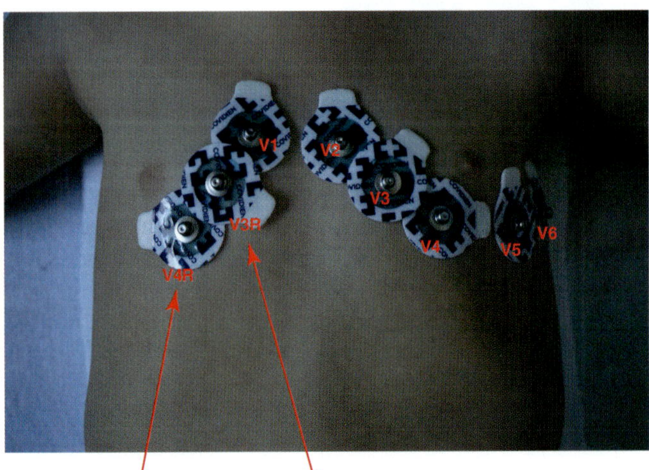

Abb. 9.3 Elektrodenposition V_3R und V_4R (modifizierte Ableitung rechts bei einem 11 Monate altem Kleinkind) [M1001]

- Erregungsausbreitung
- Erregungsrückbildung

Tab. 9.1 Normwerte der Herzfrequenz bei Kindern

Alter	Herzfrequenz
1 Monat	104–180/Min.
2–5 Monate	99–183/Min.
9 Monate	94–170/Min.
2 Jahre	83–149/Min.
4 Jahre	73–131/Min.
5–8 Jahre	62–115/Min.
8–12 Jahre	55–110/Min.
14 Jahre	54–101/Min.

Anmerkung: Die genannten Normwerte stellen eine Zusammenfassung von Daten aus verschiedenen Veröffentlichungen dar (Rijnbeek et al. 2001, Kamphuis et al. 2018, Palhares et al. 2017). Ältere Daten von Davignon aus dem Jahr 1979 bilden noch oft die Grundlage für Nachschlagewerte oder elektronische Rechner und Applikationen. Aufgrund der anderen Messmethoden heutzutage sind daher Diskrepanzen zu den hier genannten Normwerten möglich.

9.2.1 Herzfrequenz

Vor allem kleine Kinder kompensieren einen Abfall des Herzzeitvolumens über die Herzfrequenz und den peripheren Widerstand (Kap.9.1.2). Dies ist ein Grund, warum der **Normbereich der Herzfrequenz** bei Kindern groß ist.

Eine Übersicht über Normwerte der Herzfrequenz bietet ➤ Tab. 9.1. Außerdem können Kinderlineale oder andere Merkhilfen zum Nachschlagen am Einsatzort Fehleinschätzungen verhindern (z. B. „Kindersicher" von T. Oliver Zugck).

Wichtig ist, die Herzfrequenz immer vor dem Hintergrund des restlichen klinischen Patientenzustands zu betrachten. Ein rosiges Baby mit einer Herzfrequenz von 100/Min., das Spontanmotorik zeigt und bei der Untersuchung altersentsprechend interagiert, ist nicht vital bedroht. Ein graues, marmoriertes Kind mit schlaffem Muskeltonus und Vigilanzminderung im selben Alter und mit derselben Herzfrequenz kompensiert einen Schockzustand nur unzureichend. Hier kann die Herzfrequenz, gemessen am Kreislaufzustand, pathologisch niedrig sein.

In manchen Situationen ist es von Bedeutung, nicht nur die Pulsfrequenz über den SpO_2-Sensor abzuleiten, sondern auch eine Herzfrequenz über das EKG zu messen. Manche Herzrhythmusstörungen verursachen ein **peripheres Pulsdefizit**. Das heißt, dass nicht jede elektrische Herzaktion einen peripheren Pulsschlag verursacht. Bei Kindern kann dies im Rahmen von tachykarden Herzrhythmusstörungen mit extrem hohen Frequenzen vorkommen. Bei Erwachsenen ist ein peripheres Pulsdefizit klassisch bei der Tachyarrhythmia absoluta.

9.2.2 Herzrhythmus

Wie beim Erwachsenen, so ist auch beim Kind der normale Herzrhythmus ein Sinusrhythmus: Vor jedem QRS-Komplex ist eine P-Welle, auf jede P-Welle folgt ein QRS-Komplex. Eine Sinusarrhythmie ist bei Kindern jedoch ein regelhaft beobachtetes Phänomen, das bis ins junge Erwachsenenalter auftritt. Abhängig von der Atmung ändert sich die Herzfrequenz **(respiratorische Sinusarrhythmie).** Vermittelt wird diese Variabilität der Herzfrequenz über Fasern des N. vagus aus dem Herzen und der Lunge. Sie kann durch tiefe Atemzüge provoziert werden.

9.2.3 Lagetyp

Der Lagetyp beschreibt die elektrische Herzachse und kann am QRS-Komplex abgelesen werden. In den ersten drei Lebensjahren besteht eine physiologische Rechtsverlagerung des Lagetyps. Dies ist auf die Dominanz des rechten Ventrikels am Anfang des Lebens zurückzuführen (➤ Kap. 9.1.2). Im ersten Lebensjahr sind daher ein Rechts- oder ein Steiltyp die Regel, danach liegt meistens ein Steil- oder Indifferenztyp vor.

Noch genauer kann die elektrische Herzachse mit der **QRS-Vektorlage im Cabrera-Kreis** angegeben werden (➤ Abb. 9.2). Manche EKG-Geräte in der Klinik geben diesen Wert als Zahl in Grad an.

Für die präklinische Notfallsituation sind **extreme Abweichungen des Lagetyps** von der Norm relevant. Denn ein Vor-EKG ist hier selten vorhanden, um eine akute Lagetypabweichung festzustellen. Ab dem dritten Lebensjahr hat sich der Lagetyp dem eines Erwachsenen angeglichen. Lagetypveränderungen können z. B. bei rechtsventrikulärer Hypertrophie (Rechtstyp) oder linksventrikulärer Hypertrophie (Linkstyp) auftreten.

MERKE

Ein Linkstyp bei einem Kleinkind ist pathologisch, ebenso wie ein überdrehter Rechts- oder Linkstyp in jeglicher Altersstufe. Bei älteren Kindern und Jugendlichen mit Rechtstyp sollte nach weiteren Zeichen einer Rechtsherzhypertrophie gesucht werden.

9.2.4 Erregungsausbreitung und Erregungsrückbildung bei Kindern

Der Ablauf des Herzzyklus ist bei Kindern aller Altersklassen identisch zu dem des Erwachsenen. Beim Aussehen und der Dauer der Erregungsausbreitung und -rückbildung existieren jedoch teilweise Unterschiede zu Erwachsenen. Sie sind zum Teil altersabhängig und können zu Fehldiagnosen führen. Beispielsweise finden sich **T-Negativierungen in V_1 bis V_4** bei Kindern als Normalbefund, ohne dass eine KHK oder eine Myokardhypertrophie vorliegt.

Ein Problem stellt die **große Bandbreite an Normwerten** dar. Bei Kindern werden Messgrößen oft zusätzlich in **Perzentilen** angegeben. Als normal gilt, was zwischen der 2. und 98. Perzentile liegt. 2. Perzentile heißt, dass nur 2 % der Altersgruppe einen niedrigeren Wert haben. Bei der 98. Perzentile haben 98 % einen niedrigeren Wert. Wenn Kinder von ihrer bisherigen Perzentile abweichen, beispielsweise beim Gewicht, spricht dies für eine pathologische Entwicklung. Die Perzentilen für verschiedene Messgrößen wie Gewicht und Größe sind hinten im gelben U-Heft abgedruckt. Es gibt außerdem Perzentilenrechner im Internet.

Perzentilen werden festgelegt nach Untersuchung großer Kollektive aus der Normalbevölkerung. Auch für Messwerte im EKG wurden solche Studien angefertigt. Sie sind jedoch nicht Gegenstand des Kapitels, da eine feine Unterscheidung von normal und unnormal anhand von Perzentilen für das Notfall-EKG nicht praktikabel erscheint.

Im Folgenden werden die pädiatrischen Besonderheiten der Erregungsausbreitung im Vorhof, im Ventrikel und die ventrikuläre Repolarisation genauer beschrieben und grobe Normwerte angegeben.

P-Welle

Die P-Welle ist am besten in Ableitung II und V_1 zu beurteilen. Sie ist bei Kindern maximal ca. 0,1 Sek. lang und im ersten Lebensjahr in der Regel < 0,08 Sek. Eine Verlängerung der P-Wellen-Dauer kann für eine linksatriale Hypertrophie sprechen, wie beim Erwachsenen auch (➤ Kap. 6.3.1). Ist die P-Welle höher als 0,3 mV (= 3 mm), könnte eine Hypertrophie des rechten Vorhofs vorliegen (➤ Kap. 6.3.1).

Die elektrische Achse kann nicht nur für den QRS-Komplex, sondern auch für die P-Welle ermittelt werden. Wenn ein **Sinusrhythmus** vorliegt, fließt der elektrische Strom vom Sinusknoten aus über die Vorhöfe. Dieser liegt im oberen hinteren Bereich des rechten Vorhofs. Deshalb ist die P-Welle in Ableitung I, II, III, aVF und aVL positiv. Die P-Achse liegt normalerweise zwischen 0 und +90°.

PQ-Intervall

Die PQ-Strecke ist bei Kindern deutlich kürzer als bei Erwachsenen. Ihre Dauer hängt vom Alter und von der Herzfrequenz ab: Ist die Herzfrequenz schneller, zeigt sich ein kürzeres PQ-Intervall. Wie in allen anderen Bereichen auch, existieren hierfür alters- und frequenzadaptierte Normwerte. Grob kann gesagt werden, dass die PQ-Zeit bei Kindern bis **0,1 Sek.** normal ist und sich mit der Zeit, spätestens beim Jugendlichen, auf 0,15 Sek. verlängert.

Erst- und zweitgradige AV-Blöcke sind bei Kindern nicht selten. In der Regel handelt es sich um passagere Phänomene ohne Krankheitswert. Sie kommen öfter im Schlaf vor. Zirka 10 % der Kinder zeigen asymptomatische Phasen mit einem zweitgradigen AV-Block Typ Mobitz 1 im Langzeit-EKG, ohne an einer Herzerkrankung zu leiden. Bei jugendlichen Sportlern kommt es sogar bei bis zu 20 % zu solchen Veränderungen, die selbstlimitierend sind. Jedoch kommen sie beispielsweise auch nach Herz-OPs oder bei angeborenen Herzfehlern vor. Ein drittgradiger AV-Block beim Neugeborenen kann auftreten, wenn dessen Mutter unter Lupus leidet. Die Ursachen hierfür sind multifaktoriell, transplazentar übertragene Autoantikörper spielen hierbei eine Rolle.

Wichtig ist bei der Beurteilung der AV-Überleitung, die Klinik und die Anamnese mit in die Beurteilung mit einzubeziehen, um den Normalbefund von einer krankhaften Herzrhythmusstörung zu unterscheiden. Liegt in der Notfallsituation ein dauerhafter AV-Block vor, der sich nicht selbst limitiert, ist dies primär als pathologisch anzusehen.

9

MERKE
Ein ungewöhnlich kurzes PQ-Intervall kann Hinweis auf eine Präexzitation bei WPW-Syndrom sein. Eine PQ-Zeit von < 0,08 Sek. jenseits des ersten Lebensjahres kann hier als Grenzwert angesehen werden.

QRS-Komplex

Da Kinder weniger Herzmuskelmasse als Erwachsene besitzen, breitet sich die Erregung in den Herzkammern schneller aus als bei Erwachsenen. Sichtbar wird dies durch eine **kürzere Dauer des QRS-Komplexes.** Insgesamt gilt, dass eine QRS-Dauer von 0,1 Sek. erst ab einem Alter von 8 Jahren als oberer Grenzwert des Normalbereichs gilt. Kleinere Kinder haben in der Regel eine QRS-Dauer von 0,05–0,09 Sek. Überschreiten die gemessenen Werte diese Grenzen deutlich, handelt es sich um eine Verbreiterung der QRS-Komplexe. Ab dem Jugendalter gelten die Grenzwerte für Erwachsene.

Im Säuglings- und Kleinkindalter bis ungefähr zum dritten Lebensjahr sehen die Brustwandableitungen oftmals auf den ersten Blick aus, als läge eine biventrikuläre Herzmuskelhypertrophie vor, denn die QRS-Komplexe haben in dem Alter bei vielen Kindern eine sehr hohe Amplitude. Hierbei handelt es sich jedoch um einen altersentsprechenden Normalbefund.

T-Welle, QT-Zeit und ST-Strecke

Die T-Welle zeigt bei kleinen Kindern einen der markantesten EKG-Unterschiede zum Erwachsenen: Bis ins Jugendalter hinein sind **T-Negativierungen in den rechtspräkordialen Ableitungen (V_1, V_3R, V_4R)** normal, während sie bei Erwachsenen beispielsweise Hinweise auf eine ischämische Herzerkrankung liefern.

Bei der Geburt zeigen die Brustwandableitungen ein positives T in den rechtspräkordialen Ableitungen. In den ersten 7 Tagen nach der Geburt verlagert sich die elektrische T-Achse und die T-Wellen werden negativ. Bleibt diese Veränderung in der Neugeborenenphase aus und sind die T-Wellen in diesem Alter weiter positiv, handelt es sich um einen pathologischen Befund.

Die **Bandbreite an Normalbefunden** kann auch in Bezug auf die T-Wellen Unsicherheiten bei der genauen Einordnung von EKG-Befunden verursachen. Generell gilt, dass **T-Negativierungen in den linkspräkordialen Ableitungen V_5 und V_6** immer pathologisch sind. Bei kleinen Kindern können negative T-Wellen in V_4R bis V_4 vorliegen. Diese werden in zeitlicher Reihenfolge in V_3, V_2 und V_1 mit der Zeit positiv. Zirka die Hälfte aller 3- bis 5-Jährigen hat negative T-Wellen in V_2. Im Alter von 8–12 Jahren sind dies nur noch 5–10 %. In den Ableitungen V_4R bis V_1 können T-Negativierungen noch bis ins Jugendalter sichtbar sein.

MERKE
Ein positives T in V_1 gilt bei Kindern bis zum 8. Lebensjahr primär als pathologisch und bedarf einer Abklärung. Es ist ein Zeichen für eine Rechtsherzhypertrophie, die echokardiografisch ausgeschlossen oder bestätigt werden kann.

Das QT-Intervall wird bei Kindern wie auch bei Erwachsenen auf die Herzfrequenz bezogen, da es sich abhängig von der Herzfrequenz verlängert oder verkürzt. Eine gebräuchliche Methode, die QT-Zeit anzugeben, ist die **Bestimmung der QTc-Zeit** (korrigierte (corrected) QT-Zeit) mit der **Bazett-Formel:**

$$\text{QTc} = \text{QR-Zeit} \div \sqrt{\text{RR} - \text{Abstand}}$$

Die heutigen EKG-Geräte geben die QTc-Zeit auf dem EKG-Ausdruck an. Bei Kindern wie bei Erwachsenen gilt ein **oberes Limit von 0,44 Sek.** Nur in den ersten sechs Lebensmonaten gilt ein oberer Normwert von 0,49 Sek. Höhere Werte können immer noch im Normbereich liegen, erfordern jedoch eine genauere Betrachtung. Auch hier spielen Klinik und Anamnese wieder eine wichtige Rolle. Liegt neben einer verlängerten QTc-Zeit eine Vorgeschichte mit Synkopen oder Fällen des plötzlichen Herztodes in der Familie vor, sollte ein angeborenes Long-QT-Syndrom kinderkardiologisch ausgeschlossen werden (➤ Kap. 6.2.2).

Wie beim Erwachsenen auch, liegt die ST-Strecke bei Kindern auf der isoelektrischen Linie. Es finden sich gelegentlich vermeintliche ST-Senkungen oder -Hebungen, die jedoch keine Pathologie repräsentieren. ➤ Abb. 9.4 zeigt Beispiele hierfür.

➤ Tab. 9.2 fasst die Unterschiede zwischen EKG des Kindes und des Erwachsenen zusammen.

Strukturierte Interpretation des pädiatrischen EKGs

Das EKG sollte man präklinisch immer anhand eines Papierausdrucks auswerten, wenngleich das Monitor-EKG bereits erste Hinweise auf grobe Veränderungen liefern kann. Die 6 Fragen, die man für die EKG-Interpretation beim Erwachsenen zu Hilfe nehmen kann, können für das pädiatrische EKG abgewandelt und um eine weitere Frage ergänzt werden (s. Kasten Praxistipp).

➤ Abb. 9.4, ➤ Abb. 9.5 und ➤ Abb. 9.6 zeigen normale 12-Kanal-EKG-Ausdrucke von Kindern verschiedener Altersgruppen. Im nächsten Kapitel werden ausgewählte Erkrankungen und EKG-Veränderungen bei Kindern besprochen.

Praxistipp

Die 7 Fragen der pädiatrischen EKG-Diagnostik

1. Sind QRS-Komplexe erkennbar?
2. Wie hoch ist die Frequenz der QRS-Komplexe?
3. Sind die QRS-Komplexe breit oder schmal?
4. Sind die QRS-Komplexe regelmäßig oder unregelmäßig?
5. Sind P-Wellen vorhanden?
6. Welches Verhältnis besteht zwischen P-Wellen und QRS-Komplexen?
7. Gibt es Hinweise auf eine Myokardhypertrophie?

Tab. 9.2 Wesentliche Unterschiede des pädiatrischen EKGs zum EKG des Erwachsenen

P-Welle, PQ-Strecke	• P-Welle kürzer, max. 0,1 Sek. • P-Welle bei Säuglingen höher (bis 0,3 mV) • PQ-Zeit kürzer (max. 0,1 Sek.), bei Jugendlichen allmählich Verlängerung • Asymptomatische, intermittierende AV-Blöcke z. B. im Schlaf möglich
QRS-Komplex	• Maximale QRS-Dauer kürzer: < 8 Jahre 0,05–0,09 Sek.; > 8 Jahre 0,1 Sek. • Bei Säuglingen und Kleinkindern oft hohe QRS-Amplitude ohne Krankheitswert • QRS-Achse nach rechts verlagert • Respiratorische Arrhythmie häufiger
ST-Strecke, T-Welle, QT-Zeit	• T-Negativierungen in den rechtspräkordialen Ableitungen als Normalbefund • Positives T in V_1 nur in der ersten Lebenswoche • Nicht pathologische ST-Streckenveränderungen wie in ➤ Abb. 9.4 möglich • QTc-Zeit beim Säugling bis 0,49 Sek. normal, danach Erwachsenengrenzwert (0,44 Sek.)

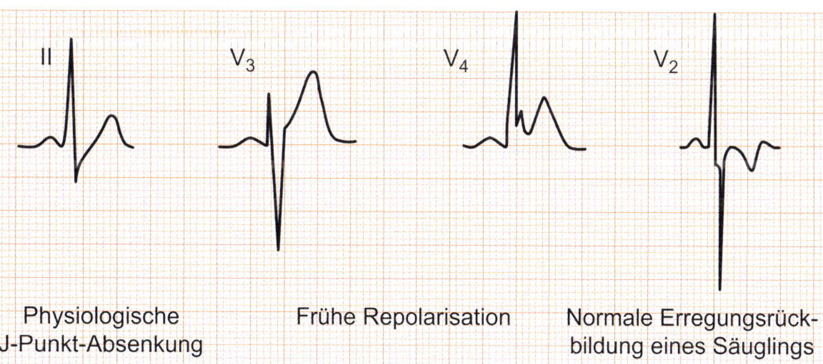

Abb. 9.4 Normale, nichtpathologische ST-Streckenveränderungen bei Kindern und Jugendlichen [L143]

9.3 Das pathologische EKG beim Kind

Wie bereits zuvor beschrieben, ist das EKG nur **im Kontext mit dem klinischen Zustand** eines Kindes nützlich. Kardiale Notfälle äußern sich bei Kindern häufig mit einem **C-Problem, einer Oxygenierungsstörung oder klassischen Herzinsuffizienzzeichen,** wie sie auch beim Erwachsenen auftreten können. Bei Säuglingen kommen oftmals noch eine Trinkschwäche, langfristig eine Gedeihstörung oder Zeichen eines prolongierten Schockgeschehens wie eine abnehmende Diurese hinzu. Es lohnt sich bei allen kritisch kranken Kleinkindern, nach diesen Hinweisen in der Fremdanamnese zu suchen. Denn sind im Rahmen eines Schocks bereits Nahrungsaufnahme und Diurese eingeschränkt, sollte bereits präklinisch auch bei kürzeren Transportwegen zügig eine Therapie eingeleitet werden.

Viele Kinder mit einem **kardiogenen Schock** profitieren von einem vorsichtigen Volumenbolus. Denn Pathologien spielen sich oft im rechten Ventrikel ab, der auf eine gute Vorlast angewiesen ist. Die präklinische Anwendung von Antiarrhythmika bei Kindern erfordert eine sehr sorgfältige Indikationsstellung. Gleichwohl können sie neben der elektrischen Kardioversion indiziert sein – gerade bei langen Transportwegen und bei kritischem Zustand des Kindes. Hier bestimmt jedoch wie so oft beim Kindernotfall nicht die Diagnose die präklinische Therapie, sondern der Zustand des Kindes und dessen Dynamik. Es ist sinnvoll, vor der Medikamentengabe eine telefonische Beratung durch einen Kinderarzt oder Kinderkardiologen – bestenfalls der aufnehmenden Klinik – einzuholen. Denn eine Über- oder Fehltherapie kann in Kombination mit eingeschränkter Erfahrung in der Behandlung solcher Kinder lebensbedrohliche Folgen haben.

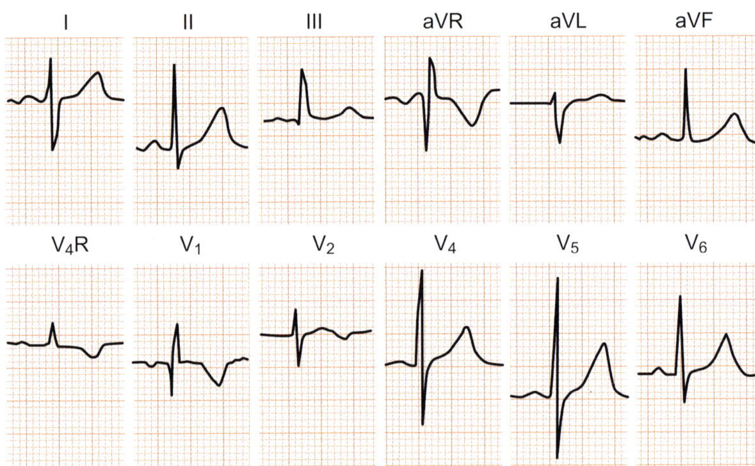

Abb. 9.5 Normales EKG eines 4-jährigen Kindes. Die T-Negativierung in V4R ist für das Alter normal und nicht pathologisch. Die scheinbar ausgeprägte Q-Zacke in der Ableitung V_1 kann auf die kleine R-Zacke zurückzuführen sein. [L143]

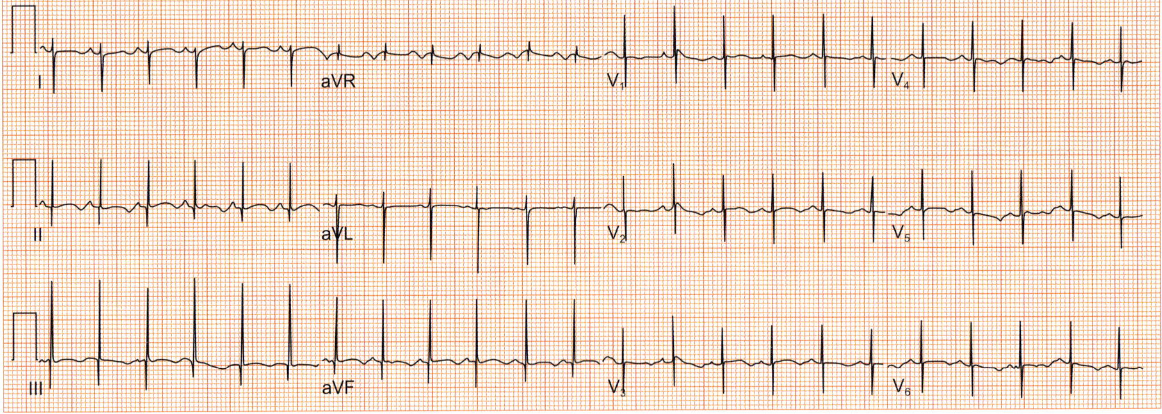

Abb. 9.6 Normales EKG eines 2 Tage alten Kindes. Es ist zu erkennen, dass die T-Wellen beginnen, negativ zu werden, nachdem sie direkt nach der Geburt zunächst physiologisch positiv waren. [L231]

Praxistipp

Kritisch kranke Kinder sollten gerade in jüngeren Jahren an einem warmen Ort vollständig entkleidet und untersucht werden. Andernfalls können wesentliche Informationen nicht gewonnen werden. Ein Blick in die Windel kann zusammen mit der Befragung der Bezugsperson helfen, den Schweregrad eines Schocks abzuschätzen. Manche Kinder profitieren bereits präklinisch von einer Volumentherapie. Somit ist es sinnvoll, bei jedem kritisch kranken Kind aktiv die Indikation für einen i. v. Zugang zu überprüfen, auch wenn man selbst nur eingeschränkte Erfahrung damit hat.

Dieses Kapitel stellt einige kinderkardiologische Krankheitsbilder vor und wie sich das EKG hierbei verändern kann.

9.3.1 Tachykardie beim Kind

Etwas weniger als 0,1 % der Kinder in pädiatrischen Notaufnahmen werden dort wegen einer Herzrhythmusstörung behandelt. Davon haben drei Viertel eine Tachykardie. Die klinische Symptomatik ist umso indirekter, je jünger das Kind ist. Schwitzen, Unruhe und Reizbarkeit gehören dazu, ebenso wie mögliche Zeichen einer Herzinsuffizienz. Diese können sich durch einen venösen Rückstau in den Magen-Darm-Trakt auch in Form von Übelkeit, Erbrechen oder Bauchschmerzen äußern. Gleichzeitig bemerken manche Kinder selbst tachykarde Herzrhythmusstörungen mit > 200/Min. nicht.

Sinustachykardie

Kinder können aus verschiedenen Gründen tachykard werden: Die Tachykardie kann Kompensation eines Schocks, Ausdruck einer Stressreaktion oder Ursache eines kritischen Zustands sein. Wichtig ist daher, zunächst zu überprüfen, ob ein **Sinusrhythmus** vorliegt. Denn eine Sinustachykardie liegt bei ungefähr der Hälfte der Kinder mit Verdacht auf eine tachykarde Herzrhythmusstörung vor. Sie ist per se keine Herzrhythmusstörung, sondern ist eine Reaktion des Körpers. Daher kann sie nur behandelt werden, indem die Ursache behandelt wird. Es kann mitunter schwierig sein, bei hoher Herzfrequenz P-Wellen zu erkennen. Ist dies am Monitor nicht sicher möglich, kann ein EKG-Ausdruck helfen. Hier erkennt man außerdem, ob der QRS schmal oder breit ist. Dies ist wichtig für die weitere Therapie. Am häufigsten wird eine Sinustachykardie durch eine **Hypovolämie** ausgelöst. Aber auch bei Fieber steigt die Herzfrequenz an – um ca. 10/Min. pro 1 °C Körpertemperaturerhöhung. In der Notfallsituation können außerdem Stress oder Schmerz eine Sinustachykardie auslösen.

ACHTUNG

Betablocker nehmen dem Kind die Fähigkeit zur Kompensation, wenn eine Sinustachykardie vorliegt. Sie sind hier daher zur Therapie nicht geeignet und können sogar eine Verschlechterung des Zustands hervorrufen.

Supraventrikuläre Tachykardie (SVT)

Supraventrikuläre Tachykardien sind die **häufigste symptomatische Herzrhythmusstörung** beim Kind. Zwei Drittel der Fälle treten im Säuglingsalter auf. Symptome können Schwindel, Synkope, „Herzrasen", Dyspnoe oder auch manifeste Schockzustände sein. Bei kleinen Kindern sind gelegentlich nur eine Abgeschlagenheit, reduzierte Belastbarkeit oder Zeichen einer Hypoperfusion wie kalte Hände vorhanden. Es gibt verschiedene Formen der SVT, die sich im EKG alle als regelmäßige Schmalkomplextachykardie darstellen.

Am häufigsten ist die **AV-Knoten-Reentry-Tachykardie (AVNRT).** Reentry bedeutet, dass eine kreisende Erregung im AV-Knoten dazu führt, dass die normalen elektrischen Reize vom Sinusknoten nicht durchgelassen werden, weil in Form einer kreisenden Erregung bereits ein Impuls vermittelt wurde (➤ Abb. 9.7). Hierbei handelt es sich um eine Normvariante des AV-Knotens, der zwei Leitungsbündel besitzt. Eines leitet meistens langsamer und eines schneller. Trifft nun eine Extrasystole aus dem Vorhof außerhalb des normalen Rhythmus auf den AV-Knoten, kann die elektrische Erregung innerhalb des AV-Knotens über das eine Bündel zum Ventrikel und über das andere Bündel wieder Richtung Vorhof geleitet werden. Eine kreisende Erregung entsteht. Therapeutisch helfen kann hier nur ein Reiz, der den AV-Knoten und damit beide Bündel bremst. Dazu gehören Vagusreize oder ein medikamentöser kurzzeitiger AV-Block mit Adenosin. Betablocker sind hier in der Regel wirkungslos.

Wenn ein zusätzliches Leitungsbündel außerhalb des AV-Knotens vorliegt, kann auch darüber unter Umgehung des AV-Knotens elektrischer Strom fließen. Eine **atrioventrikuläre Reentry-Tachykardie (AVRT)** ist möglich. Hierzu zählt das **WPW-Syndrom (Wolff-Parkinson-White).** Es betrifft wie die AVNRT herzgesunde Kinder ohne auffällige Anamnese und führt ebenfalls zu attackenartigen Tachykardien. Auch in Ruhe wird über das zusätzliche Bündel elektrische Erregung geleitet. Die bremsenden Eigenschaften des AV-Knotens werden zu einem gewissen Teil umgangen und somit verkürzt sich die isoelektrische Phase nach der P-Welle. Im Ruhe-EKG sind daher typische Deltawellen sichtbar: Der QRS-Komplex beginnt nach kurzer isoelektrischer PQ-Strecke mit einem eher flachen Anstieg, bevor der steile Anstieg der R-Zacke folgt. Dies nennt man Präexzitation. ➤ Abb. 9.8 zeigt ein Ruhe-EKG mit Deltawelle, ein EKG bei einer Reentry-Tachykardie und schematisch die elektrische Aktivität zwischen Vorhof und Ventrikel.

Die meisten Kinder mit prädisponierenden Faktoren für eine SVT werden innerhalb der ersten vier Lebensmonate auffällig, in der Regel ohne erkennbaren Auslöser. Ein Drittel dieser Kinder ist bei Erkennen der Herzrhythmusstörung bereits kardial dekompensiert. Manchmal tritt die erste SVT-Episode getriggert durch einen Infekt mit Fieber auf. Immerhin ein Viertel der Kinder hat jedoch eine angeborene Herzerkrankung, sodass sich hier eine genaue frühkindliche Anamnese lohnt.

Durchbrochen werden können SVT-Phasen bei Säuglingen und gelegentlich bei Kleinkindern durch einen Kältereiz im Gesicht, z. B. eine Kühlkompresse oder ein kaltes nasses Tuch. Dies vermittelt einen Vagusreiz. Zu bedenken ist hierbei jedoch, dass ein Vagusreiz schwer

9

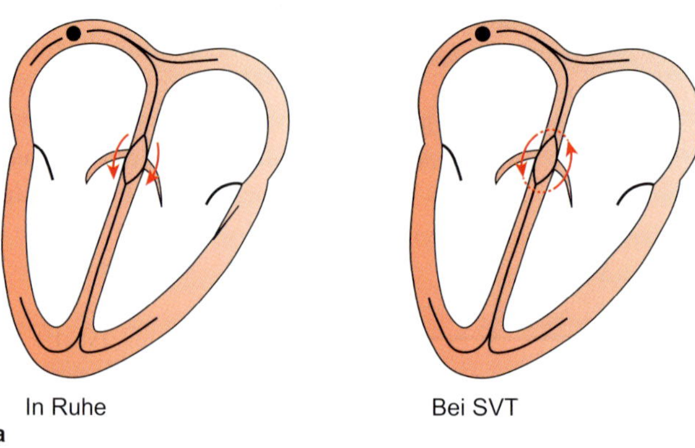

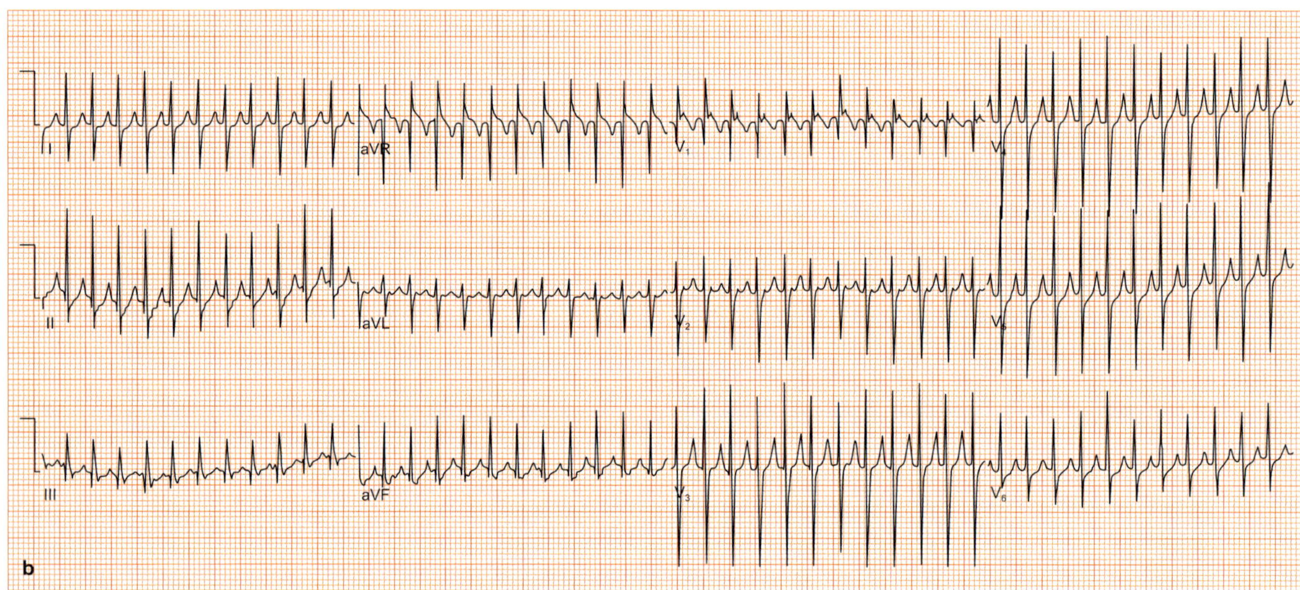

Abb. 9.7 **a** Darstellung des Supraventrikulären Stromflusses bei der AVNRT in Ruhe und bei SVT. **b** Tachykardie eines 1-jährigen Mädchens mit einer Frequenz von 280/Min. [a: L143, b: L231]

steuerbar ist und eine Asystolie hervorrufen kann. Daher empfiehlt es sich, zuvor einen intravenösen Zugang zu legen. Sofern der Patientenzustand eine präklinische Therapie erfordert und die Behandlung nicht in die Klinik verlagert werden kann, kann mit 0,1–0,3 mg/kg KG Adenosin versucht werden, die SVT zu durchbrechen. Es sollte eine saubere EKG-Dokumentation vor, während und nach der Therapie erfolgen und **Reanimationsbereitschaft** hergestellt werden, da es in seltenen Fällen zu einem verlängerten AV-Block kommen kann. Adenosin kann außerdem eine Bronchospastik verursachen, sodass eine genaue Reevaluation auch des pulmonalen Zustands nach Intervention hilfreich ist.

Bei älteren Kindern und Jugendlichen mit SVT liegt häufig ein **WPW-Syndrom** vor. Bei bekanntem WPW-Syndrom kann Ajmalin mit 0,5 mg/kg Körpergewicht langsam i. v. gegeben werden.

Solange ein Kind präklinisch stabil und kompensiert ist, kann insbesondere bei kleinen Kindern je nach Transportdauer auf eine präklinische Therapie verzichtet werden. In der Kinderklinik kann unter optimalen Bedingungen ein Kardioversionsversuch vom Experten unternommen und eine präklinische Reanimationssituation als Nebenwirkung der Therapie verhindert werden. Handlungssicherheit im Umgang mit den o. g. Medikamenten ist die Grundvoraussetzung für ihren Einsatz bei Kindern.

Andere Formen supraventrikulärer Tachykardien

Letztlich können auch Kinder ein **Vorhofflimmern** oder **Vorhofflattern** entwickeln, was eine **unregelmäßige Schmalkomplextachykardie** oder – im Falle eines 2 : 1- oder 3 : 1-übergeleiteten Vorhofflatterns – eine regelmäßige Schmalkomplextachykardie verursachen kann. Dies ist jedoch bis auf neonatales oder fetales Vorhofflattern extrem selten und eine zugrunde liegende Herzerkrankung ist außerhalb der Neonatalperiode die Regel. Hierbei kann es sich auch um eine erworbene Erkrankung handeln, beispielsweise eine Myokarditis. Es gelten hier die gleichen Erkennungskriterien wie beim Erwachsenen (➤ Kap. 3.2.1).

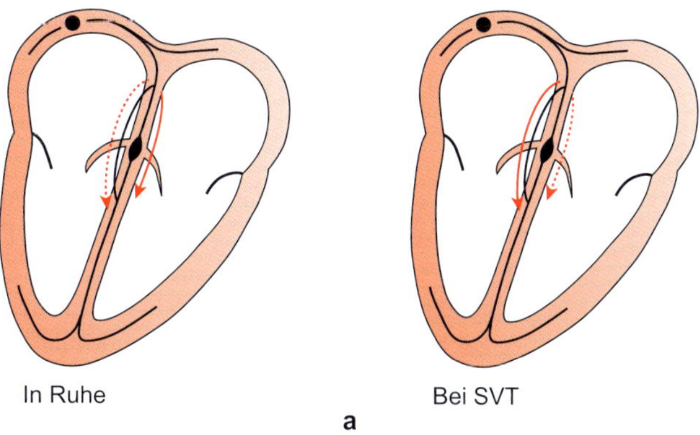

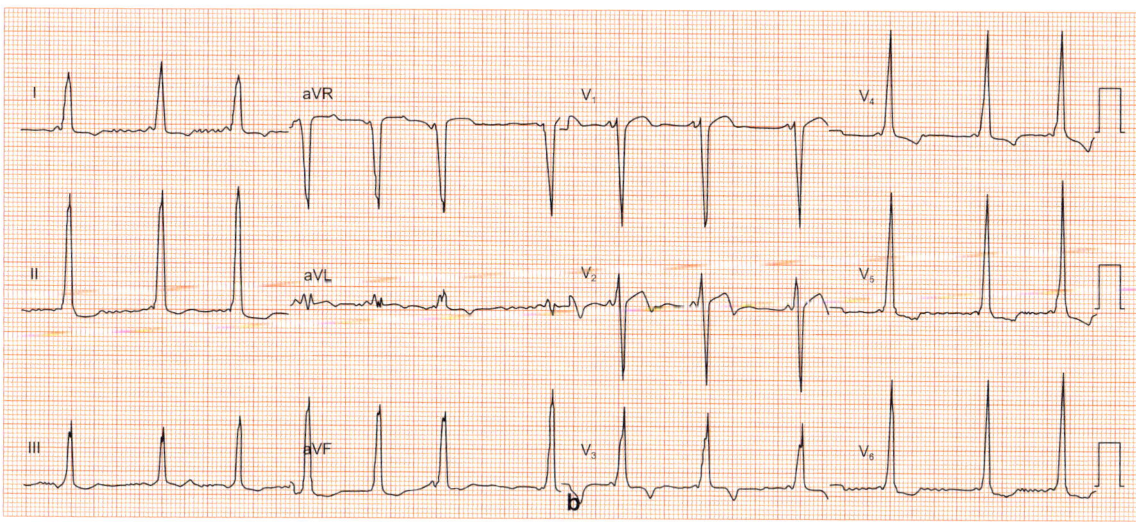

Abb. 9.8 **a** Darstellung des Stromflusses bei zusätzlichem Leitungsbündel zwischen Vorhof und Ventrikel. **Achtung: Eine Blockade des AV-Knotens kann den ungebremsten Stromfluss vom Vorhof zum Ventrikel über das zusätzliche Leitungsbündel noch verstärken. Bei Vorhoftachykardien (Vorhofflimmern/-flattern) droht ein Kammerflimmern.** **b** Deltawellen eines Kindes mit WPW-Syndrom. Beim genauen Betrachten erkennt man den abgeflachten Aufstieg der R-Zacke. [a: L143, b: L231]

Ventrikuläre Tachykardien

Klammert man Fälle des plötzlichen Kindstodes (SIDS) aus, ist die ventrikuläre Tachykardie für ungefähr ein Fünftel der kindlichen Todesfälle verantwortlich. Es handelt sich dennoch um eine **seltene Rhythmusstörung** im Kindesalter.

Ursächlich können **angeborene oder erworbene Herzfehler** sein. Vor allem dilatative Kardiomyopathien, z. B. nach einer Myokarditis, prädisponieren für eine solche Rhythmusstörung. Auch Elektrolytverschiebungen, insbesondere Störungen des Kaliumspiegels, können ventrikuläre Tachykardien verursachen.

Eine ventrikuläre von einer supraventrikularen Tachykardie zu unterscheiden, ist bei Kindern nicht immer einfach. Die Unterteilung in schmale und breite QRS-Komplexe gelingt oftmals nicht wie beim Erwachsenen bereits durch das bloße Betrachten des EKGs. Auch können beide Tachykardieformen extrem schnelle Herzfrequenzen produzieren. Eine genaue und gründliche EKG-Interpretation ist daher von Vorteil.

Auch wenn das Kind noch einen tastbaren Puls hat, können durch den schnellen Herzschlag schnell kreislaufunwirksame Ventrikelkontraktionen entstehen. Somit sollte frühzeitig eine elektrische Kardioversion erwogen werden, wenn das Kind Schockzeichen aufweist. Eine sehr genaue Reevaluation der Rekapillarisierungszeit, der Pulsstärke und der Vigilanz sind notwendig. Wenn möglich, sollte eine **Kardioversion in Analgosedierung** durchgeführt werden. Dies kann nasal oder intravenös geschehen. Bei dynamischer Zustandsverschlechterung ist es jedoch wahrscheinlich, dass das Kind einen schleichenden Kreislaufstillstand erleidet. Hier kann die Suche nach einer geeigneten Punktionsvene fatale Folgen haben.

Die elektrische Kardioversion erfolgt beim Kind beim ersten Versuch mit 1 Joule/kg KG, beim zweiten Versuch mit 2 Joule/kg KG. Im dritten Versuch wird das Kind mit 4 Joule/kg Körpergewicht defibrilliert. Zu bedenken ist, dass der elektrische Kardioversionserfolg nur zeitlich begrenzt sein kann. Daher sollte spätestens nach elektrischer Kardioversion ein intravenöser Zugang gelegt werden. Bei Schwierigkeiten ist der intraossäre Zugang indiziert.

9

Bei einer polymorphen ventrikulären Tachykardie (Torsade des pointes) kann ein Long-QT-Syndrom ursächlich sein. Hier sollte kein Amiodaron gegeben werden, da dieses die QT-Zeit weiter verlängert. Magnesiumsulfat in einer Dosierung von 50 mg/kg KG über 15 Min. als Kurzinfusion ist das Medikament der Wahl.

9.3.2 Bradykardie beim Kind

Bis zum Beweis des Gegenteils ist eine Bradykardie im Kindesalter auf eine **Hypoxie** zurückzuführen. Besteht sie nach Sicherung einer guten Oxygenierung fort, kommen auch andere Ursachen in Betracht. Diese sind jedoch selten und die Anamnese kann hier gut helfen, angeborene Herzerkrankungen und Intoxikationen mit bradykardisierenden Medikamenten oder Chemikalien herauszufinden.

Sinusbradykardie

Eine Sinusbradykardie ist häufig die Folge einer Hypoxie. Sie kann aber auch Ausdruck eines **dekompensierten hypovolämischen Schocks** sein. Kinder kompensieren einen Volumenmangel zwar lange erfolgreich durch hohe Herzfrequenz und eine Vasokonstriktion. Bei Dekompensation werden sie jedoch schnell bradykard und hypoton, ein Versterben ist dann nur noch mit sofortiger Therapie ohne Verzögerung zu verhindern.

Eine Sinusbradykardie kann auch durch einen **Vagusreiz** ausgelöst werden – beispielsweise durch Druck auf die Augen beim Kleinkind, ein kaltes Tuch im Gesicht oder auch durch Übelkeit und Erbrechen. Hierbei kann die Bradykardie bis hin zur Asystolie gehen, ist jedoch in der Regel selbstlimitierend, wenn der Parasympathikotonus wieder abnimmt. Gerade bei Jugendlichen kann beispielsweise auch bei angstbesetzten Prozeduren wie dem Legen eines i. v. Zugangs eine kurzzeitige Bradykardie als parasympathische Überkompensation der Stressreaktion auftreten. Schwindel und Übelkeit sind hierbei häufig Begleitsymptome. Die Herzfrequenz kann hier kurzzeitig bis < 30/Min. fallen.

Bei Kindern und Jugendlichen, die viel Ausdauersport betreiben, findet sich wie beim Erwachsenen häufig ein sehr langsamer Ruhepuls. Das ist normal und zeigt eine Anpassung des Herz-Kreislauf-Systems an die sportliche Betätigung.

Eine Sinusbradykardie kann unter anderem auch bei hohem Hirndruck auftreten und ist hier Teil der **Cushing-Trias.** Weitere Zeichen für einen gesteigerten intrazerebralen Druck sind schwallartiges Erbrechen, eine Vigilanzminderung, Schwindel oder andere neurologische Ausfälle. Bei sehr kleinen Kindern kann außerdem das **Sonnenuntergangsphänomen** sichtbar sein. Hierbei schauen die Kinder scheinbar nach unten. Die Iris sieht aus wie eine untergehende Sonne.

AV-junktionale und ventrikuläre Ersatzrhythmen

Liegt eine Bradykardie ohne Sinusrhythmus vor, ist in der Regel ein tiefer liegendes Schrittmacherzentrum im Herzen angesprungen. Gerade bei Vagusreizen kommt es gelegentlich vor, dass ein **hoher Ersatzrhythmus** aus dem AV-Knoten entsteht. Man erkennt ihn an einem fehlenden P vor dem QRS-Komplex und einer Bradykardie, die häufig gar nicht so ausgeprägt ist. Nach dem QRS-Komplex kann manchmal eine kleine negative Welle gesehen werden, die die Vorhoferregung in falscher Richtung sichtbar macht.

Eine Blockade der sinuatrialen Reizleitung kann nach herzchirurgischen Operationen auftreten, aber auch im Rahmen einer Myokarditis. Meistens ist die Erregungsleitung vom Sinusknoten zum AV-Knoten nicht immer blockiert. Eine Arrhythmie mit einem Wechsel von Sinusrhythmus und Ersatzrhytmus kann vorliegen und als Sinusrhythmus mit vermehrten Extrasystolen fehlgedeutet werden.

Ventrikuläre Ersatzrhythmen können bei AV-Blöcken auftreten. Sie sind sehr selten bei Kindern und betreffen vorwiegend herzkranke Kinder.

AV-Blöcke

AV-Blockierungen kommen bei Kindern gelegentlich vor und können bis zu einem bestimmten Maße normal sein (➤ Kap. 9.2.1, ➤ Abb. 9.9). Es muss jedoch zwischen dem Vorliegen eines AV-Blocks in der Notfallsituation und intermittierenden, selbstlimitierenden AV-Blöcken im Langzeit-EKG unterschieden werden.

Auch bei Kindern können erst- bis drittgradige AV-Blöcke auftreten. **Erstgradige AV-Blöcke** sind asymptomatisch und oft ohne pathologischen Hintergrund, können aber auch nach einer Infektion auftreten. **Höhergradige AV-Blöcke** treten oftmals nach herzchirurgischen Interventionen auf und so ist es sinnvoll, bei einem Kind mit Bradykardie oder arrhythmischem Puls nach Herz-OP nach einem AV-Block zu suchen, sobald eine Hypoxie ausgeschlossen wurde. Ein drittgradiger AV-Block kann auch angeboren sein (➤ Kap. 9.2.1).

Insgesamt ist auch hier wieder der zirkulatorische Zustand des Kindes entscheidend. Wenn möglich, sollte es in ein Krankenhaus mit Kinderkardiologie gebracht werden.

9.3.3 Herzmuskelhypertrophien beim Kind

Muss der Herzmuskel dauerhaft ein großes Volumen wegpumpen oder arbeitet er dauerhaft gegen einen hohen Druck an, verdickt er sich und wird hypertroph. Somit ist eine Myokardhypertrophie ein Prozess, der über eine **längere Zeit** stattfindet, und letztlich ein **Anpassungsmechanismus,** um das Herzzeitvolumen aufrecht zu erhalten. Bei Erwachsenen findet man öfter eine linksventrikuläre Hypertrophie, weil der linke Ventrikel beispielsweise durch einen dauerhaft schlecht eingestellten arteriellen Hypertonus permanent gegen einen hohen Druck anarbeiten muss. Bei Kindern spielen sich viele angeborene Herzfehler im Bereich des rechten Ventrikels ab.

Nicht selten sind Kinder bei kleineren Defekten gut an ihren Herzfehler angepasst und zeigen somit kaum Symptome. Sie können durch Synkopen auffällig werden, manchmal ist ein Herzfehler auch ein Zufallsbefund. Trotzdem ist es wichtig, diese Kinder zu identifizieren, denn manche Herzfehler belasten das Herz dauerhaft und irreversible Schäden sind möglich.

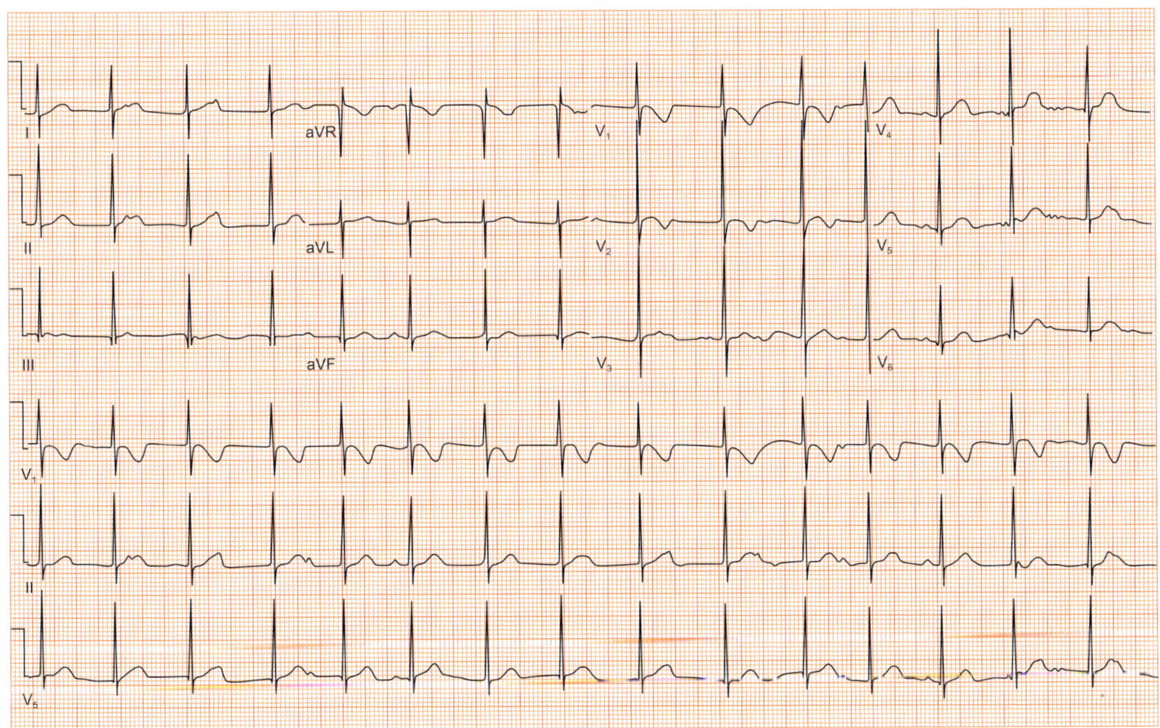

Abb. 9.9 AV-Block nach Intoxikation mit einem Kalziumantagonisten bei einem 9 Monate alten Säugling [L231]

Rechtsherzhypertrophie

Das rechte Herz unterteilt sich in Vorhof und Ventrikel. Beide können unabhängig voneinander hypertroph werden. Bei Kindern betrifft eine Volumen- oder Druckbelastung jedoch nicht selten beide rechte Herzhöhlen.

Eine Hypertrophie des Vorhofs erkennt man an **Auffälligkeiten der P-Welle.** In ➤ Kap. 6.3.1 wird genauer beschrieben, warum eine Zunahme des Vorhofmyokards zu sichtbaren Änderungen im EKG führt. Bei Kindern ist eine Vorhofhypertrophie im EKG sehr schwer zu erkennen. Trotzdem lohnt sich ein Blick auf die P-Welle bei der Suche nach einer Rechtsherzhypertrophie, v. a. in den Ableitungen II, III und aVF. Ist ihre Amplitude höher als 0,3 mV, kann das in Kombination mit anderen Zeichen für das Vorliegen einer Rechtsherzhypertrophie sprechen.

Der rechte Ventrikel ist nach der Geburt physiologisch hypertrophiert (➤ Kap. 9.1). Am EKG eines Neonaten kann man also erkennen, wie eine **rechtsventrikuläre Hypertrophie (RVH)** in anderen Altersklassen aussieht.

Es finden sich hohe R-Zacken in V_1 und tiefe S-Zacken in V_6. Ein R/S-Verhältnis > 1 in V_1 (das R ist höher als das S tief) kann vorliegen. Auch ein qR-Komplex in V_1 ist sehr typisch für eine rechtsventrikuläre Hypertrophie. Die T-Welle in V_1 ist positiv und der Lagetyp ist pathologisch nach rechts verlagert. Ein überdrehter Rechtstyp kann daher ebenso wie eine überhöhte P-Welle einen Hinweis auf eine Rechtsherzhypertrophie liefern. Auch ein Rechtsschenkelblock ist möglich.

Bei der RVH wie auch der LVH kann in schweren Fällen ein sog. Strain Pattern vorliegen. Damit sind Veränderungen gemeint, die auf eine relative Myokardischämie aufgrund der Ventrikelhypertrophie hinweisen. Bei diesen Patienten stehen die **Achsen des QRS-Komplexes und der T-Welle** in einem **abnormen Verhältnis** zueinander. Der Winkel zwischen beiden Achsen beträgt mehr als 90°. Manche EKG-Geräte geben diesen Winkel bereits auf dem Ausdruck an.

Ursachen für die Hypertrophie des rechten Ventrikels sind meistens Druckbelastungen. Stenosen der Pulmonalklappe, aber auch ein pulmonaler Hypertonus können die Ursache sein (➤ Abb. 9.10). Auch ein Defekt im Vorhofseptum (ASD) kann durch eine Volumenbelastung zunächst des rechten Vorhofs, später auch des rechten Ventrikels, eine RVH auslösen. Teilweise sind die pathophysiologischen Prozesse so schleichend, dass die Diagnose erst im späteren Kindesalter gestellt wird. Die Kinder fallen durch Herzrhythmusstörungen oder reduzierte körperliche Belastbarkeit auf. Manche bleiben sehr lange symptomfrei.

Insgesamt kann die Diagnose einer RVH nur echokardiografisch gesichert werden. Finden sich in der körperlichen Untersuchung klassische **Rechtsherzinsuffizienz-Zeichen** wie prominente Halsvenen, periphere Ödeme und ein hepatojugulärer Reflux, kann in Kombination mit der Anamnese und dem EKG ein erster Anfangsverdacht geäußert werden. Bei der Auskultation des Herzens kann je nach Grunderkrankung ein Herzgeräusch gefunden werden.

Linksherzhypertrophie

Zeichen einer linksventrikulären Hypertrophie werden genau wie bei der RVH am besten in den Brustwandableitungen gesehen. Hier liegen tiefe S-Zacken in V_1 und hohe R-Zacken in V_6 vor, beide über die 98. Perzentile (➤ Abb. 9.11). Auch hohe R-Zacken in aVF und T-Negativierungen in II, III, aVF, V_5 und V_6 können bei schwerer linksventrikulärer Hyper-

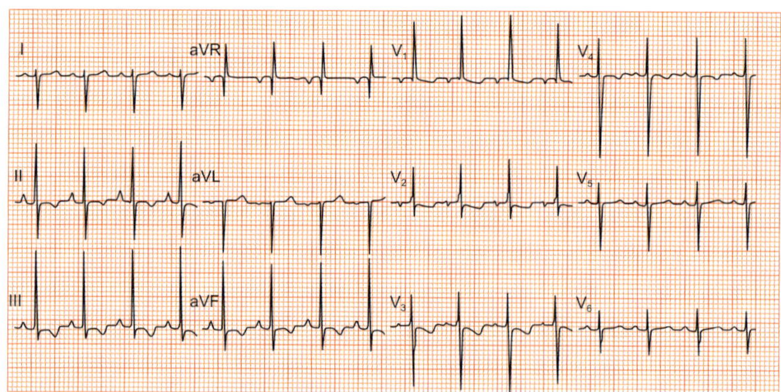

Abb. 9.10 EKG eines 10-jährigen Kindes mit Rechtsherzhypertrophie aufgrund eines Lungenhochdrucks. Man erkennt das Bild eines neonatalen EKGs, das in Bezug auf das Alter des Kindes hier pathologisch ist. [L231]

trophie vorliegen. Erregungsrückbildungsstörungen sind ein Zeichen einer schweren Hypertrophie. Ein Linkstyp oder überdrehter Linkstyp können vorkommen, ebenso wie Q-Zacken in V_4 bis V_6.

Die **linksatriale Hypertrophie** erkennt man an einer verlängerten P-Wellen-Dauer, teilweise mit doppelgipfligem Aussehen (➤ Kap. 9.2.1 und ➤ Kap. 6.3.1). Auch ein biphasisches P in V_1 ist möglich.

Bei der Linksherzhypertrophie haben Kinder, die EKG-Auffälligkeiten zeigen, auch oft Symptome. Synkopen, v. a. unter Belastung, können vorkommen. Auch eine pulmonalvenöse Stauung, die sich bis hin zum Lungenödem entwickeln kann, ist möglich, letztlich auch linkskardiale Dekompensationen mit Low-Cardiac-Output-Syndrom. Oftmals liegen einer Linksherzhypertrophie beim Kind Abflussbehinderungen im Bereich der Aortenklappe oder des Aortenbogens zugrunde. Auch eine hypertroph-obstruktive Kardiomyopathie kann ursächlich sein (➤ Kap. 6.3.2). In schweren Fällen kann eine relative Myokardischämie mit Angina-pectoris-Beschwerden auftreten.

MERKE

Ein Erwachsenen-EKG beim kleinen Kind ist pathologisch (LVH), ebenso wie ein Neugeborenen-EKG beim Kind jenseits der Neugeborenenperiode (RVH).

Biventrikuläre Herzhypertrophie

Bei der biventrikulären Hypertrophie findet sich letztlich eine Kombination aus den o. g. Kriterien: Zeichen einer RVH mit gleichzeitig tiefen S-Zacken in V_1 und hohen R-Zacken in V_6. Auch hohe QRS-Amplituden mit quasi gleich hohem R und S in I, III, aVR und aVL, sowie V_5 und V_6 sind charakteristisch **(Katz-Wachtel-Phänomen).**

9.3.4 Angeborene Herzfehler

Es gibt eine Vielzahl angeborener Herzfehler, die aus einer fehlerhaft abgelaufenen Embryonalentwicklung entstehen können. Je nachdem, wie gravierend die Störung für die Hämodynamik ist, kommt es in einigen Fällen direkt nach der Geburt oder in den ersten Lebenstagen zu Symptomen. Durch die pränatale Ultraschallroutinediagnostik werden komplexe Herzfehler in Deutschland in den meisten Fällen vor der Geburt erkannt und eine Behandlung interdisziplinär schon im Vorweg geplant. Bei einigen Verläufen können die Kinder jedoch auch lange Zeit völlig asymptomatisch sein und irgendwann mit einer Synkope beim Schulsport erstmals auffällig werden. Gerade bei Synkopen lohnt es sich daher, nach Zeichen eines Herzfehlers zu suchen. Anamnestische Hinweise auf eine Herzinsuffizienz, eine reduzierte Belastbarkeit, Infektanfälligkeit, Dyspnoe, Herzklopfen oder -stolpern kommen dabei oft erst bei genauerem Nachfragen heraus. Bei der körperlichen Untersuchung kann gelegentlich ein Herzgeräusch gehört werden. Dabei ist es präklinisch und ohne kinderkardiologische Erfahrung schwierig, einen Herzfehler anhand des Geräuschs exakt zu diagnostizieren. Dies ist jedoch auch nicht der Anspruch an die präklinische Versorgung. Ein Kind mit einem Herzfehler zu erkennen, ist allerdings wichtig, da manche Herzfehler zum plötzlichen Herztod führen können. Somit ist weniger die Art des Herzgeräuschs als das Vorhandensein eines Herzgeräuschs für die weitere Versorgung des Kindes relevant.

Abhängig von der Größe des Herzfehlers können Symptome schwerwiegender oder dezenter ausfallen. EKG-Veränderungen bei angeborenen Herzfehlern sind meist unspezifisch und oft Ausdruck einer Herzmuskelhypertrophie durch Druck- oder Volumenbelastung.

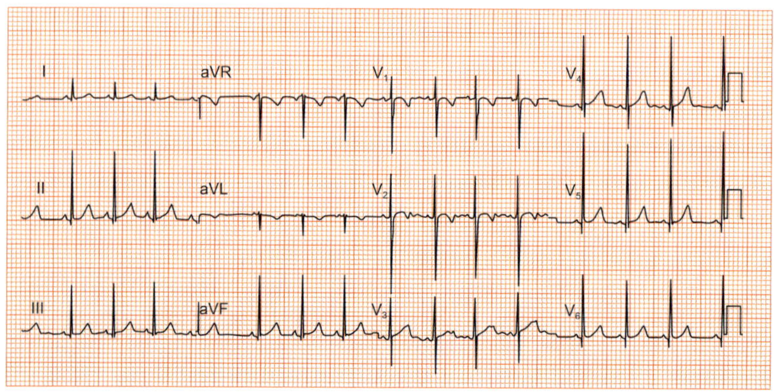

Abb. 9.11 Dieses EKG eines 3-jährigen Kindes zeigt Zeichen einer schweren linksventrikulären Hypertrophie aufgrund eines nicht korrigierten Herzfehlers. Die tiefen S-Zacken in V_1 sind nicht altersentsprechend und weisen auf ein verdicktes Myokard des linken Ventrikels hin. [L231]

Das EKG besitzt daher nur eingeschränkten diagnostischen Wert. Es ist jedoch neben Anamnese und körperlicher Untersuchung das einzige diagnostische Hilfsmittel, das präklinisch verfügbar ist. Gesichert wird die Diagnose durch die Echokardiografie.

Vorhofseptumdefekt (atrialer Septumdefekt, ASD)

Wenn ein Loch in der Trennwand zwischen beiden Vorhöfen vorhanden ist, fließt entlang des Druckgradienten Blut zwischen den Vorhöfen. In der Fetalperiode fließt das Blut dauerhaft vom rechten Vorhof in den linken über das Foramen ovale. Besteht hier eine zusätzliche Öffnung (ASD), stört das die fetale Zirkulation nicht unbedingt. Bei der Geburt wird das Foramen ovale verschlossen (➤ Kap. 9.1), der ASD jedoch nicht.

Der ASD macht ungefähr 10 % aller angeborenen Herzfehler aus. Die Schwere der Symptomatik und das Alter, in dem die Kinder Symptome entwickeln, hängen von der Größe des **Shunt-Volumens** und der Flussrichtung des Blutes ab. Das Shunt-Volumen ist das Blutvolumen, welches pro Herzschlag über die Kurzschlussverbindung fließt. Auch der Blutdruck im Lungenkreislauf ist hierfür relevant.

Die Symptome sind unspezifisch. Schnelle Erschöpfbarkeit, Leistungsminderung und eine Belastungsdyspnoe können die einzigen anamnestischen Hinweise sein.

Im EKG findet man bei ungefähr einem Drittel der Patienten einen AV-Block Grad I. Eine rechtsventrikuläre Hypertrophie ist möglich und kann sich im EKG widerspiegeln (➤ Kap. 9.3.3): Klassischerweise ist die Herzachse nach rechts verlagert mit einem QRS-Vektor zwischen +90° und +170° und in den rechtspräkordialen Ableitungen zeigt sich ein RSR'-Muster.

Eine operative Korrektur des ASD ist selten erforderlich. Bei kleinen Kindern und kleinem Defekt wird oft abgewartet, ob es zu einem spontanen Verschluss kommt. Ab dem späten Kindergartenalter ist dies unwahrscheinlich und der ASD wird interventionell verschlossen.

Ventrikelseptumdefekt (VSD)

30 % der Kinder mit einem angeborenen Herzfehler haben einen Ventrikelseptumdefekt. Damit ist er einer der **häufigsten Herzfehler** im Kindesalter. Hier existiert ein Loch im Septum zwischen linkem und rechtem Ventrikel. Da der Druck im linken Ventrikel wesentlich höher als im rechten ist, fließt vermehrt Blut in den rechten Ventrikel. Eine Volumen- und Druckbelastung des Ventrikels sind die Folgen und eine **RVH** kann entstehen. Auch eine **biventrikuläre Herzhypertrophie** ist möglich, v. a. bei großen Defekten. Häufig bestehen gleichzeitig noch andere Herzfehler. Ein Ventrikelseptumdefekt kann auch im Rahmen von genetischen Erkrankungen wie der Trisomie 21 (Down-Syndrom) auftreten.

Bei einem **großen Ventrikelseptumdefekt** gleicht sich der Druck im linken und im rechten Ventrikel an. Dadurch werden beide Herzkammern belastet, ebenso wie das Niederdrucksystem des Lungenkreislaufs. Durch die vermehrte Lungendurchblutung, die eine Folge des pathologischen Blutflusses ist, kann es zur Entstehung eines Lungenhochdrucks kommen. Wird ein großer Ventrikelseptumdefekt nicht rechtzeitig korrigiert, bleiben hier und am Myokard schwere Schäden zurück.

Kleinere Ventrikelseptumdefekte können drucktrennend sein. Das bedeutet, dass im rechten Ventrikel weiterhin ein niedrigerer Druck herrscht als im linken, eventuell sogar ein normaler rechtsventrikulärer Druck. Diese Formen des Ventrikelseptumdefekts verursachen weniger klinische Symptome und Folgeschäden am rechten Herzen und der Lungenstrombahn. Ein kleiner Ventrikelseptumdefekt kann sich im Laufe des Kindesalters verschließen und führt nicht zu relevanten hämodynamischen Auffälligkeiten.

Je größer der Ventrikelseptumdefekt, desto früher werden die Kinder symptomatisch. Bei kleineren Defekten wird unter Umständen nur von einer Neigung zu Infekten berichtet. Bei größeren Defekten zeigt das Kind bereits im Säuglings- oder Neugeborenenalter Zeichen einer zunehmenden Herzinsuffizienz wie Trinkschwäche, Gedeihstörung und respiratorische Auffälligkeiten.

Im EKG können Rückschlüsse auf die Relevanz eines Ventrikelseptumdefekts gezogen werden. Positive T-Wellen in den rechtspräkordialen Ableitungen, eine milde Sinustachykardie, tiefe S-Zacken in V_1 und hohe R-Zacken in V_6 zeigen eine Belastung beider Ventrikel an. Dies ist bei schweren Defekten möglich, bei denen der Druck im linken und rechten Ventrikel gleich ist.

Bei einem **drucktrennenden Ventrikelseptumdefekt** findet man häufig nur milde Zeichen einer rechtsventrikulären Hypertrophie. Je kleiner der Defekt ist, desto wahrscheinlicher sieht man ein normales EKG.

Persistierender Ductus arteriosus (PDA)

Es handelt sich hierbei um einen häufigen Herzfehler in der **Neugeborenenphase** (➤ Kap. 9.1.1). Der PDA ist streng genommen kein angeborener Herzfehler, sondern Ausdruck einer gestörten kardiorespiratorischen Anpassung nach der Geburt. Bleibt dauerhaft ein Kurzschluss zwischen Pulmonalarterie und Aorta, kehrt sich der Blutfluss gegenüber der Embryonalperiode um: Von der Aorta fließt nun vermehrt Blut in die Pulmonalarterie. Dadurch kommt es zu einer Volumenbelastung des Lungenkreislaufs und des dahinter geschalteten linken Herzens. Somit können im EKG Linksherzhypertrophie-Zeichen auftreten (➤ Kap. 9.3.3)

Aortenklappenstenose

Eine angeborene Veränderung der Aortenklappe kann bei Kindern und Jugendlichen zu einer **Anfälligkeit für eine Endokarditis** führen und wird mitunter erst in diesem Zusammenhang diagnostiziert. Es sind jedoch auch angeborene Verengungen der Aortenklappe oder der Region knapp unter oder über der Klappe möglich **(subvalvuläre und supravalvuläre Stenose).**

Je weniger Einfluss die Stenose auf die Herztätigkeit hat, desto schleichender treten erste Symptome auf. Viele Patienten werden erst im Jugendalter symptomatisch.

Im EKG sind prinzipiell Zeichen einer **linksventrikulären Hypertrophie** sichtbar. Diese können beim Jugendlichen das gleiche Bild wie beim Erwachsenen erzeugen (➤ Kap. 6.3.2). Positive T-Wellen in V_1 zusammen mit ST-Senkungen in II, III und aVF kommen bei relevanten Stenosen älterer Kinder vor. Pathologische Q-Zacken sind für diese Erkrankung eher untypisch.

Bei kleineren Kindern können positive T-Wellen in den rechtspräkordialen Ableitungen und eine für das Alter ungewöhnliche Linksverlagerung der Herzachse die einzigen Zeichen sein. Klinisch ist spätestens beim **Auftreten von Synkopen** therapeutische Eile geboten. Denn eine Aortenklappenstenose kann v. a. unter Belastung zum plötzlichen Herztod führen. Ist die angeborene Stenose schwerwiegend, treten bereits im Säuglingsalter Zeichen einer linkskardialen Dekompensation auf.

Pulmonalstenose

Auch die Pulmonalklappe kann stenotisch verändert sein. Dies kommt oft in Kombination mit anderen Herzfehlern vor, kann aber auch isoliert auftreten. Folge ist eine chronische Rechtsherzbelastung durch Druck und ein typisches **Cor pulmonale** mit Ventrikel- und Vorhofhypertrophie. Bei einer hochgradigen Stenose treten Symptome bereits im Neugeborenenalter auf, sobald der Ductus arteriosus sich verschlossen hat. Die Kinder zeigen eine Zyanose und Zeichen einer rechtsventrikulären Dekompensation sowie Dyspnoe. Bei weniger ausgeprägten Stenosen können die Patienten klinisch unauffällig sein.

Auch bei der Pulmonalstenose treten Hypertrophiezeichen des rechten Ventrikels mit zunehmender Schwere der Erkrankung auf. Die Herzachse kann bis +150° nach rechts verlagert sein. Das R/S-Verhältnis in V_1 ist oft bis 4 : 1 gesteigert. Bei schwerer Pulmonalstenose kann auch eine rechtsatriale Hypertrophie vorliegen mit hochamplitudiger P-Welle > 0,3 mV.

Ein normales EKG schließt eine Pulmonalstenose jedoch nicht aus und ist bei leichteren Stenosen die Regel.

9.4 Zusammenfassung

- Kinder haben seltener Herzerkrankungen als Erwachsene. Herzfehler sind häufig angeboren, eine Herzinsuffizienz kann allerdings auch Folge einer Myokarditis sein.
- Herzhypertrophien belasten das kindliche Herz dauerhaft und können bei Kindern zu irreversiblen Schäden führen. Eine Identifikation dieser Kinder ist unabdingbar.
- Supraventrikuläre Tachykardien sind die häufigsten Herzrhythmusstörungen bei Kindern.
- Eine Bradykardie ist sehr oft Folge eines Sauerstoffmangels. Sie kann auch beim dekompensierten hypovolämischen Schock auftreten.
- Die Normwerte im EKG unterscheiden sich bei Kindern und Erwachsenen.
- Generell haben Kinder weniger Herzmuskelmasse, sodass Zeiten und Intervalle im EKG oft kürzer sind als bei Erwachsenen.
- T-Negativierungen in V_1 bis V_4 sind bei Kindern normal. Sie bilden sich bis zum Erwachsenenalter zurück. T-Negativierungen in V_5/V_6 sind wie beim Erwachsenen immer pathologisch.
- Angeborene Herzfehler können zu Infektanfälligkeit, Trinkschwäche beim Säugling, Gedeihstörungen, reduzierter Belastbarkeit, Synkopen, Dyspnoe oder Zyanoseanfällen führen.
- Je schwerer der Herzfehler die Hämodynamik beeinträchtigt, desto früher werden die Kinder symptomatisch und desto auffälliger ist die Symptomatik.
- Kardiale Notfälle äußern sich bei Kindern häufig durch Oxygenierungsstörungen, C-Problematiken und/oder klassischen Herzinsuffizienzzeichen, wie sie auch beim Erwachsenen zu beobachten sind.

WIEDERHOLUNGSFRAGEN – BASIC

1. Was sind die häufigsten tachykarden Herzrhythmusstörungen bei Kindern?
2. Was sind mögliche Symptome eines angeborenen Herzfehlers?
3. Was ist der häufigste angeborene Herzfehler bei Kindern?
4. Nennen Sie fünf Ursachen einer Sinustachykardie beim Säugling.
5. Worin liegt die häufigste Ursache einer bradykarden Herzrhythmusstörung bei Kindern?
6. Inwieweit unterscheiden sich die kindlichen Kompensationsmechanismen beim Schock vom Erwachsenen?

WIEDERHOLUNGSFRAGEN – ADVANCED

1. Nach welchem systematischen Ansatz erfolgt die EKG-Interpretation bei Kindern?
2. Wie gestaltet sich die Therapie von tachykarden Herzrhythmusstörungen beim Vorliegen von Instabilitätszeichen?
3. Wie gehen Sie bei der Kardioversion von Kindern vor?
4. Was sind Anzeichen einer Rechtsherzhypertrophie?
5. Wie unterscheiden sich neonataler und fetaler Kreislauf voneinander?
6. Warum sind die rechtspräkordialen Ableitungen bei Kindern besonders relevant

LITERATUR

Albinni S, Hanslik A, Marx M. Tachykarde Herzrhythmusstörungen im Kindes- und Jugendalter. Monatsschrift Kinderheilkunde. 2010; 158: 1263–1278.

Anderson RH, Baker EJ, Redington A et al. Pediatric Cardiology. 3rd ed. Philadelphia, PA: Churchill Livingstone/Elsevier, 2010.

Baren JM, Rothrock SG, Brennan JA et al. Pediatric Emergency Medicine. Philadelphia, PA: Saunders/Elsevier, 2008.

Chan TC, Brady WJ, Harrigan RA et al. (ed.). ECG in Emergency Medicine and Acute Care. Philadelphia, PA: Elsevier, 2005.

Chan TC, Sharieff GQ, Brady WJ. Electrocardiographic manifestations: pediatric ECG. J Emerg Med. 2008; 35(4): 421–430.

Jefferies JL, Chang AC, Rossano JW et al. (eds.) Heart Failure in the Child and Young Adult. London: Academic Press/Elsevier, 2018.

Kamphuis VP, Blom NA, van Zwet EW et al. Normal values of the ventricular gradient and QRS-T angle, derived from the pediatric electrocardiogram. J Electrocardiol. 2018; 51(3): 490–495.

Lindinger A, Schwedler G, Hense HW. Prevalence of congenital heart defects in newborns in Germany: results of the first registration year of the PAN study (July 2006 to June 2007). Klin Pädiatr. 2010; 222(5): 321–326.

Muntau AC. Intensivkurs Pädiatrie. 6. A. München: Elsevier, 2011.

O'Connor M, McDaniel N, Brady WJ. The pediatric electrocardiogram Part I: Age-related interpretation. Am J Emerg Med. 2008; 26(2): 221–228.

O'Connor M, McDaniel N, Brady WJ The pediatric electrocardiogram Part II: Dysrhythmias. Am J Emerg Med. 2008; 26(3): 348–358.

O'Connor M, McDaniel N, Brady WJ. The pediatric electrocardiogram Part III: Congenital heart disease and other cardiac syndromes. Am J Emerg Med. 2008; 26(4): 497–503.

Palhares DMF, Marcolino MS, Santos TMM et al. Normal limits of the electrocardiogram derived from a large database of Brazilian primary care patients. BMC Cardiovasc Disor. 2017; 17(1): 152.

Park MK, Salamat M. Park's Pediatric Cardiology for Practitioners. 7th ed. Philadelphia, PA: Saunders/Elsevier, 2020.

Park MK, Guntheroth WG. How to read pediatric ECG's. 4th ed. Oxford: Elsevier, 2006.

Rijnbeek PR, Witsenburg M, Schrama E et al. New normal limits for the paediatric electrocardiogram. Eur Heart J. 2001; 22(8): 702–711.

Wills BK, Liu JM, Wahl M. Third-degree AV block from extended-release diltiazem ingestion in a nine-month-old. J Emerg Med. 2010; 38(3): 328–331.

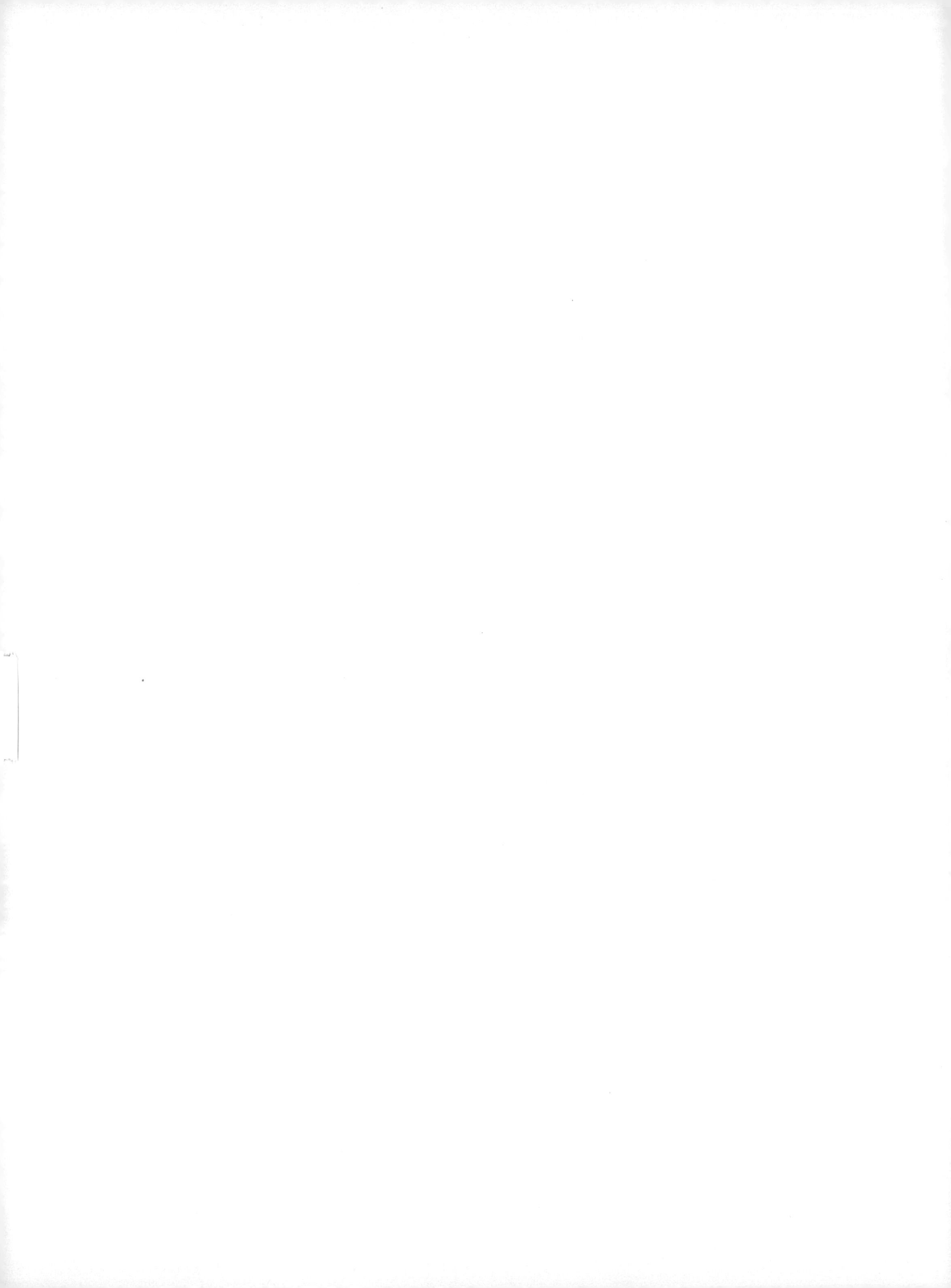

KAPITEL

10 Medikamente

Frank Flake

LERNZIELE – BASIC

- Indikationsstellungen für Antiarrhythmika benennen können
- Gefahren durch die Verwendung von Antiarrhythmika wiedergeben können
- Die unterschiedlichen Antiarrhythmika-Klassen benennen können
- Beispielpräparate von Antiarrhythmika aufzählen können
- Das grundlegende Therapiekonzept bei stabilen und instabilen Herzrhythmusstörungen erläutern können

LERNZIELE – ADVANCED

- Die spezielle Terminologie zu Antiarrhythmika kennen
- Die Indikationen und Dosierungen der gängigsten Antiarrhythmika nennen können
- Therapiekonzepte für Bradykardie und Tachykardie nach ERC erläutern können
- Hemmende und erregende Wirkungen von Digitalis beschreiben können
- Mögliche EKG-Veränderungen nach Einnahme von Antiarrhythmika beschreiben können

10.1 Notfallmedikamente

Bei den im Bereich von Rhythmusstörungen eingesetzten Medikamenten handelt es sich um **Antiarrhythmika.** Ziel ist die erfolgreiche Behandlung von Herzrhythmusstörungen, die z. B. häufig im Rahmen eines akuten Myokardinfarkts (AMI) oder auch anderer pathologischer Prozesse auftreten können. In der Notfallmedizin und v. a. im präklinischen Bereich wird versucht, mittels Antiarrhythmika weiteren Schaden, wie z. B. ein Kammerflimmern mit nachfolgender Reanimation abzuwenden. Eine endgültige Therapie ist nur selten möglich. Ebenfalls macht es nicht immer Sinn, Rhythmusstörungen medikamentös zu behandeln. Vielfach ist auch eine elektrische Therapie z. B. durch Kardioversion die besser geeignete Alternative.

In den letzten Jahren ist der Einsatz von Antiarrhythmika deutlich eingeschränkt worden und zurückgegangen. Grund hierfür sind groß angelegte Studien wie die SWORD- oder CAST-Studie, die teilweise eine höhere Sterblichkeit als ohne solche Medikamente nachwiesen. Vor allem die Antiarrhythmika der Klasse I nach Vaughan und Williams (➤ Kap. 10.1.1) sind davon betroffen.

ACHTUNG

Gefahr durch Antiarrhythmika

Jedes Antiarrhythmikum birgt auch die Gefahr, Rhythmusstörungen auszulösen. Aus diesem Grund gilt immer eine strenge Indikationsstellung.

Diese Medikamente gehören nur in die Hand von erfahrenen Kollegen. Sie sollten nur unter EKG-Kontrolle appliziert werden. Ihr Einsatz ist gerechtfertigt bei:

- Gefahr des plötzlichen Herztodes durch die Rhythmusstörungen
- Hämodynamische Störungen: Bewusstseinsstörungen, Schwindel, Synkopen etc.

MERKE

Spezielle Terminologie

Bei der Wirkweise von Antiarrhythmika wird nicht selten eine „spezielle Terminologie" verwendet, die zu kennen es sich lohnt. Die positiven Eigenschaften innervieren den Sympathikus, die negativen innervieren den Parasympathikus. Letztere setzen v. a. im Vorhof am Sinus- und AV-Knoten an. Eingesetzt werden Medikamente, die sowohl positiv als auch negativierend wirken können.

- **Chronotrop** = Schlagfrequenz des Herzens beeinflussend (positiv und negativ)
- **Dromotrop** = Erregungsleitung des Herzens beeinflussend (positiv und negativ)
- **Inotrop** = Kontraktionskraft des Herzens beeinflussend (positiv)
- **Lusitrop** = Erschlaffung des Herzens (Relaxation) beeinflussend (positiv)
- **Bathmotrop** = Erregbarkeit beeinflussend (positiv und negativ)

Einige Wirkstoffe von Antiarrhythmika und Medikamenten im Speziellen kann man anhand ihrer Namensendungen zuordnen. Dafür gibt es aber keine „gesetzliche Grundlage". Nicht selten werden die Namen auch willkürlich gewählt. ➤ Tab. 10.1 gibt einen Überblick über klassische Endungen.

Tab. 10.1 Substanzklassen und Namensendungen

Endung	Substanzklasse
-olol	β-Blocker
-dipin	Kalziumantagonisten, Antihypertonika
-zosin	α_1-Blocker, Antihypertonika
-nitrat	Nitrate
-afil	PDE-Hemmer
-pril	ACE-Hemmer
-statin	CSE-Hemmer
-gatran	Einige Antikoagulantien

10.1.1 Einteilung nach Vaughan und Williams

Antiarrhythmika werden entsprechend ihren elektrophysiologischen Eigenschaften nach Vaughan und Williams in vier Klassen eingeteilt. Diese Einteilung ist nicht unumstritten, weil einige Medikamente in mehreren Klassen stehen könnten. Beispielsweise besitzt Amiodaron als bei der Reanimation verwendetes Medikament Eigenschaften aller Klassen und einige Medikamente lassen sich gar keiner Klasse zuordnen. Nicht alle werden in der präklinischen Notfallmedizin angewendet. Ausführlich beschrieben werden hier nur die gebräuchlichsten.

Klasse I: Natriumkanalblocker

Antiarrhythmika der Klasse I hemmen den schnellen Natriumeinstrom des Aktionspotenzials im Myokard. Dies geschieht durch direkte Blockade der spannungsabhängigen Natriumkanäle. Das Membranpotenzial stabilisiert sich und die Erregungsleitung verschlechtert sich.

Sie werden in drei weitere Untergruppen unterteilt. Im Rettungsdienst werden nur wenige eingesetzt:

Klasse IA

Wirkstoffe Ajmalin, Chinidin, Disopyramid, Prajmalin, Procainamid.
Handelsnamen Gilurytmal®, Cordichin® (Chinidin und Verapamil), Neo Gilurytmal®, Procainamid®.
Indikationen Ventrikuläre und supraventrikuläre Arrhythmien und Tachykardien, ventrikuläre Extrasystolen.
Wirkung Wie bereits beschrieben, wird durch Hemmung des schnellen Natriumeinstroms die Erregbarkeit der Zelle herabgesetzt. Die Kanäle bleiben gegenüber einer erneuten Erregung verlängert unempfindlich. Die Repolarisation der Zelle wird durch Hemmung des Kaliumausstroms verlängert.

Klasse IB

Wirkstoffe Lidocain, Mexiletin, Phenytoin, Tocainid.
Handelsnamen Xylocain®, Mexitil® (nur über internationale Apotheke), Phenhydan.
Indikationen Ventrikuläre Arrhythmien.
Wirkung Die Antiarrhythmika der Klasse IB weisen v. a. eine kürzere Refraktärzeit der Natriumkanäle im Vergleich zur Klasse IA auf. Steigt die Herzfrequenz, steigt auch die Wirksamkeit des Medikaments.

Klasse IC

Wirkstoffe Flecainid, Propafenon.
Handelsnamen Tambocor®, Rytmonorm®.
Indikationen Supraventrikuläre und ventrikuläre Tachykardien.
Wirkung Die Wirkung der Klasse IC ähnelt der Klasse IA. Hier finden sich mitunter auch die gleichen oder ähnlichen Medikamente. Durch Hemmung des schnellen Natriumeinstroms nimmt die Refraktärzeit der Natriumkanäle zu. Allerdings bleibt das Aktionspotenzial unverändert, da der Kaliumausstrom nicht beeinträchtigt wird.

Klasse II: Betablocker

Wirkstoffe Acebutolol, Atenolol, Bisoprolol, Metoprolol, Nebivolol, Propranolol.
Handelsnamen Prent®, Concor®, Beloc®, Lopresor®, Metohexal®, Nebilet®, Obsidan®, Dociton®.
Indikationen Arterielle Hypertonie, ventrikuläre Arrhythmien, Herzinsuffizienz.
Wirkung Betablocker senken die Herzfrequenz. Dies geschieht über die Blockade der β_1-Adrenorezeptoren am Herzmuskel. Sie wirken somit negativ chronotrop. Ebenso haben sie Einfluss auf die myokardiale Erregbarkeit und vermindern diese. Sie sind also ebenso negativ bathmotrop. Auch die AV-Überleitungsgeschwindigkeit wird verlangsamt (negativ dromotrop).

Klasse III: Kaliumkanalblocker

Wirkstoffe Amiodaron, Dronedaron, Sotalol.
Handelsnamen Cordarex®, Cornaron®, Multaq®, Sotalex®, Corvert®.
Indikationen Ventrikuläre Tachykardien, Vorhofflattern, Vorhofflimmern.
Wirkung Verlangsamung (Hemmung) der Repolarisation und dadurch Verlängerung des Aktionspotenzials durch die Blockade von Kaliumkanälen.

Klasse IV: Kalziumantagonisten

Wirkstoffe Diltiazem, Gallopamil, Verapamil.
Handelsnamen Dilzem®, Isoptin®, Veramex®.
Indikationen Supraventrikuläre Tachykardien, Angina pectoris, Hypertonie.
Wirkung Sie verzögern die AV-Überleitung und senken die Herzfrequenz über die Blockierung von Kalziumkanälen. Der Kalziumeinstrom am Sinus- und AV-Knoten wird gehemmt. Die Wirkung ist somit negativ chronotrop und dromotrop. Auf das Myokard wirken sie ebenfalls negativ inotrop.

10.1.2 Nicht klassifizierbare Antiarrhythmika

Neben den Antiarrhythmika in der Einteilung nach Vaughan und Williams gibt es weitere, die dort nicht zuordenbar sind, aber in der Notfallmedizin eine Rolle spielen. Hierzu zählen:

- Adenosin (➤ Kap. 10.1.3)
- Adrenalin (➤ Kap. 10.1.3)
- Amiodaron (➤ Kap. 10.1.3)

- Atropin (Parasympatholytikum) (➤ Kap. 10.1.3)
- Digoxin/Digitoxin (Digitalisglykoside): Digitalisglykoside haben eine positiv inotrope sowie eine negativ dromotrope Wirkung. Dies geschieht über die Hemmung der myokardialen Natrium-Kalium-ATPase. Sie sorgen für eine Verringerung der Herzfrequenz und werden zumeist zur Behandlung der Herzinsuffizienz, supraventrikulärer Tachykardien und bei Vorhofflimmern eingesetzt.
- Magnesium (➤ Kap. 10.1.3)
- Noradrenalin (➤ Kap. 10.1.3)
- Orciprenalin (➤ Kap. 10.1.3)

Ebenfalls in diesen Bereich gehören die Wirkstoffe Ivabradin (Procoralan®) und Vernakalant (Brinavess®). Allerdings spielen sie in der Notfallmedizin keine Rolle.

10.1.3 Präklinisch verwendete Antiarrhythmika

Adenosin

Indikationen

- Symptomatische paroxysmale AV-junktionale Tachykardien
- AV-Knoten-Reentry-Tachykardien (AVNRT)
- AV-Reentry-Tachykardien (AVRT)

Kontraindikationen

- AV-Block Grad II und III, Sick-Sinus-Syndrom, Vorhofflimmern/-flattern, obstruktive Lungenerkrankungen (z. B. Asthma bronchiale), verlängertes QT-Intervall, WPW-Syndrom (Delta-Welle im Ruhe-EKG)
- Ggf. dekompensierte Herzinsuffizienz, instabile AP, Schlafapnoe, schwere Hypertonie, Links-rechts-Shunt

Dosierung

Unter fortlaufender EKG-Kontrolle:

- Initial: 3 mg Adenosin sehr schnell (über 2 Sek.) i. v. als Bolus injizieren
- Bei Nichterfolg: 6 mg Adenosin i. v., dritte Dosis 9 mg Adenosin i. v., vierte Dosis 12 mg Adenosin i. v.
- Kinder: 0,1 mg/kg KG sehr schnell i. v. (max. 6 mg), bei Nichterfolg schrittweise Erhöhung um 0,1 mg/kg KG (max. 12 mg)

Nebenwirkungen

- Flush, Dyspnoe, Bronchospasmus, Hyperventilation, retrosternale Schmerzen, Übelkeit, Schwindel, Schwitzen, Benommenheit
- Bradykardie, Asystolie, RR ↓ → Dauer aller Nebenwirkungen aufgrund der geringen Halbwertszeit weniger als 1 Min.
- Supraventrikuläre Extrasystolen, ventrikuläre Extrasystolen, Sinusbradykardie, Vorhofflimmern, AV-Blöcke, Kammerflimmern

Tipps

- Applikation nur unter EKG-Kontrolle und in Reanimationsbereitschaft (➤ Abb. 10.1)
- Antidot: 200 mg Theophyllin
- Bei den oben genannten Dosierungen handelt es sich um die Angaben des Herstellers. Der europäische Reanimationsrat (ERC) empfiehlt in seinen aktuellen Leitlinien (2021) eine initiale Adenosin-Dosis von 6 mg als schnellen i. v. Bolus zur Behandlung regelmäßiger Schmalkomplex-Tachykardien. Bei ausbleibender Wirkung sollte die Dosis eskalierend auf 12 mg erhöht werden. Sollte auch diese zweite Gabe ohne Erfolg bleiben, empfiehlt der ERC die wiederholte Gabe eines schnellen i. v. Bolus von weiteren 18 mg Adenosin. Auf diese Weise können 90–95 % aller supraventrikulären Tachykardien erfolgreich therapiert werden.

Adrenalin

Indikationen

- Herz-Kreislauf-Stillstand (kardiopulmonale Reanimation)

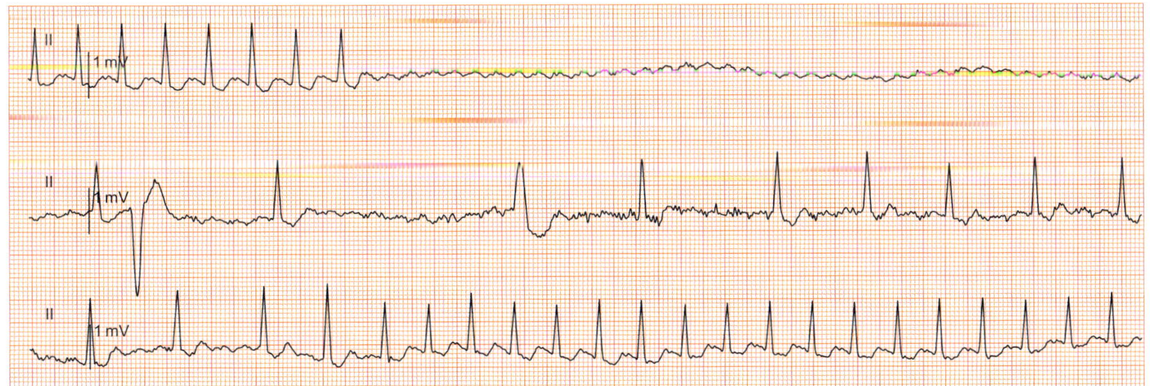

Abb. 10.1 Bei der Gabe von Adenosin kommt es zu einem kurzen Stillstand des Reizleitungssystems. Die Erregungsleitung wird sozusagen „neu gestartet". Dieses Ereignis ist unbedingt ohne Intervention abzuwarten, da es nur wenige Sekunden anhält. Die Abbildung zeigt ein EKG mit einem Vorhofflattern und der reflektorischen Pause nach Adenosingabe. [L231]

- Anaphylaktischer Schock
- Schwere anaphylaktische Reaktionen (Stadium III und IV)
- Nicht primäre Therapie beim septischen Schock
- Zusatz zur Lokalanästhesie (Gefäßverengung)

Kontraindikationen

- Bei Reanimation keine
- Obstruktive Kardiomyopathie, Aortenstenose

Dosierung

- Reanimation: initial 0,01 mg/kg KG Adrenalin bei Kindern (Erwachsene 1 mg als Bolus) i. v.
- Anaphylaktischer Schock: initial 0,1 mg Adrenalin i. v. (evtl. Wiederholung), 0,5 mg i. m.
- Schock: per Perfusor: 10 mg Adrenalin auf 50 ml NaCl 0,9 %, mit 1–10 ml/h (je nach RR), ggf. höhere Dosierung (geringere Verdünnung im Perfusor)
- Eine obere Dosisgrenze existiert bei korrekter Indikation nicht.

Nebenwirkungen

- Tachykarde Rhythmusstörungen, ventrikuläre Extrasystolen, Kammerflimmern, Frequenzanstieg
- Angina pectoris
- BZ- und RR-Anstieg
- Tremor, Zittern, Schwindel, Krampfanfall
- Kaliumabfall
- Mydriasis
- Kopfschmerzen
- Hypersalivation
- Übelkeit, Erbrechen
- Halluzinationen, psychotische Zustände

Tipps

- Bei AV-Blockierung/Bradykardie Mittel der ersten Wahl

Ajmalin

Indikationen

- Symptomatische und behandlungsbedürftige Herzrhythmusstörungen mit gesteigerter Herzfrequenz (Tachykardie) im Vorhof des Herzens (supraventrikulär) wie z. B.:
  - AV-junktionale Tachykardien
  - Supraventrikuläre Tachykardien bei WPW-Syndrom
  - Paroxysmales Vorhofflimmern (anfallsweise Rhythmusstörungen)
- Ventrikuläre Tachykardie

Kontraindikationen

- AV-Block Grad II und III, Bradykardie, intraventrikuläre Erregungsleitungsstörungen (EF < 35 %), schwere Herzinsuffizienz, erhebliche Verbreiterung des QRS-Komplexes bzw. Verlängerung der QT-Zeit, hypertrophe Kardiomyopathie
- Gegebenenfalls AV-Block Grad I, Sick-Sinus-Syndrom, inkompletter Schenkelblock, Hypotonie (RR_{syst} < 90 mmHg)
- Schwangerschaft und Stillzeit

Dosierung

- Initial: 1 mg/kg KG Ajmalin langsam unter EKG-Kontrolle i. v. (max. 10 mg/Min.) → bei vorgeschädigtem Herzen nur 2,5 mg/Min.
- Perfusor: 5 Amp. Ajmalin à 50 mg auf 50 ml NaCl 0,9 %, mit 0,5–1 mg/kg KG/h Therapie nur bis zum Wirkungseintritt, max. 300 mg/12 h, anschließend Perfusor mit reduzierter Dosis (12–24 mg/h)

Nebenwirkungen

- Herzinsuffizienz
- Bradykardie, Asystolie, AV-Block
- Proarrhythmische Effekte, Kammerflimmern
- Flush, Wärmegefühl
- Übelkeit, Erbrechen, Durchfall, Obstipation, Cholestase
- Agranulozytose, Thrombozytopenie

Tipps

- Nicht mit Furosemid mischen → Ausflockung.
- Ajmalin erhöht die Schrittmacherreizschwelle.

Amiodaron

Indikationen

- Therapierefraktäre ventrikuläre Tachykardie
- Bedrohliche, therapierefraktäre supraventrikuläre Tachykardien (Vorhofflimmern und -flattern, AV-Knoten-Reentry-Tachykardie)
- WPW-Syndrom, therapierefraktäres Kammerflimmern

Kontraindikationen

- Bradykardie (< 55/Min.), AV-Block Grad II und III, Sinusknotensyndrom
- Hypotonie
- Schilddrüsenerkrankung
- Lungenerkrankung
- Iodallergie
- Schwangerschaft, Stillzeit

- Gleichzeitige Einnahme von MAO-Hemmern
- Hypokaliämie
- QT-Verlängerung

Dosierung

- Intravenös 5 mg/kg KG über 20–120 Min. als Kurzinfusion. 2 Amp. = 300 mg in 250 ml Glukose 5 % (1,2 mg/ml). Beispiel bei 60 kg mit 125–750 ml/h
- Anschließend Aufsättigung 10–20 mg/kg KG/d = 600 mg/d. Beispiel bei 60 kg = 4 Amp. à 150 mg in 500 ml Glukose 5 % mit 20 ml/h in 24 h über insgesamt 6 d.
- 300 mg i. v. im Bolus nach der dritten Defibrillation bei Kammerflimmern.

Nebenwirkungen

- ZNS: Kopfschmerzen, Schlafstörungen, Alpträume, Tremor, Ataxie, periphere Neuropathie, Muskelschwäche, Hornhautablagerungen, Optikusneuritis
- Haut: Photosensibilisierung, Hyperpigmentierung, Erythema nodosum, Sonnenbrandneigung
- GIT: cholestatische Hepatose, Übelkeit, Erbrechen, Völlegefühl, Obstipation, Transaminasen ↑
- Hypo- und Hyperthyreose
- Herz-Kreislauf: Arrhythmien (über Verlängerung der QT-Zeit), Hypotonie
- Lunge: Lungenfibrose, Pleuritis, Bronchiolitis obliterans

Tipps

- Auflösung nur in Glukose 5 % möglich!
- Venenreizung → vorsichtige i. v. Applikation

Atropin

Indikationen

- Narkoseprämedikation
- Kurzzeittherapie von akut aufgetretenen bradykarden Herz rhythmusstörungen
- Antidot bei Vergiftungen mit Parasympathomimetika

Kontraindikationen

- Keine bei lebensbedrohlichen Situationen
- Akutes Glaukom
- Prostatahypertrophie
- Mechanische Stenosen des MDT
- Tachyarrhythmie
- Megakolon
- Paralytischer Ileus
- Myasthenia gravis
- Allergie oder bekannte Unverträglichkeit

Dosierung

- Initial: 1–2 Amp. = 0,5–1 mg i. v., evtl. Wiederholung bis 3 mg (bei AV-Block Grad III ggf. höhere Dosis).
- Intoxikation mit Alkylphosphaten: initial 2–4 mg Atropin i. v., alle 3–5 Min. wiederholen, bis Rückgang der Bronchialsekretion. 5 Min. nach erster Atropingabe 1 Amp. Obidoxim à 0,25 g i. v.

Nebenwirkungen

- Kardial: supraventrikuläre und ventrikuläre Tachykardien, selten Kammerflimmern
- Extrakardial: Gefäßerweiterung, Hemmung von Speichel- und Magensaftsekretion, Magenmotilität, Spasmolyse, Harnblasenatonie, Bronchospasmolyse, Hemmung der bronchialen Sekretion, Mydriasis, Augeninnendruck ↑, zentralnervöse Erregung

Tipps

- Initial paradoxe Bradykardie für 1–2 Min. möglich
- 0,04 mg/kg KG i. v. blockieren die Vagusaktivität am Herzen vollständig (bei 75 kg KG ≤ 3 mg i. v.)
- Im letzten Schwangerschaftsdrittel und bei der Geburt Bradykardie und Tachykardie beim Fetus, Neugeborenen
- Selten „Atropinfieber“ (Temperatur > 41 °C) → Kühlung durch nasse Tücher und Föhngebläse
- Atropin nur unter Monitorkontrolle und nie zusammen mit Adrenalin oder Noradrenalin verabreichen!

Esmolol

Indikationen

- Supraventrikuläre Tachykardien (außer bei Präexzitationssyndromen) und wenn eine schnelle Kontrolle einer erhöhten Kammerfrequenz bei Patienten mit Vorhofflimmern oder Vorhofflattern perioperativ, postoperativ oder unter anderen Bedingungen erwünscht ist und eine kurzdauernde Kontrolle der Kammerfrequenz mit einer kurzwirksamen Substanz angebracht ist.
- Bei Tachykardie und Hypertonie in der perioperativen Phase und bei nicht kompensatorischer Sinustachykardie, wenn nach dem Urteil des behandelnden Arztes eine besondere Behandlungsnotwendigkeit besteht.

Kontraindikationen

- Herzinsuffizienz
- AV-Block Grad II und III
- SA-Block, Sinusknotensyndrom, Bradykardie
- Schwere Nieren- und Leberinsuffizienz
- Obstruktive Atemwegserkrankungen
- Periphere Durchblutungsstörungen
- Phäochromozytom
- Bei Kindern und Jugendlichen bis zu 18 Jahren
- Chronische Erkrankungen

Dosierung

- Intravenös initial 0,5 mg/kg KG in 1 Min., danach 50 µg/kg KG/Min. für 4 Min.
- Bei Erfolglosigkeit erneut Initialdosis und 100 µg/kg KG/Min., Steigerung alle 4 Min. um 50 µg/kg KG/Min. und jeweils erneut Initialdosis
- Maximale Erhaltungsdosis 200 µg/kg KG/Min.

Nebenwirkungen

- Psychische Störungen (z. B. Depression), Somnolenz, motorische Störungen.
- Raynaud-Symptome an Armen und Beinen.
- Bradykardie evtl. mit Schwindel.
- Metabolische Nebenwirkungen: Bei insulinbehandelten Diabetikern besteht die Gefahr ausgeprägter Hypoglykämien.
- Ausgeprägte Hypotonie, bei Dosierungen > 200 µg/kg KG/Min.
- Tachykardie.

Tipps

- Bei intraarterieller Gabe Thrombosierung, bei paravenöser Gabe Nekrosen möglich.
- Lösung ist inkompatibel zu Natriumhydrogencarbonat, Furosemid, Diazepam, Thiopental.

Lidocain

Indikationen

- Lokale und regionale Nervenblockade
- Behandlung ventrikulärer Tachykardien (off label use)
- Im Rahmen der Reanimation (siehe ERC Guidelines)

Kontraindikationen

- Bekannte Unverträglichkeit von Lokalanästhetika
- Sinusknotendysfunktion
- AV-Block Grad II und III
- Akute Herzinsuffizienz
- Erhöhte Krampfbereitschaft

10

Dosierung

- Initial 1 mg/kg KG i. v., Erwachsene 100 mg als Bolus
- Perfusor: 1 Spezial-Amp. à 5 ml = 1000 mg auf 50 ml NaCl 0,9 %, mit 2–4 mg/Min.
- Schädel-Hirn-Trauma: 1,5 mg/kg KG i. v., 2 Min. vor Narkoseeinleitung (für diese Anwendung vom Hersteller nicht zugelassen, in den USA Standard)
- Bei schwerer Herzinsuffizienz, Schock oder Leberinsuffizienz: Dosisreduktion um 50 %, maximal 6 g/d

Nebenwirkungen

- Herzinsuffizienz, ventrikuläre Extrasystolen, Kammerflimmern, Sinusarrest, AV-Blockierung
- Tremor, Verwirrtheit, Krampfanfall, Koma

Tipps

- Auch in der Schwangerschaft anwendbar
- Nicht vor Defibrillation einsetzen (Lidocain wirkt hemmend)
- Kombination mit Antiarrhythmika der Klasse IA, II, III, IV möglich
- Automatie von Ersatzrhythmen wird durch Lidocain stark unterdrückt, daher kein Lidocain bei AV-Block mit ventrikulären Ersatzrhythmen applizieren!

Magnesiumsulfat

Indikationen

- Präeklampsie, Eklampsie
- Hypomagnesiämie
- Torsade de pointes
- Asthma bronchiale

Kontraindikationen

- Ausgeprägte Bradykardie, AV-Block
- Myasthenia gravis
- Neigung zu Infektsteinen (Kalzium-Magnesium-Ammoniumphosphatsteine)
- Schwere Nierenfunktionsstörungen, Anurie, Exsikkose

Dosierung

- Hypomagnesiämie/Torsade de pointes: 1–2 g Magnesiumsulfat i. v.
- Präeklampsie und Eklampsie: Initialdosis: 4 g i. v. über 5–15 Min.; Erhaltungsdosis: 1 g/h über 24 h als Dauerinfusion

Nebenwirkungen

- Sehr häufig: Flush
- Häufig: Übelkeit oder Erbrechen, Muskelschwäche, fehlende oder reduzierte Sehnenreflexe, Atemdepression, Reaktionen an der Einstichstelle (Schmerzen, Brennen, Schwellung, Entzündung)
- Gelegentlich: Durst, Kopfschmerzen; Hypotonie, Palpitationen, Tachykardie; Schwindel, Schläfrigkeit oder Verwirrtheit, Juckreiz oder Kribbeln
- Außerdem können auftreten: Hautausschlag, Hyperkaliämie, verlängerte Blutungszeit sowie Sehstörungen.

Tipps

- Magnesium ist ein physiologischer Kalziumantagonist.

Metoprolol

Indikationen

- KHK
- Akuter STEMI oder Zustand nach Myokardinfarkt
- Hypertonie
- Absolute Arrhythmie mit schneller Überleitung
- Vorhoftachykardie
- Sinustachykardie bei Hyperthyreose
- Digitalisintoxikation mit Vorhoftachykardie

Kontraindikationen

- Absolute KI: Schwere Herzinsuffizienz, Sinusknoten-Syndrom, SA-Block, AV-Block Grad II und III, Schock, Bradykardie, Phäochromozytom (vorher α-Blocker geben)
- Relative KI: Asthma bronchiale, obstruktive Bronchitis, bronchiale Hyperreagibilität, AV-Block Grad I (bis PQ-Zeit < 0,23 Sek.)

Dosierung

- Intravenös Applikation bei tachykarden Herzrhythmusstörungen: 1–2 Amp. = 5–10 mg langsam i. v. (1 mg/Min.). Nach 5–10 Min. Wiederholung möglich, maximale Dosis 20 mg täglich.
- Postoperative Hypertonie: 2 × 1 Tbl. à 50 mg täglich; KHK: 1–2 Tbl. à 50 mg täglich; tachykarde Arrhythmien: 1–2 × 1 Tbl. à 100 mg täglich

Nebenwirkungen

- Auch bei β_1-Selektivität Bronchialobstruktion möglich
- Hypotonie
- Müdigkeit
- Albträume
- Depression (wegen Lipophilie sind diese zentralnervösen Nebenwirkungen möglich)

Tipps

- Anwendung in der Schwangerschaft nach strenger Risiko-Nutzen-Abwägung erlaubt
- Nicht i. v. applizieren bei gleichzeitiger Therapie mit Kalziumantagonisten
- Vorsicht bei Kombination mit Antiarrhythmika mit starker Leitungsblockierung (Klasse IA, Klasse III).

Noradrenalin

Indikationen

- Schock durch Vasodilatation (z. B. septischer Schock, neurogener Schock)
- Erniedrigter peripherer Widerstand (z. B. bei Histaminausschüttung im Rahmen eines anaphylaktischen Schocks)
- Antidot bei Überdosierung von Vasodilatatoren
- Therapieresistente Hypotonie
- Orthostatische Dysregulation

Kontraindikationen

- Tachykardien
- Hypertonie
- Phäochromozytom
- Engwinkelglaukom
- Prostataadenom
- Asthmatiker mit Sulfit-Überempfindlichkeit
- Cor pulmonale
- Koronar- und Herzmuskelerkrankungen

Dosierung

- Initial: ⅓ Amp. = 0,3 mg i. v. (hierzu eine Amp. auf 10 ml NaCl 0,9 % verdünnen), dann 3–8 ml injizieren
- Perfusor: 0,05–0,3 µg/kg KG/Min., Verdünnung: 5 Amp. mit NaCl 0,9 % auf 50 ml verdünnen (100 µg/ml). Bei 70-kg-Patienten 3,5–21 µg/Min. = 0,21–1,26 mg/h = 2,1–12,6 ml/Std.

Nebenwirkungen

- Angstgefühl
- Zittern
- Hautblässe
- Herzklopfen
- Pektanginöse Beschwerden
- Hyperglykämie
- Zu starker RR-Anstieg
- Ventrikuläre Rhythmusstörungen bis zum Kammerflimmern
- Allergische Reaktionen

Tipps

- Wegen der starken vasokonstriktorischen Wirkung darf Noradrenalin nur über einen zentralen Venenkatheter gegeben werden.
- Kombination mit Dopamin und Dobutamin möglich.
- Intravenös nur kurzfristig bei sonst nicht behebbarer Schocksymptomatik.
- Bei paravenöser Injektion sind Nekrosen möglich → mit NaCl 0,9 % umspritzen.
- Bei kardiogenem Schock: Verbesserung der Koronarperfusion.
- Antidot: α-Rezeptorenblocker, z. B. 5–10 mg Dihydralazin über 5 Min. i. v.

10

Orciprenalin

Indikationen

- Kurzzeittherapie bei akuten Zuständen bei Asthma bronchiale und bronchopulmonalen Erkrankungen mit asthmatischer Komponente

Kontraindikationen

- Obstruktive Kardiomyopathie
- Asystolie
- Phäochromozytom
- Schwere Hyperthyreose
- Schwangerschaft (besonders im 1. Trimenon)
- Stillzeit – strenge Indikationsstellung

Dosierung

- Intravenös 1 Amp. à 0,5 mg mit 9 ml NaCl 0,9 % (1 : 10 Verdünnung), davon 5–10 ml = 0,25–0,5 mg
- Perfusor: 1 Amp. = 5 mg (10 ml) mit 40 ml NaCl 0,9 %, davon 10–30 μg/Min. = 6–18 ml/h Dosis nach erzielter Frequenz

Nebenwirkungen

- RR ↓
- Tachykardie
- Ventrikuläre Extrasystolen
- Kammerflimmern
- Kopfschmerzen
- Tremor
- Übelkeit
- Allergische Hautreaktionen
- Psychosyndrom

Tipps

- Bei Asthma bronchiale besser β_2-Sympathomimetikum einsetzen
- Bei Bradykardie, AV-Blockierungen ist Adrenalin Medikament der ersten Wahl.
- In Ausnahmefällen Überbrückung des Intervalls bis zur elektrischen Schrittmachertherapie (Sinusbradykardie, bradykarde Erregungsleitungsstörungen, z. B. AV-Block Grad II und III)
- Antidot bei Intoxikation mit Betablockern
- Schlecht steuerbares Medikament wegen langer Wirkdauer
- Anfallsauslösung bei Asthmatikern
- Antidot: Betablocker, z. B. Esmolol

Propafenon

Indikationen

- Tachykarde supraventrikuläre Herzrhythmusstörungen, wie z. B. AV-junktionale Tachykardien, supraventrikuläre Tachykardien bei WPW-Syndrom oder paroxysmales Vorhofflimmern
- Schwerwiegende symptomatische ventrikuläre tachykarde Herzrhythmusstörungen, wenn diese lebensbedrohend sind

Kontraindikationen

- Überempfindlichkeit gegen den Wirkstoff Propafenon
- Brugada-Syndrom
- Manifeste Herzinsuffizienz, kardiogener Schock
- Schwere symptomatische Bradykardie
- Innerhalb der ersten drei Monate nach Myokardinfarkt oder bei eingeschränkter Herzleistung (linksventrikuläres Auswurfvolumen geringer als 35 %), außer bei Patienten mit lebensbedrohenden ventrikulären Herzrhythmusstörungen
- Reizleitungsstörungen (wie z. B. SA- bzw. AV-Block Grad II und III, Schenkelblock)
- Sinusknotensyndrom
- Ausgeprägte Hypotonie
- Manifeste Störungen des Elektrolythaushalts (z. B. Kaliumstoffwechselstörungen)
- Schwere obstruktive Atemwegserkrankung
- Myasthenia gravis

Dosierung

- Einzelgabe: 1 mg/kg KG i. v.

Nebenwirkungen

- Thrombozytopenie, Agranulozytose, Leukopenie, Granulozytopenie
- Angst, Schlafstörungen, Alpträume, Verwirrung
- Schwindel, Benommenheitsgefühl, Kopfschmerzen, Geschmacksstörungen, Synkope, Ataxie, Parästhesien, Konvulsionen, extrapyramidale Symptome, Unruhe
- Sehstörungen
- Vertigo
- Überleitungsstörungen, Palpitationen, Sinusbradykardie, Bradykardie, Tachykardie, Vorhofflattern, ventrikuläre Tachykardie
- Kammerflimmern, Herzversagen
- Hypotonie, orthostatische Hypotonie
- Dyspnoe
- Bauchschmerzen, Erbrechen, Übelkeit, Durchfall, Verstopfung, Mundtrockenheit, Blähungen, Flatulenz
- Leberzellschäden, Cholestase, Hepatitis, Gelbsucht
- Urtikaria, Pruritus, Hautausschlag, Erythem
- Brustschmerzen, Asthenie, Müdigkeit, Pyrexie

Tipps

- Keine Bedeutung mehr bei ventrikulären Tachykardien

Sotalol

Indikationen

- Paroxysmale supraventrikuläre Tachykardie
- Vorhofflimmern, -flattern
- Ventrikuläre Extrasystolen
- Kammertachykardie
- Präexzitationssyndrom

Kontraindikationen

- AV-Block Grad II und III
- QT-Verlängerung
- Bradykardie
- Kardiogener Schock
- Obstruktive Lungenerkrankung
- Allergie gegen Sotalol und Sulfonamide
- Hypertensive Krise
- Cor pulmonale, Myokardinfarkt
- Metabolische Azidose

Dosierung

- Intravenös 20 mg = ½ Amp. über 5 Min., Wiederholung nach 20 Min. 20 mg = ½ Amp. mit 1 mg/Min. Maximal bis zu 1,5 mg/kg KG (2,5 Amp. bei 70 kg) unter Monitorkontrolle!
- Perfusor: 2 Amp. = 80 mg auf 50 ml NaCl 0,9 % z. B. mit 6 ml/h

Nebenwirkungen

- Bradykardie
- Geringe Herzinsuffizienz
- AV-Block
- Tachyarrhythmie
- Bronchialobstruktion
- Blutdruckabfall
- ZNS: Depression, Müdigkeit, Halluzinationen; Psoriasis, GIT-Störungen, anaphylaktische Reaktion

Tipps

- Gute Wirksamkeit bei ventrikulären und supraventrikulären Rhythmusstörungen, aber relativ wenige Nebenwirkungen!
- Lange Halbwertszeit (abhängig von der Nierenfunktion), daher schlechte Steuerbarkeit bei evtl. erforderlichem Wechsel auf ein anderes Antiarrhythmikum.
- Dosisreduktion bei Niereninsuffizienz.
- Bei Überdosierung oder Intoxikation Elimination durch Hämodialyse.
- Nicht bei Long QT Syndrom einsetzen.
- Torsade-de-pointes-Tachykardien, v. a. bei Hypokaliämie oder Überdosierung möglich.
- Bei Überdosierung auftretende ventrikuläre Rhythmusstörungen sprechen auf Lidocain gut an.
- Gabe in der Schwangerschaft unter strenger Indikation möglich.

Verapamil

Indikationen

- Paroxysmale supraventrikuläre Tachykardie
- Vorhoftachykardie mit wechselnder schneller Überleitung
- Absolute Arrhythmie mit schneller Überleitung
- Supraventrikuläre Extrasystolen
- Arterielle Hypertonie
- Koronare Herzkrankheit
- Prinzmetal-Angina
- Antagonisierung der tachykarden Wirkung von β-Sympathomimetika bei medikamentöser Wehenhemmung und Theophyllin-Therapie

Kontraindikationen

- Schwere Herzinsuffizienz
- Schock
- Sinusknotensyndrom
- SA-Block
- AV-Block Grad II und III
- Vorhofflimmern/-flattern bei WPW-Syndrom
- Akuter Myokardinfarkt

Dosierung

- Intravenös 5 mg Verapamil langsam über 2–3 Min. i. v., Wiederholung nach 15 Min. möglich
- Perfusor: 2 Amp. à 20 ml = 100 mg auf 50 ml NaCl 0,9 % mit 4–10 mg/h = 2–5 ml/Std.; maximale Dosierung 10 mg/h = 5 ml/h; maximale Tagesdosis 100 mg!
- Kinder:
  - Neugeborene: 0,75–1 mg Verapamil i. v.
  - Säuglinge: 0,75–2 mg Verapamil i. v.
  - 1–5 Jahre: 2–3 mg Verapamil i. v.
  - 6–14 Jahre: 2,5–5 mg Verapamil i. v.

Nebenwirkungen

- AV-Block
- Bradykardie
- Herzinsuffizienz
- Blutdruckabfall
- Obstipation
- Allergie
- Herzklopfen
- Flush

Tipps

- Aufgrund der Nebenwirkungen Verapamil präklinisch nur unter laufender EKG-Kontrolle injizieren
- Keine i. v. Kombination mit Betablockern
- Nicht in der frühen Schwangerschaft anwenden
- Geringe Wirkung bei Sinustachykardien
- Keine Mischung mit alkoholischen Lösungen → Ausfällung
- Bei Überdosierung 10–20 ml Kalzium 10 % i. v., bei Bradykardie Atropin oder Orciprenalin, evtl. temporäre Schrittmachertherapie

10.1.4 Therapiekonzepte

Die Therapie von Herzrhythmusstörungen kann unterschiedlich erfolgen und stützt sich nicht allein auf die Gabe von Medikamenten. Die Behandlung kann in fünf Kategorien unterteilt werden:

- Beseitigung und/oder Korrektur der Auslöser, z. B. Hypoxie, Medikamente etc.
- Elektrotherapie, z. B. Kardioversion, Schrittmacher
- Manuelle Maßnahmen, z. B. vagale Manöver, Faustschlagstimulation
- Medikamentöse Behandlung
- Keine unmittelbare Behandlung

MERKE

Präklinische Therapie von Herzrhythmusstörungen

Wichtig ist, dass die präklinische Therapie von Herzrhythmusstörungen einfach, sicher handhabbar und beherrscht wird und dennoch alle Pathomechanismen berücksichtigt. Präklinisch keine Experimente!

Grundsätzlich sollte man Patienten mit EKG-Auffälligkeiten nur dann medikamentös behandeln, wenn eine vitale Bedrohung vorliegt. Um dies zu beurteilen, eignen sich z. B. die Instabilitätskriterien des ERC (European Resuscitation Council) (➤ Kap. 2.4.1).

Allgemeine Therapie von Herzrhythmusstörungen

- Patienten beruhigen
- Lagerung: Oberkörper hoch lagern, bei Bewusstlosigkeit stabile Seitenlage
- Supportive O_2-Gabe bis ggf. max. Flow (Ziel-SpO_2 94–98 %)
- RR und P engmaschig kontrollieren, auf sich entwickelnden kardiogenen Schock achten
- EKG (12-Kanal) und Pulsoxymeter anlegen
- Venösen Zugang legen, offen halten mit Vollelektrolytlösung

Therapie von tachykarden Herzrhythmusstörungen

Zur präklinischen Therapie von tachykarden (wie auch bradykarden) Herzrhythmusstörungen hat sich der ERC-Algorithmus bewährt. Er bietet einen einfachen Weg der Therapie, der auch von Nichtspezialisten durchgeführt werden kann.

Da sowohl eine elektrische Degeneration als auch eine hämodynamische Dekompensation jederzeit möglich ist, sollte eine sofortige Kardioversion oder Defibrillation grundsätzlich immer möglich sein und entsprechend vorbereit werden.

Der ERC-Algorithmus versucht über einfache pragmatische Differenzierungskriterien hämodynamisch stabil oder hämodynamisch instabil sowie breite und schmale Kammerkomplexe entsprechende Therapiepfade bereitzustellen.

Praxistipp

Symptome von Wechselwirkungen

Ventrikuläre (➤ Abb. 10.2) oder supraventrikuläre (➤ Abb. 10.3) Tachykardien?
Bei breiten Kammerkomplexen (≥ 120 ms) liegen in ca. 85 % ventrikuläre Rhythmusstörungen vor.

Bei **hämodynamisch stabilen Tachykardien** wird v. a. auf die Domäne der medikamentösen antiarrhythmischen Therapie gesetzt.

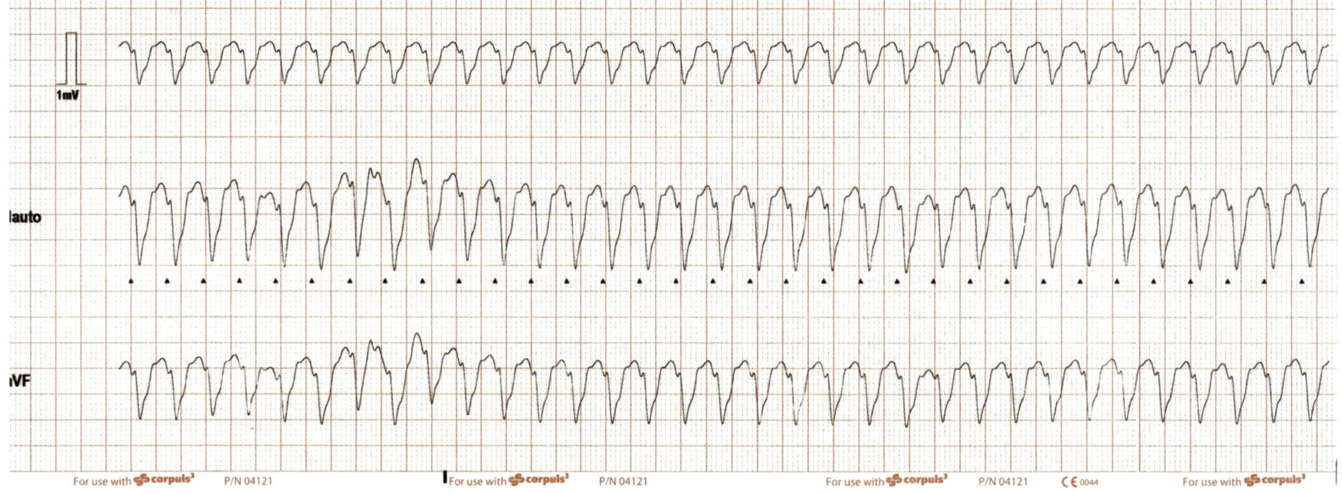

Abb. 10.2 Breitkomplex-Tachykardie [O1090]

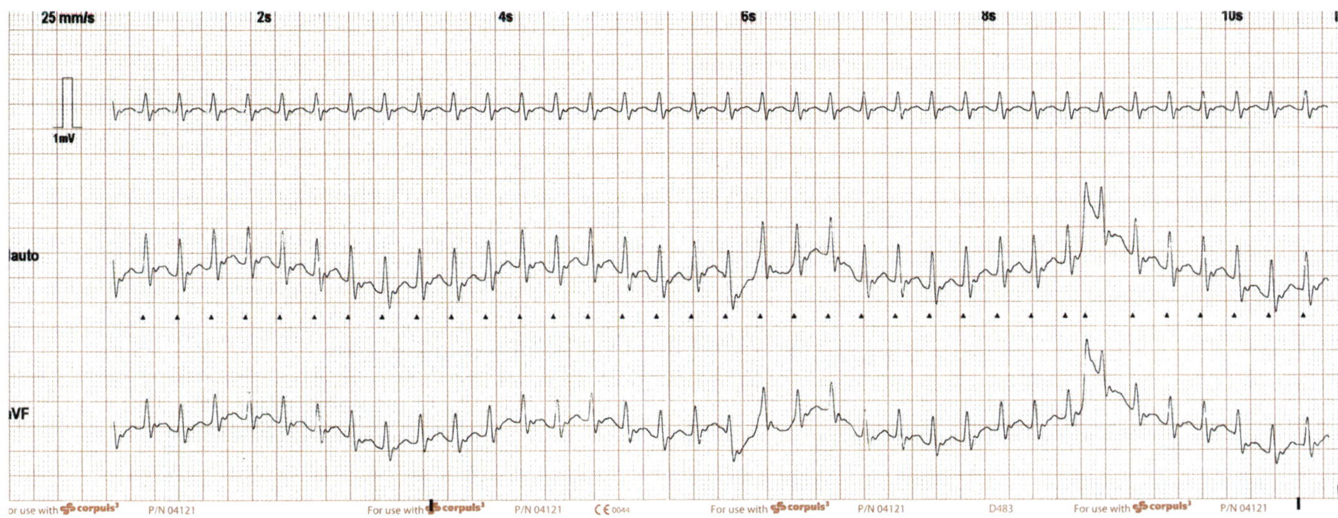

Abb. 10.3 Schmalkomplex-Tachykardie [O1090]

Bei **hämodynamisch instabilen Tachykardien** ist die Kardioversion therapeutisches Mittel der Wahl. Das genaue Vorgehen ist dem Algorithmus ➤ Abb. 10.4 zu entnehmen.

Therapie von bradykarden Herzrhythmusstörungen

Die Therapie von bradykarden Herzrhythmusstörungen nach ERC gestaltet sich relativ einfach. Auch hier wird zwischen stabiler und nicht stabiler Form unterschieden **(Instabilitätskriterien).** Grundsätzlich erfolgen zunächst medikamentöse Therapieversuche. Nur wenn diese nicht erfolgreich sind, wird ein eskalierendes Schema bis zum Einsatz eines Schrittmachers durchgeführt. Die Vorgehensweise erläutert der ERC-Algorithmus Bradykardie ➤ Abb. 10.5. Siehe auch ➤ Abb. 10.6, ➤ Abb. 10.7, ➤ Abb. 10.8.

Das ABCDS- und 6A-Konzept (nach Trappe)

Eine weitere einfache und effektive Art der Behandlung von Herzrhythmusstörungen in der Notfallmedizin ist das ABCDS- und 6A-Konzept, modifiziert nach Trappe (➤ Abb. 10.9). Grundlage bilden wie bei allen Therapien eine sorgfältige Anamnese und Untersuchung sowie die Analyse des 12-Kanal-EKGs. Das modifizierte **ABCDS-Konzept** nach Trappe gliedert sich in die Behandlung mit Antiarrhythmika (A) + Aqua (A), Betablockern (B), die Kardioversion (C), die Defibrillation (D) und die Schrittmachertherapie (S).

Hieran schließt sich das **6A-Konzept** an. Ziele sind, die Zahl der Antiarrhythmika zu begrenzen und mit nur sechs Wirkstoffen die meisten brady- und tachykarden Herzrhythmusstörungen im Bereich der Notfallmedizin zu behandeln. Als Medikamente kommen hierbei infrage (➤ Kap. 10.1.3):

- Adenosin
- Adrenalin
- Ajmalin
- Amiodaron
- Atropin
- Aqua

10.2 Dauermedikation und der Einfluss auf das EKG

Sehr häufig sind (Wechsel-)Wirkungen von Medikamenten mit Einflüssen auf das EKG. Nicht selten fehlt aber dann der notwendige Rückschluss der Probleme auf die eingenommenen Medikamente. Der Abfrage der aktuellen Medikation kommt somit in der Präklinik eine große Bedeutung zu. Dies betrifft auch viele Medikamente, die nicht kardial wirken sollen oder für diesen Bereich verschrieben wurden. Am häufigsten findet man:

- Verlängerte QT-Zeit (Long-QT-Syndrom)
- Verlängerte PQ-Zeit
- Torsade de pointes
- Sinustachykardie
- Vergrößerte oder verbreiterte QRS-Komplexe
- Rechtsverschiebungen der elektrischen Herzachse
- Bradykardien (v. a. bei Betablockern und Kalziumantagonisten)

Praxistipp

Symptome von Wechselwirkungen

Patienten sprechen häufig von Herzrasen, Herzklopfen, wiederholtem Herzstolpern, Schwindel und Ohnmacht ohne erkennbaren Grund. Denken sie bei der SAMPLER-Anamnese immer an die Frage nach Medikamenten und hier v. a. nach kürzlich neu hinzugekommenen.

QT-Verlängerungen (Long QT) und Torsade-de-pointes-Tachykardien

Sehr oft kommen dabei das Long QT, also eine Verlängerung der QT-Zeit (➤ Abb. 10.10), als auch Torsade-de-pointes-Episoden (➤ Abb. 10.11) vor. Entsprechend lang ist die Liste der Medikamente (derzeit über 200), die diese Probleme allein oder in Kombination mit anderen verursachen. Infrage kommen Medikamente aus den

10

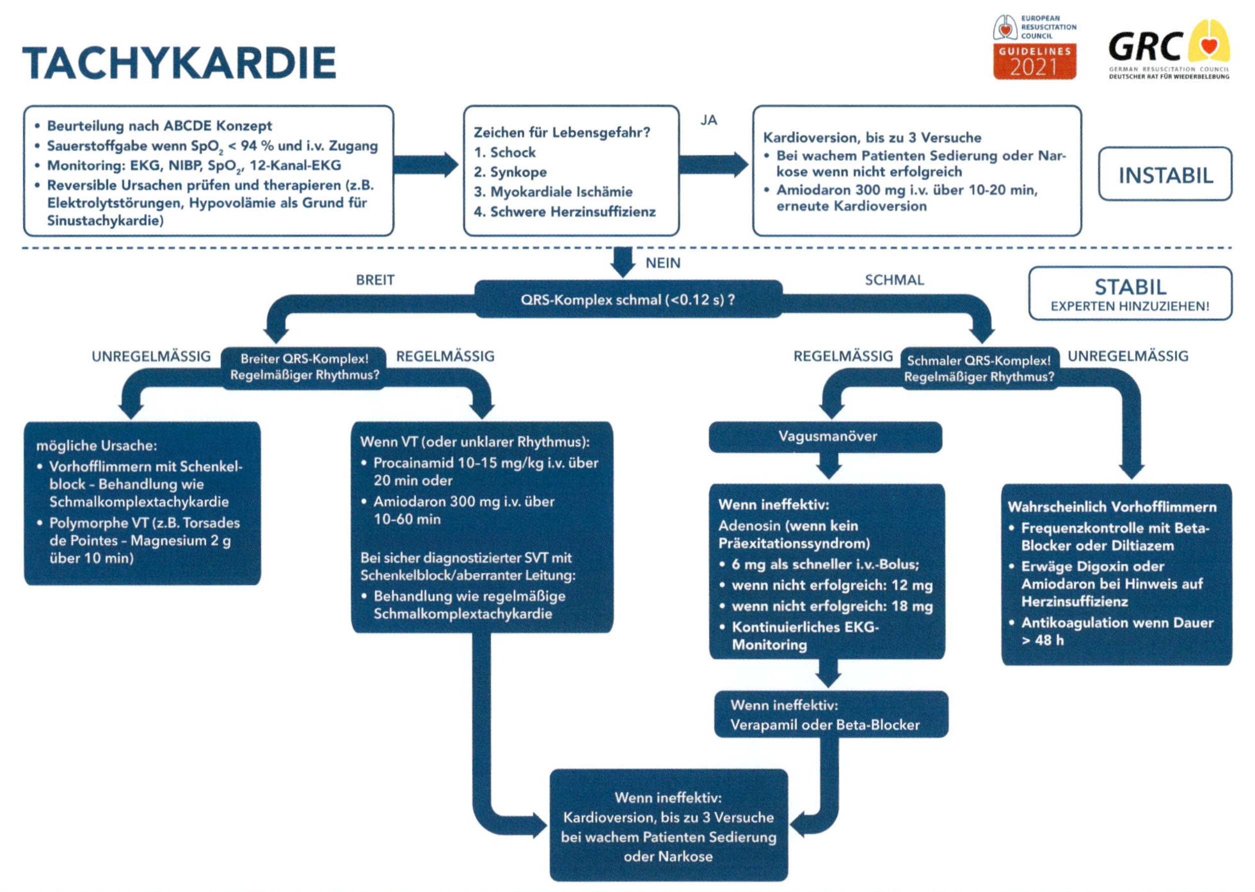

Abb. 10.4 ERC-Algorithmus Tachykardie mit Puls [F781-009]
© German Resuscitation Council (GRC) und Austrian Resuscitation Council (ARC) 2021

Gruppen der Antiarrhythmika, Antibiotika, Antidepressiva, Antihistaminika, Neuroleptika und einige mehr. Alle diese Medikamente sorgen durch Verschiebungen im Elektrolythaushalt (v. a. Kalium, Magnesium und Kalzium) für eine Verlängerung der QT-Zeit und damit für eine Erhöhung der Gefahr von Herzrhythmusstörungen.

Die Inzidenz von einer Repolarisationsverlängerung bei einer Monotherapie von kardialen Medikamenten ist allerdings gering und liegt bei weniger als 1 : 100.000.

Digitaliseffekt

Digitalis ist ein sehr stark auf das Reizleitungssystem wirkendes Medikament. Selbst im therapeutischen Bereich führt es zu charakteristischen EKG-Veränderungen. Wird Digitalis überdosiert, können schwerwiegende Probleme auftreten, die sowohl hemmende als auch verstärkende Wirkungen auf das Reizleitungssystem haben können (➤ Tab. 10.2).

Charakteristische **EKG-Veränderungen** bei Einnahme von Digitalis sind (➤ Abb. 10.12):

- Verlängertes PR-Intervall über 0,2 Sek.
- ST-Streckensenkung um 1 mm oder mehr in den meisten Ableitungen
- Flache, invertierte oder biphasische T-Wellen
- Verkürztes QT-Intervall

Es gibt verschiedene Möglichkeiten, den Effekt von Digitalis im EKG zu beschreiben. Hierzu zählen Begriffe wie schaufelnd, schlaff, Hockeyschläger oder Ähnliches. Sehr gut umschrieben wird es auch mit „Schnurrbart von Salvador Dali" (➤ Abb. 10.12).

(Trizyklische) Antidepressiva

Auch bei trizyklischen Antidepressiva ist das Reizleitungssystem von den Nebenwirkungen betroffen. Zu den am häufigsten verschriebenen trizyklischen Antidepressiva gehören z. B. Amitryptylin, Doxepin, Opipramol, Trimipramin oder Clomipramin.

An EKG-Veränderungen zeigen sich meist:

- Abflachung der T-Welle
- Überleitungs- und Repolarisationsstörungen
- QT-Zeit-Verlängerungen (Repolarisationsstörung)
- Frequenzabnahme

BRADYKARDIE

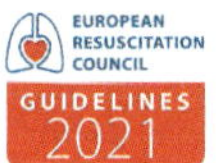

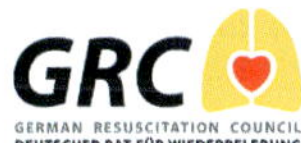

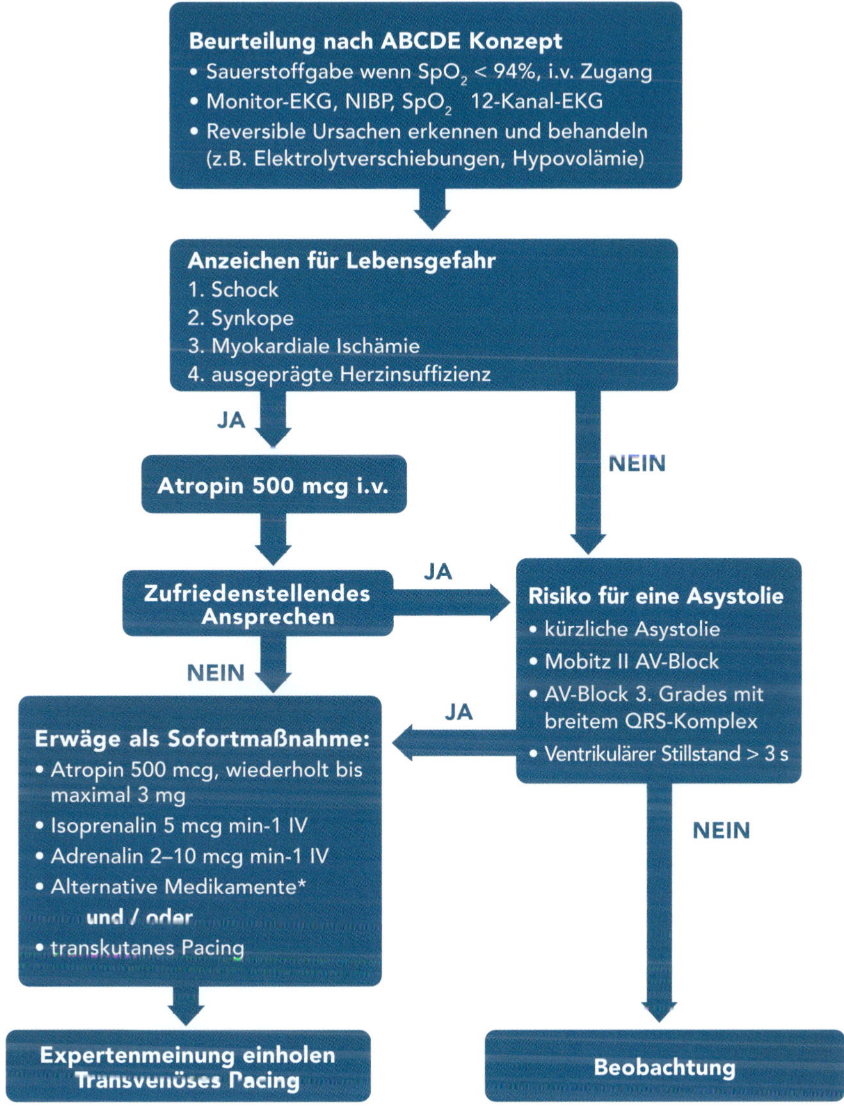

* Alternative Medikamente sind:
- *Aminophyllin*
- *Dopamin*
- *Glucagon (wenn die Bradykardie durch ß-Blocker oder Kalziumkanalblocker induziert wurde)*
- *Glycopyrrolat (kann statt Atropin verwandt werden)*

Abb. 10.5 ERC-Algorithmus Bradykardie [F781-009] © German Resuscitation Council (GRC) und Austrian Resuscitation Council (ARC) 2021

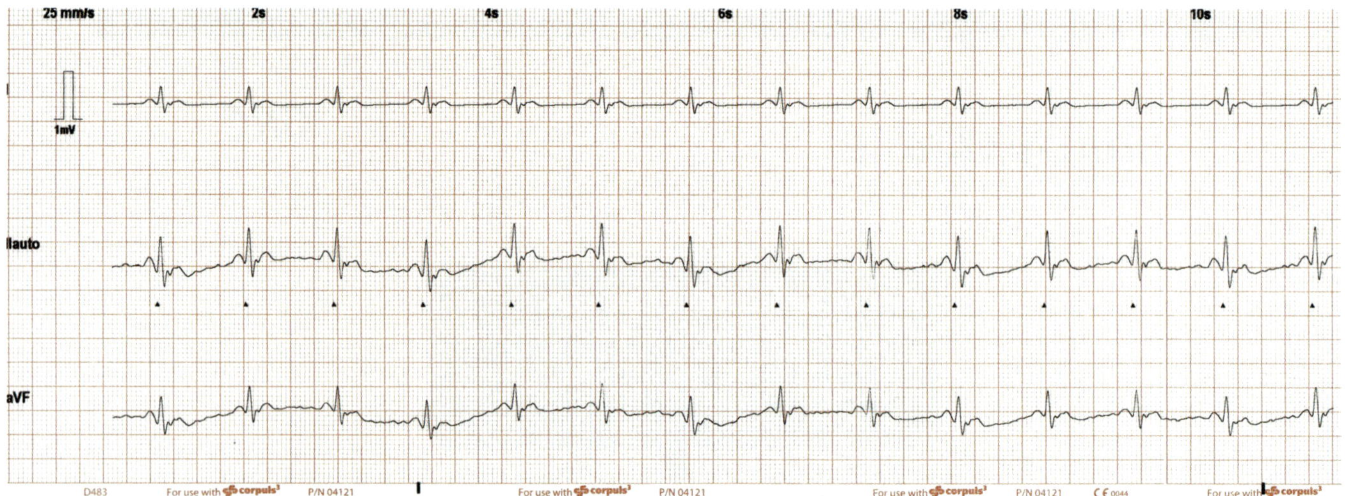

Abb. 10.6 Sinusbradykardie [O1090]

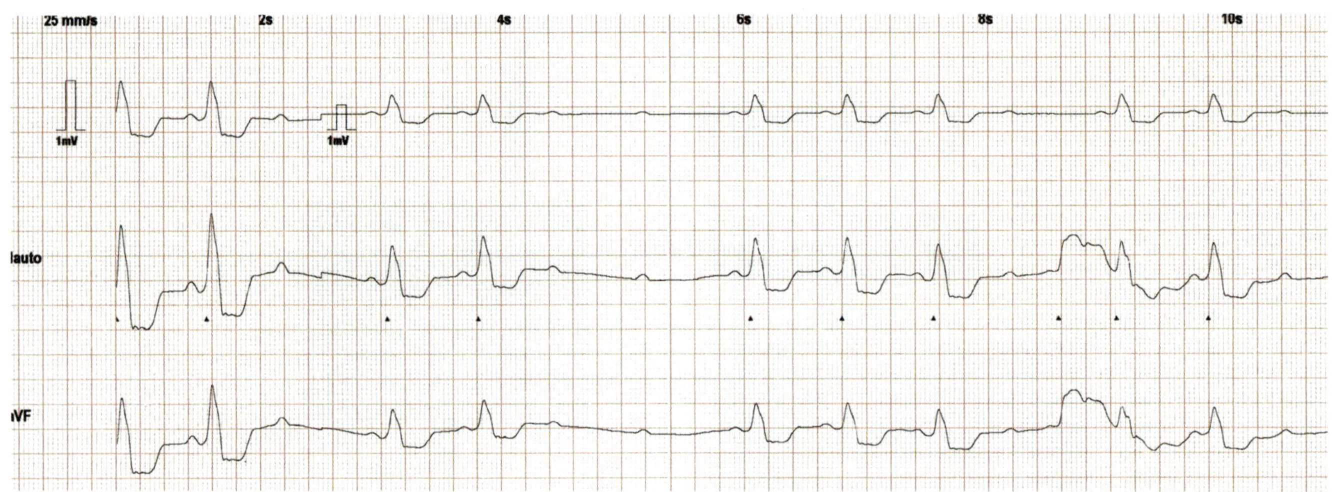

Abb. 10.7 AV-Block Typ Mobitz II [O1090]

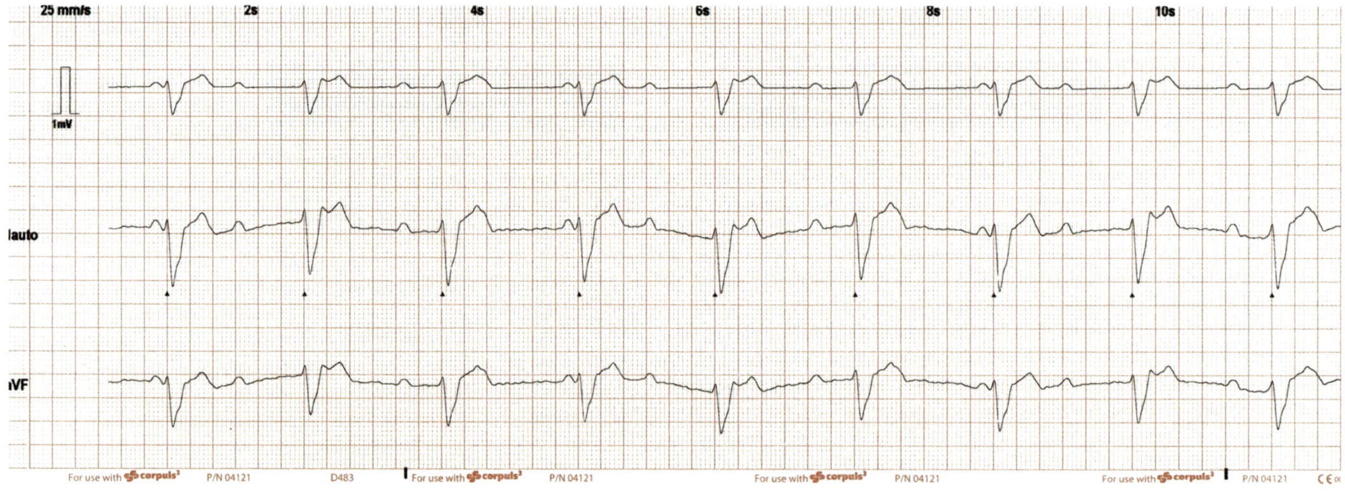

Abb. 10.8 Totaler AV-Block Grad III mit breitem Kammerkomplex [O1090]

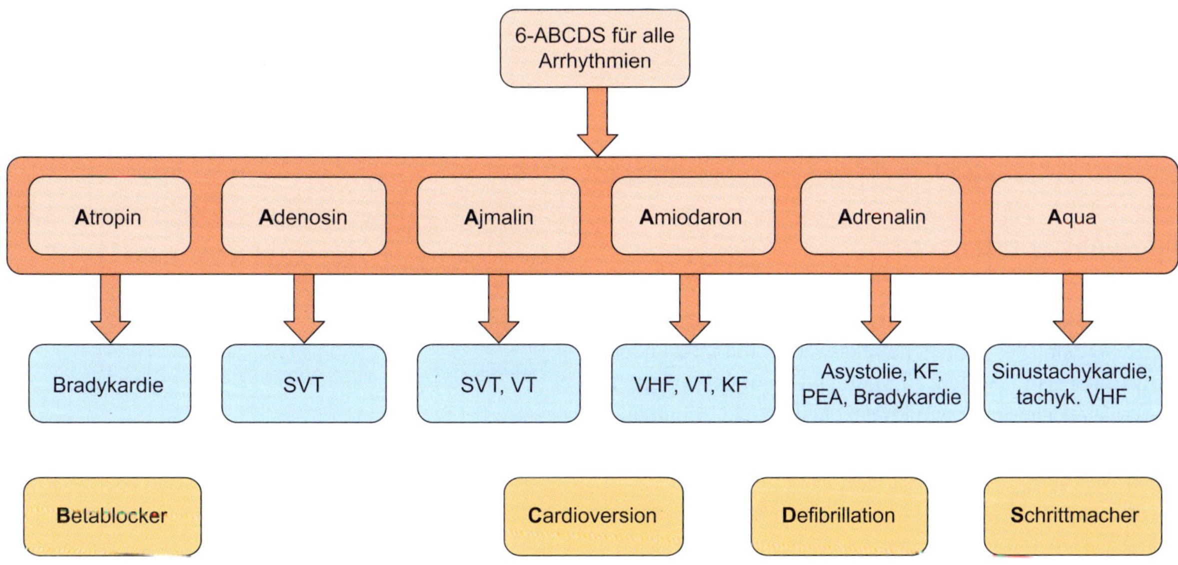

Abb. 10.9 Das ABCDS- und 6A-Konzept, modifiziert nach Trappe [L143]

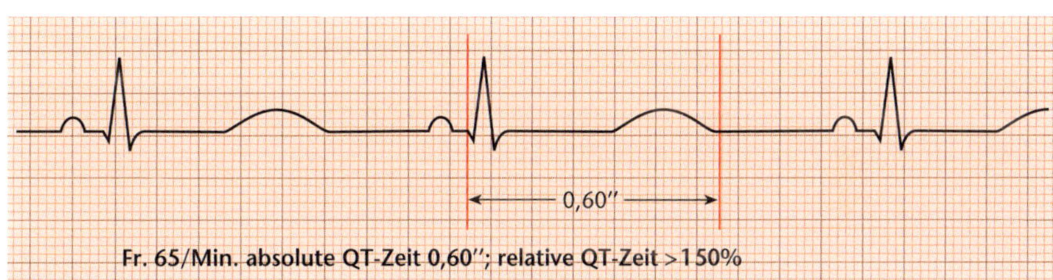

Abb. 10.10 QT-Zeit-Verlängerung bei Hypokalziämie mit abnormem QT-Intervall von 0,44 Sek. [L106]

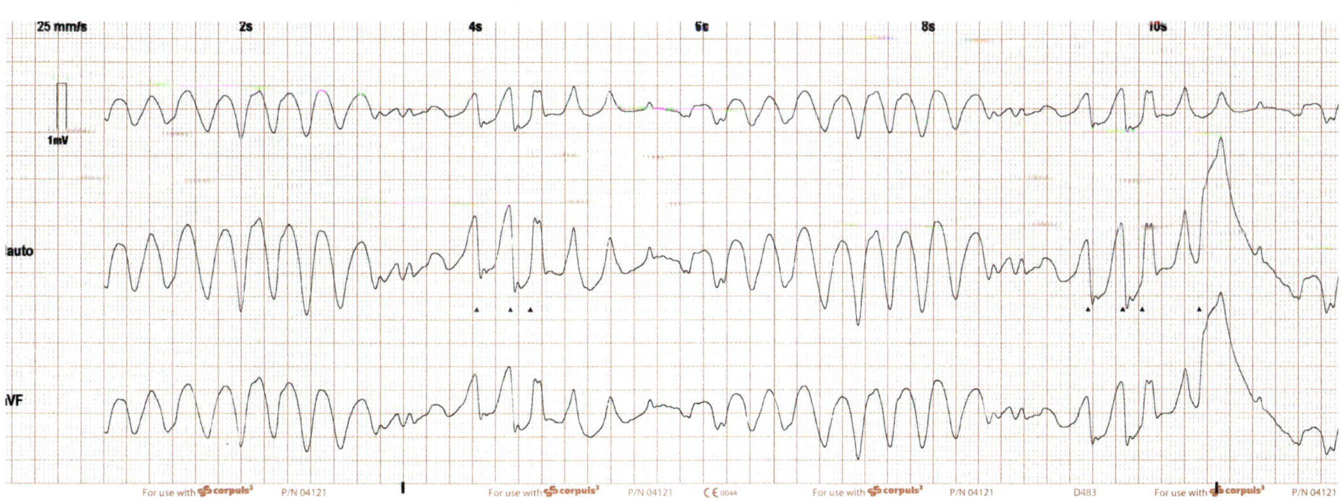

Abb. 10.11 Torsade de pointes [O1090]

Tab. 10.2 Effekte bei Überdosierung von Digitalis

Hemmende Auswirkungen	Erregende Wirkungen
• Sinuatrialer Block • Sinusbradykardie • Atrioventrikulärer Block	• Vorhoftachykardie mit oder ohne Blockbild • Nicht paroxysmale junktionale Tachykardie • Supraventrikuläre Extrasystolen • Ventrikuläre Extrasystolen • Ventrikuläre Tachykardie • Kammerflimmern

Antimikrobielle Substanzen

Hierbei handelt es sich um Medikamente, die bei Infektionskrankheiten eingesetzt werden. Dies können beispielsweise Antibiotika oder auch Antimykotika sein (➤ Tab. 10.3). Auch Desinfektionsmittel zählen dazu, spielen aber in diesem Kontext keine Rolle. An möglichen EKG-Veränderungen zeigt sich v. a. eine **QT-Zeit-Verlängerung.**

Aus diesem Grund ist Vorsicht geboten bei gleichzeitiger Einnahme von Substanzen, welche die QT-Zeit verlängern können, v. a. bei bekannten Herzrhythmusstörungen.

Tab. 10.3 Häufig verwendete Antibiotika und Antimykotika

Antibiotika	Antimykotika
• Amoxicillin • Ampicillin • Benzylpenicillin • Ceflacor • Chloramphenicol • Ciprofloxacin • Doxycyclin • Erythromycin • Levofloxacin • Neomycin • Clarithromycin • Pyrazinamid • Rifampicin • Sulfadiazin • Vancomycin	• Amphotericin B • Anidulafungin • Caspofungin • Fluconazol • Flucytosin • Isavuconazonium • Itraconazol • Micafungin • Posaconazol • Terbinafin • Voriconazol

Antiarrhythmika

Auch Antiarrhythmika führen zu typischen EKG-Veränderungen. Diese können sowohl bei erstmaliger als auch bei dauerhafter Einnahme auftreten. Ebenso können sie im therapeutischen und im toxischen Bereich auftreten. Nicht immer stellen sie eine **Lebensbedrohung** dar. Aufpassen muss man, wenn diese scheinbar ursächlich für geschilderte Problematiken des Patienten verantwortlich sind bzw. sein könnten. Eine klinische bzw. hausärztliche Abklärung ist dann immer sinnvoll.

Die Wirkung und die verschiedenen Ansatzpunkte von Antiarrhythmika lässt sich anhand der Abbildung (➤ Abb. 10.13) eines Aktionspotenzials (➤ Kap. 1) gut zusammenfassend beschreiben:

- Antiarrhythmika Klasse I: Hemmung des Natriumkanals
- Antiarrhythmika Klasse II: Betablocker
- Antiarrhythmika Klasse III: Beeinflussung des Kaliums (K^+)-Ausflusses
- Antiarrhythmika Klasse IV: Beeinflussung der Kalziumkanäle und AV-Knoten
- Antiarrhythmika Klasse V: unbekannte Wirkweise

Klasse I: Natriumkanalblocker (➤ Kap. 10.1.1)

- Verlangsamung oder kompletter Block des Sinus- und AV-Knotens
- Rechtsschenkelblock
- QT-Zeit-Verlängerung
- QRS-Verbreiterung
- Ventrikuläre Tachykardie bis zum Kammerflimmern

Klasse II: Betablocker (➤ Kap. 10.1.1)

- Im EKG zeigen sich ggf. als Nebenwirkung AV-Blockierungen.
- Sinusbradykardie
- Verlangsamung des Sinus- und AV-Knotens und des Purkinje-Systems

Klasse III: Kaliumkanalblocker (➤ Kap. 10.1.1)

- QT-Zeit-Verlängerung
- QRS-Verbreiterung

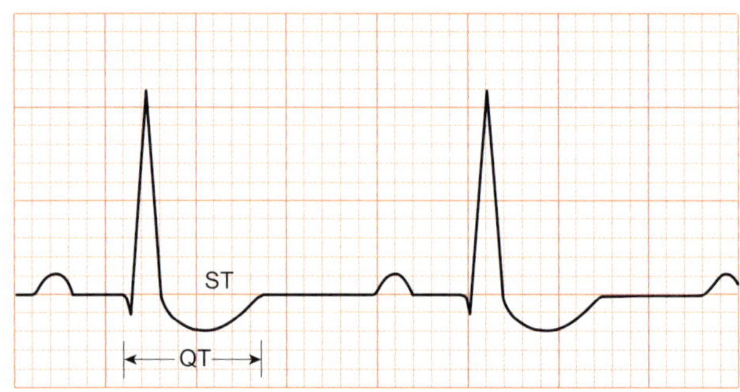

Anormales QT-Intervall: 0,30 Sek.
(unter QT_c Bereich von 0,32–0,39 Sek. für eine Herzfrequenz von 80)

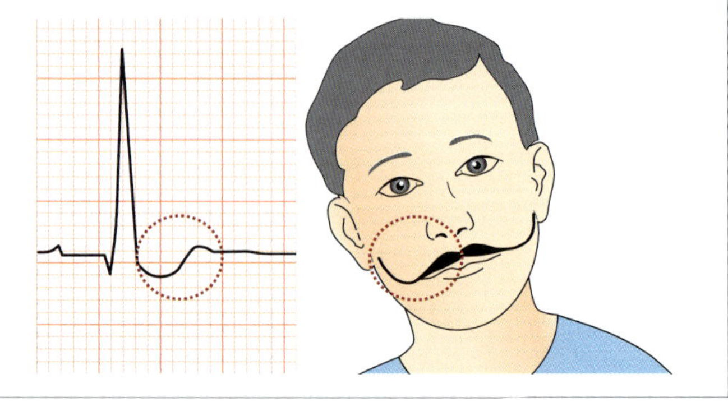

Abb. 10.12 EKG-Veränderungen bei Digitaliseinnahme – Schnurrbart von Salvador Dalí [L143]

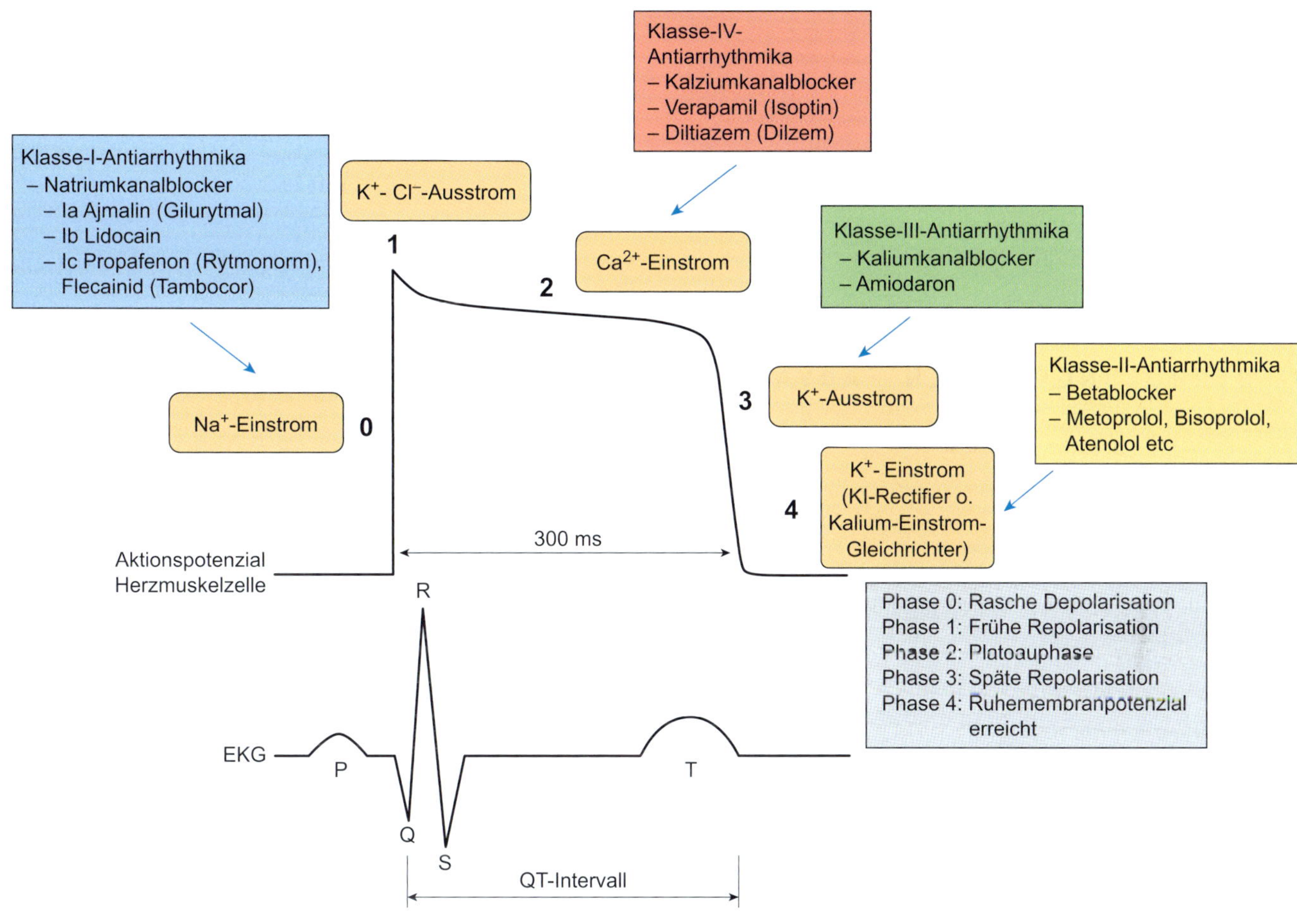

Abb. 10.13 Wirkweise von Antiarrhythmika, dargestellt anhand des Aktionspotenzials [L143]

- Verlangsamung aller Teile des Reizleitungssystems (Sinusknoten, AV-Knoten, His-Bündel, Purkinje-Fasern)
- AV-Blockierung
- Polytope ventrikuläre Extrasystolen
- Torsade de pointes
- Ventrikuläre Tachykardie bis zum Kammerflimmern

Klasse IV: Kalziumantagonisten (➤ Kap. 10.1.1)

- Bradykardie
- AV Blockierung
- Sinuskontenausfall mit AV-Knotenersatzrhythmus
- QRS-Verbreiterung

10.3 Zusammenfassung

- Antiarrhythmika werden zur Behandlung von Herzrhythmusstörungen eingesetzt.
- Da Antiarrhythmika selbst ein proarrhythmisches Potenzial besitzen, sollten sie ausschließlich von erfahrenem Personal eingesetzt werden.
- Die spezielle Terminologie ermöglicht Rückschlüsse auf den jeweiligen Wirkmechanismus am Herzen.
- Die Wirkstoffe unterschiedlicher Medikamente können anhand ihrer Namensendung einer bestimmten Medikamentengruppe zugeordnet werden.
- Antiarrhythmika werden aufgrund ihrer elektrophysiologischen Eigenschaften in vier Hauptklassen eingeteilt.
- Neben den Medikamenten der vier Hauptklassen gibt es weitere relevante, jedoch nicht eindeutig klassifizierbare Antiarrhythmika.
- Die medikamentöse antiarrhythmische Therapie ist das vorwiegende Behandlungskonzept für hämodynamisch stabile Patienten.
- Auch hausärztlich verschriebene Medikamente (Dauermedikation) können zu EKG-Veränderungen und z. T. bedrohlichen Symptomen bei Patienten führen.
- Wichtige Hinweise zu neu verordneten Medikamenten kann das Rettungsdienstpersonal im Rahmen einer strukturierten und erweiterten Anamnese (SAMPLER-Anamnese) erhalten.
- Die Liste der EKG-beeinflussenden Medikamentengruppen ist lang und umfasst unter anderem Antidepressiva, Antibiotika, Neuroleptika etc.

WIEDERHOLUNGSFRAGEN – BASIC

1. Umschreiben Sie das Einsatzgebiet von Antiarrhythmika.
2. Welches Schema ergibt einen Überblick über einzunehmende Medikamente?
3. Nennen Sie die klassische Indikationsstellung für das Medikament Adrenalin.
4. Was will man mit einer Antiarrhythmika-Therapie erreichen?
5. Welche grundsätzlichen Maßnahmen sollten bei einem Patienten mit Herzrhythmusstörungen durchgeführt werden?
6. Wie lauten die fünf möglichen Therapiekonzepte bei Herzrhythmusstörungen?
7. Erläutern Sie das ABCDS- und 6A-Konzept nach Trappe.

WIEDERHOLUNGSFRAGEN – ADVANCED

1. Welche Gefahren drohen beim Einsatz von Antiarrhythmika?
2. Was bedeuten die Begriffe „positiv dromotrop" und „negativ chronotrop"?
3. Wie viele Klassen gibt es bei der Einteilung nach Vaughan/Williams?
4. Nennen Sie fünf präklinisch häufig verwendete Antiarrhythmika.
5. Zählen Sie die vier Instabilitätskriterien des ERC (2021) auf.
6. Wie unterscheidet man supraventrikuläre von ventrikulären Tachykardien?
7. Nennen Sie einige mögliche EKG-Veränderungen bei der Einnahme von Antiarrhythmika.

LITERATUR

Aktories K, Flockerzi V, Förstermann U, Hofmann FB (Hrsg.). Allgemeine und spezielle Pharmakologie und Toxikologie. 13. A. München: Elsevier, 2022.

Trabbe HJ. Das Konzept der 5 A. Der Allgemeinarzt. 2011; 33(5): 22–24. www.doctors.today/a/das-konzept-der-a-1562982 (letzter Zugriff: 30.9.2023).

Bechtold H., Rickes O. Pharmakologie für den Rettungsdienst. 3. A. München: Elsevier, 2021.

Deutscher Berufsverband Rettungsdienst e.V. (DBRD). Musteralgorithmen 2023 zur Umsetzung des Pyramidenprozess im Rahmen des NotSanG, Update 2023, Version 8.0. Lübeck: DBRD, 2023.

Deutscher Berufsverband Rettungsdienst e.V. (DBRD). Medikamentenbuch 2023 zu den Musteralgorithmen, Allgemeine und spezielle Pharmakologie, Lerntexte, Version 2.0. Lübeck: DBRD, 2023.

FachInfo-Service. Fachinformationsverzeichnis Deutschland. www.fachinfo.de (letzter Zugriff: 30.9.2023).

Flake F, Hoffmann BA. Notfallmedikamente. 2. A. München: Elsevier, 2021.

Flake F, Hoffmann BA. Leitfaden Rettungsdienst. 7. A. München: Elsevier, 2021.

Fleischmann T, Hohenstein C (Hrsg.). FAQ Klinische Notfallmedizin. München: Elsevier, 2016.

Garcia TB. 12-lead ECG: The art of interpretation. 2nd ed. Burlington, MA: Jones & Bartlett Learning, 2015.

Karow T. Allgemeine und spezielle Pharmakologie und Toxikologie 2021. 29. A. Stuttgart: Wissenschaftliche Verlagsgesellschaft, 2020.

Mutschler E, Geisslinger G, Menzel S, Gudermann T. Arzneimittelwirkungen. Lehrbuch der Pharmakologie und Toxikologie. 11. A. Stuttgart: Wissenschaftliche Verlagsgesellschaft, 2019.

ROTE LISTE®. Arzneimittelverzeichnis Deutschland. www.rote-liste.de (letzter Zugriff: 30.9. 2023).

Soar J, Böttiger BW, Carli P et al. European Resuscitation Guidelines (ERC). Erweiterte lebensrettende Maßnahmen für Erwachsene. Kapitel 3 der Leitlinien zur Reanimation 2021. Notfall Rettungsmed. 2021; 24: 406–446.

Vaughan WEM. Classification of anti-arrhythmic drugs. In: Sandoe E, Flensted-Jensen EL, Olesen KH (eds). Symposium on Cardiac Arrhythmias. AB Astra: Södertälje, Sweden, 1979; 449–472.

Wesley K. Huszar's ECG and 12-Lead-Interpretation. 5th ed. St. Louis, MO: Elsevier, 2016.

KAPITEL

11

Matthias Jahn, Frank Löwe, Michael Praetz, Sven Heiligers

EKG-Übungen[1]

11.1 Übungen Basic

Die folgenden Übungen sollen dazu dienen, das erlernte Wissen in der Praxis anzuwenden. Wichtig ist hierbei eine strukturierte Vorgehensweise (➤ Kap. 2.4).

Folgende wichtige Fragestellungen zur Interpretation des Notfall-EKGs im Rettungsdienst sollten zunächst gestellt werden:

1. Wie ist der Patientenzustand?
2. Wie ist die technische Qualität des EKGs?
3. Gibt es Herzrhythmusstörungen? Müssen diese sofort behandelt werden oder beeinflussen sie die weitere EKG-Bewertung?
4. Wie ist der Lagetyp der elektrischen Herzachse im EKG?
5. Liegt ein Schenkelblock oder Schrittmacher-EKG vor? Beeinflusst dies die weitere Beurteilung des EKGs?
6. Gibt es pathologische Veränderungen der Q-Zacken, ST-Strecken oder T-Wellen?

Aber auch die technischen Fragen wie z. B. Eichung, Papiervorschub (25 mm/Sek. oder 50 mm/Sek.) und Filter dürfen bei der Beurteilung nicht vergessen werden.

Bei den Basic-Übungsfällen soll die Rhythmusinterpretation anhand der **6 Schritte des ERC** geübt werden.

Folgende Schritte der Beurteilung des Rhythmusstreifens sollen hierbei angewendet werden:

1. Ist elektrische Aktivität vorhanden? Sind QRS-Komplexe erkennbar?
2. Wie hoch ist die ventrikuläre (QRS-)Frequenz?
3. Wie ist das QRS-Komplex-Aussehen? Schmal oder breit?
4. Ist der QRS-Komplex regelmäßig oder unregelmäßig?
5. Ist Vorhofaktivität erkennbar (P-Wellen)?
6. Wie ist die Beziehung von Vorhofaktivität und Kammeraktivität?

11.1.1 Basic: Übungsfälle

Übungsfall 1 (➤ Abb. 11.1)

- Elektrische Aktivität vorhanden? QRS-Komplexe?
- Ventrikuläre (QRS-)Frequenz?
- QRS-Komplex: Aussehen schmal oder breit?
- QRS-Komplex: Regelmäßig oder unregelmäßig?
- Vorhofaktivität erkennbar?
- Beziehung Vorhofaktivität und Kammeraktivität?

Interpretation:

____

____

Übungsfall 2 (➤ Abb. 11.2)

- Elektrische Aktivität vorhanden? QRS-Komplexe?
- Ventrikuläre (QRS-)Frequenz?
- QRS-Komplex: Aussehen schmal oder breit?
- QRS-Komplex: Regelmäßig oder unregelmäßig?
- Vorhofaktivität erkennbar?
- Beziehung Vorhofaktivität und Kammeraktivität?

Interpretation:

____

____

Übungsfall 3 (➤ Abb. 11.3)

- Elektrische Aktivität vorhanden? QRS-Komplexe?
- Ventrikuläre (QRS-)Frequenz?
- QRS-Komplex: Aussehen schmal oder breit?
- QRS-Komplex: Regelmäßig oder unregelmäßig?
- Vorhofaktivität erkennbar?
- Beziehung Vorhofaktivität und Kammeraktivität?

Interpretation:

____

____

Übungsfall 4 (➤ Abb. 11.4)

- Elektrische Aktivität vorhanden? QRS-Komplexe?
- Ventrikuläre (QRS-)Frequenz?
- QRS-Komplex: Aussehen schmal oder breit?
- QRS-Komplex: Regelmäßig oder unregelmäßig?
- Vorhofaktivität erkennbar?
- Beziehung Vorhofaktivität und Kammeraktivität?

Interpretation:

____

____

[1] Alle Übungsfälle in diesem Kapitel können mit der EKG-Karte, welche dem Buch beiliegt, bearbeitet werden.

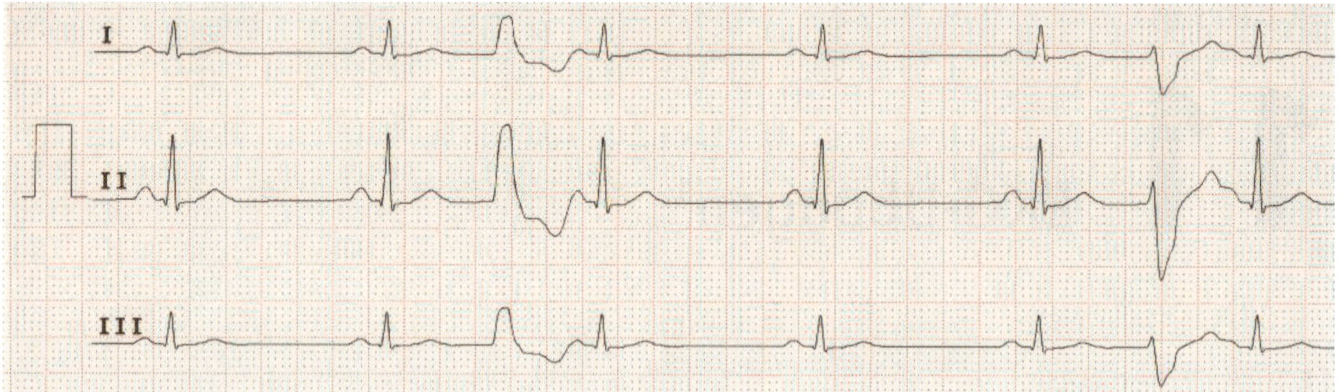

Abb. 11.1 Übungsfall 1 – Basic, 25 mm/s [O1090]

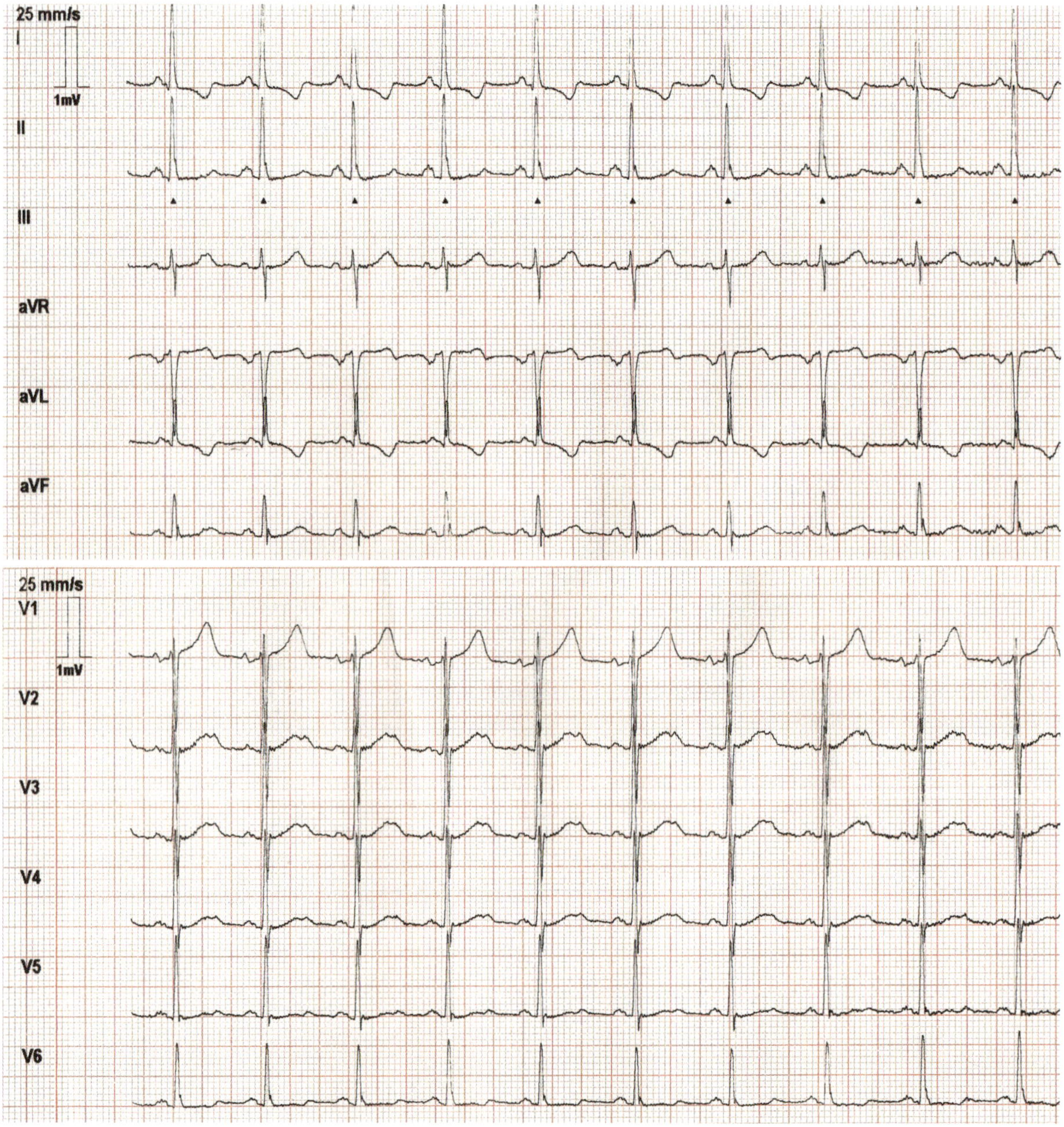

Abb. 11.2 Übungsfall 2 – Basic [O1090]

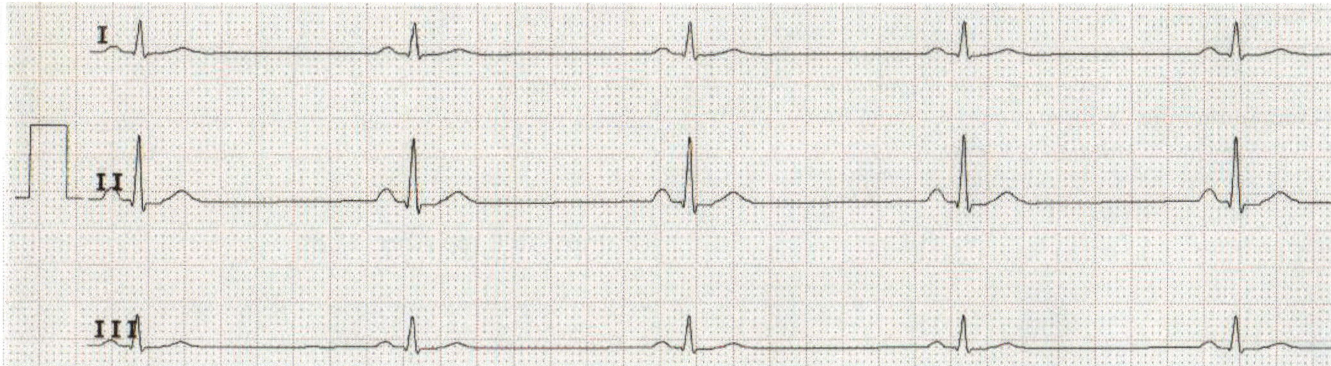

Abb. 11.3 Übungsfall 3 – Basic, 25 mm/s [O1090]

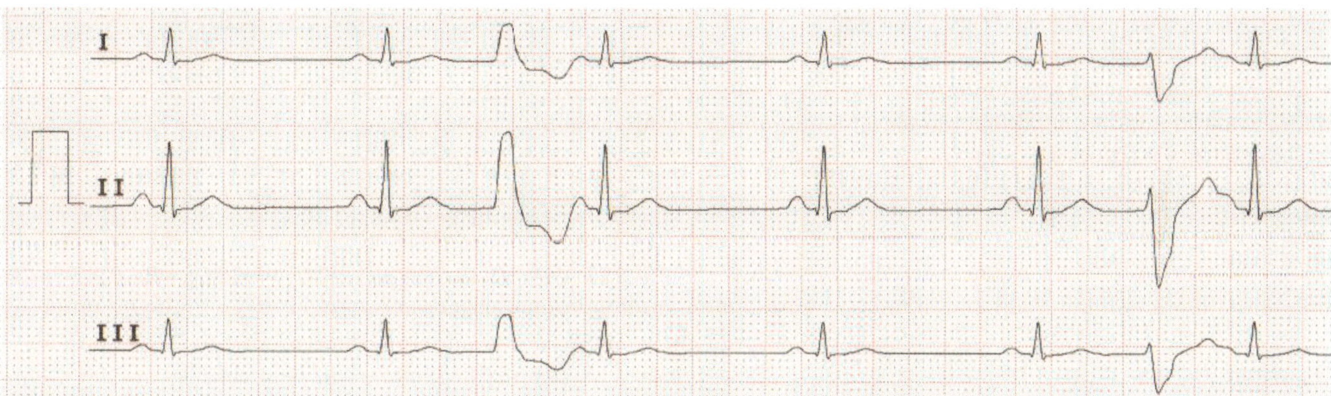

Abb. 11.4 Übungsfall 4 – Basic, 25 mm/s [O1090]

Übungsfall 5 (> Abb. 11.5)

- Elektrische Aktivität vorhanden? QRS-Komplexe?
- Ventrikuläre (QRS-)Frequenz?
- QRS-Komplex: Aussehen schmal oder breit?
- QRS-Komplex: Regelmäßig oder unregelmäßig?
- Vorhofaktivität erkennbar?

Interpretation:

Übungsfall 6 (> Abb. 11.6)

- Elektrische Aktivität vorhanden? QRS-Komplexe?
- Ventrikuläre (QRS-)Frequenz?
- QRS-Komplex: Aussehen schmal oder breit?
- QRS-Komplex: Regelmäßig oder unregelmäßig?
- Vorhofaktivität erkennbar?
- Beziehung Vorhofaktivität und Kammeraktivität?

Interpretation:

Übungsfall 7 (> Abb. 11.7)

- Elektrische Aktivität vorhanden? QRS-Komplexe?
- Ventrikuläre (QRS-)Frequenz?
- QRS-Komplex: Aussehen schmal oder breit?
- QRS-Komplex: Regelmäßig oder unregelmäßig?
- Vorhofaktivität erkennbar?
- Beziehung Vorhofaktivität und Kammeraktivität?

Interpretation:

Übungsfall 8 (> Abb. 11.8)

- Elektrische Aktivität vorhanden? QRS-Komplexe?
- Ventrikuläre (QRS-)Frequenz?
- QRS-Komplex: Aussehen schmal oder breit?
- QRS-Komplex: Regelmäßig oder unregelmäßig?
- Vorhofaktivität erkennbar?
- Beziehung Vorhofaktivität und Kammeraktivität?

Interpretation:

Übungsfall 9 (> Abb. 11.9)

- Elektrische Aktivität vorhanden? QRS-Komplexe?
- Ventrikuläre (QRS-)Frequenz?
- QRS-Komplex: Aussehen schmal oder breit?
- QRS-Komplex: Regelmäßig oder unregelmäßig?
- Vorhofaktivität erkennbar?
- Beziehung Vorhofaktivität und Kammeraktivität?

Interpretation:

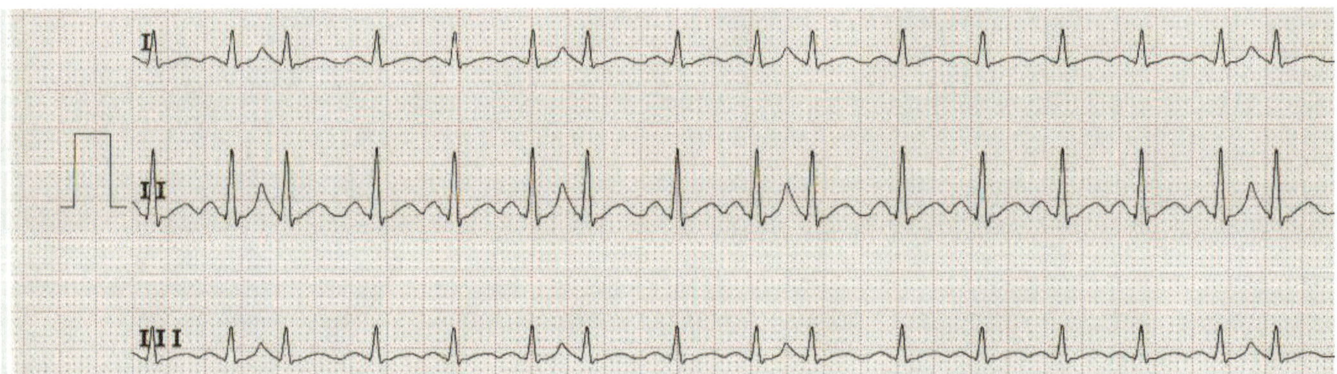

Abb. 11.5 Übungsfall 5 – Basic, 25 mm/s [O1090]

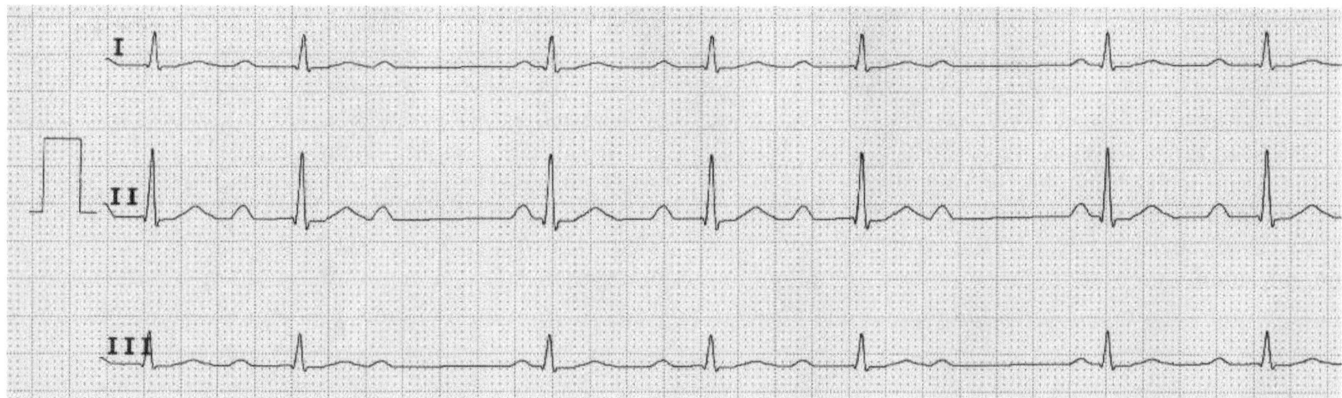

Abb. 11.6 Übungsfall 6 – Basic, 25 mm/s [O1090]

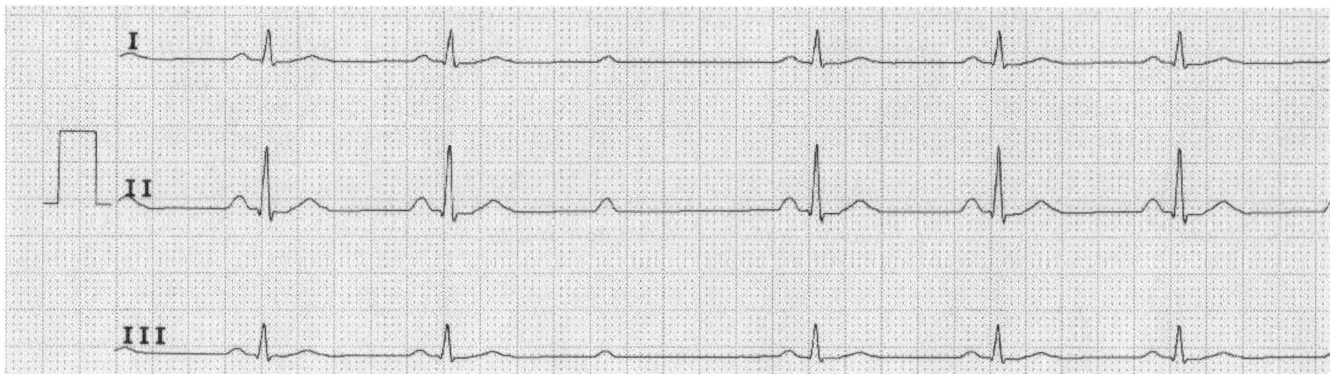

Abb. 11.7 Übungsfall 7 – Basic, 25 mm/s [O1090]

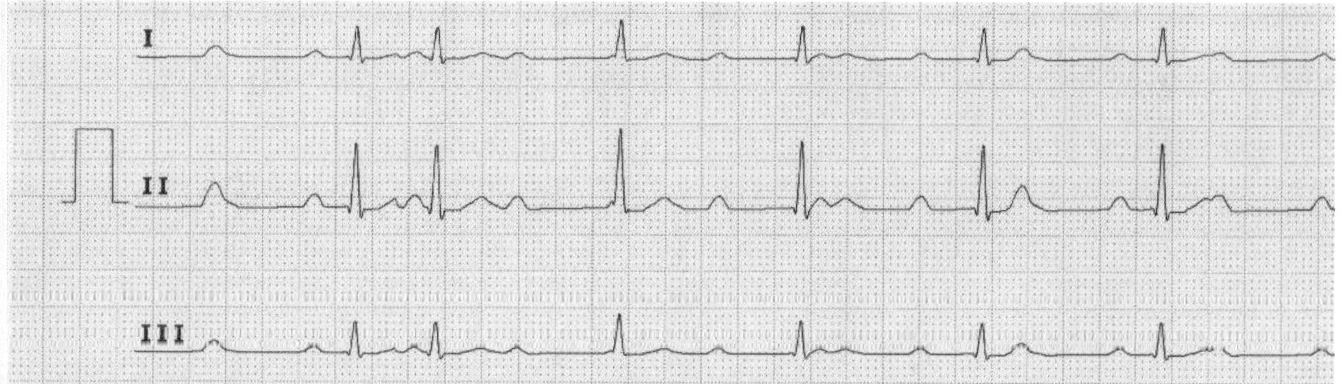

Abb. 11.8 Übungsfall 8 – Basic, 25 mm/s [O1090]

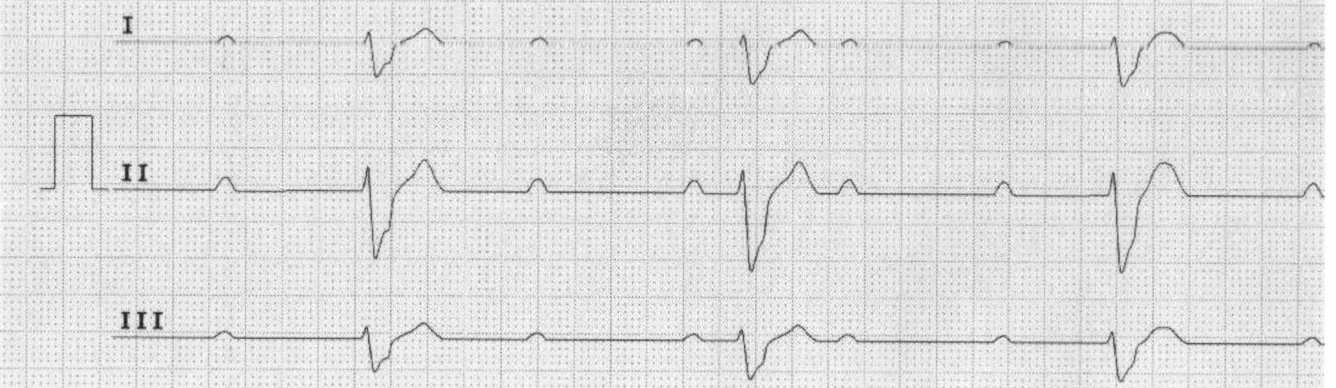

Abb. 11.9 Übungsfall 9 – Basic, 25 mm/s [O1090]

Übungsfall 10 (> Abb. 11.10)

- Elektrische Aktivität vorhanden? QRS-Komplexe?
- Ventrikuläre (QRS-)Frequenz?
- QRS-Komplex: Aussehen schmal oder breit?
- QRS-Komplex: Regelmäßig oder unregelmäßig?
- Vorhofaktivität erkennbar?
- Beziehung Vorhofaktivität und Kammeraktivität?

Interpretation:

Übungsfall 11 (> Abb. 11.11)

- Elektrische Aktivität vorhanden? QRS-Komplexe?
- Ventrikuläre (QRS-)Frequenz?
- QRS-Komplex: Aussehen schmal oder breit?
- QRS-Komplex: Regelmäßig oder unregelmäßig?
- Vorhofaktivität erkennbar?
- Beziehung Vorhofaktivität und Kammeraktivität?

Interpretation:

Übungsfall 12 (> Abb. 11.12)

- Elektrische Aktivität vorhanden? QRS-Komplexe?
- Ventrikuläre (QRS-)Frequenz?
- QRS-Komplex: Aussehen schmal oder breit?
- QRS-Komplex: Regelmäßig oder unregelmäßig?
- Vorhofaktivität erkennbar?
- Beziehung Vorhofaktivität und Kammeraktivität?

Interpretation:

Übungsfall 13 (> Abb. 11.13)

- Elektrische Aktivität vorhanden? QRS-Komplexe?
- Ventrikuläre (QRS-)Frequenz?
- QRS-Komplex: Aussehen schmal oder breit?
- QRS-Komplex: Regelmäßig oder unregelmäßig?
- Vorhofaktivität erkennbar?
- Beziehung Vorhofaktivität und Kammeraktivität?

Interpretation:

Übungsfall 14 (> Abb. 11.14)

- Elektrische Aktivität vorhanden? QRS-Komplexe?
- Ventrikuläre (QRS-)Frequenz?
- QRS-Komplex: Aussehen schmal oder breit?
- QRS-Komplex: Regelmäßig oder unregelmäßig?
- Vorhofaktivität erkennbar?
- Beziehung Vorhofaktivität und Kammeraktivität?

Interpretation:

Übungsfall 15 (> Abb. 11.15)

- Elektrische Aktivität vorhanden? QRS-Komplexe?
- Ventrikuläre (QRS-)Frequenz?
- QRS-Komplex: Aussehen schmal oder breit?
- QRS-Komplex: Regelmäßig oder unregelmäßig?
- Vorhofaktivität erkennbar?
- Beziehung Vorhofaktivität und Kammeraktivität?

Interpretation:

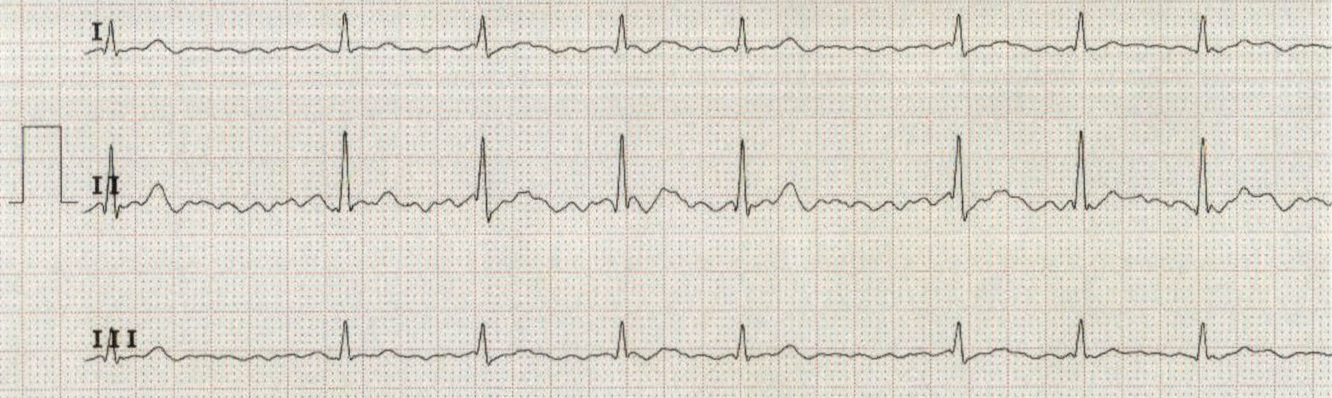

Abb. 11.10 Übungsfall 10 – Basic, 25 mm/s [O1090]

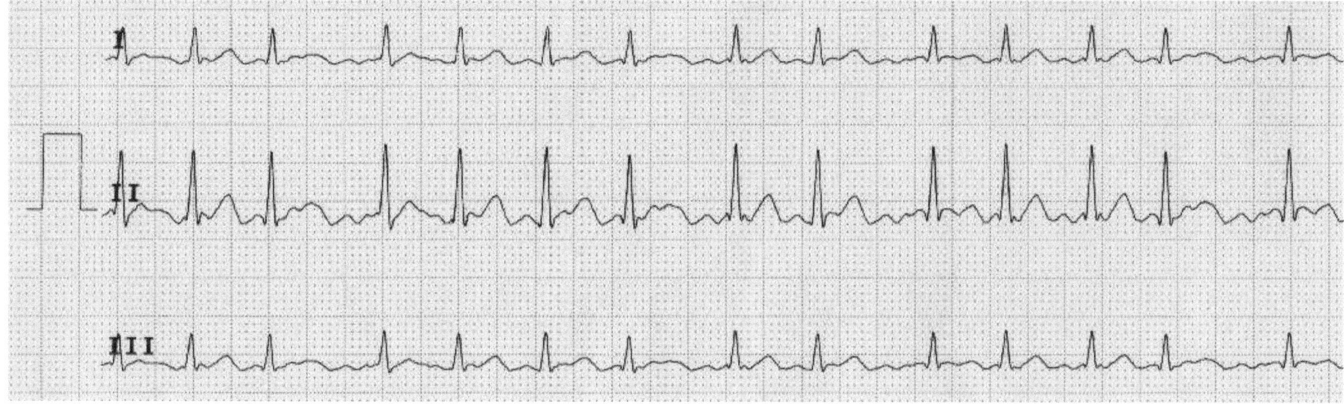

Abb. 11.11 Übungsfall 11 – Basic, 25 mm/s [O1090]

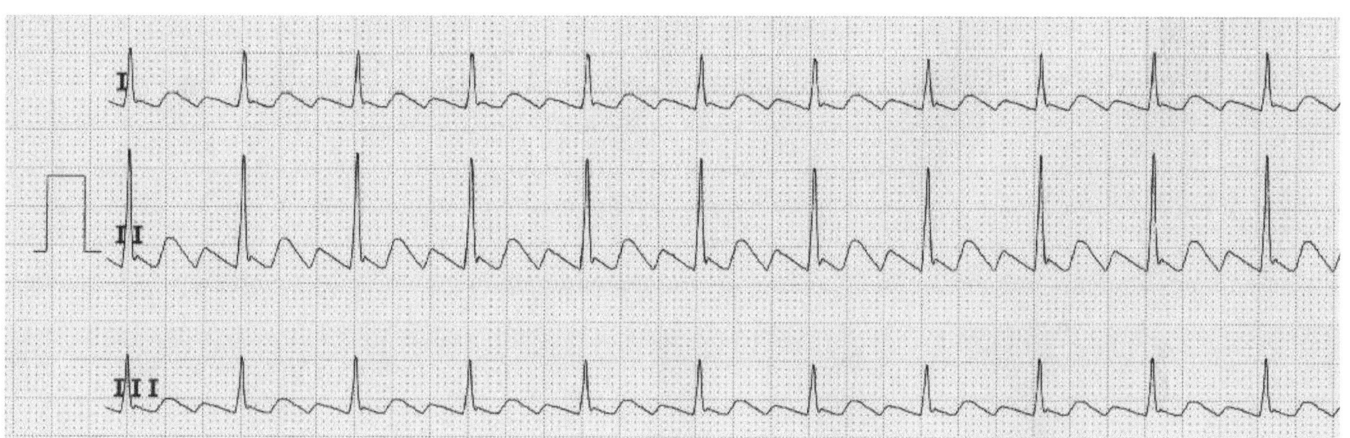

Abb. 11.12 Übungsfall 12 – Basic, 25 mm/s [O1090]

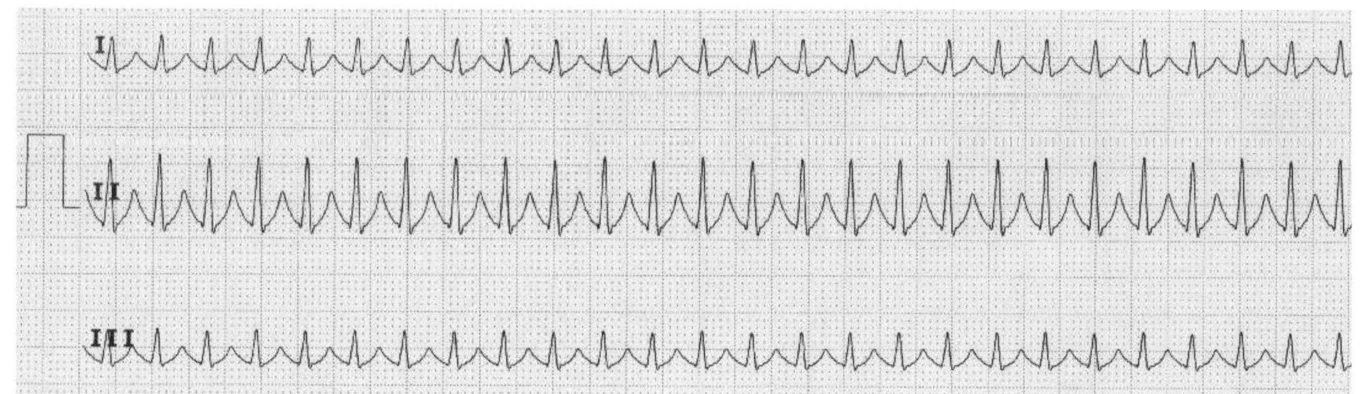

Abb. 11.13 Übungsfall 13 – Basic, 25 mm/s [O1090]

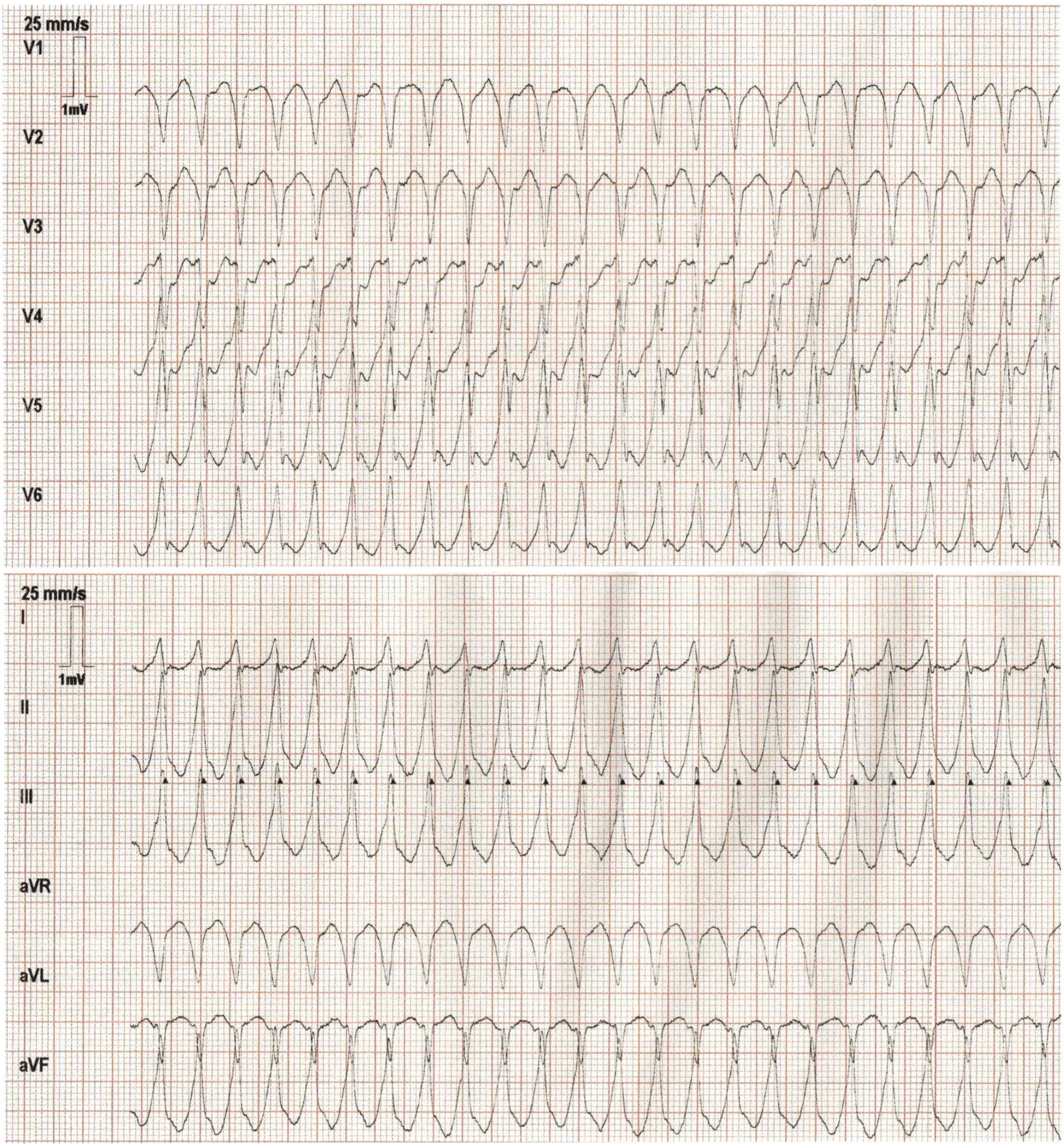

Abb. 11.14 Übungsfall 14 – Basic [O1090]

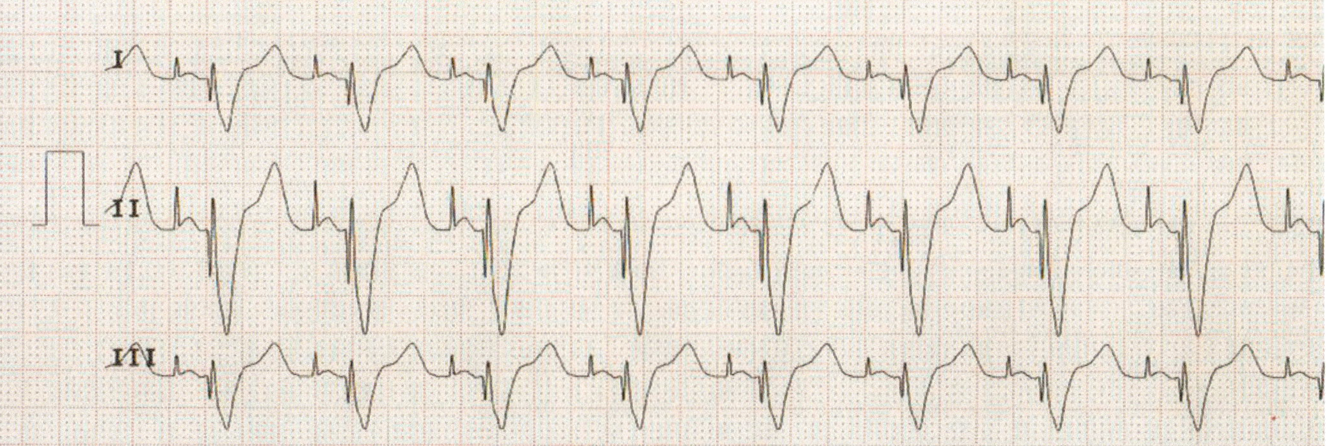

Abb. 11.15 Übungsfall 15 – Basic, 25 mm/s [O1090]

11.1.2 Basic: Lösungen Übungsfälle

Übungsfall 1

- Elektrische Aktivität vorhanden? QRS-Komplexe? Ja.
- Ventrikuläre (QRS-)Frequenz? 60/Min.
- QRS-Komplex: Aussehen schmal oder breit? Schmal (< 0,12 Sek.).
- QRS-Komplex: Regelmäßig oder unregelmäßig? Regelmäßig.
- Vorhofaktivität erkennbar? Ja, P-Wellen sind deutlich erkennbar.
- Beziehung Vorhofaktivität und Kammeraktivität? Ja, nach jeder P-Welle folgt ein QRS-Komplex.

Im EKG ist ein Sinusrhythmus mit einer Herzfrequenz von 60/Min. zu sehen. Der Rhythmus ist normfrequent und alle Zeiten entsprechen der Norm.

Interpretation Normaler Sinusrhythmus.

Übungsfall 2

- Elektrische Aktivität vorhanden? QRS-Komplexe? Ja.
- Ventrikuläre (QRS-)Frequenz? Schnell, ca. 100/Min.
- QRS-Komplex: Aussehen schmal oder breit? Schmal (< 0,12 Sek.).
- QRS-Komplex: Regelmäßig oder unregelmäßig? Regelmäßig.
- Vorhofaktivität erkennbar? Ja, P-Wellen sind deutlich erkennbar.
- Beziehung Vorhofaktivität und Kammeraktivität? Ja, nach jeder P-Welle folgt ein QRS-Komplex.

Im EKG ist ein Sinusrhythmus mit einer Herzfrequenz von ca. 100/Min. zu sehen. Alle Zeiten entsprechen der Norm.

Interpretation Sinustachykardie.

Übungsfall 3

- Elektrische Aktivität vorhanden? QRS-Komplexe? Ja.
- Ventrikuläre (QRS-)Frequenz? Langsam, ca. 40/Min.
- QRS-Komplex: Aussehen schmal oder breit? Schmal (< 0,12 Sek.).
- QRS-Komplex: Regelmäßig oder unregelmäßig? Regelmäßig.
- Vorhofaktivität erkennbar? Ja, P-Wellen sind deutlich erkennbar.
- Beziehung Vorhofaktivität und Kammeraktivität? Ja, nach jeder P-Welle folgt ein QRS-Komplex.

Im EKG ist ein Sinusrhythmus mit einer Herzfrequenz von 40/Min. zu sehen. Alle Zeiten entsprechen der Norm.

Interpretation Sinusbradykardie.

Übungsfall 4

- Elektrische Aktivität vorhanden? QRS-Komplexe? Ja.
- Ventrikuläre (QRS-)Frequenz? Ca. 60/Min.
- QRS-Komplex: Aussehen schmal oder breit? Schmal (< 0,12 Sek.).
- QRS-Komplex: Regelmäßig oder unregelmäßig? Regelmäßig.
- Vorhofaktivität erkennbar? Ja, P-Wellen sind deutlich erkennbar.
- Beziehung Vorhofaktivität und Kammeraktivität? Vorhanden, nach jeder P-Welle folgt ein QRS-Komplex.

Im EKG ist ein Sinusrhythmus mit einer Herzfrequenz von 60/Min. zu sehen. Es sind polymorphe Extrasystolen erkennbar. Alle Zeiten sind in der Norm. Die Extraschläge fallen vorzeitig ein und kommen dem normalen Grundrhythmus zuvor (= Extrasystole), unterbrechen in diesem EKG aber nicht den Grundrhythmus (= interponiert). Aufgrund der Breite der Extrasystolen ist der Ursprung vermutlich ventrikulär und aufgrund des unterschiedlichen Aussehens der ventrikulären Extrasystolen sind diese polymorph.

Interpretation Sinusrhythmus mit polymorphen ventrikulären Extrasystolen.

Übungsfall 5

- Elektrische Aktivität vorhanden? QRS-Komplexe? Ja.
- Ventrikuläre (QRS-)Frequenz? Schnell, 150/Min.
- QRS-Komplex: Aussehen schmal oder breit? Schmal (< 0,12 Sek.).
- QRS-Komplex: Regelmäßig oder unregelmäßig? Regelmäßig.
- Vorhofaktivität erkennbar? Ja, P-Wellen sind deutlich erkennbar.
- Beziehung Vorhofaktivität und Kammeraktivität? Ja, nach jeder P-Welle folgt ein QRS-Komplex.

Im EKG ist ein Sinusrhythmus mit einer Herzfrequenz von 150/Min. zu sehen. Es sind supraventrikuläre Extrasystolen zu erkennen. Alle Zeiten entsprechen der Norm. Die Extrasystolen fallen vorzeitig ein und kommen dem normalen Rhythmus zuvor. Aufgrund der Breite der Kammerkomplexe der Extrasystolen ist von einem supraventrikulären Ursprung auszugehen.

Interpretation Sinustachykardie mit supraventrikulären Extrasystolen.

Übungsfall 6

- Elektrische Aktivität vorhanden? QRS-Komplexe? Ja.
- Ventrikuläre (QRS-)Frequenz? Langsam, ca. 60–70/Min
- QRS-Komplex: Aussehen schmal oder breit? Schmal (< 0,12 Sek.).
- QRS-Komplex: Regelmäßig oder unregelmäßig? Regelmäßig mit Ausfall eines QRS-Komplexes.
- Vorhofaktivität erkennbar? Ja, P-Wellen sind deutlich erkennbar.
- Beziehung Vorhofaktivität und Kammeraktivität? Ja, aber mit einer PQ-Zeit-Verlängerung, gefolgt von einem regelmäßigen Ausfall einer Überleitung vom Vorhof in die Kammer.

Im EKG ist ein normfrequenter Sinusrhythmus mit Verlängerung der PQ-Zeit bis zum Ausfall einer Überleitung zu sehen. Danach erfolgt wieder eine kurze Überleitung.

Interpretation Sinusrhythmus, AV-Block Grad II Mobitz 1 (Wenckebach).

Übungsfall 7

- Elektrische Aktivität vorhanden? QRS-Komplexe? Ja.
- Ventrikuläre (QRS-)Frequenz? Langsam, ca. 60/Min.
- QRS-Komplex: Aussehen schmal oder breit? Schmal (< 0,12 Sek.).
- QRS-Komplex: Regelmäßig oder unregelmäßig? Regelmäßig.
- Vorhofaktivität erkennbar? Ja, P-Wellen sind deutlich erkennbar.
- Beziehung Vorhofaktivität und Kammeraktivität? Ja, aber mit intermittierendem Ausfall eines QRS-Komplexes, konstante PQ-Zeit.

Im EKG ist ein normfrequenter Sinusrhythmus mit intermittierendem Ausfall einer AV-Überleitung bei insgesamt konstanter PQ-Zeit zu sehen. Es liegt eine 2 : 1-Blockierung (2 P – 1 QRS) vor.

Interpretation Sinusrhythmus, AV-Block Grad II Mobitz 2 mit 2 : 1-Blockierung.

Übungsfall 8

- Elektrische Aktivität vorhanden? QRS-Komplexe? Ja.
- Ventrikuläre (QRS-)Frequenz? Ca. 50–60/Min.
- QRS-Komplex: Aussehen schmal oder breit? Schmal (< 0,12 Sek.).
- QRS-Komplex: Regelmäßig oder unregelmäßig? Regelmäßig.
- Vorhofaktivität erkennbar? Ja, P-Wellen sind deutlich erkennbar.
- Beziehung Vorhofaktivität und Kammeraktivität? Komplette Unterbrechung der AV-Überleitung, P-Wellen und QRS-Komplexe haben keinen Zusammenhang.

Im EKG ist ein normfrequenter Sinusrhythmus mit kompletter Unterbrechung der AV-Überleitung und schmalen Kammerkomplexen zu sehen. Die Kammererregung ist insgesamt recht hochfrequent, was für einen hohen Ersatzrhythmus spricht. Es ist deutlich zu erkennen, dass die Vorhöfe und Kammern unabhängig voneinander arbeiten, da die P-Wellen und QRS-Komplexe keinen Zusammenhang haben.

Interpretation Sinusrhythmus, AV-Block Grad III und hoher Ersatzrhythmus mit schmalen Kammerkomplexen.

Übungsfall 9

- Elektrische Aktivität vorhanden? QRS-Komplexe? Ja.
- Ventrikuläre (QRS-)Frequenz? Langsam, ca. 30/Min.
- QRS-Komplex: Aussehen schmal oder breit? Breit (> 0,12 Sek.).
- QRS-Komplex: Regelmäßig oder unregelmäßig? Regelmäßig.
- Vorhofaktivität erkennbar? Ja, P-Wellen sind deutlich erkennbar.
- Beziehung Vorhofaktivität und Kammeraktivität? P-Wellen und QRS-Komplexe haben keinen Zusammenhang.

Im EKG ist ein normfrequenter Sinusrhythmus mit kompletter Unterbrechung der AV-Überleitung zu sehen. Die Kammererregung ist bradykard und die Kammerkomplexe sind breit. Dies spricht für ein „tiefes" Kammerersatzzentrum. Die P-Wellen und QRS-Komplexe haben keinen Zusammenhang.

Interpretation Bradykarder Sinusrhythmus, AV-Block Grad III mit breiten Kammerkomplexen.

Übungsfall 10

- Elektrische Aktivität vorhanden? QRS-Komplexe? Ja.
- Ventrikuläre (QRS-)Frequenz? Circa 80/Min.
- QRS-Komplex Aussehen: Schmal oder breit? Schmal (< 0,12 Sek.).
- QRS-Komplex: Regelmäßig oder unregelmäßig? Unregelmäßig.
- Vorhofaktivität erkennbar? Ja, keine deutlichen P-Wellen, grobes Vorhofflimmern.
- Beziehung Vorhofaktivität und Kammeraktivität? Unregelmäßige Überleitung vom Vorhof in die Kammern.

Im EKG ist eine absolute Arrhythmie mit einer HF von ca. 80/Min. zu sehen. Man kann grobes Vorhofflimmern erkennen. Die QRS-Komplexe sind absolut unregelmäßig in der Abfolge. Die Vorhoffrequenz beträgt ca. 400–700/Min. mit unregelmäßiger Überleitung auf die Kammern und unregelmäßiger Kammerantwort von ca. 80/Min.

Interpretation Vorhofflimmern (VHF) mit absoluter Arrhythmie (AA).

Übungsfall 11

- Elektrische Aktivität vorhanden? QRS-Komplexe? Ja.
- Ventrikuläre (QRS-)Frequenz? Schnell, ca. 120/Min.
- QRS-Komplex: Aussehen schmal oder breit? Schmal (< 0,12 Sek.).
- QRS-Komplex: Regelmäßig oder unregelmäßig? Unregelmäßig.
- Vorhofaktivität erkennbar? Keine deutlichen P-Wellen erkennbar, grobes Vorhofflimmern.
- Beziehung Vorhofaktivität und Kammeraktivität? Unregelmäßige Überleitung vom Vorhof in die Kammern.

Im EKG ist eine absolute Unregelmäßigkeit in der Abfolge der QRS-Komplexe aufgrund eines groben Vorhofflimmerns zu sehen. Die Vorhoffrequenz beträgt hierbei ca. 400–700/Min. mit unregelmäßiger Überleitung auf die Kammern und unregelmäßiger Kammerantwort von ca. 120/Min.

Interpretation Tachyarrhythmia absoluta mit grobem Vorhofflimmern (TAA + VHF).

Übungsfall 12

- Elektrische Aktivität vorhanden? QRS-Komplexe? Ja.
- Ventrikuläre (QRS-)Frequenz? Schnell, ca. 100/Min.
- QRS-Komplex: Aussehen schmal oder breit? Schmal (< 0,12 Sek.).
- QRS-Komplex: Regelmäßig oder unregelmäßig? Regelmäßig.
- Vorhofaktivität erkennbar? Ja, sägezahnartige Muster.

- Beziehung Vorhofaktivität und Kammeraktivität? Nur jede dritte Vorhofaktion wird in die Kammern weitergeleitet.

Die Vorhoffrequenz im EKG beträgt ca. 300/Min. und man kann sägezahnartige Muster erkennen. Durch die Frequenzfilterfunktion des AV-Knoten wird hier nur jede dritte Erregung in die Kammer weitergeleitet. Die Kammerfrequenz beträgt hierbei 100/Min. Gut zu erkennen sind zwei negative Vorhoferregungen, eine dritte Vorhofaktion versteckt sich im QRS-Komplex.

Interpretation Vorhofflattern mit 3 : 1-Überleitung.

Übungsfall 13

- Elektrische Aktivität vorhanden? QRS-Komplexe? Ja.
- Ventrikuläre (QRS-)Frequenz? Schnell.
- QRS-Komplex: Aussehen schmal oder breit? Schmal (< 0,12 Sek.).
- QRS-Komplex: Regelmäßig oder unregelmäßig? Regelmäßig.
- Vorhofaktivität erkennbar? Nein, P-Wellen sind nicht erkennbar.
- Beziehung Vorhofaktivität und Kammeraktivität? Nicht erkennbar.

Im EKG ist eine regelmäßige Schmalkomplextachykardie mit einer Herzfrequenz von 220/Min. zu sehen. Es sind keine Vorhoferregungen erkennbar.

Interpretation Regelmäßige Schmalkomplextachykardie, SVT.

Übungsfall 14

- Elektrische Aktivität vorhanden? QRS-Komplexe? Ja.
- Ventrikuläre (QRS-)Frequenz? Schnell.
- QRS-Komplex: Aussehen schmal oder breit? Breit (> 0,12 Sek.).
- QRS-Komplex: Regelmäßig oder unregelmäßig? Regelmäßig.
- Vorhofaktivität erkennbar? Nein, keine P-Wellen erkennbar.
- Beziehung Vorhofaktivität und Kammeraktivität? Nicht erkennbar.

Zu sehen ist eine ausgeprägte frequenzstarre regelmäßige Tachykardie mit breiten Kammerkomplexen. Die Herzfrequenz beträgt hier ca. 230/Min. Es sind keine Vorhofaktionen erkennbar.

Interpretation Breitkomplextachykardie, VT.

Übungsfall 15

- Elektrische Aktivität vorhanden? QRS-Komplexe? Ja.
- Ventrikuläre (QRS-)Frequenz? Ca. 80/Min.
- QRS-Komplex: Aussehen schmal oder breit? Breit (> 0,12 Sek.).
- QRS-Komplex: Regelmäßig oder unregelmäßig? Regelmäßig.
- Vorhofaktivität erkennbar? Ja, es sind deutliche Schrittmacherspikes zu sehen, die Stimulation des Vorhofs erfolgt durch einen Herzschrittmacher.
- Beziehung Vorhofaktivität und Kammeraktivität? Ja, es sind Schrittmacherspikes zu sehen, die Stimulation der Kammer erfolgt durch einen Herzschrittmacher.

Man erkennt einen Schrittmacher-Rhythmus mit durchgehender Stimulation der Vorhöfe und Kammern (DDD). Zu sehen sind entsprechende Erregungsausbreitungs- und Erregungsrückbildungsstörungen. Der Schrittmacherrhythmus ist gut an den Spikes zu erkennen.

Interpretation Schrittmacher-Rhythmus, DDD-Modus.

11.2 Übungen Advanced

Bei den Advanced-Übungsfällen sollen die Fragestellungen erweitert werden. **Der Schwerpunkt liegt bei diesen weiteren Übungsfällen in der Infarktdiagnostik.** Hier wird die Beurteilung des 12-Kanal-EKGs geübt und folgende weitere Inhalte der Interpretation zu der Rhythmusbeurteilung (6 Schritte des ERC) ergänzt:

- Welcher Lagetyp liegt vor?
- Liegt ein Schenkelblock oder Schrittmacher-EKG vor?
- Wie sind die Herzzeitwerte? P-Welle, PQ-Zeit, QRS-Dauer, QT-Zeit?
- Gibt es Hinweise für eine Ischämie oder pathologische Veränderungen? ST-Hebungen, ST-Senkungen, T-Wellen-Aussehen, T-Wellen-Morphologie, Q-Zacken?

Weitere ergänzende Fragestellungen wären z. B.:

- Erregungsausbreitung: P-Wellen-Morphologie, Deltawelle, R-Verlust? Hypertrophiezeichen?
- Erregungsrückbildung: Brugada-Syndrom? Reentry-Tachykardie? Einflüsse von Medikamenten oder Elektrolyten?

11.2.1 Advanced: Übungsfälle

Übungsfall 1 (> Abb. 11.16)

- Ventrikuläre (QRS-)Frequenz?

Herzzeitwerte:

- P-Welle?
- PQ-Zeit?
- QRS-Dauer?
- QT-Zeit?
- Lagetyp?
- Pathologische Q Zacken? Ableitungen?
- ST-Hebungen? Ableitungen?
- ST-Senkungen? Ableitungen?
- Spiegelbildliche Muster (reziproke Veränderungen)? Ableitungen?
- T-Wellen Veränderungen? Ableitungen?

Interpretation:

___

___

Übungsfall 2 (> Abb. 11.17)

- Ventrikuläre (QRS-)Frequenz?

Herzzeitwerte:

- P-Welle?

- PQ-Zeit?
- QRS-Dauer?
- QT-Zeit?
- Lagetyp?
- Pathologische Q-Zacken? Ableitungen?
- ST-Hebungen? Ableitungen?
- ST-Senkungen? Ableitungen?
- Spiegelbildliche Muster (reziproke Veränderungen)? Ableitungen?
- T-Wellen Veränderungen? Ableitungen?

Interpretation:

____

____

Übungsfall 3 (➤ Abb. 11.18)

- Ventrikuläre (QRS-)Frequenz?

Herzzeitwerte:

- P-Welle?
- PQ-Zeit?
- QRS-Dauer?
- QT-Zeit?
- Lagetyp?
- Pathologische Q-Zacken? Ableitungen?
- ST-Hebungen? Ableitungen?
- ST-Senkungen? Ableitungen?
- Spiegelbildliche Muster (reziproke Veränderungen)? Ableitungen?
- T-Wellen Veränderungen? Ableitungen?

Interpretation:

____

____

Übungsfall 4 (➤ Abb. 11.19)

- Ventrikuläre (QRS-)Frequenz?

Herzzeitwerte:

- P-Welle?
- PQ-Zeit?
- QRS-Dauer?
- QT-Zeit?
- Lagetyp?
- Pathologische Q-Zacken? Ableitungen?
- ST-Hebungen? Ableitungen?
- ST-Senkungen? Ableitungen?
- Spiegelbildliche Muster (reziproke Veränderungen)? Ableitungen?
- T-Wellen Veränderungen? Ableitungen?

Interpretation:

____

____

Übungsfall 5 (➤ Abb. 11.20)

- Ventrikuläre (QRS-)Frequenz?

Herzzeitwerte:

- P-Welle?
- PQ-Zeit?
- QRS-Dauer?
- QT-Zeit?
- Lagetyp?
- Pathologische Q-Zacken? Ableitungen?
- ST-Hebungen? Ableitungen?
- ST-Senkungen? Ableitungen?
- Spiegelbildliche Muster (reziproke Veränderungen)? Ableitungen?
- T-Wellen Veränderungen? Ableitungen?

Interpretation:

____

____

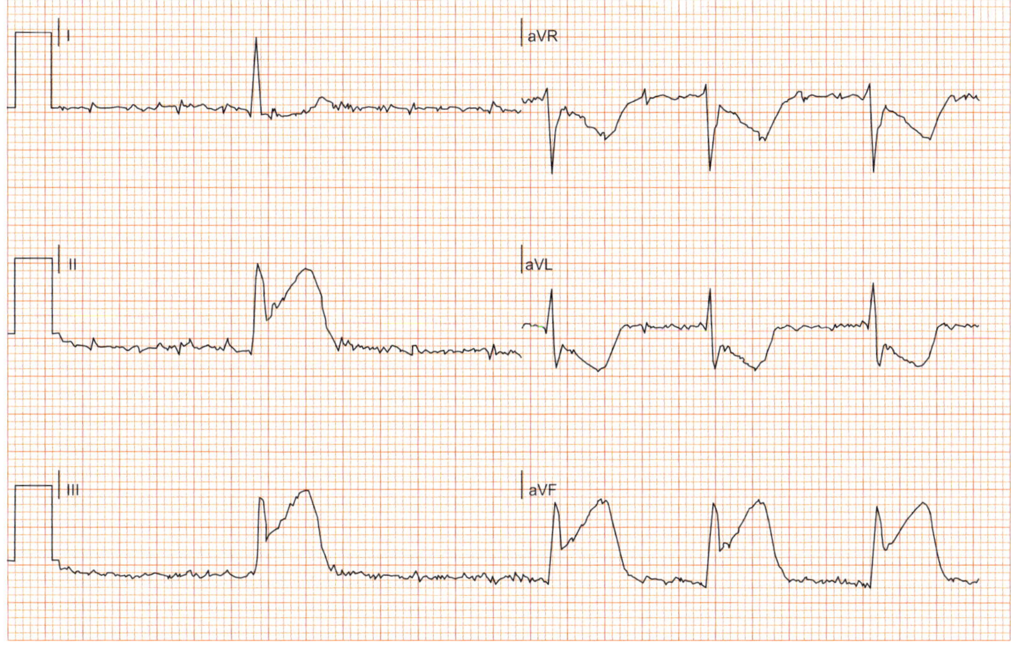

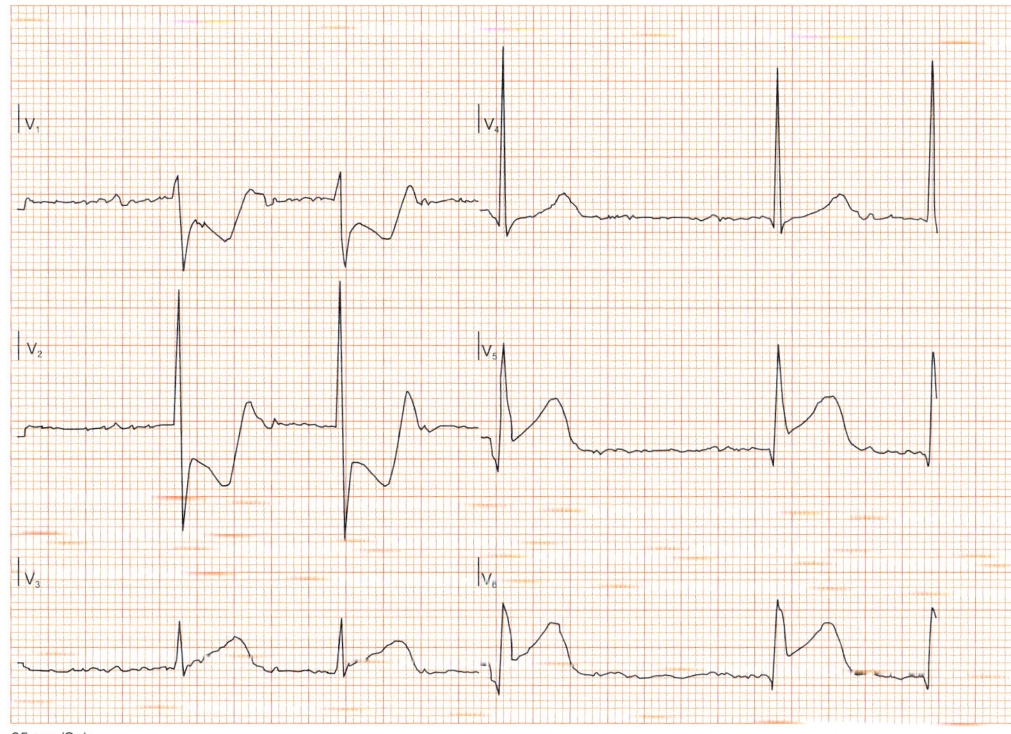

25 mm/Sek.

I Lateral	aVR ---------	V_1 Septum	V_4 Anterior	V_4R Rechtsventrikulär	V_7 posterior
II Inferior	aVL Lateral	V_2 Septum	V_5 Lateral	V_5R Rechtsventrikulär	V_8 posterior
III Inferior	aVF Inferior	V_3 Anterior	V_6 Lateral	V_6R Rechtsventrikulär	V_9 posterior

Abb. 11.16 Übungsfall 1 – Advanced [L231]

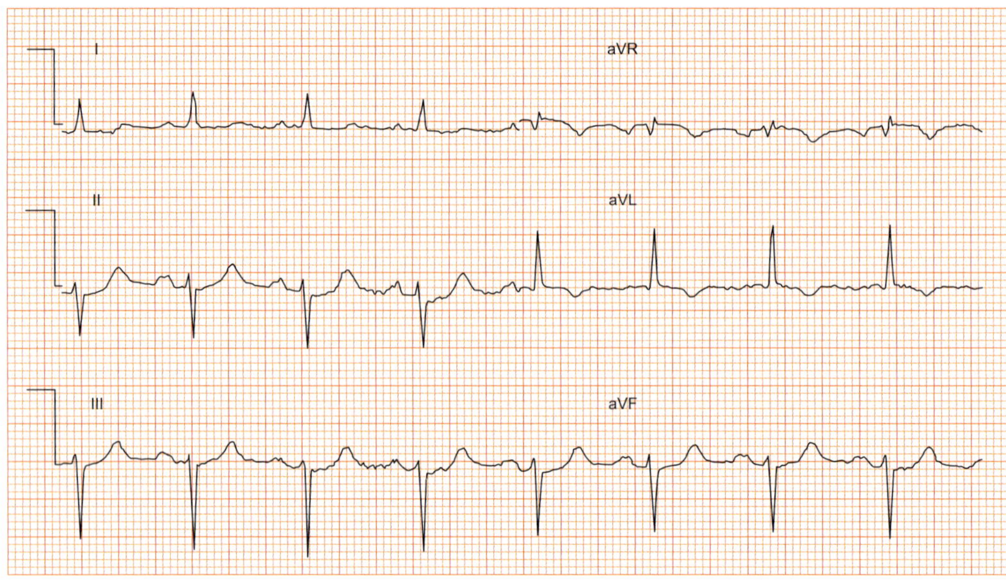

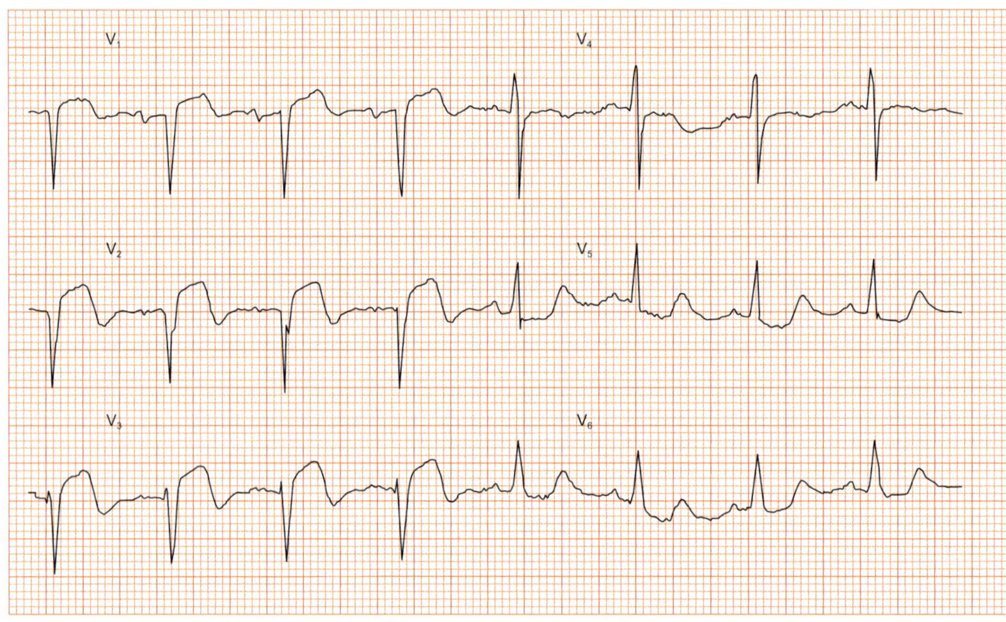

25 mm/Sek.

I Lateral	aVR ---------	V_1 Septum	V_4 Anterior	V_4R Rechtsventrikulär	V_7 posterior
II Inferior	aVL Lateral	V_2 Septum	V_5 Lateral	V_5R Rechtsventrikulär	V_8 posterior
III Inferior	aVF Inferior	V_3 Anterior	V_6 Lateral	V_6R Rechtsventrikulär	V_9 posterior

Abb. 11.17 Übungsfall 2 – Advanced [L231]

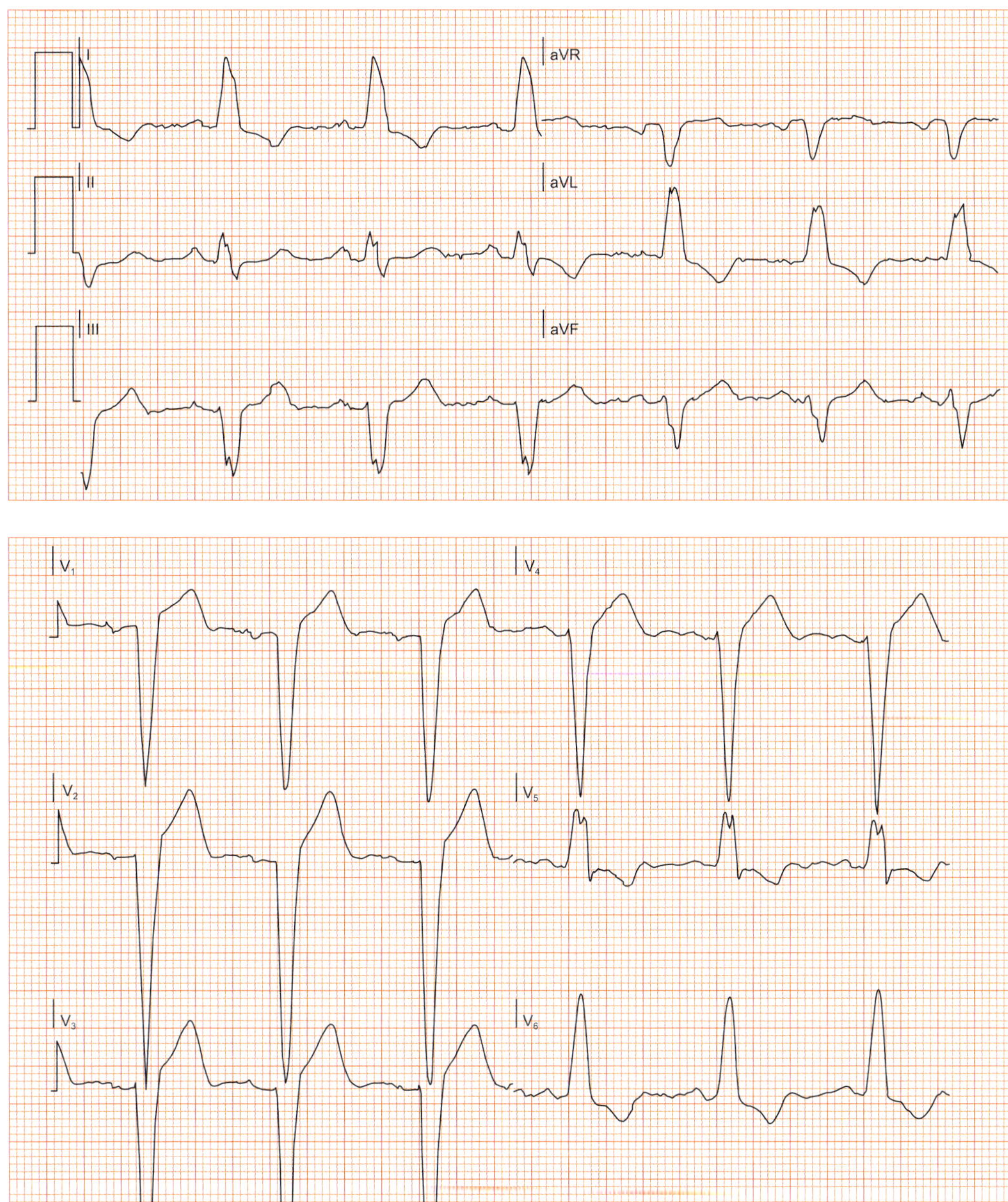

25 mm/Sek.

I Lateral	aVR --------	V_1 Septum	V_4 Anterior	V_4R Rechtsventrikulär	V_7 posterior
II Inferior	aVL Lateral	V_2 Septum	V_5 Lateral	V_5R Rechtsventrikulär	V_8 posterior
III Inferior	aVF Inferior	V_3 Anterior	V_6 Lateral	V_6R Rechtsventrikulär	V_9 posterior

Abb. 11.18 Übungsfall 3 – Advanced [L231]

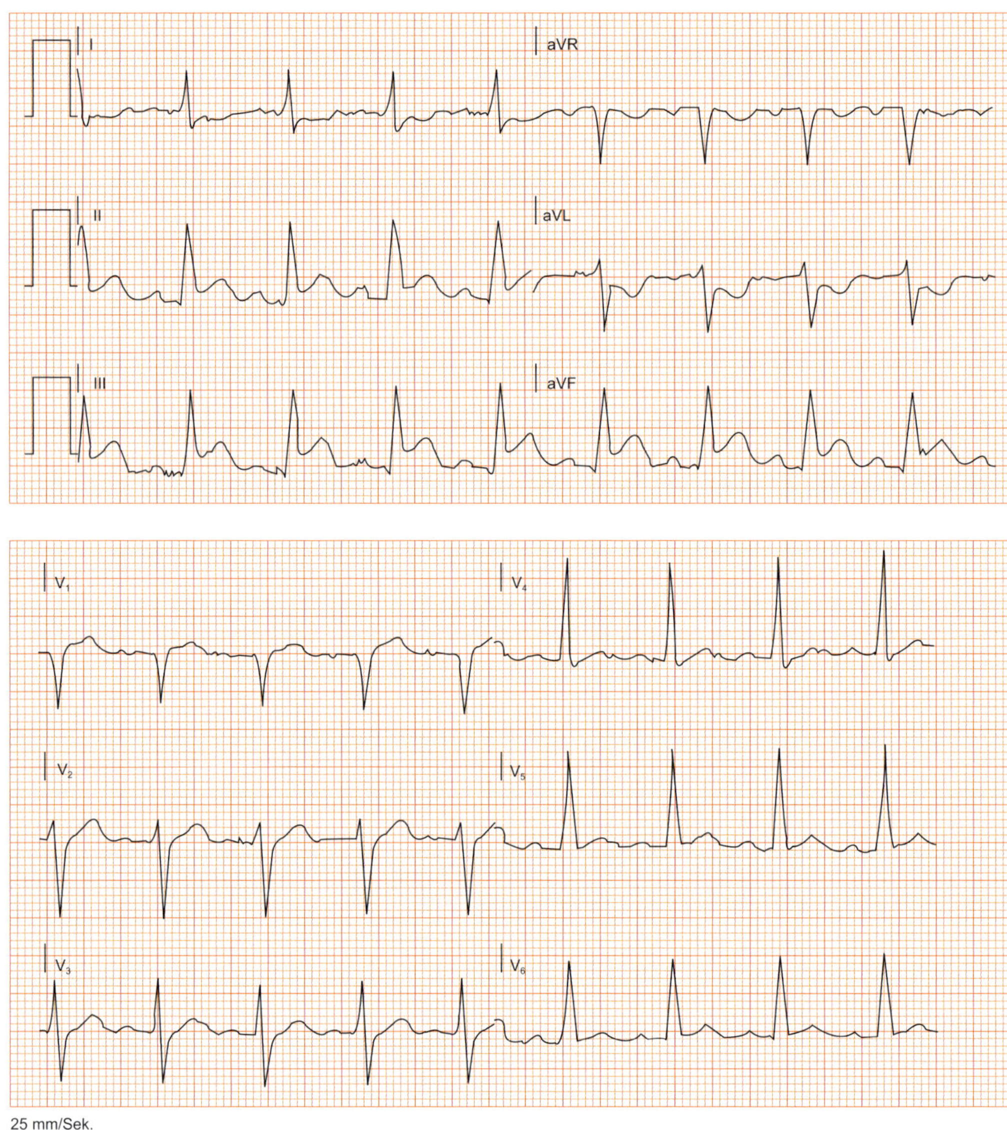

I Lateral	aVR ---------	V_1 Septum	V_4 Anterior	V_4R Rechtsventrikulär	V_7 posterior
II Inferior	aVL Lateral	V_2 Septum	V_5 Lateral	V_5R Rechtsventrikulär	V_8 posterior
III Inferior	aVF Inferior	V_3 Anterior	V_6 Lateral	V_6R Rechtsventrikulär	V_9 posterior

Abb. 11.19 Übungsfall 4 – Advanced [L231]

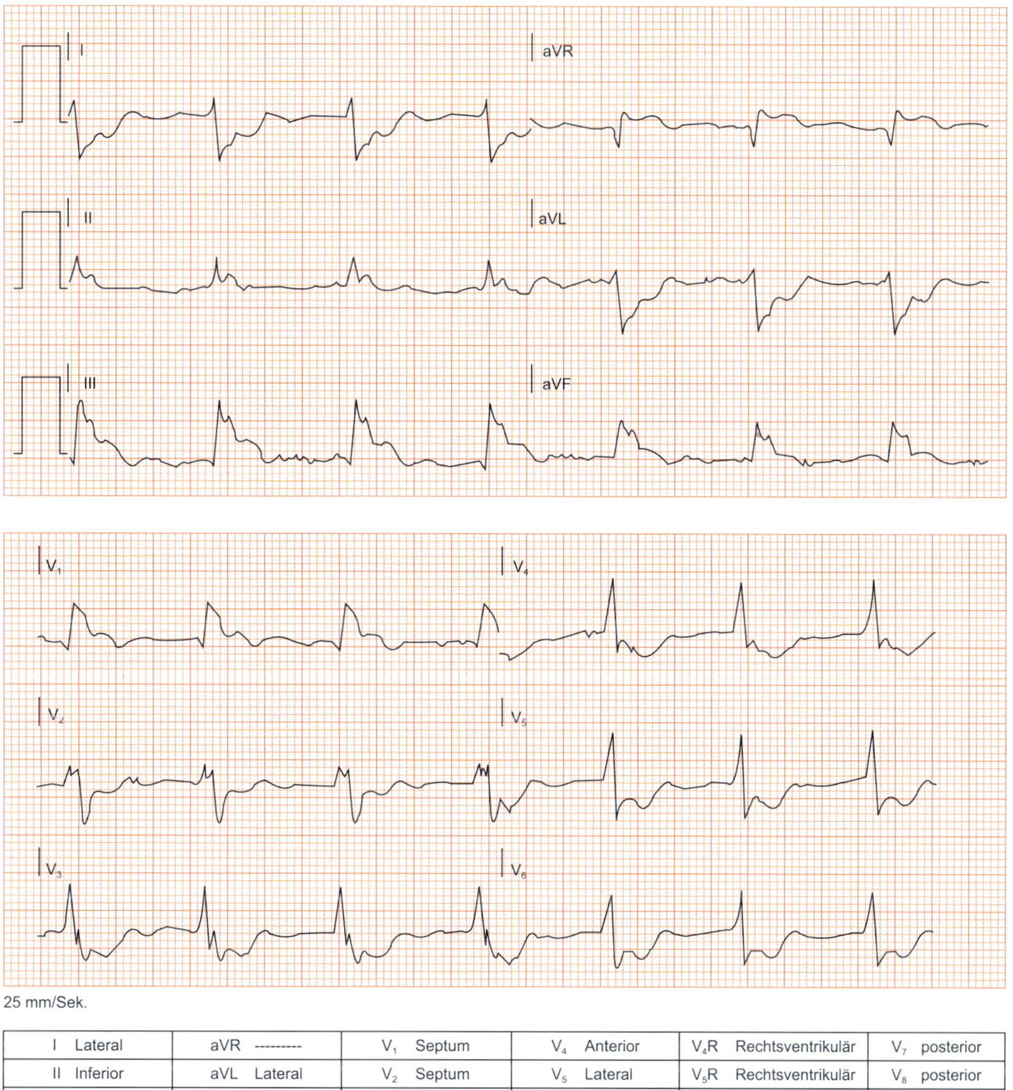

I Lateral	aVR ---------	V_1 Septum	V_4 Anterior	V_4R Rechtsventrikulär	V_7 posterior
II Inferior	aVL Lateral	V_2 Septum	V_5 Lateral	V_5R Rechtsventrikulär	V_8 posterior
III Inferior	aVF Inferior	V_3 Anterior	V_6 Lateral	V_6R Rechtsventrikulär	V_9 posterior

Abb. 11.20 Übungsfall 5 – Advanced [L231]

11.2.2 Advanced: Lösungen Übungsfälle

Übungsfall 1

EKG-Auswertung

- Ventrikuläre (QRS-)Frequenz: Bradykardie mit HF 50/Min.
- P-Welle: 80 ms (0,08 Sek.)
- PQ-Zeit: 360 ms (0,36 Sek.)
- QRS-Dauer: 108 ms (0,108 Sek.)
- QT-Zeit: 480 ms – QTc-Zeit 460 ms
- Lagetyp: normaler Lagetyp
- Pathologische Q-Zacken: nein
- ST-Hebungen in den Ableitungen: II, III, aVF, V_3, V_5, V_6
- ST-Senkungen in den Ableitungen: aVL, V_1, V_2
- Spiegelbildliche Muster (reziproke Veränderungen) in den Ableitungen: aVL
- T-Wellen-Veränderungen in den Ableitungen: negativ in aVL, V_1, V_2

Interpretation **Okklusiver Myokardinfarkt** (OMI/STEMI) inferolateral. Im EKG ist eine Sinusbradykardie mit einer Herzfrequenz von 50/Min. zu sehen. Man erkennt deutlich ST-Senkungen und hohe R-Zacken in den Ableitungen V_1 bis V_2. Vermutlich ist auch der posteriore Anteil des Myokards beteiligt. Wie bei allen inferioren STEMI sollte hier noch zusätzlich die modifizierte Ableitung V_4R geklebt werden, um einen inferioren Infarkt in Betracht ziehen zu können. Die ST-Hebung in der Ableitung V_3 resultiert evtl. durch eine Teilversorgung des ventrikulären Apex durch die rechte Koronararterie (RCA). Da die PQ-Zeit deutlich verlängert ist, sollte hier auch an einen möglichen AV-Block gedacht werden.

Übungsfall 2

EKG-Auswertung

- Ventrikuläre (QRS-)Frequenz: 95/Min.
- P-Welle: 110 ms (0,11 Sek.)
- PQ-Zeit: 140 ms (0,14 Sek.)
- QRS-Dauer: 96 ms (0,96 Sek.)
- QT-Zeit: 380 ms – QTc-Zeit: 433 ms
- Lagetyp: Linkslagetyp
- Pathologische Q-Zacken: in der Ableitung V_2
- ST-Hebungen in den Ableitungen: V_1 bis V_3
- Spiegelbildliche Muster (reziproke Veränderungen) in den Ableitungen: nein
- T-Wellen-Veränderungen in den Ableitungen: negativ in aVL

Interpretation **Okklusiver Myokardinfarkt** (OMI/STEMI) anteroseptal. Im EKG ist ein Sinusrhythmus mit einer Herzfrequenz von ca. 95/Min. zu sehen. Man erkennt ST-Hebungen in den Ableitungen V_1 bis V_3 und negative T-Wellen. Ein QS-Komplex ist in der Ableitung V_2 und eine verzögerte R-Zacken-Progression bis V_4 kann auch auf einen früheren abgelaufenen Infarkt mit persistierender ST-Hebung deuten. In den Ableitungen V_5 bis V_6 kann man zusätzlich noch eine Grundlinienwanderung (Störung in den Ableitungen) erkennen.

Übungsfall 3

EKG-Auswertung

- Ventrikuläre (QRS-)Frequenz: 76/Min.
- P-Welle: 110 ms (0,11 Sek.)
- PQ-Zeit: 120 ms (0,12 Sek.)
- QRS-Dauer: 144 ms (0,144 Sek.)
- QT-Zeit: 424 ms – QTc-Zeit: 455 ms
- Lagetyp: Linkslagetyp
- Pathologische Q-Zacken: nein
- ST-Hebungen in den Ableitungen: V_1 bis V_4
- ST-Senkungen in den Ableitungen: nein
- Spiegelbildliche Muster (reziproke Veränderungen) in den Ableitungen: nein
- T-Wellen-Veränderungen in den Ableitungen: negativ in I, aVL, V_5, V_6

Interpretation Möglicher **okklusiver Myokardinfarkt** (OMI/STEMI) mit LSB. Im EKG erkennt man einen Sinusrhythmus mit einer Herzfrequenz von ca. 76/Min. und einem Linksschenkelblock. ST-Hebungen sind deutlich in den Ableitungen V_1 bis V_4 zu sehen. Die Sgarbossa-Kriterien bei diesem vorliegenden LSB werden nicht erfüllt, schließen aber einen Infarkt nicht aus. Hier wären die Klinik des Patienten und weitere EKGs im Verlauf interessant.

Übungsfall 4

EKG-Auswertung

- Ventrikuläre (QRS-)Frequenz: ca. 107/Min.
- P-Welle: 110 ms (0,11 Sek.)
- PQ-Zeit: 160 ms (0,16 Sek.)
- QRS-Dauer: 100 ms (0,1 Sek.)
- QT-Zeit: 332 ms – QTc-Zeit: 395 ms
- Lagetyp: normaler Lagetyp
- Pathologische Q-Zacken: nein
- ST-Hebungen in den Ableitungen: II, III, aVF
- ST-Senkungen in den Ableitungen: I, aVL
- Spiegelbildliche Muster (reziproke Veränderungen) in den Ableitungen: I, aVL
- T-Wellen-Veränderungen in den Ableitungen: negativ in I, aVL

Interpretation Okklusiver Myokardinfarkt (OMI/STEMI), inferior. Im EKG erkennt man eine Sinustachykardie mit einer Herzfrequenz von ca. 107/Min. ST-Hebungen werden in den Ableitungen II, III und aVF registriert. Spiegelbildliche Muster kann man in den Ableitungen I und aVL sehen. Es sollte zur weiteren EKG-Diagnostik eine modifizierte Ableitung V_4R geklebt werden, um eine evtl. rechtsventrikuläre Beteiligung erkennen zu können.

Übungsfall 5

EKG-Auswertung

- Ventrikuläre (QRS-) Frequenz: 83/Min.

- P-Welle: 80 ms (0,08 Sek.)
- PQ-Zeit: 228 ms (0,228 Sek.)
- QRS-Dauer: 156 ms (0,156 Sek.)
- QT-Zeit: 364 ms – QTc-Zeit: 403 ms
- Lagetyp: Rechtslagetyp
- Pathologische Q-Zacken: nein
- ST-Hebungen in den Ableitungen: III, aVF
- ST-Senkungen in den Ableitungen: I, aVL, V_3 bis V_6
- Spiegelbildliche Muster (reziproke Veränderungen) in den Ableitungen: I, aVL
- T-Wellen-Veränderungen in den Ableitungen: negativ in I, V_1, V_4 bis V_6

Interpretation Sinusrhythmus, AV-Block Grad I, RSB, möglicher okklusiver Myokardinfarkt (OMI/STEMI). Im EKG sieht man einen Sinusrhythmus mit einer Herzfrequenz von ca. 83/Min. und einen AV-Block Grad I. Es liegt ein möglicher STEMI mit ST-Hebung in der Ableitung III und minimaler ST-Hebung in der Ableitung aVF vor. Deutlich zu erkennen ist ein rechtsschenkelblockartiges Muster, das auch ST-Hebungen verursachen kann. Die konkordante ST-Hebung in Ableitung III deutet eher auf einen STEMI hin (STEMI versus Rechtsschenkelblock).

11.3 Fallbeispiele

Sven Heiligers

11.3.1 Übungen Fallbeispiele

Fallbeispiel 1

Sie werden um 9 Uhr morgens mit dem Einsatzstichwort „Synkope" alarmiert. Am Einsatzort empfängt Sie eine Frau, die Sie aufgeregt ins Wohnzimmer zu Ihrem 35-jährigen Ehemann führt und dabei erzählt, dass ihr Mann plötzlich beim Frühstücken kollabiert sei. Bei dem Ehemann angekommen, sehen Sie einen blass wirkenden Patienten mit moderater Tachypnoe. Die Haut ist warm, leicht schweißig, der Puls ist flach und schnell an der A. radialis tastbar. Der Patient ist wach, etwas aufgeregt und kann sich an das Kollabieren am Frühstückstisch nicht erinnern, jedoch an alles, was nach dem Aufwachen geschehen ist.

Da der Patient wach und orientiert ist, kann eine Eigenanamnese durchgeführt werden. Der Patient gibt an, dass er bereits in den letzten Tagen immer wieder Herzklopfen und Unwohlsein verspürt habe. Vor allem morgens direkt nach dem Aufstehen oder abends auf dem Sofa. Die Symptome seien aber von selbst wieder weggegangen. Heute Morgen seit ca. 6 Uhr sei das Herzklopfen besonders schlimm gewesen und er hatte auch ein Druckgefühl in der Brust, jedoch ohne Ausstrahlung in den Kiefer oder den linken Arm. Bis zum Frühstück haben sich die Beschwerden gesteigert, sodass er auch kaum etwas essen konnte. Allergien und eine Dauermedikation werden verneint, es werde nur gelegentlich bei Kopfschmerzen Ibuprofen eingenommen. Aufgrund eines Jobwechsels habe er in den letzten Wochen vermehrt Stress. Eine vorherige Synkope wird verneint, bisher sind auch keine kardialen Erkrankungen bei ihm bekannt. Seine Eltern haben auch keine Herzerkrankungen, jedoch sei seine Cousine damals mit 17 Jahren plötzlich verstorben, man wisse aber nicht woran.

Die Ehefrau erzählt mit Tränen in den Augen, dass ihr Mann mitten im Satz beim Frühstück „die Augen verdreht habe" und in sich zusammengesunken sei. Ein Zucken habe sie nicht bemerkt und kaum, dass ihr Mann auf dem Boden lag, sei er auch schon wieder zu sich gekommen.

Während der Anamnese schalten Sie den Monitor an und erheben die ersten Vitalparameter und legen bereits das 12-Kanal-EKG an (➤ Abb. 11.21).

Interpretation:

____

____

Fallbeispiel 2

Eine 32-jährige Frau erwartet Sie um 3 Uhr nachts mit „Herzrasen". In der Wohnung angekommen, untersuchen Sie die Patientin strukturiert nach ABCDE. Dabei fällt Ihnen auf, dass die Patientin tachykard um 150/Min. ist. Die Rekapillarisierungszeit der Handinnenfläche liegt bei unter 2 Sek. Ihr Kollege schreibt währenddessen folgendes 12-Kanal-EKG (➤ Abb. 11.22).

Interpretation:

____

____

Fallbeispiel 3

Ein ca. 50-jähriger Mann nimmt Sie vor einem Einfamilienhaus winkend und aufgeregt in Empfang. Auf dem Weg in das gemeinsame Schlafzimmer berichtet er, dass seine Frau nicht mehr erweckbar sei, nachdem sie sich hingelegt habe, um die Kopfschmerzen „wegzuschlafen". Seine Frau habe ihn gebeten, sie nach einer Stunde zu wecken. Sie finden die Patientin in Seitenlage im Ehebett. Sie reagiert nicht auf Ihre Ansprache. Im Rahmen Ihres Primary Surveys sichern Sie die Atemwege mittels Esmarch-Handgriff und beginnen eine assistierte Beatmung. Im Laufe des Einsatzes wird folgendes EKG abgeleitet (➤ Abb. 11.23).

Interpretation:

____

____

Fallbeispiel 4

Ihre Einsatzstelle befindet sich in einem Mehrfamilienhaus in der dritten Etage. Der Patient, ca. 60 Jahre, sitzt auf einem Stuhl in der Küche.

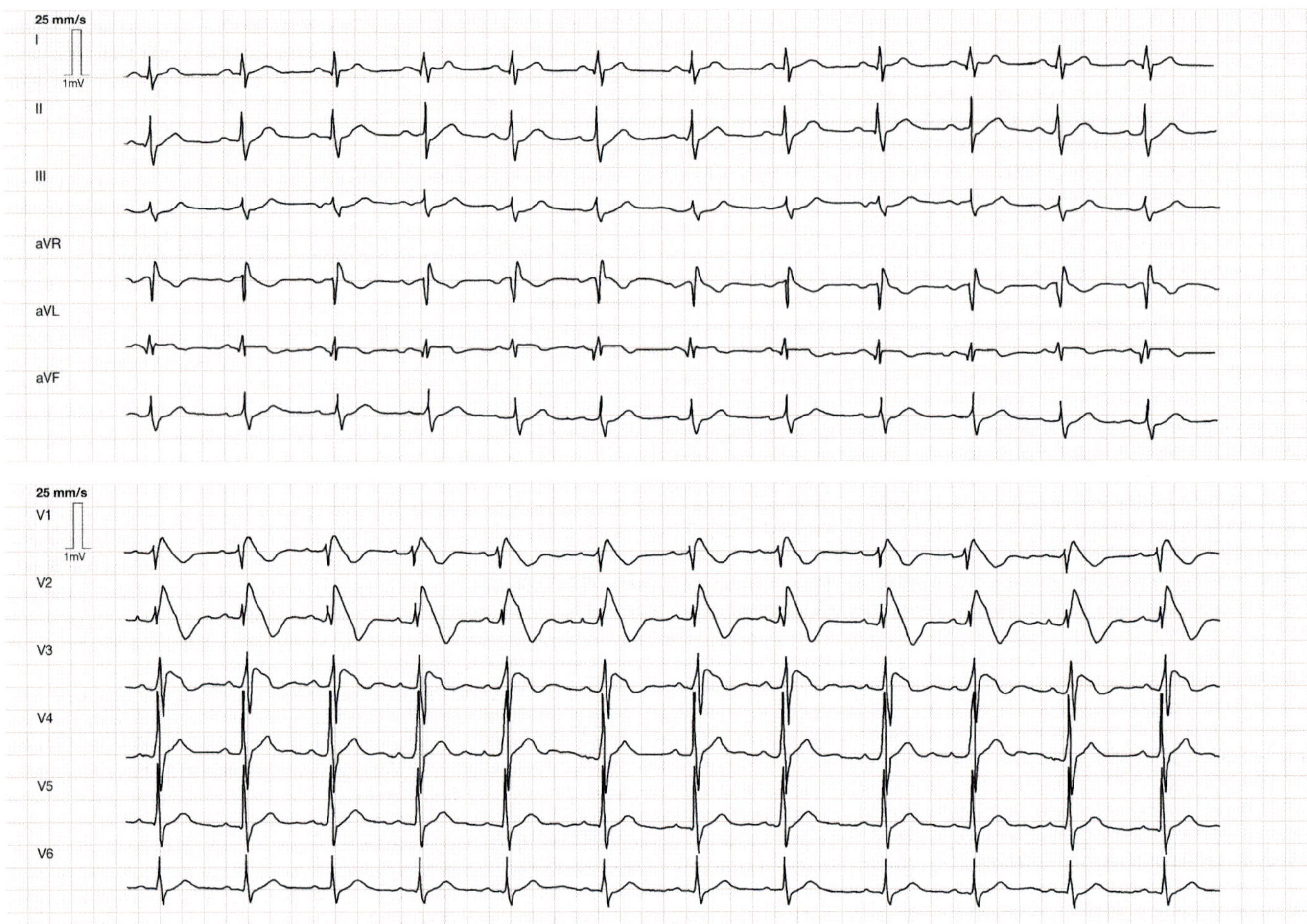

Abb. 11.21 EKG-Fallbeispiel 1 [M1001]

Sofort fällt Ihnen die blasse und kühl feuchte Haut des Patienten auf. Neben einer Tachypnoe bemerken Sie, dass der Patient tachykard ist und eine verlängerte Rekapillarisierungszeit von ca. 4 Sek. hat. Da der Patient Brustschmerzen angibt, lassen Sie schnellstmöglich ein 12-Kanal-EKG schreiben. Während Ihre Kollegin das EKG anfertigt, erzählt Ihnen der Patient, dass er gerade in die Wohnung einziehe und er beim Tragen der schweren Gegenstände plötzlich stechende Brustschmerzen verspürt habe, die jetzt aus der Brust in den Rücken gewandert seien. Ebenso habe er das Gefühl, dass seine Beine einschlafen würden. Sie bekommen folgendes EKG überreicht (➤ Abb. 11.24).

Interpretation:

____

____

Fallbeispiel 5

Es ist eine kalte Winternacht, als Sie zu einer hilflosen Person im Stadtpark gerufen werden. Laut des Disponenten würde es sich möglicherweise um eine „Alkoholintoxikation" handeln. Der ca. 50-jährige Patient liegt auf einer Parkbank, die Sie schnell finden. Im Primary Survey stellen Sie eine GCS von 6 fest. Sie bringen den Patienten in Seitenlage und begeben sich schnellstmöglich in den Rettungswagen., Während der weiteren Versorgung wird Ihnen eine Körperkerntemperatur von 27 °C mitgeteilt. Ebenso erhalten Sie folgendes EKG (➤ Abb. 11.25).

Interpretation:

____

____

Fallbeispiel 6

Ein 68-jähriger Patient erwartet Sie in seiner Gartenlaube, das Einsatzstichwort lautet „Defi-Auslösung". Auf den ersten Blick bemerken Sie, dass der Patient blass und schweißig wirkt, ebenso fällt seine erhöhte Atemfrequenz auf. Bei der Ermittlung der Kreislaufwerte stellen Sie peripher eine Tachykardie und eine verlängerte Rekapillarisierungszeit fest. Bei Ihrer ersten Untersuchung teilt Ihnen der verängstigte Patient mit, dass er einen „Schlag" in der Brust verspürt habe und er vermute, dass sein implantierter Defibrillator ausgelöst habe. Um sich einen schnelleren Überblick zu verschaffen, werden schnellstmöglich die Extremitätenableitungen geklebt und folgendes 6-Kanal-EKG angefertigt (➤ Abb. 11.26).

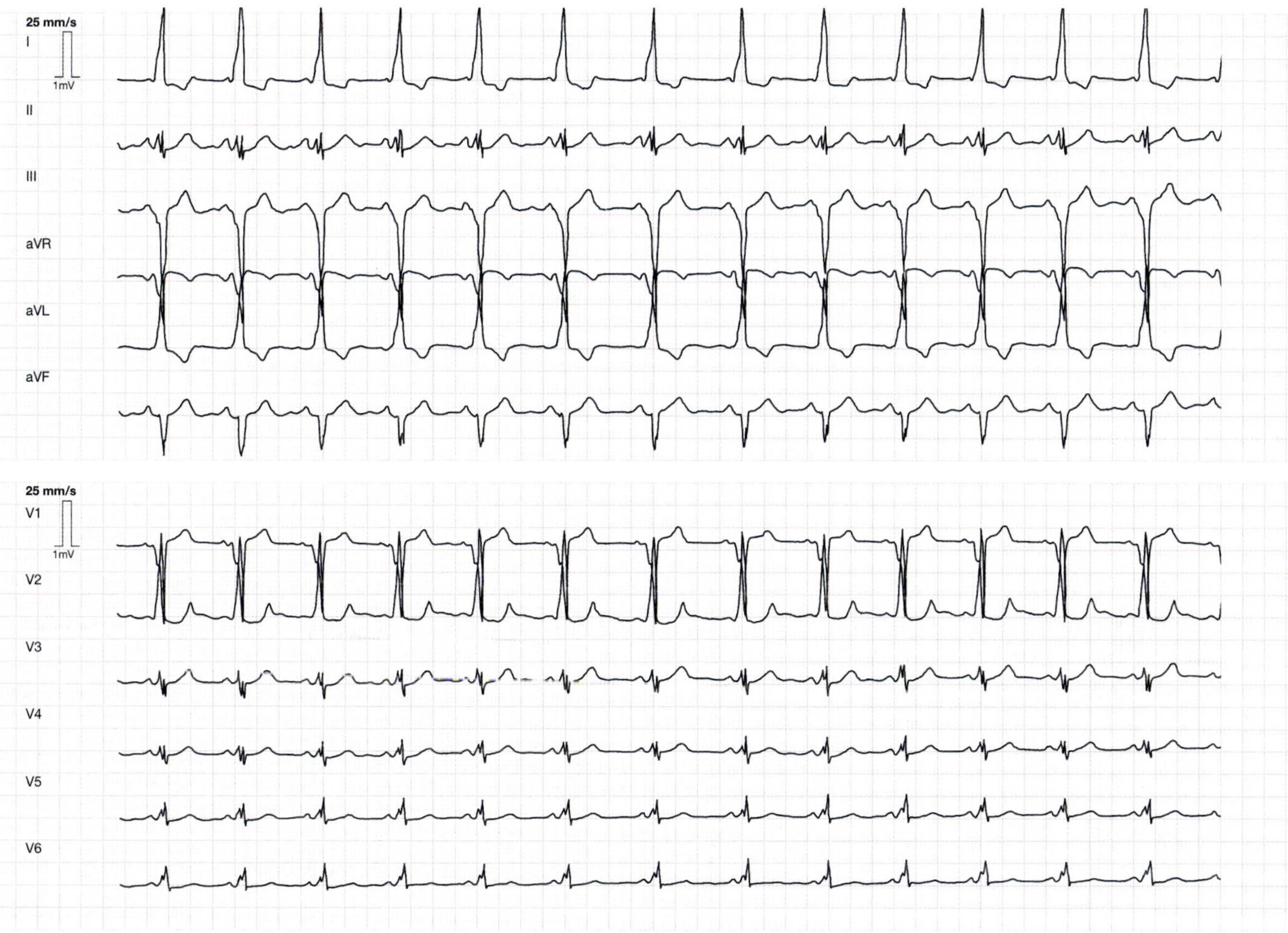

Abb. 11.22 EKG-Fallbeispiel 2 [M1001]

Interpretation:

Fallbeispiel 7

Auf Ihrem Meldeempfänger erhalten Sie die Einsatzmeldung „schlechter Allgemeinzustand" im nahegelegenen Pflegeheim. Sie werden von dem diensthabenden Pfleger mit den Papieren der Patientin in Empfang genommen. Auf dem Weg berichtet der Pfleger, dass es sich um eine Dialysepatientin handelt. Sie habe diese Woche, in Absprache mit den Angehörigen, einen Termin ausgesetzt. Seit heute präsentiert sich die sonst rüstige Patientin mit zunehmender Muskelschwäche, unspezifischen Muskelzuckungen, zeige jedoch keine klonisch-tonischen Kontraktionen. Sie äußere allerdings ein neu aufgetretenes Kribbeln an Händen und Füßen. Bei der Patientin angekommen, schreiben Sie folgendes EKG (➤ Abb. 11.27).

Interpretation:

Fallbeispiel 8

Die Ehefrau eines 56-jährigen Mannes führt Sie, nachdem Sie den Notruf aufgrund eines „Kreislaufkollapses" abgesetzt hatte, in den Wintergarten ihres Hauses. Dort angekommen, erwartet Sie ein ängstlich wirkender Patient mit einer deutlich angestrengten Atemarbeit. Schnell wird Ihnen bewusst, dass Sie schnellstmöglich eine hoch dosierte Sauerstofftherapie einleiten sollten. Bei Ihrem Vorgehen nach ABCDE bekommen Sie zusätzlich durch das gemessene SpO_2 die Bestätigung, dass der Patient eine Sauerstoffsättigung von 84 % hat. Während Sie weiterführende Maßnahmen veranlassen, bemerken Sie, dass der Patient ein großflächiges Hämatom über dem rechten Oberarm aufweist. Bei genauerem Nachfragen wird Ihnen mitgeteilt, dass dieser eine Oberarmfraktur vor zwei Wochen erlitten hat. Darauf wird Ihnen folgendes EKG gereicht (➤ Abb. 11.28).

Interpretation:

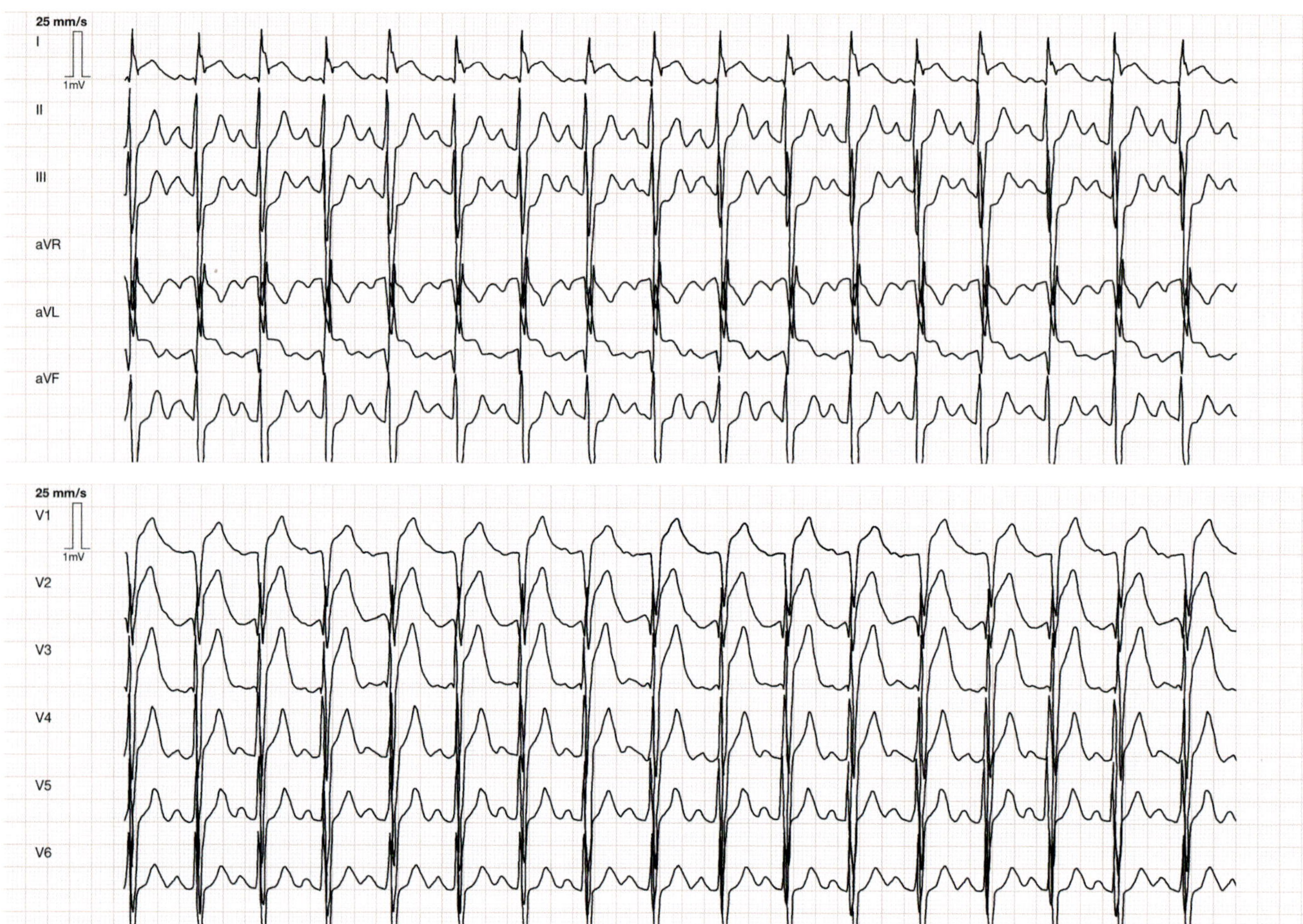

Abb. 11.23 EKG-Fallbeispiel 3 [M1001]

Fallbeispiel 9

Sie halten mit Ihrem Rettungswagen vor dem neuen Pflegeheim in Ihrem Einzugsgebiet. Ihr Auftrag besteht darin, einen 83-jährigen renitenten Patienten in die Gerontopsychiatrie zu verlegen, da dieser seit Tagen dem Pflegepersonal gegenüber aggressiv sei. Trotz Dauer- und Bedarfsmedikation von Haloperidol, Risperidon und Lorazepam kann der Patient nicht ruhiggestellt werden. Weiterhin sei auffällig, dass er in den letzten Tagen bei bestehender Niereninsuffizienz auch deutlich weniger ausgeschieden habe. In Zusammenschau dieser Informationen veranlassen Sie ein 12-Kanal-EKG (➤ Abb. 11.29).

Interpretation:

____

____

Fallbeispiel 10

Sie werden mit dem Einsatzstichwort „Herzrhythmusstörung" in die geriatrische Rehabilitation im Nachbarort gerufen. Hier werden Sie zu einem 80-jährigen Patienten geführt, der seit gestern eine zunehmende Schwäche angibt. Heute Morgen beim Rundgang der Pflege sei ein unregelmäßiger schwacher und schneller Puls aufgefallen. Der Patient habe vor 10 Tagen eine Hüft-TEP rechts erhalten und des Weiteren ein bekanntes paroxysmales Vorhofflimmern. Die Medikation mit Apixaban erfolgte ab dem zweiten postoperativen Tag. Für die gelegentlichen Schmerzen bekäme er 3-mal täglich Ibuprofen 600 mg p. o. Im Primary Survey sehen Sie trockene und blasse Schleimhäute, eine Tachypnoe und einen schwachen und unregelmäßigen Puls. Bei der Palpation epigastraler Druckschmerz. Das EKG zeigt Ihnen folgendes Bild (➤ Abb. 11.30).

Interpretation:

____

____

Fallbeispiel 11

Sie werden mit dem Stichwort „Synkope" zum Fußballplatz in Ihrem Dorf gerufen. Sie wissen, dass hier nachmittags die E-Jugend Fußballmannschaft trainiert. Auf dem Sportplatz angekommen, werden Sie vom Trainer empfangen und zu einem 10-jährigen Jungen gebracht, der mitten im Lauftraining bewusstlos geworden sei. Als Sie bei dem Jungen ankommen, hat er noch eine leicht erhöhte Atemfrequenz, der

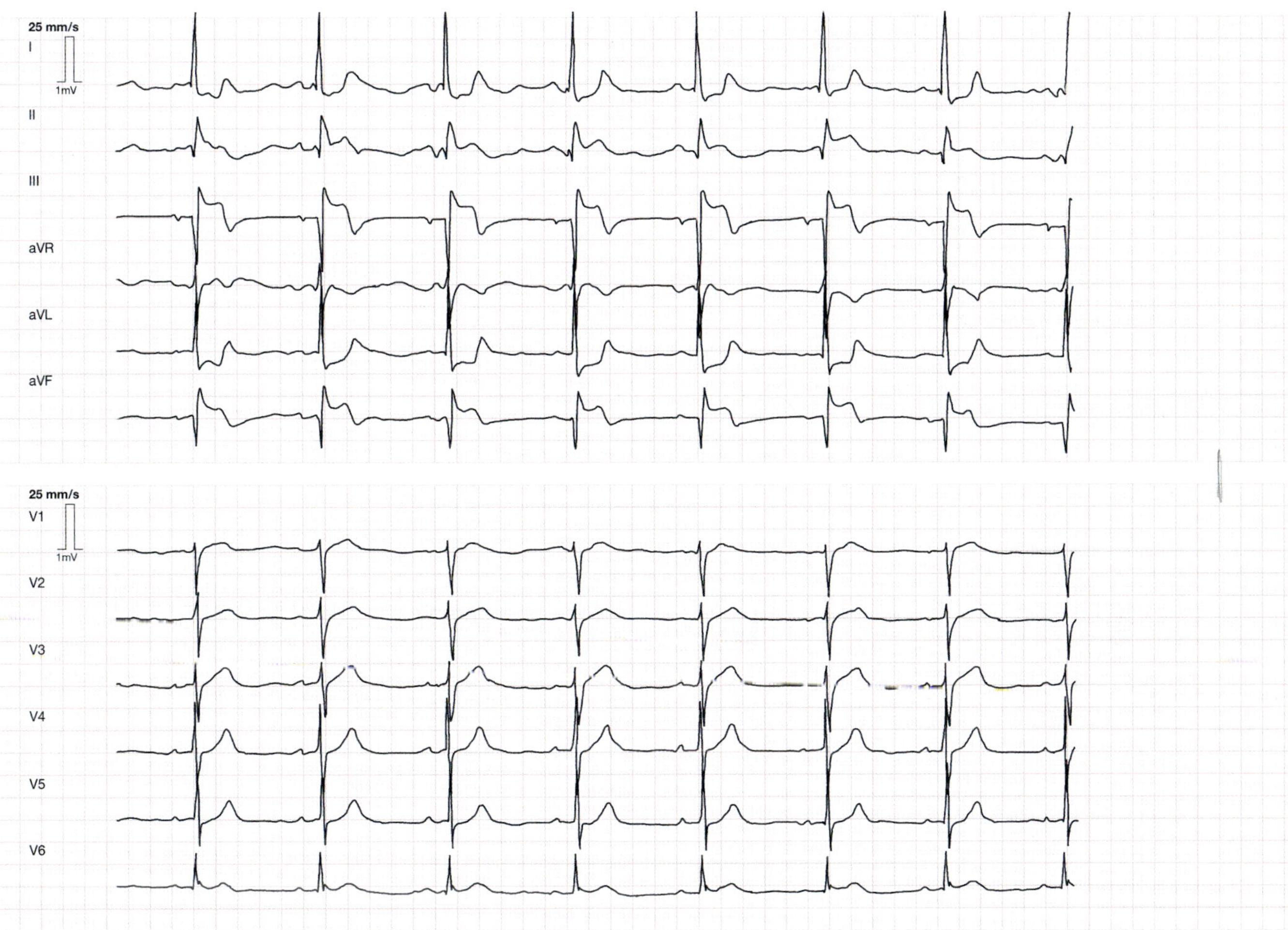

Abb. 11.24 EKG-Fallbeispiel 4 [M1001]

Puls lässt sich radial gut und tachykard tasten, die GCS ist bei 14, da er erst auf Aufforderung die Augen öffnet. Auf Nachfrage gibt er an, dass er so ein Ereignis schon einmal beim Sport hatte. Zur Synkopenabklärung legen Sie ein 12-Kanal-EKG an und erhalten folgenden Streifen (➤ Abb. 11.31).

Interpretation:

____

____

Fallbeispiel 12

Sie werden nachts um 2:30 Uhr von dem Melder geweckt. Dort lesen Sie nur „Rhythmusstörungen". Über Funk erhalten Sie auf dem kurzen Anfahrtsweg keine weiteren Informationen. Am Einsatzort angekommen, kommt Ihnen bereits ein aufgeregter Mann entgegen. Er murmelt etwas von seiner Frau ginge es so schlecht, sie fühle sich, als würde sie sterben. In der Wohnung angekommen, sehen Sie eine ca. 40-jährige Frau tachypnoeisch auf dem Sofa sitzen, die sich die Faust in der Herzgegend hält. Sie erscheint sehr panisch, da sie nicht weiß, was mit ihr los ist. Sie fühlen einen extrem schnellen Puls, der Blutdruck beträgt 140/70 mmHg und die Patientin klagt weiterhin über Schmerzen in der Brust. Sie bringen das 12-Kanal-EKG an und erhalten folgendes EKG (➤ Abb. 11.32).

Interpretation:

____

____

Fallbeispiel 13

Kaum dass Sie die junge Frau von eben in der Kardiologie abgeliefert haben, geht schon wieder der Melder mit dem Einsatzstichwort „Rhythmusstörungen". Mit Alarm haben Sie ca. 10 Min. Anfahrt in ein ruhiges und wohlhabendes Viertel der Stadt. Ihnen kommt ein adrett gekleideter Mann an der Tür entgegen und schildert Ihnen, er habe schon wieder so ein flaues Gefühl in der Brust, wie vor dem Implantieren seines ICD-Schrittmachers. Der Medikamentenzettel und die Schachteln liegen fein säuberlich bereit. Hier sehen sie u. a. Amiodaron und Bisoprolol. In Anbetracht der Vorgeschichte, schreiben Sie schnellstmöglich ein 12-Kanal-EKG (➤ Abb. 11.33).

Interpretation:

____

____

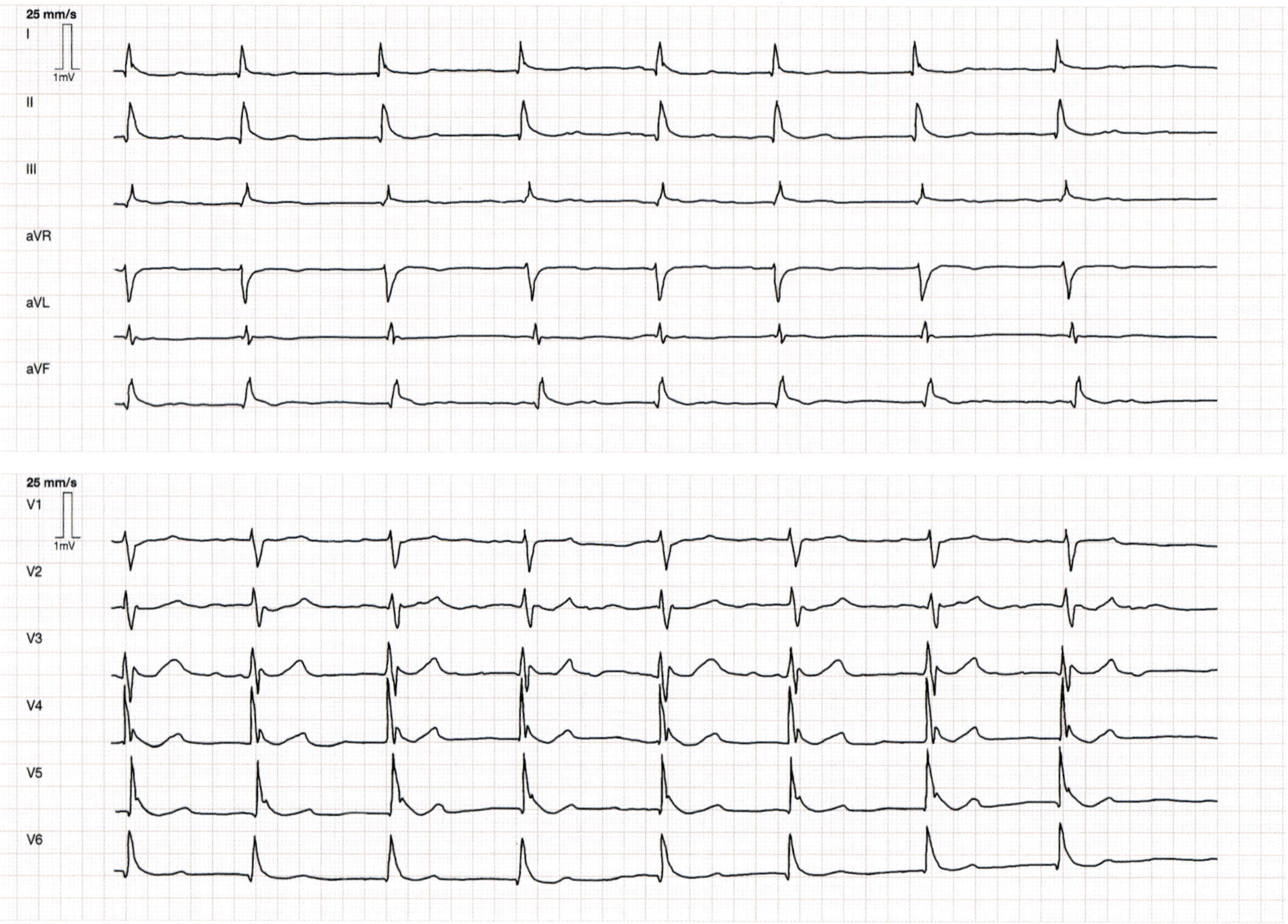

Abb. 11.25 EKG-Fallbeispiel 5 [M1001]

Fallbeispiel 14

Es ist ein schöner Nachmittag im Mai. Sie sitzen mit Ihren Kollegen zusammen und genießen die ersten richtigen Sonnenstrahlen, als der Melder mit dem Einsatzstichwort „Bewusstlose Person" geht. Die Adresse zeigt Ihnen den Fußballplatz im Nachbarort an. Nach ca. 5 Min. Alarmfahrt kommen Sie am Einsatzort an und werden von aufgeregten Sportlern auf den Platz geleitet. Dort finden Sie einen ca. 25-jährigen jungen sportlichen Mann liegen, der langsam wieder zu sich kommt. Nach Ihrem initialen ABCDE mit Etablierung eines i. v. Zugangs und angepasster Sauerstofftherapie bringen Sie das Monitoring an und schreiben direkt ein 12-Kanal-EKG. Sie schauen sich dieses an, als plötzlich Ihr Teampartner ruft, dass nun ein Kammerflimmern auf dem Monitor zu sehen ist und er mit Reanimationsmaßnahmen beginnt (➤ Abb. 11.34).

Interpretation:

____

____

Fallbeispiel 15

An einem Mittwochnachmittag werden Sie mit dem Einsatzstichwort „Kreislaufdysregulation" alarmiert. Das Navigationsgerät führt Sie in eine wohlhabende und gesittete Gegend zu einem hochwertigen Einfamilienhaus. Dort angekommen, macht Ihnen eine ca. 50-jährige Frau die Türe auf und schildert Ihnen ausschweifend, dass sie seit mehreren Wochen immer wieder so ein Herzstolpern bemerkt hätte. Zunächst hätte sie es auf die Wechseljahre geschoben und habe allerlei pflanzliche Mittel eingenommen, die jedoch nichts geholfen haben. Nun sei sie so beunruhigt, weil dieses Herzstolpern seit einer Stunde nicht wegginge. Sie beruhigen die Patientin und lassen sie sich hinlegen und schreiben ein 12-Kanal-EKG (➤ Abb. 11.35).

Interpretation:

____

____

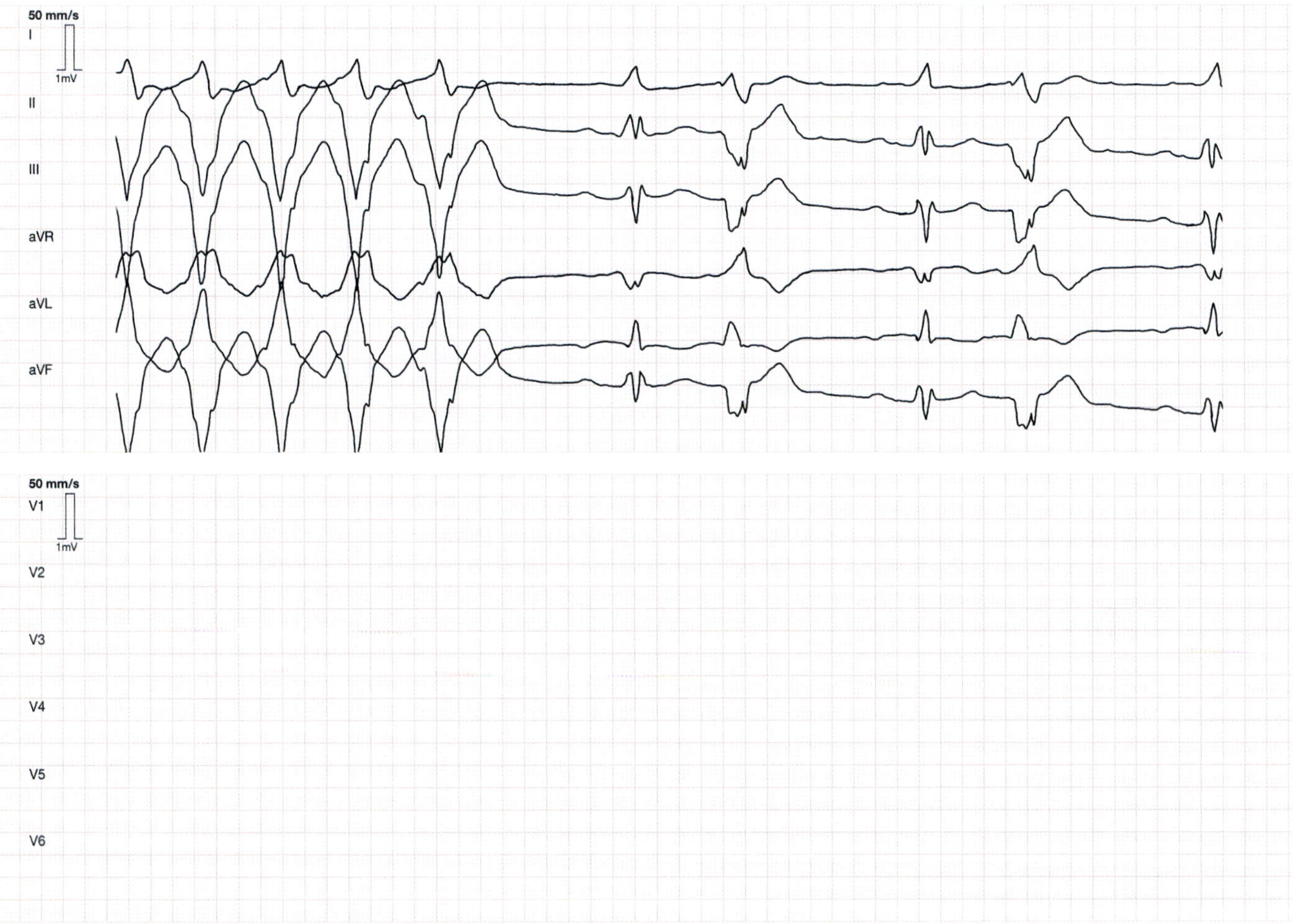

Abb. 11.26 EKG-Fallbeispiel 6 [M1001]

11.3.2 Lösungen Fallbeispiele

Fallbeispiel 1

Interpretation Herzfrequenz 75/Min., QRS-Komplex < 120 ms, regelmäßig, P-Wellen vorhanden, jeder P-Welle folgt ein Kammerkomplex und vor jedem Kammerkomplex steht eine P-Welle, P-Welle in II positiv, PQ-Zeit 160 ms. Befund: Sinusrhythmus. Lagetyp: Indifferenztyp. Da Kammerkomplexe < 120 ms, keine Schenkelblockierung. Erregungsrückbildungsstörungen (ERBS): V_1, V_2 und V_3 nach oben konvexe ST-Hebung mit invertierter T-Welle. Befund: Sinusrhythmus mit Brugada Typ 1. Zu sehen ist der gefährlichste Typ eines Brugada-Syndroms, da dieser bei Provokation, wie erhöhter Körperkerntemperatur, in VTs oder sofort in eine VF übergehen kann und somit zu plötzlichen Herztod führen kann.

Fallbeispiel 2

Interpretation Herzfrequenz ca. 80/Min., QRS ≥ 120 ms, regelmäßig, P-Wellen vorhanden, jeder P-Welle folgt ein Kammerkomplex, vor jedem Kammerkomplex steht eine P-Welle, P in II positiv, PQ-Zeit verkürzt 60 ms. Befund: Sinusrhythmus. Lagetyp: Linkstyp. Kammerkomplexe sind verbreitert, keine Schenkelblockmorphologie, Verbreiterung durch Delta-Welle verursacht. Delta-Welle in I und aVL positiv, in V1 negativ. Befund: WPW-Syndrom mit zusätzlichem, rechtsseitigem Leitungsbündel. Erregungsrückbildungsstörungen (ERBS): biphasische T-Welle in I, präterminal negativ. Negative T-Welle in aVL.

Fallbeispiel 3

Interpretation Herzfrequenz ca. 100/Min., QRS < 120 ms, regelmäßig, P-Wellen vorhanden, jeder P-Welle folgt ein Kammerkomplex, vor jedem Kammerkomplex steht eine P-Welle. P-Welle in II positiv, PQ-Zeit 200 ms. Befund: Sinustachykardie mit AV-Block Grad I. Lagetyp: überdreht links. Da Kammerkomplex < 120 ms, kein Schenkelblock. ERBS: ST-Hebung in I, aVL, V_1–V_3. ST-Senkung in II, III und aVF. Es finden sich demnach ST-Hebungen in benachbarten Ableitungen (I und aVL sowie V_1–V_3). Diese repräsentieren allerdings unterschiedliche Gebiete der Gefäßversorgung (RCX und RIVA), sodass hier in der Zusammenschau mit der Klinik eine mögliche Ursache für die ERBS ein erhöhter Sympathikotonus im Rahmen einer ICB in Betracht kommt.

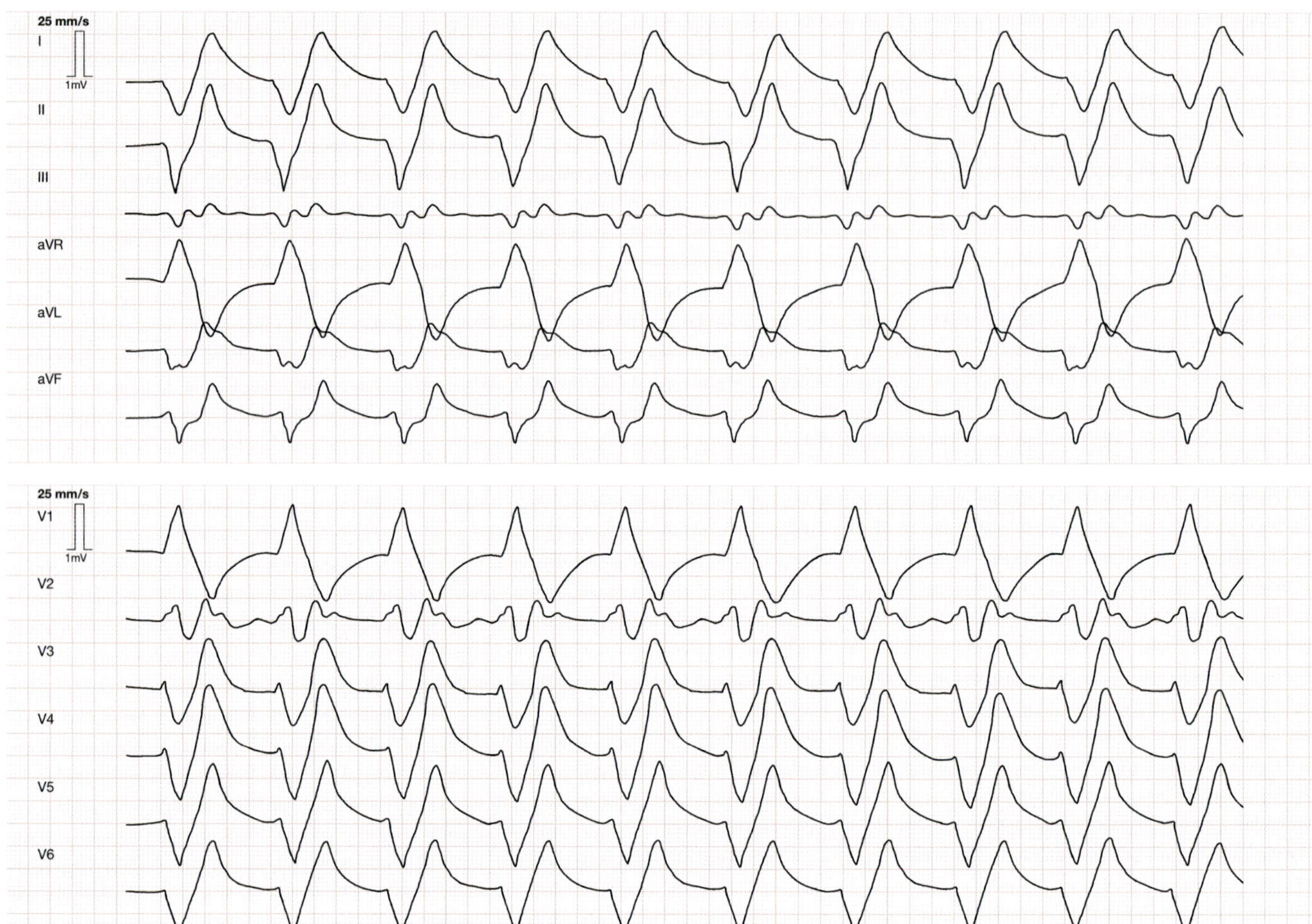

Abb. 11.27 EKG-Fallbeispiel 7 [M1001]

Fallbeispiel 4

Interpretation Herzfrequenz ca. 100/Min., QRS < 120 ms, regelmäßig, P-Wellen vorhanden, jeder P-Welle folgt ein Kammerkomplex, vor jedem Kammerkomplex steht eine P-Welle. P-Welle in II positiv, PQ-Zeit 110 ms. Befund Sinustachykardie. Lagetyp: Linkstyp. Da Kammerkomplex < 120 ms kein Schenkelblock. ERBS: ST-Hebung in II, III, aVF. ST-Senkung in I und aVL. Terminal negatives T in III und aVF. Befund: ST-Hebung als Zeichen einer Ischämie der inferioren Wand. Aufgrund der Anamnese muss hier als Ursache auch an eine Aortendissektion gedacht werden. Bei einer Aortendissektion Stanford Typ A (DeBakey I und II) können die Koronararterien ebenfalls von der Dissektion betroffen sein oder durch sie komprimiert werden, was zu einer myokardialen Ischämie führt. Zudem klagt der Patient über neurologische Missempfindungen in den Beinen, was ein Symptom im Sinne einer ischämischen Neuropathie sein kann.

11

Fallbeispiel 5

Interpretation Herzfrequenz 50/Min., QRS ≥ 120 ms, regelmäßig, P-Wellen vorhanden, jeder P-Welle folgt ein Kammerkomplex, vor jedem Kammerkomplex steht eine P-Welle. P-Welle in II nicht sicher abgrenzbar. PQ-Zeit 120 ms. Lagetyp: Indifferenztyp. Schenkelblock möglich, da QRS ≥ 120 ms, hier aber keine klassische schenkelblockartige Morphologie. Vermutliche Ursache hier, Osborne-Welle in V_3 und V_4 infolge der Hypothermie. Die Osborne-Welle ist eine Anhebung und wellenförmige Umwandlung des J-Punktes. Ihre Ausprägung ist proportional zu den Hypothermie-Stadien und kann als Verlaufsparameter der Erwärmung genutzt werden. ERBS: in V_2 und V_3 U-Welle.

Fallbeispiel 6

Interpretation Herzfrequenz: schwankend zwischen ca. 150/Min. bzw. ca. 60/Min. QRS ≥ 120 ms. Zu Beginn regelmäßig, gegen Ende unregelmäßig. P-Wellen zu Beginn nicht erkennbar, im zweiten Teil erkennbar. Jeder P-Welle folgt ein Kammerkomplex. Vor den Kammerkomplexen 1–5 sowie 8 und 9 stehen keine P-Wellen. P-Welle in II positiv. PQ-Zeit 200 ms. Befund im ersten Teil: monomorphe VT, im zweiten Teil: Sinusrhythmus mit monomorphen ventrikulären Extrasystolen und AV-Block 1. Grades. Lagetyp: Linkstyp. Schenkelblock möglich, da Kammerkomplex ≥ 120 ms, evtl. auch Schritt-

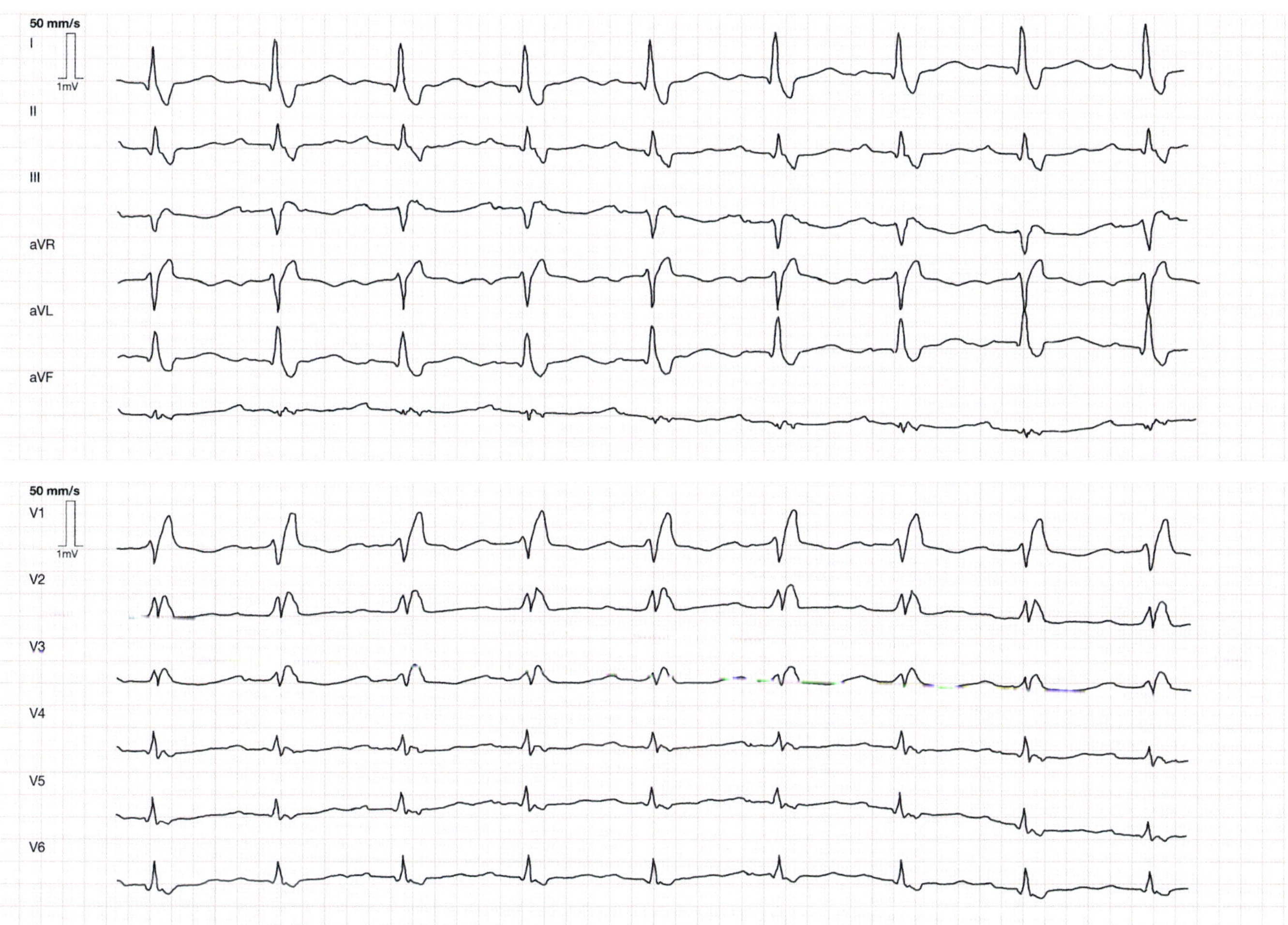

Abb. 11.28 EKG-Fallbeispiel 8 [M1001]

macher-EKG möglich (CRT-D?), zur weiteren Abklärung 12-Kanal-EKG erforderlich.

Fallbeispiel 7

Interpretation Herzfrequenz ca. 60/Min. Kammerkomplex ≥ 120 ms, regelmäßig. P-Wellen nicht sicher abgrenzbar. Lagetyp: Linkstyp. Schenkelblock, da Kammerkomplex ≥ 120 ms? Hier keine typische Schenkelblockmorphologie, aber trotzdem deutliche intraventrikulare Leitungsverzögerung (QRS ca. 400 ms). ERBS: diskordante T-Wellen in allen Ableitungen mit Verschmelzung von ST-Strecke und T-Welle im Sinne einer „Sinuswelle". Befund: normofrequenter Rhythmus mit sinusartiger Morphologie bei möglicherweise Hyperkaliämie.

Fallbeispiel 8

Interpretation Herzfrequenz ca 100/Min., Kammerkomplex ≥ 120 ms, regelmäßig, P-Wellen vorhanden, jeder P-Welle folgt ein Kammerkomplex, vor jedem Kammerkomplex steht eine P-Welle. PQ-Zeit 160 ms. P-Welle in II positiv. Befund: Sinustachykardie. Lagetyp: Linkstyp. Verlagerung der Herzachse in der Sagittalebene nach hinten (S_I, Q_{III}-Typ). Schenkelblock ≥ 120 ms, in V_1 und V_2 rSR'-Morphologie. ERBS: T-Negativierung V_1. Befund: Mögliche Zeichen einer akuten Rechtsherzbelastung, evtl. Lungenarterienembolie.

Fallbeispiel 9

Interpretation Herzfrequenz ca. 85/Min. QRS < 120 ms, unregelmäßig, P-Wellen vorhanden, jeder P-Welle folgt ein Kammerkomplex, vor jedem Kammerkomplex steht eine P-Welle. P in II positiv, PQ-Zeit 140 ms. Befund: Sinusrhythmus. Lagetyp: Linkstyp. Kein Schenkelblock, da Kammerkomplex < 120 ms. ERBS: T-Negativierung in I, II, III, aVF, V_3–V_6. QT-Zeit 640 ms, QTc nach Bazett 750 ms. Befund: Long-QT, evtl. medikamenteninduziert. Sowohl Haloperidol als auch Risperidon können die QT-Zeit verlängern.

Fallbeispiel 10

Interpretation Herzfrequenz ca. 160/Min., Kammerkomplex ≥ 120 ms, unregelmäßig, keine P-Wellen erkennbar. Befund: Tachyarrhythmia absoluta. Lagetyp: Rechtstyp. Schenkelblock möglich, da

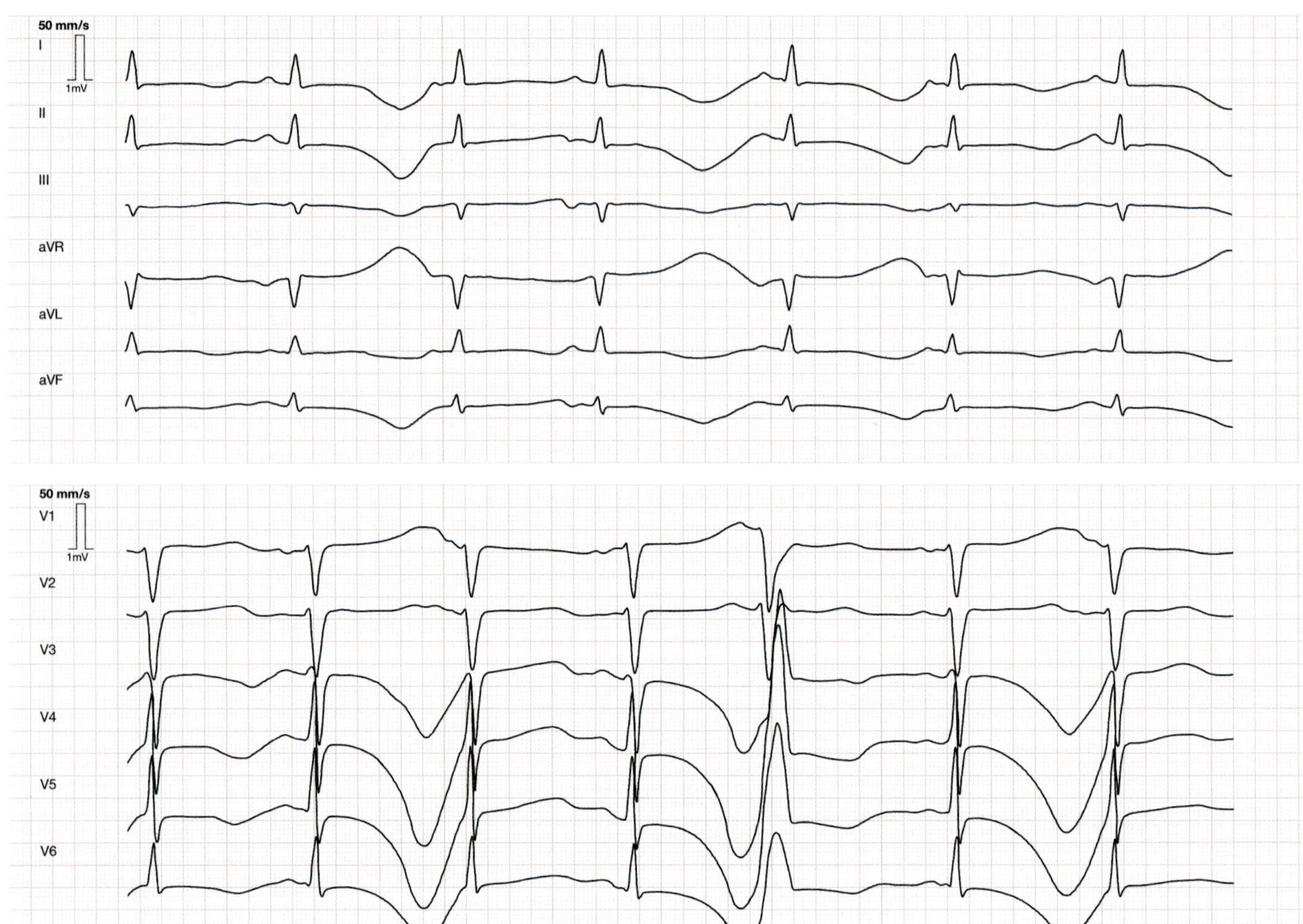

Abb. 11.29 EKG-Fallbeispiel 9 [M1001]

Kammerkomplex ≥ 120 ms, Morphologie im Sinne eines Linksschenkelblocks. ERBS: T-Negativierung in I, II, III, aVF, V_5 und V_6. ST-Senkung in II, III, aVF, V_3–V_6. Befund: vermutlich VHF mit Linksschenkelblock und schneller Überleitung im Sinne einer Bedarfstachykardie bei Verdacht auf GI-Blutung.

Fallbeispiel 11

Interpretation Herzfrequenz ca. 65/Min. Kammerkomplex ≤ 120 ms. Regelmäßig, P-Wellen vorhanden, jeder P-Welle folgt ein Kammerkomplex, vor jedem Kammerkomplex steht ein P-Welle, P-Welle in II positiv, PQ-Zeit 160 ms. Befund: Sinusrhythmus. Lagetyp: Rechtstyp. Kein Schenkelblock, da Kammerkomplex < 120 ms. ERBS: T-Negativierung in V_1 bis V_3, präterminal negativ in V_4. QT-Zeit 440 ms, QTc 459 ms. Befund Sinusrhythmus mit grenzwertiger QTc-Zeit, evtl. angeborenes Long-QT-Syndrom mit Episoden von spontan terminierenden Torsades de pointes bei Belastung als Ursache für Synkope.

Fallbeispiel 12

Interpretation Herzfrequenz ca. 240/Min., Kammerkomplex < 120 ms, regelmäßig, keine sicher abgrenzbaren P-Wellen. Befund: supraventrikuläre Tachykardie. Lagetyp: überdrehter Linkstyp. Kein Schenkelblock, da Kammerkomplex < 120 ms, allerdings RSB-Morphologie in V1 und V2. ERBS: ST-Senkung aszendierend in I, II, aVF, V_4–V_6. Befund: supraventrikuläre Tachykardie, möglich wären AVNRT oder AVRT. Das höhere Alter der Patientin und die Erstmanifestation machen eine AVNRT wahrscheinlicher. Präklinisch im Anfall eine Differenzierung nur schwer möglich. Eventuell kann eine Lewis-Ableitung helfen, retrograde P-Wellen zu identifizieren.

Fallbeispiel 13

Interpretation Herzfrequenz ca. 120/Min., Kammerkomplex ≥ 120 ms, regelmäßig, P-Wellen nicht abgrenzbar. Befund: regelmäßige Breitkomplextachykardie. Lagetyp: Rechtstyp. Schenkelblock

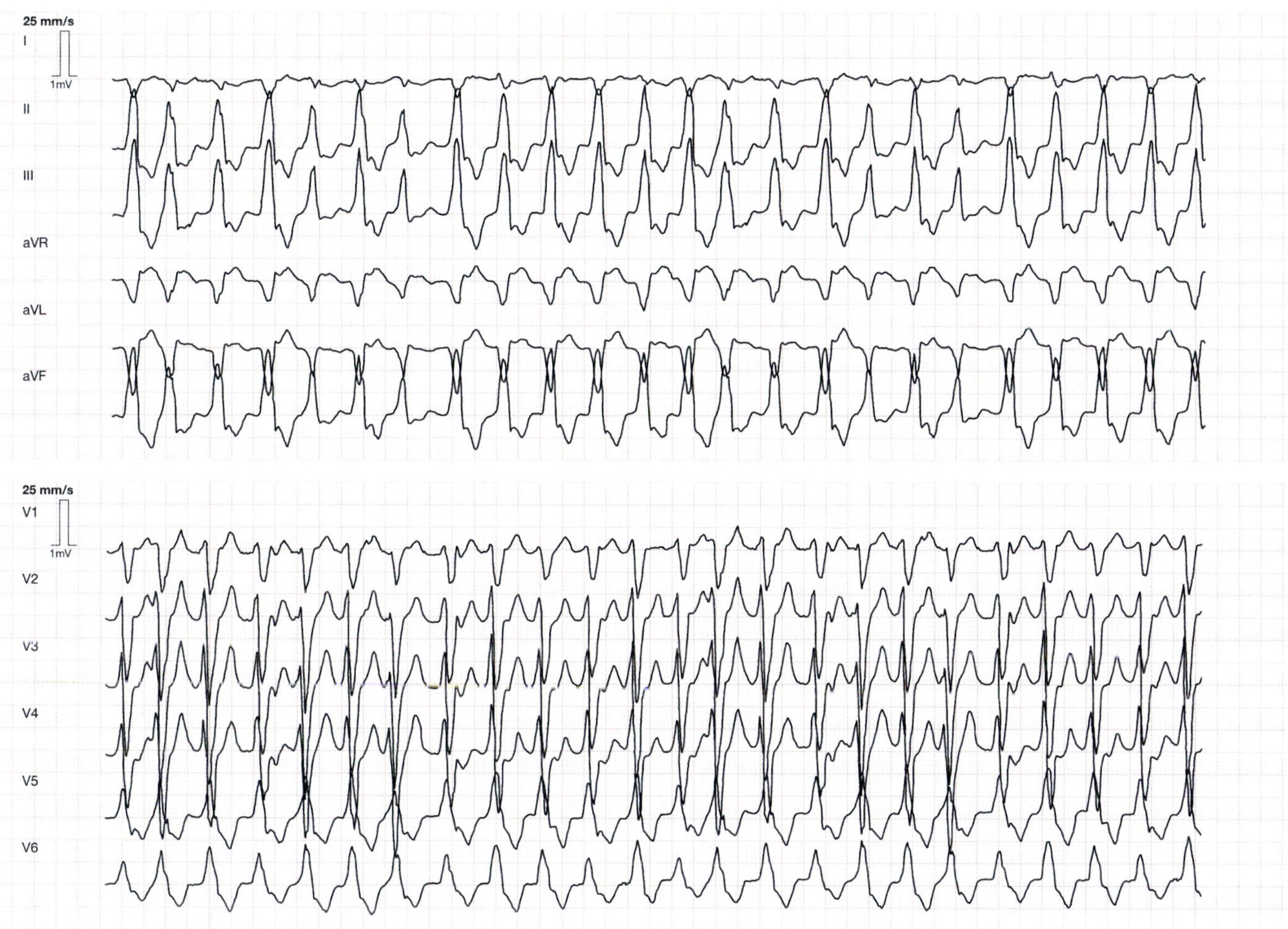

Abb. 11.30 EKG-Fallbeispiel 10 [M1001]

bei ≥ 120 ms möglich, allerdings keine Überleitung aus den Vorhöfen abgrenzbar und keine klassische Schenkleblockmorphologie. ERBS: T-Negativierung in II, III, aVF, V_4–V_6. ST-Senkung in den Brustwandableitungen. Befund: regelmäßige Breitkomplextachykardie, am wahrscheinlichsten im Sinne einer VT.

Fallbeispiel 14

Interpretation Herzfrequenz ca. 45/Min., Kammerkomplex < 120 ms, regelmäßig, P-Wellen vorhanden, jeder P-Welle folgt ein Kammerkomplex, vor jedem Kammerkomplex steht eine P-Welle P-Welle in II positiv, PQ-Zeit 190 ms. Befund: Sinusbradykardie. Lagetyp: Indifferenztyp. Kein Schenkelblock, da Kammerkomplex < 120 ms. ERBS: T-Negativierung in II, III, aVL und V_1–V_4. Angedeutete ST-Senkung in III und aVF. QT-Zeit 490 ms, QTc 438 ms. Auffällige Veränderung am Ende des Kammerkomplexes in V_1 und V_2 im Sinne einer möglichen Epsilon-Welle als Zeichen einer arrhythmogenen rechtsventrikulären Kardiomyopathie (ARVCM). Weiteres diagnostisches Kriterium wären die negativen T-Wellen in V_1–V_3 und die QRS-Dauer von 110 ms.

Fallbeispiel 15

Interpretation Herzfrequenz ca. 100/Min. Breite der Kammerkomplexe wechselnd 1 : 1, sowohl < 120 ms als auch ≥ 120 ms, unregelmäßig. P-Wellen erkennbar, jeder P-Welle folgt ein Kammerkomplex, nur vor jedem zweiten Kammerkomplex steht eine P-Welle, P-Welle in II positiv, PQ-Zeit 190 ms. Befund: Sinusrhythmus mit ventrikulären Extrasystolen. Lagetyp: überdrehter Linkstyp. Kein Schenkelblock, da die aus den Vorhöfen übergeleiteten Kammerkomplexe < 120 ms. ERBS: keine in den normal übergeleiteten Erregungen. Befund: Sinusrhythmus mit monomorphen ventrikulären Extrasystolen im Sinne eines Bigeminus.

Praxistipp

Diverse Internetseiten bieten interessante EKG-Fallszenarien, ausführliche EKG-Bibliotheken und Videolektionen (Webinare) an. Zur Fortbildung und zum Selbststudium bieten sich u. a. folgende Websites an (➤ https://litfl.com/ecg-library/, ➤ https://ecgweekly.com/, ➤ https://hqmeded-ecg.blogspot.com/):

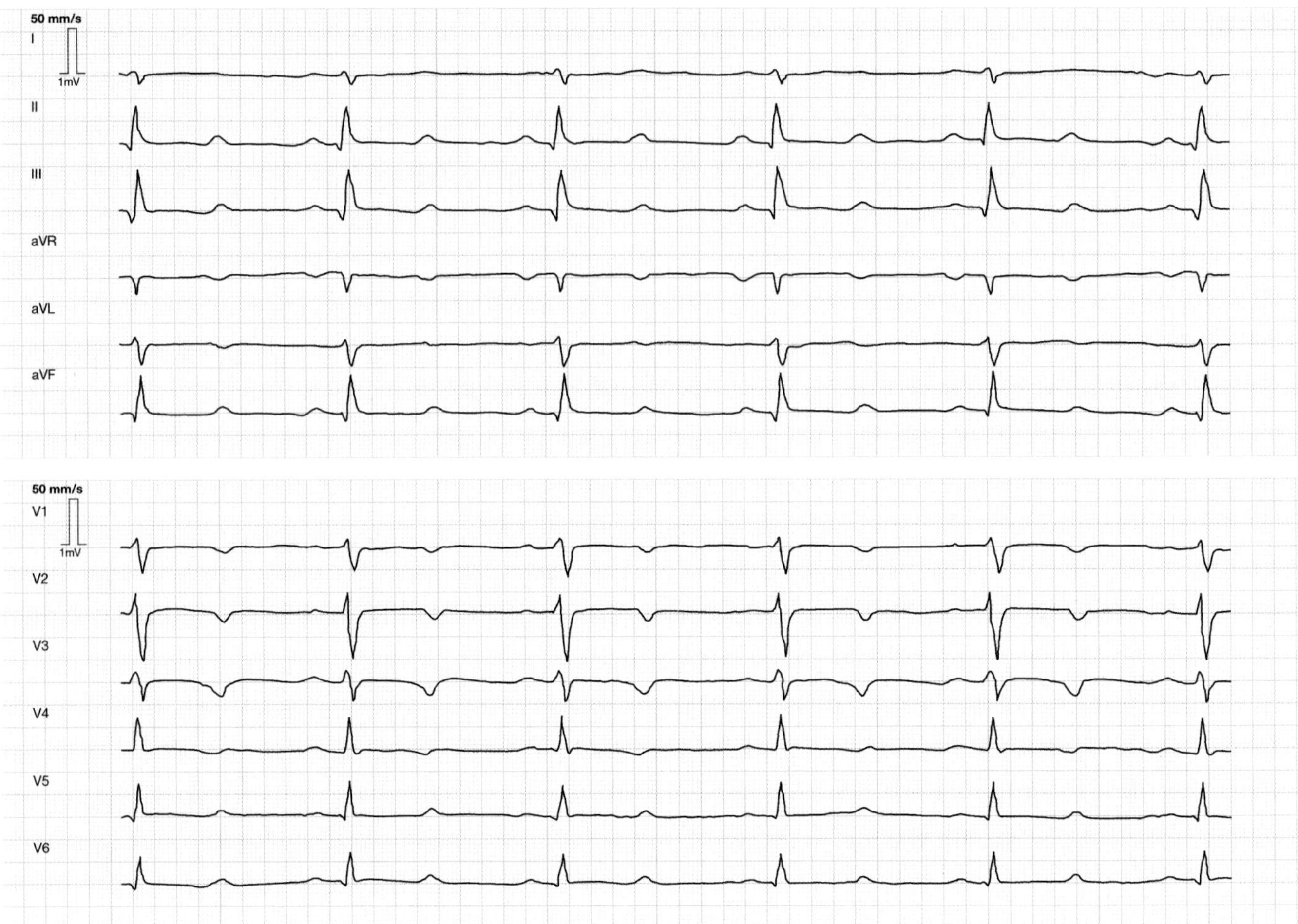

Abb. 11.31 EKG-Fallbeispiel 11 [M1001]

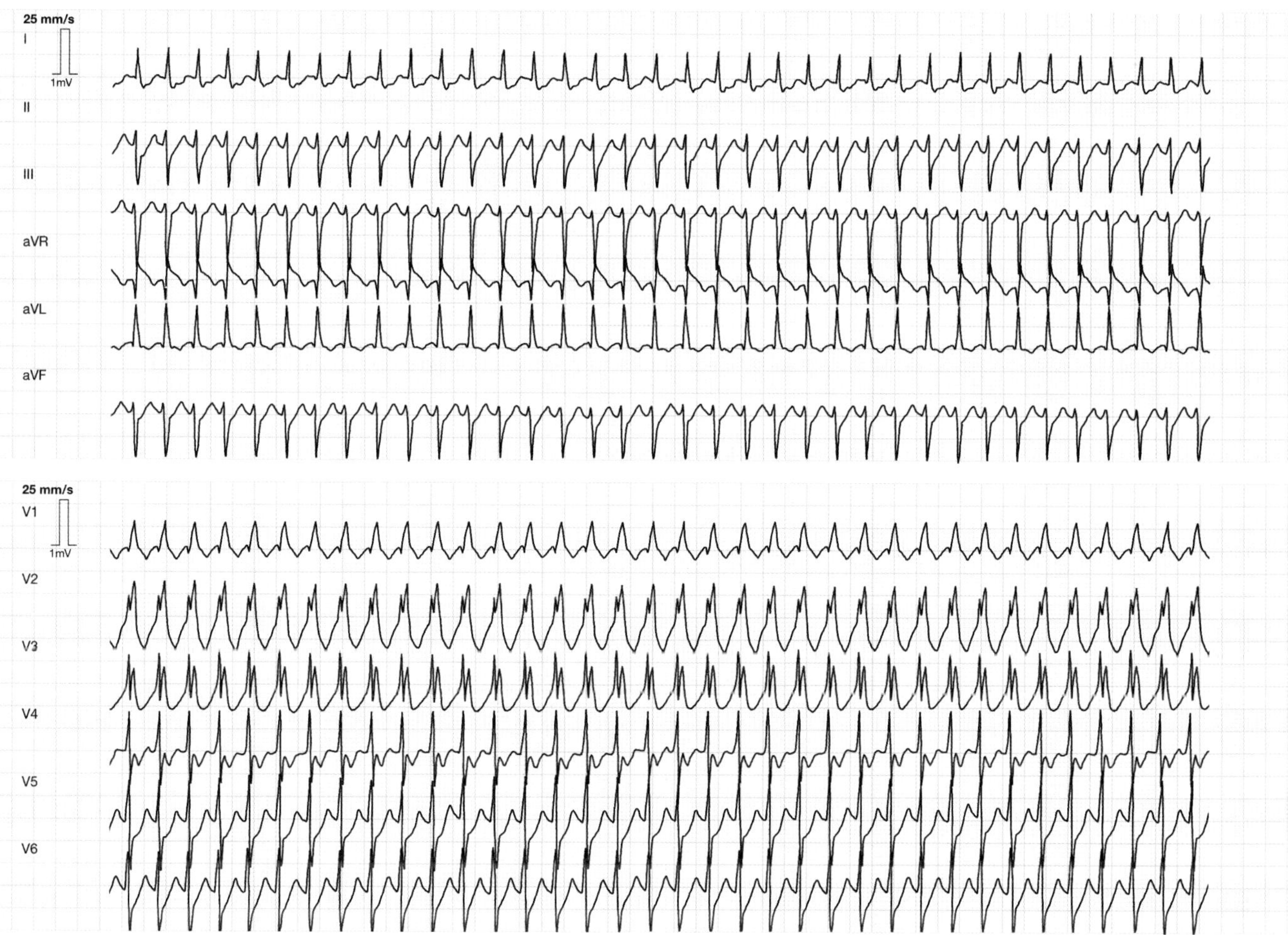

Abb. 11.32 EKG-Fallbeispiel 12 [M1001]

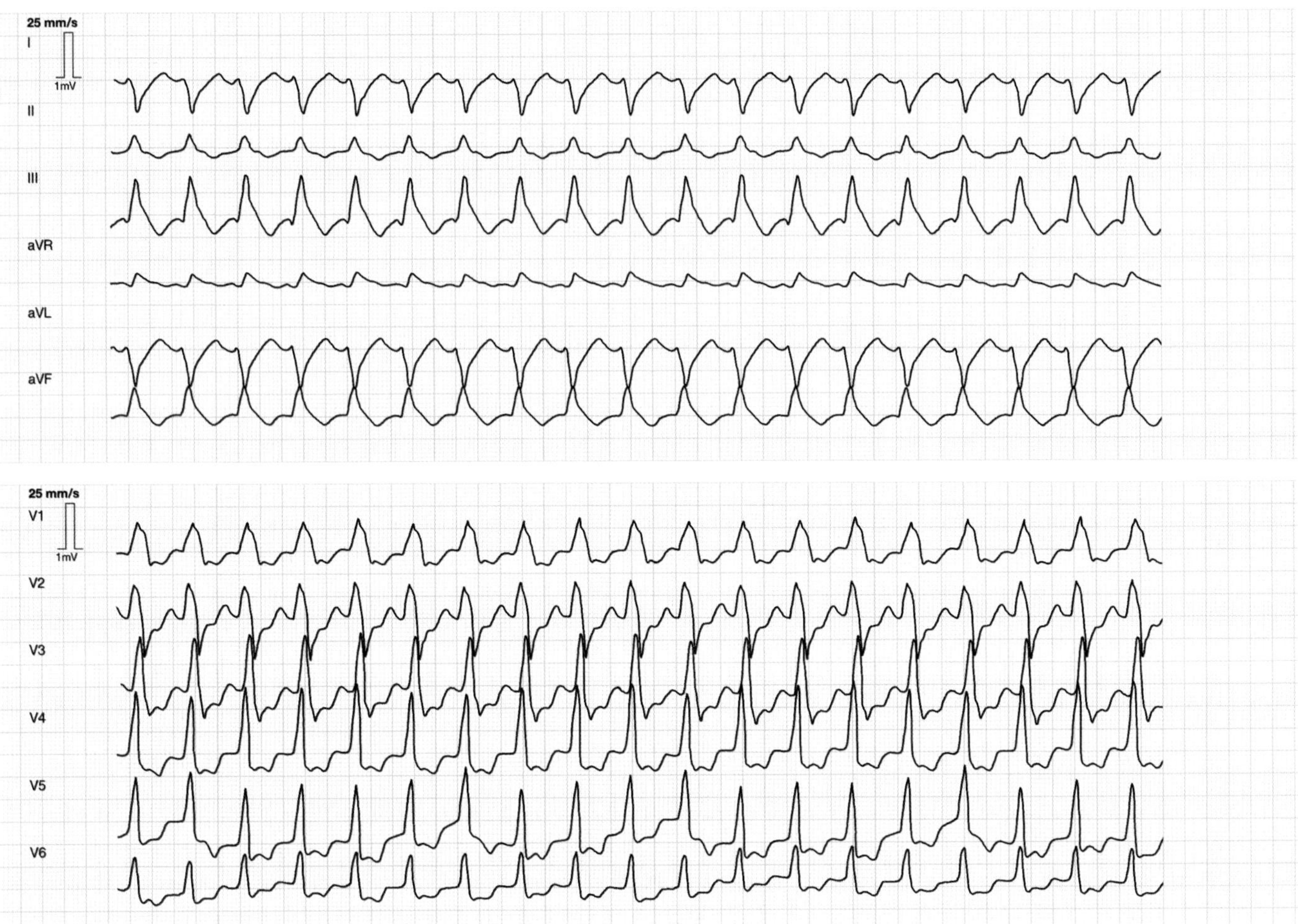

Abb. 11.33 EKG-Fallbeispiel 13 [M1001]

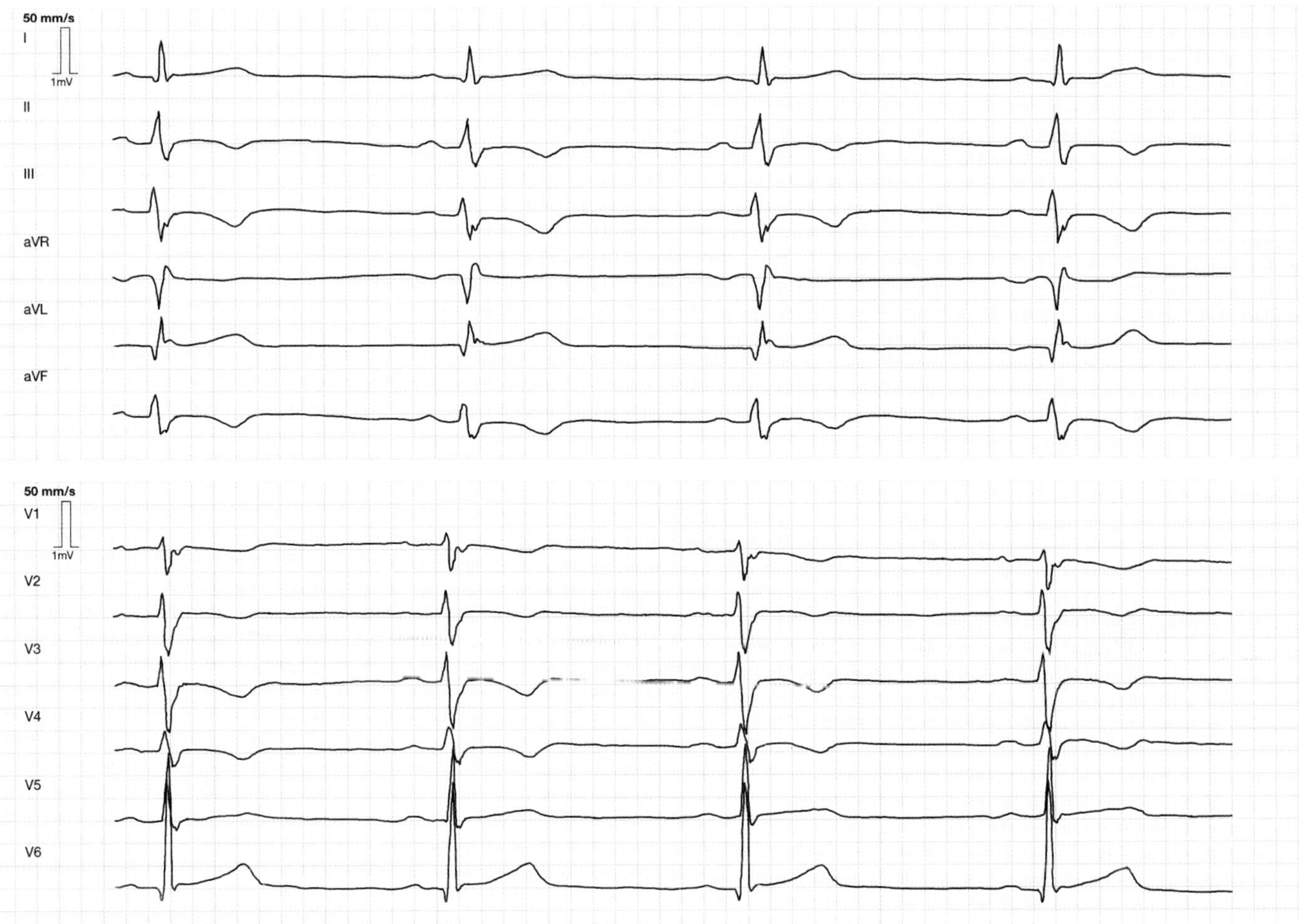

Abb. 11.34 EKG-Fallbeispiel 14 [M1001]

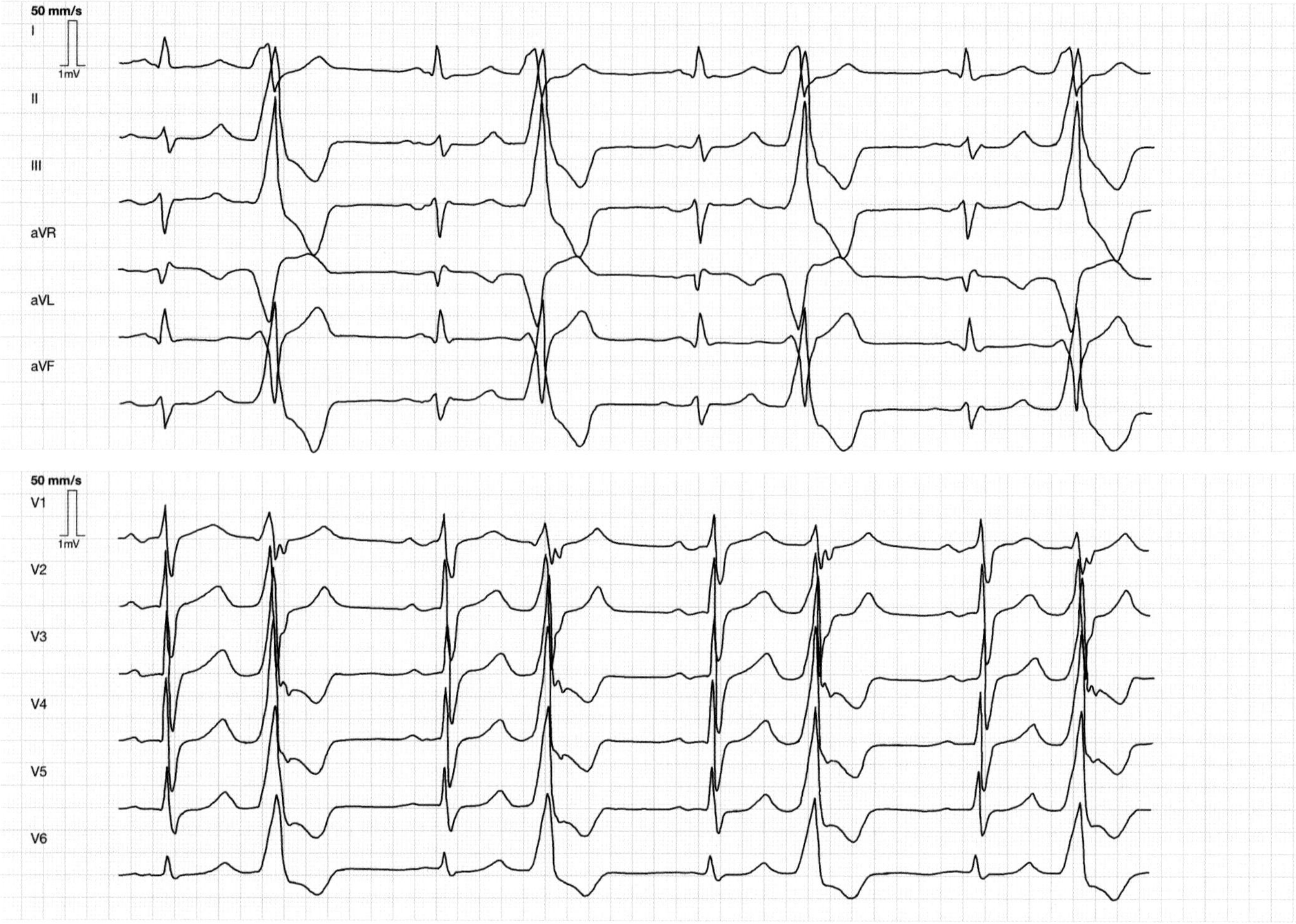

Abb. 11.35 EKG-Fallbeispiel 15 [M1001]

ECG Library

ECG Weekly

Dr. Smith's ECG Blog

Register

Ideale Ergänzung zu Notfallsanitäter Heute

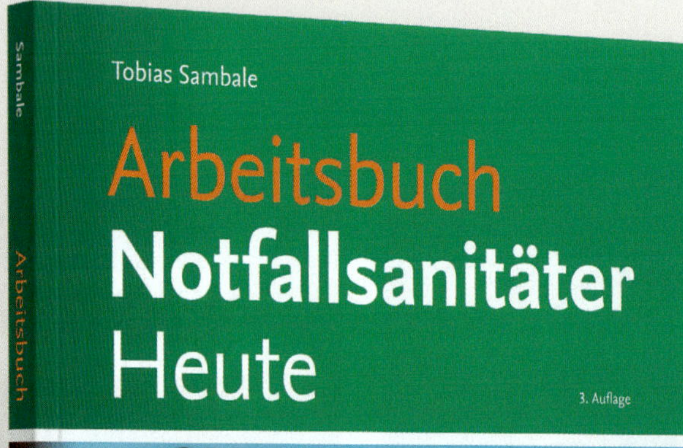

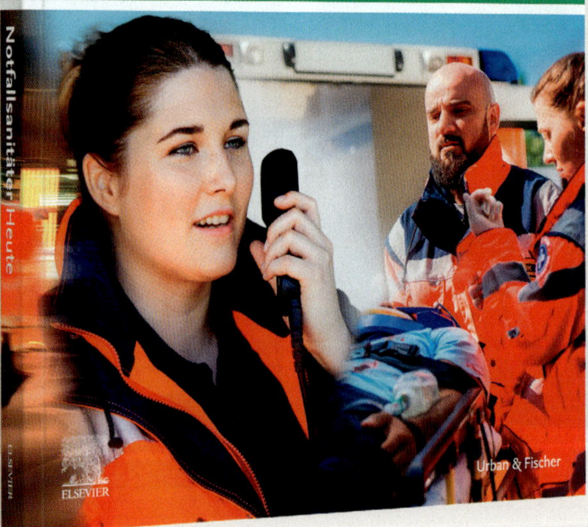

Melden Sie sich für unseren Newsletter an unter www.elsevier.de/newsletter

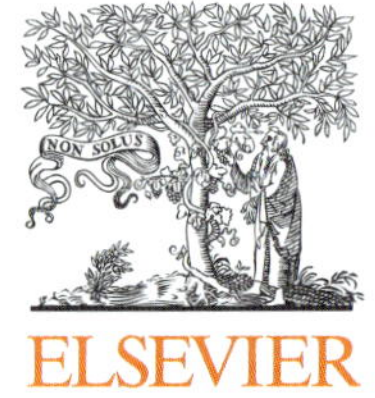

Diesen und viele weitere Titel sowie die aktuellen Preise finden Sie in Ihrer Buchhandlung vor Ort und unter **shop.elsevier.de**

20240308c1 Irrtümer vorbehalten. Stand 03/2024

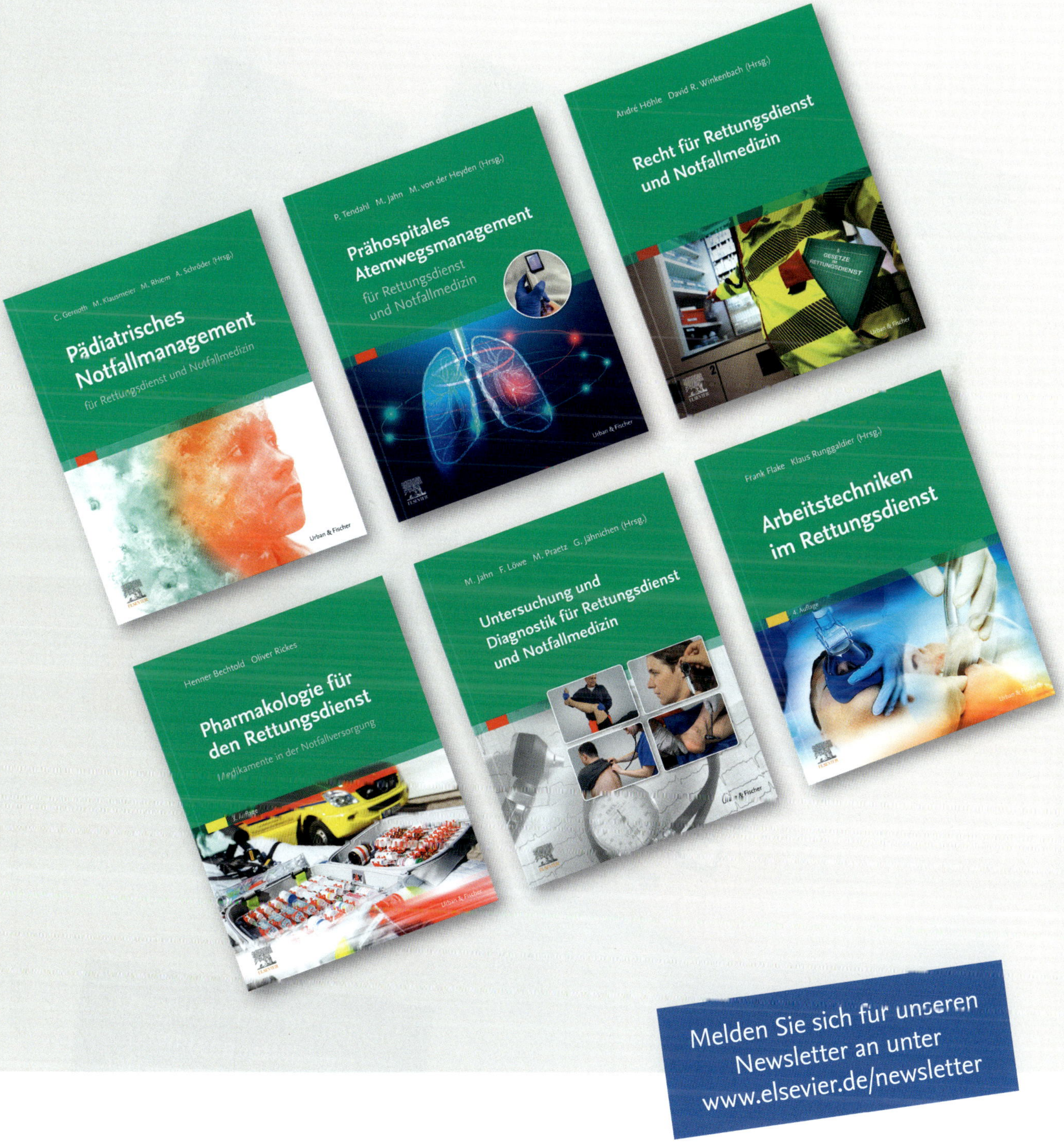

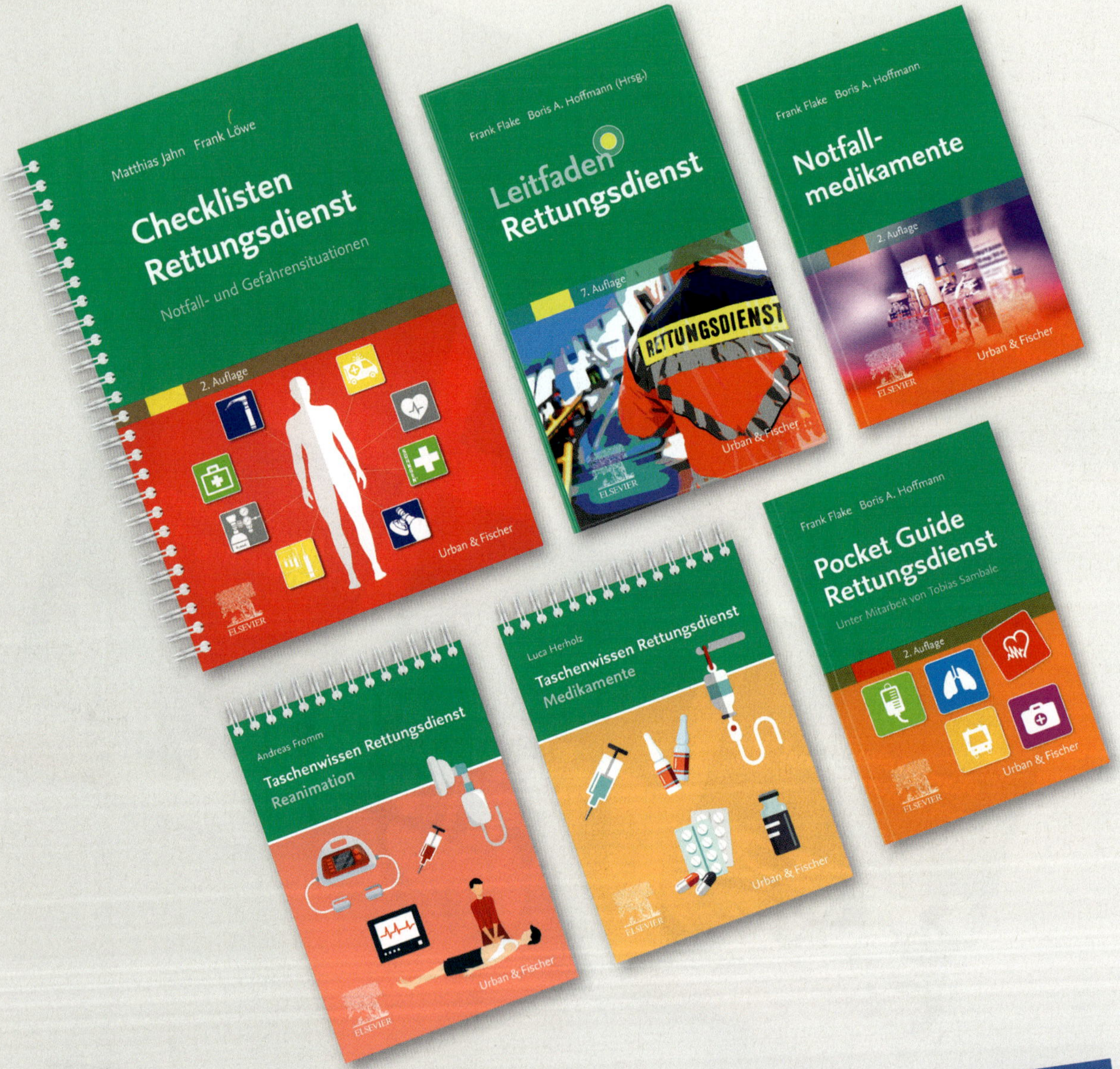